GIUSEPPE DI BELLA

IL METODO DI BELLA

HEALTHCARE
HYDROS BOOKS

autore
GIUSEPPE DI BELLA

titolo
IL METODO DI BELLA - I EDIZIONE - primavera 2004
IL METODO DI BELLA - II EDIZIONE - primavera 2005

isbn
88-89337-30-6

pubblicazione
FIDENZA, 2004

Hydros Book

www.mattioli1885.com

Ringrazio per l'aiuto e l'incoraggiamento
tutta la Famiglia del Cuore Immacolato di Maria,
cui ho consacrato questa causa
e a cui dedico questo libro.

Giuseppe Di Bella

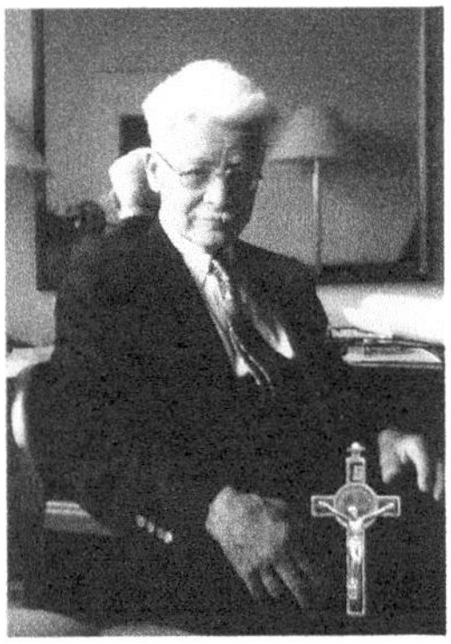

"Ogni verità passa attraverso tre tappe.
All'inizio viene ridicolizzata.
Poi viene contrastata violentemente.
Infine viene accettata come ovvia"

(Schopenhauer)

Indice

Prefazione

La multi-terapia Di Bella rappresenta il primo esempio storico di un approccio terapeutico di tipo immuno-endocrino-biologico nella terapia delle neoplasie umane. La vecchia concezione oncologica, rivolta alla sola distruzione delle cellule neoplastiche senza tenere in alcun conto lo stato psico-endocrino-immunologico del paziente, ha cercato invano di vanificare l'utilità di una tale modalità terapeutica, tacciandola di empirismo. In realtà questo tipo di trattamento non solo non è empirico, bensì fonda il suo razionale su una precisa e ben definita conoscenza della fisiopatologia immunoendocrina della malattia tumorale, rispetto alla vecchia oncologia, che continua a considerare implicitamente il paziente oncologico come il semplice portatore di un tumore, concentrando le proprie indagini scientifiche sulla comprensione delle sole caratteristiche della massa tumorale (istologia, grading di differenziazione, struttura citogenetica). All'opposto, il metodo Di Bella contiene in sé la sintesi dei 3 fondamentali possibili approcci terapeutici di tipo biologico, vale a dire l'azione immunostimolante, realizzata dall'ormone pinealico melatonina, l'azione anti-angiogenetica, realizzata dalla somatostatina, e l'azione citodifferenziante sui gradi di malignità della cellula tumorale, realizzata dai retinoidi, cui si aggiunge una quarta strategia, quella della inibizione della produzione di vari fattori di crescita tumorali endogeni, espletata sia dalla melatonina che dalla somatostatina.
Ad oggi, ognuna di queste strategie è stata confermata da numerosissime pubblicazioni scientifiche, condotte presso diversi centri di ricerca, nazionali ed internazionali. Ovviamente ciascuna delle suddette strategie terapeutiche può venire migliorata, anche alla luce delle conoscenze emerse dalla oncologia tradizionale. Per questo, alla luce della inutile controversia verificatasi negli anni precedenti, la nuova concezione terapeutica dei tumori venutasi a produrre per effetto della multiterapia Di Bella, torna a rivolgersi all'oncologia tradizionale non per ricercare uno scontro (che porterebbe a nessun vincitore, bensì a due sconfitti) ma per giungere alla elaborazione di terapie integrate che tengano conto al contempo della oggettiva massa neoplastica e dello stato psico-endocrino-immunologico del paziente, poiché è solo dal paziente stesso che può originarsi una efficace risposta biologica antitumorale.

Paolo Lissoni

Premessa

Le ragioni di questo libro

Animato e confortato dalla certezza che la verità presto o tardi finisce sempre con l'affermarsi, ho deciso di raccogliere con le mie modeste forze e capacità, l'eredità morale, medica e scientifica di mio padre ricapitolando, ordinando e spiegando la sua opera, il razionale e gli intimi meccanismi di quell'approccio clinico-terapeutico alle patologie oncologiche che va sotto il nome di Metodo Di Bella (MDB); metodo i cui meccanismi d'azione affondano le radici nella chimica, nella biologia umana e molecolare, nella fisiologia e, in definitiva, nelle scienze esatte.

Il taglio che ho voluto dare a questo volume è quello di un'organica raccolta di dati clinico-scientifici e documentali, desunti dalla ampia letteratura disponibile, con lo scopo di fornire gli strumenti necessari a chi desideri accostarsi al Metodo Di Bella serenamente e senza preconcetti.
Non sono spinto da fini di lucro o di protagonismo: non propongo e non diffondo assolutamente nulla di mio, in quanto non ho alcuna parte o merito, neppur minimo, nella formulazione e codificazione del Metodo Di Bella. Dal 1973 perseguo quest'obiettivo con piena, costante, determinata convinzione, sostenuto sia dalla diretta verifica dell'efficacia evidente e della abituale tollerabilità di questa terapia su di un vastissimo numero di ammalati, che dalla certezza della profonda eticità di questo approccio clinico terapeutico. Infatti, al di là dell'efficacia farmacologia dei trattamenti proposti, la piena rispondenza e la perfetta attuazione di questa terapia sono possibili solo in un'ottica di compenetrazione e partecipazione profonda alle sofferenze dell'ammalato, cui vanno trasmessi fiducia, sostegno e speranza, unitamente alla certezza di essere studiato, ascoltato, accolto, compreso, aiutato. Ottemperare nel miglior modo possibile a questo compito arduo, che rappresenta a mio avviso il vertice della pratica clinica nella più alta concezione del termine, è stato per tutta la vita la ragion d'essere del Prof. Di Bella.
È mio auspicio che anche in questo egli possa essere guida e maestro ai suoi seguaci.

Nel 1973, dopo aver contattato alcuni dei clinici dell'Università di Bologna, per informarli delle nuove possibilità aperte dagli studi di mio padre nella terapia di varie emopatie, riuscii a ottenere l'appoggio del compianto e stimato Prof. Domenico Campanacci,

Presidente della Società Medico Chirurgica di Bologna, per organizzare una conferenza del Prof. Di Bella, che si tenne nella sede di quella prestigiosa istituzione il 7 dicembre dello stesso anno. La conferenza fu affollatissima e destò un grande interesse anche nella stampa, per la presentazione di alcuni gravi casi di emopatie e leucemie brillantemente risolti con la cura del Prof. Di Bella.

Nel 1995, dopo aver potuto constatare di persona per più di vent'anni i risultati rilevanti e assolutamente al di fuori della portata delle terapie usuali delle cure di mio padre, a sua insaputa, scrissi all'allora Ministro della Sanità, Guzzanti, accennando sinteticamente al nuovo metodo terapeutico del Prof. Di Bella e chiedendogli un incontro per illustrargli la terapia. La mia richiesta fu appoggiata e controfirmata da alcune decine di colleghi che, come me, avevano constatato i notevoli progressi della nuova terapia.

Il 7 ottobre 1995 ottenni una cortese risposta (protocollata N. 100/12.04.01/7403) che manifestava un certo interesse, con una richiesta di invio di documentazione scientifica che avrebbe dovuto precedere l'incontro. Non so se per vicende politiche connesse al rinnovo delle cariche ministeriali, o per altre cause, non vi fu un seguito.

Ho esposto questi antefatti per rendere chiaro che fin dall'inizio, la richiesta fu avanzata da medici alle istituzioni mediche competenti, senza caratterizzazioni o finalità politiche, ma con l'unico intento di dare un riscontro scientifico alle Istituzioni, indipendentemente dalle connotazioni politiche di chi copriva responsabilità ministeriali. Altro fine irrinunciabile era quello di mantenere queste ricerche così ricche di grandi prospettive terapeutiche, completamente al di fuori di ogni manovra speculativa, delegandone la gestione direttamente e unicamente agli apparati pubblici competenti.

Se è pienamente rispondente a verità che la medicina, la ricerca e la scienza non sono un fatto politico, è altrettanto vero che spetta ed è primario dovere delle forze politiche salvaguardare e garantire la libertà della ricerca, della pratica medica e della libertà di cura. È strumentale e ipocrita disconoscere questa lampante e ovvia verità, su cui poggiano l'impostazione delle linee guida che ho programmato per l'affermazione, il riconoscimento e l'erogazione del MDB da parte delle strutture statali. Ho sperimentato troppe situazioni drammatiche di ammalati stretti tra il bisogno di continuare il MDB, terapia cui riconoscevano di dovere vita e salute, e l'impossibilità economica di pagare di tasca propria tali farmaci. Chi soffre per il cancro spesso è invalido ed incapace di produrre reddito, per cui con quanti mi aiutano in questa battaglia, mi impegnerò ad attivare, informare e sollecitare quelle forze politiche, e pertanto quei poteri legislativi, che soli possono risolvere il problema della libertà di cura, dell'erogazione del MDB e della sua libera e rispettata scelta nel corso di degenze nelle strutture pubbliche.

Alcuni di coloro che avevano criticato e deriso il MDB, negandone la validità antiblastica, oggi magnificano in congressi e pubblicazioni gli stessi principi, atteggiandosene a scopritori. Esiste però un'ampia documentazione scientifica della priorità incontestabile del Prof. Di Bella nell'impiego antiblastico multifattoriale e sinergico di somatostatina, melatonina, retinoidi, vitamina E, D3 e inibitori della prolattina, associati a dosi minimali di antiblastici che in questo contesto vedono esaltata la loro capacità proapoptotica e limitata la loro ben nota tossicità, in virtù sia della riduzione dei dosaggi che dell'attività degli esoergoni e della melatonina.

Premessa

Così come esiste una vastissima letteratura che in misura assolutamente preponderante valida e giustifica le basi teoriche e pratiche della multiterapia di cui mio padre fu pioniere.

Le pagine che seguono vogliono essere semplicemente la fedele esposizione delle evidenze disponibili.

Capitolo 1

Aspetti generali e introduttivi

Il Metodo Di Bella: le origini

La prima idea dell'approccio multiterapeutico alle patologie neoplastiche, poi divenuto noto come Metodo Di Bella, risale al 1969, quando il Prof. Di Bella comunicò al 45° Congresso della Società Italiana di Biologia Sperimentale (SIBS) l'incremento della piastrinemia nei ratti nelle circa 72 ore successive alla stimolazione dei gangli delle habenulae. La relazione tra questi centri nervosi, la crasi ematica e la piastrinogenesi, gli derivò dall'osservazione dei sintomi preagonici di un settenne leucemico. Ispirato successivamente dalla bibliografia sulle piastrine di B. Maupin («Blood platelets in Man and Animals». Pergamon press, Vol 1 – 2 –1969), e dalle monografie di P. Ottaviani e A.G. Dettori et al. («La malattia trombocitopenica». Torino, Minerva Medica 1956) e di P. Ottaviani e F. Mandelli («La trombocitopenia» Roma, 1968, di Prada et al. «Nature» 1967; 216, 132), pensò che il mesencefalo e le habenulae avrebbero potuto interferire sul metabolismo delle piastrine, sulla piastrinogenesi e forse anche sull'eziopatogenesi della leucemia linfatica. La virtuale assenza di tossicità della melatonina (MLT) e le prime esperienze sperimentali e cliniche, portarono successivamente il Prof. Di Bella a utilizzare con effetti positivi la MLT, dapprima nelle trombocitopenie essenziali (Di Bella et al. «Dinamica megacariocitica e piastrinemia dopo trattamento con melatonina». Arch Fisiol 1972;60, 129-30) ed in seguito in quelle secondarie a emorragie ed a chemioterapia oltre che nelle patologie neoplastiche (Di Bella: «Orientamenti fisiologici nella terapia delle emopatie» Bollettino delle scienze mediche anno CXLV- fasc, 1-1974; Di Bella et al.: «Physiological Basis for a Rational Therapy of Bone Marrow Diseases» Abstracts the 16° International Congress of Hematology 5-11 sept. 1976, Kyoto-Japan; Di Bella et al.: «Perspectives in pineal functions» Progress in the brain research-Vol 52-Editors J. Ariens Kappers and P. Pever 1979; Di Bella et al.: «Melatonin: an essential factor for the treatment and recovery from leucemia and cancer». International Symposium on Melatonin sept. 28-30 1980 Bremen; Di Bella et al.: «Melatonin in cancer Therapy» Abstracts from Symposium on melatonin and pineal gland. A Satellite Symposium of the 8° International Congress of Endocrinology –Hong Kong 1988).
Il Prof. Di Bella ha successivamente impiegato anche nelle talassemie la MLT, associandola alla Vit. E, con evidenti risultati positivi, incrementando la sintesi di Hb, limitandone la degradazione, elevando di due grammi il tasso di Hb e diminuendo sensibilmente la frequenza delle trasfusioni (Di Bella et al.: «Rilievi fisiologici ed effetti della mela-

tonina (MLT) nelle talassemie» Società Italiana di biologia sperimentale Vol LII. N° 12 bis-30/10/76; Di Bella et al.: «Azione mielotropa della melatonina» Bollettino della Società Italiana di Biologia sperimentale Vol LII).
Il razionale dell'impiego oncoterapico dei principi costituenti il MDB, deriva dagli studi sperimentali e dall'esperienza clinica sviluppate dal Prof Di Bella tra il 1940 e il 2003. La Sua opera, pertanto, non rappresenta solo un determinante contributo alla terapia dei tumori, ma si inserisce nella storia stessa della medicina, nella comprensione fisiopatologica e nelle strategie terapeutiche delle malattie. All'impiego oncoterapico sinergico di retinoidi e tocoferoli, ergo e tachisteroli, dal 1965 il Prof Di Bella associò la MLT, dal 1968 la somatostatina, dando l'avvio non ad un metodo, ma ad una nuova concezione oncologica intesa come ripristino fisiologico di tutte le funzioni vitali, dell'omeostasi metabolica, neuroendocrina, immunologica, dei fisiologici meccanismi antiblastici di controllo della differenziazione, apoptosi, proliferazione cellulare, della dinamica genica in equilibrio instabile tra oncogeni e soppressori. Per il Prof Di Bella curare razionalmente il cancro significa conoscere e comprendere l'ammalato nella sua unità psicofisica e fisiopatologica, considerando la localizzazione neoplastica come la massima concentrazione cellulare di una malattia potenzialmente sistemica. Se negli anni Novanta erano già presenti numerosi contributi scientifici a sostegno della potenzialità antiblastica di ogni singolo componente del MDB, non erano molti gli oncologi e gli ematologi che li conoscevano e ancora meno coloro che possedevano quella cultura matematica, fisica, chimica , fisiologica, farmacologica e di biologia molecolare, che aveva consentito al Prof Di Bella di intuire, concepire e attuare il Suo metodo antitumorale. Nel 2005 chi rifiuta il MDB non ha attenuanti di ordine etico scientifico, a fronte della comprovata incapacità della chemio di eradicare il tumore, della progressiva e ormai nota vanificazione dei suoi presupposti scientifici, della dubbia credibilità terapeutica, della palese e inutile tossicità. L'asse terapeutico si è ormai decisamente spostato sulla "terapia biologica dei tumori" termine che il Prof Di Bella coniò e usò per primo, nel 1988 ad Hong Kong, al "Symposium on Melatonin and the Pineal Gland". Nel corso della Sua comunicazione (Melatonin in cancer therapy), definisce il suo Metodo "Terapia biologica dei Tumori ". Sarà il primo ad usare questa definizione, poi ampiamente diffusa, di una nuova strategia e concezione terapeutica. L'oncologia, a fronte delle migliaia di pubblicazioni oggi reperibili a conferma della attività antiblastica dei componenti del MDB, e del reciproco potenziamento sinergico, non può eticamente e moralmente giustificare l'ostinazione a fare della chemioterapia il fulcro, l'asse portante della terapia del cancro, contro ogni logica, razionalità ed evidenza. *Errare umanum, perseverare diabolicum*. Questo rifiuto a vedere e accettare evidenze scientifiche è ingiustificabile e trova la sua spiegazione anche in una diversa e primordiale interpretazione della malattia tumorale, che porta all'impiego di rimedi pericolosamente grossolani e concettualmente arcaici. Trova soprattutto una spiegazione, ma non una giustificazione, in una concezione della vita assolutamente diversa da quello del Prof Di Bella, e dai valori informatori la sua opera di uomo, medico e scienziato concettualmente legata alla sacralità delle vita umana. Dalla comparsa del MDB esistono pertanto due tipi di oncologia: una vecchia oncologia citotossica che con Lissoni possiamo definire cancerocentrica, che rivolge e concentra l'attenzione diagnostica e terapeutica sul tumore, per la quale il paziente è semplicemente il portatore occasionale del suo tumore,

per cui il trattamento non può conseguentemente che essere la distruzione di quell'aggregato cellulare definito tumore, non delle cause che ne hanno consentito e prodotto l'insorgenza, la proliferazione e la potenziale ripresa e metastatizzazione. Questo limite miope e gravemente riduttivo della vecchia oncologia ignora e pertanto non interviene sulle cause del sovvertimento dell'omeostasi biologica antiblastica e sui suoi molteplici e complessi meccanismi differenzianti, citoregolatori, apoptotici, immunologici. Non preserva l'integrità delle membrane cellulari, nucleari, del citosol, del cariosol dai processi ossidativi, dai radicali liberi, non contempla e ignora la necessità e la possibilità di intervenire sui potenziali di membrana cellulare e pertanto sui canali ionici, sulla dinamica dell'espressione e funzionalità recettoriale ingessate dalla vecchia oncologia in una visione statica e cristallizzata, malgrado il dato acquisito di una continua modulazione di queste vitali e basilari strutture biologiche (vedi relazione del Prof Di Bella al Congresso Internazionale di Amburgo sulla MLT del 27 Agosto 1998 "Cytocalassina B influence on megacaryocyte patch-clamp", e la Sua pubblicazione sul Medical Science 2002;8(12):BR527-531 "Melatonin effects on megakaryocyte membrane patch-clamp-outward K^+Current"). Diversamente dal MDB, non considera e potenzia, anzi gravemente e a volte irreversibilmente deprime, anche funzioni strategiche antiblastiche quali l'integrità della sostanza biologica extracellulare, delle fasce mesenchimali naturali di contenimento dell'espansione neoplastica quali la matrice extracellulare, interviene negativamente sul trofismo e la funzionalità di tessuti, parenchimi, endoteli, della crasi ematica, dinamica midollare, di cui al contrario, il MDB prevede e attua il potenziamento in funzione antiblastica. La nuova oncologia biologica, fisiologica, del Prof Di Bella può essere definita antropocentrica nel senso scientifico, filosofico, etico e cristiano del termine. Considera e cura il portatore del tumore, non il tumore come entità estrapolata da un'inscindibile unità biologica e spirituale, secondo un pensiero scientificamente ed eticamente aberrante, frutto di una condizione culturale obsoleta a volte inconscia, che rallenta o ostacola l'accettazione di chiare evidenze scientifiche e il loro impiego clinico terapeutico.

Il Metodo Di Bella, si propone la modulazione negativa o positiva di fattori endo od esoergonici, considerando il tumore come la conseguenza cronica di questa atassia quantitativa, nel momento in cui da episodica diventa costitutiva.

Non occorre andare molto lontano per trovare tali fattori. Basta ricordare la somatostatina, la somatotropina, la prolattina e, anche se di minore importanza, tanti ormoni e mediatori chimici da una parte, ed i numerosissimi esoergoni dall'altra, a partire dagli acidi retinoici, dai carotenoidi e dall'axeroftolo, fino alle aftatossine. Si tratta di molecole che con meccanismi diversi esercitano effetti spettacolari in quantità esigue.

La sostanza viva si differenzia da quella morta per il suo continuo divenire causato da fenomeni intrinsechi autoregolati, solo in parte condizionati o modificati dal mondo esterno.

Di molti di questi endo od eso ergoni, sappiamo già tanto da poterli impiegare per utili fini, essendo più che sufficiente la sperimentazione già fatta, che ha valore di acquisizione scientifica definitiva. Studiare sull'impiego, sulle modalità d'azione della somatostatina, o della prolattina o di altri ormoni, ovvero della vitamina A ed E, del carotene, degli ac. Retinoici ecc. è quantomeno ozioso, perché quel che si conosce è già tanto solido da

non esigere conferma o approvazione.
Se il tumore è crescita, se la crescita è in genere regolata da questi fattori, è ozioso chiedere un protocollo a conferma. Il MDB nasce da acquisizioni saldamente scientifiche, da verità cioè definitivamente acquisite dalla Scienza Ufficiale, non più bisognevoli del vaglio di una sperimentazione clinica.
Si confonde un'infarinatura di un metodo scientifico, con l'applicazione, moralmente doverosa e scientificamente irreprensibile, per fini umanitari.
Indipendentemente da questo il metodo è difficilmente attuabile con rapidità solo perché occorre cambiare cultura, mentalità, mezzi, uomini, sistemi; cambiamenti che oltre ad urtare contro formidabili radicatissimi interessi, rivoluzionano idee statiche, immutabili.
Il cambiamento di indirizzo terapeutico dei tumori implicherebbe prevedibilmente un mutamento di mentalità pratico-scientifica, il che può avvenire molto lentamente.
Occorrerebbe intanto cominciare a dare alla CT non più del valore che le spetta e consentire la diffusione del metodo DB, quale già praticato da numerosi pazienti e sanitari che l'hanno applicato con successo, e facilitare l'uso della Somatostatina nei casi accertati di neoplasie tenendo sempre presente la massima: *"Primum non nocere"*.
I metodi di cura non devono essere dogmatici, non si può andare avanti per schemi buoni per tutti, e con terapie che oltre al male si portano via anche il malato. Al centro c'è l'uomo, quell'uomo e non altri, e persino quel particolare momento della vita di quell'uomo. I reali limiti e la difficoltà della nuova oncologia MDB ad essere accettata, sono estrinseci al suo autentico valore scientifico e alla sua rilevante potenzialità terapeutica, ma risiedono unicamente nell'estraneità del Prof Di Bella al potere accademico, ai poteri dominanti, ai circoli che gestiscono la scienza, l'accademia della scienza, che lo hanno conosciuto, temuto ed emarginato. L'immancabile affermazione e diffusione del MDB rappresenterà una grave e inappellabile condanna di quanti, con farisaica ipocrisia, delittuosa premeditazione e piena coscienza, hanno ostacolato il divenire di queste ricerche.

Il Metodo Di Bella: conferme della letteratura medica

Secondo il concetto ripetutamente espresso da mio padre, il suo Metodo rappresenta un cambio traumatico di concezioni terapeutiche e mentalità cliniche convenzionali, abitudinariamente impiegate non per quei successi che non possono dare perché fondamentalmente inefficaci, né per la loro inaccettabile tossicità, ma per varie cause:

1. L'assenza di valide alternative razionali, che potessero sostituirle per maggiore efficacia e minore tossicità.
2. Una certa forma di inerzia mentale che porta ad appiattirsi su concezioni terapeutiche protocollate, ripetitive, standardizzate, abitudinarie, anche se superate, obsolete, ingessate nei loro schematismi, difese contro ogni logica ed evidenza. Riesce difficile comprendere e accettare questa sorta di conservatorismo medico-scientifico, in quanto nei tumori solidi, tranne poco frequenti eccezioni, il fallimento regolare e sistematico e le drammatiche sofferenze che questi inutili trattamenti infliggono ai pazienti, malgrado siano quotidianamente evidenti sotto gli occhi di chi somministra queste terapie, non hanno ancora provocato ripensamenti critici né la diffusa consapevolezza dell'assoluta necessità di ricercare e attuare percorsi terapeutici totalmente difformi e innovativi.

3. Conflitti d'interesse ideologici e finanziari facilmente intuibili.
Il 23 dicembre 1997 fu emesso dal Ministero della Sanità il seguente comunicato stampa N. 267, firmato dal Ministro Rosy Bindi:
" [...] Considerata l'esistenza del cosiddetto Metodo Di Bella per il trattamento di varie patologie oncologiche, considerati i pareri che su detto metodo sono stati resi dalla Commissione oncologica nazionale in data 5 febbraio 1996, dalla Commissione Unica del Farmaco in data 8 gennaio 1997, nonché il comunicato del Comitato di Presidenza del Consiglio Superiore di Sanità in data 16 luglio 1997 e il parere dell'Assemblea Generale del Consiglio stesso in data 19 dicembre 1997. Rilevato che da tutti gli organismi suddetti è stata affermata la mancanza di fondamento scientifico documentato del metodo Di Bella e quindi l'insuscettibilità del medesimo all'impiego sistematico negli ammalati di tutti i tipi di tumore [...]".
Risponde a verità quanto affermato dalle massime autorità e commissioni sanitarie italiane? È proprio vero che la letteratura medico scientifica mondiale alla fine del 1997, non comprendesse alcun articolo scientifico che comprovasse l'azione antitumorale di ogni singolo farmaco componente del MDB? Non esistevano a quella data presupposti razionali, scientifici ed etico-deontologici per attuare una seria sperimentazione? Il MDB era veramente una terapia astrusa, illogica, senza alcun precedente studio *in vitro*, sperimentale o clinico? Rispondeva a verità che non vi erano dati farmacologici e tossicologici sui principi terapeutici del MDB? La chemioterapia, con cui si confrontava il MDB, era talmente efficace e priva di effetti tossici, da escludere a priori ogni alternativa medica?
Una ricerca eseguita su singoli componenti del MDB fino a tutto il 1997, incrociando i farmaci del MDB con la parola "cancer", e limitando la ricerca agli studi eseguiti sull'uomo, recensiti dalla massima banca dati bio-medica (MedLine), che raccoglie gli abstracts delle più autorevoli riviste scientifiche, ha evidenziato 7040 pubblicazioni sui principi terapeutici costituenti l'MDB (Tab. 1).

Melatonina:	318
Retinoidi:	1582
Vitamina E:	819
Bromocriptina:	1504
Somatostatina:	2817
Totale:	7040

Tabella 1 - Articoli reperiti su Medline a tutto il 1997, relativamente ai principi attivi proposti nel contesto dell'approccio multiterapico alle neoplasie noto come Metodo Di Bella

Una rassegna effettuata nel febbraio 2004 ha superato le 35.000 pubblicazioni a testimonianza di una linea di ricerca sempre più seguita per le innovative e promettenti prospettive terapeutiche.
L'autenticità di queste affermazioni è facilmente documentabile e verificabile da chiunque, collegandosi via internet alle banche dati medico-scientifiche come il sito della NLM (National Library of Medicine) http://www.nlm.nih.gov.
Digitando uno per volta i componenti del MDB, ad esempio Melatonin, in Cancer, or tumor, or neoplasm, e selezionando le modalità di ricerca (es. anni), si ottiene la rassegna delle pubblicazioni. A risultati analoghi porta la ricerca sul sito bibliografico del National Cancer Institute. Di questi lavori riportiamo un campione di studi significativi già pubblicati alla data del comunicato

stampa, che certificano sia la conoscenza, che il crescente interesse per i principi terapeutici componenti del MDB alla data del 23/12/97.
Alcune di queste pubblicazioni, vista la significativa risposta antitumorale dei principi studiati, giungono ad auspicarne e consigliarne lo studio in patologie tumorali iniziali mediante protocolli randomizzati con gruppo di controllo.

Manni et al. *"Endocrine effects of combined somatostatin analog and bromocriptine therapy in women with advanced breast cancer"* (Breast Cancer Res Treat. 1989 Dec; 14(3): 589-98). Già otto anni prima del comunicato stampa, una pubblicazione non solo evidenziava gli effetti positivi in assenza di tossicità di due componenti del MDB, la somatostatina e la bromocriptina, ma anche il concetto dell'uso contemporaneo e sinergico di fattori antitumorali biologici, esattamente secondo la strategia antitumorale e il razionale del MDB.
Fondamentale la conclusione del lavoro per le indicazioni e la raccomandazione di una linea di studio su questi principi del MDB, a ulteriore smentita dei criteri di arruolamento della sperimentazione MDB: "il ruolo di questa terapia (somatostatina – bromocriptina) nel trattamento del cancro della mammella metastatizzato, dovrebbe essere sperimentato in pazienti con il tumore in fase meno avanzata" (e non terminali come venne fatto nella ben nota sperimentazione del MDB condotta nel 1998).

Mosdell et al. *"Indicazioni emergenti per terapia con octreotide (somatostatina)"* (Am J Hosp Pharm. 1994 May 15; 51(10): 1317-30). Già quattro anni prima del comunicato stampa ministeriale l'effetto antitumorale della somatostatina, peraltro confermato nel 1988 dalla FDA per una serie di tumori, giustificava, nelle "Indicazioni emergenti" di Mosdell, il suo utilizzo in tutte le patologie tumorali.

Witzig et al. *"Evaluation of a somatostatin analog in the treatment of lymphoproliferative disorders: results of a phase II North Central Cancer Treatment Group trial"* (J Clin Oncol. 1995 Aug; 13/8: 2012-5).
Anche le conclusioni di questa ricerca sono di primaria evidenza in quanto si tratta di uno studio clinico condotto su 60 pazienti, che smentisce ulteriormente sia l'asserita assenza di studi sui componenti del MDB, che le conclusioni della sperimentazione, confermando fra l'altro l'efficacia della somatostatina in assenza di tossicità. Infatti gli Autori concludono letteralmente: "la somatostatina... è ben tollerata ed è attiva nei linfomi non Hodgkin".

R.J. Robbins nella sua pubblicazione *"Somatostatin and cancer"* (Metabolism. 1996 Aug; 45 (8 Suppl 1): 98-100) evidenzia il ruolo della somatostatina nella diagnosi e nel trattamento di tutti i tumori, non solo di quelli neuroendocrini, come previsto nel 1988 dalla FDA, richiamando l'attenzione sui numerosi studi già esistenti circa le capacità inibitorie della somatostatina sulle cellule cancerose, collegando l'inibizione della proliferazione tumorale all'attivazione recettoriale della somatostatina, e concludendo che la somatostatina e analoghi possono avere molti e determinanti ruoli in oncologia clinica. Ciò conferma pienamente l'approccio terapeutico del MDB, in quanto prevede un sicuro sinergismo della somatostatina con altri farmaci biologici, e raccomanda la somatostatina come oggetto primario di una nuova linea di ricerca antitumorale.

Klijn et al. *Novel endocrine therapies in breast cancer* (Acta Oncol. 1996; Suppl 5: 30-7). Questa pubblicazione è una delle più interessanti in assoluto, perché riconosce che nel cancro avanzato della mammella le terapie convenzionali sono inefficaci, ma soprattutto perché prevede ed auspica l'uso di ben quattro componenti del MDB, confermandone pienamente non solo la razionale indicazione, ma il meccanismo d'azione potenziato dal sinergismo di somatostatina, bromocriptina, i due inibitori più potenti del GH e della prolattina, maggiori fattori di crescita potenzialmente tumorali, unitamente a retinoidi, e vitamina D3. Conclude: "gli studi futuri della malattia (oncologica) si focalizzeranno in misura sempre maggiore su queste promettenti modalità di trattamento combinato".

Circa l'effetto antitumorale della Melatonina (MLT) sarebbe sufficiente citare la quantità di pubblicazioni raccolte agli atti di questi congressi internazionali:
• "International Symposium on melatonin" - Brema 1980
• "The pineal gland and cancer" - Tubingen 1987
• "7° European Pineal Society colloquium-EPS" - Sitges 1996
Una documentazione da considerare, tra le tante sulla MLT, è quella di Panzer et al. *The validity of melatonin as an oncostatic agent* (J Pineal Res. 1997 May; 22(4) 184-202). Gli autori classificano la MLT come importante agente oncostatico naturale, confermato dallo stretto rapporto tra livelli di melatonina e tumore e dai risultati della somministrazione della melatonina negli studi clinici. Esaminano a fondo i meccanismi d'azione antitumorale, concludendo: "la melatonina va considerata una sostanza anticancro fisiologica, devono pertanto essere incrementati studi rigorosamente controllati".

La pubblicazione di Reynolds et al. *Expression of prolactin and its receptor in human breast carcinoma* (Endocrinology 1997 Dec; 138(12): 5555-60). Si può considerare la conferma della piena validità e razionalità dell'impiego antitumorale della bromocriptina nel MDB, il corrispettivo della pubblicazione di Lincoln per la somatostatina.
Questa pubblicazione infatti con grande chiarezza focalizza un aspetto chiave e sottovalutato della carcinogenesi mammaria, il complesso prolattina-recettore, come fattore determinante della crescita tumorale mammaria. Conclude che "data la funzione molto estesa della prolattina e dei suoi recettori, nel tumore della mammella, interventi farmacologici tesi a inibire la funzione di questo complesso recettoriale regolatorio della crescita, potrebbero essere di considerevole utilità nella terapia di questa malattia" (il tumore della mammella).
Perciò, confermato il ruolo determinante della prolattina nell'insorgenza dei tumori mammari, risalta in tutta la sua evidenza la logica del MDB di usare la bromocriptina, potente inibitore specifico della prolattina.

Sigounas et al. hanno confermato l'attività antitumorale della vitamina E, altro componente del MDB, nella pubblicazione dal titolo: *"dl-alpha-tochopherol* (vitamina E) *induced apoptosis in erythroleukemia, prostate and breast cancer cells"* (Nutr Cancer. 1997; 28(1): 30-5). Gli Autori, oltre al potente effetto antiossidante, e pertanto anche antitumorale, della Vit. E, ne hanno evidenziato e studiato le proprietà inibitorie della crescita cellulare neoplastica in vari tumori, come quelli prostatici, della mammella, della eritroleucemia, evidenziando anche che l'osservazione della frammentazione del DNA "ha rilevato un effetto proapoptotico della Vit. E in tutte le linee cellulari tumorali, e una sua azione generale di inibizione della proliferazione neoplastica, con particolare efficacia nei tumori della mammella e nella prostata".

Il dato è confermato dalla pubblicazione di Barth et al. *"Redifferentiation of oral dysplastic mucosa by the application in the antioxidants betacarotene, alfa-tocopherol, and vitamin C"* (Int J Vitam Nutr Res. 1997; 67(5): 368-76).Questa pubblicazione, oltre a confermare l'effetto antitumorale della Vit. E, evidenzia anche quello di due altri componenti del MDB, la Vit.C, e il beta-carotene. Gli aspetti chimici, biochimici, fisiologici e farmacologici che portano ad un impiego logico della Vit. E nei tumori, si possono considerare sufficientemente svolti nei due volumi: B. Lubin and L.I. Machlin (r d) *Vitamin E*, Ann, NY Acad. Sci. 1982 – A.T. Diplok, Machlin L.J, L. Paker and W.A. Prior (Ed): *Vitamin E*, Ann NY Acad Sci 1989.

Fountzilas et al. *Retinoids, in the management of nead and neck cancer* [J Chemoter. 1997; 127-38 (Rev)] documentano l'effetto antitumorale dei retinoidi nei tumori cervicali, ma già nel 1985, nel 113° volume di Ciba Foundation Symposia è anticipato il meccanismo d'azione dei retinoidi nella crescita dei tessuti, mentre nel 1993, il volume 69 della NY Academy "Carotenoids in Human Health" conclude che: "Carotenoids... effective inhibit tumorigenesis" e che i carotenoidi danno "remission in some human precancerous lesions".
Ricordo che questo è solo un piccolo campione dimostrativo delle 1.582 pubblicazioni sui retinoidi, le 2.817 sulla somatostatina, le 819 sulla Vit. E ed in generale di tutte quelle disponibili sui principi farmacologici utilizzati dal MDB, già reperibili alla data del Comunicato Stampa del 1997. Contemporaneamente alla sperimentazione prese l'avvio un'impressionante serie di conferme scientifiche che, a marzo 2005, portava a superare le 40.000 pubblicazioni. Ovviamente non tutte significative, rilevanti o concordanti ma in assoluta, subtotale, maggioranza, decisive nella conferma del razionale della terapia e dell'efficacia antiblastica dei principi costituenti il MDB. Di questi lavori ho riportato quelli notissimi di Lincoln, Pollak e Schally, fondamentali per spiegare e confermare il razionale del MDB. Nella pubblicazione di Lincoln et al. *"Growth hormone receptor expression in the nucleus and cytoplasm of normal and neoplastic cells"* (Histochem Cell Biol 1998). Gli Autori hanno evidenziato il rapporto causale GH-tumori, rilevando istochimicamente concentrazioni di recettori per il GH nettamente superiori nei tessuti tumorali, rispetto ai normali, sottolineando il ruolo essenziale del GH, sia nel passaggio da cellula normale a neoplastica, che nella proliferazione ed espansione di popolazioni neoplastiche, ed in definitiva confermando l'assoluta razionalità dell'impiego antitumorale degli inibitori del GH, di cui la somatostatina è il massimo antidoto biologico-fisiologico e certamente il più specifico.

Nel 1998 anche il Premio Nobel Schally e Pollak sono arrivati a intuire, confermare e pubblicare, venti anni dopo le prime pubblicazioni del Prof. Di Bella, (1978 Amsterdam Perspectives of Pineal functions), non solo l'effetto generalizzato della somatostatina su tutti i tumori, ma il meccanismo attraverso cui questa azione si esplica [Pollak M.N., Schally A.V. *Mechanisms of antineoplastic action of somatostatin analogs* Proc. Soc Exp Biol Med. 1998 Feb; 217(2): 143-52. Review]. Non risponde pertanto a verità la mancanza di basi scientifiche del MDB, ma al contrario è facilmente documentabile una conferma e una "riscoperta" crescente dei principi dell'MDB con un ritardo superiore ai venti anni rispetto alle geniali intuizioni, all'impiego clinico, alle relazioni e pubblicazioni da parte del Prof. Di Bella.

Componenti del Metodo Di Bella

I retinoidi e altri esoergoni come le vitamine E, D, C, unitamente ad altri principi attivi del MDB, come la melatonina, contrariamente alla chemioterapia, esaltano l'immunità naturale, il trofismo e l'efficienza di parenchimi e tessuti, l'equilibrio neuroendocrino, la crescita differenziata, potenziando i naturali meccanismi omeostatici antiblastici, di difesa e di equilibrio del terreno biologico, compromessi dalla malattia neoplastica.
Si possono distinguere nel MDB, un modulo fisso e uno variabile. Il primo comprende principi terapeutici che agiscono sui denominatori comuni a tutte le popolazioni cellulari neoplastiche, come la mancata differenziazione e l'alto indice proliferativo, ed esercitano azione prodifferenziante, proapoptotica, antiproliferativa. Nel secondo sono compresi i farmaci complementari utili e compatibili con il Metodo Di Bella.

Componenti del modulo fisso

1. La somatostatina e analoghi.
2. Il composto vitaminico contenente retinoidi solubilizzati in alfa-tocoferile-acetato nel seguente rapporto:

Betacarotene	g 2
Acido (tutto)trans retinoico	g 0,5
Axeroftolo palmitato	g 0,5
Alfatocoferile acetato	g 1000

3. Gli inibitori della prolattina come la bromocriptina o la cabergolina
4. La melatonina (MLT), coniugata con adenosina e glicina (melatonina 12%, adenosina 51%, glicina 37%) per idrosolubilizzarla ed esaltarne la biodisponibilità e l'efficacia terapeutica
5. Il derivato sintetico della vitamina D, il diidrotachisterolo
6. La vitamina C
7. Dosaggi minimi di chemioterapici come ciclofosfamide, idrossiurea o altri in dosi minimali finalizzate a ottenere un effetto proapoptotico, pertanto con meccanismo d'azione farmacologica totalmente difformi dalla chemioterapia che persegue un effetto citotossico e citolitico.

8. Nelle neoplasie ormono-dipendenti, anche l'inibizione dei relativi fattori di crescita endocrini risponde alla strategia terapeutica dell'MDB. Dovrebbe far riflettere i detrattori del MDB che comunemente accettano e applicano questa terapia endocrina, il fatto che questi criteri sono volti a contrastare fattori di crescita endocrini, esattamente secondo il razionale MDB, finalizzato alla riduzione dell'increzione e l'inibizione del meccanismo d'azione di GH e prolattina.
È ormai dimostrato che somatostatina e analoghi, oltre che sull'increzione del GH e della prolattina (sinergicamente a bromocriptina e cabergolina), esercitano attività inibitoria anche sul VEGF e pertanto sull'angiogenesi neoplastica, sul fattore di crescita epidermico EGF e su altri come FGF, PDGF, NGF, gastrina, colecistochinina, ecc...
Il MDB comprende farmaci con attività prodifferenziante, proapoptotica, antiossidante, antiradicali liberi, antiangiogenetica, antiproliferativa, antimetastatica, aventi la proprietà di associare l'effetto inibente sulla crescita cellulare neoplastica al recupero di quell'equilibrio biologico, il cui sovvertimento causa la deviazione dalla proliferazione normale alla neoplasia.

La Citocalasina occupa un posto particolare nel modulo fisso, in quanto il Prof. Di Bella, dopo attenta valutazione dei dati emersi dai suoi studi sperimentali, ne ritenne utile l'impiego terapeutico. Tuttavia non ebbe tempo e modo di sviluppare nella pratica clinica questa sua ferma convinzione nata, oltre che dal dato sperimentale, dalla struttura molecolare, dalle caratteristiche fisico chimiche e fisiologiche. Queste ragioni, e le capacità della citocalasina di condizionare aspetti essenziali della biologia molecolare, gli diedero molti e fondati motivi di ritenere che la molecola dovesse essere un componente essen-

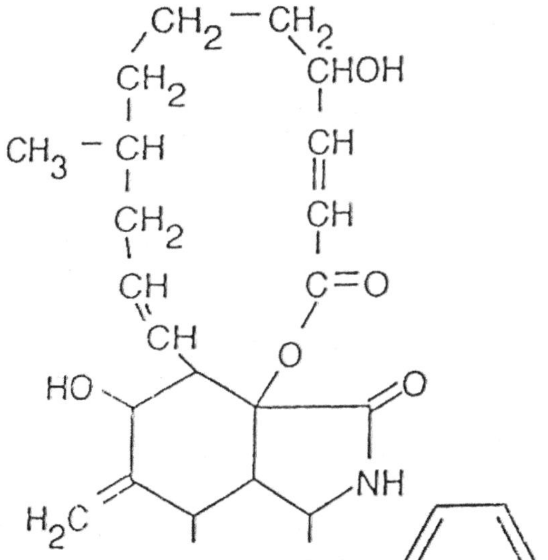

Citocalasina B
($C_{29}H_{37}NO_5$)

ziale a completamento e potenziamento del Suo metodo, con particolari indicazioni nelle emopatie, nei tumori del sistema nervoso, neuroendocrini e polmonari con probabile estensione ad altre neoplasie solide.
Il Prof. Di Bella nella relazione "Cytocalasin B influence on megacaryocyte patch-clamp" – comunicò i suoi dati sperimentali sulla Citocalasina B al Congresso Internazionale di Amburgo del 27 agosto 1998, organizzato nel 40° anniversario della scoperta della MLT.
Espose le conclusioni dei suoi studi di laboratorio sul ruolo sinergico della Citocalasina e MLT nella crasi ematica e dinamica midollare, con particolare riferimento alla regolazione del tasso piastrinemico (vedi capitolo 2 sulla Melatonina nel paragrafo "Meccanismi d'azione della melatonina nel trattamento dei tumori secondo il Prof Di Bella"). Nell'ambito dell'omeostasi trombocitemica, Il Prof Di Bella ha individuato nella Citocalasina B, il ruolo di regolatrice dell'emissione di piastrine da parte del Megacariocita, mentre nella MLT, il ruolo di produttrice di piastrine. Le Citocalasine nei mammiferi influenzano un gran numero di funzioni cellulari tra cui il blocco della formazione di filamenti intracellulari, della divisione citoplasmatica, dell'induzione delle citochine, della polinucleazione o eiezione nucleare. Secondo il Prof. Di Bella l'attività delle Citocalasine si esplicherebbe nell'induzione di variazioni morfologiche tramite eventi contrattili e le reazioni biochimiche collegate. Essenziale sarebbe un meccanismo d'azione molecolare delle Citocalasine, individuato sperimentalmente dal Prof. Di Bella con la tecnica del Patch-Clamp. Esso consiste nella regolazione dei potenziali elettrici di membrana cellulare, da cui dipende la pervietà o meno dei canali ionici del calcio, potassio, ecc., cioè la modulazione della permeabilità della membrana cellulare. Rilevando la differenza di potenziale in due punti diversi delle membrana cellulare attraverso il posizionamento di microelettrodi. Il Prof Di Bella, ha rilevato come questa venisse fortemente condizionata dal contatto di citocalasina iniettata con microinfusori. Egli giunse al termine della Sua esistenza prima di terminare gli studi sulla Citocalasina, che aveva condotto con grande passione e impegno, malgrado le croniche e gravi difficoltà a sostenere ricerche costose e tecnologicamente avanzate. Secondo il Prof. Di Bella pertanto andrebbero avviati studi farmacologici, tossicologici e clinici sulla Citocalasina, sia impiegata singolarmente, che in sinergismo con gli altri componenti del MDB. Ci sono molteplici e validi motivi per ipotizzare che la citocalasina abbia la possibilità di intervenire su funzioni vitali della cellula tumorale. Il Prof Di Bella auspicò che si studiassero anche le modalità di coniugare chimicamente le citocalasine con vettori recettoriali ad alta affinità per le cellule tumorali.

Ragioni e concetti informatori del Metodo Di Bella

Per il Prof. Di Bella l'orientamento ad abbandonare terapie citotossiche e citoriduttive nacque sostanzialmente dalla loro evidente incapacità ad agire sui fattori causali neoplastici e ad essere risolutive, malgrado l'elevata tossicità e una mortalità inaccettabile denunciata anche da un'agenzia della Reuters Healt [Wesport, CT 2001-05-17]: *"Unexspected high mortality rated associated with chemoterapy regimen..."* "Non ci si aspettava un tasso di mortalità così elevato associato ai protocolli chemioterapici."

Le attuali reali possibilità dell'oncoterapia medica, chirurgica e della radioterapia, sono state evidenziate da M.A. Richards, D. Stockson et al. (BMJ. 2000; 320: 895–8) in uno studio condotto in Inghilterra e nel Galles. Su 782.902 pazienti neoplastici, affetti da una varietà di 47 diverse forme tumorali, 541.976 sono morti a cinque anni dalla diagnosi. Gli Autori, oltre a riportare pertanto una sopravvivenza del 29% a cinque anni, sottolineano il dato che negli ultimi cinque anni esaminati si è registrata una riduzione della mortalità di un modestissimo 3,3%. La realtà è ancora peggiore perché la mortalità per tumore tra i 5 e i 10 anni dalla diagnosi, aumenta ulteriormente, come risulta da diverse statistiche. Lo studio inoltre è significativo non solo per l'alto numero di pazienti, ma perché l'Inghilterra, con uno dei sistemi sanitari più avanzati, esprime attualmente possibilità tra le migliori della terapia convenzionale.
La sempre più sentita esigenza di condizionare l'efficacia della chirurgia oncologica alla radicalità, con interventi spesso estesi, a volte mutilanti, non di rado ripetuti, che possono comportare limitazioni funzionali senza assicurare l'immunità da recidive, rappresenta la più palese e ovvia conferma della piena consapevolezza dell'incapacità della chemio di eradicare il tumore, e pertanto della giustificata sfiducia in questa linea terapeutica.
La terapia chirurgia dei tumori nasce e trova la sua ragione d'essere nella consapevolezza che la chemioterapia consegue un transitorio effetto citoriduttivo, ma non guarisce il tumore.
È ovvio che se la chemioterapia fosse realmente risolutiva non avrebbe senso l'oncochirurgia. Le radio e/o chemioterapie post-chirurgiche conseguono risultati limitati se a 5 anni il 71% degli ammalati neoplastici, come evidenziato dal BMJ, soccombe al cancro, senza considerare le complicazioni spesso gravi di queste terapie. In una della patologie in cui l'oncologia vanta i risultati più brillanti, la leucemia linfoblastica acuta (ALL) e il Linfoma NH, un'indagine approfondita evidenzia due dati sconfortanti {A. Atra, Gerrard M. et al. [Br J Cancer. 1998 Jun 77 (12) 2281-5]}, in uno studio su pazienti affetti da Linfoma NH 4° stadio e leucemia linfatica acuta tipo B (B-ALL), sottoposti a un ciclo di chemioterapia (regime francese LMB 86) registrarono per gli effetti tossici della terapia l'11% di decessi tra i 4 giorni e 11 mesi. Lo studio è particolarmente significativo non solo per il numero dei pazienti, ma anche perché estende a 14 anni il monitoraggio di bimbi con età media di 8,5 anni. La pubblicazione evidenzia come nel corso dei quattordici anni la percentuale di sopravvivenza scenda dal 69% al 39%. Se lo studio fosse stato esteso agli anni successivi, seguendo questa parabola, avrebbe molto probabilmente registrato un'ulteriore riduzione delle percentuali di sopravvivenza. L'incapacità delle attuali linee convenzionali chemioterapiche emerge anche dalla considerazione che un dosaggio di chemioterapici capace di sterilizzare l'ammalato da tutte le cellule neoplastiche risulterebbe letale prima di aver raggiunto il 50% della dose efficace. Pertanto solo una percentuale di popolazioni neoplastiche è distrutta dalla chemioterapia, responsabile inoltre di un rilevante effetto mutageno e di un notevole incremento dei radicali liberi notoriamente oncogeni. Le cellule residue (se non eradicate chirurgicamente), riprendono sempre e comunque la proliferazione, con l'aggravante che per l'effetto mutageno chemioterapico si ha, oltre all'induzione neoplastica di cellule sane, anche la progressiva refrattarietà delle cellule tumorali ai succes-

sivi cicli chemioterapici, con incremento dei loro caratteri proliferativi, invasivi ed aggressivi. Inoltre ripetuti cicli chemioterapici incidono gravemente e spesso irreversibilmente sull'equilibrio neuroendocrino, la crasi ematica, la dinamica midollare, l'assetto immunitario, sconvolgendo gli equilibri biologici e le varie barriere e fasce di contenimento dell'espansione neoplastica tra cui i meccanismi di contenimento della matrice extracellulare (ECM) e dell'endotelio. La chemioterapia consente pertanto un illusorio e transitorio decremento volumetrico della massa neoplastica cui segue una ripresa della proliferazione tumorale con un elevato grado di metastatizzazione per l'inattivazione di tutti quegli apparati e sistemi omeostatici biologici su cui poggia la difesa e la reattività fisiologica antiblastica. Il razionale del Metodo Di Bella (MDB), è confermato pienamente anche da numerosi studi:

1) Di biologia molecolare: Berghella et al. del CNR "Bcl-2 e farmaci usati nella terapia del cancro: nuove strategie con farmaci biologici non devono essere sottovalutate" (Cancer biotherapy & Radio- pharmaceuticals- Vol 13, 4, 1988)
2) Di immunoistochimica: Lincoln et al. "Growth hormone receptor expression in the nucleus and cytoplasm of normal and neoplastic cells" (Histochem Cell Biol 1998)
3) Sperimentali: Albini et al. "La somatostatina controlla la crescita del sarcoma di Kaposi inibendo l'angiogenesi" [Faseb J. 1999; 13(6): 647-55]
4) Clinici: Cascinu et al. "Inibizione del fattore di crescita vascolare ed endoteliale mediante octreotide" (Cancer Invest 2001)

Il MDB rappresenta pertanto un'efficace e atossica risposta al problema oncologico. Essa infatti inibisce per mezzo della somatostatina e bromocriptina e/o cabergolina i principali fattori causali dell'insorgenza proliferazione, metastatizzazione del processo neoplastico, quali GH e prolattina. Anche attraverso l'uso sinergico di MLT, retinoidi, Vit. D3, E, C, la terapia biologica MDB realizza un effetto pro-differenziante e pertanto anche pro-apoptotico, antiproliferativo, antiangiogenetico, antimetastatico, antiossidante, anti-radicali liberi. L'impiego sinergico multiterapico di queste molecole inibisce anche altri fattori di crescita potenzialmente oncogeni, come EGF, IGF, PDGF, TGF, NGF, FGF, VEGF, gastrina.

Ragioni fisiologico-cliniche di una revisione dei concetti terapeutici oncologici

Superare gli attuali limiti terapeutici oncoterapici e i gravi effetti collaterali indotti, salvare esistenze o prolungarle con un'accettabile qualità di vita, è stato il fine primario cui si è sempre dedicato il Prof. Di Bella. Al Convegno "Melatonina dalla ricerca agli interventi)" tenutosi a Reggio Calabria il 25/01/97 così enunciò in estrema sintesi i concetti informatori del suo metodo antitumorale, e la necessità di cambiare radicalmente strada nella cura dei tumori: "Essere essenziale, più che l'inattuabile ed immaginaria uccisione di tutti gli elementi neoplastici, la realizzazione di tutte le condizioni, note, possibili e non dannose entro determinati limiti, atte a ostacolarne lo sviluppo (fino alla morte anche per apoptosi), soprattutto attraverso l'intergioco fra i numerosi fattori di crescita. Tutto ciò senza rinunciare eventualmente, ad un certo antineoplastico, probabilmente più attivo nel corso dell'attuazione del protocollo proposto". Un altro aspetto determinante della sua strategia terapeutica è stato così espresso dal Prof. Di Bella nello stesso convegno: "L'essenziale sta nell'attivare tutti gli inibitori dei noti fattori di crescita alle dosi e con tempestività e tempi opportuni. Il protocollo MDB è nato in quest'atmosfera, quella della vita e non dell'intossicazione e morte delle cellule, metodo che asseconda o esalta le reazioni vitali, senza ricercare con precisione statistica le dosi più opportune per uccidere. Il tumore è deviazione dalla vita normale, per cui occorre portare le reazioni deviate alla norma, attraverso l'esaltazione di tutti quei mezzi che la fisiologia considera essenziali per la vita normale".

Passando a considerare alcuni recenti dati disponibili nei tumori solidi più frequenti:

- Nel carcinoma dell'esofago la polichemioterapia con successivo intervento chirurgico ha consentito una sopravvivenza media di 14-18 mesi e di 18-20 mesi associando chemio e radioterapia.
- Nel carcinoma gastrico la polichemioterapia adiuvante ad intervento chirurgico, consente solo una sopravvivenza del 40% tra i 12 e 18 mesi.
- Nel carcinoma del colon la sopravvivenza media oscilla tra i sei e i dodici mesi, né la embolizzazione delle metastasi epatiche dà risultati incoraggianti.
- Nel carcinoma pancreatico esteso, secondo le migliori statistiche, la sopravvivenza a sei mesi non supera il 5% e rari casi giungono a un anno.
- Nel carcinoma epatico la mono o polichemioterapia non danno risultati.
- Nel tumore polmonare non a piccole cellule circa il 30%-40% dei pazienti operati tende a sviluppare una recidiva e la media di sopravvivenza oscilla tra i 20 e 28 mesi.
- Nel microcitoma polmonare, considerato chemio-radio trattabile, nelle forme limitate, il 70%-95% dei pazienti sopravvive tra i 12 e i 20 mesi. Nella malattia estesa si registra una sopravvivenza a 5-7 mesi, mentre solo il 5% raggiunge i 2 anni e non ci sono sopravvissuti a cinque anni. Pertanto anche questo tumore, ufficialmente considerato trattabile, in realtà è incurabile.
- Nel carcinoma metastatico della mammella i vari schemi chemioterapici non si sono dimostrati efficaci né a ridurre le lesioni ripetitive né a prolungare l'esistenza.

Questi dati ufficiali sulla chemioterapia, tratti da sito del National Cancer Institute (http://cancer.gov) e dalla monografia di Pianezza "Oltre la chemioterapia" (Ed. Raphael, 1998), portano a concludere che nella quasi totalità dei tumori solidi essa non rappresenti un trattamento risolutivo, che secondo le statistiche ufficiali citate può dare un modesto incremento della sopravvivenza, penalizzato da gravi effetti tossici e da una forte compromissione del performance status, con una scadente qualità di vita residua.

Nessuna delle mono o politerapie chemioterapiche garantisce la guarigione, e ciò rende incomprensibile sia l'arroccamento dogmatico e razionalmente ingiustificato, in difesa di questa concezione terapeutica, che il rifiuto a priori di metodi come l'MDB basati su solide e ormai note premesse biologiche, chimiche, biochimiche, farmacologiche e fisiologiche, confermato non solo dai positivi risultati e dall'esperienza pluriennale del Prof. Di Bella e dei molti medici che in Italia e all'estero applicano il metodo, ma anche dalle migliaia di pubblicazioni reperibili sulle principali banche dati medico-scientifiche mondiali, a conferma dell'effetto antitumorale dei componenti del MDB.

La necessità di ripensare radicalmente la terapia oncologica, è evidenziata anche dal già citato studio del CNR, pubblicato nel 1998 su Cancer Biotherapy & Radiopharmaceuticals “Bcl-2 e farmaci usati nella terapia del cancro: nuove strategie con farmaci biologici, che non devono essere sottovalutate”. Nel lavoro si valuta il ruolo centrale dell’apoptosi cellulare neoplastica, obiettivo strategico del MDB, delle alterazioni di questo meccanismo nella cancerogenesi, del limite della chemioterapia, che induce varianti clonali cellulari neoplastiche sempre più resistenti e aggressive e la contemporanea massiva distruzione delle cellule sane con i noti effetti deleteri. Si conclude sostenendo l’importanza di farmaci biologici nell’indurre l’apoptosi con esplicito riferimento ai positivi effetti dei principi antitumorali dell’MDB.

Una terapia antiblastica causale e razionale

Il cancro, malgrado continui, altisonanti, pressoché giornalieri annunci di spettacolari progressi, di terapie efficaci, di previsioni ottimistiche e di lauti finanziamenti; nonostante una diagnostica bio umorale e strumentale sempre più efficiente e approfondita, rimane una malattia che sostanzialmente umilia la scienza e la medicina. In patologie vascolari acute, spesso manca il tempo di intervenire efficacemente, ma nelle neoplasie che possono prolungarsi per anni, le attuali concezioni e strategie terapeutiche dimostrano con tragica evidenza tutta la loro reale impotenza, malgrado i pesanti effetti collaterali e le complicazioni a volte irreversibili che comportano.

Da queste evidenti e logiche considerazioni e da una concezione biologica, fisiologica, volta a individuare una terapia causale, non sintomatica, in grado di contrastare razionalmente i fattori causali e le varie e mutevoli catene eziopatogenetiche del processo canceroso, è nato il MDB.

La chemioterapia non è una cura causale in quanto persegue l’illusorio fine di distruggere tutte le cellule neoplastiche, non la causa che le ha prodotte, che pertanto non solo persiste, ma si esalta dopo chemioterapia per molteplici motivi:

- L’incremento elevatissimo dei radicali liberi tra i più potenti e noti fattori causali dei tumori.
- Effetto mutageno dei vari chemioterapici, con induzione alla degenerazione neoplastica di cellule sane.
- Effetto mutageno sulle cellule tumorali con progressiva selezione di ceppi cellulari e popolazioni neoplastiche ad alto indice proliferativo – invasivo, sempre più resistenti fino a divenire refrattarie alla chemio.
- Rilevante compromissione di funzioni e organi vitali, di meccanismi omeostatici, su cui poggia quell’equilibrio biologico, che regola e controlla la crescita, mantenendola in parametri fisiologici, e il cui sovvertimento consente l’insorgenza, la proliferazione, la disseminazione di popolazioni neoplastiche, rendendola incontrollabile.
- Depressione immunitaria.
- Compromissione di quella vitale barriera sia difensiva che polifunzionale che è l’endotelio, con migrazione attraverso le brecce aperte dalla chemio, di cellule neoplastiche e alterazione degli scambi e del trofismo mediati dalle cellule endoteliali. Il danno endoteliale, oltre che da un effetto chemiotossico diretto, è prodotto dalla piastrinopenia, per la stretta interazione funzionale tra melatonina piastrine ed endotelio scoperta dal Prof. Di Bella e successivamente confermata dalla letteratura.

- Compromissione della crasi ematica e della dinamica midollare, con depressione, eritro, leuco, e trombocitopoietica.
- Effetto tossico e/o degenerativo sul tessuto nervoso centrale e periferico.
- Danno epatodigestivo, con compromissione della digestione, assorbimento e metabolizzazione di elementi vitali e di esoergoni. Tra questi i retinoidi fattori essenziali dell'integrità di tutti gli epiteli, parenchimi e connettivi, dell'immunità, sinergici alle altre vitamine liposolubili, D ed E nell'indurre nella cellula tumorale, attraverso la differenziazione, l'apoptosi e l'effetto antiproliferativo, antiangiogenetico e antimetastatico.
- Danno sul trofismo e funzionalità muscolare con grave effetto cardio e miotossico.
- Danno neuroendocrino.
- Disseminazioni di popolazioni cellulari neoplastiche attraverso il sovvertimento di quelle barriere naturali di contenimento antitumorale, come la ECM (Matrice Extracellulare), le membrane basali, le varie fasce connettivali.

Tutto questo senza aprioristiche chiusure o immotivati rifiuti, nella certezza che in ambito biomedico nessuno può illudersi di essere possessore di verità definitive, ma che piuttosto ogni sforzo deve essere fatto per arricchire il comune patrimonio di conoscenze.
Da questa sconfortante disamina trae le sue motivazioni la necessità di tentare percorsi innovativi, come quello di cui mio padre è stato pioniere, con obbiettivi chiari ed integrati (Tab. 2) in una visione di insieme del paziente, che vada oltre l'impostazione riduttiva di chi si occupa esclusivamente della neoplasia come di un corpo estraneo a quello dell'ammalato.

1. Inibizione degli elementi causali maggiormente implicati nell'insorgenza e progressione tumorale, cioè dei fattori di crescita
2. Differenziazione cellulare
3. Esaltazione di tutti quei meccanismi omeostatici, immunologici, neuroendocrini, di contenimento e inibizione della progressione neoplastica
4. Massimo potenziamento dell'integrità, funzionalità e trofismo di organi e parenchimi sani
5. L'induzione dell'apoptosi della cellula tumorale cui sinergicamente concorrono i componenti della terapia attraverso l'interazione e il reciproco potenziamento secondo i criteri del calcolo fattoriale. L'apoptosi rappresenta pertanto l'obbiettivo strategico e conclusivo, il compendio e l'effetto finale del meccanismo sinergico e del gioco interattivo della multiterapia MDB

Tabella 2 - Obiettivi del Metodo Di Bella

Capitolo 2

La melatonina nel Metodo Di Bella

Priorità del Prof. Di Bella negli studi sperimentali e nell'impiego clinico ematologico e oncologico della MLT

N-[2-(5-Metossi-1H-indol-3-il)etil]acetamide.

$C_{13}H_{16}N_2O_2$

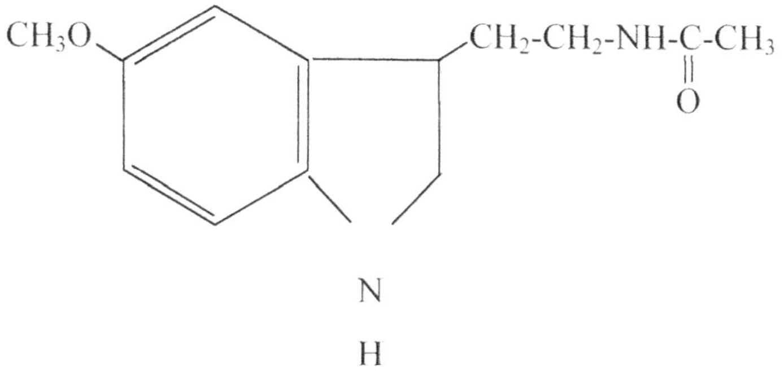

Sinonimi: N-acetil-5-metossitriptamina

Premessa

La maggiore esperienza sia sperimentale che clinica, sia in termini di numero di ammalati curati, che di durata con oltre 3 decenni di esperienza, spetta al Prof. Di Bella, che in vari congressi e relazioni illustrò e spiegò i criteri d'impiego e il razionale della melatonina (MLT) nel contesto della sua multiterapia, di cui considerava la MLT un componente assolutamente necessario ma non sufficiente, precisando ulteriormente il concetto con l'affermazione che "la MLT da sola non guarisce nessun tumore, ma non è possibile guarire nessun tumore senza MLT". Risalgono agli anni sessanta i primi casi trattati, al 1969 le prime comunicazioni e relazioni su studi sperimentali, conclusi, ormai novantenne, con la pubblicazione "Melatonin effects on megacaryocyte membrane patch-clamp outward K^+ current" (Med Sci Monit 2002; 8 (12) BR 527-31).
Alla fine del 1966 il Prof. Di Bella mediante un apparecchio stereotassico introdusse e lasciò in sede microelettrodi nei nuclei abenulari del cervello di ratti. L'elettrostimolazione con onde quadre indusse un significativo incremento del tasso pia-

strinemico, documentando per la prima volta in medicina il controllo nervoso della piastrinogenesi e individuando il centro di questo controllo. La ricerca fu presentata al Congresso Nazionale della Società Italiana di fisiologia e biologia sperimentale ad Alghero nel 1969 "Ruolo del sistema abenulo-epifisario nella regolazione del tasso piastrinemico". In considerazione della stimolazione dell'epifisi da parte delle abenule e del dato che la MLT rappresenta l'increto principale della ghiandola pineale, il Prof. Di Bella ritenne giustamente l'incremento del tasso ematico di MLT, responsabile della risposta piastrinemica. L'intervento sulla dinamica midollare e pertanto sulla crasi ematica, presuppone la permeabilità midollare alla MLT e la risposta megacariocitica alla MLT stessa. Lo studio relativo "Dinamica midollare dopo trattamento subacuto e cronico con MLT" fu presentato al Congresso Nazionale di fisiologia di Palermo 1971, insieme alla relazione "Dinamica megacariocitica e piastrinemica dopo trattamento con MLT".
Dagli studi sperimentali del Prof. Di Bella è emerso che sotto effetto della MLT, i megacariociti liberano le piastrine dal "Demarcation Membrane System" (DMS) di Behne in forma e tempi diversi dalla periferia del citosol rispetto a quella limitrofa al cariosol. Egli identificò successivamente un'azione della MLT sull'ossigenazione del sangue e dei tessuti "Azione mielotropa della MLT", pubblicata sul Bollettino della Società italiana di biologia sperimentale nel 1976. Nello stesso anno sul Bollettino pubblicò il rilevante effetto positivo della MLT sulle talassemie "Rilievi fisiologici ed effetti della MLT nelle Talassemie", con attivazione dell'eritropoiesi, della resistenza globulare, incremento fino a 2 g di Hb e conseguente diminuzione del numero delle trasfusioni nei microcitemici.
L'azione della MLT sull'ossigenazione del sangue e dei tessuti hanno indotto il Prof. Di Bella a verificare il contenuto di 2, 3-difosfoglicerato (2,3-Dpg) nei globuli rossi, e a verificare sperimentalmente un suo netto decremento rispetto al gruppo di controllo di animali non trattati con MLT. Il decremento di 2,3-Dpg intraeritrocitario rappresenta una delle più probabili cause dell'incremento dell'ossigenazione osservata. Nel 1981 è stata pubblicata sul Bollettino della Società Italiana di Biologia Sperimentale la ricerca del Prof. Di Bella "Il sistema megacariocitico - piastrine, organo bersaglio della MLT". In essa si dimostrava che l'aggiunta di MLT in colture megacariocitiche, promuove gettate di piastrine dai megacariociti viventi di midollo osseo di ratto, e anche l'adenosindifosfato (ADP) ha prodotto qualche getto di piastrine. Inoltre la MLT ha dimostrato una marcata attività antiaggregante producendo una modificazione morfologica delle piastrine da disco a sfera. Gli inibitori degli enzimi che degradano la MLT, come la NAT, che induce deacetilazione, e la HIOMT demetilante, promuovono una vistosa produzione di piastrine su tutta la superficie megacariocitica. La produzione piastrinica sembra essere strettamente correlata col dosaggio della MLT e la permanenza di essa in coltura. L'assenza di inibitori della NAT e HTOMT, malgrado concentrazioni identiche di MLT, non produce lo stesso effetto. Nelle varie zone della membrana del citosol megacariocitico, la produzione e liberazione delle piastrine è secondaria alla concentrazione *in situ* della MLT.
Occorre ammettere:
- Reazioni di deacetilazione e demetilazione a livello della membrana megacariocitica.
- La presenza di sistemi contrattili sulla membrana megacariocitica e piastrinica.

- L'attivazione di questi sistemi a opera della MLT.
- La coalescenza delle membrane da demarcation membrane system con neoformazione di piastrine.
- La probabile identificazione dei siti d'azione e di legame della MLT, con quei componenti della membrana dei megacariociti e delle piastrine che non si colorano col rosso rutenio, che non contengono ribosomi, e che appartengono al sistema tubulare denso.

Da queste conferme sperimentali deriva un'altra fondamentale scoperta scientifica del Prof. Di Bella, che è stato il primo a intuire e pubblicare il deciso effetto antiaggregante piastrinico, apportando nuove e fondamentali conoscenze alla fisiologia del sangue, con rilevanti implicazioni cliniche, che comunicò in congressi e pubblicò: "L'aggregazione piastrinica in presenza di MLT" (relazione al Congresso Nazionale di fisiologia 1978-79; "Aggregazione con ADP di piastrine pretrattate con MLT *in vitro*" (Boll Biol Sper 1979).

Concentrazioni sieriche fisiologiche di MLT possono pertanto interferire con un'aggregazione indotta dall'ADP, o bloccarla e rendere reversibile il fenomeno se la coltura è pretrattata con MLT. Il Prof. Di Bella ha confermato anche l'interscambio e l'omeostasi MLT/HT e la sua interferenza con l'aggregazione piastrinica. L'azione antiaggregante piastrinica dipenderebbe dal legame della MLT con i microtubuli. Altro dato inedito e rilevante emerso dagli studi sperimentali del Prof. Di Bella è l'effetto antiaggregante dell'alfa MSH, rapportabile a quello delle piastrine. La ricerca era nata dall'osservazione del legame della MLT e alfa MSH per lo stesso recettore di membrana su una varietà di cellule, fu presentata e pubblicata agli atti del Congresso Unificato della Società Italiana di Biologia Sperimentale, della Società Italiana di Fisiologia, e della Società Italiana di Nutrizione Umana del 1982 "Alfa MSH inhibits human platelets aggregation", con queste conclusioni sperimentali:

- L'alfa MSH induce disaggregazione del PRP umano.
- L'aggregazione piastrinica mediante ADP può essere o meno inibita secondo il rapporto di concentrazione molare tra ADP/alfa MSH.
- Con lo stesso rapporto tra ADP e alfa MSH, il valore di aggregazione aumenta maggiormente col periodo di incubazione di PRP con alfa MSH da 2 a 5 minuti.
- Sia la MLT che alfa MSH inibiscono l'aggregazione piastrinica alle stesse concentrazioni.
- 3,4x10.000.000.000 molecole di alfa MSH, possono proteggere efficacemente le piastrine umane dall'aggregazione di qualunque concentrazione di ADP.

Per studiare il ruolo della MLT nella maturazione dei megacariociti, il Prof. Di Bella studiò *in vitro* la risposta di una sospensione di midollo osseo in perfusione melatoninica, evidenziando che sia l'emissione, che la retrazione degli pseudopodi, l'indentazione della membrana, e la formazione delle piastrine, erano influenzate dalla MLT. Lo studio fu pubblicato nel 1977 sul Bollettino della Società Italiana di Biologia Sperimentale col titolo: "Effetto della melatonina sui megacariociti viventi di midollo di ratto". Nel 1979 pubblicò sul Bollettino della Società Italiana di Biologia Sperimentale, un articolo dal titolo: "Effetti dell'azione simultanea della MLT e dell'ADP sui megacariociti *in vitro*" in cui, oltre a dimostrare l'interazione ADP-MLT nella piastrinogenesi, evidenziava anche

un'attività enzimatica delle piastrine, comprensiva anche della NAT e HIOMT, che consente sia la sintesi della 5HT che della MLT. Perciò si deve al Prof. Di Bella anche la scoperta della sintesi melatoninica trombocitica. È inoltre probabile che il bilanciamento della rete energetica dei megacariociti promuova la contrazione delle strutture actimiosiniche e dei filamenti della membrana megacariocitica, che presenta aree di soluzione di continuità con liberazione piastrinica.
Le fibre colinergiche del sistema nervoso autonomo sono responsabili del controllo nervoso del midollo osseo, e intervengono nella piastrinogenesi attivando i necessari processi di acetilazione e metilazione, ceduti alla serotonina dalla acetilcolinesterasi dei globuli rossi (Relazione al II Colloquium of the European Pineal Giessen Study Group 1981 "Molecular mechanism of bone marrow thrombocytogenesis by melatonin").
Nel 1995 al "IV International Congress of Comparative Physiology and Biochemistry" a Birmingham, nella comunicazione "Platelet production by megakaryocyte following intra or extra cytoplasmatic injection of mediators", poi pubblicata agli atti congressuali, il Prof. Di Bella, espose i rilevanti mutamenti morfologici sia del citosol che della membrana megacariocitica, con produzione di megapiastrine secondaria alla microinfusione di mediatori chimici come epinefrina, acetilcolina, serotonina e dell'adenosina.
Il Prof. Di Bella, partendo successivamente dagli studi di Kawa (1) e Romero (2) sui canali ionici della membrana dei megacariociti, sulle differenze di potenziale di membrana tra diversi punti della membrana stessa, tra essa e il citosol e sulle variazioni dell'intensità di corrente nelle "outward K^+ currents", di Stenberg (3) sulle alterazioni di membrana e organuli del citosol, come reti actimiosiniche e microtubulari nei megacariociti in emopatie, e anche nelle piastrine, di Kapural (4) sul rapporto tra grado di maturazione cellulare e variazioni dell'intensità di "outward K^+ currents", studiò l'attività regolatrice della MLT sui canali ionici della membrana megacariocitaria. Fu applicata la tecnica di "patch-clamp" descritta da Hamill (5). Quest'ultima ricerca del Prof. Di Bella ormai novantenne, fu pubblicata nel dicembre del 2002 da Medical Science "Melatonin effects on megakaryocyte membrane patch-clamp outward K^+ current". Essa evidenziò chiaramente l'influenza determinante della MLT nel regolare l'intensità di corrente relativa allo ione K^+ nella membrana dei megacariociti, e rappresenta un notevole progresso nella conoscenza della fisiologia della piastrinogenesi, con evidenti implicazioni cliniche. Dal complesso degli studi del Prof. Di Bella emersero pertanto fondamentali indicazioni cliniche sulla fisiologica attività antiaggregante piastrinica indotta dalla MLT, mediata dal suo labile legame di idrogeno con adenosina e adenosinfosfato. Per la piastrinopoiesi si ha l'attivazione e la contrazione delle fibre actimiosiniche, strutturate in reti megacariocitiche, e degli organuli microtubulari, mediante gli esteri fosforici AMP, ADP, ATP, veicolati nel citosol dalla MLT, la quale induce la piastrinopoiesi mediante l'interazione di adrenalina e acetilcolina. Essendo inoltre la MLT una piccola molecola con spiccate caratteristiche di solubilità, raggiunge rapidamente alte concentrazioni intracellulari nel cariosol e nel citosol con inibizione della proliferazione cellulare attraverso l'attivazione dei recettori sia citoplasmatici che nucleari, esercita pertanto un'azione sul ciclo cellulare con evidente effetto proapoptotico. Rilevante e ormai ampiamente documentata è anche la capacità della MLT di inibire l'espressione di geni cancerogeni, di fattori di crescita e la loro trascrizione genica.

Cenni storici sull'epifisi e MLT

Per qualche tempo si è ritenuto che la MLT fosse esclusivamente prodotta dall'epifisi, scientificamente studiata tra la fine dell'ottocento e l'inizio del novecento. In quel periodo si incominciò a riconoscere all'epifisi dignità funzionale endocrina, mentre in precedenza veniva considerata un organo rudimentale dalle funzioni insignificanti e indefinite, anche se fino dall'antichità medici e filosofi si erano interessati ad essa, formulando ipotesi fantasiose, ma a volte suggestive e non prive di qualche intuizione geniale. Erofilo di Alessandria (325-280 a.C.) attribuì all'epifisi una funzione sfinterica della corrente del pensiero dal terzo al quarto ventricolo, mentre Erasistrato (310-250 a.C.) la considerò un tramite obbligato e via del "pneuma zotikon", (letteralmente gli spiriti animali, cioè la vita vegetativa), dal sangue ai ventricoli laterali, in cui avveniva la trasformazione in "pneuma psykikon", (vita spirituale, razionalità, pensiero, ideazione). La filosofia aristotelica localizzava anteriormente ai ventricoli cerebrali l'immaginazione e la fantasia, le sensazioni e i sentimenti, mentre posteriormente ipotizzava la sede della memoria. Galeno di Pergamo (132-200 d.C.) considerava i nervi come "tubuli" attraverso cui lo pneuma zotikon passava dai ventricoli cerebrali ad organi sensitivi, che ricevendo le afferenze di tutti gli organi di senso e psichiche, darebbero le sensazioni. Il pneuma psikikon, gli spiriti vitali, cioè l'attività razionale, cosciente, volontaria, passando attraverso il quarto ventricolo, il midollo spinale e i nervi, consentirebbero l'attività motoria. Per la sua forma l'epifisi ricordò a Galeno una pigna (konarion in greco, pinea in latino, da cui la definizione dell'epifisi di ghiandola pineale).
La filosofia cartesiana nel 1600, fece in gran parte proprie le teorie aristoteliche e di Erasistrato sull'epifisi, che separerebbe i corpuscoli di dimensioni microscopiche del pneuma zotikon, inviandoli ai ventricoli e agli organi di senso. Da qui gli pneuma zotikon affluirebbero, attraverso minuscoli pori delle pareti dei ventricoli ai nervi (ritenuti tubuli cavi), al sistema muscolare e sensitivo. Cartesio aveva intuito anche un sistema di vie nervose afferenti, che conducono gli stimoli nervosi dalla periferia al sistema nervoso centrale. Infatti ipotizzò un'afferenza delle sensazioni raccolte dalla periferia sui ventricoli e sull'epifisi con relativa apertura o chiusura dei loro pori. Considerando che i "tubuli" non sono altro che le fibre nervose, ricoperte da guaina mielinica, che gli "spiriti vitali" sono neurotrasmettitori e mediatori chimici, risulta evidente la genialità di queste intuizioni. Anche Vesalio dopo molti studi autoptici, nel suo trattato *De umani corporis fabbrica* descrisse anatomicamente l'epifisi e le sue connessioni. Morgagni in numerose autopsie studiò l'epifisi e notò nel suo trattato *De sedibus et causa morborum* che le frequenti degenerazioni calcaree riscontrate nell'epifisi, raramente si accompagnavano a malattie mentali. Alla luce delle attuali conoscenze il fatto si spiega con la capacità di tante altre strutture biologiche, di produrre il principale increto dell'epifisi, la MLT. Il prodotto epifisario fondamentale, multifunzionale e più studiato, è la melatonina (MLT), sostanza naturalmente presente nell'organismo umano, in quello di molti animali, sia mammiferi sia di altre specie, e in molti alimenti, sia di origine animale, che vegetale, tra cui particolarmente banane (46 ng/100 g) e pomodori (50 ng/100 g), dato evidenziato da Poeggeler nel 1995. Nel latte materno sono state riscontrate quantità nettamente più elevate di notte, in quello vaccino nelle prime ore del mattino, rispetto a

quello munto la sera. Negli Stati Uniti è comunemente venduta nei "drugstore" e negli "health food stor", e rappresenta un notevole successo commerciale, particolarmente evidente dopo l'interesse e l'ampia diffusione di pubblicazioni sui molteplici effetti della MLT. Dagli USA l'interesse per questa molecola si è rapidamente diffuso a tutto il mondo con milioni di consumatori. La MLT rappresenta il principale, anche se non l'unico, increto dell'epifisi, per gli effetti fisiologici, l'interesse e il numero degli studi che ha suscitato, dovuti all'entità e importanza degli effetti della molecola, che incidono su molteplici funzioni biologiche, in quasi tutti gli esseri viventi, con meccanismi ed entità diverse nelle varie specie animali. La MLT interferisce sui meccanismi biologici, neuroendocrini, immunomodulatori, sul sistema nervoso centrale e periferico, sull'innervazione sensitiva e motoria, somatica e viscerale, sulla crasi ematica e dinamica midollare, sugli scambi emo-tissutali e sugli equilibri elettrolitici, gli scambi idrici, il tutto modulato in ritmi circadiani. La prima pubblicazione monografica sull'epifisi risale al 1954, si deve a Kitay e Altschule (6) ed evidenzia l'influenza della ghiandola sulle gonadi, la pigmentazione cutanea, il comportamento. Studi di Foà, risalenti al 1912, avevano dimostrato che l'asportazione precoce dell'epifisi in pulcini, provocava ipertrofia della cresta e dei testicoli. Qualche anno prima, nel 1910, le pubblicazioni di Pellizzi e Pende sulla *Rivista Italiana di Neuropatologia*, avevano descritto la "sindrome di macrogenitosomia precoce" in casi di deficit funzionale epifisario. Kraebe (*Endocrinology*, 1923) confermò l'influenza dell'epifisi sulla sfera sessuale, studiando gli effetti di tumori epifisari, ependimomi, astrocitomi, oltre che dell'epifisi, di aree cerebrali contigue e funzionalmente interagenti, come la lamina quadrigemina, l'infundibulum, la neuroipofisi, il terzo ventricolo, l'acquedotto di Silvio. Queste localizzazioni neoplastiche provocano pubertà precoce e diabete insipido, come evidenziato da Kitay e Altschule nella monografia *The pineal gland* (7). Wurtman et al. studiarono in un tumore epifisario ectopico gli aspetti biochimici fondamentali della ghiandola.
La scoperta della MLT, come spesso avviene nella storia del progresso scientifico, si può in un certo senso ritenere casuale in quanto il dermatologo americano A. Lerner, dopo aver condotto studi sull'ormone melanoforo-stimolante (Alfa MSH), lavorò col giapponese Takahashi all'isolamento di frazioni di estratti di epifisi (o pineale) attivi sulla pigmentazione cutanea; in pratica ricercava fattori capaci di schiarire o rendere più scura la pelle. Lerner era partito dagli studi di C. McCord, che qualche tempo prima aveva scoperto l'effetto fortemente schiarente degli estratti di epifisi bovina sulla pelle di rana. Nel 1958 individuò con Case, tra i componenti degli estratti epifisari, quello responsabile dello schiarimento della pelle degli anfibi, e lo chiamò melatonina. Il nome deriva dall'effetto di contrazione (dal greco "tonos") della MLT sui granuli di melanina, contenuti in quegli aggregati cellulari di rana, melanociti, responsabili del colore nero della pelle. Perciò il termine melatonina deriva dall'azione sulla melanina (mela-) in senso riduttivo (-tonina). La denominazione ricorda anche la serotonina, cui è molto simile chimicamente, e il pigmento cutaneo, la melanina. Nel 1959 Lerner con Case e Heinzelman, furono in grado di individuarne la formula chimica: 5-metossi-N-acetil-triptamina. Essa è una delle quattro frazioni isolate dall'epifisi, chimicamente affini anche per la presenza di un anello indolico: 5-metossitriptofolo, 5-metossitriptamina, 5-metossindolacetico. Ognuna di queste molecole segue un proprio ritmo secretivo nell'arco della giornata (rit-

mo circadiano). La prima raggiunge la massima concentrazione alle ore 12, la seconda la sera, la terza nelle primissime ore del mattino. La MLT (5-metossi-N-acetil-triptamina) viene prodotta di notte circa 10 volte più che di giorno, (con un ritmo oscillatorio circadiano) partendo da un amminoacido essenziale, (cioè che il nostro organismo deve introdurre non essendo in grado di sintetizzarlo) il triptofano, contenuto soprattutto negli alimenti ricchi di proteine quali carne uova, latte e derivati ecc. Pertanto nel nostro organismo la produzione di MLT è strettamente condizionata anche dall'alimentazione. Si deve ad Axelrod nel 1960 l'individuazione dei passaggi metabolici che dal triptofano, per mezzo di sistemi enzimatici (tra cui N-acetil transferasi, idrossindolo-o-metiltransferasi), portano all'idrossitriptofano, alla serotonina e infine alla MLT. In sintesi i passaggi e le reazioni che trasformano il triptofano in MLT sono:

A) Ossidazione mitocondriale del triptofano da parte della triptofan-5-ossidrilasi a 5-ossitriptofano, in presenza di tetraidrobiopterina, pigmento naturale simile alla riboflavina o B2.

B) Decarbossilazione dell'ossitriptofano a 5-ossi-indol-etilamina detta indifferentemente serotonina o ossitriptamina in presenza di piridossalfosfato (B6).

C) Acetilazione della serotonina da parte della NAT (N-acetil-transferasi) utilizzando l'acetile dell'acetil-coenzima A, e successiva metilazione del derivato a opera della HIOMT (Hidrossi-Indolo-Ossigeno-Metil-Transferasi) col gruppo metilico ceduto dall'adenosin-metionina.

Questa sintesi della MLT dal triptofano non avviene, come si credeva fino a qualche tempo fa solo nell'Epifisi, ma anche nella retina, nelle ghiandole di Harder, nelle piastrine, nei megacariociti, nell'apparato gastroenterico. La MLT, nella sua distribuzione e attività, essendo spiccatamente solubile e agendo su terminazioni nervose, su cellule dotate di capacità endocrina, è ubiquitaria, interagisce con altri mediatori, a livello recettoriale, costituendo uno dei meccanismi di regolazione della vita integrata. È attiva sul metabolismo intermedio, con influenza dal e sul sistema nervoso centrale. Non è la MLT come tale, responsabile di tutto ciò, ma il cerchio delle reazioni che sostiene e promuove e le relative ripercussioni sulla morfologia e biochimica cellulare. Una caratteristica dell'epifisi e della MLT è quella di non possedere azioni univoche, peculiari, specifiche, come altre ghiandole endocrine, e ciò non per scarsa significatività fisiologica, ma per l'enorme poliedricità degli effetti e la molteplicità pluridistrettuale e tissutale dei vari apparati biologici che ne sono influenzati. Essa è veicolata nel sangue da complessi proteici. Studi sperimentali hanno cercato di determinare la dose letale di MLT (DL 50) somministrando fino a 3.200 mg/kg nel ratto e successivamente oltre 6.000 mg in volontari (corrispondenti a circa mille volte i dosaggi terapeutici), senza riscontrare alcun inconveniente e giungendo alla conclusione che la MLT è priva di tossicità sia a breve sia a lungo termine, come verificato monitorando per anni le persone che avevano collaborato alla ricerca. Una somministrazione di 1.000 mg giornalieri per infusione endovenosa lenta nell'arco della giornata per 11 giorni, in un caso di linfosarcoma recidivo, non solo non ha dato alcuna intolleranza o tossicità, ma per alcuni anni ha consentito una remissione totale della patologia, senza l'impiego di alcun altro farmaco. Anche la somministrazione diretta per via endovenosa di 250 mg al giorno, per una settimana, non ha prodotto effetti tossici, né immediati, ne ritardati, come si concluse dopo controlli annuali per 18 anni. Gli effetti della MLT non sono esclusivamente dose-dipendenti, ma risentono dell'ora della somministrazione. Lerner e Nordlund (8) in 96 volontari, monitorati per 18 anni, non riscontrarono alcun effetto tossico, giungendo a somministrare seimilaseicento milligrammi al giorno per 35 giorni (il corrispettivo di centosessantacinque milioni di Epifisi di bovini), senza registrare alcun apprezzabile inconveniente. Parecchie migliaia di persone, da decenni, usano la MLT senza inconvenienti di sorta, con benefici, senza che sia mai stato denunciato alcun caso d'intossicazione. L'assenza di tossicità della MLT è dovuta alla sua derivazione da un principio comunemente assunto con le proteine alimentari, il triptofano, la sintesi della MLT avviene in cellule ad altissima dignità funzionale, con assenza di metaboliti tossici, la MLT, come la molecola da cui direttamente deriva, la serotonina, si deposita in alta concentrazione all'interno delle cellule, soprattutto piastrine e megacariociti. Per questi meccanismi il tasso plasmatico di MLT non raggiunge picchi abnormi. La MLT è una piccola molecola del peso molecolare di poco più di 250, per cui è semplice, atta a infiltrarsi agevolmente nei liquidi intercellulari e all'interno delle stesse cellule in cui sono stati scoperti recettori sia di membrana che nucleari, ampiamente diffusi in vari tessuti, ulteriore conferma del ruolo primario e delle molteplici funzioni svolte da questa molecola ubiquitaria. Essa è pressoché insolubile in acqua, mentre si scioglie in alcol etilico. Essendo l'assorbimento e la biodisponibilità legati alla solubilità, nella formulazione del Prof. Di Bella la MLT è unita con un legame di idrogeno all'adenosina, divenendo così perfettamente solubile, assimilabile, e potenziata nella sua attività. Caratteristica della MLT è anche la tendenza a decadere dalle sue proprietà fondamentali se colpita dalla luce, è tanto più fotolabile quanto più finemente è disciolta fino allo stato molecolare. È anche termolabile e sensibile a temperature superiori ai 26°C. Per il Prof. Di Bella, massimo conoscitore della fisiologia e delle indicazioni terapeutiche della MLT, la sua attività non è immediatamente evidente, conclamata, ma difficile da mettersi in evidenza per le sue molteplici funzioni e perché la sua azione si estrinseca selettivamente nel tempo, per cui non è l'ora o il giorno, ma le settimane e i mesi l'intervallo temporale in cui può pienamente evidenziarsi il suo effetto. Ciò ha complicato la comprensione delle sue proprietà e del meccanismo d'azione. Anche la sua quantità nel sangue non riveste alcun valore assoluto, per la presenza di alte concentrazioni di MLT nei tessuti e a livello intracellullare, soprattutto nelle piastrine. Per cui il dosaggio ematico della MLT può essere un valore ingannevole perché non tiene conto di tutta la MLT presente nei tessuti. Un dato essenziale scoperto circa 30 anni fa dal Prof. Di Bella è la stretta interazione funzionale tra MLT e piastrina, elemento essenziale per il suo trasporto, metabolismo e cessione. È pertanto un assurdo per certi aspetti considerare la MLT prescindendo dalla piastrina. Quindi dire piastrina sotto certi aspetti, vuol dire anche MLT e viceversa. Quest'associazione è rigorosa, indispensabile, per poter comprendere una quantità di fenomeni essenziali non solo per la fisiologia del sangue, ma di tutti i tessuti, in particolare del sistema nervoso sia centrale che periferico. Pertanto il supporto funzionale della MLT è la piastrina che la veicola in strutture del suo citoplasma, i "corpi densi", chimicamente coniugata all'adenosina da un legame chimico ad idrogeno, che non ha la forza di quello interatomico covalente, ionico o metallico, ma è più debole. Esso rappresenta la

maggior forza di coesione tra molecole contenenti gruppi NH_2 e OH, con altre contenenti gruppi CO e OH. Il legame ad idrogeno è più forte delle forze di Van Der Waals, è relativamente aspecifico, poco energetico (3 Kcal/mol), impiega qualche miliardesimo di secondo per disintegrarsi e perciò può rapidamente intervenire nei processi di riconoscimento intermolecolare. Sono proprio le caratteristiche del legame ad idrogeno che consentono alle piastrine la captazione o la cessione di MLT o serotonina, in base alla loro concentrazione plasmatica, infatti quando MLT e serotonina decrescono nel plasma, le piastrine, con meccanismo omeostatico, mobilizzandole molecola per molecola dai loro depositi nei corpi densi, modificano contestualmente forma e struttura (shape change), aumentando la loro adesività. Cedendo la MLT, le piastrine intervengono nel trofismo e nel metabolismo degli endoteli.
Le piastrine hanno vita breve, in media 12 giorni, e devono continuamente essere sostituite da quelle prodotte dai megacariociti nel midollo osseo. Un uomo sano dispone di circa mille miliardi di piastrine, che strisciando lentamente sull'endotelio vasale, nell'arco dei loro 12 giorni di vita, si dissolvono lentamente, liberando nel torrente circolatorio i principi essenziali per l'integrità endoteliale. È noto da tempo il ruolo centrale della piastrina nei processi emocoagulativi, al di sotto di un certo numero di piastrine iniziano manifestazioni emorragiche. Nel paziente piastrinopenico vi è insufficiente produzione midollare da parte dei megacariociti. Su di essi agisce selettivamente la MLT, sulla loro capacità sia di produrre le piastrine, che di maturarle, e infine liberarle e immetterle in circolo con il determinante concorso della citocalasina B, con meccanismo d'azione studiato dal Prof. Di Bella, comunicato e pubblicato agli atti del Congresso Internazionale di Amburgo del 27 agosto 1998. Questi studi sperimentali di elettrofisiologia furono condotti con la tecnica del *patch-clamp*. In queste situazioni la MLT è insostituibile, interviene in maniera decisa su tutte le fasi: produzione, maturazione, liberazione. Essendo malattie che confinano con la morte, è sorprendente che a 30 anni dalle prime pubblicazioni del Prof. Di Bella, non ci sia un impiego diffuso della MLT nelle piastrinopenie, malgrado le ulteriori, recenti conferme della letteratura medico scientifica mondiale. Il meccanismo, individuato dal Prof. Di Bella, con cui in questi casi agisce la MLT, consiste nel fornire al megacariocita energia chimica, sotto forma di esteri dell'adenosina (cui è collegata da legame ad idrogeno) con l'acido fosforico del deriboso come AMP, ADP o ATP, che consentono la maturazione e la contrazione di quel reticolo contrattile di actimiosina del megacariocita che porta alla frammentazione della sua membrana cellulare e alla liberazione delle piastrine. La MLT pertanto, legata e solubilizzata dall'adenosina, può veicolare quell'acido adenosintrifosforico componente essenziale dei nucleotidi, e degli acidi nucleici, elementi base dei codici genetici sia nucleari che mitocondriali, chiave e passaggio obbligato della protidosintesi e pertanto della proliferazione cellulare. Ciò spiega come l'azione della MLT si spinga fino ai centri regolatori della vita. Questo è l'anello di correlazione individuato dal Prof. Di Bella, tra MLT, adenosina, piastrine, e tutto quello che avviene a livello dei nuclei per la formazione dell'acido desossiribonucleico o DNA e ribonucleicoacido o RNA. Lerner non ipotizzò alcuna delle complesse e numerose attività e proprietà che conferiscono alla MLT un ruolo primario in funzioni vitali, che possiamo così sommariamente sintetizzare.

Considerazioni generali sull'attività antitumorale della MLT

Cenni sulla Pineale

È noto che l'epifisi è strettamente correlata e intimamente connessa con l'eziopatogenesi, l'insorgenza e la progressione neoplastica. La pinealectomia non solo chirurgica ma farmacologica, funzionale, ne incrementa infatti l'incidenza e progressione. Campi elettromagnetici e farmaci come betabloccanti, alfadue agonisti, soprattutto se somministrati in prossimità del picco notturno di MLT, inducono un'epifisectomia funzionale chimica diminuendo la liberazione di MLT, come le interleuchine proinfiammatorie uno, sei e dodici. Al contrario modesti dosaggi di TNF e interleuchina 2, GABA, il neurotrasmettitore ac arachidonil etanol amidico, sono sufficienti ad incrementare l'increzione epifisaria melatoninica, anche se in misura minore all'ormone natriuretico atriale ANP, potenziatore dell'attività epifisaria e pertanto del tasso sierico melatoninico.
I riflessi di una diminuita attività epifisaria non sono unicamente cancerogeni ma immunodepressivi per molteplici cause tra cui l'inibizione della sintesi di interleuchina 2. La pineale va ormai considerata come il principale regolatore dell'omeostasi di sistemi biologici vitali quali l'immunologico, l'emopoietico, il neuroendocrino, il vascolare, il tutto modulato in ritmi circadiani e circannuali. Se l'increzione pinealica notturna è prevalentemente melatoninica, quella diurna è metossitriptofolica, luce dipendente, mentre non è certa la localizzazione temporale nell'arco della giornata della citometoxitripamina, il cui picco coincide probabilmente col primo pomeriggio, mentre quello del citometoxiindolacetico col primo mattino. L'attività pinealica si svolge pertanto nell'arco delle 24ore e oltre ai quattro indoli citati comprende probabilmente tutta una serie di peptidi come il tripeptide Epitalamina, evidenziato da ricercatori russi.
Questo ritmo fisiologico della pineale, con un rapporto 3/1 tra increzione notturna e diurna di melatonina, è invertito nei pazienti neoplastici in misura proporzionale all'aggravarsi della malattia, raggiungendo la massima evidenza in pazienti con patologia neoplastica disseminata. Questo rappresenta il danno neuroendocrino più evidente più frequente indotto dalla neoplasia.
Riporto l'estratto dell'articolo del Prof Di Bella "Funzioni della pineale, prospettive"già edito in: The Pineal Gland of Vertebrates, including Man Progress in Brain Research, Vol. 52-1979, in quanto compendia in estrema sintesi, un'ampia mole di lavori sperimentali e di studi clinici anticipando punti fondamentali oggi confermati, dei meccanismi d'azione della MLT su funzioni vitali.
Secondo Di Bella et al. (1969) la stimolazione bipolare dei nuclei delle habenulae (2 V; 40 Hz; onde quadre; 30-180 min. di durata) induce un transitorio incremento del numero delle piastrine ematiche (Fig. 1). Nessun'altra area cerebrale, se stimolata, provocava un tale incremento, e neppure l'iniezione di MLT. Si potrebbero attribuire le differenti risposte osservate o alla secrezione di diversi derivati indolici da parte del complesso epitalamo-epifisario (Axelrod, 1974), che agiscono nell'insieme in modo differente rispetto alla sola MLT, e/o all'attivazione di eventuali innervazioni melatoninergiche (Lerner et al, 1959) per il midollo spinale (Calvo, 1968; Calvo and Forteza-Vila, 1969). La lunga latenza dell'incremento trombocitemico suggerisce che la MLT o le indolamine epitala-

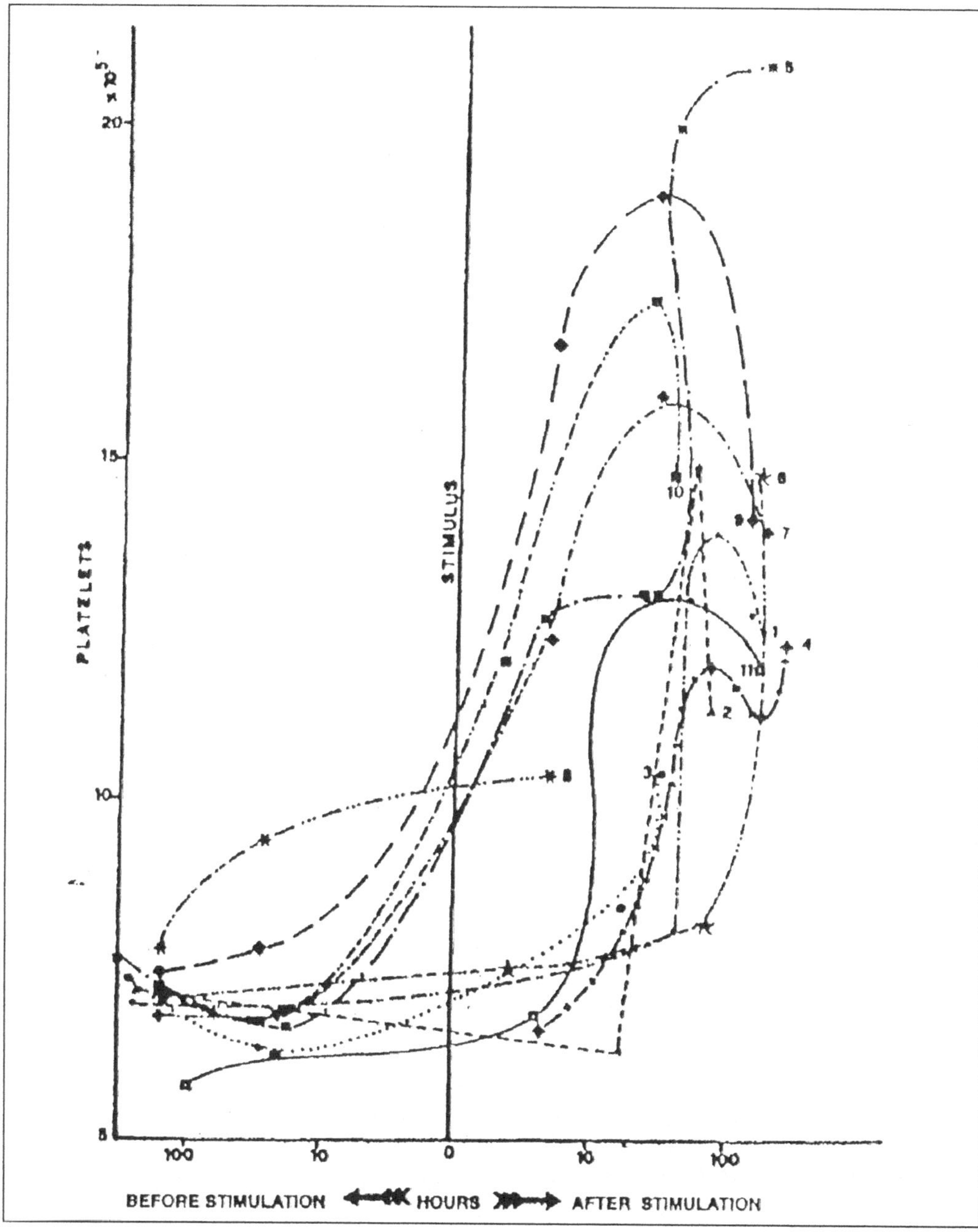

Figura 1 - *Conta delle piastrine nel sangue venoso periferico di ratti Wistar maschi adulti, con impianto permanente di elettrodi d'argento nei nuclei delle habenulae di ambedue i lati. Il numero delle piastrine è stato conteggiato 19.5-321 ore prima dell'impianto degli elettrodi così come 2.25-238.89 ore più tardi. La stimolazione è stata eseguita una volta (da 21 a 75.3 ore dopo l'impianto degli elettrodi) o due, soltanto in 6 ratti su 11 Ohm 51.5 a 96.3 ore dopo l'impianto degli elettrodi. La conta delle piastrine era 710500±78,900/ml (18 conte, M±SD) prima della stimolazione e 1268,000±363,000/ml (34 conte; M±SD) dopo la stimolazione; P<0.001. La stimolazione (onde quadrate, 2 V) è durata da 30 a 33 minuti in 8 ratti e 180 in 3 ratti. La frequenza era di 40 Hz in 4 ratti e 80 Hz in 7 ratti.*

miche inducano un'accelerazione nello sviluppo delle cellule staminali a cellule adulte, e/o dei megacariocitoblasti a megacariociti maturi. Mediante l'iniezione di una sospensione acquosa di pineali di ratto liofilizzate, si ottenevano variazioni incostanti della trombocitemia. Iniezioni di sospensioni acquose di epitalamo liofilizzato, ottenuto dagli stessi ratti, ha prodotto al contrario, un incremento piuttosto uniforme nel numero delle piastrine ematiche. Dato che l'O-metilazione enzimatica delle catecolamine richiede la S-adenosil-metionina come donatore di metili (Axelrod, 1957), la melatonina è stata iniettata assieme alla S-adenosil-metionina (8-96 mM/Kg b.w.). I risultati sono stati inconsistenti.

L'iniezione di MLT in ratti splenectomizzati e epinefrectomizzati induce un notevolissimo incremento nel numero di piastrine di piccole dimensioni (fino a 12x106/ml) nel sangue circolante, come altresì osservato in alcuni pazienti splenectomizzati, cronicamente trombocitopenici.

Megacariociti vivi da midollo di ratto hanno mostrato, in vitro, segni di produzione piastrinica quando MLT o ADP, o ambedue, sono stati aggiunti al preparato.Le nuove piastrine prodotte raggiungono o gli spazi interstiziali o i sinusoidi sanguigni del midollo.

Poiché Pulvertaft (1958) non ha mai osservato produzione di piastrine in colture ossigenate di midollo, salvo interruzione dell'apporto di ossigeno, si pone la questione circa le correlazioni tra glicolisi, respirazione e l'effetto dei derivati dell'indolamina sulla produzione di piastrine. Comunque, se le piastrine più piccole sono quelle più vecchie (Paulus, 1974), allora la MLT dovrebbe promuovere, in animali splenectomizzati, una migrazione di piastrine dai depositi ematici tissutali al sangue circolante. In numerosi pazienti trombocitopenici, MLT ha dimostrato evidente attivita'. Questa scoperta ha rilevanti prospettive cliniche in assenza di tossicità, se si prescinde da un'incostante sonnolenza. La MLT ha inoltre un marcato effetto stimolante sui due compartimenti midollari eritroide e mieloide. La stimolazione eritropoietica è evidenziata da un aumentato numero di eritroblasti basofili, policromatici e ortocromatici, come anche di reticolociti, e da un aumento del numero degli eritrociti circolanti. Ciò ha consentito la riduzione di trasfusioni ai pazienti talassemici.

Anche il compartimento mieloide è vigorosamente stimolato dalla MLT. In una ragazza talassemica di 14 anni il numero dei leucociti nel sangue è salito a 94.000 dopo 10 giorni di somministrazione di MLT.

La MLT quindi è indicata nella leucopenia, nelle leucemie linfoblastiche acute e croniche nonché durante la chemioterapia antiblastica. Deve essere posta attenzione, perché dosaggi considerevolmente più bassi devono essere usati nella leucemia mieloide rispetto alla leucemia linfatica.Il controllo della crescita cellulare da parte della MLT, non è comunque ristretto al compartimento cellulare midollare; si estende praticamente a tutte le cellule del corpo umano, come dimostra sia il rallentamento della crescita patologica, che l'induzione della depressione della crescita.

Un'anormale crescita cellulare viene depressa nelle cellule blastiche o immature sia mieloidi che linfoidi, che appaiono in numero significativamente minore sia nel sangue circolante che nel midollo. Accade quindi che pazienti leucemici si comportino come se la malattia fosse cronicizzata o assente. La crescita dei tumori del polmone, dello stomaco e della mammella, come anche quella del linfoma e del sarcoma osseo è depressa allo stes-

so modo, o resa discontinua, così che il tempo di sopravvivenza dei pazienti è più lungo con miglioramento della qualità di vita.
MLT, a dosaggi non farmacologici, non sembra avere un effetto citotossico ma solo uno prevalentemente citostatico. Qualsiasi fenomeno di intolleranza soggettiva o oggettiva è assente, se si prescinde da qualche incostante stato di sonnolenza, o da un modesto incremento della libido in donne di 30/40 anni.
In pazienti cancerosi l'influenza regolatoria di MLT sulla crescita cellulare è fortemente accentuata dal simultaneo abbassamento dei livelli del GH circolante (attraverso la somministrazione di somatostatina o p-ossipropiofenone) e di prolattina. I risultati di una simile terapia combinata sembrano essere molto buoni. Tuttavia risultano meno favorevoli quando la massa neoplastica è molto estesa e scarsamente vascolarizzata o se le cellule neoplastiche si moltiplicano in tessuti poco vascolarizzati perché danneggiati da precedenti interventi.
Dato che né la MLT né l'inibizione del GH (con Somatostatina) presentano una qualche citotossicità, l'effetto di piccole quantità di sostanze antiblastiche può essere simultaneamente utilizzato nel tentativo di accelerare la riduzione o la scomparsa della massa neoplastica.
Si possono trarre le seguenti conclusioni:
Probabilmente il cancro può essere correlato con uno sbilanciamento tra MLT, GH e prolattina.
Gli agenti eziologici, virali, fisici e chimici del cancro probabilmente agiscono interferendo con le stesse reazioni di crescita che vengono promosse dalla copresenza di GH e MLT.
La MLT probabilmente estende la sua azione a tutte le cellule dell'organismo così come si verifica con il GH.
Il GH ha ampi effetti sulla sintesi delle proteine e degli acidi nucleici (Kostyo e Isaksson, 1977), mentre le indolamine (Da Prada et al., 1971, 1978) e MLT (Di Bella et al., 1976) interferiscono con il metabolismo degli acidi nucleici. Esistono meccanismi biochimici in comune tra le due specie di sostanze a livello dei processi di crescita di ogni cellula somatica.
Le figure 2 e 3 sono state ottenute dal Prof. Di Bella col microscopio a scansione nel laboratorio di fisiologia nel corso delle Sue ricerche sperimentali, ed evidenziano passaggi significativi dell'interazione tra Melatonina, megacariociti e piastrine.

Numerosi studi hanno cercato di definire gli effetti *in vitro* della MLT sulla proliferazione di linee cellulari neoplastiche e sull'apoptosi delle stesse, fenomeni variamente condizionati dalla caratterizzazione istologica, dalla differenziazione, dalla sensibilità a fattori di crescita endocrini o meno, e alle condizioni del terreno di coltura (Hill, Blask, Coss, Sancez Barcelo). Secondo Bartsch (9), gli effetti biologici variabili della MLT dipendono dal "contesto biologico" del terreno di coltura cellulare, che concorderebbe con la profonda dipendenza circadiana degli effetti *in vivo* della MLT. Le dinamiche di divisioni delle cellule normali e di quelle tumorali, dipendono e sono coordinate da una gerarchia di segnatempi circadiani. Le bio-attività della MLT, secondo l'Autore sono in maniera coordinata, disponibili o meno, *in vivo*, in specifiche fasi circadiane. Bartsch con-

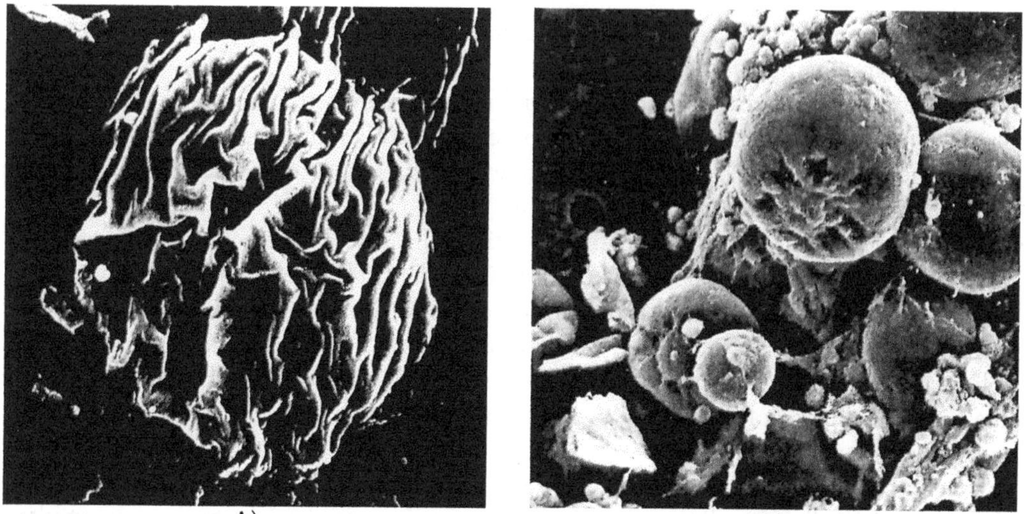

A) B)

Figura 2 - *A) Megacariocita di midollo di ratto, ottenuto dopo dispersione delle cellule del midollo in mezzo adatto, filtrazione per filtro Millipore, che ha fatto passare gli elementi minori (sospensioni fisiche, piastrine, eritrociti, leucociti) trattenendo i megacariociti. Questi, raccolti sulla superficie del filtro, strisciati, fissati, sono stati fotografati con microscopio a scansione (1.400 X). La superficie della membrana sviluppa enorme spazio per consentire la maturazione e la fuoriuscita di grande numero di piastrine. B) Megacariociti di midollo di ratto, ancora connessi con la trama reticolare del midollo, insieme ad altri elementi cellulari (Originali inedite dall'archivio del laboratorio di fisiologia del Prof. Luigi Di Bella)*

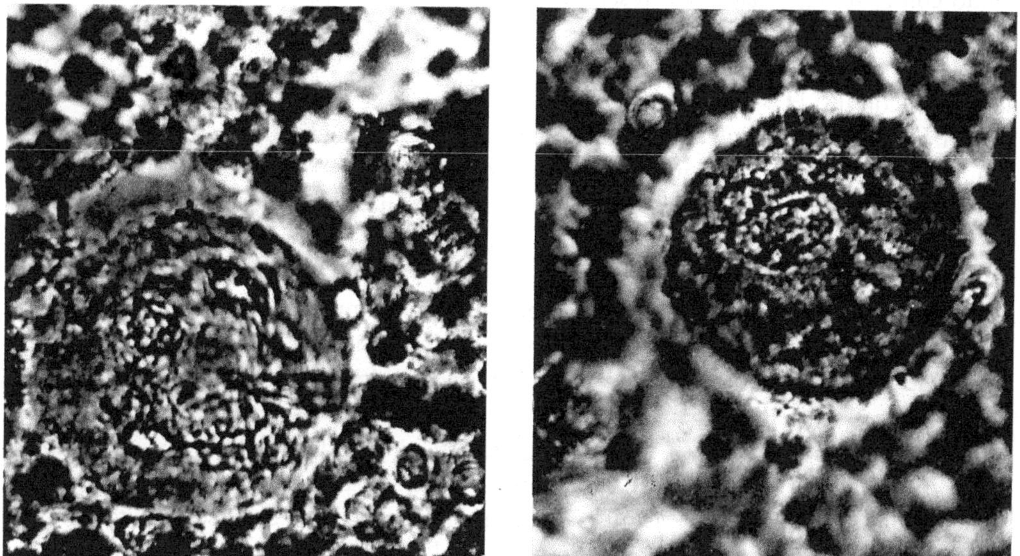

A) B)

Figura 3 - *A, B) Megacariocita di midollo di ratto, sospeso in liquido nutritivo isotonico tamponato, in attiva piastrinogenesi: parte delle piastrine sono ancora accanto, e dentro la membrana citoplasmatica; altre sono già uscite, particolarmente in vicinanza di leucociti ricchi di acetilcolinesterasi. Microfotografia ottenuta con microscopio invertito LEITZ DM IL, provvisto di micromanipolatore Eppendorf 5171 e compressore Jun-Air, col quale si è iniettato dentro il citoplasma, 46 min prima, soluzione di acetilcolina (Originali inedite dall'archivio del laboratorio di fisiologia del Prof. Luigi Di Bella)*

clude che la somma dei molti dati raccolti circa l'influenza della MLT sulla biologia tumorale *in vitro*, fa supporre che lo stato circadiano di somministrazione della MLT ai pazienti con cancro, determini la sua attività clinica antitumorale.
È stato dimostrato, e comunemente noto, che la MLT, esercita un deciso effetto antiossidante dose dipendente, sperimentalmente riproducibile, con implicazioni rilevanti nella prevenzione e terapia dei tumori per la protezione dal danno ossidativo del DNA nucleare, danno da molti ritenuto potenzialmente neoplastico. Così come è determinante la sua capacità di proteggere il DNA dal danno ossidativo di sostanze chimiche carcinogene (10).
Anche la documentata capacità della MLT di diminuire la trascrizione del recettore dell'estrogeno, di bloccare gli effetti della prolattina e l'effetto blastico indotto dal fattore di crescita epidermico (EGF), sono aspetti di una sicura valenza antitumorale. Questi concetti sono stati applicati nella pratica clinica dal Prof. Di Bella per il quale né la biochimica di formazione della MLT, o degli altri metossindoli nella pineale, né la presenza di taurina e di tanti peptidi, né l'innervazione o i cicli funzionali circadiani o stagionali, o la correlazione con l'ipofisi e le altre ghiandole endocrine o i releasing factors, possono esaurientemente e totalmente chiarire le modalità d'azione antiblastica della MLT. Per il Prof. Di Bella andrebbe anche approfondito il ruolo della NO-sintase, alla cui sintesi e attività multipla, anche antitumorale, concorre la MLT, probabilmente in sinergismo con ca-modulina, tirosinkinasi, TGF. In questa serie di reazioni che portano sia alla produzione di NO che alle poliamine, la MLT può esercitare un ruolo fondamentale. Una delle molteplici attività della MLT, interessa la modulazione dell'attività ipofiso-gonadica, unitamente all'attività immuno-modulatoria, con azione "scavenger antitumorale". Un'innovativa chiave di lettura di estremo interesse e originalità della complessa capacità della MLT di interagire con la biologia neoplastica emerge dalle conferenze e scritti del Prof. Di Bella e riguarda il dogma centrale della biologia molecolare. Secondo le attuali conoscenze di biologia molecolare è fondamentale la preesistenza di una informazione per ogni sequenza amminoacidica, elemento base della protidosintesi, su cui poggia la vita sia fisiologica che neoplastica nelle sue espressioni essenziali della proliferazione, differenziazione morfo-funzionale, e crescita cellulare.
Di Bella infatti ha individuato per la prima volta il ruolo fondamentale, primario della MLT nel disporre ubiquitariamente gli esteri fosforici dell'AMP, ADP, ATP. Questo concetto è fondamentale per il rapporto e lo stretto nesso con la scuola di pensiero che fa capo ad Anfinsen, Epstein, Goldberger et al., che ammette anche la possibilità dell'autoassemblaggio, e che la proteina possa riprendere spontaneamente la sua struttura tridimensionale con piena attività biologica. Potrebbe essere la stessa o un'altra proteina a influenzare le reazioni intermolecolari. Alcune proteine agiscono da chaperons molecolari e idrolizzando l'ATP attivano quel dispiegamento di strutture proteiche inerti senza questa reazione. Il meccanismo d'azione è stato spiegato da Ellis, che ha inquadrato le chaperonine come agenti sequestranti contenenti ripiegate nella gabbia di Anfinsen le singole strutture proteiche. Secondo il Prof. Di Bella nella biologia neoplastica l'azione delle chaperonine dovrebbe prevalentemente realizzarsi attraverso l'idrolisi di ATP, ADP, AMP, in legame con l'adenosina, oppure in legame d'idrogeno con la MLT.

Kvetnoy et al. (11), hanno rilevato che nell'ultimo decennio l'attenzione di molti ricercatori si è incentrata sulla MLT, che in passato è stata considerata un increto solo epifisario, mentre attualmente si ritiene che sia un componente del sistema neuroendocrino diffuso (DNES), presente in molteplici aggregati cellulari, pressochè ubiquitari, in grado di produrre la MLT. Già da molti anni, concentrazioni variabili di MLT sono state riscontrate a livello di: retina, ghiandole di Harder, mucosa intestinale, cervelletto, epitelio delle vie respiratorie, fegato, reni, ghiandole surrenali, timo, tiroide, pancreas, ovaie, testicoli, bulbo della carotide, placenta, endometrio, mast-cellule, natural killer, leucociti eosinofili, cellule endoteliali e anche nelle piastrine e megacariociti, come evidenziato dalle ricerche del Prof. Di Bella sull'interazione piastrine-MLT, megacariociti-MLT. Questa diffusione generalizzata dimostra che la MLT ha un ruolo unico tra i componenti del DNES (Sistema Neuroendocrino Diffuso), ed è un componente essenziale dell'apparato sistemico di risposta e controllo della protezione dell'organismo, agendo in tutti i sistemi d'organi. Pertanto si può considerare la MLT extrapineale, come una molecola chiave del sistema paracrino per la coordinazione locale delle reazioni intercellulari. Una conferma deriva dal fatto che molte cellule limitrofe o comunque prossime alle sedi di produzione della MLT, hanno recettori di membrana per la MLT. Kvetnoy et al. hanno studiato e sperimentalmente confermato la partecipazione diretta e il ruolo attivo della MLT e degli ormoni APUD, sia sull'eziopatogenesi e proliferazione tumorale, sia nella terapia antiblastica. L'analisi delle caratteristiche fisiologiche di molte sostanze biologicamente attive, prodotte dalle cellule del DNES, quali: melatonina, serotonina, gastrina, insulina, glucagone, somatosatina, ecc suggerisce un importante ruolo di queste cellule e ormoni nella crescita tumorale. Perciò lo studio del ruolo e del significato del DNES, e soprattutto delle cellule extrapineali melatonina secernenti, nella patogenesi dello sviluppo tumorale, fornisce una nuova interpretazione dei meccanismi endogeni delle risposte indotte dai tumori in diversi sistemi di organi e di tessuti. Negli stadi di insorgenza e proliferazione neoplastica è stata documentata l'iperplasia delle cellule enterocromaffini che producono MLT, di quelle B pancreatiche insulino-secernenti, D che producono somatostatina, e delle cellule surrenali NEP, producenti norepinefrina mentre è significativa una diminuzione del numero di queste cellule negli stadi molto avanzati o terminali della malattia neoplastica. Gli studi sperimentali di Kvetnoi hanno evidenziato lo stesso comportamento di questi aggregati cellulari nel carcinoma polmonare di Lewis dei topi. Nei tumori iniziali, circoscritti, con modesto indice proliferativo, discretamente differenziati, non metastatizzati, è stata notata una minore attività, evidenziata dagli aspetti morfo funzionali e da ipoplasia delle cellule enterocromaffini intestinali, tra cui le ECL produttrici di istamina, le G dello stomaco che producono gastrina, le cellule pancreatiche A deputate all'increzione di glucagone, le surrenaliche EP epinefrina-secernenti. Tutti questi aggregati cellulari aumentano notevolmente di numero e attività col procedere dell'attività proliferativa e invasiva neoplastica, raggiungendo un'evidente ipertrofia negli stadi più avanzati o terminali. In patologie tumorali di animali (topi Wistar maschi con sarcoma-45), si osserva una concentrazione significativamente maggiore di MLT, evidenziata attraverso i legami 3H-MLT e della 125 1-MLT, con evidente funzione omeostatica biologica di contenimento della proliferazione e dell'espansione neoplastica, nel contesto di molti organi vitali come l'intestino, fegato, epitelio respiratorio, reni,

ghiandole surrenali, pancreas. L'assenza d'incremento della concentrazione melatoninica negli stessi organi in animali sani, conferma il dato che biologicamente, in forma fisiologica, omeostatica l'organismo tende a normalizzare o contenere i processi proliferativi patologici attraverso la MLT.
La partecipazione delle cellule APUD, sarebbe rilevante nei meccanismi endogeni della crescita dei tumori, perché alcuni increti APUD, influiscono sicuramente sulla differenziazione e proliferazione tumorale. Si può pertanto ritenere che la regolazione della proliferazione cellulare in limiti fisiologici, tra gli altri meccanismi, dipenda anche dall'equilibrio funzionale, da una parte delle cellule APUD, che producono increti dotati di capacità antiblastiche, e dall'altra dalle secrezioni di ormoni in grado di stimolare la crescita, la proliferazione, la metastatizzazione. Si sa che i carcinoidi si sviluppano dalle cellule enterocromaffini, appartenenti al sistema APUD, da cui possono originare neoplasie secernenti definite apudomi. D'altra parte la secrezione ormonale nei carcinomi non endocrini, ha un grande significato teorico e pratico, confermato da molti Autori come Bosman (12), Maluf (13), Koerner (14), Bonkhoff (15). Le anormalità nella sintesi delle proteine, nell'ibridazione delle cellule non endocrine maligne con cellule endocrine normali corrispondenti, dovuta alla crescita maligna, la presenza di cellule endocrine normali e la presenza di geni corrispondenti, sono state considerate da Bosman possibili spiegazioni di questo fenomeno. Raikhlin e Kvetnoy (16), hanno studiato 182 carcinomi umani di diverso tipo istologico e localizzazione: cancro della laringe, polmoni, seno stomaco, colon retto, riscontrando che 60 tumori (circa il 30% di tutti i carcinomi non endocrini studiati), presentavano cellule endocrine, e tra questi, 37, corrispondenti al 60% dei tumori teoricamente non endocrini con produzione ormonale, presentavano cellule immunopositive alla MLT. La presenza di cellule endocrine nelle metastasi dei carcinomi studiati, conferma la natura maligna di queste cellule. Gli Autori hanno anche documentato una significativa correlazione tra il tipo istologico di tumore, e le proprietà biologiche degli ormoni da esso prodotti, cioè MLT, serotonina, somatostatina, dotati di attività antiproliferativa. Queste sostanze erano più frequenti nei tumori maggiormente differenziati come adenocarcinomi e carcinomi delle cellule squamose con cheratinizzazione, mentre catecolammina, istamina, insulina e gastrina, GH, sostanze inducenti l'attività proliferativa, erano solitamente frequenti nei tumori a più alto indice proliferativo, più aggressivi, meno differenziati come carcinomi solidi, carcinomi a cellule squamose senza cheratinizzazione. Questi dati orientano a ritenere che la produzione di MLT e dei relativi peptidi APUD, in sito, nei carcinomi non endocrini, svolga un ruolo determinante nei meccanismi autocrini di omeostasi tumorale, promuovendo, rallentando, inibendo o prevenendo la progressione e la metastatizzazione.
Un'ulteriore conferma viene da studi degli stessi Autori, relativi al significativo incremento delle cellule immunopositive per la MLT nell'adenocarcinoma umano del seno non metastatico. Altra conferma proviene dalle pubblicazioni di Mediavilla et al. (17), che hanno studiato l'effetto oncostatico della MLT sulla ghiandola mammaria in topi transgenici con N-ras proto-oncogene, e hanno dimostrato che la MLT riduce l'incidenza di noduli alveolari iperplastici, e la presenza della proteina N-ras, nelle lesioni iperplastiche focali. La MLT inoltre previene efficacemente anche l'atipia delle cellule epiteliali e gli adenocarcinomi della mammella, nella quale riduce anche l'iperplasia del tessuto linfoide.

Maestroni e Conti (18) hanno anche individuato la produzione di MLT in sito, in campioni di cellule epiteliali della mammella da mastectomia, ipotizzando anche un impiego della MLT in qualità di indicatore prognostico. Gli Autori hanno rilevato concentrazioni di MLT triple nelle cellule neoplastiche della mammella, rispetto al tasso sierico di persone sane. Le cellule epiteliali e quelle APUD, originano dalle comuni cellule staminali, e la presenza di cellule APUD nei tumori non endocrini dipende dal livello di trasformazione maligna. La secrezione ormonale nei tumori originati da aggregati cellulari non endocrini, non è un segno autonomo, ma piuttosto un elemento geneticamente indotto, determinato dalla genesi e dalla differenziazione delle cellule. Questo processo è associato direttamente al potenziale di crescita, divisione e differenziazione delle cellule, pertanto non va sottovalutato l'aspetto prognostico derivante dall'individuazione della composizione chimica e attività biologica ormonale prodotta da queste cellule tumorali. Considerando il numero elevato e la diffusione pressochè ubiquitaria in vari organi di cellule MLT secernenti, l'ampio spettro delle sue attività biologiche e la sua proprietà di regolatore universale del ritmo biologico, bisognerebbe considerare la MLT come molecola chiave del sistema paracrino per la coordinazione distrettuale delle relazioni intercellulari. Il dato già descritto della presenza di recettori di membrana cellulare per la MLT, in prossimità dei tanti distretti e sistemi d'organi MLT-secernenti, secondo diversi autori come Barret (19), Dubocovich, Masna, Krause, Pang, Reppert, Vanacek e Vollrath, sarebbe peculiare della MLT extrapineale, prodotta dal sistema DNES. Kvetnoy, C. Bartsch, H. Bartsche (20) et al., hanno studiato il rapporto e la correlazione tra l'escrezione urinaria di 6-solfatossimelatonina, e la presenza dell'antigene nucleare delle cellule proliferanti (PCNA), il numero di cellule immunopositive alla MLT e di quelle apoptotiche (APT) in 26 tumori dei polmoni, colon, retto, stomaco, non metastatizzati (1997). Questi studi clinici hanno evidenziato una relazione funzionale di interdipendenza inversamente proporzionale tra PCNA ed escrezione urinaria di MLT-6S nei tumori, e direttamente proporzionale tra cellule immunopositive alla MLT e cellule APT nei tumori. Pertanto forti correlazioni negative, inversamente proporzionali, sono state osservate tra immunoreattività alla MLT e indice proliferativo delle cellule tumorali. Una delle metodiche più affidabili per studiare l'indice proliferativo, il PCNA, è un'indagine immunoistochimica effettuabile in campioni chirurgici. Gli studi di Kvetnoy et al. hanno stabilito la forte correlazione inversamente proporzionale tra indice proliferativo dei tumori, immunoistochimicamente determinato attraverso presenza dell'antigene nucleare delle cellule proliferanti, e il tasso plasmatico di MLT, determinato attraverso il dosaggio radioimmunologico del suo metabolita urinario MLT-6S. Sono ormai numerosi gli studi circa l'effetto inibitorio della MLT sulla crescita tumorale, che non è stato interamente chiarito nei suoi molteplici e intimi meccanismi, e in tutti i suoi complessi aspetti. In alcuni studi è stata osservato un effetto antiproliferativo dose-dipendente della MLT (Crossino et al. 1996).

Lemus-Wilson et al. (21) hanno studiato l'attività oncostatica della MLT sulle cellule MCF-7 in relazione all'effetto antagonizzante della MLT sulla crescita prolattino-dipendente del carcinoma umano del seno. È stato studiato anche l'effetto inibente di dosi fisiologiche di MLT sulla sintesi di DNA in cellule MCF-7. La coltura cellulare MCF-7 è stata incubata con timidina e messa a contatto con MLT, che ha ridotto in maniera

significativa l'incorporazione di timidina, notoriamente usata come parametro di valutazione della sintesi di DNA (22).
La MLT esercita la sua funzione antitumorale anche sugli spazi di giunzione intercellulare che mediano la comunicazione tra cellule adiacenti e sono strettamente collegati ai meccanismi che condizionano la crescita cellulare. Uno studio di Kojma et al. (23) condotto nel 1997 sugli epatociti di ratto ha dimostrato l'induzione da parte della MLT della proteina dello spazio di giunzione CX32. Anche il processo di polimerizzazione del tubulin può essere uno degli obiettivi intercellulari dell'azione della MLT sulle cellule tumorali. Melendez et al. (24) nel 1996 hanno dimostrato che concentrazioni fisiologiche di MLT inducono un aumento di microtubuli nelle cellule di neuroblastoma NIE-115, e che questo effetto è dovuto ad un aumento dello stato di polimerizzazione del tubulin. La MLT, secondo Kvetnoy, che riprende e condivide le conclusioni di molti studi dell'ultimo decennio, interferisce sulla differenziazione cellulare, sul ciclo e la divisione cellulare, inibendo la crescita dei tumori sperimentali. Essa inoltre aumenta la radiosensibilità ed esercita effetti stabilizzanti sui disordini metabolici che si sviluppano durante il processo oncologico. L'impiego della MLT trova la sua razionalità anche nella sua capacità immunomodulante e di attivazione della funzione citotossica dei linfociti natural-killer e della produzione di interferone. L'azione radioprotettiva è evidenziata anche per il suo immediato precursore, la serotonina, di cui la MLT, non è che il prodotto di acetilazione e metilazione. L'analisi delle caratteristiche biologiche della MLT dimostra che essa possiede proprietà radiomodificanti, che in concomitanza dei suoi effetti regolatori e antiproliferativi, rendono la MLT una molecola utile in radiobiologia e oncoradiologia.
Secondo William J. M. Hrushesky, la MLT previene e ritarda la carcinogenesi chimica e la crescita del cancro *in vivo* nel topo e nel ratto. Le persone cieche hanno ritmi stabili, anche se non sincronizzati, della MLT e sono a basso rischio di sviluppo di molti, se non tutti i tumori. Ciascun effetto biologico confermato della MLT, come l'equilibrio ospite-cancro, è ritmicamente coordinato da cronometri interni circannuali e circadiani esogeni ed endogeni. L'aumento della luce, che diminuisce la disponibilità di MLT, aumenta l'incidenza del cancro della mammella nei ratti. La MLT inibisce e l'epifisectomia aumenta il cancro alla mammella indotto da 7-12 dimetilbenzene-antrace nei ratti. L'incidenza di cancro in individui di entrambi i sessi con cecità profonda, è circa la metà di quella presunta, secondo Feychting e AA (25). Questa diminuzione del rischio di cancro è secondaria all'assenza dell'azione inibitoria della luce sullo stimolo all'increzione melatoninica da parte dell'asse retino-ipotalamico-pineale. William J.M. et al., sostengono nella loro pubblicazione, che la MLT previene e ritarda la carcinogenesi chimica e la crescita del cancro *in vivo* nel topo e nel ratto. Un dato interessante è il rapporto tra decremento del picco notturno di MLT, e l'aumento delle neoplasie ormono-dipendenti, come carcinomi mammari e prostatici. In considerazione della funzione fisiologica cronobiologica della MLT, secondo gli Autori, l'equilibrio ospite-cancro, sarebbe ritmicamente coordinato da cronometri interni circadiani e circannuali sia esogeni che endogeni, di cui farebbe parte la MLT. Un'ipotesi suggestiva degli Autori, è che il raggiungimento di ciascuno degli obiettivi dell'azione dei principi terapeutici antitumorali sia sulle cellule normali, che neoplastiche, sia condizionato da una regolazione circadiana, co-

me anticipato e realizzato dal Prof. Di Bella, che tra i tanti altri motivi, anche per questo, ha inserito la MLT nella sua multiterapia antitumorale. L'attività clinica anticancro della MLT è per gli Autori, un fatto ormai accettato e riconosciuto, con studi clinici, tra cui quelli sui melanomi e tumori renali. Gli Autori auspicano studi clinici con gruppo di controllo e doppio cieco, cronobiologicamente adeguati. I cronobiologi sono attualmente orientati a ritenere che i cicli sia giornalieri, che annuali, influenzino la maggior parte, se non tutti gli aspetti rilevanti dell'oncologia, come la prevenzione, la diagnosi e il trattamento del cancro. Dauchy et al. nel 1997, hanno dimostrato che l'esposizione alla luce nella fase buia, rispetto ai parametri usuali, accelera in maniera significativa la crescita del cancro.

A) Azione antitumorale indiretta della MLT

1. Azione anti-radicali liberi e antiossidante

Karasek et al. (26) hanno sintetizzato in una relazione il Convegno Internazionale sulla MLT dal titolo "Melatonina, importanza clinica e applicazioni terapeutiche". Dalla relazione emergono le fondamentali conclusioni congressuali: la MLT non è una molecola dotata unicamente di attività regolatrice dei ritmi circadiani e sonno-veglia, ma deve essere considerata e impiegata come componente rilevante di tutte le terapie oncologiche. Inoltre vengono ampiamente confermate le sue proprietà antiradicali liberi e antiossidanti.

Oziegiel et al. (27) hanno pubblicato uno studio sulla capacità della MLT di ridurre considerevolmente i danni mio-cardiotossici, nefrotossici, l'elevato incremento dei radicali liberi e il danno ossidativo di alcuni chemioterapici come antracicline e daunorubicina, documentando anche la sensibile riduzione di apoptosi dei cardiomiociti. Vijayalaxmi et al. (28) in una revisione della letteratura confermano che le indagini di laboratorio documentano le azioni antiossidanti, antiradicali liberi e oncostatiche della MLT con chiare indicazioni per un razionale impiego antiblastico. Lissoni (29) ha valutato l'attività della MLT su 1.440 pazienti con tumori solidi metastatici incurabili non chemiotrattati. In un secondo gruppo su duecento pazienti l'Autore ha impiegato la MLT come supporto alla chemioterapia. L'Autore ha concluso che il tasso obiettivo di risposta del tumore era molto più alto nei pazienti trattati con chemio + MLT, rispetto al gruppo di controllo curato con sola chemio. In questi gruppi e in quello dei 1.440 non chemiotrattati, la MLT ha significativamente ridotto il declino psicofisico, astenia, cachessia, tossicità, stomatite, cardio e neurotossicità, trombocitopenia chemioindotti. L'Autore conclude che la MLT è indicata per la prevenzione e riduzione dei rilevanti danni e della tossicità chemioterapicamente indotti. Evidenziano anche che la MLT può essere considerata anche una fisiologica molecola anticancro con complessi e molteplici meccanismi d'azione: antiproliferativi, attivanti l'immunità anticancro, modulanti l'espressione e trascrizione di oncogeni, antiangiogenetici, antiinfiammatori, antiossidanti.

Inui (30) ha considerato l'azione della MLT come possibile agente oncostatico nel contesto di una multiterapia della sindrome cachessia-anoressia negli stadi terminali del cancro. Infatti la cachessia è uno degli aspetti più debilitanti e rischiosi degli stadi neo-

plastici avanzati ed è caratterizzata dalla perdita di grasso e tessuto muscolare, da stress psicologico, da una qualità di vita pessima. Questo processo include la produzione di citochina, il rilascio di fattori proteolitici inducenti mobilitazione di lipidi ed alterazioni nel metabolismo intermedio. Si configura uno stato cachettico, con incremento dei radicali liberi, se in un periodo di sei mesi si ha un'involontaria perdita di peso di più del 5% rispetto allo stato premorboso. L'Autore propone di integrare gli attuali rimedi palliativi, come cortisonici e progestinici, con la MLT che potrebbe agire, con altri fattori, sul circuito che regola l'alimentazione, incrementando l'appetito e inibendo i fattori catabolici indotti dallo stato neoplastico. Ciò conterrebbe la perdita di peso e il rilascio di citochine con riflessi positivi sulla qualità di vita e i tempi di sopravvivenza.
Taysi et al. (31) hanno trattato gruppi di ratti con MLT e successivamente sottoposti a radiazioni ionizzanti sull'intera superficie corporea di 6.0 Gy in una singola applicazione. L'irradiazione ha causato un aumento significativo di MDA del fegato e di NOc nei ratti non pretrattati con MLT, mentre questi valori sono sensibilmente diminuiti in proporzione dose/dipendente, nei ratti cui era stata iniettata la MLT. Questi dati indicano la capacità della MLT, se somministrata prima della radioterapia, di ridurre i danni epatici delle radiazioni ionizzanti. La sua azione radioprotettiva viene attuata attraverso l'inattivazione dei radicali liberi prodotti dalle radiazioni ionizzanti.
Karbownik e Reiter (32) hanno studiato la capacità della MLT di proteggere le cellule dallo stress ossidativo causato dall'acido aminolevulinico. L'acido delta-aminolevulinico (ALA) è un precursore dell'eme, riuscendo però tossico se in concentrazioni eccessive, come nella porfiria intermittente acuta e nella tirosinemia ereditaria. L'ALA prodotto in eccesso si accumula in un certo numero di organi, causa danno ossidativo e spesso porta al cancro. La MLT è un noto antiossidante, che elimina i radicali liberi e ha proprietà anticarcinogenetiche, protegge il DNA, i lipidi e le proteine dai danni ossidativi. Sono stati documentati gli effetti protettivi della MLT contro la perossidazione lipidica indotta da ALA sulle basi di guanina. Il dato è confermato dal riscontro di un rapporto inverso tra e concentrazioni plasmatiche di MLT e di ALA, sia nelle condizioni cliniche che sperimentali di porfiria. Le conclusioni di questo studio sono in linea e confermano l'orientamento a considerare la MLT un naturale agente oncostatico.
Karbownik et al. hanno condotto una serie di studi sugli effetti antiossidanti della MLT utilizzando una varietà di modelli *in vitro* e *in vivo*, e valutando molti indici di danno ossidativo. L'effetto protettivo della MLT contro il danno cellulare causato da carcinogeni è risultato evidente in tutte le situazioni, con uniformità di risposta. Ciò rende la MLT potenziale supplemento in un contesto multiterapico nel trattamento dei diversi stadi del cancro.
Jatoi (33), nel cancro esofageo, ha proposto una multiterapia comprensiva anche della MLT, in considerazione dei risultati limitati delle migliori terapie convenzionali, anche associate, come chemioterapia citotossica e radioterapia ionizzante, che riescono a incrementare di poco la sopravvivenza, ma sono totalmente incapaci di eradicare la patologia neoplastica. La tossicità di questi trattamenti è elevata, può gravemente compromettere la qualità di vita, a fronte di un modesto incremento della sopravvivenza. Ciò porta a prendere atto della necessità di studiare percorsi terapeutici totalmente innovativi, più efficaci e tollerati, utilizzando multiterapie biologiche, attualmente oggetto di una speri-

mentazione di fase 2 presso il North Central Cancer Treatment Group.
Davis et al. (34) hanno studiato il rapporto tra campi magnetici residenziali e rischio di cancro al seno, concludendo che l'esposizione cronica ai campi magnetici di 60-Hz può aumentare il rischio di cancro al seno sopprimendo la normale produzione notturna di MLT. È stato condotto uno studio epidemiologico in donne di 20-74 anni della zona di Seattle e Washington. 831 casi sono stati studiati tra novembre 1992 e marzo 1995, i controlli sono stati randomizzati e sono stati effettuati per gruppi di età di cinque anni. L'esposizione è stata valutata misurando il campo magnetico nelle case al momento della diagnosi, valutando anche l'influenza di tutti gli apparati elettrici della casa. Il rischio non è aumentato con il livello del campo magnetico misurato nella stanza da letto durante la notte, con la configurazione dell'impianto elettrico della casa al momento della diagnosi, né per l'uso dei comuni elettrodomestici, inclusi gli scaldaletto. In conclusione questi studi escludono che l'esposizione a campi magnetici residenziali sia associata ad un maggior rischio di cancro al seno.
Olivieri et al. (35) hanno evidenziato che la MLT protegge le cellule di neuroblastoma SHSY5Y dallo stress ossidativo indotto dal cobalto, dalla neurotossicità ed aumenta la secrezione di beta amiloide. Gli Autori considerano che i metalli pesanti sono sempre più implicati nelle malattie neurodegenerative come l'Alzheimer (AD), e che il cobalto, metallo di transizione con carica positiva, si trova in elevate concentrazioni nel cervello dei pazienti con AD, rispetto ai controlli della stessa età. Gli Autori hanno analizzato l'entità dello stress ossidativo, la tossicità cellulare e le implicazioni metaboliche per le cellule nervose, indotte dal cobalto. Il danno citotossico è stato evidenziato attraverso una riduzione del glutatione nella cellula nervosa. Il pretrattamento con MLT si è dimostrato in grado di prevenire lo stress ossidativo. Il trattamento delle cellule SHSY5Y, con il cobalto, aumenta il rilascio di beta amiloide. Queste ricerche vanno considerate perché il cobalto è un elemento nutrizionale essenziale, generalmente legato chimicamente alla cobalamina, ma nella forma libera potrebbe indurre neurotossicità.
Sauer et al. (36) hanno condotto uno studio sperimentale sulla capacità della melatonina di inibire il trasporto di acidi grassi nei corpi adiposi inguinali dei ratti Buffalo con epatoma 7288CTC. Gli Autori hanno misurato gli effetti della MLT sulle differenze artero-venose degli acidi grassi attraverso i corpi adiposi inguinali in ratti per stabilire se il trasporto dell'acido grasso nel tessuto adiposo bianco è anch'esso influenzato dalla MLT. Un'infusione endovenosa di MLT in ratti a digiuno con tumore, ha inibito simultaneamente e velocemente sia il rilascio di acido grasso dai corpi adiposi sia l'assorbimento dell'acido grasso da parte dei tumori. La perfusione dei corpi adiposi in sito in ratti normali con MLT (0,1 nM), ha inibito il rilascio di acido grasso (ratti a digiuno) e l'assorbimento (ratti alimentati). Il trasporto dell'acido grasso è stato ristabilito mediante l'aggiunta di un antagonista del recettore della MLT (S 20928). Gli Autori concludono che il trasporto nei corpi adiposi inguinali richiede ACMcP, e la MLT inibisce questo trasporto mediante un percorso di trasduzione del segnale, accoppiato alla proteina G, mediato dal recettore della MLT, che pertanto esercita un effetto sia anticachettico, sia omeostatico dei lipidi nel tessuto grasso bianco dei corpi adiposi inguinali.
Gli stessi Autori hanno studiato anche il rapporto tra acidi grassi poli-insaturi, MLT e prevenzione del cancro (37), considerando che molti fattori nutrizionali, ormonali e am-

bientali, interessano la carcinogenesi e lo sviluppo dei tumori nei roditori. In alcuni casi, questi fattori possono esercitare un'azione favorente o inibente sul processo neoplastico. Esperimenti condotti usando l'epatoma di ratto 7288CTC di tessuto-isolato *in vivo* o durante perfusione in sito, hanno dimostrato nuove interazioni. L'Acido linoleico dietetico (C18.H26) e la luce notturna incrementano la crescita tumorale, mentre la MLT e gli acidi grassi omega 3, ne hanno attenuato la crescita. L'acido linoleico ha stimolato la crescita, perché è convertito dall'epatoma 7288CTC in mitogeno, ac 13-hydroxyoctadecadienoico(13-HODE). La MLT e gli acidi grassi dietetici omega 3 sono potenti agenti antitumorali, che sperimentalmente hanno inibito l'assorbimento tumorale dell'ac linoleico e la formazione di 13-HODE. La luce artificiale, in particolare "la luce notturna" ha aumentato la crescita del tumore perché ha soppresso la sintesi della MLT ed ha aumentato la formazione di 13-HODE. La MLT e gli acidi grassi omega 3 hanno agito attraverso percorsi di trasduzione del segnale, accoppiati alla proteina G, simili o identici, salvo che sono stati usati i recettori della MLT e i presunti recettori degli acidi grassi omega 3.

Teplitzky et al. (38) hanno studiato l'effetto di una combinazione di MLT e acido retinoico sulla chemioprevenzione del carcinoma mammario di ratti, NMU (N-nitroso-Nmethylurea) indotto. In alcuni modelli sperimentali di tumore mammario di ratto indotto da (NMU), si è osservata una significativa diminuzione dell'incidenza del tumore, solo il 5% dei ratti trattati con MLT e acido retinoico ha sviluppato il tumore rispetto al gruppo di controlli (55%). La latenza del tumore è stata prolungata negli animali che avevano ricevuto i trattamenti combinati rispetto ai controlli.

Ormai numerose conferme nella letteratura evidenziano il ruolo della MLT come "scavenger" (spazzino) intracellulare e di membrana per i radicali liberi con la protezione del DNA nucleare dal danno ossidativo, provocato da carcinogeni chimici o radiazioni ionizzanti: Hardeland, Meyer, Reiter (*J Pineal Res*, 1995), Melchiorri, Reiter et al. (*Life Sci*, 1995), Poeggeler et al. (*Neuroendocrinol Lett*, 1995), Panzer et al. (152) (*Journal of Pineal Research*, 1997), Lissoni, Maestroni, Conti, Barni (*Supportive Care in Cancer*, 1997), El Missiry (*Cancer Letters*, 2000), Reiter et al. (*Biological Signals & Receptors*, 2000) per citare solo alcuni dei tanti autori che hanno pubblicato sul tema. L'effetto antiradicalico della MLT, sinergico a quello della Vit. E, protegge l'intera cellula dallo stress ossidativo con vari mezzi, tra cui il potenziamento di sistemi enzimatici quali la Glutatione Perossidasi, l'aumento della sintesi del mRNA e conseguentemente la superossidodismutasi. Esperimenti *in vitro* hanno accertato definitivamente l'effetto inibente della MLT sulla perossidazione lipidica, con effetto sinergico ai retinoidi. Ulteriore conferma deriva dal dato accertato che l'elevatissimo incremento di radicali liberi e relativi danni, indotto dalla chemio, è in parte contenuto dalla MLT come si evince dalle numerose pubblicazioni su prestigiose riviste da parte dei ricercatori della divisione di radioterapia oncologica dell'Ospedale di Monza e loro collaboratori, tra cui Lissoni, Barni, Mandala et al. (39) (*European J of Cancer*, 1999); Lissoni, Brivio et al. (40) (*European Urology*, 2000); Barni et al. (*Oncology*, 1995); Lissoni et al. (41) (*Br J Cancer*, 1994); dato confermato da molti altri autori. Un aspetto rilevante della prevenzione è relativa all'azione dei campi magnetici (EMF) e alla eventualità di una loro azione oncogena e/o degenerativa. Sono stati ipotizzati vari meccanismi d'azione, tra cui un'interferenza con la sintesi e l'attività della MLT. Rischi sanitari derivanti dall'esposizione a radiazioni non ionizzanti e le possibili misure di prevenzione sono stati oggetto di numerosi studi, convegni e commissioni su campi elettromagnetici e/o elettrici. Per dare qualche cenno sommario, informativo circa i campi elettromagnetici è opportuno considerare che le cariche elettriche statiche generano un campo elettrico, mentre se in movimento, producono un campo magnetico. Se un elettrodomestico collegato dalla spina alla presa di corrente è spento, produce solo un campo elettrico, se è in funzione, induce un campo magnetico, per la progressione della corrente elettrica lungo il filo. Pertanto campi elettrici e magnetici generalmente coesistono, mentre la definizione di campo elettromagnetico si riferisce ai campi elettromagnetici alternati. Le unità di misura dei campi elettromagnetici comprendono la lunghezza d'onda, espressa in metri e la frequenza, definita in hertz. La gamma delle frequenze e lunghezze d'onda naturali o artificiali si definisce spettro elettromagnetico, che comprende campi elettromagnetici a frequenze molto basse, come quelli indotti da linee elettriche ed elettrodomestici, a frequenze più elevate, come radiofrequenze, telefoni cellulari, ripetitori televisivi, forni a microonde, i raggi infrarossi, le radiazioni luminose della luce naturale. I campi magnetici ad altissima frequenza sono indotti da raggi X, ultravioletti e gamma. Gli effetti biologici sono relativi alla frequenza dei campi magnetici, infatti esiste un rapporto di proporzionalità diretta tra frequenza ed energia elettromagnetica, che cresce col crescere della frequenza. Alte frequenze come quelle dei raggi ultravioletti, X, e gamma, si definiscono "ionizzanti" in quanto inducono una ionizzazione di atomi e molecole, con incremento dei radicali liberi, e possono essere responsabili di danni devastanti e irreversibili a livello soprattutto del DNA nucleare e mitocondriale, delle membrane cellulari e dei loro canali ionici e potenziali di superficie relativi. I CEMBF (campi elettromagnetici a bassissima frequenza) hanno energia insufficiente a produrre una ionizzazione atomica o molecolare. Le differenze tra campo elettrico e magnetico CEMBF, derivano dalla possibilità di schermare quello elettrico e di scaricarlo attraverso le superfici e le parti del corpo a contatto con l'ambiente circostante e il terreno. Il campo magnetico, al contrario è difficilmente schermabile, attraversa ogni materiale, e induce correnti elettriche secondarie corporee circolari. L'indipendenza del campo elettrico da quello magnetico alle frequenze particolarmente basse, consente di considerare separatamente gli effetti delle due forze, e spiega l'interesse scientifico per lo studio delle CEMBF. La misura del campo elettrico è il Volt/metro, quella del campo magnetico, il Tesla (T) o Gauss (G), un T equivale a 10 G. Generalmente l'esposizione ai campi magnetici è sensibilmente inferiore ai T e ai G, per cui si usano i Microtesla, corrispondenti a un milionesimo di T, oppure i milligaus, corrispondenti a un millesimo di G. I metodi d'indagine attualmente seguiti comprendono sperimentazioni su volontari sani che si espongono a campi elettromagnetici (esposizione limitata in qualità e potenza per motivi etici) e studiano gli effetti fisio-biologici e psicologici. Sono stati condotti anche studi su animali, generalmente mammiferi, prevalentemente roditori. Anche numerosi esperimenti *in vitro*, su colture cellulari umane, hanno analizzato le modificazioni delle concentrazioni ioniche, dei radicali liberi, del passaggio di segnali nel nucleo, modificazioni dell'informazione genetica. Questi studi, pur non essendo trasferibili integralmente e automaticamente all'uomo, hanno comunque fornito numerosi dati scientifici interessanti, che costituiscono la maggior parte delle conoscenze che abbiamo sugli effetti biologici dei campi magnetici. Sono stati condotti anche numerosi studi epidemiologici per stabilire relazioni causali tra esposizione ad EMF e patologie varie, relativi ad esposizione cronica agli EMF di persone abitanti in prossimità di linee o impianti elettrici, confrontati con gruppi di controllo. L'attendibilità di questi studi è condizionata dal numero dei casi esaminati e dalle tante concause che possono interagire. È necessario identificare e isolare la causa primaria delle eventuali patologie, per escludere cofattori inquinanti la significatività dello studio, come inquinamento atmosferico ambientale, situazioni climatiche, consuetudini alimentari, radioattività del suolo, ecc. Nel manuale medico "Cancer Medicine", si fa riferimento a studi sperimentali sugli effetti dei CEMBF, concludendo che non vi sono risultati certi e definitivi. In particolare, studi di laboratorio relativi ad un'azione diretta dei CEMBF sul DNA, e sui codici genetici del nucleo cellulare, hanno dato risultati negativi. L'unico dato certo sarebbe un'inibizione dei CEMBF sul rilascio di MLT, con riflessi sull'equilibrio neuroendocrino. Un abbassamento del tasso ematico di MLT, ormai comunemente considerata una molecola oncostatica biologica, fisiologica, potrebbe favorire l'insorgenza di neoplasie. L'ipotesi riguarda particolarmente quelle ormono-dipendenti per la capacità della MLT di diminuire la quantità in circolo di prolattina, potente fattore di crescita cellulare e di proliferazione neoplastica, degli estrogeni e del testosterone. Gli estrogeni nei tumori mammari, e dell'utero, rappresentano fattori determinanti per una rapida proliferazione e diffusione tumorale, così come lo è il testosterone nelle neoplasie prostatiche e testicolari. Pertanto i CEMBF, attraverso la riduzione della MLT e la relativa attivazione prolattinica, estrogenica e del testosterone favorirebbero l'insorgenza e la progressione di tumori ormono-dipendenti. Gli studi di laboratorio, e gli esperimenti condotti prevalentemente su ratti, sono insufficienti e inadeguati ad una diretta quantificazione del rischio cancerogeno. Un'ampia serie di ricerche standardizzate è appena iniziata negli USA e in Europa. Gli studi epidemiologici sui CEMBF a livello internazionale, su varie popolazioni, con gruppi di controllo, sono oltre 70. Queste ricerche hanno riguardato varie situazioni espositive sia di residenti in prossimità di linee elettriche ed istallazioni elettriche, che esposizioni professionali. Complessivamente i risultati non hanno carattere definitivo ma orientativo, e avrebbero individuato una qualche relazione tra CEMBF ed incremento di rischio di leucemie [secondo Feychting e Ahlbom (42), dose-dipendente] e di tumori cerebrali soprattutto in bambini. Nelle persone professionalmente esposte ai CEMBF, avrebbero accertato incremento del rischio di leucemie, di linfomi, di tumori del sistema nervoso e di tumori della mammella nel maschio, neoplasia particolarmente rara. È bene sottolineare che questi rischi sono relativi a livelli di esposizione superiori a 0,2 microtesla, e che questi dati non sono accettati come certi dalla comunità scientifica, ma ampiamente contestati. Infatti la normativa internazionale vigente fa riferimento alle direttive emanate dall'International Non-Ioning Radiation Committee of the International Radiation Protection Association (IRPA-INIRC). I limiti espositivi indicati da IRPA-INIRC, relativamente agli effetti acuti dei CEMBF, sono, per la popolazione, di 100 microtesla per tutta la giornata e 1.000 microtesla per esposizione temporanea nell'arco della giornata. Per le persone che svolgono la loro attività in ambienti esposti ai CEMBF, per tutta la giornata lavorativa, i limiti sono di 500 microtesla per tutta la giornata e di 5.000 microtesla per esposizioni brevi e occasionali. L'IRPA-INIRC, non prende in considerazione danni da esposizione cronica, o a lungo termine, affermando non esservi alcuna evidenza scientifica di un rapporto causale tra esposizione ai CEMBF e cancro. F. Marinelli, del CNR, in una conferenza del 1997 sugli effetti biologici dei campi elettromagnetici, pur riconoscendo la prevalenza di una corrente di pensiero scientifico che nega effetti cancerogeni documentati ai CEMBF afferma che recentemente un certo numero di studi tenderebbe a riconoscere effetti negativi dei CEMBF sulla salute, soprattutto relativi a incremento di disturbi nervosi e calo del rendimento. Semm et al. (43), nel 1980, mediante studi di elettrofisiologia, avrebbe accertato un ruolo negativo dei campi magnetici sull'increzione e il tasso di MLT, che secondo Walzer sarebbe secondario all'inibizione di meccanismi enzimatici come la N-acetil transferasi, necessari per la sintesi della MLT. È logico che le EMF agiscano sia direttamente sui sistemi biologici, che su elementi capaci d'influenzarli, anche se entità, modalità, effetti, sono ben lontani dall'essere chiariti, malgrado l'interesse e un'impressionante mole di studi relativi. Le molteplici varianti rendono più ardua l'acquisizione di certezze. Ad esempio, il grado d'isolamento degli esseri viventi, l'effetto dell'abbigliamento sulla costante dielettrica, le variazioni dell'entità e durata della conduttività per vari contatti di parti del corpo, interagiscono e condizionano l'effetto delle EMF. Esistono altre varianti come la variazione d'intensità dell'EMF nel tempo e nello spazio che interagisce con mutevole reattività ed entità del campo magnetico prodotto dall'organismo umano. È mutevole anche l'effetto dell'EMF sui diversi sistemi biologici di ogni singolo individuo. Per questi motivi la ricerca scientifica non è ancora pervenuta ad alcuna certezza sulle ripercussioni dell'EMF con dati spesso fortemente contraddittori. Se infatti alcuni Autori come Bonnel, Norris (44), Stevens (45), hanno individuato un rapporto causale tra esposizione a campi elettromagnetici e insorgenza di tumori, in particolare della mammella, altri come Reiter e i relatori del Congresso Internazionale di Colonia sulle EMF, negano il rapporto EMF-cancro per l'assenza di documentazioni sperimentali o studi epidemiologici relativi. È più documentato solo il rapporto tra campi magnetici e decremento di MLT nel plasma. Il Simposio Internazionale sulle EMF a bassa frequenza, MLT, cancro, tenuto il 4-5 maggio del 2000 presso l'Università di Colonia, in Germania, radunò alcuni dei massimi esperti sui campi elettromagnetici, per discutere i possibili meccanismi d'induzione del cancro. Il congresso ha stimolato una discussione critica e multidisciplinare sul tema delle EMF e sull'effetto dei campi magnetici a bassa frequenza (50/60 Hertz). Le conclusioni unanimi dei congressisti di 14 paesi, portano a ritenere che al momento "non vi siano sufficienti prove sperimentali, che i campi magnetici a bassa frequenza, provochino rischi di cancro negli esseri umani. Si consigliano pertanto approfonditi studi epidemiologici". Anche il noto ricercatore Reiter (46) del "Department of Cellular and Structural Biology" dell'Università di S. Antonio, nel Texas, è giunto ad analoghe conclusioni. Egli afferma che rimangono insoluti gli interrogativi circa un eventuale danno biologico da esposizione a campi elettromagnetici, concordando che uno dei pochi dati certi, si possa ritenere la riduzione dell'increzione di MLT per effetto di EMF, e pertanto una conseguente e maggiore probabilità d'insorgenza del cancro, essendo ormai accertato l'effetto inibitorio, attraverso molteplici meccanismi, della MLT, sull'involuzione neoplastica delle cellule, e la tendenza, ormai generalizzata di considerare la MLT un agente oncostatico fisiologico. Reiter afferma che gli studi sperimentali negli ultimi 20 anni, non sono riusciti a fornire una risposta definitiva, così come lo studio di esseri umani esposti a campi elettromagnetici ha fornito risultati ambigui. Secondo Reiter (47) uno dei meccanismi antitumorali della MLT, oltre che antiossidante e inattivante i radicali liberi, con protezione del DNA nucleare dal danno ossidativo, consiste nel ridurre l'incidenza di mutazioni e pertanto le probabilità di cancro. Oltre che ridurre la possibilità d'insorgenza di neoplasie, la MLT agisce anche inibendo la crescita di tumori già presenti, con un'azione che coinvolge anche recettori di membrana e nucleari. Un diverso meccanismo antineoplastico della MLT, va attentamente valutato per il peso che ha nelle misure dietetiche di prevenzione dei tumori. Infatti diversi studi concordano nel ritenere che la MLT inibisca la proliferazione neoplastica, impedendo alle cellule tumorali la captazione e l'utilizzazione di acidi grassi, fattori essenziali per la loro sopravvivenza e crescita.

2. Azione antinvecchiamento e antidegenerativa sul tessuto nervoso

Particolarmente nota, perché diffusamente descritta in libri e trattati che hanno avuto una notevole diffusione e destato interesse nell'opinione pubblica. In queste pubblicazioni si evidenzia il deciso miglioramento delle condizioni psicofisiche e intellettive dell'anziano trattato con MLT, un minore affaticamento e maggiore resistenza all'attività psicofisica, un miglioramento nell'apprendimento, nella memoria, e una maggiore prontezza delle azioni riflesse. Viene descritto anche il ripristino della nota, ridotta ampiezza delle oscillazioni circadiane e del ritmo sonno-veglia, tipico dell'invecchiamento. Per citare alcune delle tante pubblicazioni relative: Pierpaoli (48); Pierpaoli (49); Pierpaoli, Regelson, Colman, "La fonte della giovinezza" (Rizzoli Editore, Milano, 1995); Hoffman, Illerova et al. (*Neuroscience Letters*, 1985); Reiter "L'ormone che allunga la vita", (Mondadori, 1996); Maestroni, Conti, Pierpaoli (50) rilevarono il ruolo della MLT nell'attivazione del sistema immunitario nel cancro e nell'età senile. Valcavi, Zini et al. (*Clinical Endocrinology*, 1993); Reiter (*Experimental Gerontology*, 1995); Lesnikov e Pierpaoli (51); Mocchegiani et al. (52). Nel 1993 Slovinska (53) et al. sottolinearono il ruolo della MLT nella profilassi antitumorale. Numerosi sono anche gli studi pubblicati sull'azione della MLT nelle malattie nervose neuropsichiatriche e/o degenerative, tra questi: Nordio, Isidori, "MLT e disturbi del comportamento alimentare: evidenze cliniche", relazione dagli Atti del Convegno del gennaio 1997 a Reggio Calabria: "MLT dalla ricerca agli interventi". Questi studi estendono gli effetti della MLT e le sue indicazioni cliniche a nevrosi, depressione, Parkinson, Alzheimer, anoressie, bulimie, cefalee essenziali, a grappolo, emicraniche, disturbi dell'affettività. Pazienti anoressici e bulimici presentano livelli notturni di MLT variabili, da normali ad elevati, nell'eventualità di coesistenza di depressione è stata accertata riduzione dei livelli di MLT, una modificazione del tono adrenergico, più elevato durante le fasi di riacutizzazione, e ridotto nella depressione, che chiarisce la discordanza dei risultati. Nel 1998 Panzer (54) pubblicò su *Med Hypotheses* uno studio sul rapporto fra depressione, cancro, e diminuzione del tasso di MLT. Nel corso di depressione e disturbi affettivi i dati della letteratura concordano: nei depressi i livelli plasmatici di MLT risultano costantemente ridotti, con evidente contrazione del picco notturno e anomali picchi secretori diurni, gli IMAO, alcuni antidepressivi e il litio, incrementano la MLT, che in queste patologie dà risposte positive come pubblicato da vari autori tra cui: Beck Friis (55), Brismar (56); Coloma e Niles (57), Eckman (58); De Felice, Quattrone, relazione dagli Atti del Convegno di Reggio Calabria del 1997: "MLT dalla ricerca agli interventi". Analoghe risposte significativamente positive si sono registrate nelle altre patologie del sistema nervoso, con risultati potenziati, secondo l'esperienza del Prof. Di Bella dall'uso sinergico di alfa-tocoferile acetato (Vit. E) in dosi giornaliere di 90 mg/kg di peso corporeo, di esteri fosforici della B1, B2, B6, della cianocobalamina, citicolina, colina alfoscerato con risposte altamente significative negli stadi precoci di malattie demielinizzanti, degenerative e Alzheimer. In queste patologie la MLT gioca un ruolo essenziale, anche se, secondo il parere del Prof. Di Bella, rappresenta un elemento necessario, ma non sufficiente, della terapia, esattamente come nelle patologie neoplastiche. Anisimov et al. (59) hanno sperimentato l'effetto della somministrazione giornaliera di MLT nell'acqua potabile in dosi da 2 a 20 mg/litro in topi femmine SHR controllate dall'età di tre mesi fino alla morte evidenziando che la MLT ha fatto diminuire di 1,9 volte l'incidenza spontanea di tumore in generale e in particolare, con maggiore efficacia, nel carcinoma mammario. Gli Autori hanno inoltre accertato un sensibile effetto geroprotettore dose dipendente della MLT. Anisimov et al. (60) hanno anche studiato l'effetto di vari regimi di trattamento della MLT in topi transgenici HER2/neu con un gruppo di controllo di topi sani, seguiti fino alla morte naturale. La MLT ha fatto nettamente diminuire con significatività statistica l'incidenza e le dimensioni dei tumori mammari e l'incidenza delle metastasi polmonari rispetto ai controlli. L'interruzione della somministrazione di MLT ha favorito l'insorgenza del tumore mammario nei topi transgenici.

3. Azione di attivazione e potenziamento delle difese immunitarie

È ammesso anche un ruolo attivo della MLT nell'immunità naturale, che ne verrebbe sostenuta e particolarmente esaltata soprattutto in corso di attivazione del sistema immunitario da parte di agenti neoplastici o infettivi. L'azione immunitaria si svolgerebbe prevalentemente in forma indiretta sui linfociti e monociti attraverso l'induzione e la modulazione delle citochine IL2, IL3, IL12, e sull'attivazione dei linfociti T-helper 2, indotti dalla MLT a produrre IL4 e IL5, così come vengono stimolate le cellule T citotossiche, T-helper, quelle NK. La MLT potenzierebbe l'immunità anche attraverso l'attività citolitica LAK e il rilascio di citochine e linfochine da parte delle cellule T. Pianezza, "Oltre la chemioterapia" (Ed. Raphael, 1998); Maestroni, "The immunoendocrine role of MLT"(*J Pineal Res*, 1993); Mackenses et al. (*Pathobiology*, 1991); Lissoni et al. (*Cancer*, 1994); Russel et al. "MLT l'ormone che allunga la vita" (Mondadori, 1996). Nello stesso anno Skwarlo-Sonta (61) pubblicò su *Acta Neurobiologiae Experimentalis*, uno studio relativo alle strette connessioni funzionali tra epifisi e immunità, sottolineando il ruolo oncostatico della MLT attraverso il potenziamento dell'immunità. Secondo Bartsch et al. (62), a causa della sua azione stimolante sulle cellule dotate della capacità di potenziare l'immunità, la MLT può, insieme con altri suoi meccanismi d'azione, esercitare un'azione inibente sulla crescita del tumore. Nel 1998 Fraschini et al. (63) pubblicavano su *Biological Signals* uno studio sperimentale sulle proprietà oncostatiche della MLT attraverso meccanismi neuroendocrini e il potenziamento della capacità immunitarie.

4. Azione di modulazione neuroendocrina e circadiana

Probabilmente è l'aspetto più conosciuto, anche se non primario rispetto alle altre attività della MLT. Si è progressivamente affermato il concetto che il livello di MLT circolante, sia il corrispettivo biologico dello stato di buio o di luce e le sue variazioni nell'arco della giornata rappresentino la dinamica ritmico circadiana dell'organismo. Kvetnoi et al. (64) hanno richiamato l'attenzione sull'attività immunomodulatoria e omeostatica della MLT, che occupa una posizione di rilievo unico tra i componenti del Sistema Neuroendocrino Diffuso (DNES) considerato ormai in neurofisiologia, immunologia ed endocrinologia come il sistema universale di protezione, risposta e controllo del nostro organismo, e regolatore universale dei ritmi biologici. Altra funzione fondamentale della MLT è quella di rappresentare la molecola chiave del segnale paracrino per la coordinazione locale dei rapporti intercellulari. Queste primarie e diffuse funzioni della MLT portano gli Autori, a conclusione di studi clinici a lungo termine, a evidenziare la partecipazione diretta e il ruolo attivo della MLT nell'inibizione non solo del tumore, ma di altre patologie come l'ulcera gastrica, le malattie immunitarie, i processi neurodegenerativi, il danno ossidativo e l'incremento di radicali liberi da radiazioni ionizzanti. Secondo il pensiero scientifico, espresso dal Prof. Di Bella in vari scritti, conferenze e relazioni congressuali gli aspetti neuroendocrini e circadiani dell'epifisi e della MLT, si possono così riassumere: l'epifisi è caratterizzata da grande poliedricità degli effetti e molteplicità delle strutture biologiche influenzate. Le attività e i condizionamenti che esercita sul sistema nervoso centrale, somatico e vegetativo, sono molteplici e non del tutto chiarite, varie per intensità, ritmi e durata, a volte determinanti, a volte adiuvanti. È stata studiata l'influenza di epifisi e MLT sulle caratteristiche essenziali della memoria, del pensiero, della percezione, della determinazione sensoriale, per la correlazione delle varie stazioni del sistema nervoso centrale. Così come sono conosciuti gli effetti epifisari-melatoninici sull'organicità, il finalismo, l'integrazione neurovegetativa. Questi aspetti della fisiologia della pineale sono i più vasti e complessi in relazione a quelli integrativi del sistema nervoso centrale e riguardano i tempi, i ritmi, la funzione circadiana. La fisiologia epifisaria si realizza attraverso vie nervose ascendenti e discendenti, alcune di recente acquisizione, come i fasci sopraottico-ipofisari, che interagiscono con i fotocettori retinici e i sistemi chiasmatici. I sistemi associativi, traducono il tempo e la memoria del tempo, nella memoria, nella registrazione, e nel collegamento con i sistemi integrativi. Limitare la funzione dell'epifisi ad aspetti esclusivamente endocrini, significa ignorare l'entità, la portata, la molteplicità della fisiologia della ghiandola, caratterizzata da azioni pluriassociative-dimensionali. Un aspetto determinante riguarda l'influenza sui potenziali di membrana cellulare della MLT nei progenitori delle piastrine, i megacariociti, che il Prof. Di Bella ha sperimentalmente studiato e comunicato a congressi. La tecnica di elettrofisiologia consiste nell'applicare microelettrodi, sotto controllo microscopico, su punti diversi delle superfici cellulari, derivandone le differenze di potenziale e studiando l'influenza su di esse della MLT, con determinanti riflessi sulla pervietà dei vari canali ionici che consentono il transito attraverso la membrana cellulare del sodio, potassio, calcio ecc. Questa tecnica sperimentale è definita convenzionalmente *patch-clamp*. Il Prof. Di Bella, alla luce dei suoi risultati sperimentali, ritiene che il mezzo più squisitamente fisiologico dell'Epifisi, non sia solo l'increzione melatoninica, ma i meccanismi elettrofisiologici legati alla MLT, come appare dai sistemi di *patch-clamp*, per cui la molecola di MLT, prodotta o penetrata nel pinealocita, avverte e integra i sistemi controllati attraverso "outward-current". La membrana del megacariocita e forse di altre cellule nervose, regola il *patch-clamp* entro certi limiti, che possono forse inquadrare il gioco di preferenze e specificità d'azione della MLT. Gli organuli cellulari che legano e producono la MLT, forse attraverso l'equilibrio d'azione di massa, o altri meccanismi chimico-fisici correlati, attuano il principale meccanismo di correlazione nell'integrazione melatoninica. Non sono meccanismi semplici ed esclusivi: essi variano con la produzione e la concentrazione melatoninica, con gli equilibri di massa degli organuli cellulari e le relative costanti, con la concentrazione endocellulare e l'affinità della MLT per il citosol e i suoi organuli, con meccanismi appena intravisti o solo superficialmente indagati. La MLT e il suo metabolismo rappresentano il mezzo principale di realizzazione e d'integrazione neurovegetativa, indipendente, ma legata all'attività integrativa, associativa, proiettiva dei singoli nuclei nervosi. Attraverso la MLT possiamo spostare, ma non condizionare questi equilibri. Si tratta di fattori dinamici, dalle imprevedibili sfaccettature, che ripetono una caratteristica essenziale del carattere e del comportamento umano (e di tanti esseri viventi): la fissità e la variabilità.

Le funzioni di tutti gli eucarioti si svolgono in maniera discontinua secondo ritmi sinusoidali, con programmi funzionali endogeni, caratterizzati da oscillazioni autonome, il cui periodo sta secondo numeri semplici con la rotazione terrestre (ritmo circadiano). I responsabili di questi ritmi autogeni, (pacemakers) negli uccelli e nei mammiferi sono delle strutture nervose, i nuclei sopraottici e soprachiasmatici, che condizionano il ritmo enzimatico di formazione della MLT attraverso vie nervose. Pertanto la MLT viene formata nell'uomo secondo un ritmo circadiano autogeno, che imposta la velocità di reazione di sintesi, in senso inverso all'intensità della luce ambientale. Il bioritmo della MLT in circolo, rientra in questo meccanismo, esso è conseguente al ritmo autogeno circadiano del sistema nervoso centrale, e non è direttamente responsabile, se non come elemento integrante, dei ritmi corti circadiani della vita dei mammiferi. Alcuni studi di anatomia comparata e istologia degli anni '50, dimostrarono che nei mammiferi e nell'uomo, l'epifisi risulterebbe dalla trasformazione di un organo di senso sensibile alla luce e al calore, in una ghiandola a secrezione interna. Secondo questa suggestiva interpretazione l'epifisi sarebbe la trasformazione del "terzo occhio" o occhio parietale di certi rettili. Nel 1956 W. Quay (65) dimostrò in animali da esperimento, che la continua esposizione alla luce, causa modificazioni strutturali dei pinealociti, cioè delle cellule dell'epifisi. Il dato fu confermato nel 1960 da Virginia Fiske che evidenziò un effetto riduttivo sull'Epifisi nei ratti da esposizione continua alla luce. Quasi contemporaneamente Wurtman e Altschule, dimostrarono in alcuni mammiferi un effetto inibitorio dell'epifisi sulle gonadi, collegato alle fasi di estro, di ovulazione di fertilità. Per sintetizzare e semplificare le acquisizioni scientifiche sul rapporto luce-epifisi-gonadi negli animali (non trasferibile automaticamente all'uomo) confermate anche da studi successivi di Quay, Cappers et al. sulle vie nervose che interagiscono con l'epifisi, si può affermare che la MLT negli animali da esperimento viene prodotta soprattutto in assenza di luce, la quale ha un'accertata azione inibitoria sull'increzione di MLT e sulla funzione epifisaria. La MLT è stata definita "darkness hormone", ormone del buio, perché prodotta soprattutto in assenza di luce. Per le sue fisiologiche funzioni coordina i ritmi circadiani, come la fame, la sete, le variazioni della pressione arteriosa, della temperatura corporea, dell'alternarsi sonno-veglia, del tono e dei movimenti della muscolatura liscia, degli organi dell'apparato digerente (stomaco, tenue, colon), dell'apparato urinario (calici, bacinetti, ureteri, vescica urinaria) e dell'attività secretoria delle ghiandole sierose, mucose e miste localizzate negli epiteli aerodigestivi. I ritmi indotti o influenzati dalla MLT, possono essere anche di più lunga durata (mensile, stagionale, annuale), come quelli astrali, della gestazione, del parto, dell'allattamento, della crescita. È accertato un effetto inibitorio sia dell'epifisi che della MLT sull'attività gonadica e sulla relativa increzione neuroendocrina, con risposte sensibilmente diverse in varie specie animali come accertato da numerosi studi di biologia comparata. La fertilità e la fecondazione di tanti animali è relativa ai periodi di luce-buio, come la gravidanza è legata a certi periodi dell'anno, a differenza dell'uomo su cui il sistema MLT-asse epifisi-gonadico è diversamente regolato. Generalmente verso la fine dell'inverno e in primavera, molti mammiferi presentano una notevole riduzione del tasso di MLT, che si accompagna a incremento della fertilità e facilità di fecondazione. Si è cercato senza successo di sperimentare nell'uomo la MLT in funzione anticoncezionale, a ulteriore conferma che gli studi sperimentali di biologia comparata sulla MLT non sono trasferibili all'uomo, anche se è ammessa a questo livello un'interazione della MLT e dell'epifisi. Infatti in qualunque periodo dell'anno, indipendentemente dall'esposizione alla luce o buio, e dal tasso di MLT, nell'uomo si può avere la fecondazione. Pertanto a causa delle differenze fondamentali con cui il messaggio portato dalla MLT è "letto" dalle diverse specie, non c'è una chiara evidenza sperimentale per ritenere che vi sia una risposta univoca alla MLT, con la conclusione che essa operi in modo diverso nelle varie specie animali e anche nell'uomo in base all'età e al variare degli equilibri biologici. Citiamo solo alcuni tra i tanti autori che hanno studiato il rapporto MLT-gonadi-epifisi: Brzezinski et al. (66); Cavallo et al. (67); Kauppila et al. (68); Yie et al. (69); Olcese et al. (70); Stankov, Fraschini, Reiter (71); Webley (72); Ronco et al. (73) hanno pubblicato nel 1996 su *Anticancer Research*, uno studio dal titolo "The pineal gland and cancer", in cui evidenziavano sia il sovvertimento del ritmo circadiano melatoninico negli ammalati oncologici, che l'effetto oncostatico della MLT. In ambienti fortemente illuminati, anche nell'uomo, la quantità di MLT formata è irrisoria o nulla. Attraverso quali meccanismi, vie, modalità agisce la luce? Attraverso un apparato ricettivo, la retina in cui specifici elementi cellulari, detti fotocettori, stimolati dalla luce inviano attraverso vie nervose l'impulso a centri nervosi intermediari, tra cui fondamentale il nucleo ottico soprachiasmatico, struttura relativamente piccola, posta al di sopra del chiasma ottico, che riceve gli impulsi dei fotocettori retinici e attraverso vie nervose li trasmette ai nuclei delle abenule, al mesencefalo e all'epifisi. Quindi le tappe e il decorso delle vie nervose comprendono: fotocettori retinici, nucleo ottico, nuclei abenulari laterali e intermedi, Epifisi. Nell'uomo, come in tutti i mammiferi, la concentrazione ematica di MLT, segue un ritmo di increzione con livelli notturni sensibilmente maggiori, perché di giorno la luce, attraverso le vie nervose descritte, inibisce la produzione di MLT. Per questo si è ritenuta la MLT responsabile e regolatrice del ritmo giorno-notte, sonno-veglia e di tutte le relative variazioni fisiologiche che caratterizzano questo ritmo circadiano. Effettivamente la MLT concilia il sonno notturno, attraverso vari meccanismi, tra cui l'innalzamento della soglia di eccitabilità dei neuroni, per cui gli stimoli giungono più attenuati. Innalzamento della soglia significa la necessità di una maggiore intensità dello stimolo affinché vi possa essere la depressione funzionale del neurone stesso. La MLT nel conciliare il sonno, in pratica, rende meno sensibili i nostri recettori neurosensoriali agli stimoli ambientali, in particolare l'azione si esplica sui neuroni mesencefalici, su quelli abenulari laterali e mediali, che sono aggregati neuronici che ricevono una quantità immensa di afferenze dalle vie ottiche, acustiche, dai sistemi ascendenti sia reticolari che extrareticolari, anche attraverso i sistemi neuronali responsabili della percezione dell'olfatto. Si può avere una sintesi della MLT attraverso la stimolazione delle abenule e delle vie nervose collegate, come ha dimostrato in numerose pubblicazioni e relazioni a congressi il Prof. Di Bella. Quindi il sistema è complesso perché si può avere un'increzione di MLT dall'attivazione di alcuni centri e vie nervose, ma si può avere un'interferenza in rapporto alla quantità e concentrazione della MLT, sullo stato funzionale neuronale, condizionando le variazioni di soglia di eccitamento e pertanto di risposta dei neuroni stessi. Sono alcuni tipi di sonno in particolare ad essere influenzati dalla MLT, soprattutto il sonno REM (Rapid-Eye-Movement), cioè il sonno che si accompagna a movimenti rapidi dell'occhio evidenziati da studi di elettrofisiologia, che si associa sempre al sogno. Nel sogno si viene ad avere una rappresentazione dei fatti, relativa solo all'attività del sistema nervoso centrale. Il sogno indotto dalla MLT, è caratterizzato dalla nettezza della percezione dei contorni delle immagini e dal colore con una rappresentazione realistica. Alcune condizioni di più difficile delimitazione, come la sindrome depressiva stagionale, possono presentarsi con un ben delineato ritmo coincidente spesso con sensibili cali del tasso plasmatico di MLT. Essa ha un ruolo, non sempre primario, ma comunque rilevante. Una dimostrazione pratica di questa sintonia è l'attenuazione del "jet lag" più evidente volando verso oriente che verso occidente. La somministrazione di MLT migliora qualità del sonno, memoria recente, rapidità di percezione anche se in forma ed entità diversa nei singoli soggetti.

A livello neuroendocrino Tamarkin (74), in uno studio pubblicato nel 1985 da Ciba Found. Symp., evidenziò il rapporto tra MLT e asse gonado ipofisario, rilevando una riduzione del tasso di prolattina ed estrogeni secondario a somministrazione di MLT, nell'ambito di ricerche sul carcinoma mammario. Il dato fu confermato da Griffith (75) nel 1987 negli *Acta Physiologica Scandinavica*, che evidenziò la capacità della MLT di ridurre sia l'increzione di Prolattina, che di GH, potenziali attivatori della proliferazione neoplastica. Ulteriore conferma dell'inibizione melatoninica sull'increzione di fattori potenzialmente cancerogeni come la prolattina, viene dagli studi di Lemus-Wilson (76) pubblicati nel 1995, "*Melatonin blocks the stimulatory effects of prolactin in human brest cancer cell growth in culture*". Studi su animali in cui è stato sperimentalmente indotto un tumore, mostrano che la biosintesi e la secrezione di MLT dall'epifisi è normale, il che porta a dedurre che la MLT possa essere captata e degradata dalle cellule cancerogene. La rimozione chirurgica dell'epifisi negli animali da esperimento, stimola la crescita di tumori e ne favorisce la metastatizzazione, mentre la somministrazione di estratti epifisari, inibisce il processo neoplastico. Inoltre l'epifisectomia, accelera la proliferazione cellulare in tessuti normali. Questi studi confermano l'importanza del ruolo dell'epifisi nella regolazione della crescita normale e patologica. È ipotizzabile un meccanismo d'azione antitumorale dell'epifisi, anche con principi diversi dalla MLT. Infatti la somministrazione di MLT ad animali affetti da tumori indotti dall'epifisectomia, non è riuscita a inibirli tutti. Pertanto l'epifisi controlla la proliferazione cellulare fisiologica e patologica, con meccanismi anche indipendenti dalla MLT, che si rivela particolarmente attiva nei tumori controllati maggiormente da meccanismi neuroendocrini, coinvolgenti la prolattina e il sistema di risposta estrogenico (Bartsch, Meckke), pur manifestando efficacia, in grado vario, in tutte le neoplasie. Nel 1981 Lapin ed Ebels (77) evidenziarono il ruolo dell'epifisi nel condizionamento neuroendocrino della proliferazione neoplastica. Elemento importante, anche se non unico ed esclusivo per il meccanismo d'azione della MLT, sono i suoi recettori di membrana e/o nucleari. Uno studio recente di Xi SC e Tarn (78) ha evidenziato il ruolo dei recettori melatoninici (mel1) nell'azione antiproliferativa diretta della MLT sulle cellule di cancro umano alla prostata LNCaP androgeno sensibili (*Pineal Res*, 2000). Anche Jiri Vanecek (79), nella sua pubblicazione sui meccanismi cellulari d'azione della MLT ha sperimentalmente evidenziato che alcuni effetti antiblastici della MLT, sono mediati da specifici recettori della membrana cellulare ad alta affinità, accoppiati a proteine che legano Agpt. Sono state descritte due diverse proteine C accoppiate ai recettori melatoninici, una sensibile alla tossina pertussis e l'altra alla tossina colerica. I recettori della MLT, Mel 1a, Mel 1b, Mel 1c, secondo Vanecek regolano diversi messaggeri secondari: cAMP, cGMP, diacilglicerolo, inositolo, acido arachidonico e la concentrazione intracellulare di Ca^{2+}. La MLT regola anche i fattori di trascrizione, cioè la fosforilazione della proteina legante, elemento che risponde al cAMP e l'espressione del c-Fos. I meccanismi d'azione della MLT, anche se non sono stati interamente chiariti, coinvolgono almeno due percorsi di traduzione paralleli, uno inibente l'adenilciclasi, l'altro modulante il metabolismo del fosfolipide e ($Ca^{2+}O$). Relativamente ai tumori epatici, il meccanismo d'azione della MLT, sarebbe mediato dal recettore intervenendo sul metabolismo degli acidi grassi insaturi. Secondo il Prof. Di Bella, la MLT va considerata nella pienezza delle sue azioni e applicazioni, valutando la sua stretta interazione con le piastrine che sono in effetti un elemento mobile, itinerante, multifattoriale, onnipresente, eccezionalmente plastico e ubiquitario del sistema APUD (Amino Precursor Uptake Decarboxilation). Esso crea, forma, scambia le funzioni amminica e carbossilica, presenti nella totalità dei mediatori ed effettori neurovegetativi e nelle piastrine.

Gao et al. (80) hanno condotto uno studio sugli effetti inibitori della MLT sullo sviluppo di prolattinoma indotto da 17-beta estradiolo in rapporto ai contenuti di prolattina del plasma e di lipidi perossidativi, concludendo che dosaggi minimi di MLT dell'ordine di 0,25-0,50 mg erano in grado di inibire significativamente lo sviluppo del prolattinoma indotto da estradiolo e la secrezione di prolattina, rispetto al gruppo di controllo. Inoltre livelli ematici di MLT dell'ordine di 0,05-2.00 mg, hanno dimostrato un'azione anti ossidante dose-dipendente. È anche significativo il dato emerso di una relazione diretta tra prolattinemia e peso del tumore.

Collins et al. (81) hanno sperimentalmente accertato che la sovraespressione del recettore della MLT (Mel 1) in cellule umane del cancro del seno MCF-7 incrementa significativamente la loro risposta all'azione antiproliferativa della MLT, inoltre la sovraespressione in topi atimici ad alta incidenza neoplastica ha ridotto del 60% lo sviluppo di tumori rispetto al gruppo di controllo di topi atimici privi di sovraespressione dei recettori della MLT. Il gruppo di topi eterotrapiantati con MCF7 con sovraespressione di MLT, hanno sviluppato 80% di tumori in meno rispetto ai gruppi di controllo.

5. Azione sul midollo osseo

Mieloprotettiva, con regolazione della crasi ematica e della dinamica midollare diretta principalmente sulle cellule progenitrici delle piastrine, i megacariociti, e pertanto sulla piastrinopoiesi, ma anche su leuco ed eritropoiesi e sulla formula leucocitaria. In pratica la MLT è il fattore primario della produzione, maturazione e, con la citocalasina B di immissione nel sangue, delle piastrine da parte del midollo osseo e anche se in misura minore, della produzione di globuli rossi, bianchi e della regolazione della formula leucocitaria, orientandola in senso granulocitopoietico. La scoperta fu comunicata dal Prof. Di Bella nel 1969 ad Alghero, al Congresso Nazionale della Società Italiana di Biologia Sperimentale e i dati emersi dall'approfondimento e dal progredire della ricerca furono oggetto di pubblicazioni e comunicazioni da parte del Prof. Di Bella alla Società Medico Chirurgica a Bologna nel 1973, a New Delhi al 26° Congresso Internazionale di Fisiologia. Nel 1976, pubblicava sul Bollettino della Società Italiana di Biologia Sperimentale "Rilievi fisiologici ed effetti della MLT sulle talassemie", in cui evidenziava la funzione trofica della MLT sul midollo osseo, non solo a livello di piastrine e leucociti, ma anche di eritrociti. Nei talassemici, dopo quattro settimane di trattamento con MLT con dosi oscillanti tra 10 e 20 mg, in relazione al peso e all'età, si registra un incremento di circa 2 g di emoglobina, la cui degradazione, viene ritardata dalla MLT. A Kioto al 16° Congresso Internazionale di Ematologia, nel 1978 ad Amsterdam al primo Colloquio dell'European Pineal Study, a Tokio nel 1979 al Congresso Internazionale di Ematologia, a Brema nel 1980 all'International Symposium on Melatonin, a Bowral in Australia nel 1991 all'International Symposium on Pineal Hormones, il Prof. Di Bella comunicò le conclusioni di complessi studi sperimentali, condotti a Sue spese, nel Suo laboratorio privato che confermavano il ruolo centrale della MLT sulla crasi ematica, la dinamica midollare, il tasso piastrinemico, l'aggregazione piastrinica. Bisognava attendere il 1997 perché alcuni autori tra cui Lissoni, Tancini, Barni et al. pubblicassero uno studio a conferma della scoperta del Prof. Di Bella, dal titolo "The pineal Hormone Melatonin in Hematology and its Potential Efficacy in the Treatment of Thrombocytopenia" (*Rec Prog*, 1997). L'anno successivo Bubenik, Blask, Reiter, Maestroni (82) confermavano il dato che la MLT ha una funzione emopoietica nell'articolo intitolato "Prospects of the clinical utilization of Melatonin" (*Biol Signals Recep*, 1998). Il dato è stato recentemente confermato da vari altri autori tra cui Lissoni, Tancini, Paolorossi, Barni et al. (83) in uno studio clinico di fase 2, pubblicato nel 1999 sul *Journal of Pineal Research*, in cui si conclude che la MLT è efficace nella trombocitopenia dovuta al cancro e nel prevenire la piastrinopenia da chemio. Interessante anche lo studio pubblicato da Galnon nel 1998 su *Drugs*, circa l'evidente effetto positivo della somministrazione di MLT ad ammalati in stato di cachessia neoplastica.

B) Azione antitumorale diretta attraverso molteplici meccanismi

1. Antiproliferativo

Collins et al. (84) in modelli sperimentali di topi eterotrapiantati con cellule di cancro umano del seno MCF 7, hanno documentato che una super-espressione dei recettori Mel 1 riduce fino all'80% l'incidenza di tumore rispetto ai gruppi di controllo. Bizzarri et al. (85) in colture di cellule RM4 di cancro della mammella estrogeno sensibili hanno studiato l'effetto antiproliferativo della MLT e Vit. D3 evidenziando sia la capacità delle due molecole di inibire con modaltà dose-dipendente la proliferazione cellulare che il reciproco e altamente significativo potenziamento. L'indice proliferativo è stato verificato attraverso l'incorporazione della 3[H] Timidina, evidenziando un sinergismo tra MLT e Vit. D3 anche nell'aumento dell'espressione di TGF-beta che sarebbe, almeno in parte responsabile del blocco proliferativo. Anche questo studio ha confermato sia la valenza antiblastica di MLT e D3, principi attivi del MDB, che la piena razionalità della strategia terapeutica del Prof. Di Bella, che intuendo l'interazione sinergica fattoriale di questi principi già nel 1980 li aveva inseriti nel Suo metodo. Souza et al. (86) hanno sperimentalmente dimostrato anche nelle cellule di melanoma SK-Mel 23 l'attività antiproliferativa e un aumento dell'attività tirosinasica dopo un'esposizione di 72 ore alla MLT. De Jonage-Canonico (87) e AA hanno sperimentalmente confermato l'effetto preventivo e curativo della MLT nei tumori mammari in ratti Sprague–Dawley documentando un incremento dei tumori mammari del 65% conseguente all'inibizione dell'increzione di MLT chimicamente indotta, e la netta diminuzione dell'incidenza di tumori, dovuta a somministrazione di MLT, con persistenza dell'effetto preventivo fino a sei mesi dopo l'interruzione della somministrazione della MLT.

Dillon et al. (88) partendo dal dato documentato e ammesso che la MLT esercita una forte attività inibente sui tumori della mammella sia *in vitro* che *in vivo*, hanno ricercato la presenza di recettori Mel 1 in tessuti normali e neoplastici della mammella. Mel 1 sono stati riscontrati nel citoplasma di cellule epiteliali normali del seno, a livello duttale, ma non nelle cellule stromali, negli adipociti e in quelle mioepiteliali. Una densità recettoriale molto più elevata è stata accertata nelle cellule tumorali, con significato omeostatico antiblastico.

Dai et al. (89) considerano la capacità della MLT di inibire in cellule di cancro umano del seno MCF7, l'espressione di recettori alfa degli estrogeni con evidente effetto antiblastico. Gli AA hanno confermato l'effetto antiproliferativo della MLT, ma anche un suo notevole potenziamento se le cellule tumorali erano pretrattate con ATP. Questo dato sperimentale è di grande interesse, e conferma ulteriormente i principi terapeutici del Prof. Di Bella e del suo Metodo. Egli infatti, in scritti e conferenze, ha sempre affermato la stretta interazione funzionale adenosina-melatonina e considerato tra le funzioni primarie della MLT anche la sua capacità di distribuire ubiquitariamente gli esteri fosforici dell'adenosina, AMP, ADP, ATP. È anche dimostrata a sostegno di questa strategia terapeutica, la stretta interdipendenza diretta tra concentrazione citosolica di ATP e apoptosi. Per cui la concentrazione endocellulare di ATP è direttamente proporzionale all'incidenza di apoptosi.

Rimler et al. (90) hanno studiato l'influenza della MLT sulla localizzazione, attività ed espressione del recettore dell'androgeno AR che svolge un ruolo cruciale nell'insorgenza dei processi neoplastici prostatici e nella loro progressione androgeno mediata. La MLT ha dimostrato di inibire lo sviluppo androgeno-dipendente delle cellule epiteliali sia nell'ipertrofia prostatica benigna che neoplastica. Gli Autori hanno accertato che la MLT mobilizza AR dal cariosol al citosol, ne limita l'espressione, limitando così le risposte epiteliali all'androgeno.

Blask et al. (91) definiscono la MLT agente oncostatico cronobiologico in grado di controllare la proliferazione cellulare e attivare l'apoptosi. A concentrazioni fisiologiche questa indolamina è citostatica e *in vitro* regolando il ciclo cellulare, inibisce la proliferazione delle cellule neoplastiche. A concentrazioni farmacologiche la MLT esercita un effetto prodifferenziante e proapoptotico, attiva le molecole di adesione e la comunicazione intercellulare riducendo la tendenza invasiva e metastatica. La MLT ha inoltre dimostrato attività di inibizione dei tumori estrogeno dipendenti riducendo l'espressione e la trascrizione del recettore dell'estrogeno, la pervietà dei canali ionici delle membrane cellulari al calcio, l'attività delle proteinchinasi, l'architettura e la funzionalità citoscheletrica, la veicolazione e la metabolizzazione l'utilizzazione dell'acido linoleico e altri acidi grassi da parte delle cellule neoplastiche. Rilevante e documentata è anche la soppressione di EGFR, recettore del fattore di crescita epidermico che notoriamente gioca un ruolo primario nell'eziopatogenesi neoplastica. Altro dato acquisito e ampiamente documentato nella letteratura è l'induzione da parte della MLT di una maggiore efficacia delle sostanze antitumorali sia biologiche, sia chemioterapiche e un'evidente riduzione della loro tossicità; concetti intuiti e applicati dal Prof. Di Bella dal 1973. Egli è infatti stato innegabilmente il primo a evidenziare l'effetto sinergico e fattoriale della MLT e degli altri componenti del MDB unitamente a quella di una multiterapia interattiva. Concetti che incominciano ad essere compresi, come dimostriamo in questa pubblicazione, dopo decenni. Questo concetto è ripreso e riaffermato da Nowfar et al. (92) i quali considerando le conferme circa l'effetto preventivo sia dell'acido retinoico, che della MLT, in modelli sperimentali di ratti eterotrapiantati con MCF-7 e in carcinomi mammari NMU indotti, hanno studiato l'uso sinergico di MLT e acido retinoico. Gli Autori hanno dimostrato che l'impiego sinergico era nettamente più efficace dei singoli prodotti separatamente usati anche a dosi sensibilmente inferiori. L'effetto cumulativo, sinergico è risultato così eclatante da indurre gli Autori a raccomandarne le applicazioni cliniche. I molteplici, fisiologici e pertanto atossici meccanismi d'azione della MLT, sono stati compendiati da Pawlikowski et al. (93) che hanno richiamato gli effetti che la MLT ha dimostrato di esercitare sia *in vitro*, che in modelli animali sperimentali di tumori chimicamente indotti o eterotrapiantati, o in studi clinici. Gli Autori considerano vari aspetti dell'azione oncostatica della MLT, tra cui:

- Modulazione del sistema neuroendocrino.
- Modulazione del sistema immunitario.
- Azione oncostatica diretta della MLT sulle cellule tumorali.
- Azione antiossidante.

- Azione antiradicali liberi.
- Effetti antiproliferativi.
- Effetti proapoptotici.
- Effetti prodifferenzianti.

Questi meccanismi d'azione sono mediati sia da recettori melatoninici di membrana, che nucleari RZR/ROR. Sanchez Barcelo et al. (94) hanno esposto in una rassegna sintetica il rapporto tra melatonina e cancro mammario evidenziando che la MLT agisce direttamente sulle cellule come antiestrogeno, influenzando, anche con questo meccanismo, il loro tasso proliferativo. È anche significativa la bassa concentrazione melatoninica in donne con cancro al seno, in particolare nelle forme estrogeno positive, e in quelle con alta concentrazione di ER nella mammella. Studi epidemiologici hanno accertato una bassa incidenza di tumori in donne non vedenti o con danno visivo, con rapporto inversamente proporzionale tra entità del danno visivo e incidenza neoplastica. Ciò è dovuto al maggiore tasso ematico melatoninico in assenza dell'interferenza negativa della luce sull'increzione pineale della MLT. Anche in tumori mammari di modelli animali sia eterotrapiantati, che chimicamente indotti, la MLT ha diminuito il tasso proliferativo. In quelli chimicamente indotti ha allungato il tempo di latenza e diminuito nettamente l'incidenza neoplastica rispetto ai gruppi di controllo. Come controprova la pinealectomia ha indotto effetti opposti. La MLT riduce inoltre l'incidenza di tumori mammari spontanei nei topi transgenici (cneue N-ras). In concentrazione fisiologica di 1 nM inibisce reversibilmente la proliferazione neoplastica, mentre aumenta l'espressione delle proteine P 53 e P21 WAF 1, regola il ciclo cellulare e l'incidenza di metastasi mediante espressione delle proteine di adesione cellulare E-caderina e di beta(1) integrina. La MLT riduce inoltre l'espressione di ER e la risposta del DNA al complesso ER.

Un numero rilevante di pubblicazioni sulla MLT, fanno seguire alla documentazione degli effetti oncostatici della molecola l'indicazione all'uso terapeutico e all'intensificazione di studi clinici.

Winczyk et al. (95), con una ricerca sperimentale su topi maschi B6D2F1 eterotrapiantati col Murine Colon 38, hanno dimostrato il coinvolgimento del recettore nucleare alfaRZR/ROR, responsabile di una spiccata attività antiproliferativa. È risaltata evidente l'azione della MLT, sia attraverso recettori di membrana che nucleari, i quali si sono rivelati identici ai recettori nucleari orfani denominati RZR/ROR. Gli Autori, a conferma di loro precedenti studi, ritengono che siano soprattutto i recettori nucleari della MLT i maggiori responsabili dell'attività antiproliferativa. Utilizzando uno specifico antagonista recettoriale nucleare della MLT, il CGP55644, hanno studiato il rapporto proliferazione/apoptosi (A/P). Le tecniche usate sono affidabili, infatti la proliferazione cellulare è stata studiata mediante l'incorporazione nucleare di bromodeossiuridina nella cellula tumorale (indice di marcatura LI), mentre per l'indice apoptotico è stato utilizzato il metodo Tunel. La MLT ha chiaramente inibito la proliferazione cellulare incrementando sensibilmente l'indice apoptotico nel gruppo non trattato con l'inibitore recettoriale CGP55644, mentre nel gruppo di controllo con l'inibitore recettoriale diminuivano sia l'apoptosi, che l'effetto antiproliferativo della MLT. In conclusione, a ulteriore conferma della validità del MDB, questa ricerca dimostra pienamente che la MLT è una molecola oncostatica fisiologica, atossica, che esplica un deciso effetto antiproliferativo e proapoptotico, e pertanto è pienamente razionale e indicato il suo impiego clinico. Interessante anche la pubblicazione di Karasek e Pawlikowski (96), "Antiproliferative effect of melatonin", in cui si dimostra che MLT blocca la proliferazione di cellule tumorali di adenocarcinoma del colon dei ratti, delle colture cellulari umane di tumore prostatico (D.U. 145), e di quelle del tumore umano della mammella (MCF-7). Roberts et al. (97) sul *Journal of Pineal Research* (2000) hanno evidenziato come colture cellulari tumorali di melanoma umano dell'uvea venivano inibite nel loro sviluppo e proliferazione dalla MLT. Rato, Pedrero, Martinez et al. (98) hanno descritto il meccanismo antiproliferativo della MLT nel cancro della mammella umano (MCF-7) attraverso il blocco dei recettori estrogenici, pubblicandolo sulla rivista *FASEB Journal* (1999). Moretti, Marelli et al. (99) hanno pubblicato su *Oncology Reports* (2000) un lavoro: "Antiproliferative action of melatonin in human prostate cancer LNCap cells", in cui si evidenzia l'effetto antiproliferativo della MLT sulle cellule umane di tumore prostatico (LNCap) androgeno-dipendenti. Bartsch et al. (100) hanno studiato l'effetto della MLT su alcune linee di cellule cancerose umane e murine, accertando che a dosi fisiologiche la MLT ne inibisce la proliferazione, mentre per altre varietà tumorali il blocco proliferativo si ottiene con dosi farmacologiche più elevate. È stato pubblicato nel 1999 sull'*European Journal of Cancer*, uno degli studi più significativi sull'effetto antitumorale della MLT, di Panzer e Viljonen (101). Gli Autori hanno sperimentato la validità della MLT come agente antiblastico, riportando una rassegna di studi in cui la MLT è stata usata in funzione antitumorale, concludendo che la MLT "può essere considerata una sostanza anticancro fisiologica". Cini, Coronello et al. (102) hanno pubblicato uno studio sperimentale sull'effetto inibitorio della MLT nei tumori del fegato epatoma AH-130, che produce ascite, concludendo che "la MLT ha inibito la proliferazione cellulare raddoppiando la sopravvivenza". L'elenco potrebbe continuare perché questa linea di ricerca è particolarmente seguita, con risultati e pareri concordi.

2. Effetto proapoptotico

È stato accertato da vari Autori anche l'effetto inibente della MLT sull'espressione genica da parte del DNA e la trascrizione genica da parte del RNA di geni potenzialmente cancerogeni. El Missiry e Abd El-Aziz (103) hanno studiato l'effetto della MLT sulle cellule del carcinoma epatico ascite di Ehrlich (EAC), notando che non solo ne riduceva vitalità e volume, aumentando la sopravvivenza degli animali da esperimento, ma che induce apoptosi nelle cellule tumorali EAC (*Cancer Letters*, 2000). Un dato clinico significativo emerge da uno studio su 250 ammalati di varie forme neoplastiche metastatizzate, avanzate pubblicato da Lissoni, Barni et al. (104) nel 1999 su *European Journal of Cancer* in cui il tasso di sopravvivenza a 1 anno, e il tasso di oggettiva regressione, del tumore erano molto più alti nei pazienti trattati anche con MLT, rispetto a quelli che avevano ricevuto solo la chemio. Inoltre la somministrazione di MLT, ridusse in maniera significativa trombocitopenia, neurotossicità, cardiotossicità, stomatiti e astenia.
Mediavilla, Cos e Sanchez-Barcelo (105) hanno studiato un'interessante modalità d'azione oncostatica della MLT, attraverso l'attivazione e l'incremento di geni soppressori p21 WAF1 e P53 che agiscono arrestando il ciclo riproduttivo cellulare tumorale. Sono

state studiate le cellule del tumore umano della mammella MCF 7 e accertato, che a concentrazioni fisiologiche, dopo 48 ore la MLT riduce il numero e la vitalità delle cellule neoplastiche. Lo studio è stato pubblicato nel 1999 sulla rivista *Life Sciences*. L'anno precedente Melen-Mucha et al. (106) avevano pubblicato su *Anticancer Research* uno studio sull'effetto della MLT, insieme alla somatostatina, sul cancro murino del colon (colon-38-cancer), evidenziando oltre l'effetto antiproliferativo, un'evidente azione proapoptotica, confermata da altri autori come Eck, Yuan et al. (107), che nel 1998 hanno pubblicato sul *British Journal of Cancer* uno studio sperimentale dal significativo titolo "A sequential treatment regimen with melatonin and all trans retinoic acid induced apoptosis in MCF-7 tumors cells". È stato studiato l'effetto della MLT insieme all'acido retinoico sulle cellule del tumore della mammella ormono-dipendenti MCF-7 e si è notata la completa cessazione della crescita cellulare e una riduzione del numero delle cellule. Gli Autori concludono che il trattamento della MLT, seguita da acido retinico ha indotto effetti di morte cellulare sulle cellule MCF-7 tramite l'attivazione dell'apoptosi. Al VII Eur. Pin. Soc. Colloquium a Sitges, 1996, diversi Autori tra cui Mediavilla e Barcelo-Sanchez, hanno presentato relazioni sull'effetto oncostatico della MLT, e sulla sua proprietà di inibire la diffusione metastatica delle cellule tumorali. L'azione si realizza attraverso una ridotta attrazione per la fibronectina. Nello stesso convegno, fu dimostrato anche che alcuni geni oncogeni, tra cui RAS, ERB, IUNG, sono significativamente inibiti dalla MLT e sono espressi in quantità fortemente ridotta dall'adenoipofisi di animali trattati con MLT. L'azione antiblastica si svolgerebbe non solo attraverso l'inibizione dell'espressione genica da parte del DNA, ma anche della trascrizione genica da parte del RNA. Quindi un'azione genica antitumorale della MLT è un dato scientificamente confermato, essa pertanto può svolgere non solo un'azione preventiva, ma sotto diversi aspetti curativa delle neoplasie, anche a distanza dalla cellula neoplastica. Dagli studi e dall'esperienza clinica del Prof. Di Bella e collaboratori e da un'impressionante quantità di studi clinici e sperimentali di cui abbiamo dato un sintetico cenno, emerge chiarissimo il dato che la quantità di cellule neoplastiche che i tessuti possono elaborare e liberare, è condizionata dalla funzione inibente antitumorale della MLT, dalla sua concentrazione nel sangue e nei tessuti. Il concetto è ripreso da Pianezza (108) nella monografia "Cancro oltre la chemioterapia" in cui considera l'effetto antineoplastico e proapoptotico della MLT anche attraverso i suoi recettori che in misura crescente sono individuati a vari livelli. Due recettori ad alta affinità per la MLT sono stati identificati e clonati a livello delle membrane cellulari. Sono di natura proteica con sette domini transmembrana e sette siti specifici di fosforilazione protein-chinasi C dipendente, sei dei quali sono localizzati sui domini intracellulari del recettore. Per le sue caratteristiche chimiche e il basso peso molecolare, la MLT riesce a diffondere facilmente sia nei liquidi extracellulari che dentro le cellule stesse, in cui sono stati individuati recettori, oltre che di membrana, a livello nucleare appartenenti ai "recettori nucleari orfani di legandi". Alcuni di questi recettori la MLT li ha in comune con i retinoidi (recettore del retinoide beta). Questi recettori nucleari melatoninici sono particolarmente diffusi nel sistema nervoso centrale, con particolare concentrazione nell'epifisi, nel talamo, ipotalamo, nucleo soprachiasmatico, corteccia cerebrale, collicolo superiore, abenule, pars tuberalis, adenoipofisi, cervelletto. Al di fuori del sistema nervoso i recettori di membrana per la MLT, sono stati individuati nelle gonadi, piastrine, megacariociti, leucociti, piastrine, cellule intestinali, prostatiche, tubulari renali, miociti cardiaci. Per la continua individuazione di nuovi recettori melatoninici sia di membrana che nucleari è ipotizzabile una loro presenza pressoché ubiquitaria a ulteriore conferma del ruolo primario della MLT in funzioni vitali. Alcune proprietà chimiche metaboliche legate a questi recettori possono aiutare a comprendere il meccanismo d'azione antitumorale della MLT. Infatti il Prof. Di Bella, anticipando anche in questo le attuali acquisizioni, negli atti di una relazione congressuale afferma che "il più probabile o frequente meccanismo d'azione delle chaperonine nei tumori dovrebbe estrinsecarsi attraverso l'idrolisi di ATP, ADP, AMP, in legame con l'adenosina o in legame d'idrogeno con la MLT" e conclude che l'effetto principale della MLT dovrebbe consistere nel disporre ubiquitariamente gli esteri fosforici di AMP, ADP, ATP. Ormai si ammette che la MLT influenzi l'attività cellulare agendo principalmente sugli esteri fosforici dell'adenosina e su altri sistemi di traduzione di segnale quali:

• Inibizione della adenilatociclasi mediata dalle proteine C.
• Inibizione della mobilizzazione di Ca^{2+}.
• Inibizione del rilascio di acido arachidonico.
• Stimolazione della proteina-chinasi C.
• Apertura dei canali di potassio.

In conclusione alcuni degli aspetti metabolici antitumorali della MLT consisterebbero nella stimolazione della protein-chinasi C con azione diretta recettoriale Mel 1-G proteins, e azione indiretta mediante induzione di AMPc e una cascata di eventi: idrolisi del fosfoinositolo, produzione di diacilglicerolo e inositolo 1-4-5-trifosfato.

3. Antimetastatico

Quest'effetto si realizza sia attraverso l'aumento dell'adesività delle cellule neoplastiche tra loro e riduzione della loro tendenza a diffondersi, che attraverso l'azione di attivazione e trofismo dell'endotelio vasale che per effetto della MLT, diviene molto meno permeabile alle cellule tumorali e alla loro migrazione dal sangue ai tessuti. Il fenomeno è stato spiegato dal Prof. Di Bella alla Conferenza Nazionale che ha tenuto a Roma il 17 e 18 luglio 1997. Egli si è soffermato ed ha sottolineato l'intima connessione e interazione funzionale tra MLT, piastrina, ed endotelio, responsabile della regolazione fisiologica dell'aggregazione piastrinica. Individuando una vitale e sconosciuta azione delle piastrine, quella cioè di essere veicolo primario e ubiquitario di MLT, serotonina e tutta una serie di principi attivi vitali per l'integrità e il funzionamento dell'apparato vascolare. Secondo questa nuova intuizione il SNC, partecipa al controllo della regolazione degli scambi emotissutali a livello del microcircolo capillare, attraverso l'increzione di MLT e serotonina. Quest'ultima verrebbe concentrata attivamente nei megacariociti e nelle piastrine dove, a livello dei granuli dei "corpi densi", verrebbe trasformata in MLT da sistemi enzimatici, attraverso reazioni di acetilazione e metilazione. La piastrina pertanto, può essere considerata come una sorta di "appendice mobile", del sistema nervoso centrale, in grado di veicolare e cedere ai tessuti, attraverso il microcircolo e gli scambi emotissutali elementi fondamentali di regolazione e trofismo. In questo senso la liberazione dei principi attivi dai granuli dei corpi densi piastrinici è assimilabile alla liberazione da parte delle terminazioni sinaptiche degli assoni neuronali di mediatori adrenergici, dopaminergici, serotoninergici ecc. La MLT, secondo la scoperta del Prof. Di Bella, svolge un ruolo essenziale nel regolare qualitativamente e quantitativamente la piastrinopoiesi, attivando la produzione di piastrine nel midollo osseo, attraverso la regolazione dei processi maturativi dei megacariociti e la stabilizzazione delle membrane piastriniche. Secondo questa nuova visione va completamente rivista la fisiopatologia delle piastrine alla luce del ruolo centrale di antiaggregante fisiologico della MLT. Infatti le piastrine, ricche di MLT, in presenza di quantità normali, fisiologiche di MLT nel sangue, sono perfettamente stabili, conservano forma e struttura inalterate e non tendono ad aderire e ad aggregarsi, né a fissarsi all'endotelio e alla parete vascolare. Anche questa intuizione del Prof. Di Bella è stata confermata dopo anni dalla letteratura scientifica, infatti Kornblihtt e al. hanno studiato gli effetti dell'aggregazione piastrinica indotta da collagene, ac. arachidonico, adrenalina, confermando il potente effetto inibitorio della MLT sull'aggregazione piastrinica, e ipotizzando che l'azione della MLT si esplichi ad uno stadio precedente a quello della ciclossigenasi, a ulteriore conferma del concetto del Prof. Di Bella della MLT come stabilizzatore di membrana. Se la concentrazione ematica di MLT tende a decrescere, viene reintegrata dalle piastrine, che cedendola si attivano modificando la loro forma e struttura contestualmente alla emissione di MLT dai corpi densi. In questa fase le piastrine tendono ad aderire all'endotelio, al cui trofismo concorrono cedendo principi attivi. Perciò gli aggregati piastrinici a livello dei tessuti liberano il loro contenuto da quei corpi densi che contengono le più elevate concentrazioni di MLT, sempre naturalmente aggregata, associata all'adenosina cui è collegata dal labile legame di idrogeno. In una conferenza il Prof. Di Bella per spiegare l'azione sull'endotelio del sistema MLT-piastrina ha ricordato il caso di un bimbo ricoverato all'ospedale Gustave Roussy di Parigi per una grave forma di leucemia linfoblastica. I medici dell'ospedale accettarono il suo consiglio di somministrare una soluzione di MLT. Si verificò un rapido cambiamento del colore del viso, che dal pallore intenso, in breve tempo, divenne roseo. Escludendo che nel giro di qualche ora vi fosse stata una tale attivazione dell'eritropoiesi da incrementare significativamente il tasso eritrocitario, l'effetto non poteva che essere dato da una dilatazione dei capillari, da una variazione della permeabilità del loro endotelio e dello spessore della parete endotelio-vasale. Su queste strutture, la MLT interviene in maniera decisa, non solo a livello delle cellule endoteliali, ma degli strati su cui sono sottese. L'endotelio pertanto non ha solo la funzione fisica di contenitore e via di diffusione del sangue, ma anche squisitamente endocrina. I principi elaborati dall'endotelio sono stati isolati e sintetizzati. Tra essi l'EDCF (Endotelio Derivato di Contrazione Fattore), quindi esiste un fattore di contrazione derivato dall'endotelio con funzione di vasocostrizione, cioè diminuzione del calibro e della permeabilita endoteliale. Esso è antagonizzato dall'EDRF (Endotelio Derivato di Rilasciamento Fattore). L'equilibrio di questi fattori interviene sulla fisiologia e la funzionalità dell'apparato circolatorio. Perciò a seconda delle situazioni, si può avere un processo rispettivamente di contrazione e rilasciamento del capillare, per cui la sua permeabilità, trasparenza, e di riflesso il colorito possono conseguentemente variare. Considerando il numero di capillari sull'unità di superficie di pelle, si spiega la variazione di colorito in base alla prevalenza di liberazione di EDCF oppure EDRF. L'elemento chiave di questa regolazione è la MLT, infatti questi fattori sono liberati o meno, in base alla quantità di

MLT che si trova nel sangue, nel momento stesso in cui esso passa su quel tratto di capillare. Quando la piastrina libera il suo composto MLT-adenosina, a seconda della quantità liberata, si può avere una maggiore o minore quantità di EDCF oppure di EDRF da parte dell'endotelio. Attraverso questi meccanismi la MLT interviene anche sullo spessore della parete del capillare e sull'entità dello scambio emotissutale che esige un certo grado di permeabilità sia endoteliale che della membrana sottostante che lo integra e sostiene, in cui elementi di muscolatura liscia, le leiomiocellule rappresentano gli elementi contrattili o di rilasciamento sensibili a EDCF o EDRF. Attraverso questi meccanismi la MLT interviene attivamente come fattore modulante la permeabilità capillare, l'endotelio e le sue strutture contrattili o Leiomiocellule, e pertanto sull'entità degli scambi emotissutali che significano trofismo, vita, capacità, attitudine, entità funzionale dei tessuti che sono irrorati da quel sistema capillare. Nello stesso momento in cui si blocca l'aggregazione piastrinica con farmaci antiaggreganti, si blocca la liberazione piastrinica dei complessi adenosil-melatoninici, con i danni conseguenti e un decadimento del trofismo e dell'efficienza dell'endotelio stesso primo beneficiario dei fattori liberati dalle piastrine. Le piastrine hanno una vita media relativamente breve, dell'ordine di 12 giorni circa, dopo di che dissolvendosi liberano MLT, il cui metabolismo ed eliminazione prevedono questa successione: viene ossidata in 6 con aumento della solubilità per la presenza di un altro gruppo polare che si può ancorare all'acqua e pertanto attraversa facilmente il filtro renale e viene eliminata con le urine, ma anche attraverso la saliva. Esiste un'altra via catabolica della MLT attraverso il parenchima epatico dove viene prima fosforilata ed eliminata sotto forma di 6 solfatoximelatonina o tiomelatonina. Questi cataboliti melatoninici non agiscono da semplici prodotti di rifiuto, ma come evidenziato da alcuni ricercatori tra cui la Leone, al Congresso di Amsterdam del 1978, non agiscono da semplici prodotti parassitari, privi di funzione, ma svolgono un'attiva azione disinfettante a livello dell'apparato genitourinario, al punto che in cistiti ricorrenti che non hanno una causa a livello dell'apparato digerente, si può ipotizzare un'alterazione del metabolismo della MLT.

Meccanismi d'azione della melatonina nel trattamento dei tumori secondo il Prof. Di Bella

Il prof. Di Bella, in uno scritto degli ultimi tempi della Sua esistenza, aveva rilevato le conferme nella letteratura, di un aspetto poco noto della fisiologia del sistema nervoso centrale, relativo alle vie nervose centripete, che da fotocettori periferici e ancora ignoti del globo oculare, si portano ai nuclei delle Abenule e all'epifisi, inducendo la sintesi di MLT e probabilmente di altri increti pinealici. Egli concluse che "Il ritmo circadiano nei mammiferi può essere regolato da fotocettori oculari non identificabili né con i coni né con i bastoncelli".
Mancò il tempo di pubblicare su riviste scientifiche questa nota: "La luce conferisce il potere di percepire le immagini degli oggetti del mondo circostante. La luce avrebbe altresì il potere di sintonizzare le funzioni organiche endogene (orologio endogeno) con la luce solare, attraverso una correzione di eventuali deviazioni di fase".
Poiché l'enucleazione di entrambi i globi oculari abolisce questa sincronizzazione

(Roenneberg T, Foster RG. Photochem Photobiol. 1997 Nov;66(5):549-61; Foster RG. (1998) Neuron 20, 829-832) è giocoforza dedurne che le vie ottiche provenienti dalla retina e quelle che stimolano i centri circadiani non coincidono (Moore RY., Speh JC, Card JP. J Comp Neurol. 1995 Feb 13;352(3):351-66); ne consegue che se degenerano una parte dei coni e dei bastoncelli, non di necessità debbono scomparire le corrispondenti manifestazioni circadiane. Entro quest'ambito sperimentale occorre dedurne:
1) che basta anche una esile traccia di fotocettività per mantenere inalterato il sistema circadiano (Foster RG et al. J Biol Rhythms. 1993;8 Suppl:S17-23);
2) ovvero che l'occhio contiene fotocettori sconosciuti che contribuiscono a mantenere gli effetti della luce sul sistema circadiano.
Attraverso l'impiego di topi omozigoti per la degenerazione retinica (rv/rv), che perdono un po' alla volta i fotorecettori a bastoncello, mentre conservano normali le risposte circadiane alla luce, e attraverso topi transgenici (rvta) che vanno incontro ad ablazione specifica dei fotorecettori a bastoncello durante la prima fase dello sviluppo, mentre rimangono ancora fotocettivi circadiani, si poté stabilire che le risposte dei topi rvta erano all'incirca il doppio di quelli dei topi del ceppo rv/rv del medesimo gruppo genetico.
La perdita degli occhi tanto nei topi rv/rv che in quelli rtva aboliva gli effetti della luce sul sistema circadiano.
Questi risultati dimostrano che i bastoncelli non sono necessari per indurre il coinvolgimento circadiano alla luce e che i fotocettori che trasmettono queste risposte sono oculari. I topi rv/rv e quelli rtva subiscono una degenerazione secondaria dei fotocettori dei coni. Tuttavia un numero limitato di coni rimane nell'età adulta tanto da poterli considerare adeguati per regolare la fisiologia del tempo.
La retina dei topi contiene due popolazioni di coni, di cui una risponde al verde (508 nm) e l'altro all'ultravioletto (359 nm). Entrambi partecipano alla foto-regolazione circadiana, veduta appoggiata dall'isolamento di un foto-pigmento verde funzionale con massimo d'assorbimento a 534 nm negli occhi del ratto cieco. Per determinare l'influenza che la perdita del predetto fotorecettore aveva sull'influenza determinante della luce David-Gray Z et al. (Nat Neurosci. 1998 Dec;1(8):655-6) usarono topi ai quali avevano tolto fotocettori a mezzo di un transgene sintetico, il quale è formato in parte da un promotore dell'opsina rossa del cono umano attaccato a un gene attenuato della tossina difterica (Wang Y. & Coll. Neuron. 1992 Sep;9(3):429-40).
I topi così trattati hanno retine con numeri normali di bastoncelli, ma con ridotto numero di coni nell'UV, solo il 5%, per cui sembrano mancare dei coni verdi, come risulta dalle analisi molecolari ed immunocitochimiche. Malgrado questa grave mutilazione ai fotocettori coni, i topi mostravano risposte circadiane complete alla luce monocromatica a 509 nm. Se l'enucleazione era bilaterale la capacità dei topi di reagire ad un ciclo di 12 h di luce e 12 di buio con spostamenti nel loro ritmo circadiano era perduta.
Da questi dati si può trarre la conclusione: i fotocettori coni verdi non sono necessari per l'induzione del ritmo circadiano, non solo ma l'insensibilità dei coni all'UV suggerisce fotocettori non coni in questo processo. Poiché i bastoncelli non rimangono colpiti nei topi in questa circostanza, si deve dedurre che i bastoncelli sono responsabili del ritmo circadiano.
Anche se studi precedenti avevano dimostrato che i fotocettori bastoncellari non sono ne-

cessari per l'induzione del ritmo fotocircadiano (Foster RC & Coll. J Comp Physiol [A]. 1991 Jul;169(1):39-50. Lupi D & Coll. Neuroscience. 1999 Mar;89(2):363-74), questi risultati indicano la ridondanza di afferenze fotocettive al ritmo circadiano, per cui la mancanza di un tipo di cellule potrebbe essere compensato dalla presenza dell'altro tipo.
Si può concludere che gli occhi dei mammiferi contengono fotocettori non coni, non bastoncelli, capaci di regolare le risposte alla luce, comportamentali circadiane. Questi recettori si avvalgono certamente di fotopigmenti a base di Vit. A (Provencio I, Foster RG. Brain Res. 1995 Oct 2;694(1-2):183-90.; Takahashi JS et al. Nature. 1984 Mar 8-14;308(5955):186-8) ma di strutture a disposizioni ancora dibattute. Le prossime ricerche dovranno tendere a precisare la sensibilità spettrale di questi recettori non ancora caratterizzati.
Il Prof Di Bella concluse ormai novantenne, nel 2002 ,quegli gli studi sperimentali sulla melatonina che iniziò nel 1965. La Sua esistenza ebbe fine pochi mesi dopo la pubblicazione della Sua ultima e fondamentale ricerca "Melatonin effects on megakaryocyte membrane *patch-clamp* outward K^+ current". Evidenziò, alla fine di una vita consacrata allo studio e alla ricerca, un meccanismo d'azione fondamentale della melatonina: la sua capacità di intervenire sulle differenze di potenziale delle membrane cellulari, e pertanto sulla pervietà dei canali ionici, la permeabilità delle membrane cellulari, l'espressione di molecole di superficie. Ne deriva la capacità della MLT di condizionare tutta la biologia cellulare. Sintesi degli studi sperimentali con la tecnica del patch-clamp del Prof Di Bella sulle interazioni tra Melatonina, modulazione dei potenziali di membrana e piastrinogenesi sono queste note. In base a queste conclusioni sperimentali, la melatonina esercita importanti effetti sulla corrente esterna della membrana dei megacariociti (Di Bella L et al., Melatonin effects on megakaryocyte membrane patch-clamp outward K^+ current, Med Sci Monit, 2002; 8(12): BR527-531).
La melatonina riduce la corrente esterna K^+ dei megacariociti dei ratti Wistar, come messo in evidenza dalla tecnica pinza-placca/patch-clamp.
L'intensità della corrente esterna cambia sia la funzione della concentrazione di melatonina, sia l'intervallo di tempo dall'inizio della perfusione di melatonina. Non è stato riscontrato alcun effetto sulla corrente esterna della membrana del megacariocita se la concentrazione di melatonina, dissolta in soluzione esterna standard, è minore di 25 μM; qualche effetto a 25 μM solo dopo 4 minuti c.a. e la corrente esterna non cambia più se la concentrazione è oltre 1000 μM. L'effetto della melatonina, dissolta in una soluzione interna standard, sulla corrente esterna è più precoce e più intenso, alle stesse dosi, rispetto alla melatonina dissolta in una soluzione esterna standard. Questo studio è il primo tentativo di indagare le relazione tra le correnti K voltage-gate, melatonina e produzione di piastrine o migrazione delle piastrine nei megacariociti dei ratti.

La melatonina

Introduzione

La melatonina (MLT) è un ormone della ghiandola pineale implicata nel controllo di di-

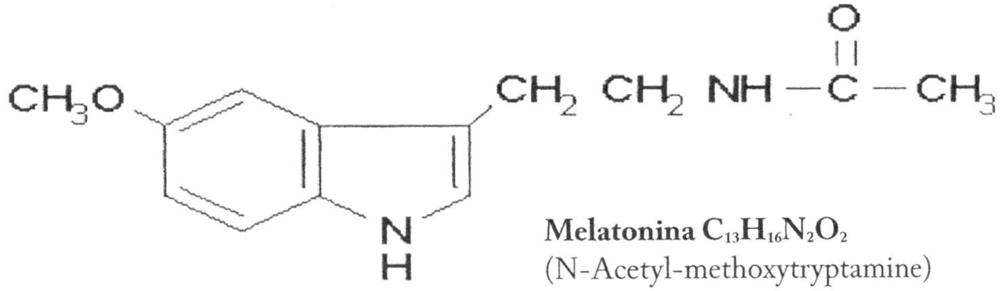

Melatonina $C_{13}H_{16}N_2O_2$
(N-Acetyl-methoxytryptamine)

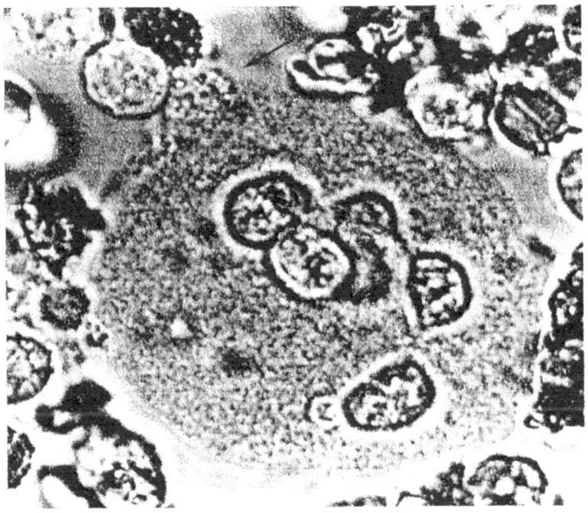

A)

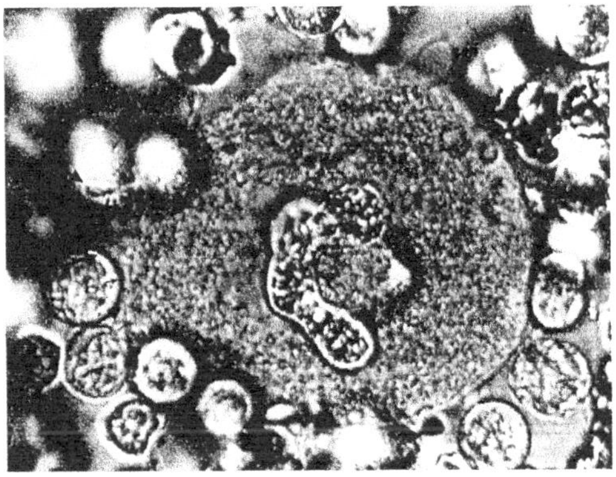

B)

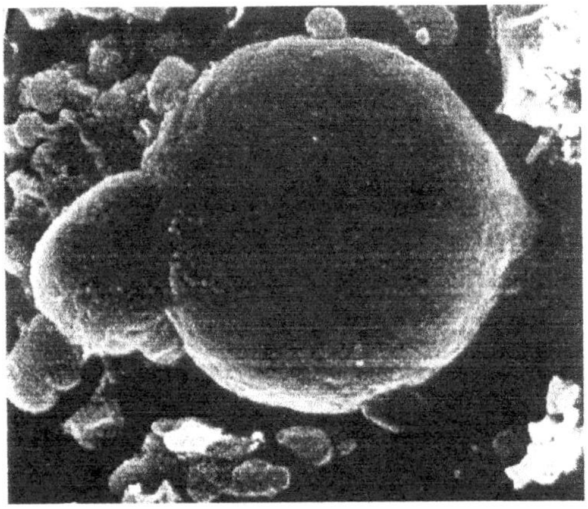

C)

Figura 4 - *MEG sospesi in soluzione di MLT. A) Attraverso un apparente buco nella membrana della cellula fuoriesce una notevole massa/protuberanza citoplasmatica e probabilmente si trasformerà in diverse piastrine. B) In questo MEG, la protuberanza citoplasmatica è diversa e la membrana rilascia il suo contenuto, molte piastrine sono libere intorno. C) La protuberanza citoplasmatica è evidente anche al microscopio elettronico (1000x).*

versi processi fisiologici. La MLT favorisce la produzione di piastrine (PLT) da parte dei megacariociti (MEG) (Figura 4 A, B) del midollo osseo dei ratti in vitro (Di Bella et al., 1979; Harker e Fink, 1969; Fedorko, 1978), il processo assomiglia alla formazione di frammenti citoplasmatici da parte del corpo dei MEG (Leven, 1987).
Per indagare le relazioni tra la MLT, la produzione di PLT e la corrente della membrana del MEG, è stata utilizzata la tecnica placca-pinza/patch-clamp, come suggerito da alcune caratteristiche dei MEG: cellule progenitrici delle piastrine, notevole grandezza,

poliploidia nucleare (Thiery e Bessis, 1956) e la presenza di canali di ioni (Kawa, 1990; Miller e Sheridan e White, 1978).

Materiali e metodi

Ratti Wistar maschi, del peso di 250-350 g, sono stati anestetizzati con cloroformio o etanolo (1:1:1) e dissanguati a morte. I femori sono stati rimossi e il midollo osseo estratto in piatti di plastica, contenenti soluzione salma senza Ca^{2+} (NaCl 135 mM; KCl %mM; $MgCl_2$ 1 mM; D-Glucosio 10 mM; hepes 01 mM; pH 7.3) a 4°C, almeno 4 ore prima dell'uso. Un piccolo frammento del midollo osseo diviso è stato trasferito nella camera di registrazione, contenente circa 1 ml di soluzione standard esterna (NaCl 133 mM; KCl 5 mM; $CaCl_2$ 2 mM; $MgCl_2$ 1 mM; D-Glucosio 10 mM; hepes 10 mM; pH 7.3) (Kawa, 1990). La base della camera di registrazione fu prima ricoperta con polipeptide adesivo (cell-tak®, Bedford, MA). Dopo la stabilizzazione dei megacariociti sul fondo, la camera fu montata sulla piattaforma mobile di un microscopio invertito (Leitz DM IL, Leica Mikroskopie; Wetzlar, Germania) e perfuso continuamente con soluzione standard esterna. Tutti gli esperimenti furono effettuati a temperatura ambiente. Una volta identificati chiaramente, i MEG furono stimolati con elettrodo-argento-polare (-60÷+60mV). Alla fine della risposta dei megacariociti, la perfusione di soluzione esterna standard fu sostituita da soluzioni di MLT.
Tutti gli esperimenti furono effettuati utilizzando la configurazione cellula-intera della tecnica placca-pinza/*patch-clamp* in *voltage clamp*. Alle cellule furono applicate le pinze al tipico voltaggio di -60mV e soggette a dei protocolli di voltaggio come descritto. Le correnti della membrana della cellula-intera furono registrate con un amplificatore placca-pinza/*patch-clamp* (Axopatch modello 1d, Axon Instrument, USA) e furono monitorate con un oscilloscopio di deposito (HN204-22, Germania). I segnali furono registrati e analizzati utilizzando un computer Pentium dotato di un sistema di acquisizione dei dati Digidata 1200 e di un software pCLAMP (Axon Instrument, USA). La filtrazione del segnale e la digitalizzazione furono adeguati secondo le specifiche caratteristiche delle correnti delle membrane. Pipette placca/*patch* furono ottenute allungando 1.5 mm di vetro capillare (Baxter, USA) (Narishige, Giappone). La resistenza delle pipette, riempite con soluzione interna standard (KCl 150 mM; $MgCl_2$ 1 mM; hepes 10 mM; pH 7.2) era ordinaria 2÷6 MΩ. Le soluzioni esterne ed interne furono titolate con NaOH e KOH 1M rispettivamente. Le osmolalità delle saline esterne ed interne furono misurate con un micro-osmometro automatico utilizzando la depressione del punto di congelamento (Roebling, Mestecniik, Berlino, Germania) e i loro valori erano 282±3.1 (media±S.D.; n=21) e 286±4.2 (Media±S.D.; n=11) mOsm/Kg H_2O rispettivamente.
La MLT (Sigma-Aldrich, Milano, Italia) fu dissolta nelle soluzioni standard interne o esterne poco prima dell'uso. Furono utilizzate diverse concentrazioni (5-10-25-50-100-500-1000 e 2500 μM) di MLT nella soluzione standard esterna e (5-25-100-500 μM) in quella interna. La *gravity-fed volume test* soluzione esterna fu controllata mediante sei valvole multisolenoidi (Generai Valve Corp., Fairfield, NJ) e introdotta attraverso una normale apertura nella camera di registrazione. Con questa tecnica, la soluzione che circonda un MEG potrebbe essere scambiata normalmente in 20 sec. La MLT dissolta nella soluzione standard esterna fu introdotta in una pipetta con una micro siringa; per pre-

venire l'improvviso contatto della soluzione di MLT con la membrana del MEG, la punta della pipetta fu prima riempita con la sola soluzione standard interna.
Risultati

Identificazione delle cellule e proprietà passive della membrana.
I megacariociti isolati da ratti Wistar adulti apparivano quasi sferici con un diametro di 20-50 μM. Le cellule che si erano stabilite sulla base della camera erano spesso solitarie e presentavano una superficie delle cellule chiara. Poiché le altre cellule contaminate avevano un diametro piccolo di meno di 12 μM, fu possibile distinguere i megacariociti dalle cellule circostanti senza difficoltà. Il diametro medio dei megacariociti registrati era 40±9 μM (media±S.D.; n=50), che fu stimato prima dell'applicazione degli elettrodi-placca. Dopo che la placca fu rotta e dopo che furono stabilite le registrazioni delle intere cellule, il valore del potenziale della corrente zero (V_0, assunto come presunta stima del potenziale di resistenza delle cellule) variava da -17 a -65 mV, con una media di -35±15 mV (media±S.D.; n=50). Durante la registrazione furono osservati frequenti cambiamenti del Vo che erano probabilmente legati alle variazioni della resistenza di coesione tra pipetta e membrana. La resistenza di alimentazione/energia era di 1.6±1.2 GΩ (media±S.D.; n=50), quando era utilizzata la soluzione standard esterna e la soluzione di riempimento della pipetta conteneva 150 mM KCl.

Relazione I/V sotto voltage clamping.
In questi esperimenti abbiamo studiato le correnti esterne che furono ottenute nelle condizioni precedentemente descritte. Negli esperimenti preliminari, abbiamo osservato che non vi fu alcuna variazione significativa d'intensità quando i megacariociti erano mantenuti ad un potenziale di -60 mV o -80 mV. Per ottenere una configurazione stabile decidemmo allora di fare i nostri esperimenti a Vh =-60 mV.
Le correnti esterne furono prodotte quando il potenziale della membrana fu reso più positivo di -60 mV e la loro ampiezza mostrò una notevole variazione intercellulare. L'ampiezza della corrente esterna misurata alla fine di una pulsazione di voltaggio di 200 ms aumentò costantemente mentre il potenziale della membrana era gradualmente reso più positivo. A forti depolarizzazioni, l'ampiezza delle suddette correnti mostrarono un lento decadimento durante la pulsazione di voltaggio, che suggerivano una possibile apparenza di inattivazione a depolarizzazioni intense (Kawa, 1990; Romero, 1997). Pulsazioni di voltaggio negative al di sotto di -150 mV non produssero apprezzabili correnti della membrana dipendenti dal voltaggio.

Caratterizzazione delle correnti di voltaggio-gate K^+.
Le correnti esterne erano veicolate da ioni di potassio, come osservato negli esperimenti preliminari, e furono bloccate mediante TBA applicato esternamente o parzialmente TEA. Le correnti K^+ esterne dei canali furono anche moderatamente ridotte dall'applicazione esterna di Co^{2+} (Hagiwara e Byerly, 1981), senza alcun cambiamento nella forma della corrente K^+. La Co^{2+} non cambiò in maniera apprezzabile le concentrazioni di cationi bivalenti sulla membrana della superficie esterna delle cellule (Hille, 1984). Non abbiamo trovato alcuna prova di una conduttività K mediata da Ca^{2+}.

Effetti della Melatonina

Aggiungendo MLT ad una sospensione di midollo osseo, la membrana delle cellule di alcuni megacariociti si assottiglia, si rompe e alla fine rilascia un gruppo di PLT (Di Bella et al., 1979; Harker e Fink, 1969). Questo processo giustifica interamente uno studio *in vitro* della MLT sui canali K^+ dei MEG e può contribuire validamente a chiarire la formazione delle piastrine.

Le varie dosi di MLT, dissolte nella soluzione standard esterna, furono soggette a perfusione per un periodo da 30 a 300 secondi e poi lavate con la stessa soluzione.

Non fu riscontrato alcun effetto sulla corrente esterna della membrana dei MEG quando le concentrazioni di MLT erano meno di 25 μM. Dopo, l'effetto aumentò con l'aumentare delle concentrazioni di MLT (Figura 5).

La figura 6 mostra un confronto di concentrazioni di MLT tra una percentuale di cor-

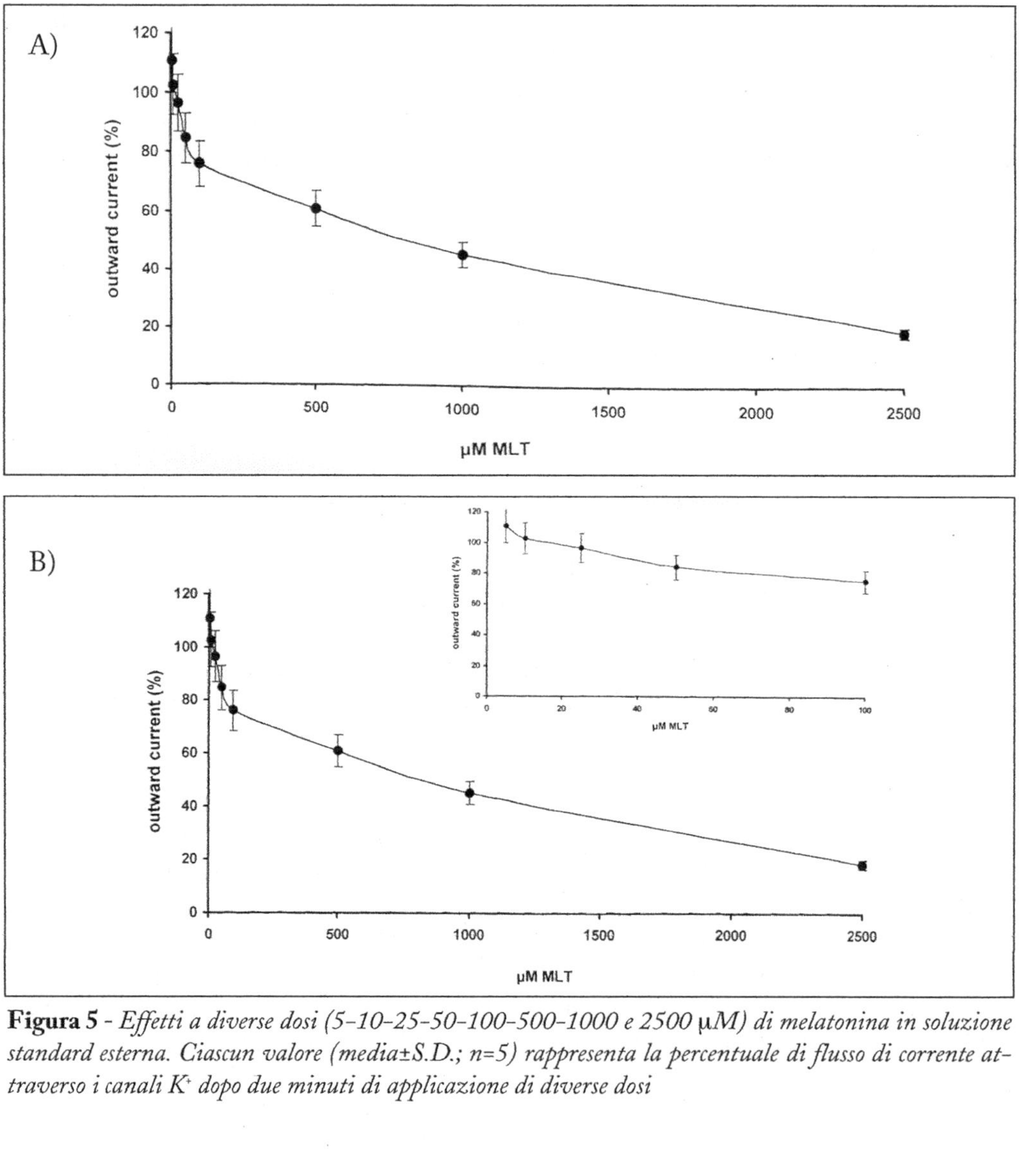

Figura 5 - *Effetti a diverse dosi (5-10-25-50-100-500-1000 e 2500 μM) di melatonina in soluzione standard esterna. Ciascun valore (media±S.D.; n=5) rappresenta la percentuale di flusso di corrente attraverso i canali K^+ dopo due minuti di applicazione di diverse dosi*

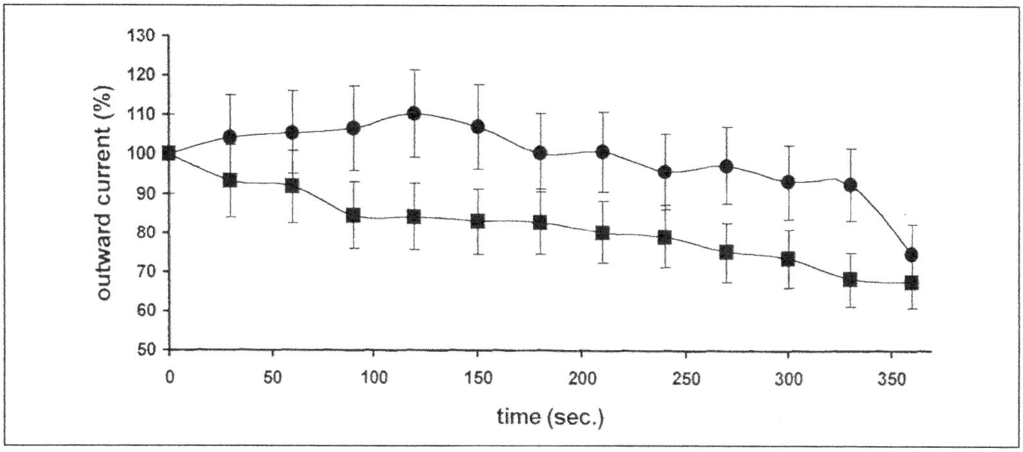

Figura 6. *Corrente esterna a concentrazioni di MLT di 50 µM (●) e 100 µM (■) dissolte in un soluzione standard esterna. A 50 µM solo dopo 4 minuti la corrente esterna inizia a cambiare; a 100 µM l'effetto è lento ma precoce e graduale (media±S.D.; n=5).*

rente esterna di 50 µM e 100 µM: alla prima dose la corrente esterna inizia a cambiare solo dopo 4 minuti e con la seconda dose l'effetto è lento ma precoce e graduale.
Naturalmente fu interessante notare che fino a concentrazioni di MLT di 500 µM gli effetti erano reversibili (Figura 7, A,B)
Con riferimento agli esperimenti con la MLT dissolta in una soluzione standard interna (Figure 8, 9), quest'ultima fu inserita nella pipetta con una micro siringa e poi attaccata/clamped alla membrana del MEG. Furono utilizzate concentrazioni di MLT di 5-25-100-500 µM, la figura 8 mostra l'effetto, dopo 3 minuti di applicazione di MLT, a diverse dosi sulla corrente esterna.

Discussione

Le piastrine sono prodotte dai MEG (Wright, 1906), ma il processo mediante il quale sono prodotte è poco conosciuto. Il mantenimento della massa, del numero e del volume di piastrine relativamente costante suggerisce che la produzione di piastrine è regolata da un preciso processo regolatorio. È anche vero che la teoria che le PLT sono formate dal processo di formazione di bolle della membrana (Behnke, 1969), o dalla proliferazione dai pseudopodi che si proiettano dai MEG negli spazi perisinusoidali del midollo osseo non è più valida, non solo perché è provato che le piastrine si sviluppano nel citoplasma dei MEG (Thiery e Bessis, 1956; Zucker-Franklin et al., 1987), ma anche perché le PLT hanno un volume ed una forma apprezzabili nei soggetti sani. Per chiarire il ruolo che sia la membrana sia il citosol dei MEG hanno nella formazione delle piastrine, sono stati testati gli effetti della MLT sulla corrente esterna della membrana dei MEG.
Poiché aggiungendo MLT ad una sospensione di cellule di midollo osseo le membrane di alcuni MEG si assottigliano si rompono e alla fine rilasciano un gruppo di PLT (Di Bella, 1979; Federoko, 1978; Harker 1969), è probabile che la MLT abbia un ruolo trofico sulla membrana dei MEG e la diminuzione della corrente esterna dopo la MLT è

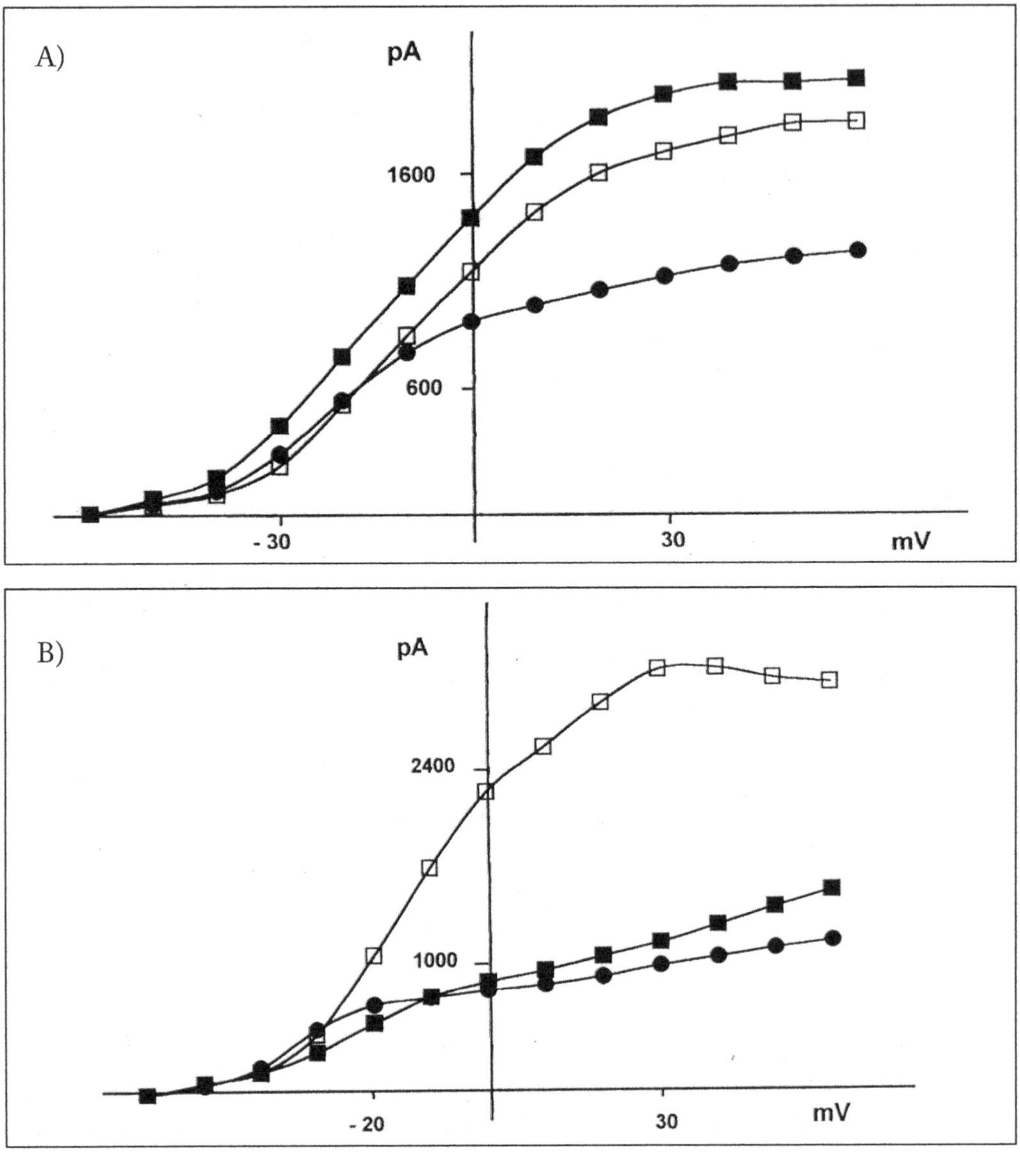

Figura 7 - *A) Relazioni di voltaggio di corrente (I/V) prima (□), durante l'applicazione di 120" di MLT (●), dissolta in soluzione standard esterna, e dopo il lavaggio (■). A) MLT a 500 μM. B) MLT a 1000 μM*

probabilmente rilevante, ma non spiega in maniera esaustiva la produzione e/o la migrazione delle piastrine.
Secondo Wald (109) "molte persone pensano che nella pratica clinica per testare qualcosa sia necessario capirne prima il funzionamento. Questa è un'idea sbagliata. In medicina l'efficacia di molti degli agenti più importanti fu in realtà scoperta nella pratica clinica molto prima che i loro meccanismi d'azione fossero compresi". Seguendo questa linea di pensiero, il Prof. Di Bella limitò i tentativi di controllare il progresso dei tumori negli es-

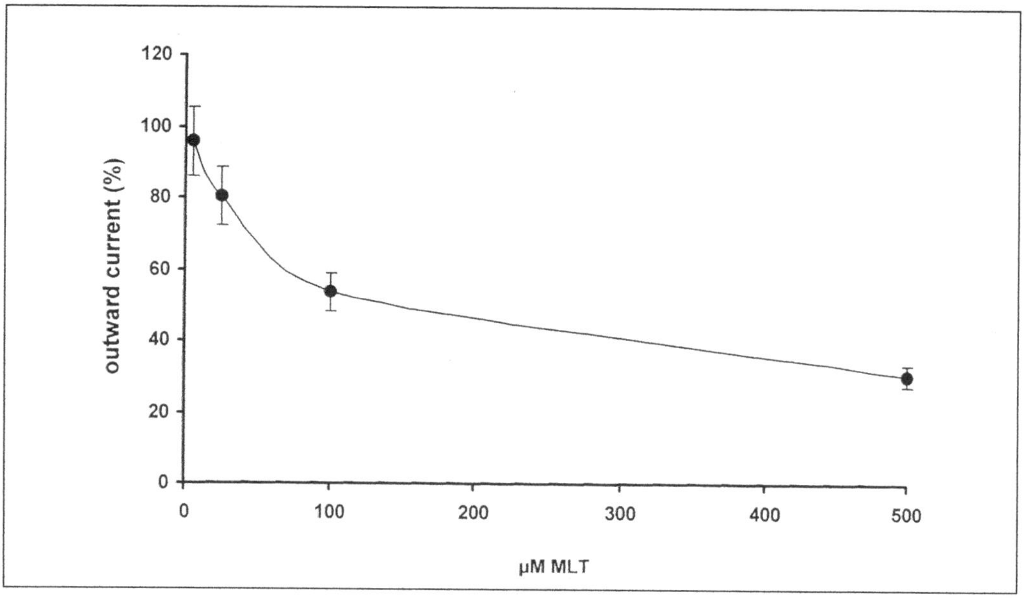

Figura 8 - *Effetto, dopo 3 minuti di applicazione di MLT, a dosi di 5-25-100-500 μM dissolte in soluzione standard interna (media±S.D.; n=5).*

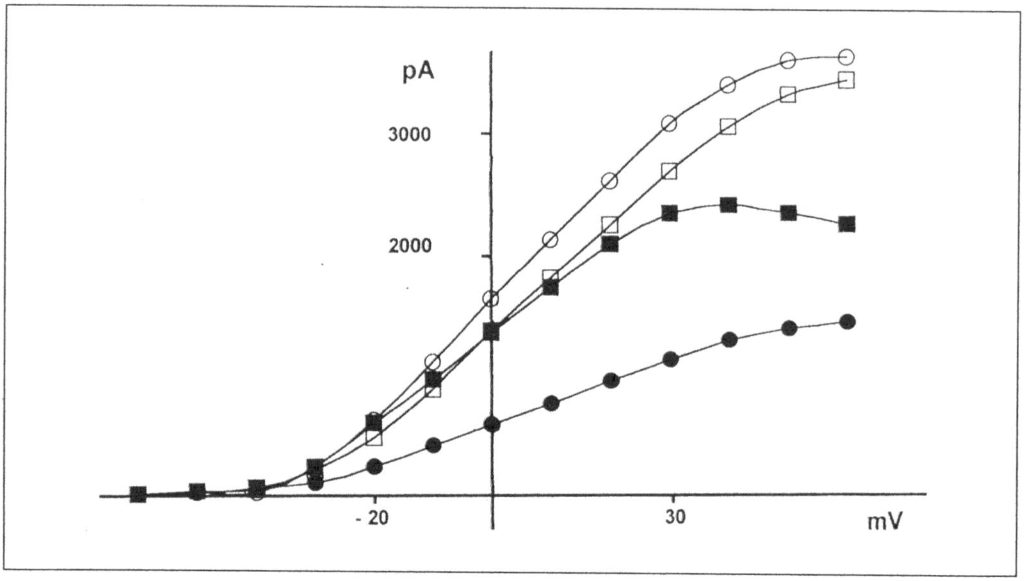

Figura 9 - *Relazioni I/V ai picchi della suddetta corrente nei MEG trattati con MLT dissolta in soluzione standard esterna ed interna. L'effetto della MLT dissolta in soluzione interna (○ prima e ● dopo la MLT) era più precoce e più intenso, alla stessa dose (500 μM) e dopo lo stesso tempo (150"), rispetto alla MLT dissolta in soluzione esterna (□ prima e ■ dopo MLT).*

seri umani a principi già testati che combinassero la mancanza di tossicità con la maggiore attività antiproliferativa. Questi studi portarono alla conclusione, già in parte condivisa dai principi generali della chemioterapia, che una singola sostanza può essere integrata nel tempo e la sua azione intensificata mediante il trattamento simultaneo con altre sostanze; e che sebbene la MLT non guarisca da sola alcun tumore, senza la MLT è difficile o impossibile trattare o curare qualunque manifestazione bio-clinica di un tumore. Raggiunta questa conclusione fu necessario indagare le cause, le cui radici non potevano che trovarsi nella fisiologia stessa. Si è unanimamente concordi che la MLT interviene nei processi metabolici in qualche modo legati al normale ritmo circadiano di luce/buio, giorno/notte, sonno/risveglio, che in molti soggetti è coinvolto nell'insorgere della sindrome depressiva stagionale e in diversi disordini affettivi e di comportamento, che in alcune specie più che in altre ha ripercussioni accertate sulla riproduzione. Ma queste azioni ben note ed ampiamente studiate non servono a chiarire l'effetto della MLT nella terapia del cancro. In un periodo di più di 15 anni, su più di 10.000 pazienti seguiti per diversi periodi di tempo, con varie dosi, durata del trattamento, momento di somministrazione e natura delle sostanze associate, e in pratica su ogni tipo di tumore liquido o solido, il Prof. Di Bella ha verificato l'utilità o l'indispensabilità della MLT. Il meccanismo d'azione è multiplo, e ogni singolo fattore non esclude gli altri. Comunque, in certi tipi di tumore una modalità di azione predomina sulle altre. La comprensione di questi aspetti determina le regole, modalità, dosaggi, e razionale d'impiego della MLT da sola o in multiterapia.

I punti che meglio caratterizzano e spiegano l'azione della melatonina sono i seguenti:

1. azione diretta sulla trombocitopoiesi e ripercussione indiretta sull'emopoiesi nel complesso;
2. interferenza con gli endoteli, con la produzione di EDRF e EDCF, metabolismo di proteinolipasi, scambi con la membrana basale;
3. neurotrasmissione cerebrale adrenergica e serotonergica e comportamento simile a APUD delle piastrine.

1. Influenza della MLT sull'emopoiesi

L'influenza della malattia carcinomatosa, in tutti i suo stadi e manifestazioni, sul cibo e sull'assunzione di liquidi può influenzare le molteplici espressioni dell'emopoiesi e non solo la produzione di piastrine. L'anoressia, fino a cachessia negli stadi terminali; disturbi della nutrizione, della digestione e dell'assorbimento dei cibi; diete speciali, non bilanciate e incomplete possono causare tra le altre cose, la riduzione di disponibilità di amminoacidi essenziali, come il triptofano, e da ciò riduzione di serotonina, MLT e derivati benzopirrolici.

La riduzione o mancanza di serotonina, NAT o HIOMT e substrati a livello delle terminazioni serotonergiche del midollo osseo provocano non solo una minor produzione di piastrine ma anche una malformazione delle piastrine (e da ciò alterazioni nelle rispettive funzioni) e una liberazione di piastrine ridotta, la comparsa di un midollo ricco di sostanza reticolare e di megacariociti, anche in processo di maturazione, ma con capacità eritro-leucopoietica ridotta. Anemia, leucopenia e trombocitopenia spesso hanno questa patogenesi in un gran numero di pazienti terminali col cancro. I fasci di fibre nervose che entrano nel midollo osseo e si muovono lungo i rami dell'arteria nutritiva con fibre prive di guaina mielinica, riforniscono i muscoli lisci di arteriole e di cellule parenchimali (110). Alcune fibre non mielinizzate terminano in stretto contatto con le cellule endoteliali dei sinusoidi, alcune terminano tra le cellule emopoietiche. La maggior parte delle fibre nervose vicine alle cellule parenchimali sono colinergiche e innervano anche le cellule colinesterasi-positive che sono presenti intorno ai megacariociti. Le fibre adrenergetiche inoltre mediano le sostanze chimiche alle estremità dei nervi (Miller e McKuskey (111). Le fibre adrenergiche e noradrenergiche, quelle colinergiche e serotonergiche mancano di siti specifici competenti, esse rilasciano mediatori a lunga distanza come se esistesse una forma simile all'ormone nelle varicosità assoniche serotonergiche. La serotonina è concentrata nei megacariociti, poi nelle piastrine insieme a meccanismi in parte Na-dipendenti, ed è trasformata in melatonina mediante i sistemi enzimatici della NAT e HIOMT, anch'essi concentrati nelle piastrine, nei corpi densi [Di Bella e Rossi, Launay, Barré, Costa e Da Prada (112)]. Il sistema serotonergico innerva con le sue fibre ogni area del sistema nervoso. Il nucleo serotonergico più importante nei topi è il nucleo rafe, che riceve impulsi importanti GABA-ergici dall'abenula laterale. La stimolazione dell'abenula produce un aumento significativo del conteggio di piastrine del sangue nelle 72 ore (Di Bella e Rossi). In conclusione, il sistema cerebrale della serotonina condiziona la produzione e la qualità delle piastrine nel midollo osseo, che a sua volta condiziona e regola diversi meccanismi di scambio del tessuto sanguigno mediante gli endoteli così come il ruolo di neurotrasmettitore e trofico generale del 5HT nel cervello. La somministrazione di 5HT (presumendo che i percorsi metabolici della sintesi biologica della MLT siano funzionanti) o della MLT nei pazienti con cancro può riportare alla normalità funzioni alterate degli scambi di tessuto sanguigno e l'importante funzione del sistema della serotonina del cervello. Il paziente con cancro che riceve dosi generose e continue di MLT presenta un emocromo tendenzialmente normale, non solo per il conteggio delle piastrine, che è spesso al di sopra dei valori normali, ma anche per il conteggio dei globuli bianchi e quadro protidemico normale. La funzione trofica della MLT sul midollo osseo si manifesta non solo nelle piastrine e nei globuli bianchi, ma anche nei globuli rossi. I risultati favorevoli sui talassemici già pubblicati nel 1973 sono ora dettagliati su larga scala: dopo 4 settimane, un talassemico trattato con 10-20 mg/giorno di MLT presenta un tasso di Hb in media 2 g% maggiore di quanto sarebbe senza MLT. Alla luce di questi effetti, riscontrati anche in soggetti normali, la MLT non può essere considerata una sostanza pericolosa, e può perciò essere applicata in qualsiasi malattia come direttamente utile, talvolta indispensabile e valida in tutti i casi di emergenza come i linfomi, mielomi e leucemie maligne, durante chemioterapia e radioterapia.

2. Influenza della MLT sugli scambi del tessuto sanguigno

Il numero e la qualità delle piastrine sono essenziali per l'integrità della circolazione (J.A. Oates, J. Hawiger, Ross Russel). I pazienti con cancro possono presentare piastrine con difetti alla membrana, come nella trombastenia e nella sindrome di Bernard-Soulier; nel Willebrand; piastrine con deficit di corpi densi come nella sindrome di Hermansky-Pudlok o nella sindrome di Wiskott-Aldrich e nella sindrome Chediak-

Higashi; piastrine con mancanza di granuli-alfa (le piastrine grigie); piastrine con anomalia di May-Heggelin; o quelle con deficit di tromboxano o cicloossigenasi. Il cancro sembra avanzare più rapidamente e con maggiore, inspiegabile malignità quando uno di questi disordini è presente. Il tipico colore cachettico della pelle del viso, a volte così manifesto che da solo orienta alla diagnosi di neoplasia, ritorna normale già dopo pochi giorni di trattamento con MLT. Ciò accade in particolare nel caso di leucemici. Il fenomeno dipende solo in parte dall'aumento di sintesi dell'Hb come riscontrato nei talassemici (che porta ad una considerevole riduzione della quantità e frequenza di trasfusioni), ma dipende inoltre da una diminuzione della degradazione dell'Hb. In un soggetto normale 10^{12} piastrine contattano $3x10^9$ capillari in circa 1,000 m^2, coperti da $7x10^{11}$ cellule endoteliali. Nei brevi tratti capillari, dove il flusso tende a seguire un percorso laminare, le piastrine che aderiscono alla parete sono quasi stazionarie. Quando la densità del sangue diminuisce come nelle disprotidemie, e la viscosità del sangue raggiunge poche centipoise, quando il calibro di un vaso diminuisce a causa della compressione da parte dei linfonodi o delle vicine masse tumorali, il flusso può diventare turbolento e il numero di Reynolds può superare il valore di 1.000. In queste condizioni, la piastrina è deformata, si frammenta e rilascia le glicoproteine, gli eicosanoidi, i recettori e gli enzimi della parete, le proteine alfa-granuli come il fattore piastrinico IV, le proteine simili alla tromboglobuline, PDGF, la thrombospondin, i nucleotidi metabolici e l'adrenalina, la serotonina e la MLT, Cal-Modulin, il fibrinogeno e il fattore Willebrand. La norepinefrina e la 5-HT sono attivamente assorbite e degradate enzimaticamente; possono essere ossidate mediante ossidasi monoamina (MAO) o metilate in presenza di catecol-O-metiltransferasi (COMT). In presenza di NAT e HIOMT, la serotonina può produrre MLT, ma diversi dei suoi metaboliti possono essere piuttosto attivi [Leone, Similan, Hill, Wheland e Shellard (113)]. La MLT si è dimostrata fra i più attivi agenti antiaggreganti; anzi si può considerare il più fisiologico anti-aggregante piastrinico. Quest'azione dipende dall'elevato contenuto di adenosinfosfatasi negli organuli di deposito delle piastrine e dalla presenza di adenosina nel citosol. La prima fase dell'aggregazione piastrinica è nettamente inibita dalla MLT (inibizione della "shape change") e l'entità e la durata dell'inibizione sono proporzionali alla concentrazione di MLT (Di Bella e Rossi). Quest'azione rappresenta una delle azioni fondamentali del meccanismo d'azione della MLT sugli scambi emo-tissutali nei tessuti normali e in quelli neoplastici. Il legame della MLT con l'adenosinfosfatasi è già stato studiato da Tranzer, Da Prada e Pletscher (114) (1967-70) e da Di Bella e Rossi (1976). Si tratta di un legame debole (-3 kcal/mol), relativamente aspecifico, considerato da Jeffrey e Saenger (115) di primaria importanza per la vita, a tal punto che la vita senza il legame ad idrogeno sarebbe impossibile, soprattutto per la sua rapidità (10^{-9} s). Le cellule endoteliali normali non permettono la deposizione delle piastrine sulla superficie capillare in condizioni fisiologiche. Al contrario, i globuli rossi possono aderire al lato luminale, in particolare in condizioni emodinamiche anormali. Le piastrine possono estroflettere pseudopodi verso i globuli rossi vicini. Fattori diversi possono comunque contribuire alla disintegrazione progressiva delle piastrine e al rilascio del loro contenuto. Mentre la distruzione procede, le piastrine si rimpiccioliscono fino a scomparire, nel normale processo di turn-over piastrinico. In questo processo squisitamente fisiologico, la MLT gioca un ruolo importante nel preservare l'integrità delle piastrine, aumentando la loro durata, regolando la cessione dei loro componenti all'endotelio sottostante e assicurando e dirigendo la loro funzione. L'anormale deposizione di piastrine in seguito alla loro attivazione, la riduzione di concentrazione di MLT o lesioni endoteliali, possono ridurre progressivamente il conteggio delle piastrine nel sangue. Le molecole cationiche dei granuli delle piastrine inducono la proliferazione dei muscoli lisci delle pareti dei vasi e la sintesi delle proteine; il PDGF può indurre migrazione delle cellule dei muscoli lisci dalla struttura media a quella intima e iniziare le fasi preliminari di aterogenesi, formazione dei trombi e linfedema.

3. Influenza della MLT sulle funzioni del sistema nervoso nel cancro

L'origine biochimica della MLT dalla 5-HT, la localizzazione di neuroni e terminazioni contenenti 5-HT da parte di Dahlstrom e Fuxe (116) (1964-65) con la tecnica istochimica della fluorescenza di Falck-Hillarp, la dimostrazione della raccolta di queste cellule prevalentemente sul piano sagittale, con scariche tipicamente lente e regolari [Aghajanian, Foote e Sheard (117), 1968] formano le basi per spiegare molte delle funzioni inibitorie della MLT sulle cause ed elementi eziopatogenetici dei tumori. Inoltre, secondo Brodie e Shore (118) (1957), la 5-HT e la norepinefrina possono agire come sistemi neurochimici opposti, simili all'epinefrina e all'acetilcolina nel sistema nervoso autonomo periferico. Ma i tessuti periferici, derivati dalla cellule APUD, così come i tumori delle cellule APUD, utilizzano le stesse molecole neurotrasmettitrici del cervello. Le piastrine possono essere considerate elementi estremamente adatti, onnipresenti, multifattoriali, itineranti e mobili di un sistema APUD plastico e ubiquitario, con il suo contenuto di 5-HT e norepinefrina, acetilcolina ed epinefrina, di MLT, NAT e HIOMT, di deposito e derivati metabolici dell'adenosina (AMP, ADP, ATP). Le piastrine talvolta si comportano come un neurone melatoninergico e dopaminergico, serotonergico e adrenergico, secondo le diverse condizioni locali e la natura ergica dei nuclei. Le piastrine possono assorbire e immagazzinare 5-HT; possono anche sintetizzare la MLT poiché anch'esse sono fornite di 5-HT-decarbossilasi. Brodie (1958), Udenfriend e Wessbac (1958) affermavano che il tasso di turn-over nel cervello di 5-HT è maggiore rispetto a quello nell'intestino.

Esiste una gran quantità di dati farmacologici (legami con l'imipramina; comportamento verso gli antidepressivi ciclici, resurpina, tetrabenazina, N-etilmaleinimide) che indicano un'ampia affinità funzionale e complementarietà di azione tra le piastrine e i neuroni del sistema serotonergico. Questa funzione delle piastrine, che rilasciano i loro depositi di 5-HT ed espellono materiale dai loro granuli quando vengono attivate dagli stimoli adeguati (azione di rilascio delle piastrine) è stata considerata piuttosto simile al rilascio di neurotrasmettitori da parte dei neuroni centrali. La reazione di rilascio delle piastrine e il comportamento di secrezione insieme servono come modello per il rilascio dei neuroni centrali serotonergici e adrenergici.

I corpi serotonergici delle cellule sono ristretti in gruppi nel tronco cerebrale; costituiscono circa 1/1.000.000 di tutti i neuroni del sistema nervoso centrale, ma la loro influenza è ben oltre questo numero, a causa dell'enorme numero di varicosità. Molte cellule non 5-HT esistono nei nuclei (nuclei rafe) perché molti neuropeptidi si trovano negli stessi corpi cellulari: encefalina, TRH, sostanza P, neuropeptide Y. Grossi dendriti da cellule 5-HT raggiungono lo strato ependima, tanociti ventricolari e molte terminazioni in stretta prossimità delle cellule endoteliali che contattano anche le piastrine. I nuclei serotoninergici rafe ricevono importanti informazioni dalla parte anteriore del cervello limbico e dall'abenula laterale [Aghajanian e Wang (119); Sakai, Salvert, Touret & Jouvet (120)], la cui stimolazione elettronica produce un significativo aumento del conteggio delle piastrine (Di Bella e Rossi). Interneuroni GABA sembrano fornire un efficiente meccanismo inibitorio sui nuclei serotonergici del rafe. In alcuni punti del sistema nervoso centrale dei mammiferi, dove non si trova alcuna specializzazione sinaptica, la 5-HT delle piastrine può essere rilasciata e diffusa ad una distanza di diverse centinaia di micron. I neuroni serotonergici nella dorsale del rafe mostrano dei cambiamenti tonici in attività nel momento di transizione dal sonno alla veglia e viceversa. Altri specifici gruppi di neuroni colinergici (nella parte anteriore del cervello basale e nel tegmento pontino dorsale), di neuroni noradrenergici (nel locus ceruleus), di neuroni dopaminergici (nella sostanza nera e nell'area tegmentaria ventrale), di neuroni istaminergici (nell'ipotalamo tubero-*mammillary*) agiscono in maniera simile. Una risposta neuronale diversa da quella fisiologica nota e studiata finora (*neuronal firing*) implica l'attivazione del secondo messaggero, la formazione di proteinkinasi, il controllo dei prodotti di fosforilazione da parte delle fosfatasi. Queste reazioni si estendono per decine di millisecondi fino anche a minuti e possono portare all'attivazione di geni. L'espressione di geni specifici può essere attivata o disattivata nel giro di minuti oppure ore attraverso la trascrizione di molecole capaci di legarsi a segmenti specifici regolatori del DNA. Il ciclo sonno/veglia per i suoi rapporti di durata può modulare questo tipo di reazioni cellulari, come si è potuto dimostrare attraverso le conseguenza dell'abolizione totale del sonno, ovvero attraverso l'eliminazione soltanto del sonno REM. I primi geni coinvolti sono l' "immediate early gene" (c-fos) e "NGFI-A", i quali esprimono fattori di trascrizione che possono essere evocati anche da afferenze extracellulari. Il relativo mRNA e le proteine di c-fos a NGFI-A sono modulati dallo stato di veglia o di sonno come forse anche da afferenze ambientali od autogene. La serotonina può promuovere l'espressione della proteina Fos nella corteccia cerebrale di ratto (Lesile R.A. e Call, Neuroscience, 1993, 53, 457), laddove la distruzione di nuclei serotonergici ovvero il trattamento con antiserotoninici impedisce detti effetti (Bhat e Baraban (121). Siamo agli inizi di un nuovo capitolo della fisiologia del sistema nervoso centrale, che prospetta l'evenienza di un dato evento come la risultante fattoriale di diverse serie di fattori.

Fra questi non la MLT nella sua staticità molecolare, bensì nel suo dinamismo chimico esercita un ruolo, che, limitato prevalentemente al sistema serotonergico, può raggiungere estrema complessità e fine adattamento attraverso il sistema APUD piastrinico, e interferire in funzione antiblastica nell'etiopatogenesi e nell'evoluzione dei tumori.

Meccanismi d'azione della melatonina

– Azione antiaggregante piastrinica dipendente dal legame della MLT con i microtubuli

piastrinici, sinergica all'effetto antiaggregante dell'alfa MSH, probabilmente dovuto ad affinità di legame della MLT e alfa MSH per lo stesso recettore di membrana (Di Bella)
- Anche la documentata capacità della MLT di diminuire la trascrizione del recettore dell'estrogeno, di bloccare gli effetti della prolattina e l'effetto blastico indotto dal fattore di crescita epidermico (EGF), sono aspetti di una sicura valenza antitumorale (Bartsch).
- Concorre sia alla sintesi della NO-sintasi, potenziandone la complessa attività anche antitumorale, probabilmente in sinergismo con Ca-modulina, tirosinkinasi, TGF. In questa serie di reazioni che portano sia alla produzione di NO, che alle poliamine, la MLT può esercitare un ruolo fondamentale. Una delle molteplici attività della MLT, interessa la modulazione dell'attività ipofiso-gonadica, unitamente all'attività immunomodulatoria, con azione "scavenger" antitumorale (Di Bella).
- Esprime una complessa capacità di interagire con modalità, tempi e meccanismi molteplici con la biologia neoplastica (Di Bella).
- Dispone ubiquitariamente gli esteri fosforici dell'AMP, ADP, ATP. Questo rappresenta il ruolo fondamentale, primario d'intervento della MLT nella patologia neoplastica (Di Bella).
- Esercita un ruolo unico tra i componenti del DNES (Sistema Neuroendocrino Diffuso), ed è un componente essenziale dell'apparato sistemico di risposta e controllo della protezione dell'organismo, agendo in tutti i sistemi d'organi. Pertanto si può considerare la MLT extrapineale, come una molecola chiave del sistema paracrino per la coordinazione locale delle reazioni intercellulari (Kvetnoi).
- In forma fisiologica, omeostatica l'organismo tende a normalizzare o contenere i processi proliferativi patologici attraverso la MLT (Kvetnoi).
- La produzione di MLT e dei relativi peptidi APUD, in sito, nei carcinomi non endocrini, svolge un ruolo determinante nei meccanismi autocrini di omeostasi antitumorale (Kvetnoi).
- Riduce l'incidenza di noduli alveolari iperplastici, e la presenza della proteina N-ras, nelle lesioni iperplastiche focali, inoltre previene efficacemente anche l'atipia delle cellule epiteliali e gli adenocarcinomi della mammella, nella quale riduce anche l'iperplasia del tessuto linfoide (Mediavilla).
- Rappresenta la molecola chiave del sistema paracrino per la coordinazione distrettuale delle relazioni intercellulari (Maestroni, Conti).
- Il tasso plasmatico di MLT è in forte correlazione inversamente proporzionale con l'indice proliferativo dei tumori, immunoistochimicamente determinato attraverso la presenza dell'antigene nucleare delle cellule proliferanti (Bartsc).
- Effetto antiproliferativo dose-dipendente della MLT (Crossino).
- Effetto antagonizzante sulla crescita prolattino-dipendente del carcinoma umano del seno (Lemus-Wilson).
- Effetto inibente in dosi fisiologiche sulla sintesi di DNA in cellule neoplastiche (Cos).
- Esercita la sua funzione antitumorale anche sugli spazi di giunzione intercellulare inducendo la proteina dello spazio di giunzione CX32 (Kojma)
- Attiva a livello intercellulare il processo di polimerizzazione del tubulin, a concentrazioni fisiologiche induce un aumento di microtubuli nelle cellule tumorali (Melendez).
- Aumenta la radiosensibilità ed esercita effetti stabilizzanti sui disordini metabolici che

si sviluppano durante il processo oncologico, esercita capacità immunomodulante, attiva la funzione citotossica dei linfociti natural-killer e la produzione di interferone.
- Esercita azione radioprotettiva e dimostra di possedere proprietà radiomodificanti (Kvetnoi).
- Se somministrata prima della radioterapia riduce i danni epatici delle radiazioni ionizzanti. La sua azione radioprotettiva viene attuata attraverso l'inattivazione dei radicali liberi prodotti dalle radiazioni ionizzanti (Taysi).
- Protegge le cellule nervose dallo stress ossidativo indotto dal cobalto, dalla neurotossicità ed aumenta la secrezione di beta amiloide (Olivieri).
- Previene e ritarda la carcinogenesi chimica (William J.M. Hrushesky)
- Inibisce nei pazienti neoplastici simultaneamente e velocemente sia il rilascio di acido grasso dai corpi adiposi, sia l'assorbimento dell'acido grasso da parte dei tumori (Sauer).
- Esercita effetto antiradicalico sinergico a quello della Vit. E, protegge l'intera cellula dallo stress ossidativo con vari mezzi, tra cui il potenziamento di sistemi enzimatici quali la glutatione perossidasi, l'aumento della sintesi del mRNA e conseguentemente la superossidodismutasi. Inibisce la perossidazione lipidica, con effetto sinergico ai retinoidi. Riduce l'incidenza di mutazioni e pertanto le probabilità di cancro (Reiter).
- Inibisce l'increzione di fattori potenzialmente cancerogeni come la prolattina (Lemus-Wilson).
- Esercita attraverso i recettori mel1 azione antiproliferativa diretta sulle cellule di cancro umano alla prostata LNCaP androgeno sensibili (Xi SC e Tarn).
- Regola diversi messaggeri secondari: cAMP, cGMP, diacilglicerolo, inositolo, ac. arachidonico e la concentrazione intracellulare di Ca^{2+}. La MLT regola anche i fattori di trascrizione, cioè la fosforilazione della proteina legante, elemento che risponde al cAMP e l'espressione del c-Fos. Esercita meccanismi inibenti l'adenilciclasi, e modulante il metabolismo del fosfolipide e ($Ca^{2+}O$) (Vanecek).
- Nei talassemici migliora la sintesi di Hb e ne rallenta la degradazione aumentando anche la resistenza globulare (Di Bella).
- Effetto antiproliferativo sinergico della MLT e Vit. D3 con capacità delle due molecole di inibire con modalità dose-dipendente la proliferazione cellulare esprimendo un reciproco e altamente significativo potenziamento anche nell'aumento dell'espressione di TGF-beta che concorre al blocco proliferativo (Bizzarri).
- Mobilizza AR (recettore dell'androgeno) dal cariosol al citosol e ne limita l'espressione, limitando così le risposte epiteliali all'androgeno (Rimler).
- Agisce da agente oncostatico cronobiologico in grado di controllare la proliferazione cellulare e attivare l'apoptosi (Blask).
- Inibisce i tumori estrogeno-dipendenti riducendo l'espressione e la trascrizione del recettore dell'estrogeno, la pervietà dei canali ionici delle membrane cellulari al calcio, l'attività delle proteinchinasi, l'architettura e la funzionalità citoscheletrica, la veicolazione, la metabolizzazione e l'utilizzazione dell'acido linoleico e altri acidi grassi da parte delle cellule neoplastiche. Sopprime EGFR, (recettore del fattore di crescita epidermico) (Blask).
- Inibisce reversibilmente la proliferazione neoplastica, mentre aumenta l'espressione delle proteine P 53 e P21 WAF 1, regola il ciclo cellulare e l'incidenza di metastasi

mediante espressione delle proteine di adesione cellulare E-caderina e di beta 1 integrina (Pawlikowski).
- La MLT riduce inoltre l'espressione di ER e la risposta del DNA al complesso ER (Pawlikowski).
- Inibisce la diffusione metastatica delle cellule tumorali. L'azione si realizza attraverso una ridotta attrazione per la fibronectina (Mediavilla).
- La quantità di cellule neoplastiche che i tessuti possono elaborare e liberare, è condizionata dalla funzione inibente antitumorale della MLT e dalla sua concentrazione nel sangue e nei tessuti (Di Bella).

Secondo il Prof. Di Bella la MLT apre pertanto un nuovo capitolo della fisiologia del sistema nervoso centrale, che prospetta la comparsa di un dato evento come la risultante fattoriale di diverse serie di fattori. Tra questi non la MLT nella sua staticità molecolare, bensì nel suo dinamismo chimico esercita un ruolo, che limitato prevalentemente al sistema serotonergico, può raggiungere estrema complessità e fine adattamento attraverso il sistema APUD piastrinico, e interferire in funzione antiblastica nell'etiopatogenesi e nell'evoluzione dei tumori (Di Bella).

Bibliografia

1. Kawa, Voltage-gated calcium and potassium currents in megakaryocytes dissociated from guinea-pig bone marrow, J.Physiol.1990;431:187-206.
2. Romero e Sullivan, Complexity of the outward K+ current of the rat megakaryocyte, Am.J of Physiol 1997, 272:C1525-31.
3. Stenberg e AA, Disruption of microtubules *in vivo* by vincristine induces large membrane complexes and other cytoplasmatic abnormalities in megakaryocytes and platelets of normal rats those in human and Wistar Furth rat hereditary macrothrombocytopenias, Cell. Physiol 1995;162:86-102.
4. Kapural e Fein, Changes in the expression of voltage-gated K+ currents during development of human megakaryocytic cells, Biochim Biophys Acta.1997;1326:319-28.
5. Hamill e AA, Improved patch clamp techniques for high-resolution current recording from cells and cell-free membrane patches, Pflugers Arch, 1981, 391. 85-100.
6. Altschule, Frontiers of Pineal Physiology, The Mit Press, MA, 1975, pag. 288.
7. Kitay e Altschule, The pineal gland, Harvard Univ. Press, Cambridge.
8. Lerner e Nordlund, Melatonin: clinical pharmacology, J Neural Transm Suppl. 1978;(13):339-47.
9. Bartsch C, Bartsch H. [Significance of melatonin in malignant diseases],Wiener Klinische Wochenschrift. 109(18):722-9, 1997 Oct 3.
10. Benot, Gobema, Reiter, Garcia, Maurino, Osuna, Guerrero, Physiological levels of melatonin contribute to the antioxidant capacity of human serum. J Pineal Res 1999 Aug; 27 81):59-64.
11. Kvetnoy e AA, Melatonin and tumour growth: from experiments to clinical application, 1994, in Kvetnoy e Reiter, Melatonin: general biological and oncoradiological aspects, MRRC Press, Obninsk, pp 17-23.
12. Bosman, Neuroendocrine cells in non-endocrine tumours, 1984, in Falkmer e AA, Evolution and tumour pathology of the neuroendocrine system, Elsevier Science Publishers B.V., Amsterdam, pp 519-43.
13. Maluf e Koerner, Carcinomas of the breast with endocrine differentiation: a review, 1994, Virch Arch 425:449-57.
14. Koerner, Carcinomas of the breast with endocrine differentiation: a review, 1994, Virch Arch, 425:449-57.
15. Bonkhoff e AA, Endocrine-paracrine cell types in the prostate and prostatic adenocarcinoma are postmiotic cells, Hum Pathol 26:167-70.

16. Raikhlin e Kvetnoy, The APUD system (diffuse endocrine system) in normal and patological states, 1994, Physiol Gen Biol Rev 8, part 4:1-44.
17. Mediavilla e AA, Melatonin increases p53 and p21WAF1 expression in MCF-7 human breast cancer cells *in vitro*, Life Sciences. 65(4):415-20, 1999.
18. Maestroni, Conti, Covacci, Melatonin-induced immuno-opioids: fundamentals and clinical perspectives, in Maestroni, Conti, Reiter (eds), Advances in Pineal Reserach: 7, John Libbey, London, pp 73-81.
19. Barrett, Characterization of melatonin antiproliferation effects in normal and neoplastic epithelial cells, Laboratory of Molecular Carcinogenesis, NIEHS - Research Triangle Park, North Carolina, Start Date: 9/93, End Date: 9/95, FY95 Funds.
20. Kvetnoy, C Bartsch, H Bartsche e AA, Nocturnal urinary 6-sulphatoxymelatonin and proliferating cell nuclear antigenimmunopositive tumour cells show strong positive correlations in patients with gastrointestinal and lung cancer, 1997a, J Pineal Res 23:90-6.
21. Lemus-Wilson, Kelly, Blask, Melatonin blocks the stimulatory effects of prolactin on human breast cancer cell growth in culture, 1995.
22. Cos e AA, Melatonin inhibits DNA synthesis in MCF-7 human breast cancer cells *in vitro*, 1996, Life Sci 58:2447-53.
23. Kojima e AA, Effects of melatonin on proliferation, oxidative stress and Cx32 gap junction protein expression in primary cultures of adult rat hepatocytes, Cell Struct Funct. 1997 Jun;22(3):347-56.
24. Melendez e AA, Effect of melatonin on beta-tubulin and MAP2 expression in NIE-115 cells, Neurochem Res. 1996 Jun;21(6):653-8.
25. Feychting e AA, Reduced cancer incidence among the blind, Epidemiology. 1998 Sep;9(5):490-4.
26. Karasek e AA, Future of melatonin as a therapeutic agent, Neuroendocrinol Lett. 2002 Apr;23 Suppl 1:118-21.
27. Oziegiel, Effect of melatonin on cytotoxic effects of daunorubicin on myocardium and on transplantable Morris hepatoma in rats.Pol J Pathol. 2002;53(4):201-4.
28. Vijayalaxmi, Melatonin: from basic research to cancer treatment clinics, J Clin Oncol. 2002 May 15;20(10):2575-601.
29. Lissoni, Is there a role for melatonin in supportive care?, Support Care Cancer. 2002 Mar;10(2):110-6. Epub 2001 Nov 13.
30. Inui, Cancer anorexia-cachexia syndrome: current issues in research and management, CA Cancer J Clin. 2002 Mar-Apr;52(2):72-91.
31. Taysi e AA, Melatonin reduces lipid peroxidation and nitric oxide during irradiation-induced oxidative injury in the rat liver, J Pineal Res. 2003 Apr;34(3):173-7.
32. Karbownik e Reiter, Melatonin protects against oxidative stress caused by delta-aminolevulinic acid: implications for cancer reduction, Cancer Invest. 2002;20(2):276-86.
33. Jatoi, Aggressive multimodality therapy for patients with locally advanced esophageal cancer: is there a role for amifostine?, Semin Oncol. 2003 Dec;30(6 Suppl 18):72-5.
34. Davis e AA, Residential magnetic fields and the risk of breast cancer, Am J Epidemiol. 2002 Mar 1;155(5):446-54.
35. Olivieri e AA, Beta-amyloid modulates tyrosine kinase B receptor expression in SHSY5Y neuroblastoma cells: influence of the antioxidant melatonina, Neuroscience. 2003;120(3):659-65.
36. Sauer e AA, Melatonin inhibits fatty acid transport in inguinal fat pads of hepatoma 7288CTC-bearing and normal Buffalo rats via receptor-mediated signal transduction, Life Sci. 2001 May 11;68(25):2835.
37. Sauer e AA, Polyunsaturated fatty acids, melatonin, and cancer prevention, Biochem Pharmacol. 2001 Jun 15;61(12):1455-62.
38. Teplitzky, Chemoprevention of NMU-induced rat mammary carcinoma with the combination of melatonin and 9-cis-retinoic acid, Cancer Lett. 2001 Jul 26;168(2):155-63.
39. Lissoni e AA, Decreased toxicity and increased efficacy of cancer chemotherapy using the pineal hormone melatonin in metastatic solid tumor patients with poor clinical status. European Journal of Cancer. 35(12):1688-92, 1999 Nov.
40. Lissoni e AA, Eliminazione dell'influenza negativa degli oppioidi sull'immunoterapia IL-2 del cancro

alle cellule renali mediante melatonina, European Urology. 38(1):115-8, 2000 Jul.

41. Lissoni e AA, A randomized study with subcutaneous low-dose interleukin 2 alone vs. interleukin 2 plus pineal neurohormone melatonin in advanced solid neoplasms other than renal cancer and melanoma, Br J Cancer. 69(1):196-199, 1994 Jan.
42. Ahlbom A, Feychting M. A Bayesian approach to hazard identification. The case of electromagnetic fields and cancer, Ann N Y Acad Sci. 1999;895:27-33.
43. Semm e AA, Effects of eart-strenght magnetic field on electrical activity of pineal cells, Nature, 1980, 22 8, 607.
44. Norris e Bonnell, People in 50Hz electric and magnetic fields: Studies in the United Kingdom, 1988, in Electromagnetic Fields and Neurobehavioral Function, O'Connor M.E., Lovely R.H., eds., Liss. A.R., New York., pp. 349.
45. Stevens, Leukemia and exposure to magnetic fields, N Engl J Med. 1997 Nov 13;337(20):1471-2; author reply 1473-4.
46. Reiter, 60 Hz Magnetic field effects on in vivo pineal melatonin, University of Texas Health Science Center, Start Date: 09/28/94, End Date: 08/31/98, R01ES07132.
47. Reiter e AA, Farmacologia e Fisiologia della melatonina nella riduzione di stress ossidativo in vivo - pag 71.
48. Pierpaoli, Integrated phylogenetic and ontogenetic of neuroendocrine and identity-defense, immune functions in Psychoneuroimmunology (Edito da Ader R), pp. 575- 606. Academic Press, New York, 1981.
49. Pierpaoli e YI CX, The involvement of pineal gland and melatonin in immunity and aging. I. Thymusmediated, immunoreconstituting and antivital activity of thyrotropin releasing hormone. J Neuroimmonol. 27, 99-109, 1990.
50. Maestroni, Conti, Pierpaoli, Pineal melatonin, its fundamental immunoregulatory role in aging and cancer, Ann. NY Acad. Sci. 1988; 521:140-8.
51. Lesnikov e Pierpaoli, Pineal cross-transplantation (old-to-young and viceversa) as evidence for an endogenous "aging clock". Ann NY Acad Sci. 719, 456-60, 1994.
52. Moccheggiani e AA, Melatonin administration in tumor-bearing mice (intact and pinealectomized) in relation to stress, zinc, thymulin and IL-2, Int J Immunopharmacol 1999 Jan; 21 (1):27-46.
53. Slovinska-Klencka e Lewinski, Role of melatonin in human physiology and pathology. II. Involvment of melatonin in pathogenesis of affective and chronobiological disorders. Melatonin and the aging process. Melatonin and neoplasms, Postepy Hig Med Dosw 1993; 47 (4):267-76.
54. Panzer, Depression or cancer: the choice between serotonin or melatonin. Med Hypotheses 1998 May; 50(5):385-7.
55. Beck Friis e AA, Serum melatonin in relation to clinical variables in patients with major depressive disorder, Acta Psychiatrica Scandin. 71, 519, 1985.
56. Brismar, Melatonin secretion related to side-effects of beta-blockers from the central nervous system, Acta Med Scand. 1988;223(6):525-30.
57. Coloma e Niles, Melatonin enhancement of [^{3}H]-gamma-aminobutyric acid and [^{3}H]muscimol binding in rat brain, Biochem Pharmacol. 1988 Apr 1; 37 (7): 1271-4.
58. Eckman e AA, Ethanol inhibits melatonin secretion in healthy volunteers in a dose-dependent randomized double blind cross-over study, Journal Clinical Endocrinology 77, 780, 1993
59. Anisimov e AA, Dose-dependent effect of melatonin on life span and spontaneous tumor incidence in female SHR mice, Exp Gerontol. 2003 Apr;38(4):449-61.
60. Anisimov e AA, The effect of melatonin treatment regimen on mammary adenocarcinoma development in HER-2/neu transgenic mice, Int J Cancer. 2003 Jan 20;103(3):300-5.
61. Skwarlo-Sonta, Functional connections between the pineal gland and immune system, Acta Neuobiol Ex (Warsz) 1996; 56 (1):341-57.
62. Bartsch C e Bartsch H. [Significance of melatonin in malignant diseases],Wiener Klinische Wochenschrift. 109(18):722-9, 1997 Oct 3.
63. Fraschini e AA, Melatonin involvement in immunity and cancer. Biol Signals Recept 1998 Jan-Feb; 7 (1):61.72.

64. Kvetnoi, Extrapineal melatonin in pathology: new perspectives for diagnosis, prognosis and treatment of illness, Neuro Endocrinol Lett. 2002 Apr;23 Suppl 1:92-6.
65. Quay, The demonstration of a secretory material and cycle in the parenchymal cells of the mammalian pineal organ, Exp Cell Res. 1956 Apr;10(2):541-4.
66. Brzezinski e AA, Melatonin in human preovulatory follicular fluid, (1987), J Clin Endocrinol Metab 64: 48.
67. Cavallo e AA, Pharmacokinetics of melatonin in human sexual maturation, (1996), J Clin Endocrinol Metab 81: 1882-1886.
68. Kauppila, Dark season, a stress factor in human reproduction in a region with a strong seasonal contrast in luminosity in Adv Gynecol Endocrinol, Genazzani AR, Petraglia F, volpe A, Facchinetti F Editors, 1987, vol. 1° pagg.131-6.
69. Yie e AA, Melatonin receptors on human granulosa cell membranes, J Clin Endocrinol Metab. 1995 May;80(5):1747-9.
70. Olcese, The mammalian pineal gland and reproduction. Controversies and strategies future research, (1995) Adv Exp Med Biol. 377 1-14.
71. Stankov, Fraschini, Reiter, Melatonin binding sites in the central nervous system, 1991, Brain Res Rev 16: 245-256.
72. Webley e Lach,Melatonin directly stimulates the secretion of progesterone by human and bovine granulosa cells *in vitro*, 1986, J. Reprod Fertil 78:711-717.
73. Ronco e Halberg, The pineal gland and cancer, Anticancer Research 1996 Jul-Aug; 16 (4A):2033-9.
74. Tamarkin e AA., Melatonin and malignant disease, Ciba Found. Symp. 1985, 117:284-99.
75. Griffith e AA, Melatonin reduces the production and secretion of prolactin and growth hormone from rat pituitary cells in culture, Acta Physiol. Scand. 1987 Sept; 13 (1):43-9.
76. Lemus-Wilson e AA, Melatonin blocks the stimulatory effects of prolactin on human breast cancer cell growth in culture, Br J Cancer. 1995 Dec;72(6):1435-40.
77. Lapin ed Ebels, The role of the pineal gland in neuroendocrine control mechanism of neoplastic growth, J. Neuronal Transm. 1981; 50(2-4):275-82.
78. Xi Sc e Tarn, Il ruolo dei recettori melatoninici (mel1) nell'azione antiproliferativa diretta della MLT sulle cellule di cancro umano alla prostata LNCaP androgeno sensibili, Pineal Res, 2000.
79. Vanecek, Cellular Mechanisms of Melatonin Action, Physiol Rev 1998; 78: 687-721.
80. Gao e AA, [Inhibitory effects of melatonin on the development of 17-beta-estradiol induced prolactinoma in relation to plasma prolactin and peroxidative lipid contents], Sheng Li Xue Bao. 2001 Jun;53(3):165-9.
81. Collins e AA, Overexpression of the MT1 melatonin receptor in MCF-7 human breast cancer cells inhibits mammary tumor formation in nude mice, Cancer Lett. 2003 Jan 10;189(1):49-57.
82. Bubenik, Blask, Reiter, Maestroni e AA, Prospects of the clinical utilization of melatonin, Biological Signals & Receptor. 7(4):195-219, 1998 Jul-Aug.
83. Lissoni e AA, Chemoneuroendocrine therapy of metastatic breast cancer with persistent thrombocytopenia with weekly low-dose epirubicin plus melatonin: a phase II study, Journal of Pineal Research. 26(3):169-73, 1999 Apr.
84. Collins e AA, Overexpression of the MT1 melatonin receptor in MCF-7 human breast cancer cells inhibits mammary tumor formation in nude mice, Cancer Lett. 2003 Jan 10;189(1):49-57.
85. Bizzarri e AA, Melatonin and vitamin D3 increase TGF-beta1 release and induce growth inhibition in breast cancer cell cultures, J Surg Res. 2003 Apr;110(2):332-7.
86. Souza e AA, Melatonin biological activity and binding sites in human melanoma cells, J Pineal Res. 2003 May;34(4):242-8.
87. De Jonage-Canonico e AA, Long term inhibition by estradiol or progesterone of melatonin secretion after administration of a mammary carcinogen, the dimethyl benz(a)anthracene, in Sprague-Dawley female rat; inhibitory effect of Melatonin on mammary carcinogenesis, Breast Cancer Res Treat. 2003 Jun;79(3):365-77.
88. Dillon e AA, Differential expression of high-affinity melatonin receptors (MT1) in normal and malignant human breast tissue, Am J Clin Pathol. 2002 Sep;118(3):451-8.
89. Dai e AA, Modulation of intracellular calcium and calmodulin by melatonin in MCF-7 human breast cancer cells, J Pineal Res. 2002 Mar;32(2):112-9.

90. Rimler e AA, Nuclear exclusion of the androgen receptor by melatonin, J Steroid Biochem Mol Biol. 2002 May;81(1):77-84.
91. Blask e AA, Melatonin as a chronobiotic/anticancer agent: cellular, biochemical, and molecular mechanisms of action and their implications for circadian-based cancer therapy, Curr Top Med Chem. 2002 Feb;2(2):113-32.
92. Nowfar e AA, Tumor prevention by 9-cis-retinoic acid in the N-nitroso-N-methylurea model of mammary carcinogenesis is potentiated by the pineal hormone melatonin, Breast Cancer Res Treat. 2002 Mar;72(1):33-43.
93. Pawlikowski e AA, Oncostatic action of melatonin: facts and question marks, Neuroendocrinol Lett. 2002 Apr;23 Suppl 1:24-9.
94. Sanchez-Barcelo e AA, Melatonin and mammary cancer: a short review, Endocr Relat Cancer. 2003 Jun;10(2):153-9.
95. Winczyk e AA, Possible involvement of the nuclear RZR/ROR-alpha receptor in the antitumor action of melatonin on murine Colon 38 cancer, Tumour Biol. 2002 Sep-Oct;23(5):298-302.
96. Karasek e Pawlikowski, Antiproliferative effects of melatonin and CGP 52608, Biological Signals & Receptors. 8(1-2):75-8, 1999 Jan-Apr.
97. Roberts e AA, Melatonin receptors in human uveal melanocytes and melanoma cells, Journal of Pineal Research. 28(3):165-71, 2000 Apr.
98. Rato, Pedrero, Martinez e AA, Melatonin blocks the activation of estrogen receptor for DNA binding, FASEB Journal. 13(8):857-68, 1999 May.
99. Moretti, Marelli e AA, Antiproliferative action of melatonin on human prostate cancer LNCaP cells, Oncology Reports. 7(2):347-51, 2000 Mar-Apr.
100. Bartsch C e Bartsch H, [Significance of melatonin in malignant diseases],Wiener Klinische Wochenschrift. 109(18):722-9, 1997 Oct 3.
101. Panzer e Viljoen, The validity of melatonin as an oncostatic agent, Journal of Pineal Research. 22(4):184-202, 1997 May.
102. Cini, Coronello e AA, Melatonin's growth-inhibitory effect on hepatoma AH 130 in the rat, Cancer Letters. 125(1-2):51-9, 1998 Mar 13.
103. El-Missiry e Abd El-Aziz, Influence of melatonin on proliferation and antioxidant system in Ehrlich ascites carcinoma cells, Cancer Lett. 2000 Apr 14;151(2):119-25.
104. Lissoni, Barni e AA, Decreased toxicity and increased efficacy of cancer chemotherapy using the pineal hormone melatonin in metastatic solid tumor patients with poor clinical status. European Journal of Cancer. 35(12):1688-92, 1999 Nov.
105. Mediavilla, Cos, e Sanchez-Barcelo, Melatonin increases p53 and p21WAF1 expression in MCF-7 human breast cancer cells *in vitro*, Life Sciences. 65(4):415-20, 1999.
106. Melen-mucha e AA, Somatostatin analogue octreotide and melatonin inhibit bromodeoxyuridine incorporation into cell nuclei and enhance apoptosis in the transplantable murine colon 28 cancer, Anticancer. Research. 18(5A):3615-9, 1998 Sep-Oct.
107. Eck, Yuan e AA, A sequential treatment regimen with melatonin and all-trans retinoic acid induces apoptosis in MCF-7 tumor cells, British Journal of Cancer. 77(12):2129-37, 1998 Jun.
108. Pianezza, Cancro oltre la chemioterapia, Edizioni Raphael, 1998.
109. Wald, Retinoidi, differenziazione e malattie, Ciba Foundation Symposium 113, p.269.
110. Miller e Kasahara, Observation on the innervation of human long bones, 1963, Anat. Rec., 145, 13.
111. Miller e McCuskey, Innervation of bone marrow in the rabbit, 1973, Scand. J. Haemat., 10, 17.
112. Pletscher, Da Prada e Tranzer, Metabolism, subcellular transport and storage of 5-hydroxytryptamine in blood platelets, Ann Med Exp Biol Fenn. 1968;46(3):399-406.
113. Leone, Similan, Hill,Wheland e Shellard, The pineal gland and cancer, p. 273,Tuebingen.
114. Pletscher, da Prada e Tranzer, Transfer and storage of biogenic monoamines in subcellular organelles of blood platelets, Prog Brain Res. 1969;31:47-52.
115. Jeffrey e Saenger, Hydrogen Bonding in Biological Structures, Springer Verlag, Berlin 1991, p.569.
116. Dahlstrom, Fuxe e AA, On the distribution and possible function of monamine nerve terminals in the olfactory bulb of the rabbit, Life Sci. 1965 Nov;4(21):2071-4.

117. Aghajanian, Foote e Sheard, Lysergic acid diethylamide: sensitive neuronal units in the midbrain raphe, Science. 1968 Aug 16;161(842):706-8.
118. Brodie e Shore, A concept for a role of serotonin and norepinephrine as chemical mediators in the brain, Ann N Y Acad Sci. 1957 Mar 14;66(3):631-42.
119. Aghajanian e Wang, Habenular and other midbrain raphe afferents demonstrated by a modified retrograde tracing technique, Brain Res. 1977 Feb 18;122(2):229-42.
120. Sakai, Salvert, Touret e Jouvet, Afferent connections of the nucleus raphe dorsalis in the cat as visualized by the horseradish peroxidase technique, Brain Res. 1977 Nov 25;137(1):11-35.
121. Bhat, Baraban e AA, Thresholds for synaptic activation of transcription factors in hippocampus: correlation with long-term enhancement, J Neurosci. 1993 Nov;13(11):4776-86.

Bibliografia generale

Abdel-Wanis e AA, The association of neurofibromatosis 1 and spinal deformity with primary hyperparathyroidism and osteomalacia: might melatonin have a role? J Orthop Sci. 2001;6(2):193-8.

Abdel-Wanis e Kawahara, Aetiology of spinal deformities in neurofibromatosis 1: new hypotheses. Med Hypotheses. 2001 Mar;56(3):400-4.

Aghajanian e Wang, Habenular and other midbrain raphe afferents demonstrated by a modified retrograde tracing technique, Brain Res. 1977 Feb 18;122(2):229-42.

Aghajanian, Foote e Sheard, Lysergic acid diethylamide: sensitive neuronal units in the midbrain raphe, Science. 1968 Aug 16;161(842):706-8.

Ahlers e AA, The influence of melatonin on metabolic changes in female rats induced by continuous irradiation and/or administration of 7,12-dimethylbenz/a/anthracene. Neoplasma. 1997;44(4):253-7.

Ahlersova e AA, Melatonin and retinyl acetate as chemopreventives in DMBA-induced mammary carcinogenesis in female Sprague-Dawley rats, Folia Biol (Praha). 2000;46(2):69-72.

Akbulut e AA, The role of granulocyte-macrophage-colony stimulating factor, cortisol, and melatonin in the regulation of the circadian rhythms of peripheral blood cells in healthy volunteers and patients with breast cancer, J Pineal Res. 1999 Jan;26(1):1-8.

Altschule, Frontiers of Pineal Physiology, The Mit Press, MA, 1975, pag. 288.

Andant e AA, Hepatocellular carcinoma in patients with acute hepatic porphyria: frequency of occurrence and related factors. J Hepatol. 2000 Jun;32(6):933-9.

Anderson e AA, Light therapy and fall/winter depression: links to serotonin, melatonin and headache in G, Nappi et al. (eds) in Headache and Depression: Serotonin Pathways as a Common Clue, Raven Press, New York 1991; 109-132.

Anderson e AA, Effects of 50- or 60-hertz, 100 microT magnetic field exposure in the DMBA mammary cancer model in Sprague-Dawley rats: possible explanations for different results from two laboratories, Envirom Health Perspect. 2000 Sep;108(9):797-802.

Anisimov e AA, Dose-dependent effect of melatonin on life span and spontaneous tumor incidence in female SHR mice, Exp Gerontol. 2003 Apr;38(4):449-61.

Anisimov e AA, The effect of melatonin treatment regimen on mammary adenocarcinoma development in HER-2/neu transgenic mice, Int J Cancer. 2003 Jan 20;103(3):300-5.

Anisimov e AA, Melatonin and colon carcinogenesis. II. Intestinal melatonin-containing cells and serum melatonin level in rats with 1,2-dimethylhydrazine-induced colon tumors, Exp Toxicol Pathol. 1999 Jan;51(1):47-52.

Anisimov e AA, Melatonin and colon carcinogenesis. III. Effect of melatonin on proliferative activity and apoptosis in colon mucosa and colon tumors induced by 1,2-dimethylhydrazine in rats, Exp Toxicol Pathol. 2000 Mar;52(1):71-6.

Anisimov e AA, Melatonin and colon carcinogenesis: I. Inhibitory effect of melatonin on development of intestinal tumors induced by 1,2-dimethylhydrazine in rats. Carcinogenesis, 1997 Aug;18(8):1549-53.

Anisimov e AA, Inhibitory effect of melatonin on 7, 12-dimethylbenz[a]anthracene-induced carcinogenesis of the uterine cervix and vagina in mice and mutagenesis *in vitro*, Cancer Lett. 2000 Aug 11;156(2):199-205.

Anisimov e AA, Melatonin increases both life span and tumor incidence in female CBA mice, J Gerontol A Biol Sci Med Sci. 2001 Jul;56(7):B311-23.

Anisimov, Life span extension and cancer risk: myths and reality. Exp Gerontol. 2001 Jul;36(7):1101-36. Review.

Anonymous, Complementary treatments highlighted at recent meeting [news], Source Oncology (Huntington). 13(2):166, 1999 Feb.

Anwar e AA, Potential protective effects of melatonin on bone marrow of rats exposed to cytotoxic drugs. Comp Biochem Physiol A Mol Integr Physiol. 1998 Feb;119(2):493-501.

Araghi-Niknam e AA, Physical inactivity of murine retrovirus infected C57BL/mice is prevented by melatonin and dehydroepiandrosterone, Proceedings of the Society for experimental Biology & Medicine. 219(2):144-8, 1998 Nov.

Arendt , Mammalian pineal rhythms. Pineal Research Reviews, 1985, 3, 161-213.

Arendt , Melatonin and the Mammalian Pineal Gland, Chapman & Hall, London, 1995, pag. 214.

Arendt, Melatonin Assays in body fluids. Journal of Neural Transmission, Suppl 13, 265-277, Springer-Verlag, 1978.

Axelrod e AA, Control Of hydroxyndole-O-methyltransferase activity in the rat pineal gland by environmental lighting. J Biol Chem 240, 949-954,1965.

Badia e AA, Alcohol ingestion and night time melatonin level, Seep research 23, 477,1994.

Baldwin e Barrett, Melatonin attenuates hydrogen peroxide toxicity in MCF7 cells only at pharmacological concentrations, Biochem Biophys Res Commun. 1998 Sep 29;250(3):602-5.

Baldwin e Barrett, Melatonin: receptor-mediated events that may affect breast and other steroid hormone-dependent cancers, Mol Carcinog. 1998 Mar;21(3):149-55. Review.

Baldwin e AA, Melatonin does not inhibit estradiol-stimulated proliferation in MCF-7 and BG-1 cells, Carcinogenesis. 1998 Nov;19(11):1895-900.

Bargmann, Die Epiphysis Cerebri, in Handbook Mikrosk, 1943, Anatomy Mensch., Bd. VI, 4, Hrsg. W.V. Moellendorf, Springer, Berlin, pp. 309-502.

Barker e Stookey, Flight attendants, breast cancer, and melatonin. Lancet. 1998 Oct 24;352(9137):1389.

Barni et al., A randomized study of low-dose subcutaneous interleukin-2 plus melatonin versus supportive care alone in metastatic colorectal cancer patients progressing under 5-fluorouracil and folates, Oncology. 52(3):243-5, 1995 May.

Bartsch C e Bartsch H, [Significance of melatonin in malignant diseases], Wiener Klinische Wochenschrift. 109(18):722-9, 1997 Oct 3.

Bartsch e AA, Serial transplants of DMBA-induced mammary tumors in Fischer rats as a model system for human breast cancer. VI. The role of different forms of tumor-associated stress for the regulation of pineal melatonin secretion, Oncology. 1999;56(2):169-76.

Bartsch e AA, Nocturnal urinary 6-sulphatoxymelatonin excretion is decreased in primary breast cancer patients compared to age-matched controls and shows negative correlation with tumor-size, J Pineal Res. 1997 Sep;23(2):53-8.

Bartsch C e Bartsch H, Melatonin in cancer patients and in tumor-bearing animals, Adv Exp Med Biol. 1999;467:247-64. Review.

Bartsch C e Bartsch H, The enzymatic basis for the rat liver 6-hydroxymelatonin sulfotransferase activity, J Pineal Res. 1996 Apr;20(3):173.

Bartsch e Blask (Eds.), The pineal gland and cancer: neuroimmuno endocrine mechanisms in malignancy, Springer, 2001.

Bartsch e AA, Nocturnal urinary 6-sulfatoxymelatonin and proliferating cell nuclear antigen-immunopositive tumor cells show strong positive correlations in patients with gastrointestinal and lung cancer, J Pineal Res. 1997 Sep;23(2):90-6.

Bartsch e AA, Serial transplants of DMBA-induced mammary tumors in fischer rats as model system for human breast cancer: V. Myoepithelial-mesenchymal conversion during passaging as possible cause for modulation of pineal-tumor interaction, Exp Toxicol Pathol. 2000 May;52(2):93-101.

Bartsch e AA, Effect of melatonin and pineal extracts on human ovarian and mammary tumor cells in a chemosensitivity assay, Life Sci. 2000 Nov 3;67(24):2953-60.

Beck Friis e AA, Serum melatonin in relation to clinical variables in patients with major depressive disorder, Acta Psychiatrica Scandin. 71, 519,1985.

Beck Friis, Melatonin in depressive disorders, Koenigl. Carolinska Medico-Chirurgiska Institutet, 1983, pag. 175.

Benitez-King e AA, Melatonin prevents cytoskeletal alterations and oxidative stress induced by okadaic acid in N1E-115 cells, Exp Neurol. 2003 Jul;182(1):151-9.

Benot e AA, Physiological levels of melatonin contribute to the antioxidant capacity of human serum. J Pineal Res 1999 Aug; 27 8(1):59-64.

Bernard e Klein, Retinoic acid increases hydroxyindole-O-methyltransferase activity and mRNA in human Y-79 retinoblastoma cells. J Neurochem. 1996 Sep;67(3):1032-8.

Bernard e AA, Hydroxyindole-O-methyltransferase in Y-79 cells: regulation by serum. Brain Res. 1996 Jul 15;727(1-2):118-24.

Bhat R.V., Tausk F.A., Baraban J.M., Mains R.E., Eipper B.A., Rapid increases in peptide processing enzyme expression in hippocampal neurons. J. Neurochem., 1993 Oct; 61(4):1315-15.

Bhat, Baraban e AA, Thresholds for synaptic activation of transcription factors in hippocampus: correlation with long-term enhancement, J Neurosci. 1993 Nov;13(11):4776-86.

Binkley, The Pineal: Endocrine and Nonendocrine Function, 1988, Prentice Hall, Englewood Cliff, New Jersey, USA.

Birau e Schloot, Melatonin, Pergamon Press; 1980, pag. 410.

Bizzarri e AA, Melatonin and vitamin D3 increase TGF-beta1 release and induce growth inhibition in breast cancer cell cultures, J Surg Res. 2003 Apr;110(2):332-7.

Blackman e AA, The influence of 1.2 microT, 60 Hz magnetic fields on melatonin- and tamoxifen-induced inhibition of MCF-7 cell growth. Bioelectromagnetics. 2001 Feb;22(2):122-8.

Blask e AA, New insights into melatonin regulation of cancer growth, Adv Exp Med Biol. 1999;460:337-43.

Blask DE, Wilson ST, Zalatan F, Physiological melatonin inhibition of human breast cancer cell growth in vitro: evidence for glutathione-mediated pathway, Cancer Research. 57(10):1909-14, 1997 May 15.

Blask e AA, Melatonin as a chronobiotic/anticancer agent: cellular, biochemical, and molecular mechanisms of action and their implications for circadian-based cancer therapy, Curr Top Med Chem. 2002 Feb;2(2):113-32.

Blask e AA, Melatonin inibition of cancer growth *in vivo* involves suppression of tumor fatty acid metabolism via melatonin receptor-mediated signal transduction events, Cancer Res.1999 Sep 15; 59(18): 4693-701.

Blask e AA, New action of melatonin on tumor metabolism and growth, Biological Signals & Receptor. 8(1-2):49-55, 1999 Jan-Apr.

Blask e AA, Oncostatic signaling by the pineal gland and melatonin in the control of breast cancer, 1988, in The Pineal Gland and Cancer, Gupta D., Attanasio A., Reiter. R.G.(eds.), Brain Research Promotion, Tubingen, pp. 1995.

Blask e AA, Physiological melatonin inhibition of human breast cancer cell growth *in vitro*: evidence for glutathione-mediated pathway, Cancer Research. 57(10):1909-14, 1997 May 15.

Bojkova e AA, Effects of retinyl acetate and melatonin on N-methyl-N-nitrosourea-induced mammary carcinogenesis in rats. A preliminary report, Folia Biol (Praha). 2000;46(2):73-6.

Bonilla e AA, Melatonin increases interleukin-1beta and decreases tumor necrosis factor alpha in the brain of mice infected with the Venezuelan equine encephalomyelitis virus, Neurochem Res. 2003 May;28(5):681-6.

Bordt e AA, N1E-115 mouse neuroblastoma cells express MT1 melatonin receptors and produce neurites in response to melatonin. Biochim Biophys Acta. 2001 Jan 15;1499(3):257-64.

Borijigin e AA, The pineal gland and melatonin: molecular and pharmacologic regulation, Annu Rev Pharmacol Toxicol 1999, 39:53-65.

Brainard e AA, The relationship between electromagnetic field and light exposures to melatonin and breast cancer risk: a review of the relevant literature, J Pineal Res. 1999 Mar;26(2):65-100. Review.

Brodie e Shore, A concept for a role of serotonin and norepinephrine as chemical mediators in the brain, Ann N Y Acad Sci. 1957 Mar 14;66(3):631-42.
Brown e AA, Differences in nocturnal melatonin secretion between melancholic depressed patients and control subjects, Am J Psychiatry 1985; 142:811-8.
Bruera e Neumann, The uses of psychotropics in symptom management in advanced cancer. Psychooncology. 1998 Jul-Aug;7(4):346-58. Review.
Bruera, Pharmacological treatment of cachexia: any progress? Support Care Cancer. 1998 Mar;6(2):109-13. Review.
Brydon e AA, Polymorphism and signalling of melatonin receptors, Reprod Nutr Dev 1999 May-Jun; 39 (3):315-24.
Brzezinski, "Melatonin replacement therapy" for postmenopausal women: is it justified?, Menopause. 1998 Spring;5(1):60-4. Review.
Brzezinski e AA, Melatonin in human preovulatory follicular fluid, (1987), J Clin Endocrinol Metab 64: 865-7.
Brzezinski, Melatonin in humans, 1997, New Eng J Med 336: 186-94.
Bubenik, Blask, Reiter, Maestroni e AA, Prospects of the clinical utilization of melatonin, Biological Signals & Receptor. 7(4):195-219, 1998 Jul-Aug.
Bubis e Zisapel, A role for NAD+ and cADP-ribose in melatonin signal transduction, Mol Cell Endocrinol, 1998 Feb; 137 (1):59-67.
Bubis e AA, Enhancement by melatonin of GTP exchange and ADP ribosylation reactions, Mol Cell Endocrinol. 1996 Oct 30;123(2):139-48.
Bubis e Zisapel, Involvement of cGMP in cellular melatonin responses, Biol Cell. 1999 Jan; 91(1):45-9.
Buchanan e AA, Mortalità, neoplasia e malattia di Creutzfeldt-Jakob in pazienti trattati con l'ormone epifisario della crescita in Gran Bretagna, BMJ, 1991 Apr 6; 302(6780):824-8.
Bulian e Pierpaoli, The pineal gland and cancer. I. Pinealectomy corrects congenital hormonal dysfunctions and prolongs life of cancer-prone C3H/He mice, J Neuroimmunol. 2000 Aug 1;108(1-2):131-5.
Bullough e AA, Light and magnetic fields in a neonatal intensive care unit, Bioelectromagnetics. 1996;17(5):396-405.
Campbell, Ultrastructural studies of transmural migration of blood cells in the bone marrow of rats, mice and guinea pigs, 1972, Am. J. Anat., 135, 521.
Cano e AA, Free radical-scavenging activity of indolic compounds in aqueous and ethanolic media, Anal Bioanal Chem. 2003 May;376(1):33-7.
Caplan e AA, Breast cancer and electromagnetic fields - a review, Ann Epidemiol. 2000 Jan;10(1):31-44. Review.
Capozzi e AA, Melatonin decreases bone marrow and lymphatic toxicity of adriamycin in mice bearing TLX5 lymphoma, Life Sci. 1998;63(19):1701-13.
Carranza-Lira e Garcia Lopez, Related Articles Melatonin and climactery, Med Sci Monit. 2000 Nov-Dec;6(6):1209-12. Review.
Castrucci e AA, Comparative biological activities of alpha-MSH antagonists in vertebrate pigment cells. Gen Comp Endocrinol. 1997 Mar;105(3):410-6.
Cavallo e Ritschel, Pharmacokinetics of melatonin in human sexual maturation, (1996), J Clin Endocrinol Metab 81: 1882-1886.
Celoma e Niles, Melatonin enhancement of gamma-amino butyric acid and nuscimol binding in rat brain, Bioch Pharmacology 37, 1271, 1988.
Cerea e AA, Biomodulation of cancer chemotherapy for metastatic colorectal cancer: a randomized study of weekly low-dose irinotecan alone versus irinotecan plus the oncostatic pineal hormone melatonin in metastatic colorectal cancer patients progressing on 5-fluorouracil-containing combinations, Anticancer Res. 2003 Mar-Apr;23(2C):1951-4.
Champier e AA, Differential somatostatin receptor subtype expression in human normal pineal gland and pineal parenchymal tumors, Cell Mol Neurobiol. 2003 Feb;23(1):101-13.
Chazot e AA, A chronobiological study of melatonin, cortisol, growth hormone and prolactin secretion in

cluster headache. Cephalgia 1984; 4:13-20.
Checkiey e AA, Melatonin rhythm in seasonal affective disorder, Br J Psychiatry 1993;163:332-7.
Chen e AA, Altered neutrophil apoptosis activity is reversed by melatonin in liver ischemia-reperfusion, J Pineal Res. 2003 May;34(4):260-4.
Chuang e AA, Glutathione depletion-induced apoptosis of Ha-ras-transformed NIH3T3 cells can be prevented by melatonina, Oncogene. 2003 Mar 6;22(9):1349-57.
Chubb, Re: a significant correlation between melatonin deficiency and endometrial cancer. Gynecol Obstet Invest. 1999;48(2):146.
Chyan e AA, Potent neuroprotective properties against the Alzheimer beta-amyloid by an endogenous melatonin-related indole structure, indole-3-propionic acid, J Biol Chem. 1999 Jul 30;274(31):21937-42.
Ciba Foundation Symposium: Photoperiodism; Melatonin and the pineal, Pitman, London, 1935, pag.323.
Ciesla, Can melatonin regulate the expression of prohormone convertase 1 and 2 genes via monomeric and dimeric forms of RZR/ROR nuclear receptor, and can melatonin influence the processes of embryogenesis or carcinogenesis by disturbing the proportion of cAMP and cGMP concentrations? Theoretic model of controlled apoptosis, Med Hypotheses. 2001 Feb;56(2):181-93. Review.
Cini e AA, Effetto inibitorio della melatonina sulla crescita nei topi dell'epatoma AH 130, Cancer Letters. 125(1-2):51-9, 1998, 13 mar.
Cini, Coronello e AA, Melatonin's growth-inhibitory effect on hepatoma AH 130 in the rat, Cancer Letters. 125(1-2):51-9, 1998 Mar 13.
Cohn, Melatonin and the skin: from frog to human, Int J Dermatol. 1996 Oct;35(10):695-7. Review.
Coker, Meditation and prostate cancer: integrating a mind/body intervention with traditional therapies, Semin Urol Oncol. 1999 May;17(2):111-8. Review.
Collin e AA, 1988, Le "Troisieme Oeil", La Recherche, 203, 1154-65.
Collin P, 'Differentiation and regression of the cells of the sensory line in the epiphysis Cerebri' in The Pineal Gland, Wolstenhome GEW and Knight J (eds.), Churchill Livingstone, Edimburg, 1972, pp. 79-125.
Collins e AA, Overexpression of the MT1 melatonin receptor in MCF-7 human breast cancer cells inhibits mammary tumor formation in nude mice, Cancer Lett. 2003 Jan 10;189(1):49-57.
Coloma e Niles, Melatonin enhancement of [3H]-gamma-aminobutyric acid and [^{3}H]muscimol binding in rat brain, Biochem Pharmacol. 1988 Apr 1;37(7):1271-4.
Conti, Oncology in neuroimmunomodulation. What progress has been made?, Ann NY Acad Sci. 2000;917:68-83. Review.
Cook e AA, Morning urinary assessment of nocturnal melatonin secretion in older women, J Pineal Res. 2000 Jan;28(1):41-7.
Coon e AA, The human serotonin N-acetyl-transferase (EC 2.3.1.87) gene (AANAT): structure, chromosomal localization, and tissue expression. Genomics 1996 May 15; 34 (1):76-84.
Cos e Femandez, Melatonin effects on intercellular junctional communication in MCF-7 human breast cancer cells, J Pineal Res 2000 Oct; 29(3): 166-71.
Cos e Sanchez-Barcelo, Melatonin and mammary pathological growth. Front Neuroendocrinol. 2000 Apr;21(2):133-70. Review.
Cos e AA, Influence of serum from healthy or breast tumor-bearing women on the growth of MCF-7 human breast cancer cells, Int J Mol Med. 2000 Jun;5(6):651-6.
Cos e AA, Melatonin inhibits DNA synthesis in MCF-7 human breast cancer cells *in vitro*, Life Sci. 1996 May 24;58(26):2447-53.
Cos e AA, Influence of melatonin on invasive and metastatic properties of MCF-7 human breast cancer cells, Cancer Res. 1998 Oct 1;58(19):4383-90.
Cos e AA, Direct antiproliferative effects of melatonin on two metastatic cell sublines of mouse melanoma (B16BL6 and PG19), Melanoma Res. 2001 Apr;11(2):197-201.
Cos e AA, Modulation of the length of the cell cycle time of MCF-7 human breast cancer cells by melatonin, Life Sci. 1996;58(9):811-6.
Cos e Sanchez-Barcelo, Melatonin, experimental basis for a possible application in breast cancer prevention and treatment, Histol Histopathol. 2000 Apr;15(2):637-47.

Cos e AA, Effects of melatonin on the proliferation and differentiation of human neuroblastoma cells in culture, Neurosci Lett. 1996 Sep 27;216(2):113-6.

Czeisler e AA, Association of sleep-wake habits in older people with changes in output of circadian pacemaker, Lancet, 340: 933-936, 1992.

Dahlstrom, Fuxe e AA, On the distribution and possible function of monamine nerve terminals in the olfactory bulb of the rabbit, Life Sci. 1965 Nov;4(21):2071-4.

Dai e AA, Modulation of intracellular calcium and calmodulin by melatonin in MCF-7 human breast cancer cells, J Pineal Res. 2002 Mar;32(2):112-9.

Dai e AA, Transcriptional repression of RORalpha activity in human breast cancer cells by melatonin, Mol Cell Endocrinol. 2001 May 15;176(1-2):111-20.

Danforth e AA, Melatonin increases estrogen receptor binding activity of human breast cancer cells, Nature 1983 Sep. 22-28; 305 (5932):323-5.

Dauchy e AA, Light contamination during the dark phase in "photoperiodically controlled" animal rooms: effect on tumor growth and metabolism in rats, Lab Anim Sci. 1997 Oct;47(5):511-8.

David e Herbert, Experimental evidence for a synaptic connection between habenula and pineal ganglion in the ferret, 1973, Brain Research, 64, 327-43.

Davis e AA, Residential magnetic fields and the risk of breast cancer, Am J Epidemiol. 2002 Mar 1;155(5):446-54.

De Bruyn e AA, Migration of blood cells of the bone marrow through the sinusoidal wall, 1971, J. Morphol, 133, 417.

De Felice e Quattrone, Lo psichiatra ed il paziente depresso, Atti del 1° Convegno di aggiornamento della Lega di Igiene Mentale, Reggio Calabria 24-25 novembre 1997.

De Jonage-Canonico e AA, Long term inhibition by estradiol or progesterone of melatonin secretion after administration of a mammary carcinogen, the dimethyl benz(a)anthracene, in Sprague-Dawley female rat; inhibitory effect of Melatonin on mammary carcinogenesis, Breast Cancer Res Treat. 2003 Jun;79(3):365-77.

Deguchi e Axelrod, Control of circadian change of serotonin N-acetyl-transferase in the pineal organ by the B-adrenergic receptor, Proc Natl Acad Sc. USA, 69, 2547-2550, 1972.

Desai e AA, Effect of receptor-selective retinoids on growth and differentiation pathways in mouse melanoma cells, Biochem Pharmacol. 2000 May 15;59(10):1265-75.

Di e AA, Melatonin inhibits TRH-stimulation prolactin gene expression of anterior pituitary cells in newborn rat *in vitro*. Chung Kuo I Hsueh Ko Hsueh Yuan Hsueh Pao 1997 Dec; 19 (6):430-5.

Di Pace e Webber, Electrostimulation and morphologic study of the nerves of the bone marrow of the albino rat, 1975, ACTH Anat., 93, 1.

Diaz Lopez e AA, The antioxidants capacity of melatonin: its defensive role against age-related diseases, Med Clin (Barc) 1998 May 16; 110 (17):668-76,

Dillon e AA, Differential expression of high-affinity melatonin receptors (MT1) in normal and malignant human breast tissue, Am J Clin Pathol. 2002 Sep;118(3):451-8.

Dubbeis e AA, Melatonin in edible plants identified by radio immunoassay and by high performance liquid chromatography-mass spectrometry, J Pineal Res, 18:28, 1995.

Eck, Yuan e AA, A sequential treatment regimen with melatonin and all-trans retinoic acid induces apoptosis in MCF-7 tumor cells, British Journal of Cancer. 77(12):2129-37, 1998 Jun.

Eck-Enriquez e AA, Pathways through which a regimen of melatonin and retinoic acid induces apoptosis in MCF-7 human breast cancer cells, Breast Cancer Res Treat. 2000 Jun;61(3):229-39.

Eckman e AA, Ethanol inhibits melatonin secretion in healthy volunteers in a dose-dependent randomized double blind cross-over study, Journal Clinical Endocrinology 77, 780, 1993

El-Missiry e Abd El-Aziz, Influence of melatonin on proliferation and antioxidant system in Ehrlich ascites carcinoma cells, Cancer Lett. 2000 Apr 14;151(2):119-25.

Erlich e Apuzzo, The pineal gland: anatomy, physiology, and clinical significance, J. Neurosurg. 1985 Sep; 63(3):321-41.

Erren e Piekarski, Does winter darkness in the Artic protect against cancer? The melatonin hypothesis revisited, Med Hypotheses. 1999 Jul;53(1):1-5.

Erren e Piekarski, New options to test the melatonin hypothesis. Epidemiology. 1999 Nov;10(6):785.
Esquifino e AA, Effect of melatonin treatment on 24-hour rhythms of serum ACTH, Growth hormone, prolactin, luteinizync hormone and insulin in rats injected with Freund's adjuvant, J Pineal Res, 1999 Aug; 27(1): 15-23.
Etzioni e AA, Melatonin replacement corrects sleep disturbances in a child with pineal tumor, Neurology. 1996 Jan;46(1):261-3.
Farriol e AA, In vitro effects of melatonin on cell proliferation in a colon adenocarcinoma line, J Appl Toxicol. 2000 Jan-Feb;20(1):21-4.
Fevre-Montange e AA, Immunohistochemical, ultrastructural, biochemical and *in vitro* studies of a pineocytoma. Acta Neuropathol (Berl). 1998 May;95(5):532-9.
Feychting e AA, Reduced cancer incidence among the blind, Epidemiology. 1998 Sep;9(5):490-4.
Finin e AA, Role of acetylcolesterinase in the transmembrane transfer of anions in erytrocytes. 1979, Biofizika, 24, 96.
Foà e Roizin, Sull'innervazione funzionale del midollo delle ossa, 1936, Nota II. Arch. Se. Biol., 22, 595.
Fraschini e AA, Melatonin involvement in immunity and cancer, Biol Signals Recept 1998 Jan-Feb; 7 (1):61-72.
Fraschini e Reiter, Role of melatonin and pineal peptides in neuroimmunomodulation, Plenum Press, New York, 1991, pag. 329.
Furuya e AA, Nocturnal 5-fluorouracil infusion to patients with breast cancer prior to surgery: appearance of 5-fluorouracil-induced AgNORs aggregation (FAA), Cancer Lett. 1997 Jun 3;116(1):79-84.
Futagami e AA, Effects of melatonin on the proliferation and cis-diamminedichloroplatinum (CDDP) sensitivity of cultured human ovarian cancer cells, Gynecol Oncol. 2001 Sep;82(3):544-9.
Gagnon e Bruera, A review of the drug treatment of cachexia associated with cancer, Drugs 1998 May, 55 (5):675-88.
Gao e AA, [Inhibitory effects of melatonin on the development of 17-beta-estradiol induced prolactinoma in relation to plasma prolactin and peroxidative lipid contents], Sheng Li Xue Bao. 2001 Jun;53(3):165-9.
Garcia e Van Dyke, Responses of rats of various ages to erytropoietin, 1961, Prot. Exp. Soc. Med, 106, 585.
Garcia-Patterson e AA, Thirty years of human pineal research: do we know its clinical relevance? J Pineal Research 1996 Jan; 20 (I): 1-6.
Garcia-Perganeda A, Guerriero JM, Rafii-El-Idrissi M, Paz Romero M, Pozo D, Calvo JR, J Neuroimmunol, 1999 Mar 1; 95 (1-2): 85-94.
Geoffriau e AA, The physiology and pharmacology of melatonin in humans. Homi Res 1998:49 (3-4): 136-41.
Ghielmini e AA, Double-blind randomized study on the myeloprotective effect of melatonin in combination with carboplatin and etoposide in advanced lung cancer, British Journal of Cancer. 80(7):1058-61, 1999 Jun.
Gilad e AA, Melatonin receptors in PC3 human prostate tumor cells, J Pineal Res. 1999 May;26(4):211-20.
Giordano e Lichtman, Marrow cell regress. The central interaction of barrier pore size and cell maturation, (1973), J, Clin. Invest., 52, 1154.
Graham e AA, Examination of the melatonin hypothesis in women exposed at night to EMF or bright light, Environ Health Perspect. 2001 May;109(5):501-7.
Griffith e AA, Melatonin reduces the production and secretion of prolactin and growth hormone from rat pituitary cells in culture, Acta Physiol. Scand. 1987| Sept; 13 (1):43-9.
Grimoldi e AA, Neuroendocrine, immunohistochemical, and ultrastructural study of pineal region tumors, J Pineal Res. 1998 Oct;25(3):147-58.
Grin e Grunberger, A significant correlation between melatonin deficiency and endometrial cancer, Gynecol Obstet Invest. 1998;45(1):62-5.
Gros, (1846), Note sur le nerfs des os. C.R. Acad. Sci., 23, 1100.
Gupta e Reiter, The Pineal Gland during development, Croon Helm, London, 1986, pag. 274.
Gurwitz, Flight attendants, breast cancer, and melatonin, Lancet. 1998 Oct 24;352(9137):1389-90.
Hahn, Does blindness protect against cancers? Epidemiology. 1998 Sep;9(5):481-3. Review.

Haimov e AA, Sleep disorders and melatonin rhythms in elderly people. Br Med J.309: 167,1994.
Harker e Fink, Thromokinetics in man, (1969), J. Clin. Invest., 48, 963.
Harland e Liburdy, Environmental magnetic fields inhibits the antiproliferative action of tamoxifen and melatonin in a human breast cancer cell line, Bioelectromagnetics. 18(8):555-62, 1997.
Harma, Shift work, jet-lag and sleep. Duodecim, 107(18):1469-71, 1991.
Hartmann e Kluge, The rhythm of melatonin synthesis in the epiphysis and its control by light. Psychiatr Neurol Med Psychol, 41(4):224-9, 1989 April.
Hawinger, Mechanism involved in platelet vessel wall interaction, Thromb. Haemost; 74(l):369-72, 1995.
Hawkins e AA, Kynostatin and 17beta-estradiol prevent the apoptotic death of human neuroblastoma cells exposed to HIV-1 protease, J Biomed Sci. 1999 Nov-Dec;6(6):433-8.
Hayashi e AA, D-aspartate is present in human retinoblastoma Y79 cells, Neurosci Lett. 1999 May 21;267(1):37-40.
Herbert e Reiter, Influence of protein calorie malnutrition on the circadian rhythm of pineal melatonin in the rat, Proc. Soc. Exp. Biol. Med. 166: 360-363, 1981.
Herrstedt, Prevention and management of mucositis in patients with cancer, Int J Antimicrob Agents. 2000 Oct;16(2):161-3. Review.
Hill e AA, Melatonin synergizes with retinoic acid in the prevention and regression of breast cancer. Adv Exp Med Biol. 1999;460:345-62.
Hindle, Hormone alterations in breast cancer: examining the hypotheses, Medscape Womens Health. 1999 Jan-Feb;4(1):4.
Hodde, The vascularization of the rat pineal organ, Progress in Brain Research, 52, 39-44, 1979.
Holdaway e AA, Seasonal variation in the secretion of mammotrophic hormones in normal women and women with previous breast cancer, Breast Cancer Res Treat. 1997 Jan;42(1):15-22.
Hu e AA, Effects of melatonin, its precursors and derivatives on the growth of cultured human uveal melanoma cells, Melanoma Res. 1998 Jun;8(3):205-10.
Hu e Roberts, Melatonin inhibits growth of cultured human uveal melanoma cells, Melanoma Research. 7(1):27-31, 1997 Feb.
Huether e AA, Effect of tryptophan administration on circulating melatonin levels in chicks and rats: evidence for stimulation of melatonin synthesis and release in the gastrointestinal tract, Life Sci. 51: 945-953, 1992.
Hunselmann, Verglechende histologische Untersuchungen uber das vorkommen von Glia fasern in der Epifhysis cerbri von Saugertieren, Acta Anatomy (Basel), 66, 249, 78, 1967 (cited in Vollrath, 1981).
Illnerova e AA, Melatonin rhythm in human milk. J Clin. Endocrin Metab, 1993; 77: 838-841.
Imaida e AA, Inhibitory effects of low doses of melatonin on induction of preneoplastic liver lesions in a medium-term liver bioassay in F344 rats: relation to the influence of electromagnetic near field exposure, Cancer Lett. 2000 Jul 3;155(1):105-14.
Imaida e AA, The 1.5 GHz electromagnetic near-field used for cellular phones does not promote rat liver carcinogenesis in a medium-term liver bioassay, Jpn J Cancer Res. 1998 Oct;89(10):995-1002.
Imaida e AA, Lack of promoting effects of the electromagnetic near-field used for cellular phones (929.2 MHz) on rat liver carcinogenesis in a medium-term liver bioassay, Carcinogenesis. 1998 Feb;19(2):311-4.
Inui, Cancer anorexia-cachexia syndrome: current issues in research and management, CA Cancer J Clin. 2002 Mar-Apr;52(2):72-91.
Ishido e AA, Magnetic fields (MF) of 50 Hz at 1.2 microT as well as 100 microT cause uncoupling of inhibitory pathways of adenylyl cyclase mediated by melatonin 1a receptor in MF-sensitive MCF-7 cells, Carcinogenesis. 2001 Jul;22(7):1043-8.
Jacobson e AA, Research on complementary/alternative medicine for patients with breast cancer: a review of the biomedical literature, J Clin Oncol. 2000 Feb;18(3):668-83. Review.
Jan e AA, Melatonin replacement therapy in a child with a pineal tumor, J Child Neurol. 2001 Feb;16(2):139-40.
Jatoi, Aggressive multimodality therapy for patients with locally advanced esophageal cancer: is there a role for amifostine?, Semin Oncol. 2003 Dec;30(6 Suppl 18):72-5.

Jaworek e AA, Protective effect of melatonin and its precursor L-tryptophan on acute pancreatitis induced by caerulein overstimulation or ischemia/reperfusion, J Pineal Res. 2003 Jan;34(1):40-52.

Jaworek e AA, Role of endogenous melatonin and its MT2 receptor in the modulation of caerulein-induced pancreatitis in the rat, J Physiol Pharmacol, 2002 Dec;53(4 Pt 2):791-804.

Jeffrey e Saenger, Hydrogen Bonding in Biological Structures, Springer Verlag, Berlin 1991, p.569.

Jockers e AA, Structure and function of melatonin receptors, C R Seances Soc Biol Fil.1998; 192(4):659-67. Review. French.

Jones e AA, Melatonin decreases cell proliferation and transformation in a melatonin receptor-dependent manner, Cancer Lett. 2000 Apr 14;151(2):133-43.

Kajdaniuk e Marek, Influence of adjuvant chemotherapy with cyclophosphamide, methotrexate and 5-fluorouracil on plasma insulin-like growth factor-I and chosen hormones in breast cancer pre-menopausal patients, J Clin Pharm Ther. 2000 Feb;25(1):67-72.

Kallikinos-Maniakis, Megacaryiocytes and platelets in central venous and arterial blood, 1969, Acta Haematol., 42, 330,

Kanishi e AA, Differential growth inhibitory effect of melatonin on two endometrial cancer cell lines, J Pineal Res. 2000 May;28(4):227-33.

Kappers, Innervation of the epiphysis cerebri in the albino rat, 1960, Anatomy Record, 136, 220-1.

Kappers, Survey of the innervation of the epiphysis cerebri and the accessory pineal organs of vertebrates, 1965, Progress in Brain Research, 10, 87-153.

Karasek e AA, Future of melatonin as a therapeutic agent, Neuroendocrinol Lett. 2002 Apr;23 Suppl 1:118-21.

Karasek e AA, Melatonin inhibits growth of diethylstilbestrol-induced prolactin-secreting pituitary tumor in vitro: possible involvement of nuclear RZR/ROR receptors, J Pineal Res. 2003 May;34(4):294-6.

Karasek e Pawlikowski, Antiproliferative effects of melatonin and CGP 52608, Biological Signals & Receptors. 8(1-2):75-8, 1999 Jan-Apr.

Karasek, Ultrastructure of the mammalian pineal gland: its comparative and functional aspects, 1983, Pineal Research Reviews, 1, 1-48.

Karbownik e Reiter, Melatonin protects against oxidative stress caused by delta-aminolevulinic acid: implications for cancer reduction, Cancer Invest. 2002;20(2):276-86.

Karbownik e AA, Relative efficacies of indole antioxidants in reducing autoxidation and iron-induced lipid peroxidation in hamster testes, J Cell Biochem. 2001;81(4):693-9.

Karbownik e AA, Melatonin attenuates estradiol-induced oxidative damage to DNA: relevance for cancer prevention, Exp Biol Med (Maywood). 2001 Jul;226(7):707-12.

Karbownik e AA, Comparison of the protective effect of melatonin with other antioxidants in the hamster kidney model of estradiol-induced DNA damage, Mutat Res. 2001 Mar 1;474(1-2):87-92.

Karbownik e Reiter, Antioxidative effects of melatonin in protection against cellular damage caused by ionizing radiation, Proc Soc Exp Biol Med. 2000 Oct;225(1):9-22. Review.

Karu e AA, Melatonin modulates the action of near infrared radiation on cell adhesion, J Pineal Res. 2003 Apr;34(3):167-72.

Kaufman e AA, Circulating megacaryocytes and platelet release in the lung. 1965a, Blood.26, 720.

Kauppila e AA, Inverse seasonal relationship between melatonin and ovarian activity in humans in a region with a strong seasonal contrast in luminosity, 1987, J Clin Endocrinol Metab 65.823-8.

Kauppila e AA, The effect of season on the circulating concentrations of anterior pituitary ovarian and adrenal cortex hormones and binding proteins in the subartic area: evidence of increased activity of the pituitary-ovarian axis in spring, 1987, Gynecol Endocrinol, 1, 137-50.

Kauppila, Dark season, a stress factor in human reproduction in a region with a strong seasonal contrast in luminosity in Adv Gynecol Endocrinol, Genazzani, Petraglia, Volpe, Facchinetti Editors, 1987, vol. 1° pagg.131-36.

Kennedy e AA, Melatonin and cortisol "switches" during mania, depression and euthymia in a drug-free bipolar patient, Joumal Nerv Ment Disease 177,300,1989.

Kerenyi e AA, Oncostatic effects of the pineal gland, Drug Metabol. Interact 1990; 8 (3-4):313-9.

Kheifets e Matkin, Industrialization, electromagnetic fields, and breast cancer risk, Environ Health Perspect. 1999 Feb;107 Suppl 1:145-54. Review.

Kivela e AA, Menstrual and circadian secretion of melatonin, gonadotropins and prolactin in women, 1988, Acta Physiol. Scand. 132, 321-7.

Kliukiene e AA, Risk of breast cancer among Norwegian women with visual impairment, Br J Cancer. 2001 Feb 2;84(3):397-9.

Kojima e AA, Effects of melatonin on proliferation, oxidative stress and Cx32 gap junction protein expression in primary cultures of adult rat hepatocytes, Cell Struct Funct. 1997 Jun;22(3):347-56.

Kopp et al., Immunological monitoring and clinical trials of biological response modifiers, Cancer Chemother Biol Response Modif. 1994; 15: 226-286. Review.

Korf e AA, Further analysis of Photoreceptor-Specific Proteins in the rodent pineal organ and retina, 1991, Advances in Pineal Research, Volume 5 (ed. § R.J. Reiter), John Libbey, London, pp. 115-22.

Korf e AA, Immuno-cytochemical demonstration of retinal S antigen in the pineal organ of four mammalian species, 1985, Cell Tissue Research, 239, 81-5.

Kossoy e AA, Melatonin and colon carcinogenesis. IV. Effect of melatonin on proliferative activity and expression of apoptosis-related proteins in the spleen of rats exposed to 1,2-dimethylhydrazine, Oncol Rep 2000 Nov; 7(6): 1401-0405.

Kothari e AA, Combination of melatonin and tamoxifen as a chemoprophylaxis against N-nitroso-N-methylurea-induced rat mammary tumors, Cancer Lett. 1997 Jan 1;111(1-2):59-66.

Kubatka e AA, Effects of tamoxifen and melatonin on mammary gland cancer induced by N-methyl-N-nitrosourea and by 7,12-dimethylbenz(a)anthracene, respectively, in female Sprague-Dawley rats, Folia Biol (Praha). 2001;47(1):5-10.

Kumar e Das, Effect of melatonin on two stage skin carcinogenesis in Swiss mice, Med Sci Monit. 2000 May-Jun;6(3):471-5.

Kummer-Trost, Die Bildungen des Zwischenhirndaches der Agamidae, nebst Bemerkungen uber die Lagebeziehungen des Vorderhims, 1956, Morfologisches Jahrbuch, 97, 143-92. (cited in Volirath, 1981).

Kuntz e Richins, Innervation of the bone marrow, 1945, J. Comp. Neurol., 83, 213.

Kvetnoi e Levin, Melatonin and tumor growth,.Eksp Onkol 1986; (4):11-5.

Kvetnoi e AA, Melatonin in mast cells and tumor radiosensitivity, J Pineal Res. 1997 Apr;22(3):169-70. Review.

Lahiri e AA, Detection of specific protein bands with melatonin-like immunoreactivity in different cell lines and human brain regions, IUBMB Life. 1999 Jul;48(1):127-32.

Lahiri e Ghosh, Interactions between melatonin, reactive oxygen species, and nitric oxide, Ann N Y Acad Sci. 1999;893:325-30.

Lahiri, Melatonin affects the metabolism of the beta-amyloid precursor protein in different cell types. J Pineal Res. 1999 Apr;26(3):137-46.

Lambrozo e AA, Exploring the EMF-Melatonin Connection: A Review of the Possible Effects of 50/60-Hz Electric and Magnetic Fields on Melatonin Secretion, Int J Occup Environ Health. 1996 Jan;2(1):37-47.

Lapin ed Ebels, The role of the pineal gland in neuroendocrine control mechanism of neoplastic growth, J. Neuronal Transm. 1981; 50(2-4):275-82.

Lee e Pang, Identification and characterization of melatonin binding sites in the gastrointestinal tract of the ducks. Life Sci 50, 117-125, 1991.

Lemaitre e AA, Melatonin content, uptake and synthesis by blood platelets, 1981, EPSG 2° Colloq. Giessen, 42.

Leman e AA, Studies of the interactions between melatonin and 2 Hz, 0.3 mT PEMF on the proliferation and invasion of human breast cancer cells. Bioelectromagnetics. 2001 Apr;22(3):178-84.

Lemus-Wilson e AA, Melatonin blocks the stimulatory effects of prolactin on human breast cancer cell growth in culture, Br J Cancer. 1995 Dec;72(6):1435-40.

Leone e AA, The pineal gland and cancer, p. 273, Tuebingen.

Leone e AA, Twenty-four-hour melatonin and cortisol plasma levels in relation to timing of cluster headache. Cephalgia 1995; 15:224-229.

Lerchl, Flight attendants, breast cancer, and melatonin, Lancet. 1998 Oct 24;352(9137):1388-9.

Lesnikov e Pierpaoli, Pineal cross-transplantation (old-to-young and viceversa) as evidence for an endogenous "aging clock". Ann NY Acad Sci. 719, 456- 460,1994.

Lewy e AA, Bright light, melatonin and biological rhythms: implications for the affective disorders, Psychopharmacol Bull 21, 368, 1985.

Lewy e AA, Light suppresses melatonin secretion in humans, Science 210,1267,1980.

Lezoualc'h e AA, N-acetyl-serotonin (normelatonin) and melatonin protect neurons against oxidative challenges and suppress the activity of the transcription factor NF-kappaB, J Pineal Res. 1998 Apr;24(3):168-78.

Li e Xu, Influences of light-dark shifting on the immune system, tumor growth and life span of rats, mice and fruit flies as well as on the counteraction of melatonin, Biol Signals, 1997 Mar-Apr;6(2):77-89.

Li e Hill, Induced melanin reduces mutations and cell killing in mouse melanoma, Photochem Photobiol. 1997 Mar;65(3):480-5.

Lieberman e AA, Effects of melatonin on human mood and performance, Brain Research 323, 201, 1984.

Lissoni e AA, A randomized study of chemotherapy with cisplatin plus etoposide versus chemoendocrine therapy with cisplatin, etoposide and the pineal hormone melatonin as a first-line treatment of advanced non-small cell lung cancer patients in a poor clinical state, Journal of Pineal Research. 23(1):15-9, 1997 Aug.

Lissoni e AA, A randomized study with subcutaneous low-dose interleukin 2 alone vs. interleukin 2 plus pineal neurohormone melatonin in advanced solid neoplasms other than renal cancer and melanoma, Br J Cancer. 69(1):196-199, 1994 Jan.

Lissoni e AA, Anticancer neuroimmunomodulation by pineal hormones other than melatonin: preliminary phase II study of the pineal indole 5-methoxytryptophol in association with low-dose IL-2 and melatonin, Journal of Biological Regulators & Homeostatic Agents. 11(3):119-22, 1997 Jul-Sep.

Lissoni e AA, Biotherapy with the pineal immunomodulating hormone melatonin versus melatonin plus aloe vera in untreatable advanced solid neoplasms, Natural Immunity. 16(1):27-33, 1998.

Lissoni e AA, Chemoneuroendocrine therapy of metastatic breast cancer with persistent thrombocytopenia with weekly low-dose epirubicin plus melatonin: a phase II study, Journal of Pineal Research. 26(3):169-73, 1999 Apr.

Lissoni e AA, Decreased toxicity and increased efficacy of cancer chemotherapy using the pineal hormone melatonin in metastatic solid tumor patients with poor clinical status. European Journal of Cancer. 35(12):1688-92, 1999 Nov.

Lissoni e AA, Endocrine and immune effects of melatonin therapy in metastatic cancer patients, Eur J Cancer Clin Oncol. 25(5):789-795, 1989 May.

Lissoni e AA, Immunotherapy with subcutaneous low-dose interleukin-2 and the pineal indole melatonin s a new effective therapy in advanced cancers of the digestive tract, Br J Cancer. 67(6):1404-1407, 1993 Jun.

Lissoni e AA, Reduction of cisplatin-induced anemia by the pineal indole 5-methoxytryptamine in metastatic lung cancer patients, Neuroendocrinol Lett. 2003 Feb-Apr;24(1-2):83-5.

Lissoni e AA, Treatment of cancer chemotherapy-induced toxicity with the pineal hormone melatonin, Supportive Care in Cancer. 5(2):126-9, 1997 Mar.

Lissoni e AA, A phase II study of neuroimmunotherapy with subcutaneous low-dose IL-2 plus the pineal hormone melatonin in untreatable advanced hematologic malignancies, Anticancer Res. 2000 May-Jun;20(3B):2103-5.

Lissoni e AA, Adjuvant therapy with the pineal hormone melatonin in patients with lymph node relapse due to malignant melanoma, J Pineal Res. 1996 Nov;21(4):239-42.

Lissoni e AA, Thrombopoietic properties of 5-methoxytryptamine plus melatonin versus melatonin alone in the treatment of cancer-related thrombocytopenia, J Pineal Res. 2001 Mar;30(2):123-6.

Lissoni e AA, Reversal of clinical resistance to LHRH analogue in metastatic prostate cancer by the pineal hormone melatonin: efficacy of LHRH analogue plus melatonin in patients progressing on LHRH analogue alone, Eur Urol. 1997;31(2):178-81.

Lissoni e AA, Endocrine and immune effects of melatonin therapy in metastatic cancer patients, Eur J Cancer Clin Oncol. 25(5):789-795, 1989 May.

Lissoni e AA, Abrogation of the negative influence of opioids on IL-2 immunotherapy of renal cell cancer by melatonin, Eur Urol. 2000 Jul;38(1):115-8.

Lissoni e AA, Increased survival time in brain glioblastomas by a radioneuroendocrine strategy with radiotherapy plus melatonin compared to radiotherapy alone, Oncology. 1996 Jan-Feb;53(1):43-6.

Lissoni et AA, A phase II study of neuroimmunotherapy with subcutaneous low-dose IL-2 plus the pineal hormone melatonin in untreatable advanced hematologic malignancies. Anticancer Res. 2000 May-Jun;20(3B):2103-5.

Lissoni e AA, A phase II study of tamoxifen plus melatonin in metastatic solid tumour patients, Br J Cancer. 1996 Nov;74(9):1466-8.

Lissoni e AA, Is there a role for melatonin in the treatment of neoplastic cachexia?, Eur J Cancer. 1996 Jul;32A(8):1340-3.

Lissoni e AA, Prevention of cytokine-induced hypotension in cancer patients by the pineal hormone melatonin, Support Care Cancer. 1996 Jul;4(4):313-6.

Lissoni e AA, Immunomodulatory properties of a pineal indole hormone other than melatonin, the 5-methoxytryptophol, J Biol Regul Homeost Agents. 1996 Jan-Mar;10(1):27-30.

Lissoni e AA, Oncostatic activity of pineal neuroendocrine treatment with the pineal indoles melatonin and 5-methoxytryptamine in untreatable metastatic cancer patients progressing on melatonin alone, Neuroendocrinol Lett. 2000;21(4):319-323.

Lissoni e AA, Immunomodulatory effects of IL-12 in relation to the pineal endocrine function in metastatic cancer patients, Nat Immun. 1998;16(5-6):178-84.

Lissoni e AA, Dehydroepiandrosterone sulfate (DHEAS) secretion in early and advanced solid neoplasms: selective deficiency in metastatic disease, Int J Biol Markers. 1998 Jul-Sep;13(3):154-7.

Lissoni e AA, Anti-angiogenic activity of melatonin in advanced cancer patients, Neuroendocrinol Lett. 2001;22(1):45-7.

Lissoni e AA, Melatonin as a new possible anti-inflammatory agent, J Biol Regul Homeost Agents. 1997 Oct-Dec;11(4):157-9.

Lissoni e AA, Acute endocrine effects of interleukin-12 in cancer patients, J Biol Regul Homeost Agents. 1997 Oct-Dec;11(4):154-6.

Lissoni, Modulation of anticancer cytokines IL-2 and IL-12 by melatonin and the other pineal indoles 5-methoxytryptamine and 5-methoxytryptophol in the treatment of human neoplasms. Ann N Y Acad Sci. 2000;917:560-7.

Lissoni, Is there a role for melatonin in supportive care?, Support Care Cancer. 2002 Mar;10(2):110-6. Epub 2001 Nov 13.

Loscher e AA, Seasonal influence on 7,12-dimethylbenz[a]anthracene-induced mammary carcinogenesis in Sprague-Dawley rats under controlled laboratory conditions, Pharmacol Toxicol. 1997 Dec;81(6):265-70.

Loscher e AA, Exposure of female rats to a 100-microT 50 Hz magnetic field does not induce consistent changes in nocturnal levels of melatonin, Radiat Res. 1998 Nov;150(5):557-67.

Luboshitzky e AA, Nocturnal melatonin and luteinizing hormone rhythms in women with hyperprolactinemic amenorrhea, J Pineal Res. 1996 Mar;20(2):72-8.

Luboshitzky e AA, Increased 6-sulfatoxymelatonin excretion in women with polycystic ovary syndrome. Fertil Steril. 2001 Sep;76(3):506-10.

Lucarelli e AA, Fetal and neonatol erytropoiesis. 1968, Ann NY Acad Sci, 149, 544.

Lukasyk e Reiter, Histopatological evidence for the secretion of polypeptides by the pineal gland, 1975, American Journal of Anatomy, 143, 451-64.

Lupowitz e Zisapel, Hormonal interactions in human prostate tumor LNCaP cells, Journal of Steroid Biochemistry & Molecular Biology. 68(1-2):83-8, 1999 Jan.

Lynn e Wong, Neuroimmunopathogenesis of ts1 MoMuLV viral infection. Neuroimmunomodulation. 1998 Sep-Oct;5(5):248-60.

Maestroni e AA, Melatonin, stress, and the immune system, 1989, Pineal Res. Rev., 7, 203.

Maestroni e AA, Pineal melatonin, its fundamental immunoregulatory role in aging and cancer, Ann. NY Acad. Sci. 1988; 521:140-8.
Maestroni e Conti, Melatonin in human breast cancer tissue: association with nuclear grade and estrogen receptor status, Lab Invest. 1996 Oct;75(4):557-61.
Maestroni, Therapeutic potential of melatonin in immunodeficiency states, viral diseases, and cancer, Adv Exp Med Biol. 1999;467:217-26. Review.
Mantovani e AA, Managing cancer-related anorexia/cachexia, Drugs. 2001; 61(4):499-514. Review.
Marelli e AA, Growth-inhibitory activity of melatonin on human androgen-independent DU 145 prostate cancer cells, Prostate. 2000 Nov 1;45(3):238-44.
Martins e AA, The effect of melatonin chronic treatment upon macrophage and lymphocyte metabolism and function in Walker-256 tumour-bearing rats, J Neuroimmunol. 1998 Feb;82(1):81-9.
Matsui e Machado-Santelli, Alteration in F-actin distribution in cells treated with melatonin, Journal of Pineal Research. 23(4):169-75, 1997 Nov.
Mawson, Breast cancer in female flight attendants, Lancet. 1998 Aug 22;352(9128):626.
McCarty, Promotion of interleukin-2 activity as a strategy for 'rejuvenating' geriatric immune function, Med Hypotheses. 1997 Jan;48(1):47-54. Review.
McElhinny et al., The effect of melatonin on cleavage rate of C57BL/6 and CBA/Ca preimplantation embryos cultured *in vitro*, J Pineal Res. 1996 Aug; 21(1): 44-48.
Mcikova-Kalicka e AA, Preventive effect of indomethacin and melatonin on 7, 12-dimethybenz/a/anthracene-induced mammary carcinogenesis in female Sprague-Dawley rats. A preliminary report, Folia Biol (Praha). 2001;47(2):75-9.
Mediavilla, Cos, e Sanchez-Barcelo, Melatonin increases p53 and p21WAF1 expression in MCF-7 human breast cancer cells *in vitro*, Life Sciences. 65(4):415-20, 1999.
Melendez e AA, Effect of melatonin on beta-tubulin and MAP2 expression in NIE-115 cells, Neurochem Res. 1996 Jun;21(6):653-8.
Melen-mucha e AA, Somatostatin analogue octreotide and melatonin inhibit bromodeoxyuridine incorporation into cell nuclei and enhance apoptosis in the transplantable murine colon 28 cancer, Anticancer Research. 18(5A):3615-9, 1998 Sep-Oct.
Mellins e AA, Characterization of melatonin-induced fos-like immunoreactivity in the hypotalamic suprachiasmatic nucleus of the rat.
Meredith e AA, Long-term supplementation with melatonin delays reproductive senescence in rats, without an effect on number of primordial follicles, Exp Gerontol. 2000 May;35(3):343-52.
Mevissen e AA, Acceleration of mammary tumorigenesis by exposure of 7,12-dimethylbenz[a]anthracene-treated female rats in a 50-Hz, 100-microT magnetic field: replication study, J Toxicol Environ Health A. 1998 Mar 13;53(5):401-18.
Mevissen e AA, Alterations in ornithine decarboxylase activity in the rat mammary gland after different periods of 50 Hz magnetic field exposure, Bioelectromagnetics. 1999 Sep;20(6):338-46.
Mevissen e AA, Study on pineal function and DMBA-induced breast cancer formation in rats during exposure to a 100-mG, 50 Hz magnetic field, J Toxicol Environ Health. 1996 Jun 7;48(2):169-85.
Mevissen e AA, Exposure of DMBA-treated female rats in a 50-Hz, 50 microTesla magnetic field: effects on mammary tumor growth, melatonin levels, and T lymphocyte activation, Carcinogenesis. 1996 May;17(5):903-10.
Meydani e AA, The effect of long-term dietary supplementation with antioxidants, Ann N Y Acad Sci. 1998 Nov 20;854:352-60. Review.
Michelsen, Hemodinamics of the bone marrow circulation. Acta Physiol Scand, 1968; 73, 264.
Miles & Coll, Melatonin, Oxford Med. Publ., Oxford Univ. Press, 1988, pag. 288.
Miles e Philbrick, Melatonin and Psychiatry, Biol Psychiatry 23, 405, 1988.
Miles e Thomas, Melatonin-A diagnostic marker in laboratory medicine? in Melatonin-Clinical Perspectives, 1988, Miles A., Philbrick D.R.S., Thompson C. (eds.), Oxford University Press, Oxford, pp. 253.
Miller e Kasahara, Observation on the innervation of human long bones, 1963, Anat. Rec., 145, 13.
Miller e McCuskey, Innervation of bone marrow in the rabbit ,1973, Scand. J. Haemat., 10, 17.

Miyazaki e AA, Correlation between serum melatonin circadian rhythm and intensive care unit psychosis after thoracic esophagectomy, Surgery. 2003 Jun;133(6):662-8.

Moccheggiani e AA, Melatonin administration in tumor-bearing mice (intact and pinealectomized) in relation to stress, zinc, thymulin and IL-2, Int J Immunopharmacol 1999 Jan; 21 (1):27-46.

Moccheggiani e AA, The immunoreconstituting effect of melatonin or pineal grafting and ita relation to zine pool in aging mice, J Neuroimmunol. 53: 189-201, 1994.

Mockova e AA, Mammary carcinogenesis induced in Wistar:han rats by the combination of ionizing radiation and dimethylbenz(a)anthracene: prevention with melatonin, Neoplasma. 2000;47(4):227-9.

Moller e AA, Presence of a pineal nerve in sheep and rabbit fetuses, 1975, Cell and Tissue Research, 158, 451-9.

Moller e Korf, The innervation of the mammalian pineal gland with special reference to central pinealopetal prijectons, 1984, Pineal Research Reviews, 2, 41-86.

Moller e AA, Advances in Pineal Research, 1991, Volume 5 (eds J.Arendt and P. Pevet), John Libbey, London, pp. 13-32.

Moretti, Marelli e AA, Antiproliferative action of melatonin on human prostate cancer LNCaP cells, Oncology Reports. 7(2):347-51, 2000 Mar-Apr.

Moulder, Power-frequency fields and cancer, Crit Rev Biomed Eng. 1998;26(1-2):1-116. Review.

Mullins e AA, Characterization of melatonin-induced fos-like immunoreactivity in the hypotalamic suprachiasmatic nucleus of the rat, J RecepT Signal Transduct Res. 1999 Sep; 19(5): 781-801.

Murata e AA, Twenty-four hour rhythm of melatonin in patients with a history of pineal and/or hypothalamo-neurohypophyseal germinoma, J Pineal Res. 1998 Oct;25(3):159-66.

Musatov e AA, Effects of melatonin on N-nitroso-N-methylurea-induced carcinogenesis in rats and mutagenesis *in vitro* (Ames test and COMET assay, Cancer Lett. 1999 Apr 26;138(1-2):37-44.

Nelson e AA, Regulation of melatonin 1a receptor signaling and trafficking by asparagine-124, Mol Endocrinol. 2001 Aug;15(8):1306-17.

Nelson e Demas, Seasonal changes in immune function, Q Rev Biol. 1996 Dec;71(4):511-48. Review.

Nelson e Drazen, Melatonin mediates seasonal adjustments in immune function, Reprod Nutr Dev. 1999 May-Jun;39(3):383-98. Review.

Neri et al., Melatonin as biological response modifier in cancer patients. Anticancer Res. 1998 Mar-Apr;18(2B):1329-32.

Neri et al., Modulation of human lymphoblastoid interferon activity by melatonin in metastatic renl cell carcinoma. A phase II study, Cancer. 73(12):3015-9, 1994 Jun 15.

Nir e AA, The use of melatonin and co-treatment with autologous or allogeneic cells as a model for control of malignant beta-cell leukemia, Adv Exp Med Biol. 1999;460:407-9.

Nishimura e AA, Circadian secretion patterns of melatonin after major surgery, J Pineal Res. 1998 Sep;25(2):73-7.

Norris e Bonnell, People in 50Hz electric and magnetic fields: Studies in the United Kingdom, in Electromagnetic Fields and Neurobehavioral Function, 1988, O'Connor M.E., Lovely R.H., eds., Liss. A.R., New York., pp. 349.

Nowak e Zawilska, Melatonin and its physiological and therapeutic properties, Pharm World Sci 1998 Feb; 20 (I): 18-27.

Nowfar e AA, Tumor prevention by 9-cis-retinoic acid in the N-nitroso-N-methylurea model of mammary carcinogenesis is potentiated by the pineal hormone melatonin, Breast Cancer Res Treat. 2002 Mar;72(1):33-43.

O'Callaghan e AA, Use of melatonin to treat sleep disorders in tuberous sclerosis, Developmental Medicine & Child Neurology. 41(2):123-6, 1999 Feb.

O'brien e Klein, Pineal and retinal relationships, Acad. Press, 1986, pag. 442.

Okshe e AA, Comparative Ultrastructural Studies Of Sensory And Secretory Elements In Pineal Organs, 1971, Memoirs of the Society for Endocrinology, 19, 7-25.

Okshe, Aspects of evolution of the pineal organ in The Pineal Gland and its EndocrinRole, 1982, J. Axelrod, F. Fraschini and G. P. Velo (eds.), Plenum Press, New York.

Olcese e AA, Evidence for the involvement of the visual system in mediating magnetic field effects on pineal melatonin synthesis in the rat, 1985, Brain Res., 333, 382.

Olcese, The mammalian pineal gland and reproduction. Controversies and strategies future research, (1995) Adv Exp Med Biol. 377: 1-14.

Olivieri e AA, Mercury induces cell cytotoxicity and oxidative stress and increases beta-amyloid secretion and tau phosphorylation in SHSY5Y neuroblastoma cells, J Neurochem. 2000 Jan; 74(1):231-6.

Ottolenghi, Sur les nerfs de la moelle des os, 1902, Arch. It. Biol., 37, 73.

Oxenkrug e AA, Single dose of tranylcypromine increases human plasma melatonin, Biol Psychiatry 21,1081, 1986.

Panzer e AA, Melatonin has no effect on the growth, morphology or cell cycle of human breast cancer (MCF-7), cervical cancer (HeLa), osteosarcoma (MG-63) or lymphoblastoid (TK6) cells. Cancer Lett. 1998 Jan 9;122(1-2):17-23.

Panzer e Viljoen, The validity of melatonin as an oncostatic agent, Journal of Pineal Research. 22(4):184-202, 1997 May.

Panzer, Depression or cancer: the choice between serotonin or melatonin. Med Hypotheses 1998 May; 50(5):385-7.

Panzer, Melatonin in osteosarcoma: an effective drug?, Medical Hypotheses. 48(6):523-5, 1997 Jun.

Papazisis e AA, Effects of melatonin on proliferation of cancer cell lines, J Pineal Res. 1998 Dec;25(4):211-8.

Pappolla e AA, Melatonin prevents death of neuroblastoma cells exposed to the Alzheimer amyloid peptide, J Neurosci. 1997 Mar 1;17(5):1683-90.

Pawlikowski e AA, Oncostatic action of melatonin: facts and question marks, Neuroendocrinol Lett. 2002 Apr;23 Suppl 1:24-9.

Pawlikowski e AA, The antiproliferative effects of melatonin on experimental pituitary and colonic tumors. Possible involvement of the putative nuclear binding site?, Adv Exp Med Biol. 1999;460:369-72.

Pederson Occurrence of megacaryocytes in various vessels and their retention in the pulmonary capillaries in man, Scand J Haematol, 1978; "21, 369.

Pepping, Melatonin, American Journal of Health-System Pharmacy. 56(24):2520-7, 1999 Dec 15.

Petrakis, Bone marrow pressure in leukemic and non leukemic patients, 1954, J. Clin. Invest., 33, 27.

Petranka e AA, The oncostatic action of melatonin in an ovarian carcinoma cell line. J Pineal Res 1999 Apr; 26 (3); 129-36.

Petterborg e AA, Effect of melatonin replacement on serum hormone rhythms in a patient lacking endogenous melatonin, 1991, Brain Res Bull 27: 181-185.

Pevet, 1981, Ultrastructure of the mammalian pinealocyte, Pineal Gland, Volume 1, Anatomy and Biochemistry (ed. R.J. Reiter), CRC Press Inc. Boca Raton, Florida, pp. 122-54.

Pfeffer e AA, Inducible cyclic AMP early repressor protein in rat pinealocytes: a highly sensitive natural reporter for regulated gene transcription, Mol Pharmacol. 1999 Aug; 56(2):279-89.

Pianezza, Cancro oltre la chemioterapia, Edizioni Raphael, 1998.

Pierpaoli e AA, Circadian melatonin and young-to-old pineal grafting postpone aging and maintain juvenile conditions of reproductive functions in mice and rats. Exp Gerontol, 1997, in press.

Pierpaoli e AA, La Fonte della Giovinezza, pp. 194-196, Ed. Rizzoli, 1995.

Pierpaoli e Lesnikov, Theoretical considerations on the nature of the pineal "aging clock". Gerontology. 43: 20-25, 1997.

Pierpaoli e Maestroni, Melatonin: a principal neuroimmunoregulatory and, anti-stress hormone: its anti-aging effects. Immunol Let. 16: 355-362, 1987.

Pierpaoli e YI, The involvement of pineal gland and melatonin in immunity and aging. I. Thymus- mediated, immunoreconstituting and antivital activity of thyrotropin releasing hormone. J Neuroimmonol. 27,99-109, 1990.

Pierpaoli e YI, The pineal gland and melatonin: the aging clock? A concept and experimental evidence in Stress and the Aging Brain (Edito da G. Nappi, E. Martignoni, A.R. Genazzani e F. Petraglia), pp. 171-175. Aging Series. Raven Press, New York, 1990.

Pierpaoli, Integrated phylogenetic and ontogenetic of neuroendocrine and identity-defense, immune functions in Psychoneuroimmunology (Edito da Ader R), pp. 575- 606. Academic Press, New York, 1981.

Pierpaoli, Neuroimmunomodulation of aging: a program in the pineal gland, Ann NY Acad Sci, 1997, in press.

Pierpaoli, Neuroimmunomodulation: an approach to the therapy of neurological diseases in Clinical Neuroimmunology (Edito da Aarli JA, Behan WMH e Behan PO), pp. 500-5. Blackwell, Oxford, 1987.

Pierpaoli, The pineal gland as ontogenetic scanner of reproduction, immunity and aging, Ann NY Acad Sci. 741:46-49, 1994.

Pillittere e Miller, Researchers search for link between circadian rhythms, breast cancer, J Natl Cancer Inst. 2000 May 3;92(9):686-9.

Pletscher, da Prada e Tranzer, Transfer and storage of biogenic monoamines in subcellular organelles of blood platelets, Prog Brain Res. 1969;31:47-52

Pletscher, Da Prada e Tranzer, Metabolism, subcellular transport and storage of 5-hydroxytryptamine in blood platelets, Ann Med Exp Biol Fenn. 1968;46(3):399-406.

Pollack, Cancer controversy [letter; comment], Nature. 329(6678):752, 1998 Apr 23.

Poon e AA, Melatonin and 2[125I]iodomelatonin binding sites in the human colon, Endocr Res. 1996 Feb;22(1):77-94.

Preslock, The pineal gland: basic implications and clinical correlations, 1998, Endocrine Reviews, 5, 282-308.

Privat e AA, Day/night variation of tryptophan hydroxylase and serotonin N-acetyltransferase mRNA levels in the ovine pineal gland and retina, J Pineal Res.1999 May; 26(4):193-203.

Puccio e Nathanson, The cancer cachexia syndrome, Semin Oncol. 1997 Jun;24(3):277-87. Review.

Quay, Pineal Chemistry in Cellular and Physiological Mechanism, Charles Thomas, Springfield, Illinois, US, 1974.

Quay, Retrograde perfusion of the pineal region and the question of pineal vascular Routes to brain and choroid plexuses, 1973, American Journal of Anatomy, 137,387-402.

Quay, The demonstration of a secretory material and cycle in the parenchymal cells of the mammalian pineal organ, Exp Cell Res. 1956 Apr;10(2):541-4.

Raikhlin e.Kvetnoi, Dynamics of changes in enterochromaffin cells during tumor growth, Vopr Onkol 1976; 22(1):53-9.

Ram e AA, Estrogen receptor transactivation in MCF-7 breast cancer cells by melatonin and growth factors, Mol Cell Endocrinol 1998 Jun 25; 141 (1-2):53-64.

Ram e AA, Differential responsiveness of MCF-7 human breast cancer cell line stocks to the pineal hormone, melatonin, J Pineal Res. 2000 May;28(4):210-8.

Rao e AA, Effect of melatonin and linolenic acid on mammary cancer in transgenic mice with c-neu breast cancer oncogene, Breast Cancer Res Treat. 2000 Dec;64(3):287-96.

Rato, Pedrero, Martinez e AA, Melatonin blocks the activation of estrogen receptor for DNA binding, FASEB Journal. 13(8):857-68, 1999 May.

Redfem e AA, Circadian rhythms, jet-lag, and chronobiotics: an overview, Chronobiol Int, 11(4):253-65, Aug 1994

Regelson e Pierpaoli, Melatonin: a rediscovered antitumor hormone? Its relation to surface receptors; sex steroid metabolism, immunologic response, and chronobiologic factors in tumor growth and therapy, Cancer Invest 1987; 5 (4):379-85.

Reiter e AA, Pharmacology and physiology of melatonin in the reduction of oxidative stress *in vivo*. Biol Signals Recept. 2000 May-Aug;9(3-4):160-71. Review.

Reiter, Pineal function during aging: attenuation of the melatonin rhythm and its neurobiological consequences, Acta Neurobiol Exp. (Warsz) 1994; 54 Suppl: 31-9.

Reiter, Pineal Gland, cellular proliferation and neoplastic growth: An historical account in The Pineal Gland and Cancer, (1988 b), Gupta D, Attanasio A., Reiter RJ (eds.), Brain Research Promotion, Tubingen, pp.41.

Reiter, Pineal melatonin: cell biology of its synthesis and its physiological interactions. Endocrinol Rev, 12:151-80, 1991.

Reiter, The mammalian pineal gland: Structure and function, American Journal of Anatomy, 1981, 162, 307-13.

Reiter, The pineal Gland, CRC Press, Vol. 3, Boca Raton, 1982.

Reiter, The pineal Gland, Raven Press, 1984, pag. 382.

Repacholi e Greenebaum, Interaction of static and extremely low frequency electric and magnetic fields with living systems: health effects and research needs, Bioelectromagnetics. 1999;20(3):133-60. Review.

Repacholi, Low-level exposure to radiofrequency electromagnetic fields: health effects and research needs, Bioelectromagnetics. 1998;19(1):1-19. Review.

Reppert e AA, Putative melatonin receptors in a human biological clock, 1988 Science 242: 78-81.

Rhinelander, Circulation in bone in The biochemistry and physiology of bone, 1972, Vol.II, Academic Press, N.Y., 1.

Rimler e AA, Nuclear exclusion of the androgen receptor by melatonin, J Steroid Biochem Mol Biol. 2002 May;81(1):77-84.

Roberts e AA, Melatonin receptors in human uveal melanocytes and melanoma cells, Journal of Pineal Research. 28(3):165-71, 2000 Apr.

Rollag e Niswender, Radio immunoassay of serum concentrations of melatonin in sheep exposed to different lighting regimens. Endocrinology 98, 482-489, 1976.

Ronco e Halberg, The pineal gland and cancer, Anticancer Research 1996 Jul-Aug; 16 (4A):2033-9.

Rosenstein e Cardinali, Central gabaergic mechanisms as target far melatonin activity in brain, Neurochemistry International, 17,373, 1990.

Rossi, L'innervazione del midollo osseo, (1932), Arch. It. Anat. Embriol, 29, 539.

Roth e AA, Melatonin promotes osteoblast differentiation and bone formation, J Biol Chem 1999 Jul 30; 274 (31):22041-7.

Sakai, Salvert, Touret e Jouvet, Afferent connections of the nucleus raphe dorsalis in the cat as visualized by the horseradish peroxidase technique, Brain Res. 1977 Nov 25;137(1):11-35.

Salvatore e AA, Nonionizing electromagnetic fields and cancer: a review, Oncology (Huntingt). 1996 Apr;10(4):563-70; discussion 573-4, 577-8. Review.

Sanchez-Barcelo e AA, Melatonin and mammary cancer: a short review, Endocr Relat Cancer. 2003 Jun;10(2):153-9.

Sauer e AA, Melatonin inhibits fatty acid transport in inguinal fat pads of hepatoma 7288CTC-bearing and normal Buffalo rats via receptor-mediated signal transduction, Life Sci. 2001 May 11;68(25):2835-44.

Sauer e AA, Polyunsaturated fatty acids, melatonin, and cancer prevention, Biochem Pharmacol. 2001 Jun 15;61(12):1455-62.

Scalera, Di Bella L, Rossi, Gualano, Effetti della Melatonina sulle piastrine *in vitro*. Aggregazione con ADP di piastrine pretrattate con melatonina (MLT). Sul ruolo fisiologico della Melatonina nella regolazione del tasso piastrinemico. Dagli Atti del Congr. Soc. It. di biologia Sperimentale, Società Italiana di Fisiologia, Società Italiana di Nutrizione Umana. L'Aquila, 27-29 sett. 1979.

Scott e AA, Disruption of mitochondrial respiration by melatonin in MCF-7 cells, Toxicol Appl Pharmacol. 2001 Mar 15;171(3):149-56.

Seidman e AA, Reactive oxygen metabolites, antioxidants and head and neck cancer, Head Neck. 1999 Aug;21(5):467-79. Review.

Semm e AA, Effects of eart-strenght magnetic field on electrical activity of pineal cells, Nature, l980, 22 8, 607.

Sharma e AA, Circadian rhythms of melatonin and cortisol in aging. Biol Psychiatry, 25:305-319, 1989.

Shiu e AA, Melatonin-induced inhibition of proliferation and G1/S cell cycle transition delay of human choriocarcinoma JAr cells: possible involvement of MT2 (MEL1B) receptor, J Pineal Res. 1999 Oct;27(3):183-92.

Shiu e AA, Inhibition of malignant trophoblastic cell proliferation *in vitro* and *in vivo* by melatonin. Life Sci. 2000 Sep 15;67(17):2059-74.

Siebler e AA, Therapeutic entrainment of circadian rhythm disorder by melatonin in a non-blind patient, J Neurol. 1998 Jun-Jul;245(6-7):327-8.

Simonneaux e AA, Presynaptic and postsynaptic effects of neuropeptide Y in the rat pineal gland, J. Neurochem 1994 Jun; 62 (6):2464-71.

Sinisi e AA, Twenty-four hour melatonin pattern in acromegaly: effect of acute octreotide administration. J Endocrinol Invest. 1997 Mar;20(3):128-33.

Skwarlo-Sonta, Functional connections between the pineal gland and immune system, Acta Neuobiol Ex

(Warsz) 1996; 56 (1):341-57.

Slovinska-Klencka e Lewinski, Role of melatonin in human physiology and pathology. II. Involvment of melatonin in pathogenesis of affective and chronobiological disorders. Melatonin and the aging process. Melatonin and neoplasms, Postepy Hig Med Dosw 1993; 47 (4):267-76.

Smith e AA, Intrinsic hepatic phenotype associated with the Cyp1a2 gene as shown by cDNA expression microarray analysis of the knockout mouse, EHP Toxicogenomics. 2003 Jan;111(1T):45-51.

Solar, [Melatonin and its wide-spectrum effects: use of melatonin in the treatment of tumors], Ceskoslovenska Fysiologie. 48(1):27-40, 1999 Feb.

Solomon e AA, Vitamin D resistance in RAS-transformed keratinocytes: mechanism and reversal strategies, Radiat Res. 2001 Jan;155(1 Pt 2):156-162.

Son e AA, Immortalization of neuroendocrine pinealocytes from transgenic mice by targeted tumorigenesis using the tryptophan hydroxylase promoter, Brain Res Mol Brain Res. 1996 Apr;37(1-2):32-40.

Song e Lahiri, Melatonin alters the metabolism of the beta-amyloid precursor protein in the neuroendocrine cell line PC12, J Mol Neurosci. 1997 Oct;9(2):75-92.

Souza e AA, Melatonin biological activity and binding sites in human melanoma cells, J Pineal Res. 2003 May;34(4):242-8.

Stankov, Fraschini, Reiter, Melatonin binding sites in the central nervous system, 1991, Brain Res Rev 16: 245-256.

Stanley e Brown, Melatonin level are reduced in the pineal gland of suicide victims, Psychopharmacology 24, 484, 1988.

Stevens e AA, Alcohol consumption and urinary concentration of 6-sulfatoxymelatonin in healthy women, Epidemiology. 2000 Nov;11(6):660-5.

Stevens e Davis, The melatonin hypothesis: electric power and breast cancer, Environ Health Perspect. 1996 Mar;104 Suppl 1:135-40. Review.

Stevens e Hilakivi-Clarke, Alcohol exposure in utero and breast cancer risk later in life. Alcohol Alcohol. 2001 May-Jun;36(3):276-7.

Stevens, Leukemia and exposure to magnetic fields, N Engl J Med. 1997 Nov 13;337(20):1471-2; author reply 1473-4.

Sudgden, Psychopharmacological effects of melatonin in mouse and rat, J Pharmacol Exp Ther, 227(3): 587-591, 1983.

Sudgden e AA, Alfa-adrenergic potentiation of beta-adrenergic stimulation of rat pineal N-acetil tranferase: studies using citazoline and fluorine analog of norepinephrine, Biochem Pharmacol. 1984 Dec 15; 33(24):3947-50.

Suh e AA, Selective inhibition of beta(2)-adrenergic receptor-mediated cAMP generation by activation of the P2Y(2) receptor in mouse pineal gland tumor cells, J Neurochem. 2001 Jun;77(6):1475-85.

Surrall e AA, Effect of ibuprofen and indomethacin on human plasma melatonin, Journal Pharmacy and Pharmacol. 39, 840, 1987.

Takeda e AA, Ionotropic glutamate receptors expressed in human retinoblastoma Y79 cells, Neurosci Lett. 2000 Nov 17;294(2):97-100.

Tamarkin e AA, Decreased nocturnal plasma melatonin peak in patients with estrogen receptor positive breast cancer, Science, 1982 May 28; 216 (4549) :1003-5.

Tamarkin e AA, Melatonin and malignant disease, Ciba Found. Symp. 1985, 117:284-99.

Tamarkin e AA., 1985, Melatonin: a coordinating signal for mammalian reproduction. Science, 227, 714-20, (Copyright by the AAAS).

Tapp e Huxley, The hisological appearance of the human pineal gland from puberty to old age. 1972, Journal of Pathology, 108:137-44.

Tapp, The history and pathology of the human pineal gland, 1979, Progress of Brain Research, 52, 481-500. Vollrath, 1. 1981 The Pineal Organ. Springer-Verlag, Heidelberg.

Tarquini e AA, Hypermelatoninemia in women with polycystic ovarian syndrome, Eur J Contracept Reprod Health Care. 1996 Dec;1(4):349-50.

Taverna e AA, Variation in nocturnal urinary excretion of melatonin in a group of patients older than 55 years suffering from urogenital tract disorders, Arch Ital Urol Androl. 1997 Dec;69(5):293-7.

Taysi e AA, Melatonin reduces lipid peroxidation and nitric oxide during irradiation-induced oxidative injury in the rat liver, J Pineal Res. 2003 Apr;34(3):173-7.

Teplitzky SR, Blask DE, Cheng Q, Myers L, Hill SM. Melatonin and 9-cis-retinoic acid in the chemoprevention of NMU-induced rat mammary carcinoma. Adv Exp Med Biol. 1999;460:363-7.

Teplitzky e AA, Chemoprevention of NMU-induced rat mammary carcinoma with the combination of melatonin and 9-cis-retinoic acid, Cancer Lett. 2001 Jul 26;168(2):155-63.

Thun-Battersby e AA, Exposure of Sprague-Dawley rats to a 50-Hertz, 100-microTesla magnetic field for 27 weeks facilitates mammary tumorigenesis in the 7,12-dimethylbenz[a]-anthracene model of breast cancer, Cancer Res. 1999 Aug 1;59(15):3627-33.

Toitou et al., Patterns of plasma melatonin with aging and mental conditions. Stability of nyctohemeral rhythmus and differences in seasonal variation. 1984. Acta Endocrinologica, 106, 145.

Tong e AA, Proplatelets and stess platelets, 1987, Blood 69, 522.

Travlos e AA, The effect of short intermittent light exposures on the melatonin circadian rhythm and NMU-induced breast cancer in female F344/N rats, Toxicol Pathol. 2001 Jan-Feb;29(1):126-36.

Tsim e AA, Calcium ion dependency and the role of inositol phosphates in melatonin-induced encystment of dinoflagellates, J Cell Sci. 1997 Jun;110 (Pt 12):1387-93.

Tsumanuma e AA, Demonstration of hydroxyindole-O-methyltransferase (HIOMT) mRNA expression in pineal parenchymal tumors: histochemical in situ hybridization. J Pineal Res. 2000 May;28(4):203-9.

Turek and coll., Depts of Neurobiol. And Pysiol. And Neurology, Northwestem Univ, 2153 N. Campus Drive. Evanston. Il 60208 USA. From: Hanseatic Endocrine Conference "Melatonin after four decades", August 27-30. 1998. University of Hamburg, Medical School.

Tynes e AA, Incidence of breast cancer in Norwegian female radio and telegraph operators, Cancer Causes Control. 1996 Mar;7(2):197-204.

Vakkuri e AA, Presence of immunoreactive melatonin in different tissues of the pigeon (Columba livia). Gen Comp Endocrinol. 58: 69-75, 1985.

Valevsky.e AA, Effect of melatonin on active transport of serotonin into blood platelets. Psychiatry Res 1995 Jul 28; 57 (2): 193-6.

van den Heiligenberg e AA, The tumor promoting effect of constant light exposure on diethylnitrosamine-induced hepatocarcinogenesis in rats, Life Sci. 1999;64(26):2523-34.

Vanecek e Klein, A subpopulation of neonatal gonadotropin releasing-hormone-sensitive pituitary cells is responsive to melatonin, 1993, Endocrinology 133: 360-7.

Vanecek e Klein, Melatonin inhibits gonadotropin-releasing hormone-induced elevation of intracellular Ca^{2+} in neonatal rat pituitary cells, 1992 a, Endocrinology 130:701-7.

Vanecek e Klein, Sodium dependent effects of melatonin on membrane potential of neonatal rat pituitary cells, 1992 b, Endocrinology 131: 939-46.

Vanecek, Cellular Mechanisms of Melatonin Action, Physiol Rev 1998; 78: 687-721.

Vanecek, Inibitory effect of melatonin on GnRh-induced LH release, Rev Reprod 1999 May; 4 (2):76-82.

Vaughan, Melatonin in humans, 1984, Pineal Research Reviews 2: 141-201.

Verkasalo e AA, Inverse association between breast cancer incidence and degree of visual impairment in Finland, Br J Cancer. 1999 Jul;80(9):1459-60.

Vician e AA, Melatonin content in plasma and large intestine of patients with colorectal carcinoma before and after surgery, J Pineal Res. 1999 Oct;27(3):164-9.

Vivien-Roels e Pevet, Melatonin: presence and formation in invertebrates. Experientia, 1993; 49: 642-7.

Vollrat, The Pineal Gland, Springer Verlag., Berlin, 1981, pag. 665.

Voordouw e AA, Melatonin and melatonin-progestin combinations after pituitary-ovarian function in women and can inhibit ovulatio, 1992, J Clin Endocrinol Metab 74: 108-117.

Wahab e AA, Modulatory effects of melatonin and vitamin E on doxorubicin-induced cardiotoxicity in Ehrlich ascites carcinoma-bearing mice, Tumori. 2000 Mar-Apr;86(2):157-62.

Wald, Retinoidi, differenziazione e malattie, Ciba Foundation Symposium 113, p.269.

Waldenlind e AA, Circadian secretion of cortisol and melatonin in cluster headache during active cluster periods and remission. J Neurol Neurosurg Psychiatry 1987; 50:207- 13.

Waldenlind e AA, Decreased nocturnal serum melatonin levels during active cluster headache period. Opusc Med. 1984; 29:109-12.
Waldenlind e AA, Lowered circannual urinary melatonin concentrations in episodic cluster headache, Cephalgia 1994.
Waldhauser e AA, Bioavailability of oral melatonin in humans. Neuroendocrinology, 39: 307-313, 1984.
Waldhauser e AA, Serum melatonin in central precocious puberty is lower than age matched prebubertal children, 1991, J Clin Endocrinoi Metab 73: 793-796.
Walker e AA, Hypogonadotrophic hypogonadism and primary amenorrhea associated with increased melatonin secretion from a cystic pineal lesion, Clin Endocrinol (Oxf). 1996 Sep;45(3):353-6.
Webb e Puig-Domingo, Role of melatonin in health and disease. Clin Endocrinol, 42: 221-34,1995.
Webley e Lach, Melatonin directly stimulates the secretion of progesterone by human and bovine granulosa cells *in vitro*, 1986, J. Reprod Fertil 78:711-717.
Welker e AA, Effects of artificial magnetic field on serotonin N-acetiltransferase and melatonin content of the rat pineal gland, 1983, Exp. Brain Res., 50, 426.
Welsh, Pineal calcification: structural and functional aspects, 1985, Pineal Research Reviews, 3, 41-68.
Wetterberg, Melatonin and clinical application. Reprod Nutr 1999 May-Jun; 39 (3):367-82.
Wetterberg, Melatonin in humans' physiological and clinical studies, Journal of Neural Transmission, Suppl. 13, 289-310, Springer-Verlag, 1978.
Wiechmann e Burden, Regulation of AA-NAT and HIOMT gene expression by butyrate and cyclic AMP in Y79 human retinoblastoma cells. J Pineal Res 1999 Sep; 27 (2): 116-21.
Wilson e AA, Electric field, the pineal gland and cancer in The Pineal Gland and cancer, Gupta, Attanasio, Reiter.(eds.), 1988, Brain Research Promotions, Tubingen, pp.245.
Wilson e AA, Extremely Low Frequency Electromagnetic Fields: The question of cancer, Battelle Press, Columbus, 1990, pp.383.
Winczyk e AA, Possible involvement of the nuclear RZR/ROR-alpha receptor in the antitumor action of melatonin on murine Colon 38 cancer, Tumour Biol. 2002 Sep-Oct;23(5):298-302.
Wirz-Justice e AA, Morning or night-time melatonin is ineffective in seasonal affective disorder. J Psychiatr Res. 1990; 24:129-137.
Wurtman e Waldhauser, Melatonin in Humans, Center for Brain Sciences, Cambridge, MA, 1935, pag. 444.
Wurtman e AA, Melatonin synthesis in the pineal gland: effect of light mediated by the sympathetic nervous system, Science. 143, 1328-1330, 1964.
Wurtman e AA, Melatonin synthesis in the pineal gland: control by light, Science 142, 1071-1073, 1963.
Xi Sc e Tarn, Il ruolo dei recettori melatoninici (mel1) nell'azione antiproliferativa diretta della MLT sulle cellule di cancro umano alla prostata LNCaP androgeno sensibili, Pineal Res, 2000.
Xi e AA, Inhibition of androgen-sensitive LNCaP prostate cancer growth *in vivo* by melatonin: association of antiproliferative action of the pineal hormone with mt1 receptor protein expression, Prostate. 2001 Jan 1;46(1):52-61.
Xi e AA, Potential involvement of mtl receptor and attenuated sex steroid-induced calcium influx in the direct anti-proliferative action of melatonin on androgen-responsive LNCaP human prostate cancer cell, Pineal Res 2000 Oct; 29(3): 172-83.
Xu e AA, Pituitary prolactin-secreting tumor formation: recent developments, Biol Signals Recept. 2000 Jan-Feb;9(1):1-20. Review.
Yerneni e Jayaraman, Pharmacological action of high doses of melatonin on B16 murine melanoma cells depends on cell number at time of exposure, Melanoma Res. 2003 Apr;13(2):113-7.
Yie e AA, Melatonin receptors on human granulosa cell membranes, J Clin Endocrinol Metab. 1995 May;80(5):1747-9.
Young e AA, Night-day urinary 6-hydroxymelatonin production as a function of age, bodymass and urinary creatinine levels: a population study in 110 subjects aged 3-80, 1986, Journal of Endocrinology, Suppl. Abstract N°32,111.
Yu e AA, Calcium potentiates cyclic AMP stimulation of pineal arylalkylamine N-acetil transferase, Journal of Neurochemistry, 1993; 60, 1436-43.
Zamboni e Pease, The vascular bed of the red bone marrow, J Ultrastruct Res, 1961; 5, 65.

Zawilska e Nowak, Melatonin: from biochemistry to therapeutic applications, Poi J Pharacol 1999 Jan-Feb; 51 (1):3-23.
Zhang e AA, Melatonin, immune modulation and aging, Autoimmunity. 1997;26(1):43-53. Review.
Zimmermann e AA, Urinary 6- hidroxymelatonin sulfate as a measure of melatonin secretion during acute tryptophan depletion, Psychoneuroendocrinology 18 (8): 567-78, 1993.
Zotter e AA, Methylphenidate and melatonin for sleep disorder with optic glioma, J Am Acad Child Adolesc Psychiatry. 2001 Sep;40(9):992-3.

Pubblicazioni e relazioni del professor Luigi Di Bella inerenti alla Melatonina dal 1969 ad oggi:

Aggregazione con ADP di piastrine pretrattate con Melatonina (MLT), Boll. SIBS, 1979, 55, Com. 54.
Aspetti funzionali del fattore trombocitico regolatore del tasso piastrinemico, Boll. SIBS, 1974, 50, Com. 251.
Azione della melatonina (MLT) sulla piastrinogenesi *in vitro*, (1979a), Gualano L., Rossi M.T., Scalera G. Boll. Soc. it. Biol. Sper., 55, 323.
Azione della Melatonina (MLT) sulla piastrinogenesi *in vitro*, Boll. SIBS, 1979, 55, 323-326.
Azione mielotropa della Melatonina (MLT), Boll. SIBS, 1976, 52, Com. 26.
Bone marrow platelet production after Melatonin i.v. infusion, Third Colloquium of European Pineal Study Group, Pécs, 1984.
Cardio-circulatory responses to Melatonin (MLT), Riunione congiunta SIBS-SIF-SINU, Sassari-Alghero, 1988.
Dinamica megacariocitica e piastrinemia dopo Melatonina, Boll. SIBS, 1971,47, Com. 224.
Dinamica megacariocitica e piastrinemia dopo trattamento con Melatonina, Arch. FisioL, 1972, 69, 90-1.
Dinamica midollare dopo trattamento sub acuto e cronico con Melatonina, Arch. Fisiol., 1972, 69, 90-1.
Dinamica midollare dopo trattamento subacuto e cronico con Melatonina, Boll., SIBS, 1971, 47, Com. 125.
Effect of Melatonin on circadian water intake by normal and tumor-bearing rats, Riunione cong. SIBS-SIF-SINU, Ischia, 1994.
Effetti della Melatonina (MLT) sopra il 2,3-DPG degli eritrociti circolanti di ratto, Boll. SIBS, 1976, 52, Com. 24.
Effetti della Melatonina (MLT) sui megacariociti viventi di midollo di ratto, Boll. SIBS, 1977, 53, Com. 44.
Effetti della Melatonina (MLT) sulle piastrine *in vitro*, Boll. SIBS, 1979, 55, Com. 114.
Effetti della perfusione melatoninica sulla differenza artero-venosa del compartimento cellulare del sangue circolante nei ratti splenectomizzati, Boll. SIBS, 1972, 48, Com. 118.
Effetti dell'azione simultanea della melatonina (MLT) e dell'ADP sui megacariociti *in vitro*, (1979b), Gualano L., Rossi M.T., Scalera G., Boll. Soc. it. Biol. Sper., 55, 389-393.
Influence of neuropeptide Y on bone marrow megacaryocytes blood platelet count and blood glucose level, XXXII Congress of The International union of Physiological Sciences. Glasgow 1993 Aug 1-6.
L'aggregazione piastrinica in presenza di melatonina (MLT), Scalera G., Rossi M.T., Gualano L., Com. al Congresso Soc. It. di Fisiologia, 25-26 maggio 1979.
Melatonin and platelets/endotelium relationships. Com. on the Satellite Symposium of the International Congress of Endocrinology. Sep. 6-9, 1992, Paris, France.
Melatonin in Thrombocytogenesis, Intern. Workshop, Tubingen, Sept.6-8, (1987), Rossi M.T. Published in The pineal Gland an Cancer Russel J. (Ed.), Reiter.
Melatonin: an essential factor for the treatment and recovery from leukemia and cancer, International Symposium on Melatonin, 1980, N. Birau & W. Schloot (Eds.), pag. 101-2.
Molecular mechanism of bone marrow thrombocytogenesis by melatonin, Second Colloquium of European Pineal Study Group, Giessen, 1981.
Nervous control of thrombocytopoiesis, Proc. XXVI Intern., Congr. Physiol. Sci., New Dehli, 1974.
Orientamenti fisiologici nella terapia delle emopatie, Boll. Se., Med. 1974, 1-3.
'Perspective in pineal function', (1979c), Rossi M.T., Scalera G. in The pineal gland of vertebrates including man, Ariens Kappers & P. Pevet (Eds), (Prog.Brain Research., vol.52), Elsevier/North Holland Bioche-

mical Press, Amsterdam, 475-78.
Perspectives in Pineal functions, First. Colloquium of European Pineal Study Group, Amsterdam, 1978.
Photoperiod and rat's peripheral blood, European Pineal Study Group, University of Surrey, 1990.
Physiological basis for a rational therapy of bone marrow diseases, XVIth Intern. Congr. of Hematology, Kyoto, 1976, 9-45.
Platelet turnover as influenced by melatonin, International Symposium on Melatonin, 1980, N. Birau & W. Schloot (Eds.), pag. 173-174.
Red blood cells generation and melatonin, Internat. Symposium on Melatonin, 1980, N. Birau & W. Schloot (Eds.), pag. 175-176.
Rilievi fisiologici ed effetti della (MLT) Melatonina sulle talassemie, Boll. SIBS, 1976, 52, Com. 221.
Rilievi fisiologici ed effetti della melatonina (MLT) sulle talassemie, Rossi M.T., Scalera G., Tarozzi G., Bollettino SIBS, 1976, 52. Com.221.
Ruolo del sistema abenulo-epifisario nella regolazione del tasso piastrinemico, Boll., SIBS, 1969, 45, Com. 171.
Serotonin-Melatonin Biological Interrelations, 1991, Minuscoli G.C., Com. International Symposium on Pineal Hormones. Bowral, NSW, Australia, July 21-24.
Stabilization of platelet membrane by Melatonin. Com. SIBS LXI Assemblea Generale-Società Italiana di Fisiologia, XLIV Congresso Nazionale Società Italiana di Nutrizione Umana, XXV Riunione Generale. Sept. 23-26, 1992, Roma.
Studio di alcuni fattori del ricambio piastrinemico, Boll., SIBS, 1973, 49, Com. 125.
Sul ruolo fisiologico della Melatonina (MLT) nella regolazione del tasso piastrinemico, Boll. SIBS, 1979, 55. Com. 68.
Sulla pressione osmotica del midollo osseo, Battistini N., Coronati R., Rossi M.T., Scalera G., 1975a, Boll. Soc. It. Biol. Sper., 51, 18bis, 25.
Ulteriore contributo al meccanismo di produzione delle variazioni del 2,3-DPG intraeritrocitario dopo trattamento con Melatonina (MLT), Boll. SIBS, 1976, 52, Com. 21.
Variazioni del 2,3-DPG eritrocitario dopo trattamento acuto con 5metossi-N-acetil-triptamina (Melatonina), Arch. FisioL, 1976 (Riunione primaverile, Firenze).

La somatostatina nel Metodo Di Bella

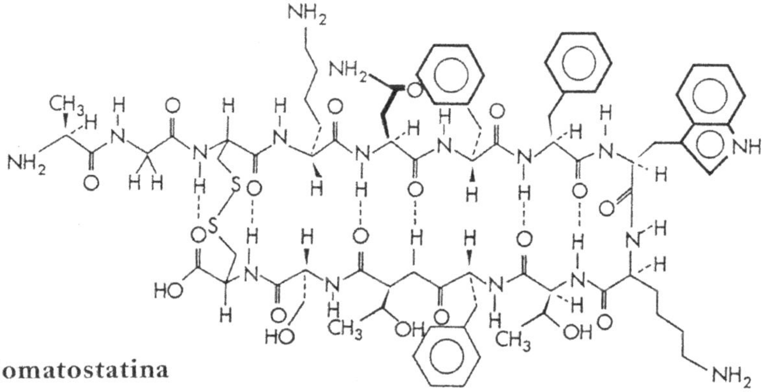

Somatostatina

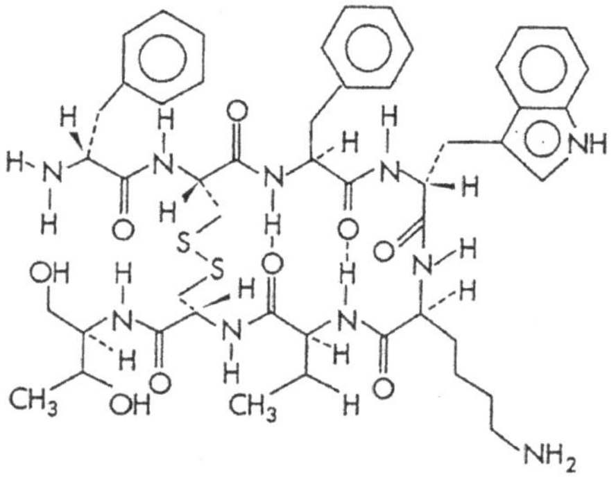

Octreotide

Premesse

La prima relazione sulle indicazioni, i criteri d'impiego e gli effetti terapeutici della somatostatina nelle patologie neoplastiche, si deve al Prof. Luigi Di Bella, che il 20 novembre 1978 presentò al *First Colloquium of the European pineal study Group* la relazione "Perspectives in pineal functions", pubblicata l'anno successivo [*Progress in brain research Vol 52, 1979*], in cui enunciava le nuove linee terapeutiche antitumorali del suo metodo (MDB, Metodo Di Bella) evidenziando il ruolo antiblastico della somatostatina. Successivamente, il primo marzo del 1981, comunicò al 2° *International Symposium of Somatostatin* ad Atene, il riscontro e gli effetti dell'impiego della somatostatina in oltre un migliaio d'ammalati di svariate patologie tumorali, pubblicandone i dati agli atti del congresso in una relazione dal titolo: "Somatostatin in cancer therapy". L'intuizione iniziale di una relazione causale tra somministrazione di un fattore antagonista dell'ormone della crescita o GH, ed inibizione della crescita tumorale, gli derivò dalla lettura del trattato in due volumi di H.B. Van Dyke "*The physiology and pharmacology of the pituitary body*", che d'accordo con l'autore tradusse, per pubblicarne una versione italiana. Nel trattato si citava il caso di una paziente affetta da tumore ovarico ampiamente diffuso e metastatizzato alle ossa, con prognosi infausta a breve termine per le condizioni critiche e scadenti, in cui l'ipofisectomia produsse la regressione del tumore primitivo e delle metastasi, consentendo una sopravvivenza di tre anni. Questo risultato, in presenza di un'aspettativa di vita estremamente limitata, fu di tutto rilievo. Il caso dimostrò la stretta relazione causale tra il GH, massimo fattore di crescita e principale increto ipofisario, e l'insorgenza e progressione neoplastica. La remissione della disseminazione metastatica e la sopravvivenza di tre anni furono in rapporto causale con l'ipofisectomia e il conseguente blocco della secrezione di GH. Quando l'evoluzione delle tecniche di laboratorio consentì il dosaggio plasmatico del GH, ne furono frequentemente riscontrati tassi elevati nei pazienti neoplastici, ulteriore conferma del rapporto consequenziale tra GH e tumori. L'ormone della crescita è stato studiato ed è conosciuto nella sua struttura molecolare e sequenza amminoacidica già da decenni. Da qualche tempo è stato sintetizzato con l'ingegneria genetica per mezzo dell'acido desossiribonucleico dell'*Escherichia coli*, essendo impossibile con le attuali conoscenze di chimica organica la produzione per sintesi di una molecola di 191 amminoacidi. La sua somministrazione prolungata in bambini con crescita insufficiente e nei casi di nanismo, è stata messa in relazione con incremento del rischio neoplastico. Magnavita et al. (1) nel 1996 hanno descritto un caso di linfoma di Hodgkin insorto in corso di trattamento con GH, mentre Jungwirt et al. (2) nel 1997 hanno studiato ed evidenziato il rapporto tra ormone della crescita, somatomedine e sviluppo di carcinomi prostatici e renali.

È accertato da numerosi altri riscontri della letteratura l'incidenza, nettamente superiore alla media, di tumori solidi e leucemie per somministrazioni prolungate di GH. Anche in numerosi casi d'acromegalia è stata riscontrata una maggiore incidenza di tumori, soprattutto del colon (Cats et al.) (3). Da queste considerazioni risulta evidente un'azione blastica del GH e il suo ruolo primario d'increto ipofisario maggiormente implicato nell'induzione della crescita e della proliferazione cellulare sia fisiologica sia neoplastica. Il GH è costituito da una singola catena polipeptidica, non glicosilata, di 191 amminoacidi, che presenta numerose analogie con la struttura molecolare di un altro potente e ubiquitario fattore di crescita, la prolattina e con un ormone sintetizzato nella placenta, definito ormone lattogeno placentare (hPL).

Numerosi sono i fattori di crescita individuati e isolati, tra cui l'EGF, fattore di crescita epidermico, polipeptide di 6 kDalton; si conosce la sequenza amminoacidica del PDGF, di derivazione piastrinica, del NGF (Nerve Growth Factor) prodotto dal sistema simpatico adrenergico, del TGF (Transforming Growth Factor) alfa, fattore di crescita polipeptidico delle cellule epiteliali e mesenchimali, del TGF beta, proteina dimerica di 28 kDalton, derivata da fagociti mononucleati e varie cellule come i linfociti. Esso favorisce l'attivazione di macrofagi, polimorfonucleati, cellule endoteliali e stimola lo

switch isotipico verso la produzione di IGA. È stato isolato anche l'FGF, fattore di crescita dei fibroblasti, GM-CSF, glicoproteina di 22 kDalton, stimolante l'accrescimento di cellule progenitrici della linea granulocitica e macrofagica in modo elettivo, ma anche di megacariociti e serie eritroide. Esso è sintetizzato da varie cellule come linfociti T, fagociti mononucleati, fibroblasti, cellule endoteliali. A sua volta il GH induce nel parenchima epatico mediatori, definiti somatomedine e denominati IGF-1, IGF-2 (*Insulin–like Growth Factor*): IGF-1, è composto da una catena di 70 amminoacidi e IGF-2, di 67 amminoacidi, di cui si conoscono caratteristiche chimico-strutturali e attività biologica:
– Stimolo proliferativo sul tessuto cartilagineo.
– Attività simil-insulinica sul tessuto adiposo e muscolare.
– Attività mitogena sulle colture cellulari.
Questi fattori di crescita sono veicolati nel plasma da proteine definite *IGF Binding Proteins*, con effetto inducente la proliferazione cellulare in vari tessuti biologici fisiologici e neoplastici. Nel 1996 Angelloz et al. (4) hanno pubblicato uno studio sulla capacità dei fattori leganti l'IGF-2, di stimolare e modulare l'attività proliferativa dell'ormone su cellule di carcinoma prostatico, mentre Singh et al. (5) nel 1966 hanno evidenziato nella loro pubblicazione, analoga attività su colture cellulari umane di cancro del colon. Strawn et al. (6) nel 1995 hanno pubblicato gli effetti proliferativi dell'IGF-1 su cellule del leiomioma uterino umano. La crescita può essere considerata un incremento della massa biologica, con tempi medi di riproduzione cellulare dell'ordine delle 70 ore. Va considerato oltre l'aumento numerico, quello volumetrico, di massa, del patrimonio materiale-energetico, d'ogni singola cellula e delle componenti extracellulari dei tessuti biologici.
Studi sperimentali, condotti su colture cellulari neoplastiche, hanno evidenziato che esse hanno capacità incretoria di molecole interagenti con vari fattori di crescita quali GH, prolattina, IGF, TGF alfa e beta, PDGF, EGF, e molto probabilmente molti altri. Un'ampia letteratura ha chiarito meccanismi e modalità d'azione dei TGF, che hanno la capacità di stimolare in agar la crescita di cellule non trasformate. La stimolazione autocrina di questi fattori attiva e promuove l'attività del fenotipo trasformato. Questi e altri fattori di crescita individuati, clonati, hanno ormai un'evidente significatività nella proliferazione e differenziazione cellulare. Le cellule isolate *in vitro* crescono purché vi siano condizioni di temperatura luce, pH, densità, viscosità e fattori nutritivi, plastici, esoergonici come steroidi, cAMP analoghi, lecitine, neurotrasmettitori. La crescita è condizionata e accelerata dai vari fattori di crescita descritti, oltre che dall'incremento numerico; un aspetto fondamentale degli equilibri biologici è rappresentato dalla differenziazione cellulare consistente in particolari e specifiche caratteristiche funzionali, strutturali e biochimico-fisiologiche.
Risale al 1931 l'individuazione da parte di Bloom (7) di aggregati cellulari pancreatici dotati di capacità incretoria, definiti dallo scopritore cellule D, i cui aspetti morfo-funzionali nel pancreas di ratti furono studiati e descritti mediante la microscopia elettronica da Caramia (8) nel 1965.
La scoperta della somatostatina è stata casuale, in quanto avvenuta nel corso di ricerche volte a identificare il fattore ipotalamico che induce l'increzione dell'ormone somatotropo o GH. Si individuarono, nel corso di questi studi, frazioni d'estratti ipotalamici atti-

vanti il GH e altre inibenti. S'ipotizzò pertanto che accanto al GHRH, fattore stimolante il GH, vi fosse un fattore inibente. Nel 1973, Brazepau et al. (9) estrassero da ipotalami di ovini, identificandone la sequenza amminoacidica, un peptide dotato di potente attività inibitoria sull'increzione del GH, che definirono somatostatina. Fu identificata la molecola, un tetradecapeptide (costituito pertanto da quattordici amminoacidi), con una ciclizzazione dovuta ad un ponte disolfuro interno tra due molecole di cisteina. Fu accertato che il peptide in concentrazioni decrescenti era presente nell'area preottica anteriore, nell'ipotalamo medio basale e nell'amigdala. Il nucleo periventricolare e l'amigdala inviano fibre somatostatinergiche all'eminenza mediana, dalla quale viene increta la somatostatina. Anche nel nucleo caudato, nella corteccia, nella sostanza gelatinosa del nucleo del trigemino, nelle corna dorsali del midollo spinale e nella retina, sono state individuate fibre somatostatinergiche. La varietà a 14 amminoacidi del peptide è la forma nettamente prevalente anche nel duodeno e nel pancreas. Concentrazioni rilevanti di somatostatina sono state individuate anche nei reni, cuore e nella tiroide, sia in posizione follicolare sia parafollicolare. Nel pancreas, stomaco e duodeno è presente anche come octacosapeptide (peptide ad otto amminoacidi). Nelle cellule pancreatiche D inibisce l'insulina e il glucagone. Le cellule pancreatiche A, produttrici di glucagone, disposte attorno a cellule B insulinosecernenti, sono spesso frammiste ad aggregati di cellule D.
Le varietà cellulari capaci d'attività incretoria della somatostatina sono: cellule endocrine di tipo aperto, che la immettono direttamente in circolo, cellule paracrine con terminazioni citoplasmatiche a contatto di cellule effettrici putative e neuroni in cui agisce come neurotrasmettitore, o terminazioni nervose che la immettono nel sangue.
A livello dell'eminenza mediana dell'ipotalamo la somatostatina è rilasciata in maniera sincrona e pulsatile con il GRF. I primi studi sui recettori della somatostatina si devono a Schonbrunn e Tashjian (10) e risalgono al 1978. L'azione della somatostatina è mediata e si esplica attraverso glicoproteine recettoriali ad alta affinità (SSTR), localizzate con la somatostatina in vari tessuti in concentrazioni variabili nel cervello, nell'apparato gastrointestinale, nell'ipofisi, nel pancreas endocrino a livello delle cellule alfa, beta e gamma ed esocrino nelle cellule acinari, nelle ghiandole surrenali, nella tiroide, nel midollo osseo, nei reni, sulle membrane delle cellule polmonari e linfociti. Sono state individuate strutture recettoriali di 346 amminoacidi del peso molecolare di 39 kDalton, o di 418 amminoacidi, di 46 kDalton, dotate d'omologia di sequenza di 42%-60%, formate da sette domini transmembrana accoppiati alle proteine G. La trascrizione è stimolata dalla fosforilazione di una proteina nucleare da parte di una proteinchinasi cAMP-dipendente, che si lega al DNA. I geni per i recettori noti sono clonati su cinque cromosomi. Il recettore SSTR1 mappa sul cromosoma 14, SSTR2 sul cromosoma 17 con i due sottotipi SSTR2a, SSTR2b. Il SSTR3 sul cromosoma 22, SST4 sul cromosoma 20, SSTR5 sul cromosoma 16. La molteplicità recettoriale porta ad ipotizzare una diversificazione nei vari substrati biologici. Recenti acquisizioni di biologia molecolare hanno evidenziato che dopo l'attivazione recettoriale il complesso proteico somatostatina-recettore, è assimilato dagli endosomi. Nelle neoplasie, SSTR sono stati individuati a livello di:

- Tessuto nervoso (astrocitomi, glioblastomi, medulloblastomi, neuroblastomi, meningiomi, oligodendrogliomi).

– Adenomi ipofisari PRL-GH e TRH secernenti.
– Tumori neuroendocrini (carcinoidi, gastrinomi, glucagomi, insulinomi, vipomi).
– Carcinomi del pancreas.
– Osteo e condrosarcomi.
– Carcinomi della mammella.
– Carcinomi a piccole cellule del polmone.
– Carcinomi del colon-retto.
– Carcinomi della prostata.
– Carcinomi dell'ovaio.

Per la continua e progressiva individuazione di SSTR in vari tumori è fondata l'ipotesi che tutte le localizzazioni neoplastiche abbiano SSTR. Studi sulle cellule di carcinoma pancreatico umano (MIA-Pa-Ca-2) hanno consentito l'individuazione dei meccanismi della traduzione del segnale dopo il legame SSTR-somatostatina con modificazioni biochimiche relative a:
– Proteine G.
– Le adenilato ciclasi.
– Il Ca^{2+}.
– La proteinchinasi C.
– L'attività tirosin-fosfatasica.
– L'attivazione dei canali K^+ dipendenti.
– La stimolazione delle fosfolipasi A e C soprattutto a livello cerebrale.

Le azioni biologiche della somatostatina si possono così sintetizzare:

1) Sull'ipofisi anteriore inibizione dell'attività incretoria di:
   Ormone somatotropo.
   Prolattina.
   Ormone tireotropo.
   Ormone corticotropo.
   LH.
   FSH.
2) Sul tratto genitourinario:
   Inibizione della renina.
3) Sull'apparato gastroenterico:
   A) Inibizione delle secrezioni endocrine:
      Insulina.
      Glucagone.
      Peptide intestinale vasoattivo
      Gastrina.
      Secretina.
      Colecistochinina.
      Motilina.
   B) Inibizione delle secrezioni esocrine:
      Acidi gastrici.
      Secrezione e svuotamento gastrico.
      Flusso ematico gastrointestinale.

Trasporto di acqua VIP-stimolato.
Assorbimento e motilità intestinale.
Fattore intrinseco.
Pepsina.
Enzimi pancreatici.
Bicarbonato pancreatici.
Fluido colico.
Riduzione del flusso ematico splancnico.
Inibizione della motilità e della contrazione della colecisti.
Flusso biliare.
Svuotamento gastrico.
Contrazione dello sfintere di Oddi.

La somatostatina inibisce pertanto il rilascio di vari ormoni come GH, PRL, LH, FSH, TSH, e vari fattori di crescita tra cui EGF, IGF, FGF, NGF, PDGF, TGF, VEGF, che svolgono un ruolo determinante nell'induzione proliferazione e disseminazione neoplastica.

Crescita e fattori di crescita

La crescita ha il significato biologico di aumento della biomassa (Rossle, 1923) e si estrinseca con aumento di volume e di massa, secondo processi temporo-spaziali finemente integrati.

Può crescere il numero delle cellule, variare la composizione, aumentare la quantità di sostanze, specialmente in casi particolari (obesità, tesaurismosi), ma possono anche accrescersi le strutture intercellulari.

Quando nel corso della crescita si affina l'organizzazione cellulare e si accresce l'eterogeneità biochimico-morfologica si parla di differenziazione.

La crescita non è un fenomeno isolato, bensì uno degli aspetti essenziali della vita; sotto questa visuale la crescita è un'astrazione, con i suoi principi, le sue teorie, le sue leggi.

Crescono anche le cellule isolate *in vitro*, pur che siano soddisfatte certe condizioni di contatto, luce, temperatura, pH, densità, viscosità, tutte più o meno definite, e purché siano presenti fattori chimici, nutritivo-dinamici, plastici ed esoergonici.

Possono poi modulare la mitogenesi gli steroli, cAMP-analoghi, lecitine e neurotrasmettitori. Dopo la scoperta che le ghiandole sottomandibolari di topo liberano sostanze capaci di promuovere lo sviluppo di topi neonati, attraverso la stimolazione dei tessuti epidermici e derivati, si parlò di fattore di crescita epidermico (EGF). Sono stati isolati altri peptidi capaci di stimolare la mitogenesi che derivano dalle piastrine (PDGF), dal sistema simpatico noradrenergico (NGF), da cellule alterate da infezioni virali (TGF), ecc. Numerosi fattori di crescita, isolati e clonati, sono responsabili della regolazione della crescita e della differenziazione di elementi della serie megacariocitica e di quella eritrocitica; tutti questi fattori potrebbero anche assumere significato e dignità terapeutica nelle emopatie. I fattori di crescita hanno chiarito nelle linee essenziali le modalità di controllo della crescita ed hanno sovvertito gli ipotizzati meccanismi patogenetici dei tumori e delle leucemie.

I fattori di crescita agiscono su molecole recettoriali che trasferiscono lo stimolo al secondo messaggero-cAMP, inositolo trifosfato, diacilglicerolo (PAF), proteinchinasi.
Sono state isolate, purificate e analizzate le sequenze aminoacidiche di numerosi fattori di crescita, dei relativi recettori e, attraverso la possibilità di introdurre nelle cellule i geni che codificano queste molecole, si sono chiarite le posizioni dei relativi oncogeni.
Alcuni recettori, anziché nella membrana plasmatica, sono localizzati nel citosol (steroidi) o nel nucleo (acido retinoico). Recettori dell'acido retinoico sono stati individuati anche sulla membrana cellulare.
Queste scoperte hanno sconvolto le precedenti convinzioni e consentito la comprensione del meccanismo di controllo della crescita normale e tumorale.
Dagli organismi agli organi costitutivi, dai tessuti alle cellule, dalle cellule agli organuli cellulari, siamo giunti alla biologia molecolare.
Non si può capire l'essenza della malattia del secolo - il cancro - al di fuori delle linee di sviluppo secondo la biologia molecolare. La difficoltà nella soluzione del problema sta nel riuscire a cogliere gli spunti pratici, terapeutici, che possono, a nostra insaputa, innestarsi nell'immenso edificio della biologia molecolare.

Caratteristiche farmacologiche e cliniche della somatostatina

Il gene della somatostatina si trova sul cromosoma 3, al termine del suo braccio lungo, consta di un'unità regolatrice e di una di trascrizione e di due esoni separati da un introne. La fosforilazione da parte di una protein-chinasi cAMP dipendente, legata al DNA, attiva la trascrizione.
L'emivita della somatostatina a 14 amminoacidi oscilla tra i 2,5 e i 3 minuti, mentre non supera i 120 minuti per quella ad 8 amminoacidi.
Studi tossicologici condotti su mammiferi, come cani, conigli, ratti, hanno escluso effetti collaterali rilevanti e test *in vivo* e *in vitro* non hanno evidenziato alcuna attività mitogena. Somministrazioni di dosaggi elevati e prolungati della somatostatina e analoghi possono causare nausea, meteorismo, disturbi addominali, vampate, diarrea, senza mai assumere carattere di gravità, più evidenti alla prima somministrazione, con attenuazione progressiva nel corso del trattamento e remissione spontanea dopo una o due settimane.
La comparsa d'intolleranza ai carboidrati o iperglicemia si può verificare in alcuni casi, per l'effetto inibente della somatostatina e analoghi sul rilascio d'insulina, generalmente in limiti tollerabili e controllabili. Sono state osservate anche stasi intestinali o gastriche da ridotta attività peristaltica. Più rara è l'eventualità di una lieve riduzione della pressione arteriosa e del ritmo cardiaco. In una percentuale ridotta di casi la somatostatina ha favorito la formazione a livello della colecisti di calcoli di colesterolo per insufficiente attività colagoga da diminuita increzione di colecistochinina e riduzione del circolo enteroepatico dei sali biliari. Anche quest'eventualità può essere prevenuta e controllata con le specialità in commercio. Nel mese di ottobre 1988 l'analogo della somatostatina, l'octreotide, ha ricevuto negli Stati Uniti l'approvazione della FDA, per l'utilizzo in alcuni tumori, tra cui carcinoidi, vipomi, tumori neuroendocrini. Nel 1994 Mosdell et al. (11) pubblicavano su American Journal of Hospital Pharmacy uno studio ("Indicazioni emergenti per la terapia con octreotide") affermando che i risultati della ricerca e

l'esperienza clinica sulla somatostatina e analoghi si sono accumulati dal 1988, data d'approvazione della FDA, e suggeriscono un ruolo terapeutico potenzialmente molto più ampio in una vasta serie di neoplasie, tra cui tumori pituitari, gastrici, intestinali, pancreatici, ovaio policistico e altri tumori. Gli Autori affermano che «Poiché l'esperienza clinica con l'octreotide si accresce e sono state completate sperimentazioni ben programmate, un più ampio ruolo terapeutico per l'octreotide sarà probabilmente riconosciuto».

Una conferma dello stretto rapporto tra increzione di GH e probabilità d'insorgenza di neoplasie, viene dalla pubblicazione di Lincoln et al. (12): "Espressione dei recettori dell'ormone della crescita nel nucleo e nel citoplasma delle cellule normali e neoplastiche", pubblicato su Histochemistry and Cell Biology nel 1998. In essa si conclude che in un'ampia varietà di cellule, con tecniche immunoistochimiche, sono stati evidenziati recettori per il GH, che sono nettamente più numerosi nelle cellule neoplastiche che nei tessuti normali. Si sottolinea il dato che il GH ha un ruolo essenziale nel processo di mutazione da cellula normale in tumorale ed è essenziale per favorire lo sviluppo, la proliferazione, l'espansione di popolazioni cellulari neoplastiche. L'articolo offre una base razionale all'impiego d'inibitori del GH, quali la somatostatina, in funzione antiblastica. Robbins et al. (13) nella pubblicazione "Somatostatina e cancro", Metabolism 1996, hanno trattato il ruolo della somatostatina nella diagnosi e trattamento dei tumori umani non endocrini e hanno ipotizzato che le mutazioni dei recettori della somatostatina (SSTR), attraverso la perdita di controllo sulla proliferazione cellulare possano favorire la carcinogenesi. I miglioramenti clinici osservati negli studi effettuati sono attribuiti dagli Autori ad inibizione dei fattori di crescita e dell'angiogenesi. La pubblicazione valorizza un ruolo terapeutico antiblastico della somatostatina e degli inibitori dei fattori di crescita nel contesto di una multiterapia, risultando ormai evidente la capacità della somatostatina di inibire la proliferazione e progressione dei tumori umani. La concezione d'impiego della somatostatina nel contesto di una multiterapia antiblastica, anticipata fino dalla metà degli anni Settanta dal MDB, è stata confermata nel 1996 anche da Wekbecker et al. (14) nel lavoro dal titolo "Potenziamento degli effetti antiproliferativi mediante octreotide *in vitro* e *in vivo*", pubblicato su Digestion nel 1996. Gli Autori affermano che l'octreotide, analogo della somatostatina, esercita potenti effetti antiproliferativi. Tali effetti sono aumentati in maniera sinergica dall'octreotide, in combinazione con chemioterapici, sia come additivi sia ad alte concentrazioni e la combinazione è ben tollerata. Gli Autori concludono: «I nostri studi d'interazione *in vitro* e *in vivo*, suggeriscono che l'octreotide rafforza l'effetto di vari agenti chemioterapici in modo sinergico o cumulativo». In oncologia pediatrica sono state evidenziate le indicazioni della somatostatina da Albers (15) che nel 1996 ha pubblicato su Digestion uno studio: "Uso clinico degli analoghi della somatostatina in oncologia pediatrica". In esso si fa particolare riferimento ai tumori del sistema nervoso costituenti quasi il 50% dei tumori solidi di bambini e adolescenti. Questi tumori, come il neuroblastoma, meningioma, astrocitomi di basso grado e il medulloblastoma, possono essere efficacemente visualizzati usando ^{111}In-octreotide. Oltre al miglioramento delle tecniche di visualizzazione, si stanno sviluppando analoghi della somatostatina, come il ^{125}I-Tyr3-octreotide o ^{125}I-lanreotide per la chirurgia guidata dei radioricettori. Pochi minuti dopo l'iniezione essi consentono d'individuare aggregati cellulari neoplastici, altrimenti invisibili, dell'ordine di 0,1-1 mg. Gli Autori sottolineano che gli analoghi della somatostatina si stanno rivelando inibitori della crescita del tumore e che lo sviluppo della ricerca sull'espressione dei sottotipi di recettori della somatostatina consentirà l'inibizione della crescita e l'induzione alla differenziazione dei tumori migliorandone la prognosi.

Il concetto di una terapia antiblastica realizzata attraverso l'inibizione del GH e l'interesse in tal senso della ricerca, è confermato e pubblicato su Metabolism nel 1997 da Giustina et al. (16), che hanno studiato *in vitro*, in colture cellulari d'adenomi ipofisari GH secernenti, l'effetto antitumorale della inibizione del GH, comparando l'azione anti GH di un neuropeptide, il Galanin, con quella dell'octreotide. Nello stesso anno Yoshitomi et al. (17) hanno pubblicato su The American Journal of Physiology uno studio dal titolo "Coinvolgimento della chinasi di MAP e del segnale c-fos, nell'inibizione della crescita delle cellule mediante Somatostatina", evidenziando uno dei meccanismi d'azione antitumorale della somatostatina, concludendo che essa sopprime in maniera significativa la crescita di cellule tumorali della linea MING, derivata dall'insulinoma di topo. Tejeda et al. (18) hanno pubblicato nel 1999 su Anticancer una ricerca: "Attività antitumorale *in vivo* del TT 232, un nuovo analogo della Somatostatina". Gli Autori affermano che: «È stato dimostrato in precedenza che l'analogo della somatostatina TT232, che contiene un anello di residuo 5, inibisce la proliferazione di numerose linee di cellule di cancro *in vitro* e riduce la grandezza d'aggregati cellulari neoplastici in animali da esperimento». La sua azione sarebbe accompagnata da un'inibizione della chinasi della tiroxina e dall'induzione d'apoptosi. Nel sarcoma S-180, trapiantato in topi BDF 1 d'allevamento SPF, la somatostatina si è rivelata un potente agente antitumorale. Tada et al. (19) hanno chiarito nel 1999 in una pubblicazione su Journal of Neuro-oncology dal titolo "Base molecolare dell'oncogenesi pituitaria" l'interazione tra increzione pituitaria e neoplasie. Tre fattori nucleari di trascrizione AP-1, CREB e Pit-1, che sono relativi alle chinasi C ed A della proteina, sembrano svolgere un ruolo critico sia nella crescita neoplastica, che nella secrezione dell'ormone degli adenomi. L'alterazione delle proteine G come Gs e Gi2 è una causa diretta dell'attivazione di tali fattori di trascrizione.

Gli analoghi della somatostatina e della bromocriptina hanno effetti ad un più basso livello cellulare di ACMcP attraverso le proteine G inibitorie, anche se il meccanismo che porta all'apoptosi cellulare è sconosciuto. Gli Autori concludono che dovrebbero essere maggiormente approfonditi gli studi sui collegamenti tra le traduzioni anormali del segnale e i geni soppressori aberranti del tumore per chiarire il quadro intero dell'oncogenesi pituitaria.

Pollak e Schally (20) nel 1998 nell'articolo "Meccanismi d'azione antineoplastica degli analoghi della somatostatina" edito da Proceedings of the Society for Experimental Biology and Medicine, sottolineano «L'impressionante attività antineoplastica degli analoghi della somatostatina, dimostrata in molti modelli di tumore» e affermano che la ricerca più recente ha fornito dati significativi sull'azione antiproliferativa e la capacità d'indurre l'apoptosi della somatostatina e analoghi. Il meccanismo sarebbe sia diretto, attraverso legami degli analoghi con i relativi recettori presenti sulle cellule neoplastiche, che indiretto, attraverso l'inibizione di vari fattori di crescita come quello simil-insulinico, documentato dall'attività antineoplastica *in vivo* in popolazioni cellulari neoplastiche in cui non sono stati individuati recettori per la somatostatina. Gli Autori concludono che i dati preclinici sono ora sufficienti per studi clinici con gruppi di controllo in vari tumori come quelli della mammella, prostata, pancreas. Ad analoghe conclusioni giungono Bousquet et al. (21) in una pubblicazione su Chemotherapy del 2001, in cui evidenziano come gli effetti della somatostatina e analoghi in tessuti neoplastici possano essere diretti, recettoriali, attraverso i cinque recettori della somatostatina (SSTR 1-5), ed anche indiretti, evidenziando che i recettori regolano una varietà di percorsi di traduzione dei segnali come l'inibizione dell'adenilciclasi, la regolazione dei canali ionici, della chinasi e fosfatasi della serina/treonina e tiroxina. L'articolo sottolinea il progresso nella terapia antitumorale dovuto alla somatostatina per i meccanismi biologici che ne caratterizzano l'attività antiblastica. Le modalità d'azione antitumorale della somatostatina sono molteplici, alcune accertate, altre ipotizzate, altre ancora recentemente oggetto di studio, come l'inibizione dei percorsi del pentosio fosfato non ossidativi, evidenziate da Boros et al. (22) e pubblicate del 1998 su Medical Hypotheses col titolo "Inibizione dei percorsi del pentosio fosfato non ossidativi mediante somatostatina: un possibile meccanismo d'azione antitumorale". Gli autori sottolineano il notevole effetto inibitorio della somatostatina e analoghi sulla crescita dei tumori, riferendosi a neurofibromi e altre neoplasie, specificando che il meccanismo d'azione non è interamente conosciuto. È stato dimostrato che la somatostatina causa intolleranza al glucosio inibendo il glucosio 6-fosfato deidrogenasi (G6DP) nel fegato dei pesci. Dati recenti indicano che questo percorso e le reazioni di transchetolasi del ciclo del pentosio fosfato (PC), sono direttamente coinvolte nel processo di sintesi del ribosio delle cellule dell'adenocarcinoma pancreatico. Nelle cellule in coltura la somatostatina da sola ha inibito il riciclo del carbonio del glucosio tramite il PC del 5,7%, con aumento al 19,8% in combinazione con l'ossitiamina, un inibitore competitivo delle transchetolasi. L'ossitiamina ha prodotto una forte apoptosi nelle cellule tumorali *in vitro*. Gli Autori concludono ipotizzando che l'azione antiproliferativa indotta dall'ossitiamina e dalla somatostatina possa essere mediata dalla inibizione del G6PD, dalla transchetolasi o da entrambi.

Numerosissime da oltre un decennio sono le pubblicazioni sugli effetti positivi della SST nei carcinoidi, vipomi, apudomi, tumori neuroendocrini in generale, chemodectomi o tumori timpano-giugulari, sia in termini antiproliferativi sia antimetastatici che di netto miglioramento clinico. L'impiego degli analoghi sintetici della SST a lunga durata, a rilascio lento, octreotide e lanreotide (23), ha ulteriormente migliorato il controllo dell'evoluzione neoplastica e la sintomatologia.

È stata sottolineata anche l'opportunità (24) di estendere a tutte le patologie neoplastiche l'impiego di analoghi della SST come la lanreotide, oltre i confini terapeutici dell'acromegalia e dei carcinoidi. Ciò per i noti effetti antiproliferativi, d'inibizione del GH e l'identificazione dei sottotipi di recettori della SST, il che porta a massimizzare gli effetti antiblastici minimizzando quelli tossici, rispetto alle terapie tradizionali. Negli adenomi ipofisari è stata studiata (Stewart et al.) (25) la risposta clinica alla somministrazione e sospensione, e gli effetti a lungo termine di octreotide a lento rilascio, evidenziando, a 4 settimane dalla sospensione un rimbalzo significativo di fattori di crescita favorenti la proliferazione e l'invasività neoplastica come GH e IGF-1. Il dato è confermato da una pub-

blicazione (Colao et al.) (26) sugli effetti a lungo termine dell'analogo di deposito della SST, octreotide. Gli Autori hanno ottenuto un efficace controllo di GH e IGF-1, senza apprezzabili inconvenienti, con miglioramenti clinici evidenti, auspicando un generalizzato impiego del farmaco come terapia primaria, in pazienti con tumori invasivi di varia natura.
Burghardt et al. (27) hanno pubblicato nel 2000 su Journal of Physiology, Paris uno studio circa "L'effetto inibitorio di un analogo a lunga azione della somatostatina sulla proliferazione, stimolata da EGF, delle cellule Capan-2". Gli Autori evidenziano l'effetto antiproliferativo dell'octreotide sulle cellule di adenocarcinoma pancreatico. Significativa la ricerca pubblicata da Kath (28) nel 2000 su Recent Results in Cancer Research, "L'efficacia degli analoghi della somatostatina nella terapia antiproliferativa dei carcinomi". Gli autori affermano che una serie particolarmente vasta di tumori risponde bene all'azione della somatostatina, tra essi i carcinomi della mammella, pancreas, stomaco, colon, retto, prostata, tiroide e polmone. È rilevante inoltre il riconoscimento, come sempre sostenuto dal Prof. Di Bella, di un meccanismo d'azione non solo recettoriale di somatostatina e analoghi, ma indiretta attraverso l'inibizione dei fattori di crescita, come dimostrato da Lincoln nel citato lavoro sull'interdipendenza tra il GH, maggior fattore di crescita, e l'insorgenza, proliferazione, disseminazione neoplastica. Gli Autori tra i fattori di crescita inibiti dalla somatostatina evidenziano anche la gastrina e il fattore di crescita simil insulinico IGF-1, sottolineando anche questo meccanismo d'azione antiblastico della somatostatina. Queste indicazioni d'impiego degli analoghi della somatostatina sono condivisi da Jenkins et al. (29) nel lavoro pubblicato nel 2001 su Chemotherapy: "Analoghi della somatostatina in oncologia: uno sguardo al futuro". Gli Autori, dopo aver osservato che negli ultimi 15 anni sono stati fatti notevoli progressi nella comprensione della farmacologia molecolare e dei meccanismi mediante i quali la somatostatina e gli analoghi mediano i loro effetti antineoplastici diretti e indiretti, evidenziano un aspetto fondamentale: l'efficacia terapeutica di somatostatina e analoghi è massima nelle forme iniziali, ridotta in quelle terminali, richiamano anche l'attenzione sull'opportunità di studi clinici circa le modalità, i tempi e la frequenza di somministrazione. Anche questi rilevanti aspetti sono stati totalmente disattesi dalla sperimentazione ministeriale del MDB, in netta antitesi alle dichiarazioni del Prof. Di Bella verbalizzate in commissione oncologica. Egli dichiarò che il suo metodo, di cui la somatostatina è componente determinante, non andava applicato a pazienti terminali oppure chemio/radio trattati ma negli stadi iniziali.
Secondo gli studi di Ripamonti (30) l'impiego della somatostatina e analoghi sta aprendo nuove e promettenti prospettive terapeutiche anche nelle ostruzioni intestinali da patologie neoplastiche avanzate, sia attraverso il controllo delle secrezioni, che della massa neoplastica occludente, consentendo nella maggior parte dei pazienti la rimozione del sondino naso-gastrico e un'alimentazione per vie naturali. Studi preclinici e clinici hanno dimostrato un fondamentale ruolo antitumorale della somatostatina, le cui indicazioni nella terapia antineoplastica vanno pertanto attentamente valutate e considerate.
Uno studio di Schally e AA. (31) sul rapporto tra ormoni ipotalamici e cancro analizza l'uso di analoghi della SST nella terapia di diversi tumori. L'inibizione dell'asse pituitario-gonadico, costituisce la base delle implicazioni oncologiche degli agonisti e antago-

nisti dell'ormone che rilascia l'ormone luteinizzante LH-RH. Gli analoghi radioattivi della SST sono stati applicati, secondo gli Autori, con successo per la localizzazione di tumori che esprimono gli SSR per la SST. Facendo riferimento agli studi sul ruolo tumorale di LH-RH, del GH-RH, del Bombesin/GRP e dei loro recettori nella proliferazione di diversi tumori notano che una completa chiarificazione di tutti i relativi meccanismi d'azione richiederà ulteriore approfondimento. Gli Autori concludono che si stanno sviluppando nuove strategie terapeutiche basate sugli antagonisti del GH-RH e del Bombesin, che inibiscono i fattori di crescita o i loro recettori, prevedendo anche l'impiego di analoghi citotossici di LH-RH, del Bombesin e della SST, mirati ai recettori di questi peptidi in diversi tumori e nelle loro metastasi. Queste nuove classi di analoghi dovrebbero consentire una maggiore efficacia antitumorale. Essendo la resistenza alla chemioterapia un problema importante nella terapia antitumorale Gruner e AA. (32) propongono l'uso terapeutico di SSA, un furanoide che contiene gli analoghi della SST e possiede attività antiproliferativa e proapoptotica nelle cellule di tumore epatico. Quattro analoghi hanno rivelato promettente attività antiblastica contro l'epatocarcinoma chemioresistente. La SST, aumentando l'espressione della topoisomerasi per Brevini e AA. (33), anche attraverso questo meccanismo concorre a inibire il ciclo proliferativo delle cellule LNCaP (carcinoma dei linfonodi della prostata).

I meccanismi d'azione della SST sono stati oggetto di una recente pubblicazione di Charland e AA. (34) in cui gli Autori hanno studiato gli effetti del suo analogo SMS 201-995 su cellule tumorali di pancreas di ratto. Lo studio considera l'azione della SMS sull'attivazione della p42/p44 MAP chinasi e del fosfatidilinositolo-3 chinasi e analizza l'espressione di alcune proteine regolatrici del ciclo cellulare rispetto alla proliferazione *acinar* pancreatica delle cellule *in vivo* e della linea di cellule tumorali AR4-2J. In sintesi gli autori concludono che SST:

- Inibisce la sintesi del DNA, il peso pancreatico indotto dal caerulein, ed elimina la proliferazione di AR4-2J stimolata dal fattore di crescita epidermico (EGF).
- Riduce parzialmente l'effetto stimolatore del caerulein sulle attività di p42/p44 MAP chinasi del pancreas e non ha effetto sulle attività del MAP chinasi, stimolate da EGF nelle cellule AR4-2J.
- Reprime l'attività Akt indotta dal caerulein nel pancreas normale.
- Ha una forte azione inibitoria sull'espressione della cyclin E, indotta dal caerulein, nel pancreas e da EGF nelle cellule di AR4-2J e, come previsto, la conseguente attività di chinasi cyclin dipendente, associata al cyclin E e la fosforilazione di pRb, sono state ridotte dal trattamento con SST in entrambi i modelli.
- Sopprime la riduzione di p27(Kipl) mitogeno-indotta e marginalmente induce l'espressione di p21Cip. In conclusione i dati di questa ricerca confermano che l'arresto della crescita provocato dalla SST è mediato dall'inibizione del percorso del fosfoditilinositolo-3 chinasi e da una maggior espressione di p21(cip) e p27(Kip), che porta alla repressione della fosforilazione del pRb e della complessa attività di cyclin E-cdk2.

Gli analoghi a lento rilascio, ad azione protratta della SST sono sempre più oggetto d'interesse clinico terapeutico e diagnostico, contemporaneamente alla presa di coscienza sempre più netta di una limitata, temporanea efficacia ed inaccettabile tossicità della chemioterapia convenzionale (Scarpignato et al.) (35). Gli Autori sottolineano la dimostrata attività di questi composti in una varietà di modelli sperimentali *in vitro* e *in vivo*, e l'acquisizione e comprensione dei meccanismi molecolari della loro azione antineoplastica. Inoltre il loro impiego ultradecennale in numerose varietà di neoplasie e nell'acromegalia ne ha dimostrato la tollerabilità in assenza di importanti effetti collaterali. Conseguentemente sono in corso numerosi studi clinici per passare ad un impiego generalizzato in oncologia. Oltre che in terapia gli analoghi radiomarcati della SST, sono sempre più impiegati nella diagnostica per la localizzazione di focolai neoplastici primitivi o secondari dotati di recettori per la SST. La cosiddetta scintigrafia del recettore della SST è in effetti il più importante riscontro diagnostico. La radioterapia mirata, che è stata studiata in esperimenti clinici, rappresenta l'ovvia estensione della scintigrafia alla SST. Richiedendo la breve emivita della SST tetradecapeptide una continua infusione, sono stati sintetizzati numerosi analoghi a lento rilascio e pertanto ad azione prolungata, come l'octreotide, il più studiato, cui è riconosciuta una particolare affinità per i sottotipi dei recettori SSR2 e SSR5.

Una completa analisi delle attività farmacologiche e dell'efficacia terapeutica della SST, e dei suoi analoghi sintetici octreotide, lanreotide, vapreotide, evidenzia che le azioni biologiche di questi peptidi non sono sempre identiche. Queste difformità sono legate a diverse affinità della SST biologica tetradecapeptide e dei diversi derivati sintetici per i recettori. Per octreotide, vapreotide e lanreotide sono stati sviluppati preparati a lunga durata, per una maggiore maneggevolezza terapeutica, tollerabilità da parte del paziente, sottoposto a 1 o 2 iniezioni, mensili, invece di prolungate o ripetute infusioni giornaliere, oltre a conseguire un vantaggio terapeutico per la permanenza delle concentrazioni sieriche efficaci e stabili di SST. Derivati radiomarcati dei tre analoghi della SST, sono stati sintetizzati e usati come radiofarmaci per la scintigrafia recettoriale della SST. Il profilo di sicurezza di questi analoghi è stato studiato ed è ben conosciuto. La maggior parte delle reazioni negative a questi peptidi consistono in transitori e tollerabili disturbi gastrointestinali, colelitiasi, effetti sul metabolismo del glucosio, solitamente di scarsa rilevanza clinica, il che rende SST e analoghi sostanze sicure per uso prolungato. Si stanno sviluppando nuovi analoghi della SST selettivi dei recettori e "universali" e si stanno studiando combinazioni di derivati, ora disponibili, con altri agenti citotossici e/o ormonali alla ricerca di un trattamento delle popolazioni cellulari tumorali efficace e ben tollerato. La chemioterapia selettiva, mirata al recettore della SST, mediante composti che coniugano SST e chemioterapici, e la terapia genetica, che può trasferire il gene del SSTT2 in cellule neoplastiche, sono state testate con successo in studi sperimentali, dovrebbero avere in tempi brevi ampie e diffuse applicazioni cliniche.

Una ricerca sulla capacità dell'octreotide d'indurre l'apoptosi è stata pubblicata su Anticancer Research nel 2001 da Zalatnai et al. (36): "Induzione all'apoptosi e stato di fosforilazione negli eterotrapianti di carcinoma pancreatico umano in seguito a trattamento con octreotide". Eterotrapianti di cancro del pancreas umano (PZX-15/f4), fatti crescere in topi immunosoppressi, sono stati trattati con ocreotide (2x100 microg/b.w. s.c.) per quattro settimane. L'attività mitotica ed apoptotica sono state valutate con l'individuazione istochimica di fosfotirosina e proteina bcl 2. I risultati furono significativi perché nel gruppo trattato cinque tumori su sedici mostravano una riduzione del volume dal 20 al 68% con notevole incremento delle cellule apoptotiche (18±1,1 mm^2

nei controlli, P inferiore a 0,0012). Allo stesso tempo è stata trovata una riduzione molto significativa del numero delle cellule tumorali positive alla fosfotirosina (40,9%, da 64,9%, P < 0,0001). L'attività mitotica non ha registrato significative variazioni. Sia i tumori non trattati, che quelli trattati erano negativi al bcl 2. Pertanto i risultati confermano che l'octreotide ha indotto apoptosi negli eterotrapianti di cancro pancreatico umano, accompagnata da incremento di fosforilazione nelle cellule tumorali, mentre l'attività mitotica non è stata influenzata e non è stata indotta l'espressione del bcl-2.
Relativamente all'analogo della somatostatina, l'octreotide, è bene sottolineare la sua azione elettiva sui recettori 2 e 5 (SST), come evidenziato nel gennaio del 2002 da De Herder et al. (37), che hanno pubblicato su A Current Opinion in Oncology una ricerca dal titolo "Somatostatina e analoghi: uso diagnostico e terapeutico". Gli Autori richiamano l'attenzione sul dato, che ha una determinante valenza terapeutica, che mentre la somatostatina tetradecapeptide ha affinità per tutti i relativi recettori cellulari, gli octapeptidi si legano selettivamente con i recettori 2 e 5. Ne deriva che, non essendovi ancora certezza circa il patrimonio recettoriale delle tante varietà tumorali, ed essendo nota l'attività proapoptotica, antiproliferativa, antiangiogenetica e antimetastatica delle somatostatine, nonché la relativa emivita, sarebbe opportuno per conseguire il massimo di efficacia terapeutica, associare la somatostatina a 14 amminoacidi per infusione temporizzata sottocutanea a 10 ore con somatostatina ritardo a 8 amminoacidi, bilanciandone e integrandone i dosaggi in base alle caratteristiche e peculiarità, delle specifiche patologie neoplastiche e alle singole situazioni degli ammalati.
L'obiettivo strategico della terapia Di Bella è l'apoptosi cellulare neoplastica, conseguita attraverso il sinergismo multifattoriale dei componenti, delle cui proprietà proapoptotiche la letteratura sta dando ampia e crescente conferma.

L'apoptosi

Dal greco *apo* (prefisso = oltre, dopo), *ptosis* (spostamento in giù), per significare una forma di disintegrazione cellulare finemente organizzata, che si traduce nella risoluzione in vescicole ricoperte da membrane. Che nessuna cellula sia eterna e che tutte muoiano è un concetto da tempo valido in biologia. Che la morte svolga un ruolo decisivo nel conferire forma e funzione ai tessuti adulti, è un'evoluzione relativamente recente, che ha raccolto circa 20.000 lavori negli ultimi 5 anni, ed ha illustrato quanta parte la morte della cellula abbia nel ricambio, ad esempio, della cute e delle mucose aero-digestive e genitali, nell'assicurare le funzioni tipiche delle cellule in queste sedi. La mancata o difettosa sostituzione delle cellule che muoiono, con altre funzionanti in condizioni perfette è un principio fondamentale dell'integrità dei tessuti viventi, laddove l'accoppiamento della morte con eccesso di riproduzione porta al tumore o a insufficienze funzionali.
Come è stato dimostrato la prima volta da Ellis e Horoviz (38) nel nematode *Caenorhabdirtis elegans*, la morte della cellula appare essere l'esito finale di una serie di reazioni programmate secondo uno schema genetico, impostato sull'attività di cisteina-proteasi chiamate anche caspasi, il cui fine precipuo sarebbe quello di eliminare cellule che potrebbero sembrare estranee e pericolose. Il muscolo è provvisto di caspasi o proteasi

con cisteina. Dette proteasi esistono normalmente nella cellula come proenzimi inattivi. Nei mammiferi sono state identificate oltre 13 caspasi, che agiscono secondo modalità diverse espresse da "chaperonine apoptotiche" che condizionano la loro disposizione adatta alla loro attivazione.
Tutte le caspasi hanno simile specificità di clivaggio. Il mezzo più semplice di attivazione di una procaspasi consiste nell'esporla ad una caspasi precedentemente attivata. S'intuisce così la "cascata delle caspasi"; una seconda modalità di attivazione è la "vicinanza indotta", come nella caspasi-8 dove c'è un'alta concentrazione locale di procaspase-8. Con questa modalità la bassa attività proteasica della procaspasi basta a guidare l'attività proteolitica del complesso procaspasi- 8-recettore.
Tutte le caspasi inizialmente attivate, affollandosi per superespressione o aggregazione indotta sono capaci di attivare altre procaspasi. Oltre a questa modalità d'attivazione delle caspasi, pare ve ne siano altre due. La morte cellulare nel *Caenorhabditis elegans* segue le identiche tappe dell'apoptosi nei mammiferi. Sono state identificate nelle cellule dei nematodi tre proteine mortali, una di esse regolatrice dell'apoptosi. Un'altra proteina può interferire con altre caspasi, altre vanno incontro a processi di autoattivazione. Si ritiene che le tre proteine formino un complesso ternario inattivo, l'apoptosoma. Non tutti i componenti del sistema possono oligomineralizzarsi.
Un altro importante organo sulla via della morte programmata sono i mitocondri, che sono partecipi di numerose reazioni dell'apoptosi. Con la liberazione del citocromo C nel citoplasma i mitocondri possono contribuire ad attivare le caspasi. Oltre ad essere sostenuta dai recettori della morte, l'apoptosi può anche venire iniziata da vari fattori che possono danneggiare il DNA, compresi la luce ultravioletta, l'irradiazione X e la chemioterapia. Le proteine che risentono del danno del DNA favoriscono l'apoptosi bloccando la divisione cellulare attraverso un'alterazione molto avanzata della cellula. L'alterazione di questo regolatore potrebbe ugualmente indurre alterata proliferazione cellulare e il cancro, quando si autodistruggono o per qualche tempo cessano di dividersi.
Quando l'apoptosi si verifica oltre il tempo giusto si può giungere al M. di Alzheimer. La cura in queste condizioni consisterebbe nell'inibire l'apoptosi, e poiché le caspasi giocano un ruolo preponderante nella maggior parte dei programmi dell'apoptosi, verso le caspasi dovrebbe orientarsi la parte fondamentale dell'intervento terapeutico.

Morbo di Alzheimer e apoptosi

Oltre alla proteina denominata β-amiloide (Aβ) si è seguita la patogenesi del M. di Alzheimer attraverso lo studio dell'apoptosi. In effetti, nei neuroni del cervello di pazienti con M. di Alzheimer si riscontrano diversi segni caratteristici dell'apoptosi, come la frammentazione del DNA; inoltre sono state trovate tre proteine: l'Aβ ed altre due chiamate preseniline, che sembrano guidare la cellula verso l'apoptosi. Per la mancata riproduzione di un modello di Alzheimer negli animali non si è potuto ancora dimostrare con certezza se inibendo l'apoptosi si blocca anche l'Alzheimer.
Che l'apoptosi potesse avere un ruolo nella morte del neurone nell'Alzheimer fu postulato da Coltman e Andersen (39) con la dimostrazione che la proteina Aβ che si forma

nei cervelli colpiti da Alzheimer provoca la morte di neuroni in coltura con un processo di apoptosi e non di necrosi. Il reperto ulteriore di frammentazione del DNA lasciò scettici alcuni ricercatori. Coltman ha trovato anche attivazione della caspasi; però in qual maniera la proteina Aβ provochi l'apoptosi non è ancora noto. D'Amiamio e collaboratori dell'Istituto Nazionale d'Allergia e Malattie Infettive videro nel 1996 che cellule PC coltivate, simili ai neuroni in presenza di presenilina sono molto più sensibili ai fattori dell'apoptosi, compresa la proteina Aβ. Una forma mutante della cellula PC_{12} che formava forme mutanti di presenilina 2 moriva con maggiore probabilità.
Diversi Autori francesi hanno visto che due proteine – la p-53 e la p-21 – cambiano la produzione di presenilina 1, il che favorisce l'apoptosi, come se la presenilina 1 fosse normalmente ad attività antiapoptosica. Altri Autori hanno visto che in neuroni coltivati che vanno incontro ad apoptosi le preseniline sono eliminate dalle caspasi come se la presenilina 1 inattivasse il processo eliminando la caspasi.
Sembra anche che forme mutanti di presenilina possano essere meno attive delle proteine normali. Se le cose fossero così una cura sarebbe l'eliminazione della distruzione della presenilina. Le vedute sulla funzione della presenilina sono tuttora speculative, e non sono dimostrate. La maggior parte degli Autori ritiene che se l'Alzheimer è provocata da apoptosi, questa è allora provocata da Aβ, e l'effetto della mutata presenelina consisterebbe nell'aumentare i livelli di Aβ. In diversi laboratori si è dimostrato che preseniline mutanti inducono i neuroni a formare maggiori quantità di Aβ, particolarmente la forma più pericolosa di presenilina che contiene 42 aminoacidi. Ciò significherebbe che mutazioni della presenilina siano in grado di provocare Alzheimer generando maggiori quantità di Ab 42. Occorrono naturalmente più ricerche, anche se l'apoptosi gioca un ruolo nella genesi dell'Alzheimer. Molti tuttavia sono gli Autori che ritengono che se anche l'apoptosi fosse rallentata o bloccata, la cascata dei fenomeni che portano all'Alzheimer non sarebbe interamente inibita. Quando si ha il blocco dell'apoptosi i neuroni hanno già subito un danno rilevante e spesso irreversibile.

Segnalazione e modulazione: recettori dell'apoptosi

Il controllo del numero di cellule nei metazoi si svolge per eliminazione di cellule pericolose per l'esistenza. Alcune si comportano come sensori, sono denominate recettori della morte e reagiscono alla presenza di segnali extracellulari scatenando il meccanismo intrinseco dell'apoptosi.
Nei Metazoi vi sono cellule che contengono l'apparato enzimatico capace di attivare l'apoptosi. Nel nematode *Caenorhabditis elegans* vi sono tre prodotti genici, essenziali per l'apoptosi: CED-3 e CED-4 che la promuovono, e il CED-9 che la inibisce [Mengartner M.O. & H.R. Horoviz (40)]. Il CED-3 è una caspasi, una cisteinproteasi, che idrolizza alcune proteine dopo residui specifici di acido aspartico; l'enzima è reperibile come zimogeno, che è autoattivato (Salvesen et al.) (41). Il CED-4 si lega al CED-3, e ne promuove l'attivazione; il CED-9 invece si complessa con CED-4 e CED-3 e mantiene inattivo il CED-3. Gli stimoli dell'apoptosi staccano il CED-9, attivano così CED-3, mentre il CED-9 si lega al CED-4 ed impedisce che si attivi il CED-3.
Il CED-9 normalmente è complessato con CED-4 e CED-3, e mantiene il CED-3

inattivo. Gli stimoli dell'apoptosi provocano una dissociazione del CED-9, consentono un'attivazione del CED-3 ed inducono l'apoptosi. Nei mammiferi le caspasi sono simili al CED-3. L'APAF-1 è l'unico omologo del CED-4, i prodotti della famiglia genica di mammiferi B-cl-2 sono correlati con CED-9 e comprendono 2 sottogruppi di proteine capaci di inibire o promuovere l'apoptosi.

Il meccanismo dell'apoptosi è normalmente governato dall'ambiente della cellula e da sensori nel suo interno. La cellula inizia l'apoptosi quando perde i contatti con l'esterno ovvero quando sopravvengono danni nel suo interno. S'instaura anche l'apoptosi quando una cellula è contemporaneamente sollecitata a progredire o a dividersi. Un altro meccanismo è anche quello dell'apoptosi "istruttiva", particolarmente importante nel sistema immunitario. I "recettori della morte" si trovano sulla superficie della cellula e trasmettono i segnali per l'apoptosi a partire da specifici "leganti mortali" che possono attivare caspasi mortali entro pochi secondi dal legame, provocando un decadimento della cellula nell'ambito di qualche ora. I recettori della morte appartengono al TNF (= tumor necrosis factor), di una superfamiglia di recettori genici che stanno nel dominio extracellulare ricco di citrina. Questi recettori avviano il meccanismo dell'apoptosi, per quanto talvolta possano dominare il meccanismo opposto.

Il recettore della morte meglio caratterizzato è il CD 95, chiamato anche Fas o Apol, ed INFRI, chiamato anche p 55 o CD120a, altri recettori della morte sono quello degli uccelli CAR 1, il DR 3 o APO 43, il WSL_1, TRAMP o LARD –DR4 e DR5 è chiamato anche APO_2, TRAIL- R_2, Trick-2 o KILLET. Il p-75, ONGF contiene anche un dominio recettivo della morte. I legami che attivano questi recettori ad eccezione della NGF appartengono alla superfamiglia del gene TNF. CD 95 e CD 95L giocano un ruolo importante soprattutto in 3 tipi di apoptosi fisiologica: la delezione periferica di cellule T mature attivate al termine della risposta immunitaria. L'uccisione di bersagli, come le cellule infette da virus, o cellule cancerose da parte di cellule T e di cellule natural-killer; uccisione di cellule infiammatorie in punti immunitariamente privilegiati come l'occhio. Dati sulla funzione biologica di CD 95 si sono ottenuti da certi ceppi di topi e da pazienti che hanno geni difettosi per CD 95 o CD 95L.

Tali mutazioni possono portare ad accumulo di cellule linfoidi alla periferia e ad una fatale sindrome autoimmune caratterizzata da allargamento massivo dei linfonodi. CD95 e CD 95L partecipano anche alla soppressione patologica della sorveglianza immunitaria, cioè all'eliminazione di cellule immunoreattive al tumore, che costituzionalmente esprimono CD 95L.

Come altri termini della famiglia TNF, anche il CD 95L è una molecola omotrimerica. La struttura cristallina di linfotossina alfa nel complesso con TNF 1 induce a pensare per analogia che ogni trimero CD 95L leghi la molecola di CD 95. Poiché nel dominio della morte appare la tendenza associativa il legame di CD 95 porta all'ammasso di recettori nel dominio della morte. Una proteina chiamata FADD (Fas Associated Death Domain, ed anche Mart) si lega a mezzo della parte della morte all'ammasso dei recettori della morte. FADD contiene anche un "dominio di affettore della morte" che si lega ad una parte analoga ripetuta in tandem nell'ambito della forma zimogenica della caspase-8 (chiamata anche FLICE o MACH). Si tratta di un esempio specifico di un'interazione omofila globale denominata ARD, che si trova in diverse caspasi con vasto predominio, comprendente le caspasi-2, -8, -9, -10. Per reclutamento con FADD l'oligomineralizzazione della caspasi-8 dirige la sua attivazione attraverso un autoclivaggio. La caspasi-8 poi attiva le caspasi effettive come la caspasi 9, l'omologo funzionale in Mammiferi della CED-3, che porta la cellula verso l'apoptosi. Il FADD è essenziale per l'induzione dell'apoptosi ad opera del CD 95. Oltre all'accoppiamento con CD 95 per la caspasi-8 il FADD possiede anche altre funzioni di segnalazione critica. Diverse altre proteine citoplasmatiche oltre il FADD possono legarsi con CD 95.

Il TNF è prodotto da macrofagi attivati e da cellule T, in risposta a processi infettivi. Il TNF attiva i fattori di trascrizione dell'infiammazione e dell'immunocolorazione. In alcuni tipi di cellule il TNF induce apoptosi attraverso il TNF R_1. Contrariamente al CD 95L, il TNF difficilmente scatena apoptosi a meno che sia bloccata la sintesi proteica, il che suggerisce la preesistenza di fattori cellulari che possano sopprimere lo stimolo per l'apoptosi generato dal TNF. L'espressione di queste proteine soppressive è probabilmente controllata da NF-KB e da JNK/AB 1.

Il TNF trimerizza il TNF R_1, fattore a seguito di legame, provocando l'associazione dei recettori del dominio della morte.

L'idea di marcare recettori specifici della morte per indurre apoptosi nei tumori è attraente, in quanto i recettori della morte hanno accesso diretto al meccanismo della caspasi. Contrariamente a molti chemioterapici o radiazioni i recettori della morte danno inizio all'apoptosi indipendentemente dal gene soppressore del tumore p-53, che risulta inattivato per mutazione in oltre al metà dei cancri umani. Malgrado questi vantaggi l'utilità clinica del TNF come del CD 95L è stata ostacolata da effetti tossici collaterali. La somministrazione sistemica di certe dosi di TNF provoca una grave infiammazione simile ad uno shock settico, che si ritiene condizionata soprattutto dall'induzione di geni xx infiammatori nei macrofagi e nelle cellule endoteliali a mezzo dell'attivazione con NF-KB. L'iniezione di anticorpi a CD 95 nei topi portatori di tumore può riuscire letale per induzione di apoptosi negli epatociti che esprimono grandi quantità di CD 95.

Mitocondri e apoptosi

Numerosi aspetti dell'apoptosi sono correlati con i mitocondri, tra cui la liberazione di attivatori della caspasi come il citocromo C, i cambiamenti nel trasporto elettronico, l'alterata ossido-riduzione cellulare, la partecipazione della famiglia delle proteine pro- e anti- apoptotiche B cl-2.

Circa due milioni di anni fa le cellule progenitrici di quelle degli eucarioti entravano in associazione con gli antenati di batteri con porpora. Il che diede enormi vantaggi nell'atmosfera di O_2 che emergeva e che era tossico alla massima parte delle altre forme. Ne risultò una cellula protoeucariotica i cui batteri endosimbiotici divennero i mitocondri.

Con quest'alleanza sorsero conflitti catastrofici fra due genomi. Nel nuovo mondo aerobico la vita e la morte furono controllate dai protomitocondri che fornirono non solo antiossidanti critici, ma anche una fonte di xx ossigeno reattivo (ROS) quale prodotto collaterale della fosforilazione ossidativa. Le condizioni che favorirono i protomitocondri nei confronti della cellula ospite avrebbero provocato la morte della cellula e la liberazione del liberamente vivente endosimbionte. La simbiosi sarebbe perciò diventata pericolosamente instabile, fintanto che geni essenziali per il metabolismo dei mitocondri e per la biogenesi non si sarebbero trasferiti al genoma nucleare, risultandone una simbiosi obbligata. L'apoptosi è indipendente dalla fosforilazione ossidativa, mancando l'esigenza di un DNA mitocondriale. La funzione centrale dei mitocondri come orchestratori dell'apoptosi è riconosciuta in diversi sistemi.

Oggi sappiamo che gli effettori dell'apoptosi sono una famiglia di proteasi cisteiniche intracellulari chiamate caspasi. Inibendo le caspasi non si riesce sempre ad inibire la morte indotta da stimoli proapoptotici. Anche se inibitori delle caspasi bloccano una parte o tutta la morfologia apoptotica indotta da sottrazione di fattori di crescita, da etoposide, actinomicina D, UV, stauroporina, cresciuta espressione di cMyc, o di glucocorticoidi, non necessariamente mantengono il potenziale replicativo o clonogenico; alla fine la cellula, malgrado inattivazione della caspasi muore con una morte più lenta non apoptotica. Al contrario delle proteine antiapoptotiche come Bax, una proteina della morte di cellule di mammiferi, che si localizza sulle membrane mitocondriali, può provocare danno ai mitocondri e la morte delle cellule anche quando le caspasi sono inattivate. Queste osservazioni confermano l'esistenza di una morte cellulare.

Somatostatina e angiogenesi

Premessa

Esistono principalmente 3 forme di somatostatina biologicamente attive sull'angiogenesi, la SST- 28, la SST-14 e la SST-8. Nei mammiferi, questi polipeptidi sono generati dal processo endo-proteolitico del pro-ormone "pro-somatostatina", che è generato, a sua volta, da un precursore di 116 amminoacidi detto "pre-prosomatostatina" (42-44).

Le attività fisiologiche della somatostatina sono mediate da recettori ad alta affinità, accoppiati alla proteina-G (proteine che legano il nucleotide guanina) e legati alla membrana cellulare della cellula bersaglio. Nell'uomo sono stati identificati cinque +due sottotipi di recettori per la somatostatina, classificati SSTR1, SSTR2, ecc. (44, 45).

La somatostatina ed i suoi analoghi possono inibire lo sviluppo dei tumori, innescando cascate di segnale che controllano negativamente la crescita cellulare. Questi includono i "meccanismi diretti", conseguenti al legame della somatostatina e dei suoi analoghi con recettori SST presenti sulle cellule neoplastiche. I "meccanismi indiretti", invece, sono realizzati dal legame della somatostatina e dei suoi analoghi con recettori SST, presenti fisiologicamente sulle cellule somatiche e comprendono i seguenti processi:

1) L'inibizione di fattori di crescita

Tra cui il GH (increto ipofisario, massimo fattore di crescita), il VEGF (fattore di crescita endoteliale), l'EGF (il fattore di crescita epidermico), il bFGF (il fattore di crescita del fibroblasto basico), l'IGF-I ed IGF-II (i fattori di crescita simili all'insulina), la proteina che lega IGF, il PDGF (il fattore di crescita derivato dalle piastrine), TGF(fattore di crescita trasformante), NGF (fattore di crescita prodotto dal sistema nervoso) ecc.

2) Il controllo negativo di fattori di crescita prodotti dall'apparato gastrointestinale

Tra cui il VIP, la PG, la CCK ecc... elementi causali di rilievo nell'eziologia e nella patogenesi tumorale. Questi fattori di crescita sono variamente implicati nella proliferazione di molti tipi di cellule neoplastiche, quali quelle pancreatiche, della prostata, del seno, del carcinoma colon-rettale, ecc. (46, 47). La somatostatina è conosciuta per essere un potente inibitore della secrezione endocrina ed esocrina di questi fattori di crescita. Reubi ha dimostrato che l'octreotide è un potente inibitore del condrosarcoma di Swarm, una neoplasia sperimentale, che manca di recettori SST (48). Queste cellule di condrosarcoma hanno abbondanti recettori per IGF-1, ed è stato evidenziato che questa inibizione della crescita è indirettamente mediata dalla soppressione indotta da octreotide della secrezione pituitaria di GH, che a sua volta porta a riduzione dell'espressione epatica di IGF-1, GH- dipendente.
L'asse GH/IGF-1 ha un'influenza importante sul comportamento biologico di molte neoplasie. In molti tipi di cellule neoplastiche sono stati individuati i recettori per IGF-1, e rispondono mitogenicamante a IGF presenti nel loro micro-ambiente (49). L'effetto soppressivo della somatostatina e dei suoi analoghi sui livelli sierici di IGF-1, può essere un effetto diretto, collegato all'inibizione dell'espressione del gene IGF-1, oppure indiretto, mediante la soppressione del GH, che a sua volta riduce la produzione di IGF-1 (50-52) (Discussione dettagliata in 49, 53, 54).

3) Regolazione del sistema immunitario
Evidenziata da Lichtenauer et al, Bokum et al. e Paren et al. (55-57). I recettori SST sono espressi in quasi tutti gli organi linfoidi umani, tra cui la milza, il timo, i linfonodi e le tonsille (55, 58). I macrofagi esprimono mRNA per la somatostatina. I recettori SST2, SST3, SST4 e SST5 sono espressi nelle linee cellulari linfoidi umane e i livelli di espressione di SST2 aumentano in seguito ad attivazione del linfocita (57, 59). È stato dimostrato che la somatostatina regola le funzioni immuni, tra cui la proliferazione del linfocita, la sintesi di immunoglobuline, l'inibizione della produzione di interferone-γ da cellule-T CD4+ (55, 56). Tuttavia, non ci sono informazioni disponibili sugli effetti anticancro della somatostatina attraverso la sua regolazione del sistema immune *in vivo* (Discussione dettagliata in 55, 56).

Inibizione dell'angiogenesi tumorale

Il termine "angiogenesi" si riferisce allo sviluppo di nuovi vasi sanguigni. È un complesso processo polifasico che coinvolge l'invasione delle cellule endoteliali, l'adesione, la migrazione chemiotattica, la proliferazione, la differenziazione in strutture tubuliformi e la produzione di una membrana basale avvolgente il vaso (60). Nell'adulto sano, in condizioni fisiologiche, l'apparato vascolare è generalmente in una fase quiescente e occorrono anni per il ricambio delle cellule endoteliali che rivestono i vasi sanguigni. Tuttavia, durante l'angiogenesi le cellule endoteliali emergono rapidamente dal loro stato quiescente e proliferano velocemente, quanto le cellule del midollo osseo (61). L'angiogenesi è vitale in diversi processi fisiologici come la rimarginazione di una ferita, il periodo mestruale e l'embriogenesi. Inoltre, l'angiogenesi avviene in condizioni patologiche, come la retinopatia proliferativa, l'artrite reumatoide, l'ischemia cerebrale e cardiovascolare e nelle neoplasie

(62).
Pertanto in condizioni fisiologiche l'endotelio vascolare è un tessuto quiescente, con un tasso di ricambio molto basso. Tuttavia, l'inizio della cancerogenesi causa un cambio del fenotipo angiogenico, che consente la rapida crescita delle cellule endoteliali. L'equilibrio, il bilanciamento tra fattori pro-angiogenici e inibitori dell'angiogenesi, determina il fenotipo angiogenico finale del tumore (61, 63). La cascata angiogenica in una neoplasia comincia, solitamente, con un microambiente favorevole (ipossia, acidosi) e con l'attivazione di specifici oncogeni tumorali, che conducono all'espressione dei fattori di crescita delle cellule endoteliali, detti anche "induttori angiogenici", come il VEGF-A (fattore di crescita delle cellule endoteliali vascolari A), il FGF, il PDGF, il TGF, l'interleuchina-8 ed il fattore di crescita degli epatociti IGF (Fig. 10).
Tale attivazione angiogenica, attraverso fattori di crescita specifici e pleiotropici, induce un programma complesso di risposta nelle cellule endoteliali (61, 64). Ciò include l'attivazione di sistemi di crescita autocrini, l'espressione di elevati livelli di specifiche citochine e recettori per fattori di crescita, di molecole che regolano l'equilibrio proteolitico delle cellule, di molecole di adesione e fattori chemiotattici, per potenziare la cascata angiogenica; infine, avviene la formazione di un complesso assetto tridimensionale dei vasi capillari, orchestrato da una rete di citochine ed angiopoietine, come FGF, TGF (fattore di crescita trasformante), il fattore di crescita delle cellule endoteliali derivato

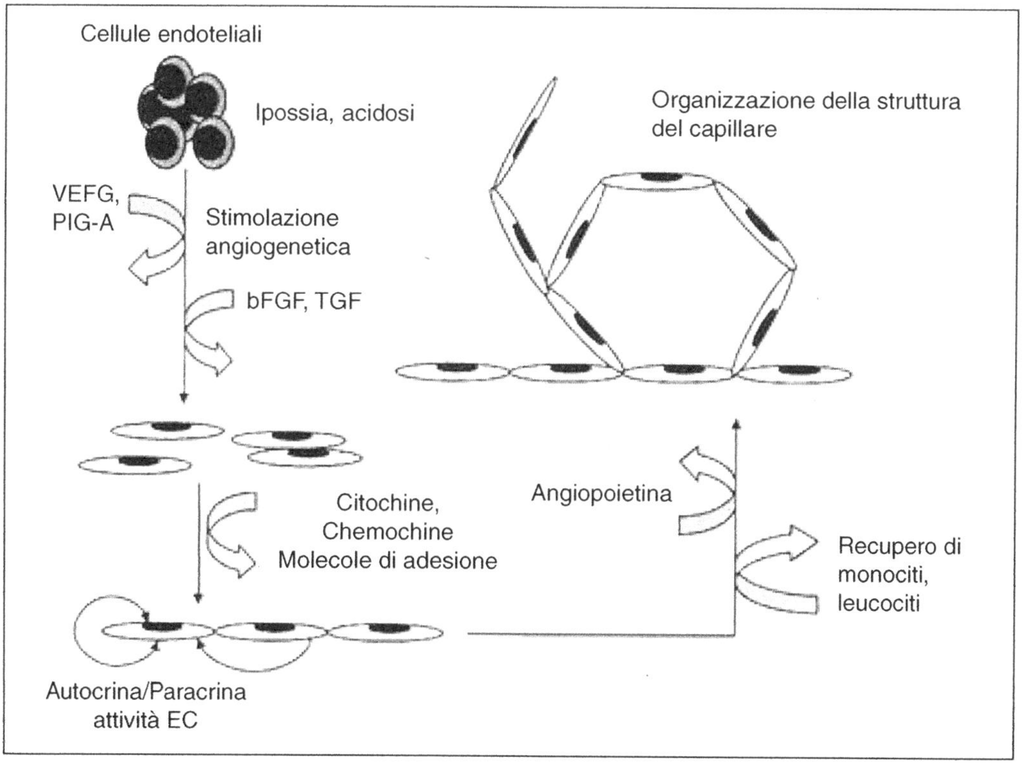

Figura 10 - *Tratta da (52)*

dalle piastrine (PDGF), ecc. (62, 65). L'acquisizione di un fenotipo angiogenico è considerato decisivo per la progressione del tumore (66). La neo-vascolarizzazione è cruciale per lo sviluppo della massa tumorale primaria, poiché permette l'ossigenazione e la perfusione delle popolazioni cellulari neoplastiche, così come la rimozione dei prodotti residui del tumore (66, 67). In più, le cellule endoteliali vascolari stimolano lo sviluppo del tumore in modo paracrino.

L'inizio di un'aumentata angiogenesi coincide con l'incremento dell'invasione vascolare del tumore, attivando così il processo di metastasi (68). Molti dati indicano che la transizione da carcinoma in situ a cancro invasivo deve essere accompagnata da neo-vascolarizzazione. In molti tumori, quali quello della vescica, dello stomaco e del seno, l'angiogenesi è correlata allo sviluppo di metastasi e prognosi infausta. Gli studi hanno dimostrato, conclusivamente, che un tumore primario non può superare il volume di alcuni millimetri cubici in assenza di neo-vascolarizzazione (63). Di conseguenza, l'inibizione dell'angiogenesi tumorale è considerata come una delle strategie più promettenti, per lo sviluppo di terapie antineoplastiche (66). Parecchi farmaci anti-angiogenici, tra cui piccole molecole, proteine ed anticorpi, hanno dimostrato una potente attività anticancro e sono attualmente in varie fasi di sviluppo pre-clinico e clinico (69). Pertanto è significativo e documentato il dato che oltre agli altri e determinanti meccanismi d'azione antiblastica, la somatostatina a 28, 14 e quella a 8 aminoacidi, esercitano un'evidente attività antitumorale anche attraverso l'inibizione dell'angiogenesi. È noto l'apporto della neoangiogenesi alla proliferazione neoplastica e al processo di metastatizzazione.

Prima della formazione di nuovi vasi la velocità di proliferazione e accrescimento neoplastico è nettamente limitata, assumendo un andamento quasi esponenziale quando il fattore di crescita vascolare specifico e altri come EGF, TGF, PDGF, IGF–1, stimolano attivamente una veloce proliferazione delle cellule endoteliali e di quelle muscolari lisce. Le cellule endoteliali dell'angiogenesi neoplastica sono differenziate, "normali" e pertanto rispondenti fisiologicamente ai condizionamenti endocrini. I meccanismi antiangiogenetici e antineoplastici della somatostatina e analoghi si realizzano sia attraverso l'inibizione dell'adenilato-ciclasi, che riducendo il flusso di Ca^{2+}.

Nel 2001 Cascinu e AA (70) hanno pubblicato su Cancer Invest uno studio: "Inibizione del fattore di crescita vascolare ed endoteliale mediante octreotide in pazienti con cancro colonrettale". Gli autori affermano che il fattore di crescita endoteliale (VEGF) è essenziale per l'angiogenesi e la crescita del cancro colon rettale, pertanto la sua inibizione può arrestare la crescita del tumore e inibire la sua potenzialità metastatica. È già stato dimostrato, infatti, che l'octreotide inibisce la crescita dei tumori colon rettali *in vitro* e *in vivo*. Una parte dell'attività antiproliferativa dell'octreotide è dovuta alle sue proprietà antiangiogene. Gli effetti dell'octreotide sul VEGF furono studiati in 35 pazienti con cancro operabile colonrettale, cui fu somministrato due settimane prima dell'operazione. La concentrazione del VEGF nel siero e nei tessuti fu determinata prima e dopo la somministrazione dell'octreotide, evidenziandone una riduzione statisticamente significativa, considerando sia la percentuale di cellule VEGF positive, (P=0,006), che l'intensità di colorazione del VEGF (P=0,03). Ciò a dimostrazione che l'octreotide inibisce l'increzione di VEGF nel tumore colonrettale e che la determinazione della sua concen-

trazione sierica è relativa a quella tissutale, e rappresenta una metodica affidabile per monitorare la risposta alla SST.
È significativo il fatto che il livello più elevato di neoangiogenesi e di densità dei microvasi sia stato individuato nei tumori pituitari, (71). Gli autori considerano che lo sviluppo del tumore dipende da vari fattori, tra cui l'angiogenesi; le neoplasie infatti non possono svilupparsi, se non si formano nuovi vasi per consentire l'apporto di fattori nutritivi e rimuovere i prodotti catabolici. È ormai dimostrato in molti tipi di tumore un incremento dell'angiogenesi correlata allo sviluppo del tumore e alle potenziali metastasi. Ciò indica che la formazione di nuovi vasi è un indice prognostico dell'evoluzione neoplastica. Gli autori osservano una tendenza dei tumori pituitari maggiormente vascolarizzati ad essere invasivi, con una proporzionalità diretta tra vascolarizzazione e invasività. La densità dei microvasi è stata valutata in 157 diversi tipi d'adenomi pituitari e in 7 carcinomi pituitari, utilizzando l'immunoistochimica per l'antigene CD-34, affidabile indicatore delle cellule endoteliali. Studi recenti sull'anti-angiogenesi nella terapia del cancro (72), dopo aver confermato il rapporto diretto tra crescita, metastatizzazione del tumore e angiogenesi, sottolineano non solo l'importanza della funzione inibitoria di due componenti del MDB, ac. Retinoico e somatostatina, ma il razionale stesso del MDB attraverso una multiterapia d'agenti anticancerogeni. Ulteriore conferma proviene dalla capacità della somatostatina d'inibire la crescita del sarcoma di Kaposi con meccanismo antiangiogenetico (73). Lo studio, condotto su eterotrapianti di sarcoma di Kaposi in topi nudi è interessante in quanto le cellule tumorali non avevano espresso alcun recettore per la somatostatina, che ciò malgrado aveva inibito in maniera potente la proliferazione neoplastica.
L'esame istologico aveva evidenziato una vascolarizzazione limitata nei tumori trattati con somatostatina, rispetto al gruppo di controllo. La somatostatina si è rivelata un potente inibitore dell'angiogenesi in un esame *in vivo*. *In vitro*, ha inibito lo sviluppo e l'invasione delle cellule endoteliali. Anche la migrazione dei monociti, importanti mediatori della crescita angiogena, è stata inibita dalla somatostatina. Gli autori concludono che la discussa funzione della somatostatina nel trattamento del tumore e i relativi protocolli terapeutici, dovrebbero essere riesaminati in considerazione di questi fatti. Il dato è confermato dagli studi sulla capacità della somatostatina d'inibire l'attivazione dell'angiogenesi da parte della prostaglandina E2 e del peptide vasointestinale VIP (74). È dimostrato che E2 e VIP agiscono attivando i mRNAs del fattore di crescita endoteliale e vascolare delle cellule VEGF. Gli autori hanno dimostrato che l'aumento in cAMP causato da PGE2 e VIP è stato invertito dalla somatostatina (SST).
Da sottolineare che l'effetto anti-proliferativo della somatostatina nel sarcoma di Kaposi risultava essere paragonabile al farmaco citotossico adriamicina (75). Il sarcoma di Kaposi in sè non esprime recettori SST, tuttavia la somatostatina è risultata avere una potente attività angio-inibitoria su cellule endoteliali di confine (con il tumore), mediante il recettore SST3, che bloccava significativamente la crescita delle cellule tumorali. L'agonista di SST 3, L-796778, ha mimato l'attività anti-angiogenica della somatostatina (75). È stato trovato che il legame della somatostatina a SST3, sulle cellule endoteliali vascolari, inibisce la via di regolazione MAPK, media una notevole riduzione dei livelli di e-NOS (ossido nitrico sintasi endoteliale) e la successiva apoptosi delle cellule endoteliali. Infine, è stato trovato che la riduzione dei livelli di e-NOS è un requisito prelimi-

nare essenziale per gli effetti anti-angiogenici della somatostatina (75, 76).
Pertanto il ruolo dell'angiogenesi nel cancro umano è stato ormai saldamente acquisito, mentre il suo meccanismo d'azione nella patogenesi dei tumori endocrini deve essere ancora interamente chiarito (77-79). Per esempio, gli adenomi pituitari, in generale, hanno una densità vascolare significativamente più bassa rispetto all'adenoipofisi non tumorale, suggerendo che la mancanza di una significativa angiogenesi può svolgere un ruolo nella lenta progressione del tumore pituitario e nella rarità di significative metastasi (80). Pochi studi hanno approfondito l'associazione tra un'aumentata angiogenesi ed evoluzione clinica. Nei tumori pituitari, è stato osservato che i micro-prolattinomi sono significativamente meno vascolarizzati rispetto ai macro-prolattinomi (78, 81). Turner ed altri hanno osservato che la neo-vascolarizzazione (misurata mediante densità dei micro-vasi) era aumentata negli adenomi invasivi, che producono prolattina, rispetto agli adenomi non invasivi (77, 81, 82). Inoltre è stato osservato che gli adenomi benigni della ghiandola pituitaria sono meno vascolarizzati che i rari carcinomi pituitari (71, 82, 83). Nei carcinomi pituitari, le densità vascolari sono aumentate in determinati punti, piuttosto che nel tumore in generale (80, 83, 84). Quindi, c'è una correlazione fra l'angiogenesi ed il comportamento invasivo dei tumori pituitari. Nei carcinomi midollari della tiroide, l'incremento dell'angiogenesi è correlato a tempi di sopravvivenza abbreviati e a prognosi sfavorevole (80). Il dimostrato incremento dell'angiogenesi nel carcinoma follicolare microinvasivo, indica che essa può svolgere un ruolo nella diffusione di questi tumori (85). I feocromocitomi invasivi mostrano una più alta densità di microvasi rispetto ai tumori non-invasivi (86). Parecchi studi hanno indicato che fattori angiogenici come VEGF e bFGF sono espressi in ogni parte dell'adenoipofisi e degli adenomi pituitari. Inoltre, una correlazione positiva è stata trovata fra l'espressione di VEGF e la proliferazione degli adenomi pituitari (84). La sovra-espressione di VEGF e del suo recettore può svolgere un ruolo importante nella regolazione dell'angiogenesi tumorale indotta da estrogeni in un modello di tumore pituitario di ratto (87, 88).
È stato mostrato che le vene peri-tumorali (ma non i vasi distali) situate nell'immediata vicinanza di neoplasie esprimono un'alta densità di recettori SST, specialmente SST2 (89-91). La presenza di recettori SST2 nella vascolarizzazione peritumorale sembra essere indipendente dalla natura del tumore, ed è stata localizzata sulle vene confinanti con i cancri del rene, del seno, del colon-retto e del polmone (89-93). Ci sono state molte speculazioni circa il ruolo fisiopatologico di questi recettori SST vascolari. Si crede che l'elevata densità di recettori SST in vene peritumorali possa essere un meccanismo di difesa dell'ospite contro l'angiogenesi tumorale, la diffusione delle metastasi tumorali e la fuoriuscita dai vasi dei leucociti, della fibrina e di fattori pro-angiogenici associati allo sviluppo ed alla propagazione del tumore.
In più, è stato riportato che il gene SST è espresso nelle cellule endoteliali umane proliferanti all'inizio dell'angiogenesi, ma non nell'endotelio vascolare quiescente. La presenza di SST 2 in tali cellule endoteliali è stata ulteriormente confermata dall'immuno-istochimica e dalla scintigrafia *in vivo* (94).
È stato suggerito che il potenziale antiblastico della somatostatina e dei suoi analoghi, *in vitro* ed *in vivo*, possa dipendere, almeno in parte, dal suo effetto sullo sviluppo dei vasi sanguigni (95-97). È stato indicato che un sottoinsieme specifico delle vie di segnalazio-

ne anti-proliferative ed anti-secretive, associato a recettori SST è attivato durante la risposta anti-angiogenica (98).
Gli agonisti della somatostatina hanno dimostrato di inibire lo sviluppo del neuroblastoma e delle cellule di carcinoma gastrico, attenuando l'espansione e l'invasione delle cellule tumorali (99). Inoltre, gli analoghi della somatostatina hanno inibito la crescita dei gliomi, dei carcinomi colon-rettali e dei tumori neuroendocrini mediante la loro capacità di antagonizzare gli effetti dei fattori pro-angiogenici (100-103).
Un'alta densità di recettori SST è espressa in molti tumori endocrini. Quindi, è altamente probabile che gli effetti angio-inibitori della somatostatina, così come la sua capacità di inibire la produzione di VEGF (100), possano svolgere un ruolo determinante nella risposta terapeutica a questo peptide ed ai suoi analoghi, nelle neoplasie endocrine.
Analizzando le proprietà di attività anti-angiogenica di una serie di analoghi della somatostatina è stato trovato che gli analoghi RC-160 ed octreotide sono gli inibitori più potenti della neo-vascolarizzazione (95, 104).
L'attività antiproliferativa ed anti-angiogenica degli analoghi della somatostatina, come octreotide e RC-160, che hanno alta affinità per SST 2, è stata dimostrata in parecchi modelli sperimentali di angiogenesi. Tra questi, è stato mostrato che l'octreotide può inibire la proliferazione delle cellule endoteliali e l'angiogenesi, sia *in vitro* sia *in vivo* (79, 102-107).
Tali risultati sembrano suggerire un effetto predominante anti-angiogenico degli analoghi della somatostatina con alta affinità per il recettore SST 2 (quali l'octreotide e RC-160). Di conseguenza, la prevalenza di SST 2 sullo stroma vascolare potrebbe essere un fattore chiave per determinare l'efficacia di alcuni analoghi della somatostatina (97). Inoltre, tali evidenze suggeriscono che il recettore SST 2 può essere un nuovo obiettivo, per una terapia anti-angiogenica basata sull'impiego della somatostatina o dei suoi analoghi, (97, 108, 109).
È stato scoperto che anche gli analoghi della somatostatina coniugati ad agenti citotossici oppure a radioisotopi citotossici, impiegati per scopi diagnostici, possiedono una attività antiangiogenetica e pertanto antineoplastica. Per esempio, il composto ^{111}In-DTPA-JIC 2DL (in cui il radionuclide indio è stato coniugato all'agonista specifico per il recettore sst2, JHL, mediante il chelatore DTPA) induce sia attività citotossica, sia anti-angiogenica su cellule IMR-32 (neuroblastoma umano) SST 2-positive, mentre tale agonista induce solo attività anti-angiogenica in cellule MDA-MB231 (cancro mammario umano) SST2-negative (110).
Studi recenti stanno spiegando i meccanismi molecolari che sono alla base dell'effetto anti-angiogenico della somatostatina (78, 96). Queste vie di segnalazione includono:
(I) inibizione della proliferazione, adesione, migrazione ed invasione delle cellule endoteliali;
(II) inibizione diretta ed indiretta di fattori pro-angiogenici come VEGF, FGF, IGF-I e PDGF;
(III) inibizione della migrazione dei monociti.

(I) Inibizione della proliferazione, adesione, migrazione ed invasione delle cellule endoteliali
Molti studi hanno indicato che gli analoghi della somatostatina, come l'octreotide e RC-

160, possono inibire lo sviluppo di molte linee cellulari endoteliali umane, come HUVEC, ECV304 ed Eahy 926, *in vitro*. È stata dimostrata la proprietà inibitoria della somatostatina e del suo recettore SST1 nelle cellule HUVEC e ECV304 (111). Gli analoghi della somatostatina, come RC-160, hanno mostrato di inibire l'adesione, la migrazione e l'invasione delle cellule endoteliali, ovvero le diverse fasi della cascata angiogenica (52).
È stato dimostrato che l'octreotide può inibire l'angiogenesi tumorale nel carcinoma epato-cellulare umano xeno-trapiantato in "nude mice", tramite inibizione della proliferazione ed invasione delle cellule endoteliali (102, 103).
È stato anche evidenziato che l'octreotide può inibire la migrazione e l'invasione delle cellule di carcinoma gastrico, SGC-7901, *in vitro* e di inibire le metastasi di questi tumori, *in vivo*, (112). La somatostatina ed i suoi agonisti BIM23120, BIM23206 e BIM24244 hanno mostrato potenti effetti anti-migratori ed anti-invasivi in cellule di neuroblastoma umano (99). È stato anche mostrato che SST 1 può avere un ruolo mediando le alterazioni dell'actina citoscheletrica durante *la formazione di lamellipodi, nella membrana plasmatica delle cellule endoteliali umane* (113).

(II) Inibizione diretta ed indiretta di fattori pro-angiogenici come VEGF, FGF, IGF-I e PDGF

È nota l'induzione da parte di popolazioni cellulari neoplastiche di molti fattori angiogenici come VEGF, PDGF e FGF basico o acido (46, 60, 64). Di questi, VEGF è sia un fattore angiogenico che uno specifico mitogeno delle cellule endoteliali (114). VEGF è un importante regolatore sia nell'angiogenesi fisiologica che in quella patologica, grazie alla sua capacità di indurre la proliferazione e la migrazione delle cellule endoteliali, così come di aumentare la permeabilità delle cellule endoteliali (Fig. 11).
VEGF è sovra-espresso in quasi tutti i tumori e vascolarizzazioni neoplastiche, esercitando il ruolo di mediatore paracrino dell'angiogenesi tumorale (61, 64, 78, 115). VEGF è secreto dalle cellule tumorali e causa l'aumento dei livelli di recettori SST sull'endotelio vascolare. Quindi, l'inibizione della produzione e dell'azione di VEGF inibendo l'angiogenesi realizza la più razionale strategia antiblastica con precise e ovvie indicazioni in tutte le neoplasie il cui denominatore comune e passaggio obbligato per la progressione è l'angiogenesi.
È stato dimostrato che gli analoghi della somatostatina inibiscono la produzione di VEGF in molti tipi di cancri. L'agonista della somatostatina L-054552SST 2-selettivo può attenuare potentemente la secrezione di VEGF in cellule di glioma umano. Inoltre, L-054552 può anche inibire la secrezione di EGF, FGF o VEGF (ipossia-indotta) nei gliomi (100). Gli effetti inibitori sulla produzione di VEGF sono stati osservati sia a livello di mRNA che di proteina. È stato mostrato che il trattamento con octreotide può diminuire i livelli di VEGF nel siero di pazienti neoplastici. Infatti, in pazienti con carcinoma gastrico è stato iniettato octreotide per 7 giorni a 10 mg/kg e fu trovato che l'octreotide inibiva fortemente i livelli di VEGF e bFGF in questi pazienti (116). Inoltre, è stato provato che l'attività anti-angiogenica dell'octreotide può fortemente attenuare lo sviluppo di carcinomi neuroendocrini umani, eterotrapiantati; la somministrazione di octreotide causa la diminuzione dei livelli plasmatici di bFGF e di VEGF così

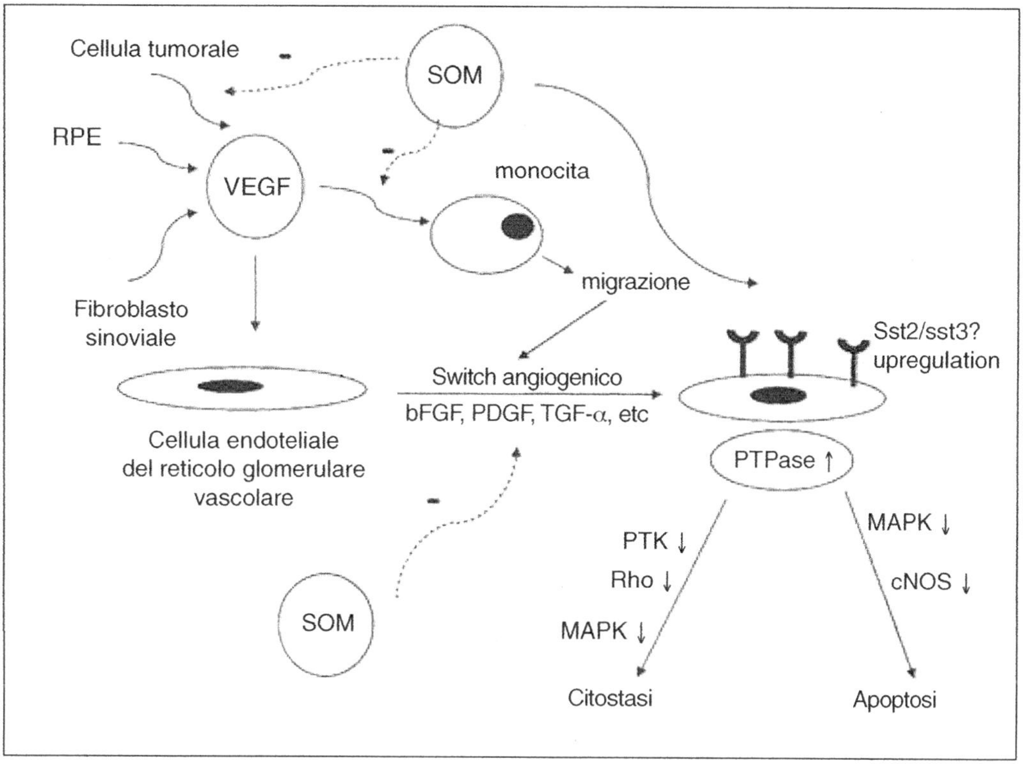

Figura 11 - *Tratta da (52)*

come forte riduzione delle densità dei micro-vasi (101).
L'octreotide inibisce indirettamente i fattori angiogenici paracrini della famiglia dei FGF, che svolgono un ruolo critico nella proliferazione e neo-vascolarizzazione delle cellule endoteliali (106). In più, l'octreotide può dimostrare la sua attività anti-angiogenica inibendo gli effetti degli ormoni mitogenici, come PDGF ed IGF-I (49, 99). Inoltre, la somatostatina può inibire la migrazione e l'invasione cellulare, indotte da PDGF, in cellule di neuroblastoma (99).

(III) Inibizione della migrazione dei monociti
I monociti giocano un ruolo centrale nella mediazione dell'angiogenesi tumorale *in vivo*.
I monociti infiltrati producono fattori che favoriscono la sopravvivenza cellulare e che, a loro volta, attivano le cellule endoteliali e promuovono la neo-vascolarizzazione.
È stato trovato che la somatostatina può fortemente inibire lo sviluppo del sarcoma di Kaposi xeno-trapiantato in "nude mice", mediante la sua attività anti-angiogenica. È importante notare che, la somatostatina mostrava multiple attività anti-angiogeniche, inibendo sia la migrazione monocitica che quella delle cellule endoteliali (73).
Gli effetti anti-migratori monocitici della somatostatina sono mediati dai recettori sst2, sst3 e sst5 individuati nei monociti. Inoltre, è stato dimostrato che la somatostatina può

inibire la chemiotassi monocitica GH-indotta (117). In più, i fattori pro-angiogenici come VEGF hanno mostrato di promuovere la migrazione monocitica (114, 118), cosicché la riduzione dei livelli di VEGF potrebbe essere un altro dei meccanismi inibitori indiretti dell'azione anti-angiogenetica della somatostatina.

Uso della somatostatina in vari tumori

Adenomi ipofisari

Abe et al. (119) hanno studiato l'effetto del trattamento preoperatorio con octreotide per tre mesi in 90 pazienti affetti da adenomi pituitari GH secernenti, osservando nel 31% di macroadenomi invasivi ipofisari una consistente riduzione del tumore e un'inibizione dell'increzione di GH in circa il 90% dei casi, in assenza di significativi effetti collaterali.
Andersen et al. (120) hanno studiato, mediante RMN, in una decina di macroadenomi ipofisari l'effetto sul volume indotto dall'uso combinato di octreotide e cabergolina, componenti dell'oncoterapia MDB. In 6 pazienti si è ridotto il volume del tumore, con buona tollerabilità della terapia.
Il dato è confermato dalla pubblicazione di Attanasio et al. (121) dal titolo "Normalizzazione del GH/IGF e riduzione del tumore durante il trattamento dell'acromegalia con Lanreotide". Sono stati studiati 73 pazienti per 12 mesi osservando una forte inibizione dell'increzione di GH/IGF nel 100% dei casi trattati ogni 21-28 giorni. I pazienti con i più bassi livelli ormonali basali e quelli oltre i 55 anni, hanno avuto la migliore risposta. Il mantenimento del trattamento fino a 18 mesi, ha determinato un'ulteriore soppressione di IGF/GH. Una riduzione della massa tumorale è stata riscontrata nel 60% dei pazienti.
A conclusioni simili giunge la pubblicazione di Caron et al. (122) sull'efficacia dell'octreotide ritardo (LAR) in pazienti con adenomi pituitari TSH secernenti, in cui è stata accertata la presenza di SSTR. In pazienti con TSH e T3, T4 elevati la somministrazione mensile di 30 mg di octrotide LAR ha normalizzato i tassi ormonali elevati, rivelandosi un utile strumento terapeutico per il trattamento degli adenomi ipofisari tireotropinosecernenti.
Anche la pubblicazione di Fassnacht et al. (123) riguarda adenomi ipofisari GH secernenti in acromegalici, e riveste un particolare interesse perché rappresenta uno dei pochi contributi della letteratura sugli effetti dell'impiego dell'octreotide in gravidanza. Il caso descritto riguarda una donna acromegalica di 24 anni, trattata con octreotide Lar in gravidanza, che ha partorito normalmente una bimba sana, nonostante il passaggio placentare materno-fetale dell'octreotide. Anche la crescita post-natale è stata fisiologica e non è stato notato alcun effetto collaterale della madre e del feto, pertanto anche in gravidanza l'uso dell'octreotide si rivela utile e sicuro.
Essendo ormai accertato il rapporto tra affinità recettoriale degli analoghi sintetici della SST per i vari sottotipi di SSTR e la loro efficacia antiblastica, Saveanu et al. (124) hanno studiato un nuovo analogo della SST Bim-23244, selettivo dei SSTR 2-5, efficace nella soppressione del GH in adenomi ipofisari GH secernenti, resistenti all'octreotide. Sebbene i sottotipi SSTR2-5 siano presenti in maniera consistente negli adenomi GH secernenti, si pensa che SSTR2 sia il modulatore chiave dell'inibizione del rilascio di GH- mediato dalla SST. Recentemente comunque è stato dimostrato che un agonista preferenziale

di SSTR5, il BIM 23268, non solo ha soppresso il rilascio di PRL da parte di prolactinomi e adenomi GH-PRL misti, ma ha inibito il rilascio di GH, in circa il 50% degli adenomi. Gli AA, in adenomi hanno quantificato la presenza di SSTR2-5 e gli effetti sulla soppressione di GH da parte della SST-14, dell'octreotide, di un analogo con particolare affinità per SSTR2, il Bim 23197E, uno affine a SSTR5, il BIM-23268, oltre a un nuovo analogo con affinità sia per SSTR2, che 5, il BIM 23244. Gli analoghi ad affinità esclusiva per il SSTR5 non furono in grado di inibire il rilascio di GH. Nei tumori parzialmente sensibili all'octreotide la presenza di SSTR2 era nettamente inferiore, e quella di SSTR5 superiore, che negli adenomi pienamente rispondenti all'octreotide. Negli adenomi parzialmente responsivi all'octreotide, il composto affine a SSTR5, il BIM 23268 e il BIM 23244, affine sia a SSTR2, che SSTR5, si rivelarono efficaci nell'inibizione di GH.
Kun et al. (125) hanno valutato la risposta di 18 adenomi pituitari TSH secernenti, ad un analogo a lento rilascio della SST, il Lanreotide. Gli Autori, partendo dalla considerazione che gli analoghi della SST si sono rivelati efficaci nel trattamento di adenomi pituitari TSH secernenti, hanno cercato di ovviare all'inconveniente (rappresentato dalla necessità derivante dall'impiego di vari analoghi di SST), di praticare diverse iniezioni sottocute nell'arco della giornata, valutando l'effetto di un analogo a lento rilascio, lanreotide (Sr-L), sia sulla secrezione del TSH, che sul volume dell'adenoma. Lo studio relativo a 18 ammalati ipertiroidei per increzione di TSH, da parte di adenomi ipofisari evidenziati mediante RMN, ha valutato oltre al tasso plasmatico di TRH, anche FT3 ed FT4 e la colecisti mediante ultrasuoni, per il noto effetto inibente della SST e analoghi sulla colecistochinina. Già dopo 1 mese l'ipertiroidismo migliorò sensibilmente in tutti i pazienti valutati, così come il livello di TSH, senza apprezzabili effetti collaterali o insorgenza di colelitiasi. Dopo 6 mesi 13 dei 16 casi avevano raggiunto livelli fisiologici di TSH, FT3, FT4. I dosaggi di Sr-L impiegati andarono da una fiala intramuscolo da 30 mg ogni 14 giorni, per il 1° mese, a una ogni 10 giorni in 7 pazienti per 5 mesi. La risposta positiva e l'assenza di rilevanti effetti collaterali fa di questo analogo della SST, negli adenomi ipofisari TSH-secernenti, un efficace e sicuro strumento terapeutico. Il dato è confermato da Fischler (126) che ha descritto un caso di macroadenoma pituitario TSH-secernente, rapidamente regredito, con remissione anche dell'ipertiroidismo mediante octreotide. In soli quattro giorni in un uomo di 44 anni l'octreotide ha eliminato l'ipertiroidismo, la relativa tachicardia sinusale e, in 3 settimane, è visibilmente regredita la massa del macroadenoma pituitario.
Buchfelder et al. (127) hanno studiato le correlazioni cliniche in pazienti acromegalici con tumori pituitari che esprimono gli oncogeni GSP. Gli Autori hanno svolto un'analisi comparativa sui dati clinici di 176 pazienti affetti da somatotropinomi pituitari, una parte dei quali ha espresso mutazioni dei GSP attivanti l'adenilato ciclasi. Gli oncogeni GSP sono il risultato delle mutazioni puntiformi del codone 201 o 227 delle sottounità Gs-alfa della Gs proteina che controlla l'adenilato ciclasi. Provocano un aumento dei livelli intracellulari di ACMcP e quindi un'eccessiva secrezione di GH. Lo studio ha confrontato pazienti con mutazione nel codone 201, un gruppo minore di ammalati affetti da mutazione del codone 227, con un gruppo immune da oncogeni GSP. A conferma di studi precedenti, non è stata riscontrata una differenza statisticamente significativa nell'età, volume tumorale e livelli sierici di GH. L'incidenza dei microadenomi si è rivelata

più alta negli acromegalici esprimenti oncogeni GSP, con mutazione del codone 227. I tumori esprimenti oncogeni GSP, rispondono più efficacemente all'octreotide con evidente riduzione dei livelli sierici di GH. Pertanto la presenza di oncogeni GSP può rappresentare un attendibile indicatore di risposta all'octreotide. È interessante una pubblicazione di Thapar et al. (128) sull'effetto antiproliferativo dell'octreotide in tumori pituitari GH-secernenti, per la programmazione multicentrica e randomizzata dello studio, il cui fine era accertare e quantificare *in vivo* l'effetto dell'octreotide sulla cinetica del ciclo delle cellule adenomatose GH-secernenti in 32 ammalati. Metà di essi aveva ricevuto per quattro mesi octreotide prima della resezione chirurgica dell'adenoma, che nei rimanenti 16 era stata effettuata senza pretrattamento con octreotide. I tumori sono stati studiati in base al loro profilo immunofenotipico e alle caratteristiche morfologico-ultrastrutturali. Erano stati inclusi 16 adenomi a granuli scarsi e 16 a granuli densi. In ogni caso l'immunocolorazione con l'antigene nucleare specifico delle cellule Ki-67 è stata effettuata con l'uso dell'anticorpo MIB-1. È stata rilevante la risposta all'octreotide, che ha soppresso nella misura media di 83% la crescita di tumori, rispetto al gruppo di controllo non trattato, dimostrando un notevole effetto antineoplastico negli adenomi somatotropi che si riflette immediatamente a livello del ciclo cellulare.

I tumori della mammella, ovaio ed utero

Boccardo et al. (129), considerando l'effetto inibitorio della SST e analoghi sulla crescita neoplastica, il documentato effetto antiangiogenetico e la soppressione degli ormoni lattogenici, ritengono che vi siano nel cancro del seno le basi razionali per un impiego della SST e analoghi, nel contesto di una multiterapia comprensiva di inibitori degli estrogeni, della prolattina e dosi limitate di chemioterapici citotossici, come emerso dai risultati sperimentali di fase 2 e negli esperimenti comparativi condotti. Questa impostazione terapeutica è concettualmente sovrapponibile al MDB, che in aggiunta, e a potenziamento dell'effetto antitumorale, prevede anche l'impiego di molecole prodifferenzianti, proapoptotiche, antiproliferative, antiossidanti, antiradicali liberi e antimetastatiche, come MLT, retinoidi, vitamine E, D, C. Unitamente all'impiego di un componente del MDB, come la SST, pertanto si sta affermando progressivamente anche il concetto e il razionale multiterapico antitumorale del MDB.
Gli studi sperimentali di Chatzistamou et al. (130) hanno confermato l'effetto di un analogo della SST(RC-160) sulla crescita di linee di cancro ovario-epiteliale umano OV-1063 eterotrapiantato in topi nudi. La somministrazione per 25 giorni di 60 microgrammi di RC-160 diminuì il volume tumorale del 70,9%. I livelli di GH nel siero diminuirono in tutti i gruppi trattati e l'analogo della SST, provocò una significativa riduzione anche del mRNA di IGF1-2 e dei loro recettori nei tumori OV-1063, evidenziata mediante RT-PCR. L'esposizione di colture cellulari OV-1063 al GHRH, IGF1, IGF2, ne stimolò in maniera significativa la crescita. I tumori OV-1063 presentavano mRNA per i recettori GHRH e possedevano punti di legame con esso. Il dato conferma gli analoghi studi immunoistochimici di Lincoln sulla presenza di recettori per il GH nelle cellule tumorali e sull'effetto determinante e favorente del GH nell'induzione della degenerazione neoplastica, proliferazione, invasività tumorale, a conferma della razionalità del

MDB, comprendente inibitori del GH, come la SST.
Dolan et al. (131) hanno riconsiderato tutte le sperimentazioni sull'impiego della SST e analoghi nei tumori della mammella metastatici e gli evidenti effetti antiproliferativi della SST attraverso molteplici meccanismi tra cui l'inibizione del GH e degli altri fattori di crescita endocrini come estrogeni e prolattina potenzialmente cancerogeni. Gli Autori hanno effettuato una metanalisi condotta attraverso la miglior regressione valutata imparziale e lineare con osservazioni soppesate inversamente alla loro variabilità, considerando importante un valore di >0,05. In sintesi una risposta positiva del tumore al trattamento con SST è stato osservato in 87 casi (41,4%), con durata media della risposta di 3,9 mesi. La risposta era migliore quando la SST era somministrata come terapia di prima linea (69,5% contro 28,5%, P>0,006) ed in ammalate con 2 metastasi (455 contro 5,6, P=3). Lievi effetti collaterali si sono presentati in 47 pazienti su 185 (25,4%). La terapia è stata accompagnata da una diminuzione sierica di IGF1.
In conclusione con una risposta positiva in oltre il 40% di tumori metastatici del seno, in assenza di rilevanti effetti collaterali, la SST dimostra di possedere un'efficacia terapeutica e una tollerabilità nettamente e incomparabilmente superiore rispetto a qualsiasi altra terapia medica usata.
Pilichowska et al. (132) hanno valutato il valore clinico-patologico e prognostico dell'espressione di SSTR2 e di ER (recettore estrogenico) nel carcinoma umano del seno, notando che il 90% dei tumori immunoreattivi per SSTR2, lo sono anche per ER e l'immunoreattività per SSTR2 si associa ad una prognosi nettamente più favorevole.
Plonowski e Schally (133) hanno ottenuto l'inibizione di una linea di cellule di carcinoma ovarico umano mediante un analogo citotossico mirato della SST AN-238, che consiste in 2-pyrrolinodoxorubicin, collegato al portatore carrier della STT, RC-121. Questo composto può essere mirato ai tumori che presentano SSTR, quali i carcinomi ovarici. Lo studio è stato condotto in topi nudi eterotrapiantati con tumori ovarici umani UCI-107, l'espressione dei SSTR è stata studiata mediante RT-PCR e l'affinità di AN-238 ai SSTR è stata determinata con analisi dei radioleganti. Questo studio ha dimostrato che la proliferazione di cellule del carcinoma ovarico UCI-107 è inibita *in vitro* da AN-238. In vivo il volume e il peso dei tumori UCI-107, trattati con AN-238, erano diminuiti di oltre il 60% (P 0,05) rispetto ai controlli. È altamente significativo il dato che la 2-pyrrolinodoxorubicina (AN-201), che rappresenta il radicale citotossico di AN-238, (che lega AN 201 all'analogo della somatostatina RC-121, in funzione di carrier) non ha dimostrato da sola – cioè non coniugata e non veicolata dall'analogo della SST- RC-121 – alcuna attività antitumorale e ha provocato significativi effetti tossici. La pubblicazione evidenzia le numerose ed efficaci prospettive terapeutiche e modalità d'impiego aperte da questo componente del MDB, la somatostatina.
Il dato è pienamente confermato dall'ampio studio sperimentale di Kahan et al. (134), che hanno verificato la risposta ad AN-238 (formato dal legame del citotossico pyrrolinodoxorubicina con l'octapeptide sintetico RC-121, analogo della SST), di vari modelli di eterotrapianti di cancro al seno umano, come MX-1, MCF7, MIII, MDA-MB-231. In tutte le linee tumorali AN-238 ha provocato un efficace effetto antiproliferativo, in queste linee era stato riscontrato mRNA dei SSTR 2-5, mentre effetti tossici inaccettabili, uniti a inefficacia terapeutica, sono stati registrati per l'uso del solo chemioterapico

citotossico AN-201, ad ulteriore conferma che senza l'impiego della SST come carrier, il chemioterapico, ai dosaggi usuali dei protocolli oncologici, non trova alcuna indicazione terapeutica razionale, come evidenziato dalle pubblicazioni di Plonowski, Koppan, Nagy, Arencibia, Halmos, Schally et al.
Studi sperimentali sull'analogo della SST, RC-160 da parte di Yano et al. (135) hanno confermato l'effetto antiblastico degli analoghi della SST, dimostrando l'efficacia antiproliferativa di RC-160 sulle cellule OV-1063 di cancro ovarico epiteliale umano sia con un effetto diretto (azione sull'incorporazione della (^{3}H)Timidina nel DNA) che mediato dai SSTR.
Ingle et al. (136) hanno riscontrato una riduzione significativa di IGF1 in donne con tumore metastatico della mammella trattate con TAM insieme alla SST.
L'azione dell'analogo della SST, RC-160 (vapreotide), sulla crescita di cellule di cancro endometriale umano HEC-1 *in vitro* e *in vivo* è stata pubblicata anche da Mishima et al. (137). Gli Autori hanno studiato la risposta proliferativa delle cellule HEC-1, alla stimolazione del fattore di crescita epidermico (EGF) analizzando con tecnica colorimetrica e western blotting la fosforilazione della tiroxina del EGFR (recettore del fattore di crescita epidermico) ed evidenziando la capacità di RC-160 di inibire, con modalità dose dipendente, da parte di EGFR (attivato dal EGF) la fosforilazione tirosinica, passaggio e pertanto parametro determinante dei processi proliferativi. L'analogo RC-160 (octapeptide/vapreotide) della SST è stato anche oggetto di uno studio clinico di fase 2 da parte di O'Byrne et al. (138), che per circa tre mesi hanno somministrato RC-160 a 14 donne in età compresa tra i 37 e gli 80 anni pretrattate, affette da cancro metastatico della mammella. Anche se per lo stadio avanzato nell'arco di tre mesi non è stata registrata alcuna riduzione delle masse tumorali, si è registrata la significativa riduzione di importanti fattori causali della proliferazione neoplastica, quali IGF-1 e prolattina, in assenza di tossicità significative di 3° o 4° grado. L'incoraggiante attività antitumorale preclinica e il profilo di tossicità favorevole suggeriscono per gli Autori l'utilità di ulteriori studi che prevedano, esattamente come nel MDB, oltre alla SST, l'impiego sinergico, multiterapico di antiestrogeni, modeste dosi di citotossici, antiangiogeni (come acido retinoico, MLT, Vit. D). Ne risulta chiara, per avere dati scientifici seri sulla reale efficacia della SST e altri componenti del MDB, la necessità di arruolare nelle sperimentazioni casi non terminali o pretrattati e pertanto non più responsivi, come fu fatto nella sperimentazione del MDB.
Chaudhuri et al. (139) hanno pubblicato un interessante studio sperimentale di terapia genica probabilmente suscettibile di sviluppi terapeutici. Gli Autori hanno utilizzato un vettore Ad, non responsabile della duplicazione, che codifica SSTR2(Ad-hSSTR) per infettare cellule SKOV3.ip1 *in vitro* e in eterotrapianti di topi nudi. La visualizzazione gamma camera ha rivelato la captazione di 99m-Tc-P 2045 (analogo della SST) dovuta all'espressione di SSTR2. La captazione specifica di 99m-Tc-P2045 da parte delle cellule *in vitro* trattate con Ad-hSSTR2, ha dimostrato il trasferimento del gene di SSTR2 nei tumori intraperitoneali eterotrapiantati, documentando una nuova tecnica non invasiva per la visualizzazione del trasferimento del gene SSTR2 alle cellule di cancro ovarico, rendendole così altamente responsive alla SST e aprendo nuove e promettenti possibilità in oncoterapia.

Montenbal et al. (140) hanno condotto uno studio randomizzato con controllo a lungo termine, sugli effetti antitumorali ed endocrini di una multiterapia composta da Tamoxifene, da un analogo della SST (octreotide) e da un inibitore della prolattina (CV 205-502). La soppressione della secrezione di prolattina, del GH e di IGF 1, è importante nella regolazione della crescita delle cellule cancerose del seno. Poiché gli estrogeni possono neutralizzare gli effetti antitumorali di tale trattamento, la combinazione di un antiestrogeno come il TAM è stata inserita nello studio. Sono state arruolate 22 donne post-menopausa con cancro del seno metastatico. Nel gruppo trattato col solo TAM si sono avute il 36% di risposte oggettive, contro il 55% nel gruppo trattato anche con SST e CV 205-502, il quale ha registrato anche un tempo medio di progressione di 84 settimane, contro quello di 33 nel gruppo trattato col sol TAM. Nei casi trattati con multiterapia si sono sensibilmente ridotti i tassi plasmatici di GH, IGF1, TGF-alfa e in alcune pazienti, parzialmente l'insulina. Gli Autori concludono proponendo ampie sperimentazioni di fase III con l'utilizzo di analoghi depot della SST per creare le premesse di una terapia combinata di prima linea, il che rappresenta il pieno riconoscimento sia della concezione multiterapica del MDB, che dell'impiego di componenti dello stesso MDB, come SST e inibitori della prolattina. La SST si è rivelata utile secondo Lidor et al. (Gynecol Endocrinol 1998 Apr; 12 (2): 97-101) anche in sindromi ovariche policistiche non responsive agli abituali trattamenti convenzionali. Infatti l'uso combinato nella PCOS (sindrome ovarica policistica) dell'ormone urinario umano che stimola il follicolo (FSH) e della SST, hanno dato una favorevole risposta ormonale e clinica nelle sei donne studiate. Una conferma indiretta del razionale d'impiego della SST in oncoterapia, deriva dalle ricerche di Benlot et al. (141), che hanno analizzato e confermato nel tessuto umano del seno, sia sano sia neoplastico, la produzione endogena di SST e dell'ormone che rilascia il GH, cioè il GHRH. I tessuti tumorali secernevano 13 volte di più GHRH rispetto a quelli sani e solo il 50% di SST. L'ipersecrezione tumorale di GHRH dimostra che questo peptide svolge un ruolo determinante nella proliferazione neoplastica e la coincidenza tra decremento dell'increzione endogena di SST e cancerogenesi, evidenzia il suo ruolo nell'inibizione neoplastica. Il ruolo della SST e analoghi nel trattamento del cancro del seno è stato sottolineato anche da Pollak et al. (142) in una pubblicazione che, al di fuori del coro di interessati ottimismi e di dubbie statistiche, dichiara che il fallimento degli attuali, protocollati, trattamenti terapeutici convenzionali dei tumori della mammella, è un evento comune, la regola, con rare eccezioni. Prendere coscienza di questa realtà, se si vogliono trovare soluzioni veramente efficaci alla malattia neoplastica, significa necessariamente cambiare completamente strada, concezioni e strategie terapeutiche. Pertanto va attentamente presa in considerazione la potenzialità terapeutica della SST, i cui analoghi valutati recentemente nell'ultimo decennio hanno dato risultati incoraggianti e dimostrato una reale attività antiblastica. Shiba et al. (143) hanno ottenuto risultati favorevoli con la SST nel trattamento dell'ipercalcemia maligna associata a cancro avanzato metastatico del seno. Un meccanismo interessante d'azione antiblastica della SST nei tumori della mammella è stato descritto da Srikant et al. (144), che hanno evidenziato come l'analogo octapeptide della SST 201-995 induca traslocazione del PTP1C intracellulare, alle membrane delle cellule di adenocarcinoma del seno umano MCF7. Gli Autori hanno considerato l'azione antiproliferativa della SST sulle cellule

tumorali e l'induzione mediata dagli SSTR, dell'attività della tirosina fosfatasi della proteina associata alla membrana (PTP), implicata nella segnalazione antiproliferativa per la sua capacità di defosforilare e inattivare le chinasi del recettore del fattore di crescita. Recentemente è stato scoperto che un dominio di omologia 2 di Src, contenente PTP, identificato come PTP1V/SHPTP1/SHP/HCP è associato a SSTR nelle membrane delle cellule pancreatiche acinose di ratto. Gli Autori hanno studiato l'azione antiproliferativa dell'analogo octapeptide della SST, SMS201.995 (octreotide) ed il suo effetto sull'attività di PTP nelle cellule umane di adenocarcinoma del seno MCF-7. Sono giunti alla conclusione che l'octreotide non stimola direttamente l'attività di PTP, ma induce la traslocazione di PTP intracellulare alla membrana in cellule MCF7 in modo dose e tempo-dipendente, attraverso la proteina G. Questi risultati sperimentali evidenziano il ruolo dell'octreotide, attraverso la proteina G, nella traslocazione di PT1C alla membrana cellulare, che rappresenta l'evento iniziale nella segnalazione antiproliferativa delle cellule tumorali.
Manni et al. (145), in 10 donne post-menopausa con cancro del seno avanzato, hanno sperimentato e valutato gli aspetti endocrini, clinici, la tollerabilità di una terapia composta dall'analogo della SST (SMS 201-995) quale inibitore dell'ormone della crescita GH e dagli inibitori dopaminergici dell'increzione di bromocriptina. I livelli di GH risultarono soppressi in sette pazienti su nove, e quelli di IGF-1 in sei donne su nove, la secrezione di PRL (prolattina) quasi completamente annullata in otto casi su nove. Non sono stati riscontrati effetti su LH, FSH, E1, E2, T3, T4, cortisolo, gli effetti collaterali furono trascurabili. Malgrado tutti e 10 casi fossero in condizioni critiche per lo stadio avanzato della malattia, in una si ebbe una risposta obiettiva con riduzione di oltre il 50% di lesioni metastatiche, e diminuzione del tasso di CEA. Alla luce di queste risposte gli Autori concludono che l'associazione di questi due principi del MDB, SST e bromocriptina dovrebbero essere valutate in una sperimentazione che arruolasse pazienti in stadio iniziale. Questa indicazione è stata completamente disattesa dai programmatori della sperimentazione MDB, che hanno arruolato pazienti pretrattate e refrattarie ai precedenti trattamenti, in stadio avanzato, con metastasi. Nonostante ciò, e malgrado l'impropria preparazione di farmaci, come la presenza di acetone nel composto di retinoidi, un contenuto di retinoidi carente fino al 50% rispetto al dovuto, l'infusione di SST senza siringa temporizzata nella maggior parte dei pazienti e l'uso di solo 4 dei sette farmaci della multiterapia MDB, si riscontrò una risposta obiettiva in cinque pazienti arruolati con tumore in progressione, aspettativa di vita tra gli 11 giorni e tre mesi, chemioradiotrattati.

I tumori renali

Una ricerca sperimentale effettuata da Li et al. (146) sugli effetti delle citochine sulla concentrazione di SST, ha dimostrato per mezzo di radioimmunoanalisi che in topi nudi eterotrapiantati con carcinomi umani delle cellule renali, TNF e IL-2, hanno aumentato significativamente il tasso di SST, rispetto ai gruppi non trattati.

I tumori del pancreas

Dopo aver considerato la progressione dell'incidenza dei tumori pancreatici negli ultimi quattro secoli, e la totale mancanza di terapie efficaci nonostante i progressi nella comprensione della biologia molecolare del cancro del pancreas, Rosemberg (147), nella sua pubblicazione richiama l'attenzione sull'urgente necessità di considerare e sperimentare nuove strategie terapeutiche come gli analoghi della SST, in considerazione delle sue comprovate caratteristiche e proprietà antitumorali.
L'induzione dell'apoptosi e l'effetto antiproliferativo dell'octreotide in sedici topi immunosoppressi eterotrapiantati con cancro al pancreas umano (PZX-5) è stato sperimentato da Zalatnai et al. (148). Trattando per quattro settimane, gli Autori hanno verificato in 9 dei 16 animali una diminuzione volumetrica del tumore e valutato con tecnica istochimica l'apoptosi mediante "Apoptag", che ha documentato un aumento di 75 "fold" dei nuclei tumorali positivamente colorati rispetto ai tumori non trattati. La frazione sub G1 era 3,61 nei campioni non trattati e raddoppiava dopo il trattamento. Pertanto sia la tecnica immunoistochimica Apoptag, che quella emocitometrica "flow", documentano l'efficacia proapoptotica e antiproliferativa dell'octreotide nei tumori pancreatici.
Anche l'induzione di apoptosi e l'aumento della fosforilazione in tumori pancreatici umani (PZX 15/4) eterotrapiantati in topi immunosoppressi, furono sperimentati da Zalatnai et al. (149). Cinque tumori su sedici presentavano una riduzione di volume dal 20% al 68%, con notevole incremento di cellule apoptotiche. Contemporaneamente, malgrado la negatività per la proteina bcl-2, fu osservata una riduzione molto significativa del numero di cellule tumorali positive alla fosfotirosina.
Uno studio sugli effetti antiproliferativi della SST- 14 e dei suoi analoghi SMS (201-995 e RC-160) su tumori pancreatici umani fu condotto da Kikutsuji et al. (150). La SST ha inibito la proliferazione di cellule di cancro pancreatico stimolate dal fattore di crescita epidermico EGF evidenziando l'opportunità di un suo impiego sistematico nella terapia oncologica.
Un meccanismo antiproliferativo della SST 14 e del suo analogo strutturale SMS 201-995 sono stati studiati da Douziech et al. (151) su linee di cancro pancreatico MIA Pa-Ca-2 e PANC-1, in cui SST e analoghi provocano inibizione della crescita basale e di quella EGF stimolata. Gli effetti inibitori sono stati individuati sull'attività della fosfatasi della fosfotirosina fosfatasi (PTPasi) e più specificamente tirosina SHP-1 fosfatasi (PTP1C), significativamente incrementate da SST 14 e SMS 201-995, che inibiscono anche l'attività di tirosina chinasi della membrana e di p 42MAP chinasi. Da queste sperimentazioni emerge il ruolo chiave dell'enzima SHP-1, determinante per il ruolo terapeutico della SST sull'inibizione della crescita e proliferazione cellulare.
Sulkowski et al. (152) hanno valutato con una sperimentazione di fase due l'effetto della somministrazione sottocutanea di 2 mg per 3 volte al giorno di octreotide in 47 pazienti con carcinoma pancreatico esteso, inoperabile, con punteggio medio Karnofski 80% nella quasi totalità in stadio tre e quattro, notando una risposta positiva relativamente alla sopravvivenza, stabilità della malattia e al blocco della progressione, concludendo che la terapia con octreotide, anche in dosaggi particolarmente elevati è ben tollerata e prolunga la sopravvivenza.
Szepeshazi et al. (153) hanno evidenziato in tumori pancreatici sperimentali tra i princi-

pali meccanismi d'azione antitumorale della SST e analoghi (RC-160) anche la riduzione nelle cellule tumorali dei recettori del fattore di crescita epidermico EGFR.
Wenger et al. (154) in pazienti affetti da recidiva post-chirurgica di carcinoma pancreatico, hanno ottenuto un aumento di sopravvivenza di circa il doppio trattandoli con associazione di TAM e octreotide, in assenza di rilevanti effetti collaterali, rispetto a quelli trattati nello stesso reparto precedentemente "secondo i concetti di miglior terapia di supporto". Il dato è confermato da una sperimentazione randomizzata in pazienti affetti da tumore pancreatico avanzato, esteso ed inoperabile, non pretrattati, condotta e pubblicata da Cirillo et al. (155). In questi ammalati la somministrazione dell'analogo octapeptide della SST ha prodotto un notevole miglioramento della qualità di vita, ristabilendo l'appetito, facilitando la digestione con recupero del peso corporeo e soprattutto remissione della sintomatologia dolorosa addominale. In tutti i pazienti trattati si ebbe un blocco della progressione tumorale nei sei mesi di studio, con netto miglioramento della sopravvivenza, mentre al contrario nei pazienti non trattati si ebbe un incremento quasi esponenziale del volume tumorale. Lo studio porta all'ovvia conclusione dell'effetto antiproliferativo e della conseguente indicazione della SST e analoghi nella terapia dei carcinomi pancreatici. L'effetto antiblastico e antiproliferativo di analoghi della SST come il Lanreotide (BIM 23014) è stato pubblicato da Damge et al. (156), che hanno evidenziato uno dei meccanismi antiblastici della SST, l'inibizione dell'incorporazione della (^{3}H)-timidina nelle cellule tumorali. L'effetto della SST è stato sperimentato in ratti Lewis trapiantati con adenocarcinoma pancreatico acinoso ed stata confermata l'inibizione da parte della SST dell'incorporazione della (^{3}H)-timidina nelle cellule tumorali, sia in condizioni basali, che dopo stimolazione proliferativa indotta da GRP (peptide con rilascio di gastrina). Ne deriva l'indicazione terapeutica antiblastica della SST. Un altro analogo della SST, l'octreotide pamoate microincapsulato, è stato oggetto da parte di Helle et al. (157) di uno studio di fase uno su tre gruppi di pazienti, rispettivamente affetti da carcinomi avanzati colonrettali (7), pancreatici (4) e gastrici (3), con dosaggi compresi tra 90 mg ogni tre settimane e 160 mg ogni 2 settimane. In due pazienti, malgrado lo stadio avanzato della malattia, si ebbe un blocco della progressione rispettivamente di quattro e sei mesi, con decremento tra il 49% e il 53% di IGF-1.
Weckbecker et al. (158) hanno sperimentalmente dimostrato in topi nudi trapiantati con adenocarcinomi umani MIAPaCa-2, trattati con la formula deposito dell'analogo octapeptide della SST, l'effetto citostatico, un evidente effetto antiproliferativo duraturo, malgrado la totale assenza di SSTR1-5. Ciò dimostra che anche al di fuori del meccanismo recettoriale, la SST esercita la sua attività antiblastica sia attraverso l'inibizione di numerosi fattori di crescita responsabili della proliferazione tumorale, che mediante la modulazione delle differenze di potenziale delle membrane cellulari e pertanto pervietà dei canali ionici di membrana.

L'osteosarcoma

Pinski e Schally (159) sia *in vitro* sia in topi nudi, hanno sperimentato l'analogo della SST.RC-160 su linee di cellule umane di osteosarcoma SK-ES-1 e MNNG/HOS eterotrapiantate. Dopo quattro settimane di iniezioni sottocutanee di 100 μg di RC-160, si è registrata una netta riduzione del volume e del peso dei tumori, con diminuzione del numero di cellule mitotiche istologicamente accertato e netto decremento del tasso sierico di IGF-1.

Il cancro gastrico

Liu et al. (160) hanno osservato gli effetti regolatori della pentagastrina (PG) e della SST sulla crescita di due linee di cancro gastrico umano HGC803 e HGC823 *in vitro*, evidenziando come la crescita delle due linee cellulari sia promossa da PG, e al contrario la crescita cellulare e le secrezioni di gastrina e glucagone siano inibite dalla SST.

I tumori polmonari

Kiaris e Scally (161) hanno sperimentato un analogo citotossico della SST, AN-238, in topi nudi eterotrapiantati con cellule di carcinoma polmonare H-69 "a piccole cellule" (SCLC) e con cellule H-157 non SCLC. Nella linea a piccole cellule H-69 e non a piccole cellule H-157 fu riscontrata un'alta concentrazione di SSTR-2 e una bassa di SSTR-5, assente nelle H-157. La somministrazione di AN-238 diminuiva del 55% il volume tumorale in 26 giorni negli animali eterotrapiantati con H-69, e del 91% in 28 giorni in quelli eterotrapiantati con cellule H-157. È significativo il dato, a conferma di numerosi altri studi sperimentali, che il componente citotossico di AN-238, la 2-pyrrolinodoxorubicin (AN-201), studiato separatamente nel gruppo di controllo, non ha sortito alcun effetto terapeutico, ma unicamente tossico, a ulteriore conferma che l'elemento determinante è la coniugazione con la SST.

I tumori prostatici

L'analogo citotossico della SST, AN-238 è stato studiato anche da Koppan et al. (162) in ratti con cancro prostatico di Dunning androgeno, registrando in quattro settimane una riduzione del volume tumorale dell'86%, con aumento medio della sopravvivenza del 76,5%. Come sistematicamente riscontrato nei numerosi studi analoghi, la somministrazione del solo radicale citotossico AN-201, nel gruppo di controllo, si rivelava altamente tossico, con elevato tasso di mortalità e inefficace. Mediante esami col radiolegante e la RT-PCR, in questi tumori è stata individuata sulle membrane cellulari un'alta concentrazione di SSTR2.
Berrutti et al. (163) hanno studiato gli effetti dell'analogo della SST lanreotide sui livelli circolanti di chromogranin-A, sull'antigene specifico della prostata e sul fattore di crescita IGF-1. Trenta mg di lanreotide furono iniettati per via intramuscolare ogni 14 giorni per 2 mesi, a 9 pazienti con cancro alla prostata pesantemente pretrattati, e con malattia ormonorefrattaria. Tutti avevano valori basali plasmatici elevati di CgA (Cromogranina-A), che diminuirono con l'octreotide, così come il tasso di IGF-1, mentre non si registrarono evidenti influenze sul PSA.
Un ulteriore studio sulle proprietà antitumorali di AN-238 è stato condotto da Plonowski (164) sull'inibizione del cancro della prostata umano androgeno-indipendente PC-3

eterotrapiantato in topi nudi. I dati sperimentali confermano pienamente i precedenti dimostrando un potente effetto antiproliferativo e antimetastatico di AN-238, con evidente incremento dei tempi di sopravvivenza, in assenza di sintomi collaterali rilevanti, al contrario del radicale citotossico AN-201 che usato singolarmente ha confermato la già riscontrata inefficacia e tossicità. Questa nutrita e concordante serie di dati dimostra con evidenza che l'attuale impiego e dosaggio terapeutico dei chemioterapici va rivisto alla luce delle nuove, molteplici, efficaci, varie e atossiche possibilità terapeutiche e modalità d'impiego aperte dalla SST.

Vainas et al. (165) hanno studiato il ruolo della SST e analoghi nel contesto di un trattamento antiandrogeno completo in pazienti con adenocarcinoma della prostata, in considerazione di dati sperimentali circa le azioni antimitotiche dirette e antiormonali. Studi precedenti hanno dimostrato che gli analoghi della SST inducono regressione dei tumori prostatici con riscontri istologici più evidenti, se associati ad analoghi di LHRH insieme al blocco androgeno completo (CAB). In una sperimentazione clinica di fase 2 sono stati studiati 14 pazienti dopo somministrazione di SST e CAB, di cui otto pretrattati con gli ormoni PHT e sei non pretrattati (gruppo B). A un terzo gruppo di quattro pazienti non è stata somministrata SST (gruppo A). L'attività antiandrogena e antitumorale è stata valutata attraverso il dosaggio plasmatico del testosterone, antigene specifico della prostata PSA, fosfatasi alcalina PAP, il miglioramento clinico soggettivo (s) e oggettivo (o), secondo i criteri WHO. L'attività della somatostatina è stata valutata determinando il fattore di crescita simil-insulinico IGF-1, quello epidermico EGF. I criteri di valutazione clinici, l'attività antiandrogena tumorale, la sopravvivenza senza progressione tumorale, sono stati evidentemente e nettamente migliori nel gruppo B, trattato con SST, in assenza di rilevante tossicità o effetti collaterali. Pertanto la SST aumenta il numero, la qualità e la durata delle risposte senza sintomi e in assenza di progressione tumorale, dimostrando evidente efficacia terapeutica.

Koutsilieris et al. (166) hanno sperimentato in 11 pazienti con cancro prostatico refrattario all'inattivazione dell'androgeno (LHRH-A), gli effetti di una terapia combinata con desametazone, e un analogo della SST (lanreotide).

Garcia-Fernandez et al. (167), hanno pubblicato una ricerca sperimentale, in cui con la RT-PCR e metodiche immunoistochimiche, hanno evidenziato che la codificazione di mRNA delle sottoclassi alfas e alphai-1-2-3 della proteina G era diminuita del 30%-40% dopo la trasformazione neoplastica, concludendo che la funzionalità e l'espressione delle sottounità della proteina G sono selettivamente modificate nell'adenocarcinoma prostatico umano e il loro livello fornisce un attendibile indice prognostico.

I tumori epatici

Davies et al. (168) hanno pubblicato una ricerca sul potenziale terapeutico di un analogo della SST, l'octreotide, nel trattamento delle metastasi epatiche da carcinomi colon-rettali, in considerazione dei chiari effetti inibitori dell'octreotide in linee cellulari neoplastiche colon-rettali, evidenziati da studi sperimentali sia *in vitro* che *in vivo*. L'indicazione a questa ricerca è nata anche dal dato che le metastasi epatiche di questi tumori, hanno un'elevata frequenza e mancano di un'efficace terapia medica. L'octreotide

ha inibito lo sviluppo di metastasi epatiche del tumore colon-rettale in un certo numero di modelli sperimentali, dimostrando maggiore attività quando il volume tumorale è relativamente piccolo. D'altra parte i chemioterapici citolitici usati in queste patologie, oltre che inefficaci provocando tossicità elevata, possono essere letali. Oltre che per la sua efficacia terapeutica, gli Autori propongono in queste patologie l'octreotide, per l'assenza di effetti tossici di rilievo e per la sicurezza di somministrazioni anche prolungate.
La regressione di un carcinoma del dotto biliare distale mediante trattamento con octreotide, è stata pubblicata da Sulkowski et al. (169). Il caso descritto è relativo a un uomo di 66 anni, ricoverato per ittero da ostruzione, che alla TAC presentava un allargamento della testa del pancreas. Durante la laparatomia esplorativa è stata evidenziata un'invasione dei vasi mesenterici retropancreatici. Il paziente è stato incluso in una sperimentazione multicentrica sull'impiego dell'octreotide ad alti dosaggi nel cancro pancreatico inoperabile. Dopo sei mesi la TAC non ha più individuato tracce di tumore. Ad un anno dall'inizio del trattamento con octreotide, il paziente è stato sottoposto a resezione Whipple, riscontrando un minuscolo carcinoma del dotto biliare distale T1N0M0. Nelle cellule cancerose sono stati individuati SSTR. Il caso è emblematico e documenta con evidenza gli effetti terapeutici della SST.
Risale al 1998 il primo studio randomizzato con gruppo di controllo sull'impiego dell'analogo della SST, octreotide nei carcinomi epatocellulari pubblicato da Kouroumanlis (170). Considerando l'epatocarcinoma, come quasi tutti i tumori solidi praticamente orfani di terapia medica realmente efficace, cioè in grado di eradicare il tumore e non solo palliativa, come sono in realtà le attuali terapie oncologiche, malgrado funambolismi statistici e ottimismi tanto ingiustificati quanto interessati. Gli Autori hanno proposto una nuova strategia terapeutica razionale. Le basi scientifiche della terapia comprendente SST e analoghi, poggiano sulla documentata attività antimitotico-antiproliferativa di questo peptide, già impiegato e studiato in una serie di tumori. Numerose pubblicazioni di vari modelli sperimentali e studi clinici hanno confermato l'attività antitumorale della SST. Gli Autori hanno studiato gli aspetti e la tipizzazione recettoriale in casi di epatite acuta e cronica, cirrosi e su 58 carcinomi epatocellulari, con gruppo di controllo non trattato con SST. Negli epatocarcinomi sono stati identificati vari SSTR, così come nelle altre patologie epatiche. Il dato emerso, cioè un incremento della sopravvivenza degli ammalati trattati con la SST, di oltre quattro volte superiore rispetto al gruppo di controllo non trattato, è determinante per fornire indicazioni cliniche all'impiego della SST, che al beneficio terapeutico associa l'assenza di effetti collaterali rilevanti. Gli Autori concludono affermando che l'octreotide migliora significativamente la sopravvivenza e rappresenta l'unica possibilità terapeutica, in assenza di valide alternative, al trattamento dell'epatocarcinoma inoperabile.
Kouroumanlis (171), in una successiva pubblicazione relativa all'impiego dell'octreotide nei tumori del fegato e dell'albero biliare, alla luce di riscontri sperimentali, clinici e dei dati emersi da una rassegna della letteratura confermava ed evidenziava alcuni concetti fondamentali: non esiste alcuna terapia farmacologica efficace nei tumori inoperabili del fegato e dell'albero biliare. In considerazione di ciò e della considerevole attività antitumorale della SST e analoghi su cellule isolate in coltura e su modelli animali, di cui nell'articolo viene presentata una rassegna, è ovvio l'inserimento della SST nei protocolli

oncologici. La razionalità di questo inserimento è confermata da numerosi studi clinici che forniscono prove documentate di una risposta clinica e biochimica dei tumori epatici alla SST, mentre è più rara un'evidente risposta obiettiva con rapida regressione della massa tumorale. Una sperimentazione controllata dell'octreotide nel trattamento dei carcinomi epatocellulari, ha evidenziato un significativo incremento della sopravvivenza nei casi trattati con effetto positivo e stimolante dell'octreotide sulle cellule di Kupfer, come possibile meccanismo antitumorale, potenziato da una decisa inibizione della perossidazione lipidica epatica.

L'Autore ha anche studiato e confermato la presenza e affinità recettoriale dei SSTR nel parenchima epatico tumorale, con indicazioni cliniche, che fanno della SST e analoghi il miglior trattamento possibile nei carcinomi epatocellulari avanzati inoperabili.

Tra i vari meccanismi d'azione antineoplastici della SST e analoghi, Chen et al. (172) hanno sperimentalmente studiato e confermato quello apoptotico in una linea di cellule umane di epatoma Bel-7402, poste in coltura ed esposte ad octreotide. L'apoptosi è stata comparativamente studiata con varie tecniche, come la colorazione istochimica (Hoch 33.258), il microscopio elettronico di trasmissione e l'elettroforesi in gel d'agaroso e citometria di flusso (FMC). Dopo esposizione a 0,2 μg/ml di octreotide, è stata osservata apoptosi con condensazione nucleare della cromatina e frammentazione, restringimento cellulare, e formazione di corpi apoptotici, con una correlazione direttamente proporzionale, dose/dipendente, tra concentrazione di octreotide e tasso apoptotico.

Raderer et al. (173) confermano nella loro pubblicazione l'efficacia di analoghi della SST per la riuscita del trattamento dell'epatocarcinoma con un analogo a lunga azione della SST, il lanreotide.

In una pubblicazione dell'anno successivo, Rederer (174) ha descritto i risultati ottenuti con l'analogo della SST lanreotide (LAN), in una formulazione di deposito a lunga azione sia in modelli sperimentali *in vitro* che in 21 pazienti non pretrattati, affetti da epatocarcinoma inoperabile per l'estensione e lo stadio avanzato. *In vitro* nelle cellule Hep G2 è stata osservata una diminuzione delle cellule in fase-S rispetto ai controlli, insieme ad un'inibizione dose-dipendente indotta da LAN sulla proliferazione cellulare. Uno studio della tipizzazione recettoriale mediante la tecnica *northern blotting*, ha dimostrato la presenza di mRNA per SSTR-2-3-4 nelle cellule Hep G2, ma una lieve presenza di SSTR nel parenchima epatico sano. Nei quindici pazienti sottoposti a scintigrafia con 111-DTPA-D Phe1-octreotide è stata accertata la presenza di SSTR2. Il 38% dei pazienti ha ottenuto una stabilizzazione della malattia e il 5% una risposta parziale, con un miglioramento del performance status secondo il WHO e attenuazione del dolore. Il 24% ha ottenuto un diminuzione del 30% dei livelli sierici di AFP. I risultati indicano chiaramente la capacità della SST e analoghi di inibire la fase S del ciclo cellulare con induzione dell'apoptosi dose-dipendente delle cellule di epatocarcinoma, a ulteriore conferma del potenziale clinico della SST.

Studi sperimentali sull'effetto antiproliferativo dell'octreotide marcato in campioni di metastasi epatiche murine sono stati pubblicati da Slooter et al. (175), i quali considerano che è stata individuata la presenza di SSTR in molte neoplasie e che le lesioni tumorali esprimenti SSTR possono essere visualizzate mediante scintigrafia, usando un analogo radiomarcato della SST (^{111}In-DTPAO). Questo radiolegante è assorbito e traspor-

tato dai lisosomi, con un lungo tempo di permanenza di ^{111}In. Lo scopo di questo studio è verificare se l'analogo radiomarcato della SST agisce efficacemente in metastasi epatiche di diverse linee cellulari tumorali iniettate nella vena porta di topi. Il numero di metastasi epatiche trattate con octreotide radiomarcato è decisamente diminuito in maniera statisticamente significativa, rispetto ai gruppi di controllo non trattato.
L'effetto proapoptotico della SST e analoghi è stato pubblicato da Diaconu et al. (176), che hanno rilevato l'induzione all'apoptosi dell'analogo TT 232 della SST, sia nelle cellule d'epatoma farmaco-resistenti, che multifarmaco-resistenti. Questa acquisizione conferma studi analoghi sulle proprietà antitumorali della SST e analoghi nelle neoplasie epatiche che sono notoriamente chemioresistenti. La forma più frequente di cancro primario del fegato è il carcinoma epatocellulare refrattario alla chemioterapia. L'analogo TT 232 della SST, in sperimentazioni sia *in vitro* che *in vivo* ha già dimostrato un forte effetto antiproliferativo, malgrado l'irrilevante attività inibitoria sul rilascio del GH. Gli Autori segnalano che TT 232 esercita un forte effetto antiproliferativo sulla linea di cellule di carcinoma epatocellulare sia differenziato che indifferenziato, inducendo una spiccata tendenza all'apoptosi, il che dimostra che la resistenza dei tumori epatici ai chemioterapici non è correlata ad una ridotta suscettibilità apoptotica. In modelli sperimentali di metastasi epatiche da carcinoma pancreatico chimicamente indotto da N-nitroso-bis(2-oxopropil)ammina, in criceti siriani, Wenger et al. (177) hanno dimostrato che l'octreotide ha fatto diminuire sia l'incidenza di carcinomi, che le metastasi epatiche e che in un gruppo di controllo in cui all'octreotide è stato aggiunto TAM, non si è avuta alcuna variazione, a dimostrazione che è l'octreotide ad esercitare l'effetto antiblastico.
L'anno successivo Wenger et al. (178) pubblicavano un'altra ricerca a ulteriore conferma dell'azione dell'octreotide sulle metastasi epatiche e la perossidazione lipidica intrametastatica nel cancro pancreatico sperimentale. Gli Autori hanno trattato con molecole cancerogene per tre mesi criceti, che alla venticinquesima settimana sono stati sacrificati esaminando istologicamente e macroscopicamente fegato e pancreas. Negli animali trattati con octreotide il livello di perossidazione lipidica epatica è risultato nettamente inferiore, così come il numero e le dimensioni delle metastasi, rispetto al gruppo di controllo dei criceti non trattati. Gli Autori concludono che l'octreotide fa diminuire l'entità e il numero delle metastasi epatiche di cancro pancreatico chimicamente indotto in criceti siriani. I meccanismi sono la prevenzione dell'alta perossidazione lipidica del fegato non metastatico e l'aumento della perossidazione lipidica intrametastatica, che porta alla perdita d'integrità delle cellule tumorali metastatiche.
Una conferma dell'effetto inibitorio dell'octreotide sulla crescita del carcinoma epatocellulare (HCC) è stata portata dalla pubblicazione di Wang et al. (179), che hanno studiato l'effetto dell'analogo octapeptide della SST in topi nudi eterotapiantati con linee cellulari SMMC-7721 HCC, mediante l'incorporazione di ^{3}H-timidina nel DNA, l'analisi di marcatura TdT-mediata di dUTP(TUNEL) d'analisi colorimetrica di flusso. Gli animali sono stati trattati per otto settimane dopo l'impianto del tumore con octreotide, con gruppo di controllo non trattato. L'incubazione con octreotide ha fatto diminuire l'incorporazione di ^{3}H-timidina nel DNA delle cellule SMMC-7721 HCC di circa il 50% alla concentrazione di 1 mmol/l, con effetto dose-dipendente. Dopo incubazione di 9 ore con octreotide, il conteggio totale delle cellule era diminuito del 52% rispetto ai controlli non trattati, con

rilevante incremento del tasso di apoptosi. Alla necroscopia negli animali trattati il peso medio del tumore era significativamente più basso del gruppo di controllo e il tasso d'inibizione del tumore *in vivo* a 2 mesi era del 68,2%. Questi dati sperimentali, conformi ai dati clinici e sperimentali di una vasta letteratura, confermano l'efficacia dell'octreotide nell'inibizione della crescita dei HCC sia *in vitro* che *in vivo* con ovvie implicazioni e indicazioni cliniche. I meccanismi d'azione antineoplastici comprendono anche l'inibizione della sintesi nel DNA della ^{3}H-timidina e l'induzione apoptotica della cellula tumorale.
Una conferma indiretta del ruolo decisivo dei fattori di crescita come il GH, la prolattina e gli estrogeni, nell'induzione neoplastica e pertanto della razionale indicazione clinica alla loro inibizione, secondo il MDB, deriva dal lavoro di Hallstrom et al. (180), che hanno condotto uno studio sperimentale su ratti Wistar relativamente al ruolo dell'ipofisi nello sviluppo del tumore epatico indotto con estradiolo etinilico.
Gli Autori, partendo dal dato che gli estrogeni favoriscono lo sviluppo tumorale nel fegato di ratto e incrementano notevolmente l'increzione di prolattina che a sua volta promuove il tumore epatico, hanno studiato l'interazione ipofisaria, e il rapporto con il GH. Due gruppi di ratti sono stati trattati con estrogeni per 24 settimane, e un gruppo è stato ipofisectomizzato. Gli animali ipofisectomizzati non hanno prodotto HCC (carcinoma epatocellulare) nell'arco di due anni, e il tasso di ER (recettori estrogenici) era pari al 20% rispetto ai ratti non ipofisectomizzati, in questi la somministrazione di estrogeni ha aumentato significativamente la frequenza di HCC. L'inibizione prolattinica mediante bromocriptina nel corso del trattamento con estrogeni, ha fatto diminuire sensibilmente il numero di focolai neoplastici, senza influire sulla loro grandezza, ed ha aumentato il periodo di latenza in assenza di tumore. Il trattamento con estrogeni ha inoltre incrementato significativamente l'espressione di cmyc e cjun, i livelli di mRNA di GHR (recettore del GH), nelle femmine ed i livelli di mRNA di ER nei maschi. Un minore effetto di promozione di ER è stato ottenuto abbattendo con la bromocriptina i livelli di prolattina, evidenziando che gli estrogeni esercitano almeno una parte dei loro effetti di promozione indirettamente, aumentando il tasso di prolattina.

I tumori colon-rettali

Di Leo et al. (181) hanno ricercato il dosaggio ottimale di un analogo della SST, il lanreotide, in pazienti affetti da carcinoma colonrettale. Dati di laboratorio, sperimentali e clinici, confermano che IGF-1 e GH possono stimolare lo sviluppo di diversi tumori umani, e che gli analoghi della SST sopprimono i livelli sierici di GH e IGF-1, per questo gli Autori li hanno posti a parametro di valutazione dell'attività biologica. 24 pazienti, suddivisi in gruppi di 3, hanno ricevuto dosi crescenti di lanreotide sottocute, da 1 a 6 mg tre volte al dì, con significativa riduzione di IGF-1. Pawlikowski et al. (182) hanno studiato *in vitro*, in cellule di cancro murino del colon, i diversi effetti dei vari analoghi della SST, come octreotide (SMS 201-995), ASS-51 e ASS-52, sull'incorporazione della ^{3}H-timidina nel DNA delle cellule neoplastiche. Si è così evidenziato che SMS 201-995 ed ASS-51 inibiscono l'incorporazione della timidina, mentre nonostante la struttura molto simile ad ASS-51, da cui differisce solo per un gruppo CH_2OH, ASS-52, è privo di attività antiproliferativa. Ciò dimostra che una piccola modifica della molecola

della SST, può influenzarne profondamente le proprietà biologiche, farmacologiche e cliniche, con particolare riferimento all'attività antiproliferativa e proapoptotica ed evidenzia l'esigenza di studi approfonditi relativi a questi aspetti.
Cascinu et al. (183) hanno studiato l'azione dell'octreotide sulla cinetica delle cellule tumorali e i suoi riflessi sul tasso sierico di IGF-1. Gli Autori partono dall'acquisizione scientifica già consolidata, della capacità dell'octreotide di inibire la crescita del cancro del colon e abbattere la concentrazione plasmatica di fattori di crescita tumorale come l'IGF-1 e l'EGF sia *in vitro* che in modelli animali. Hanno anche valutato gli effetti dell'octreotide sulla cinetica di cellule tumorali di cancro colon-rettale. Su 75 pazienti è stato effettuato uno studio randomizzato somministrando nelle due settimane precedenti l'intervento 200 µg al giorno di octreotide o la terapia convenzionale. Campioni di tessuto neoplastico sono stati prelevati durante l'intervento e l'endoscopia. L'indice di marcatura della ^{3}H-timidina, e la citometria di flusso, sono state determinate per testare la fase S del ciclo cellulare. Nel gruppo trattato con octreotide i livelli plasmatici di IGF-1 si sono ridotti, mentre quelli di GH, EGF sono stati stabili (probabilmente per il modesto dosaggio di octreotide somministrato, pari a circa 1/5 del dosaggio terapeutico corretto, come emerso dall'esperienza del Prof. Di Bella e dei molti medici che da anni applicano l'MDB e che prescrivono un mg giornaliero di octreotide). Questa sperimentazione ha confermato che l'octreotide inibisce l'attività proliferativa delle cellule tumorali e dei livelli sierici di IGF-1 nei tumori colon-rettali con evidenti indicazioni cliniche.
In conclusione gli Autori hanno documentato l'induzione da parte dell'octreotide, di una netta diminuzione della percentuale della fase S statisticamente significativa, con dati omogenei rilevati sia per mezzo della citometria di flusso, che attraverso l'indice di marcatura della ^{3}H-timidina, mentre non è stata rilevata alcuna riduzione della percentuale della frazione della fase S nei pazienti non trattati con octreotide.
Szepeshazi et al. (184) hanno sperimentalmente accertato che AN-238, analogo citotossico della SST, ad alta affinità recettoriale per SSTR2 e in misura leggermente minore per SSTR5, inibisce le linee di cellule di cancro al colon HCT-116, HCT-29, HCT-15, che possiedono SSTR, ma non la linea LoVo, priva di SSTR. Questo studio sperimentale ha anche dimostrato che l'analogo citotossico della SST ha aumentato l'attività del gene soppressore p53, e ha la capacità inibente sulle linee di tumori del colon, del tutto indipendentemente dallo stato del loro p53, come evidenziato dalla loro efficacia anche in ceppi cellulari in cui era presente un p53 mutato e inefficiente.
Una ricerca sperimentale sull'effetto antiproliferativo e proapoptotico dell'octreotide e della MLT (melatonina), nel cancro al colon 38 murino trapiantabile, è stata effettuata da Melen-Mucha et al. (185), in base alle molteplici conferme nella letteratura dell'attività antiproliferativa e proapoptotica della SST e MLT, e al ruolo chiave, determinante, ormai comunemente riconosciuto all'apoptosi di meccanismo biologico antitumorale. In topi maschi sono state impiantate sottocute cellule di tumore del colon 38, e dopo sei giorni, gli animali, sempre sottocute, sono stati trattati con MLT e SST. Per determinare l'indice LI (test che valuta la proliferazione cellulare) è stata studiata l'incorporazione della bromodesossiuridina (BrDU) nei nuclei delle cellule tumorali, mentre la marcatura *in situ* della frammentazione nucleare del DNA, secondo il metodo *Tunel*, è stata utiliz-

zata come affidabile indice apoptotico. Le conclusioni sperimentali hanno confermato che SST e MLT hanno evidenti proprietà antiproliferative e proapoptotiche.
Tesei et al. (186) hanno studiato l'influenza e il rapporto farmacologico-clinico tra un analogo a lento rilascio della SST, il lanreotide, e molecole citotossiche, come 5-fluorouracile o mytomicina. In tre linee umane di cancro del colon, gli Autori hanno accertato mediante analisi *sulforhodamine B* che l'azione antiproliferativa del lanreotide varia tra il 20% e il 40%, in maniera dose-dipendente. L'effetto antiproliferativo prodotto da un'esposizione di 48 ore al 5-FU o al MIT è stata aumentata in modo sinergico in tutte le linee cellulari da un'esposizione successiva per 48h al LAN, pertanto esso potenzia nei tumori colon-rettali l'attività dei chemioterapici.
Skogseid (187) nella sua pubblicazione evidenzia l'opportunità e le indicazioni all'impiego della SST e analoghi nei tumori endocrini pancreatici con metastasi epatiche.

I tumori cerebrali

Cattaneo et al. (188) hanno studiato in linee cellulari di neuroblastoma umano e di carcinoma polmonare umano a piccole cellule, l'effetto antiproliferativo di un analogo della SST, il BIM 23014, che ha inibito l'attività di chinasi della proteina mitogeno-attivata MAB, stimolata o con IGF-1, oppure con carbachol. Gli Autori rilevano tra i meccanismi d'azione della SST, anche un'attività fosfatasica.
La risposta del neuroblastoma e del ganglioneuroma alla SST è stata sperimentata da Kogner et al. (189), in considerazione della dimostrata capacità della SST *in vitro* di indurre apoptosi nelle cellule di neuroblastoma e di inibirne la crescita. Mediante radioimmunoanalisi gli Autori hanno accertato che tutti i ganglioneuromi presentano alte concentrazioni di SST, significativamente maggiori rispetto ai neuroblastomi, alle ghiandole surrenali sane, ai tumori di Wilms, ai feocromocitomi. In un gruppo di neuroblastomi a decorso clinico sfavorevole, 16 bimbi in cui erano state riscontrate alte concentrazioni di SST, hanno avuto una prognosi migliore rispetto a 23 con SST bassa. La scintigrafia con ^{111}In-pentetreotide ha identificato i tumori che esprimevano alta affinità recettoriale. Non è stata accertata alcuna significativa correlazione tra l'espressione di SSTR e la presenza di SST in 15 tumori. In conclusione la presenza di SST nel neuroblastoma è associata a differenziazione in ganglioneuroma benigno *in vivo* e ad un risultato favorevole nei tumori avanzati, e la scintigrafia del recettore potrebbe identificare i casi maggiormente responsivi alla SST. Una ricerca sperimentale sulla presenza di SSTR-2 negli astrociti di ratto in coltura e sulle cellule di glioma di ratto C6 è stata pubblicata da Feind et al. (190). Gli Autori hanno accertato che l'analogo octapeptide della SST, l'octreotide, ha ridotto l'incorporazione di ^{3}H-timidina nel DNA di entrambi i tipi di cellule in maniera dipendente dalla dose e dal tempo di esposizione.
Un meccanismo d'azione della SST è stato studiato nelle cellule di neuroblastoma umano SY5Y da Cattaneo et al. (191), che individuano il principale ruolo fisiologico della SST nel controllo di secrezione del GH. Nelle linee di neuroblastoma umano SY5Y, l'analogo della SST lanreotide(BIM 23014) inibisce la proliferazione cellulare stimolata dal siero e l'attività di chinasi MAP. Gli Autori hanno evidenziato che la SST sopprime l'attivazione di Ras indotto da PDGF. La fosforilazione del recettore di PDGF, indotta

da PDGF, è diminuita dalla SST attraverso l'inibizione dell'attivazione di Ras.
Borgstrom et al. (192) hanno studiato cellule di neuroblastomi umani SH-ST5Y eterotrapiantate in topi nudi. In vivo la presenza di SSTR, è stata accertata mediante scintigrafia con ^{111}In-pentetreotide. Il trattamento con octreotide ha inibito in maniera significativa la crescita, con volumi ridotti in 10-12 giorni del 50% circa, così come il peso del tumore rispetto agli animali non trattati. Anche il tasso sierico di IGF-1 è sensibilmente diminuito negli animali trattati.
Kiaris, Schally et al. (193) hanno sperimentalmente confermato anche nei neuroblastomi il potente effetto antitumorale dell'analogo della SST AN-238, già accertato in un'ampia serie di varietà neoplastiche. Alla base di questa ricerca è stata la considerazione che la documentata presenza di SSTR nei tumori cerebrali può essere utilizzata per veicolarvi selettivamente agenti chemioterapici, che sommerebbero la loro azione a quella della SST. In topi nudi eterotrapiantati con cellule di glioblastomi umani U-87 MG, il legame di AN-238 col recettore è stato individuato sia attraverso analisi del radiorecettore, sia con RT-PCR. 19 giorni dopo una singola somministrazione, la crescita era inibita in maniera significativa. Mentre dopo la seconda somministrazione si aveva la repressione dei tumori. Nei neuroblastomi sono stati individuati legami di alta affinità dell'octreotide ed mRNA di SSTR-2.

I tumori della tiroide

O'Byrne et al. (194) hanno pubblicato uno studio sull'impiego della SST nel carcinoma midollare della tiroide (MTC), che è un tumore neuroendocrino, caratterizzato dalla produzione di calcitonina, e dalla presenza di SSTR, evidenziati dalla scintigrafia mediante ^{111}In-pentetreotide sia nelle localizzazioni neoplastiche primitive, che secondarie. Esistono pertanto i presupposti razionali sia per un impiego diagnostico del ^{111}In-pentetreotide, sia per un uso clinico della SST.
Uno studio *in vitro* di Zabel et al. (195) su cellule TT di carcinoma midollare umano messe a contatto con octreotide, ne ha evidenziato l'effetto inibitorio sulla proliferazione mediante la valutazione di antigeni PCNA e di Ki-67 ed esaminando l'estensione del danno del DNA con l'esame *comet.*
Un risultato clinico particolarmente brillante fu conseguito e pubblicato da Robbins et al. (196), che hanno documentato l'attività antimetabolica, antiproliferativa e antimetastatica dell'analogo deposito a lungo rilascio della SST, l'octreotide, nel carcinoma papillare della tiroide. In pazienti con ampie e diffuse metastasi di cancro papillare, refrattari ad alte dosi di ^{131}I, entro quattro mesi di terapia con octreotide LAR Depot 30 mg, iniettato intramuscolo mensilmente, si ebbe un'evidente risposta obiettiva con sensibile riduzione del volume delle lesioni neoplastiche. L'attività metabolica-proliferativa e il volume tridimensionale furono determinati mediante una tomografia con "^{18}F–fluoro-de-ossiglucosio ad emissione di positroni" (FDG-PET). Ripetuti successivi esami con FDG-PET rivelarono riduzione dei tumori e diminuzione dei valori standard di captazione del FDG.
L'impiego di un analogo a lento rilascio della SST, il lanreotide, è stato sperimentato da Vitale et al. (J Clin Endocrinol Metab 2000 Mar; 85 (3): 983-8) insieme con interferone-alfa 2b in carcinomi midollari in stadio avanzato della tiroide. Gli effetti clinici, con-

fermati da un decremento di oltre il 50% della calcitonina, furono ottimi, anche se si registrarono solo marginali riduzione del volume neoplastico, spiegabili alla luce dell'esperienza dei medici che seguono l'MDB. In queste patologie 3 mg giornalieri di SST14 somministrata con infusore temporizzato a 10 ore, oppure 1 mg di octreotide somministrato con analoghe modalità, hanno dato risultati nettamente migliori, estesi alla risposta obiettiva anche se con i tempi delle terapie biologiche, più lunghi di quelle citolitiche. Queste possono dare rapide ma illusorie per la loro temporaneità, riduzioni volumetriche, accompagnate da gravi complicazioni. L'anno successivo Vitale et al. (197) hanno pubblicato un lavoro che conferma e ribadisce i concetti espressi nella loro precedente pubblicazione, cioè che al di fuori della chirurgia nel MTC (cancro midollare della tiroide) avanzato, non vi sono valide terapie né chemioterapiche né radioterapiche che possano dare riscontri positivi, al di fuori della SST e analoghi, che in queste situazioni hanno dato costantemente riscontri positivi in termini di qualità di vita e notevole aumento della sopravvivenza in assenza di progressione.

Anche Lupoli et al. (198) hanno associato all'octreotide nel trattamento di 8 pazienti affetti da carcinoma midollare della tiroide (MTC), interferone ricombinante alpha-2b, ottenendo una buona risposta clinica e, in tutti i pazienti, una sensibile diminuzione del tasso di calcitonina e del CEA. Non si sono avute sensibili risposte obiettive nelle metastasi di MTC, e non si è notata alcuna diminuzione significativa del volume delle metastasi, con tutta probabilità, come per il citato lavoro di Vitale, perché i dosaggi di octreotide somministrati oscillanti tra i 150 e i 300 µg, corrispondono rispettivamente a meno di un sesto e di un terzo della dose terapeutica comunemente rilevata efficace e usualmente prescritta per l'octreotide, cioè 1000 µg giornalieri, applicata dal Prof. Luigi Di Bella e dai suoi allievi con vari anni di anticipo rispetto agli studi successivi. Nel cancro midollare della tiroide (MTC) è stata ipotizzata l'esistenza di un ruolo autocrino/paracrino per la SST nelle cellule C parafollicolari neoplastiche e normali. In base a questa ipotesi Mato et al. (199), hanno ricercato in 14 casi di MTC l'mRNA della SST mediante immunoistochimica e RT-PCR. In tutti i casi fu individuato mRNA della SST e in 12 casi su 14 furono individuati SSTR con netta prevalenza di SSTR-2 ma assenza di SSTR-4, con le ovvie conclusioni di un'evidente indicazione della SST e analoghi anche in questi tumori. Georges et al. (200) hanno considerato che numerosi studi *in vitro* e *in vivo* hanno dimostrato l'espressione dei recettori della SST in carcinomi non midollari della tiroide, e pertanto hanno studiato lo stato dei recettori in un ampio gruppo di pazienti affetti da carcinomi non midollari della tiroide. Le conclusioni di questa ricerca documentano che numerose metastasi di carcinoma papillare e follicolare della tiroide, e la maggior parte delle metastasi di cancro delle cellule di Hurtle, possono esprimere SSTR. La scintigrafia con ^{111}In-pentetreotide risulta uno strumento utile per la localizzazione delle metastasi, in particolare delle cellule di Hurtle, anche se, quando è disponibile la PET, questa rappresenta sicuramente un'indagine di maggior definizione, più completa e affidabile. Gli Autori concludono che l'uso di analoghi della SST ad emissione-beta andrebbe messo a punto, sperimentato e sistematicamente applicato, rappresentando la terapia più razionale in queste patologie. Valdherr et al. (201) in carcinomi differenziati della tiroide (DTC) e in carcinomi tiroidei midollari (MTC), hanno curato 20 pazienti con un analogo radiomarcato della SST, il 90Y-DOTATOC, caratterizzato da alta affinità per SSTR-2, bassa affinità per SSTR-5, mancanza di affinità per SSTR-1-3-4. Tutti i pazienti erano in stato avanzato e in progressione di malattia, refrattari ai precedenti trattamenti, e 12 erano affetti da cancro midollare della tiroide (MTC), 7 da carcinoma papillare (PC), 4 da carcinoma follicolare (FC), 3 da carcinoma anaplastico. L'effetto antitumorale complessivo era del 35%, il trattamento fu ben tollerato, senza tossicità apprezzabile, il che porta gli Autori a concludere che la terapia radio-mirata con 90Y-DOTATOC, può risultare efficace anche in casi gravemente compromessi e refrattari alle terapie consuete. Va sottolineato anche in questo studio, come in quelli di Lupoli e Vitale (202), che i dosaggi di octreotide furono largamente inferiori a quelli terapeuticamente efficaci, e che la terapia avrebbe dato risposte obiettive e più evidenti se applicata in ammalati non pretrattati e in condizioni non gravemente compromesse.

I melanomi

Schwab et al. (203) hanno studiato l'efficacia antiproliferativa dell'analogo TT-232 della SST nelle cellule dei melanomi e nei tumori umani partendo dalla dimostrazione che TT-232 in molte neoplasie produce apoptosi. Gli Autori hanno testato la proliferazione di sette linee di melanomi *in vitro* col test blu di metilene. Cellule D-10 e D-205 furono impiantate in topi CB-17-scid, che ricevettero il TT-232 oppure soluzioni saline. Le conclusioni sperimentali confermarono una forte inibizione della proliferazione in tutte le linee di cellule *in vitro* e il blocco della crescita.
Una ricerca di Fletcher (204) sulla tipizzazione recettoriale dei melanomi, in base alla considerazione che provenendo dalla cresta neurale, potrebbero contenere SSTR, è stata condotta con ^{111}In-pentetreotide in 16 pazienti. 12 di loro risultarono positivi e fu confermato che dei 5 SSTR conosciuti, l'octreotide si lega solo con SSTR-2 e SSTR-5.

I timomi

Diversi studi sono relativi anche all'impiego della SST nei timomi, come quello di Lin et al. (205) sulla scintigrafia del recettore della SST e terapia con SST nella valutazione e trattamento del timoma maligno.
Questo studio illustra la notevole potenzialità, sia diagnostica sia terapeutica, per mezzo del ^{111}In-pentetreotide (^{111}In-octreotide) nel timoma maligno, di cui inibisce la crescita e definisce con buona definizione la localizzazione ed estensione della malattia. Palmieri et al. (206) considerano il trattamento del timoma molto complesso, perché neoplasia spesso associata a sindromi paratimiche, aplasia midollare, miastenia grave, ipogammaglobulinemia e altre patologie. L'octreotide si sarebbe rivelato particolarmente utile nelle forme avanzate che mancano di terapie ben definite ed efficaci e i dati raccolti hanno fornito fondamento e giustificazione all'impiego di questo analogo della SST nei timomi maligni.

Leucemie, linfomi e mielomi

Georgii-Heming et al. (207) hanno sperimentato *in vitro* la capacità dell'analogo della SST octreotide di inibire la crescita delle linee di mieloma multiplo umano (MM) interleuchina-6 dipendenti e IL-indipendenti. Gli Autori hanno rilevato che è accertata la capacità della SST di inibire lo sviluppo di numerosi tipi di cellule, in parte interferendo col fattore di crescita IGF-1. Una serie di studi conferma infatti l'importanza di IGF-1 paracrino e autocrino nei meccanismi di crescita e di sopravvivenza delle linee di cellule umane di mieloma multiplo (MM). Questo studio è focalizzato a definire il ruolo potenziale dell'octreotide nella regolazione della crescita e/o sopravvivenza delle cellule di mieloma multiplo ed ha accertato mediante RT-PCR che tutte le linee di cellule di MM esprimono SSTR-2-3 ma soprattutto SSTR-5. L'octreotide ha inibito la crescita di tutte le linee cellulari MM; l'effetto è principalmente citostatico e nel 35% circa delle linee si è registrata una lieve apoptosi, riscontrata chiaramente anche nelle cellule primar del plasmaB-B4(+), isolate da midollo osseo dei pazienti con MM.

Giannetti et al. (208) hanno documentato l'inibizione della proliferazione della linea di cellule T di leucemia umana da parte dell'octreotide (analogo della SST 201995), rilevando l'importanza della stimolazione della ciclasi adenilica. È già stata osservata la capacità antiproliferativa dell'octreotide in numerosi tipi di cellule, compresi i normali linfociti T, in cui sono stati evidenziati SSTR. Le cellule umane Jurkat T di leucemia presentano solo SSTR-3, con cui si può legare l'octreotide. Si è studiato l'effetto dell'octreotide nell'incorporazione della ^{3}H-timidina nelle cellule di Jurkat, e l'attività della ciclasi adenilica, che risulta fortemente aumentata dall'analogo della SST. Gli Autori concludono sostenendo il beneficio terapeutico dell'octreotide nel trattamento della leucemia umana a cellule-T.

Nella malattia di Hodgkin, Lugtenburg et al. (209) hanno rilevato che l'elevata concentrazione cellulare di SSTR consente un'alta definizione diagnostica con la scintigrafia, mediante l'analogo della SST radiomarcato, octreotide, per l'alta affinità con SSTR-2-5, con positività in tutti i pazienti e sensibilità fino al 98%.

Tompa et al. (210) hanno accertato che nelle cellule di pazienti affetti da CLL (leucemia linfoide cronica) l'analogo sintetico della SST, TT-232 induce non solo apoptosi ma CA (aberrazione cromosomica), cioè rottura cromosomica con deciso effetto antiblastico. Particolarmente rilevante è la pubblicazione di Todisco et al. (211), che hanno applicato con esito positivo il MDB in 20 casi di linfomi NH in stadio avanzato. Il MDB fu integralmente applicato dagli Autori con tutti i suoi componenti: SST, MLT, retinoidi, alfa-tocoferile, diidrotachisterolo, bromocriptina e microdosi di ciclofosfamide. Malgrado lo stato avanzato della malattia il 70% (14 pazienti su 20) ha avuto una sensibile risposta obiettiva in assenza di rilevanti effetti tossici, il 20% ha avuto la stabilizzazione della malattia e solo 2 su 20 hanno registrato una progressione della malattia. Il 50% ha avuto una risposta completa con guarigione. In conclusione per l'alta percentuale di risposte positive e l'entità trascurabile degli effetti tossici nei NHL (linfomi non Hodgkin), il MDB andrebbe proposto come terapia di scelta, di prima linea. Oomen et al. (212) in sedici pazienti affetti da leucemia mieloide acuta, hanno scoperto che la SST induce migrazione delle cellule della AML mediante l'attivazione di SSTR-

2. Essendo noto che la SST esercita in parte la sua azione mediante i recettori di membrana G accoppiati, e che esercita anche una chemio attrazione sulle normali cellule progenitrici emopoietiche, gli Autori hanno ricercato mediante la SST fluorescente (fluo-SST) nella citometria a flusso, e la RT-PCR, la caratterizzazione recettoriale delle cellule AML, evidenziando unicamente SSTR-2. Con un esame di migrazione *in vitro* a due camere, hanno dimostrato che le cellule AML migravano verso l'analogo octreotide della SST, con grado di migrazione correlato alla densità di superficie di cellule con alta concentrazione di SSTR-2, come misurato dal legame fluo-SST. Queste scoperte confermano che la SST ha anche proprietà chemiotattiche, può avere implicazioni nella distribuzione delle cellule AML nel corpo e per applicazioni cliniche nella leucemia mieloide acuta.

I tumori cervicali

Arteaga de Nurphy et al. (213) osservano che gli analoghi radiomarcati della somatostatina sono stati usati nella medicina nucleare diagnostica e terapeutica per trattare varie neoplasie. Hanno studiato il lanreotide, un octapeptide ciclico, beta naphthyl-peptide, con accertata azione antiproliferativa sul carcinoma umano a piccole cellule del polmone, che è stato ^{188}Re-marcato e caratterizzato, e la sua bio-distribuzione è stata studiata nei topi, nei quali è stato eterotrapiantato il tumore cervicale umano di origine epidermide-positivo per le citocheratine e il vimentin. La captazione del peptide ^{188}Re-marcato nel tumore impiantato nei topi atimici, era tale da farne un potenziale e particolarmente utile agente terapeutico.

Somatostatina e analoghi radiomarcati in diagnostica e terapia

Impiego diagnostico e terapeutico della scintigrafia con In-111 DOTA

Arslan et al. (214) hanno valutato confrontandole, l'utilità della scintigrafia all'Indio 111-octreotide e quella al Tecnezio 99m DMSA, nella localizzazione di focolai metastatici tumorali, in pazienti con cancro midollare della tiroide (MTC) ricorrente, evidenziando la superiorità dell'Indio-111-octreotide, e la sua maggiore sensibilità e affidabilità diagnostica, rispetto al Tc-99m DMSA.
Soresi et al. (215) hanno trattato 12 ammalati di tumore polmonare a piccole cellule (SCLC) con 200 μg di octreotide sottocute per 7 giorni, a 5 ore dalla fine del trattamento hanno effettuato una scintigrafia con ^{111}In-DTPA-octreotide, notando che il pretrattamento con octreotide migliorava sensibilmente la visualizzazione del tumore, e ottimizzava il suo ruolo clinico nel SCLC.
Pastore et al. (216) hanno studiato il contributo della chirurgia radio (RGS) con l'utilizzo dell'octreotide marcato con ^{111}In. A 13 pazienti è stato somministrato endovena l'octreotide ^{111}In, effettuando immagini scintigrafiche preoperatorie 4, 24 e 48 ore dopo l'iniezione del tracciante. La resezione polmonare e la valutazione intraoperatoria mediante la tecnica RGS, sono state poi effettuate, per fissare i limiti della sezione.
Anche nei paragangliomi della testa e del collo, chemodectomi timpano-giugulari, la

scintigrafia con ^{111}In-octreotide, si è rivelata altamente affidabile e nettamente superiore alla scintigrafia con ^{123}I-MIGB, nella diagnosi e individuazione dei chemiodectomi. Muros et al. (217) in 8 casi, effettuando entrambe le scintigrafie mediante ^{123}I MIGB, hanno localizzato 4 neoplasie su otto, mentre la SPET con ^{111}In-octreotide ha visualizzato il 100% di localizzazioni neoplastiche, confermandone l'alta densità e affinità recettoriale e pertanto un'elevata risposta terapeutica alla SST e analoghi.
Virgolini et al. (218) hanno studiato la biodistribuzione dell'Indio-111-DOTA-lanreotide, la sicurezza e la dose di radiazione assorbita dai pazienti, concludendo che l'Indium-111-DOTA-lanreotide, presenta un alto assorbimento da parte del tessuto neoplastico in una varietà di tipi diversi di tumori umani, ha una dosimetria favorevole rispetto al ^{111}In-oct ed è clinicamente sicuro.
Rowland et al. (219) hanno visualizzato un linfoma cerebrale primario mediante scintigrafia con ^{111}In-pentetreotide definendo con maggiore attendibilità la natura della neoformazione, rispetto alla CT e la RMN, metodiche generalmente scelte per diagnosticare i linfomi cerebrali; le caratteristiche di queste indagini non sono specifiche, infatti l'immagine radiologica può suggerire un glioma, un meningioma, un carcinoma metastatico o persino una patologia cerebrovascolare. L'analogo radiomarcato della SST, il pentetreotide, proposto come nuovo radiotracciante, si è rivelato più affidabile della CT e RMN, che in questo caso avevano registrato un miglioramento della lesione cerebrale dopo radioterapia, mentre la SPET aveva evidenziato la persistenza del linfoma, confermata successivamente dal reperto autoptico.
Klutman et al. (220) hanno applicato la scintigrafia del recettore agli esami di controllo post chirurgici di meningioma, le cui recidive sono notoriamente probabili, non essendo sempre possibile una totale resezione. In questi pazienti la RMN spesso non consente di distinguere tra tessuto neoplastico residuato all'intervento, recidiva del meningioma o iperperfusione aspecifica. In questo studio, nel controllo post chirurgico, è stato valutato il valore della visualizzazione funzionale mediante la scintigrafia del SSTR (SRS). La metodica dell'indagine si è articolata in indagini mediante RMN e SRS dopo somministrazione endovena preoperatoria di 200Mbq di 111In-octreotide in 27 pazienti, ripetuta a distanza di 2-3 mesi, effettuando la SPECT 4-24 dopo l'iniezione, con verifica istologica in tutti i pazienti. Le risposte pre-operatorie di RMN e SRS coincidevano nella positività, dando risultati comparabili. I referti post-chirurgici della RMN differivano notevolmente da quelli della SRS, dando aumento diffuso del contrasto nell'area primitiva del tumore in tutti i pazienti, contrariamente dalla SRS, che in 11 casi su 27 escludeva recidive, dato clinicamente confermato.

Note sulla tomografia ad emissione di positroni (PET) e la SPET (scintigrafia del SSTR)

Henze et al. (221) hanno proposto l'individuazione dei SSTR mediante PET con ^{111}In-octreotide (Dotatoc) per l'evidente e riconosciuta utilità terapeutica d'individuare e caratterizzare recettorialmente vari tipi di tumori, la cui diagnosi differenziale si avvale di queste tecniche. Queste indagini strumentali si sono rivelate affidabili per la diagnosi differenziale di meningiomi, neurofibromi, neurinomi o neurofibromi e metastasi, così come nel controllo successivo dei meningiomi. Unico svantaggio del metodo SPET la limitata

sensibilità nell'individuazione di piccoli meningiomi. A causa della migliore risoluzione spaziale della PET e della sua capacità di quantificare in maniera assoluta la biodistribuzione, un tracciante/*tracer* PET per la visualizzazione dei SSTR sarebbe utile. Il Dotatoc è stato marcato utilizzando il nuclide ^{68}Ga, generatore ad emissione di positroni.
Sono state abbinate le indagini CT e RMN, rispetto a cui l'uso del ^{68}Ga-Dotatoc fornisce valide informazioni supplementari e permette una sicura visualizzazione dei SSTR, con le relative implicazioni cliniche. Anche Hofman et al. (222) hanno studiato la biocinetica e visualizzazione con la PET dei SSTR utilizzando il radiolegante ^{68}Ga-Dotatoc. Recentemente per le sue superiori capacità di visualizzazione, si sta sviluppando un maggior interesse per la tomografia ad emissione di positroni (PET), rispetto alla scintigrafia. Per questa ricerca è stato sviluppato il composto di Gallium-68 Dotatoc, studiandone la biocinetica e le prestazioni diagnostiche nella rilevazione dei tumori e metastasi SST–positivi. Sono stati studiati otto casi di carcinoidi. Prima della PET tutti i pazienti sono stati studiati con visualizzazione planare ed esame tomografico ad emissione di singoli fotoni (SPET) con ^{111}In-octreotide. Di quaranta lesioni neoplastiche predefinite con CT e RMN, la SPET ne ha rilevate l'85%, mentre la PET, non solo ne ha identificate il 100%, ma ha individuato un 30% di localizzazioni supplementari sfuggite a tutte le altre indagini. Gli Autori ritengono pertanto che ^{68}Ga-Dotatoc fornisca una più sicura diagnosi differenziale sulla natura neoplastica o meno delle localizzazioni morfologicamente accertate, e dia un minor accumulo renale con migliore definizione diagnostica. Adams et al. (223) hanno pubblicato un'indagine sulla visualizzazione metabolica (PET) e del recettore (SPET) di tumori sia differenziati che indifferenziati, confrontando l'espressione dell'antigene Ki-67 e considerando che il (^{111}In-DTPA-D-Phe1)-pentetreotide localizza i tumori neuroendocrini ben differenziati e a crescita lenta, mentre un maggior assorbimento di FDG è associato a malignità. Questo studio prospettico ha esplorato il ruolo della visualizzazione metabolica (PET) e del recettore (SPET) nei tumori gastroenteroepatici ben differenziati, (GEP), nei carcinomi midollari della tiroide (MTC) e nei carcinomi timici rispetto all'espressione dell'antigene K67. Sono stati studiati 10 pazienti con tumori GEP, 5 con MTC e 5 con carcinomi timici. Prima della PET è stata effettuata la scintigrafia del recettore della somatostatina (SPET) in tutti i pazienti. Sessanta minuti dopo la somministrazione endovenosa di ^{18}F-FDG, è stata effettuata la PET dell'intero corpo e i tessuti neoplastici asportati sono stati preparati per l'esame immunoistochimico (associazione dell'antigene K67 al ciclo cellulare). È stato dimostrato che la SPET localizza i tumori GEP ben differenziati. Al contrario la PET con FDG è valida anche per predire la malignità in tumori GEP meno differenziati e nei MTC maligni con livelli di CEA che aumentano velocemente. Di conseguenza una procedura supplementare di PET ^{18}F-FDG dovrebbe essere indicata solo dalla negatività della SPET. Inoltre risulta evidente che un aumento del metabolismo di FDG riflette l'invasività dei carcinomi timici.
Hoegerle et al. (224) hanno utilizzato la tomografia ad emissione di positroni dopa fluoro18 (^{18}F)(PET) in alternativa e a confronto alle procedure di visualizzazione standard nei tumori carcinoidi intestinali in novantadue casi. La ^{18}F dopa PET si è rivelata un'utile e promettente procedura in aiuto e complemento dei metodi morfologici.
Anderson et al. (225) hanno proposto come radioisotopo nell'esame PET il ^{64}Cu-teta-

octreotide per pazienti con tumori neuroendocrini, mentre il ^{111}In-ocreotide fu sviluppato per la scintigrafia del SSTR. Il radioisotopo ha aumentato i vantaggi della PET rispetto alla scintigrafia convenzionale rafforzandone la definizione, come emerso da questa ricerca condotta su otto pazienti affetti da tumori endocrini, in cui il ^{64}Cu-TETA-octreotide in qualità di radioisotopo dell'esame PET ha mostrato una maggiore definizione diagnostica rispetto alla SPET con ^{111}In-DTPA-octreotide.
Bombardieri et al. (226) hanno pubblicato una rassegna delle tecniche diagnostiche e della tomografia ad emissione di positroni (PET) nei tumori gastrointestinali (GI), che rappresentano il secondo più alto numero di nuovi casi di tumori e decessi annui in Europa e Stati Uniti. Gli esami di visualizzazione della medicina nucleare si basano su una particolare captazione dei traccianti radiomarcati nelle cellule cancerogene che concentrano il segnale radioattivo, rilevato e ricostruito in immagini planari e tomografiche. Diversi radiofarmaci sono stati proposti per l'applicazione diagnostica oncologica, come gli anticorpi radiomarcati monoclonali (Mabs) i traccianti dei recettori e i radiofarmaci che emettono positroni.
La scintigrafia dei recettori della somatostatina nel trattamento degli ectomesenchimomi cerebrali maligni è stato pubblicato da Papos et al. (227).
Kaltsas et al. (228) hanno pubblicato uno studio confrontando la scintigrafia con ^{123}-I meta-iodobenzilguanidina ^{123}I-MIBG e quella con ^{111}In-pentetreotide. La scintigrafia con ^{111}In-pentetreotide si è rivelata più sensibile della ^{123}I-MIBG nell'individuazione delle lesioni metastatiche, come dimostrato dalla tomografia computerizzata e dalla risonanza magnetica. In conclusione la scintigrafia con ^{111}In-pentetreotide si è rivelata più sensibile in pazienti con tumori carcinoidi e pancreatici delle cellule isola e carcinomi midollari della tiroide; mentre la scintigrafia con ^{123}IMIBG può essere più sensibile nei tumori simpato adrenomidollari. Inoltre i due radionuclidi possono essere complementari nell'individuazione e trattamento dei tumori neuroendocrini, in quanto nello stesso paziente sono state individuate zone con diversa captazione. Questi dati non solo sono utili per definire la stadiazione, ma per le indicazioni terapeutiche.
Kolby et al. (229) hanno studiato la captazione del radionuclide mediata dal trasportatore dell'amina ^{123}I-metaiodobenzilguanidina e da ^{111}In-octreotide in un modello di tumore carcinoide intestinale eterotrapiantato in topi, in cui furono evidenziati recettori affini ai 2 radionuclidi.
Smith-Jones et al. (230) hanno sintetizzato e sperimentato il (^{90}Y)-BZ-DTPA-oct, analogo della SST Yttrio-90 marcato, notando che si accumula velocemente e selettivamente nel tessuto positivo al recettore per la SST. Una nuova tecnica con agenti di contrasto per la visualizzazione ottica dei tumori *in vivo*, è stata proposta da Bugaj et al. (231), che hanno sintetizzato e studiato l'efficacia di nuovi coniugati del peptide-colorante specifici per il recettori della SST, dotati di rapida diffusibilità ai tumori solidi. L'efficacia di questi nuovi agenti ottico-fluorescenti di contrasto, è stata studiata *in vivo* in linee di tumore di ratto ben caratterizzate, esprimenti SSTR2 e recettori del bombesin. Un raffronto tra le proprietà e l'affidabilità diagnostica di alcuni analoghi radiomarcati della SST, come lo iodio-125-, l'indio–111- e rhenium–188- è stato pubblicato da Hosono (232). Dagli Autori è stata analizzata l'affinità per SSTR dei tre radionuclidi, in eterotrapianti di tumori polmonari a piccole cellule NCI-H69 è stato accertato che gli accumuli di

^{111}In-octreotide, nei tessuti normali, erano inferiori rispetto a quelli di octreotide-125-I-, e di ^{188}Re-octreotide. Quest'ultimo può essere utilizzato per localizzare efficientemente le lesioni di SCLC, come l'octreotide radiodiodato, tuttavia l'octreotide ^{111}In è l'agente più adatto per ottenere un alto contrasto tra tessuto normale e tumorale e localizzare carcinomi polmonari a piccole cellule.
Whiteman et al. (233) hanno valutato la possibilità di individuare lesioni neuroendocrine della testa e del collo per mezzo della scintigrafia con ^{111}In-octreotide, che si è rivelata strumento utile per individuare i tumori neuroendocrini primari e metastatici della testa e del collo maggiori di 1,5 cm. Questa tecnica ha consentito di differenziare i tumori gliomici da altre masse, e può essere utilizzata dopo gli interventi per distinguere gli esiti chirurgici del paraganglioma ricorrente.

Uso terapeutico degli analoghi radioattivi della somatostatina

Bugaj et al. (234) osservano che un numero crescente di analoghi radioattivi della SST è sperimentato in modelli animali di tumore per testarne l'efficacia terapeutica ed in maggioranza vengono utilizzati beta-emettitori ad alta energia come ^{90}Y o ^{188}Re, o il radionuclide emettente elettroni Auger, ^{111}In. Poiché un beta emettitore di media-energia potrebbe avere un'efficacia equivalente agli emettitori ad alta energia e minore tossicità per i tessuti non bersaglio, hanno valutato il potenziale terapeutico del nuclide beta emittente ^{153}Sm, chimicamente coniugato con l'analogo della SST, MCDcTcPcA-cTyr"3"-octreotate ad alta affinità per SSTR-2. La biodistribuzione del composto in ratti con tumori CA 20948 dimostra un'alta captazione e ritenzione del composto nel tessuto neoplastico, con la proprietà di essere rapidamente allontanato dai tessuti non bersaglio. La soppressione del tasso di crescita è stata osservata in tutti i casi trattati rispetto ai non trattati, col massimo effetto in quelli che hanno ricevuto dosi multiple, confermando che gli isotopi beta emettitori di media energia hanno un potenziale considerevole per il trattamento dei tumori positivi ai recettori della somatostatina.
Lewis et al. (235) hanno valutato comparativamente quattro analoghi radiomarcati della SST in modelli sperimentali di topi, valutando anche il loro impiego nella tomografia ad emissione di positroni e la radioterapia mirata. È già dimostrato che la sostituzione fenilalanina – tiroxina in posizione 3 e del gruppo carbossilico terminale –COOH col gruppo alcolico –OH, per produrre l'octreotato Tyr-3, ha migliorato l'assorbimento del peptide nei tessuti dotati di SSTR. Gli Autori hanno studiato quattro analoghi radiomarcati della SST, per valutarne gli effetti, di cui ^{64}Cu TETA-Y3_TATE presentava un incremento di assorbimento fino a tre volte superiore nelle cellule tumorali con più lunga ritenzione nei tessuti tumorali, giustificandone l'impiego, oltre che terapeutico per la radioterapia mirata, anche diagnostico, quale agente nella visualizzazione PET. Krausz et al. (236) in alcuni casi di (MTC), mediante SPET hanno individuato e rimosso metastasi linfonodali regionali e a distanza sfuggite alla CT. Una conferma, sia della buona definizione diagnostica della SPET, che della sua proprietà di accertare la presenza dei SSTR nei tessuti tumorali, è stata confermata anche da Garcia Vicente et al. (237) in un caso di estesioneuroblastoma olfattorio. Tolmachev et al. (238), hanno proposto ^{114m}In, con alta radioattività specifica, per marcare l'acido pentaacetico dietilenetriamina (DTPA)-D-Phe-octreotide, di cui

non è stata notata alcuna differenza nella biodistribuzione in modelli sperimentali di topi eterotrapiantati con tumori, rispetto a ^{111}In-DTPA-D-Phen(1)-octreotide. Il radiocomposto con ^{114m}In ha dimostrato alto assorbimento e buon legame con SSTR.
Il ruolo della PET F-18 FDG è stato evidenziato da Van Heertum et al. (239) e raccomandato per un'ottimale definizione diagnostica nei casi di cancro pancreatico esocrino, e la SPET di quello endocrino. Entrambe le metodiche hanno la reale possibilità di determinare la stadiazione, oltre che la localizzazione e l'attività metabolico-proliferativa, dando precise indicazioni terapeutiche sia farmacologiche che chirurgiche. La terapia con ^{131}I-MIBG può, secondo gli Autori, avere valide indicazioni terapeutiche per l'elevata concentrazione di radioattività selettivamente nel tumore.
Warner et al. (240) in una rassegna delle molecole usate in radiodiagnostica e nella visualizzazione dei tumori, elencano vari analoghi della SST radiomarcati come octreotide, vapreotide, lanreotide, che radioattivati per le specifiche affinità recettoriali SSTR-2-5, si fissano alle cellule neoplastiche dotate di questi SSTR, visualizzandole. Insulinoma e MTC sono, secondo gli Autori, meglio visualizzabili rispettivamente con VIP marcato e (99m)Tc-DMSA, e la scintigrafia dei recettori VIP e SSTR visualizza molti tumori non endocrini. Fra le nuove tecniche vengono evidenziate la ^{99m}Tc-DMSA per il MTC, la PET con diidrossiphenilalanina ^{18}F e con (^{11}C)5-hidrossitriptofano, per tutti i tumori neuroendocrini, ma in particolare per le localizzazioni metastatiche dei tumori carcinoidi primitivi e metastatici: gli Autori elencano anche altri recettori e leganti non accoppiati alla proteina G attivata dai SSTR, in corso di sviluppo.
L'utilità della scintigrafia del recettore della somatostatina nello stadio I-II nella malattia di Hodgkin (HD), è stata osservata in 126 casi da Lugtenburg et al. (241), che hanno riscontrato un'identificazione delle localizzazioni neoplastiche nel 100% dei casi fornendo utili indicazioni anche per definire lo stadio della HD.
Dei tumori neuroendocrini pancreatici (NET), i funzionali (85%) si possono individuare precocemente in quanto anche localizzazioni neoplastiche di dimensioni ridotte, hanno capacità incretoria individuabile, al contrario dei non funzionali (15%). Gualdi et al. (242) nei (NET) considerano d'importanza fondamentale sia per l'indicazione e programmazione chirurgica, che nella diagnosi delle metastasi non chirurgiche, la valutazione dell'estensione di questi tumori mediante la scintigrafia del recettore, che si è rivelato un metodo non invasivo e sensibile per una sicura individuazione sia dei tumori primitivi, che delle metastasi.
Una nuova tecnica radiodiagnostica è stata proposta da Even-Sapir et al. (243) nei tumori neuroendocrini, cancro alla tiroide, neoplasie surrenali, iperparatiroidismo primario, combinando tomografia di emissione e trasmissione (TET). Il valore clinico della TET è stato saggiato in vari tumori. Questa tecnica combina la simultanea acquisizione di immagini TC e di SPECT, utilizzando lo stesso dispositivo di visualizzazione e consentendo una corretta fusione delle immagini di entrambe le modalità.
I radiofarmaci usati per la parte di emissione sono stati scelti in relazione alla varietà neoplastica: ^{111}In-octreotide per le forme neuroendocrine, ^{99m}Tc-sestamibi per l'iperparatiroidismo primario, ^{131}I per i carcinomi tiroidei, I metaiodobenzilguanidine e ^{75}Se-colesterolo per le localizzazioni surrenali. Nel 41% dei casi con risultati SPECT anormali, la TET ha migliorato l'interpretazione delle immagini, fornendo una migliore loca-

lizzazione anatomica delle lesioni individuate con la SPECT e in quattro pazienti ha individuato lesioni ossee ignorate da altre tecniche, differenziando in due ammalati la captazione fisiologica da quella tumorale, inoltre ha fornito informazioni supplementari di valore clinico in 9 casi, migliorando la prognosi in due carcinomi tiroidei, e l'approccio terapeutico.
De Jong et al. (244) propongono oltre l'uso radiodiagnostico degli analoghi radiomarcati della SST come l'octreotate, una nuova promettente applicazione di questi analoghi, la terapia col radionuclide, tra cui il ^{11}IN, che emette elettroni Augeril ^{90}Y ad alta energia, con emissioni beta, il ^{177}Lu a bassa energia. Gli Autori hanno sperimentato il (DOTA"0";Tyr3) octreotate, marcato con lanthanide ^{177}Lu, in esperimenti di biodistribuzione e terapia radionuclide usando ratti eterotrapiantati con tumore pancreatico Ca 20948 positivo al recettore per la somatostatina. Nel 100% degli animali con tumori non estesi si ottennero evidenti risposte positive. Dal 40 al 50% delle lesioni neoplastiche più estese hanno reagito positivamente.

Analoghi della somatostatina targati con il tecnezio

Una sintesi e valutazione preliminare dell'analogo della somatostatina RC-160, marcato con tecnezio (Tc-99m), è stata pubblicata da Amartey et al. (245), considerando come il successo del ^{111}In-pentetreotide abbia dato slancio alla ricerca di altri radiofarmaci, e come la marcatura con Tc-99m sia divenuta comune per la sua disponibilità, e le proprietà fisiche quasi ideali. Gli Autori hanno marcato l'analogo RC-160 della SST con tecnezio-99m, con legame misto "3+1" che utilizza i punti di coordinazione NNS/S. Il complesso è stato valutato mediante studi di legame del recettore, effettuato su linee di cellule di cancro al seno HTB-121 e studi di biodistribuzione in topi normali.
Zinn et al. (246) hanno sviluppato un metodo per la valutazione simultanea del duplice trasferimento del gene a cellule aderenti mediante visualizzazione a gamma camera. Le cellule crescono come monostrati in piastre di coltura. Cellule umane di cancro sono state infettate da vettori adenovirali estranei alla riproduzione che codificano il recettore di tipo 2 della SST(Ad-hSSTR2). È stata utilizzata anche la timidina chinasi del virus herpes (Ad-TK). Le proteine del reporter di hSSTR2 e quelle di Tk sono state rispettivamente individuate mediante visualizzazione del peptide (99m)Tc-P2045 legato internamente e del (FIAU). Zinn (247) quasi contemporaneamente pubblicava una ricerca per molti aspetti simile, ma esplicativa e con approfondimenti e maggiore evidenza rispetto alla precedente. Linee cellulari di cancro umano A-427 polmonari (non a piccole cellule), SKOV3.ipl delle ovaie, MDA-MB-468 del seno e BxPC-3 del pancreas, sono state infettate con un vettore adenovirale, non competente della riproduzione, che codifica il SSTR-2(Ad.-h SSTR2). L'espressione della proteina del *reporter* di hSSTR2 nelle cellule è stata individuata mediante la visualizzazione del peptide che si lega a hSSTR2–99mTc marcato interiorizzato (P2045, Diatide, Inc). La visualizzazione ha consentito una misurazione accurata del 99mTc legato internamente, come messo in evidenza dall'equivalenza dei risultati con le analisi della visualizzazione della regione d'interesse (ROI) e dalle misure contro gamma. Il 99mTc-P2045 legato interna-

mente è stato linearmente confrontato con ($R2=0,98$) con la percentuale delle cellule positive a hSSTR2, che seguono il trasferimento del gene. L'eccesso di P2045 ha bloccato il legame e l'internalizzazione del 99mTc-P2045, indicando la specificità della tecnica.
Per la necessità sempre più evidente di una diagnosi precoce e sicura del cancro colon-rettale, e per migliorarne pertanto la prognosi tendenzialmente infausta Rao et al. (248) hanno proposto un analogo VIP99mTc marcato, che si è rivelato un agente promettente per la visualizzazione del cancro colorettale, in considerazione dell'alta densità dei recettori del peptide intestinale vasoattivo (VIPR). Le proprietà di visualizzazione di neoplasie di volume ridotto, mediante STT radiomarcata con Tc-99m, è stata pubblicata da Morehead et al. (249). In un caso di nodulo solitario polmonare di 2 cm, la SPECT con SST radiomarcata Tc-99m ha rilevato un considerevole assorbimento da parte della lesione del radiotracciante e posto un'indicazione chirurgica, con asportazione di adenocarcinoma.
Una ricerca interessante per gli sviluppi non solo diagnostici, ma clinici, è stata sviluppata da Meewes et al. (250), che hanno considerato l'alta sensibilità, vicina al 100%, con cui la scintigrafia del recettore che utilizza ^{111}In-octreotide identifica i meningiomi. La spiegazione consiste nella accertata presenza di SSTR 2 in molti reperti operatori di meningiomi, ma essenzialmente nella permeabilità della barriera ematoencefalica nei meningiomi, per i danni prodotti su di essa dalla neoplasia stessa. Recentemente questa concezione fu messa in dubbio per molteplici casi di meningiomi, istologicamente confermati, in cui la scintigrafia del recettore era negativa. Gli AA hanno condotto studi su 46 casi di meningiomi, in cui, dopo rimozione chirurgica, fu ricercata l'espressione del mRNA-SSTR2, furono condotti studi immunoistochimici e mediante RT-PCR per l'individuazione di SSTR-2, la cui presenza fu costantemente evidenziata, ed il falso negativo della scintigrafia del recettore mediante ^{111}In-octreotide, riscontrato in alcuni casi di questa ricerca, fu spiegato dalla barriera di permeabilità, cioè dall'integrità della barriera ematoencefalica, accertata mediante 99mTc-DTPA. Pertanto la negatività della scintigrafia del recettore non era dovuta a mancata espressione di SSTR-2, ma a mancato transito del radiotracciante. Conseguentemente anche in queste neoplasie è confermata la piena razionalità dell'impiego della SST.

Uso della somatostatina radiomarcata con gallio

Froidevaux et al. (251) hanno proposto l'uso dei radioisotopi del Gallio, ^{67}Ga e ^{68}Ga, come radionuclidi marcatori di analoghi della somatostatina, in quanto le tecniche diagnostiche e terapeutiche con SST radiomarcate, stanno destando un crescente interesse con indicazioni in un numero sempre maggiore di varietà neoplastiche. Già l'impiego in tumori gastroenteroepatici, microcitomi polmonari, del sistema nervoso e della mammella, si è rivelato utile, fornendo indicazioni chiare e più complete rispetto ad altre indagini come CT e RMN. Le caratteristiche fisiche favorevoli degli isotopi del gallio permettono la scintigrafia convenzionale, la PET e la radioterapia recettorialmete mirata. A questo fine, 3 analoghi della SST: OC, TOC e TATE sono stati coniugati al chelatore del metallo DOTA e marcati con radiometalli ^{111}In, ^{90}Y, e ^{67}G. Questi sono stati valutati in un modello di tumore pancreatico Ar4-2J, esaminando l'affinità di legame con SSTR2 nelle cellule isolate, e biodistribuzione nei topi nudi eterotrapiantati. Gli AA hanno osservato che rispetto ad ^{111}In e a ^{90}Y, la marcatura con ^{67}Ga ha considerevolmente migliorato le prestazioni biologiche relative all'affinità con SSTR2 e distribuzione nel tessuto. Il ^{67}Ga DOTATOC è stato interiorizzato fortemente dalle cellule Ar4 -2J. Inoltre, i risultati sperimentali indicano un collegamento tra la carica radiolegante e la sua ritenzione renale. L'eccellente selettività tumorale degli analoghi della SST-GA-DOTA, e le diverse applicazioni di GA nell'oncologia nucleare, suggeriscono che gli analoghi della SST-GA-DOTA diventeranno un importante strumento nel trattamento dei tumori positivi ai SSTR.

Reubi et al. (252) hanno condotto studi sperimentali per individuare recettori della colecistochinina (CCK), *neurotensin*, della somatostatina e del peptide intestinale vasoattivo (VIP), in campioni chirurgici di adenocarcinoma gastrointestinale. Infatti è noto che questi recettori sono espressi in diversi tumori umani in cui possono aver un ruolo, anche se non sufficientemente chiarito, e al momento non vi sono dati sull'espressione di questi recettori negli adenocarcinomi gastrici primari e del colon. Quest'indagine recettoriale è stata condotta mediante autoradiografia del recettore *in vitro*, con radioleganti iodati sulle sezioni istologiche di 27 adenocarcinomi e 25 carcinomi del colon. I recettori della colecistochinina A e B e della neurotensina-1 sono stati trovati in una minoranza di entrambi i tumori. Quelli della SST in 18 su 27 carcinomi gastrici ed in 2 su 25 del colon. Quelli del VIP in 14 di 26 tumori gastrici e in 23 su 25 del colon, soprattutto il VIP1. Questa ricerca merita un'attenta considerazione per due elementi diagnostico-prognostici. L'alta concentrazione recettoriale VIP nei tumori gastropancreatici coincide con una prognosi infausta per l'alto indice proliferativo-metastatico ed è associata ad una quasi assenza di recettori della somatostatina (2 su 25).

La captazione della ^{123}I metaiodobenzilguanidina (MIBG) e del ^{111}In-octreotide è stata sperimentata da Van der Harst (253) nei feocromocitomi benigni e maligni, in cui i provvedimenti medico-chirurgici son particolarmente legati ad una precisa localizzazione di questa patologia potenzialmente multifocale, bilaterale o metastatica. La scintigrafia MIBG è stata sviluppata per la localizzazione funzionale dei tessuti con secrezione di catecolammina, mentre per la visualizzazione dei paragangliomi del collo e della testa Cattaneo e AA. (191) propongono I.MIBG e SRI.

Recettori della somatostatina

Aspetti recettoriali della somatostatina

I primi studi sui recettori della somatostatina si devono a Schonbrunn e Tashjian (254) e risalgono al 1978. L'azione della somatostatina è mediata e si esplica attraverso glicoproteine recettoriali ad alta affinità (SSTR), localizzate con la somatostatina in vari tessuti in concentrazioni variabili nel cervello, nell'apparato gastrointestinale, nell'ipofisi, nel pancreas endocrino a livello delle cellule alfa, beta e gamma ed esocrino nelle cellule acinari, nelle ghiandole surrenali, nella tiroide, nel midollo osseo, nei reni, sulle membrane delle cellule polmonari e linfociti. Sono state individuate strutture recettoriali di 346 amminoacidi del peso molecolare di 39 kDalton, o di 418 amminoacidi, di 46 kDalton, dotate

d'omologia di sequenza di 42%-60%, formate da sette domini transmembrana accoppiati alle proteine G. La trascrizione è stimolata dalla fosforilazione di una proteina nucleare da parte di una proteinchinasi cAMP-dipendente, che si lega al DNA. I geni per i 5 recettori noti sono clonati su 5 cromosomi. Il recettore SSTR1 mappa sul cromosoma 14, SSTR2 sul cromosoma 17 con i due sottotipi SSTR2a, SSTR2b, SSTR3 sul cromosoma 22, SST4 sul cromosoma 20, SSTR5 sul cromosoma 16. La molteplicità recettoriale porta ad ipotizzare una diversificazione nei vari substrati biologici. Recenti acquisizioni di biologia molecolare hanno evidenziato che dopo l'attivazione recettoriale il complesso proteico somatostatina-recettore, è assimilato dagli endosomi.
Studi sulle cellule di carcinoma pancreatico umano (Mia-PaCa-2) hanno consentito l'individuazione dei meccanismi della traduzione del segnale dopo il legame SSTR-somatostatina con modificazioni biochimiche relative a:
- Proteine G.
- Le adenilato ciclasi.
- Il Ca^{2+}.
- La proteinchinasi C.
- L'attività tirosin-fosfatasica.
- L'attivazione dei canali K^{+} dipendenti.
- La stimolazione delle fosfolipasi A e C soprattutto a livello cerebrale.

Yamada et al. (255), in una pubblicazione del 1996, affermano che i recettori della somatostatina, pur avendo diversi modelli d'espressione, caratterizzazione farmacologica e di accoppiamento con i sistemi di messaggeri intracellulari, costituiscono una famiglia di proteine strutturalmente simili, concludendo che la clonazione dei SSTR faciliterà ulteriormente lo sviluppo e l'utilità di analoghi della SST nella diagnosi e trattamento dei tumori.
Alcuni aspetti endocrini della regolazione recettoriale furono evidenziati da Xu et al. (256) in uno studio del 1996, che conclude che l'estrogeno regola l'espressione dell'acido ribonucleico messaggero del sottotipo 2 di recettore della SST (mRNA -SSTR2) nelle cellule umane di cancro al seno.
I cinque sottotipi umani di recettori della somatostatina (SSTR) recentemente clonati, hanno una distinta localizzazione cromosomica, un profilo farmacologico e un modello d'espressione specifico del tessuto, che suggerisce una funzione differenziale dei sottotipi di SSTR in diversi sistemi d'organi. La maggior parte dei tumori che hanno SSTR possono esprimere sottotipi multipli di questi recettori, ma in maniera predominante è espresso SSTR2, con cui si lega con alta affinità l'octreotide, oltre che con SSTR5, mentre esprime bassa l'affinità per SSTR3. Merita maggiore approfondimento l'affinità recettoriale di altri analoghi della SST, per evidenziare quale sottotipo di recettore sia principalmente coinvolto nella mediazione degli effetti antiproliferativi e per orientare la ricerca su analoghi che lo attivino selettivamente. Hofland et al. (257) hanno condotto uno studio sui recettori della somatostatina e il ruolo dei loro sottotipi. Gli Autori hanno individuato una stretta correlazione tra SSTR2 e il legame di (^{125}I-Tyr3)octreotide in tumori umani. Conseguentemente la scintigrafia dei SSTR dei tumori e loro metastasi visualizza presubilmente neoplasie esprimenti SSTR2 ed è ragionevole ipotizzare che anche SSTR5 e in misura minore SSTR3, spesso simultaneamente espressi al SSTR2,

contribuiscano alla visualizzazione scintigrafica neoplastica.
Hatzoglou et al. (258) affermano che SSTR2 si legherebbe anche ad alcuni agonisti di oppioidi, che avrebbero dimostrato un'azione antiproliferativa nelle cellule di cancro umano della mammella T47D e agirebbero da parziali competitori dei SSTR.
Anche la scansione con ^{111}In-pentetreotide consente una buona definizione diagnostica e prognostica, avendo individuato con essa (Anthony et al.) (259) SSTR in 59 pazienti su 60 esaminati, affetti da carcinoidi e in 18 pazienti sui 18 esaminati con ripetizioni metastatiche da carcinoidi. La ricerca si estende all'efficacia terapeutica dell'octreotide, che in casi di disseminazioni metastatiche da carcinoidi a localizzazione primitiva intestinale o sconosciuta, ha incrementato la sopravvivenza a cinque anni dal 18% al 67%, osservando anche una positiva risposta alla terapia con analoghi della SST, in una gamma eterogenea di neoplasie.
Usando tecniche di ibridazione *in situ* con oligosonde selettive, Schaer et al. (260) hanno studiato l'espressione genica di SSTR1, SSTR2, SSTR3, SSTR5 in una serie di 32 adenomi pituitari umani, in 28 tumori del seno e 21 tumori gastropancreatici endocrini. SSTR2 era espresso abbondantemente, anche se un numero significativo di adenomi pituitari, tumori al seno e gastropancreatici esprimevano anche SSTR1 e/o SSTR3. Un'alta incidenza di SSTR5 si è rinvenuta in adenomi pituitari GH-secernenti e in grado nettamente inferiore in quelli inattivi, al contrario delle neoplasie mammarie in cui l'espressione di SSTR5 è molto meno frequente. I tumori gastroenteropancreatici hanno espresso tutte le combinazioni possibili di SSTR, ma con predominanza di SSTR1 e SSTR2. I tumori senza quantità misurabili di SSTR non avevano mRNA di SST rilevabile.
Uno studio sulla distribuzione dei SSTR in tessuti sani e neoplastici e la loro rilevanza terapeutica è stato pubblicato da Reubi et al. (261). Gli Autori, con tecniche di autoradiografia hanno evidenziato SSTR, nel cervello e intestino, nella maggior parte dei tessuti linfatici, incluso quello associato all'intestino, nella milza e nel timo, oltre che nella zona corticale e midollare del rene, nello stroma della prostata e nelle cellule epiteliali della tiroide. Un'alta densità fra i tessuti neoplastici umani, prevalentemente di SSTR2, è stata sottolineata nei medulloblastomi, unitamente al ruolo prognostico favorevole della presenza di SSTR nei neuroblastomi. Anche diverse varietà di tumori mesenchimali hanno rivelato SSTR, mentre nei carcinomi prostatici prevalgono gli SSTR1 rispetto a SSTR2. Significativa conferma dell'indicazione terapeutica della SST in tutte le varietà tumorali è l'individuazione di SSTR2 nelle vene peritumorali. Gli Autori concludono evidenziando i molteplici obiettivi della SST nei tessuti tumorali e le sue applicazioni clinico-diagnostiche.
La presenza di SSTR2, SSTR5 è stata accertata nel neuroblastoma anche da Nilsonn et al. (262). Gli Autori hanno studiato una linea di cellule umane di neuroblastoma LA-N-2, usando un metodo combinato di RT-PCR e studi di legame di recettore con gli analoghi della SST, concludendo che i SSTR coesistenti in una cellula possono avere funzioni diversificate in termini di bersaglio di diversi compartimenti intraneuronici o specificità di sottotipo contro peptidi legati alla SST finora non identificati.
Prat et al. (263) nel 1997 hanno osservato la presenza di SSTR nel 100% dei meningiomi studiati e descritto il potente effetto inibitore sulla crescita del tumore della SST e

analoghi.
Lamszus et al. (264) hanno esaminato il ruolo della SST e dei SSTR in 20 linee di cellule umane derivate da gliomi maligni e da quattro campioni di tessuto di glioblastoma, analizzati per l'espressione dei cinque SSTR. Con tecniche di RT-PCR emiquantitative, in tutte le 20 linee sono stati identificati SSTR2 e nei quattro glioblastomi, mentre SSTR1 in nove linee di gliomi e quattro di glioblastomi, SSTR3 in sette gliomi e un glioblastoma, mentre raramente sono stati individuati SSTR4 e SSTR5.
Il patrimonio recettoriale SSTR è stato studiato nei gliomi anche da Held-Feindt et al. (265), che in cellule umane di glioma U343, hanno riscontrato un'elevata espressione di SSTR2, unitamente alla capacità della SST di attivare le fosfatasi della tiroxina, della proteina SHP2 e di inibire le chinasi della proteina mitogeno-attivata. La stimolazione delle fosforilasi provocava la defosforilazione dei recettori attivati per potenti fattori di crescita tumorale come EGF e PDGF e conseguentemente le chinasi della proteina mitogeno attivata ERK1 e 2 sono defosforilate. Inoltre la SST riduce l'espressione di EGF-stimolata del complesso AP-1 a livello transcrizionale e translazionale.
Riteniamo meritevole di approfondimento e di studi clinici, il sinergismo recettoriale del neuropeptide Y e della SST, nel mobilitare il calcio intracellulare nelle cellule umane di neuroblastoma SH-SY5Y, descritto da Connor et al. (266), che hanno studiato l'aumento della concentrazione intracellulare di Ca^{2+} mediato dai recettori del neuropeptide Y(NPY) e dai SSTR. Gli Autori affermano che nelle cellule SH-SY5Y, solo l'attivazione contemporanea di SSTR e NPY mobilita Ca^{2+} dai depositi intracellulari, mentre singolarmente né NPY né SSTR, mostrano alcuna capacità di mobilitare il Ca^{2+}.
Li et al. (267) hanno pubblicato una ricerca sugli effetti del peptide intestinale vasoattivo (Vip) e della SST, sulla presenza dei recettori della lipoproteina nelle cellule tumorali A 431 di carcinoma mammario. Gli Autori hanno considerato la presenza e la funzione regolatrice sulla crescita dei recettori della lipoproteina in una grande varietà di cellule tumorali. L'influenza del VIP sull'affinità delle lipoproteine ^{111}Indio-marcate LDL, HDL, VLDL, per i recettori delle cellule A431, risultava fortemente esaltata per ^{111}In-LDL, mentre la SST-14 esercitava un effetto opposto. Non fu osservato alcun effetto del VIP o della SST sul legame recettoriale di HDL o VLDL con le cellule A 431, ma complesse interazioni tra VIP e SST-14, sull'affinità recettoriale delle LDL per le cellule tumorali, richiamando l'attenzione sul ruolo del metabolismo lipidico sullo sviluppo e la proliferazione delle cellule tumorali.
Cox et al. (268), mediante analisi RT-PCR, hanno accertato in cellule umane di adenocarcinoma del colon Colony-24 e Colony-1, la presenza di mRNA del recettore del neuropeptide Y, di cui ancora non si conosce esattamente il ruolo nella carcinogenesi e nella proliferazione neoplastica.
Particolarmente utile secondo Lugtenburg et al. (269) lo studio scintigrafico degli SSTR negli stadi 1° e 2° del linfoma di Hodgkin, per la grande concentrazione dei SSTR nel tessuto linfatico. Uno studio scintigrafico su 126 pazienti affetti da malattia di Hodgkin (HD), ha evidenziato nel 100% dei casi la malattia, con definizione diagnostica nettamente superiore alla TAC ed ecografia, ad eccezione della TAC addominale, che ha fornito una migliore definizione diagnostica.
Van Eijck et al. (270) hanno proposto la classificazione e suddivisione dei tumori mam-

mari in base alla loro espressione recettoriale somatostatinica, in considerazione dell'alta incidenza di SSTR nel cancro al seno primario umano. L'espressione dei SSTR nell'adenocarcinoma pancreatico umano è stato identificata da Tang et al. (271) mediante autoradiografia di deposito al fosforo, in misura nettamente superiore rispetto al tessuto pancreatico normale, ma inferiore rispetto ai gastrinomi. Da questa ricerca è emerso che il sottogruppo dei SSTR nei gastrinomi e adenocarcinomi pancreatici differiscono, e che la SST e analoghi rappresentano un'indicazione razionale e particolarmente utile, non solo nella terapia dei gastrinomi, ma degli adenocarcinomi pancreatici.
Numerosi studi sulla caratterizzazione recettoriale dei tumori sono stati condotti sia con anticorpi specifici, che con tecniche immunoistochimiche, colorimetriche e di immunofluorescenza, accertando la presenza, la localizzazione cellulare, la distribuzione e il modello di espressione di SSTR in varie neoplasie.
Tra questi Kulaksiz et al. (272), che mediante immunoistochimica e immunofluorescenza, hanno studiato localizzazione cellulare, distribuzione e modello d'espressione in oltre un centinaio di tumori, confrontandoli con pancreas umano normale. Gli Autori hanno riscontrato la presenza di SSTR nel pancreas normale e una notevole varietà di SSTR, non solo in vari tipi di neoplasie, ma anche nei singoli pazienti con stessa neoplasia. Gli Autori concludono con l'indicazione, che andrebbe attentamente considerata, che lo sviluppo e l'applicazione regolare di tecniche affidabili di tipizzazione di SSTR, consentirebbe un affinamento e un progresso in oncoterapia, basando l'uso sistematico del tipo di SST e analoghi, sulla tipizzazione dei SSTR.
Kwekkeboom et al. (273) sottolineano il grande potenziale e l'elevata sensibilità nella visualizzazione dei SSTR dei tumori, del radiofarmaco ^{111}In-DTPA(0) octreotide. La tecnica si è rivelata di particolare utilità non solo nella localizzazione, ma anche nella stadiazione di numerose neoplasie e per lo sviluppo della terapia col radionuclide del recettore del peptide (PRRT).
Becker et al. (274) hanno proposto una tecnica di visualizzazione ottica mirata ai SSTR dei tumori con leganti fluorescenti *near*/simil infrarossi. Questo metodo combinerebbe la specificità dell'interazione legante/recettore, con l'individuazione della fluorescenza *near* simil/infrarosso dell'octreotato-indotricarbocyanine. Nel tumore, in eterotrapianti di topo e in tumori neuroendocrini umani, gli Autori hanno ottenuto una visualizzazione ottimale delle localizzazioni neoplastiche, in cui la fluorescenza aumenta rapidamente fino a tre volte di più rispetto ai tessuti normali.
Guyotat et al. (275) hanno associato studi istochimici *in vitro* a quelli con RT-PCR *in vivo*, per lo studio recettoriale di 28 ependimomi, confermando che gli mRNAS di tutti i SSTR erano variamente presenti in tutti gli ependimomi, con prevalenza di SSTR1, SSTR2 ma senza alcuna correlazione specifica tra il livello di presenza di SSTR e l'età, la localizzazione del tumore, la differenziazione, l'indice proliferativo, la varietà istologica, la ricorrenza e la sopravvivenza, secondo quanto emerso da altre ricerche sulle proprietà recettoriali delle neoplasie. L'importanza dell'individuazione dell'espressione dei SSTR nei tumori è stata oggetto della pubblicazione di Hofland et al. (276), che hanno esaminato le implicazioni cliniche come il controllo dell'ipersecrezione ormonale e della relativa sintomatologia, concludendo che i radioisotopi dell'octreotide consentono l'individuazione scintigrafica di tumori e loro metastasi e una radioterapia mirata al

SSTR. Kreuzer et al. (277) hanno osservato l'endocitosi, indotta da SST nei SSTR e l'internalizzazione/assorbimento, di SSTR3 da parte di cellule dell'insulinoma neuroendocrino. La stimolazione di queste cellule con SST, ha indotto un *trafficking* della proteina di fusione protein/beta-/arrestin1, con fluorescenza verde aumentata, e di SSTR3-HSV co-espressi a co-localizzarsi nelle stesse vescicole endocitiche.
Un'originale tecnica per l'individuazione degli SSTR, che gli Autori ritengono altamente affidabile, è stata proposta da Pinzani et al. (278). Per quantificare l'espressione di SSTR2 mRNA, gli Autori hanno usato una prova fluorogenica doppio-marcata con tecnologia TaqMan in 24 carcinomi del seno, in 26 carcinomi del colon e in 24 neuroblastomi, misurando le caratteristiche recettoriali sia delle cellule tumorali, che delle normali, comparando i risultati con tecnica RT-PCR. Negli studi preliminari non è stata osservata alcuna significativa differenza di SSTR 2 mRNA tra tessuti normali e tumorali (rapporto N/T), mentre è stato osservato nel cancro colon-rettale un basso SSTR2 mRNA nei pazienti con tasso plasmatici di CEA elevato, con inversione del rapporto N/T. Nei carcinomi del seno è stata riscontrata una differenza significativa del N/T in quelli negativi al recettore dell'estrogeno (sotto i 10 fmol/mg proteina), rispetto ai positivi ($p<0{,}05$). Risultati sovrapponibili sono emersi nella ricerca sui carcinomi positivi al progesterone. Ciò porterebbe a concludere che la minore SSTR2 mRNA sia correlata a prognosi più sfavorevole, come evidenziato dal CEA elevato e dalla positività per un potente fattore di crescita e induttore di proliferazione neoplastica come l'estrogeno.
Secondo Puente et al. (279) sarebbe da considerare fra i potenziali fattori eziopatogenetici del cancro la mancata attivazione trascrizionale del promotore del SSTR2 da parte di Smad4.
Sulla tipizzazione recettoriale dei SSTR nei carcinomi midollari della tiroide (MCT) sono stati condotti da Papotti et al. (280) studi immunoistochimici, comparando la presenza di SSTR con quella della SST, la patologia tumorale e il risultato clinico. L'ottantacinque per cento di tumori si rivelò positivo per uno o più SSTR, sia nelle cellule tumorali, che nelle strutture peritumorali e nei vasi sanguigni. Il 49% dei tumori era positivo per SSTR1, il 43% per SSTR2, il 47% per SSTR3, il 4% per SSTR4, il 57% per SSTR5. Il 51% presentava uno o più sottotipi di SSTR, il 33% era positivo per tre o più isoforme di SSTR, tutti e cinque i SSTR furono identificati solo in due casi. Il 50% dei tumori presentavano SST, la cui presenza è sintomatica di controllo delle cellule tumorali da parte della SST endogena, mediante circuiti paracrino/autocrini. Gli MCT in cui fu accertata la presenza di SSTR 2, 3, 5, pertanto sensibili all'octreotide, erano il 75%.
Come emerso anche da altre ricerche sulla tipizzazione dei SSTR, non è stata riscontrata alcuna correlazione fra la presenza di singoli SSTR, o contemporanea di più SSTR e l'età, il sesso, le dimensioni, lo stadio, l'indice proliferativo la differenziazione del tumore, l'andamento clinico. È da considerare il dato che l'indagine immunoreattiva recettoriale dei tumori primitivi e linfonodi metastatici, non presentando alcuna variazione, conferma che nel corso della progressione neoplastica non vi sono mutazioni del patrimonio recettoriale.
Anche sull'espressione di SSTR in biopsie e campioni chirurgici di tumori polmonari umani è stata condotta una ricerca da Papotti et al. (281). Sono stati ricercati su 25 pazienti SSTR2, 3, 5, con tre tecniche diverse, confrontando i risultati dell'indagine isto-

chimica (IHC), con l'analisi dell'acido nucleico mediante reazione a catena della polimerasi transcriptasi inversa(RT-PCR) e della scintigrafia, utilizzando come radiotracciante l'octreotide (octreoscan) che manifesta alta affinità per SSTR 2, 3, 5.
L'IHC ha evidenziato l'espressione di SSTR2 nel 68% a livello di membrane cellulari, mentre SSTR3 e 5, sono stati individuati rispettivamente nel 24% e 20%. È interessante considerare una concordanza di dati del 83,3% tra IHC e RT-PCR e del 88% tra octreoscan e RT-PCR, così come la concordanza di tipizzazione SSTR tra campioni citologici, biopsie e campioni chirurgici. Ciò dimostra che il profilo recettoriale espresso non solo è stabile ma è comune a linfociti intratumorali, endoteli, zone peritumorali o necrotiche. Pertanto l'IHC potrebbe essere utilmente associata all'octreoscan.
Reubi et al. (282) hanno condotto un'ampia ricerca sull'espressione dei SSTR1-5mRNA, in tessuti normali e neoplastici, utilizzando l'autoradiografia del recettore con leganti selettivi del sottotipo. I radiofarmaci più comunemente usati sono l'octreotide e il lanreotide, che non si legano con identica affinità ai cinque SSTR. Non è stato ancora esaurientemente chiarito quali proteine del sottotipo di recettore siano espresse.
Gli Autori hanno studiato 200 tumori per individuare l'espressione della proteina del sottotipo del recettore, mediante specifiche analisi di legame, usando l'autoradiografia con 125-(Leu8, D-Trp22,Tyr25) somatostatina-28, e la sostituzione degli analoghi selettivi del sottotipo. La maggior parte dei neuroblastomi, meningiomi, medulloblastomi, carcinomi del seno, linfomi, carcinomi delle cellule renali, paragangliomi, microcitomi polmonari, epatotocarcinomi, hanno espresso principalmente SSTR2. I carcinomi e sarcomi prostatici, hanno in prevalenza espresso SSTR1, la maggioranza degli adenomi pituitari inattivi presentavano in prevalenza SSTR3, e in minor misura SSTR2. Adenomi pituitari attivi GH secernenti hanno prevalentemente espresso SSTR2, SSTR5, i tumori gastropancreatici e i feocromocitomi SSTR1-2. Tessuti normali come i vasi sanguigni, i plessi nervosi, le isole pancreatiche, lo stroma prostatico e la midollare surrenale, la milza, i centri germinativi dei tessuti linfoidi hanno preferenzialmente espresso SSTR2. La mucosa gastrica umana SSTR1, quella del colon SSTR2. Il dato più interessante di questa ricerca è l'esistenza di un SSTR sconosciuto evidenziato dal fatto che una minoranza di tumori presentava un forte legame col radiofarmaco SST-28, che solo nel 50% poteva essere sostituito dalla somma dei cinque SSTR. Altro dato emergente è l'alta affinità di SSTR2 per gli attuali radiofarmaci nella grande maggioranza di tumori, solo pochi dei quali, come sarcomi, carcinomi prostatici, adenomi ipofisari non secernenti, esprimono preferenzialmente altri SSTR. Queste conclusioni meritano attenzione per le indicazioni clinico-terapeutiche derivanti.
Schilling et al. (283) studiando nei neuroblastomi l'espressione *in vivo* del SSTR2 e analizzando il contenuto citometrico del DNA e l'integrità del cromosoma 1p36, hanno trovato una netta rispondenza tra delezione del cromosoma 1p36, assenza del SSTR2, e prognosi infausta.
Rivier et al. (284) hanno identificato agonisti undecapeptidi ad alta affinità e selettività per SSTR1.
Zatelli et al. (285) hanno individuato nelle cellule parafollicolari umane di carcinoma della tiroide SSTR, 1, 2, 3, 4, 5, come nelle cellule TT del carcinoma midollare della tiroide (MTC). Gli agonisti di SSTR2 hanno soppresso la proliferazione, attraverso

l'inibizione dell'incorporazione di timidina e conseguentemente del DNA nelle cellule TT, gli agonisti di SSTR5 hanno, al contrario, favorito l'incorporazione di timidina senza influenzare la proliferazione cellulare.

Albers et al. (286) hanno condotto una ricerca sull'espressione del gene del recettore della somatostatina nel neuroblastoma, confermando il dato emerso da tante altre ricerche, circa il rapporto diretto tra prognosi favorevole ed espressione dei SSTR nei tumori in generale, e nel caso specifico nei neuroblastomi. Per analizzare l'espressione dei cinque SSTR in 32 neuroblastomi, sono state utilizzate *in vitro* la tecnica RT-PCR e *in vivo* la scintigrafia diagnostica del radiorecettore. Tutti i 32 neuroblastomi hanno espresso mRNA di SSTR, con netta prevalenza di SSTR2 in 30 campioni su 32, e una notevole varietà di espressione di SSTR3-4-5. Nei vasi tumorali, oltre che nel contesto stesso della neoplasia, sono stati individuati SSTR1-2. L'aumento funzionale di mRNA SSTR 1-2 nelle linee di cellule di neuroblastoma, ha soppresso la tumorigenicità in modelli di eterotrapianto. Questa ricerca conferma la razionalità dell'impiego oncoterapico della SST anche nei neuroblastomi.

Gli aspetti recettoriali dei neuroblastomi, particolarmente la presenza del gene di SSTR2, sono stati studiati anche da Raggi et al. (287), che hanno legato la prognosi alla presenza di SSTR2 e all'impiego della SST. Gli Autori hanno cercato mediante RT-PCR e IHC la presenza di mRNA-SSTR2 in 54 pazienti, per un periodo massimo di 10 mesi, accertando in tutti i casi, anche se in varie concentrazioni, la presenza dell'acido ribonucleico messaggero specifico mRNA-SSTR2 e individuando statisticamente, contrariamente ad altri Autori, un rapporto direttamente proporzionale tra prognosi, sopravvivenza e concentrazione di mRNA-SSTR2.

Nei melanomi la distribuzione e l'importanza funzionale dei SSTR è stata studiata da Lum et al. (288). I melanomi originano dalle cellule neurali della cresta e sono considerati tumori neuroendocrini. Questo studio ha valutato sia mediante scintigrafia ^{111}In-pentetereotide (Octreoscan), che RT–PCR (confermata con analisi *Southern blot*) la distribuzione e l'importanza funzionale di sottotipi SSTR nei melanomi di 17 ammalati, e ha dimostrato un ruolo potenziale di SST e analoghi anche nel trattamento di questo tumore. Nei 16 pazienti sottoposti a Octreoscan preoperatorio, SSTR1 risultò espresso nel 96% dei melanomi, SSTR2 nel 83%, SSTR3 nel 61%, SSTR4 nel 57%, SSTR5 nel 9%. La maggior parte dei melanomi ha espresso mRNA–SSTR1 e SSTR2 e circa il 50% ha espresso SSTR3 e SSTR4. Probabilmente mRNA-SSTR2 è trascritto nella proteina funzionale che lega ^{111}In-pentetreotide in un'alta percentuale di pazienti.

Hirota et al. (289) hanno riscontrato *in vitro*, in una coltura di cellule cerebrali tumorali, mediante radioimmunoanalisi con ^{125}I-SST14, la presenza di mRNA –SST nel surnatante di sei colture su sette. L'mRNA–SSTR è stato indagato mediante reazione a catena della polimerasi di trascrizione inversa (RT-PCR). Solo due linee di cellule GBS1 e U87MG hanno espresso mRNA-SST, mentre SSTR era espresso in tutte le cellule. Questa ricerca porta gli Autori ad affermare che la SST è un importante fattore per la regolazione e l'inibizione della crescita delle cellule neoplastiche.

La ricerca di Dutour et al. (290) fornisce dati di interesse clinico, avendo individuato mRNA-SSTR in 20 campioni di meningioma e in 9 di glioma, mediante analisi *Northern blot* e RT-PCR. L'mRNA-SSTR1 è stato rilevato nei meningiomi, ma non nei gliomi, l'mRNA-SSTR2 in tutti i meningiomi e in sei gliomi su nove. È significativo il riscontro dell'aumento di mRNA-SSTR2 da 1,3 fino a 33 volte nei gliomi, rispetto al tessuto cerebrale normale. Ancora più significativo l'incremento del 97,8% di mRNA SSTR2 in 20 campioni di meningiomi, rispetto al cervello normale. Altro dato clinicamente rilevante è l'individuazione immunoistochimica di SSTR2 sia nei gliomi, che meningiomi, non solo nel tumore, ma nelle cellule peritumorali e soprattutto nei vasi. L'indagine mediante *Northern blot* si è rivelata meno sensibile di RT-PCR, non avendo riscontrato mRNA-SSTR 3-4-5-in nessun tumore, a differenza del RT-PCR, che ha evidenziato 86% di mRNA-SSTR1, 100% mRNA-SSTR2, 60% mRNA-SSTR3, 58% mRNA-SSTR4, 67% mRNA-SSTR5. Complessivamente l'85% dei tumori ha espresso mRNA-SSTR.

Anche Mentlein et al. (291) hanno indagato la tipizzazione recettoriale nei gliomi, soprattutto la topologia di SSTR2 mediante microscopia elettronica e tecniche biochimiche, concludendo che dopo stimolazione, SSTR2 con la sua proteina inibitoria G Gialpha è incluso/*internalized* nelle vescicole e negli endosomi.

Una ricerca dei SSTR nei tumori intracranici è stata condotta da Schmidt et al. (292) mediante scintigrafia con ^{111}In-octreotide in 124 ammalati con 141 lesioni al cervello.

Relativo alla ricerca della SST e SSTR in tumori del sistema nervoso è anche il lavoro di Fruhwald (293) et al. Nel medulloblastoma gli Autori hanno confermato la presenza di SST, già dimostrata da AA con tecniche IHC, e ricercato l'espressione dei sottotipi SSTR1-5 in tumori neuroectodermici primitivi centrali (PCNcEcT), tra cui 23 medulloblastomi, 6 PNET, 10 linee di cellule PCNcEcT. L'espressione dei geni di SSTR e della SST è stata ricercata nei PCNcEcT, confrontata con l'espressione degli stessi in 17 casi di sarcoma di Ewing, utilizzando RT-PCR, l'autoradiografia quantitativa, ed esami di legame della membrana competitivi. SSTR1 era espresso nel 83% dei PCNcEcT e nel 71% dei sarcomi di Ewing.

Nove su dieci linee di cellule e il 76% dei PCNcEcT hanno espresso mRNA per SSTR2, rispetto al 35% dei sarcomi. È rilevante per gli sviluppi terapeutici la dimostrazione di un legame di alta affinità di SST-14 e octreotide con i SSTR delle cellule di PCNcEcT. Infatti la SST ha inibito la proliferazione delle cellule neoplastiche, come evidenziato dalla diminuzione dell'assorbimento di ^{3}H-timidina. Da questo lavoro emerge il supporto anatomo-funzionale e fisiologico, cioè l'espressione evidente di SSTR1-2-nelle cellule PCNcEcT, per l'impiego terapeutico di SST e analoghi, e le loro documentate proprietà di regolare la proliferazione e differenziazione di questi tumori.

Concetti fondamentali sono chiaramente e sinteticamente espressi da O'Byrne e Schally (294) nel loro lavoro: Somatostatina: i suoi recettori e gli analoghi nel cancro al polmone. Gli Autori richiamano l'attenzione sulle possibilità aperte dalla SST e analoghi, che rappresentano una valida risposta all'urgente richiesta di terapie efficaci, sottolineando una significativa inibizione della crescita tumorale *in vivo* di tumori polmonari sia SSTR positivi che SSTR negativi alla scintigrafia con ^{111}In-pentetreotide. Il ruolo potenziale degli analoghi radiomarcati della SST come agenti radioterapeutici nelle neoplasie polmonari è attualmente oggetto di studio.

Szepeshazi e Schally (295) hanno trapiantato in cavie, in cui avevano indotto tumori pancreatici SW 1990, SSTR delle linee di cancro pancreatico umano, somministrando poi un analogo citotossico sperimentale della SST, AN-238 (che chimicamente è 2-pyr-

rolinodoxorubicina, collegata al portatore octapeptide RC-121) che avendo affinità per gli SSTR, vi veicola AN238.
Sono state analizzate la riduzione della crescita del tumore e la sopravvivenza, e con metodi istologici valutate proliferazione cellulare e apoptosi. L'espressione del mRNA di SSTR2A-3-5, fu esaminata mediante RT-PCR. Le conclusioni hanno valorizzato l'uso della somatostatina nei tumori pancreatici, avendo sperimentalmente rilevato che nei tumori pancreatici umani eterotrapiantati l'analogo citotossico della SST esercita un potente effetto antiproliferativo.
Schmidt et al. (296) hanno studiato la tipizzazione recettoriale dei tumori intracranici in 124 pazienti utilizzando la scintigrafia con ^{111}In-octreotide, accertando che una grande varietà di tumori intracranici esprime SSTR. Questa tecnica può essere valida per la diagnosi differenziale tra meningiomi, che presentano un'elevata affinità per il tracciante (59 casi positivi su 63), adenomi pituitari (9 su 24 assorbivano il tracciante) e neurinomi e neurofibromi, nessuno dei quali veniva evidenziato dal tracciante.
Jaquet et al. (297), partendo dalla dimostrazione da parte di vari Autori, che gli analoghi della SST sopprimono nella misura del 30%-40% il rilascio di prolattina in cellule di prolattinoma in coltura, con preferenziale attivazione di SSTR5, hanno sviluppato una ricerca sul rapporto tra vari analoghi della SST, loro affinità recettoriale e prolattinemia. Gli Autori hanno studiato l'mRNA dei SSTR in 10 tumori prolattinosecernenti, e confrontata l'espressione dei SSTR con la capacità dei vari analoghi della SST di inibire l'increzione prolattinica. L'analisi quantitativa RT-PCR ha evidenziato la presenza di SSTR2, ma una grande predominanza di SSTR5 la cui attivazione, sia da parte di SST14 che SST28, era correlata a inibizione prolattinica, anche SSTR1 era altamente espresso.
In 17 campioni chirurgici di cancro ovarico epiteliale umano, mediante RT-PCR, è stato ricercato mRNA- dei quattro sottotipi SSTR1- 2A- 3-5- da Halmos et al. (298). La ricerca ha accertato il 65% di SSTR1 e SSTR2-A, il 41% SSTR3 e il 24% di SSTR5, convalidando anche nei tumori ovarici l'uso sia di analoghi della SST che dei loro derivati citotossici e radiomarcati con indicazioni sia diagnostiche che terapeutiche.
Halmos e Schally (299) hanno anche individuato, mediante analisi di competizione del legante, un'alta presenza di mRNA di SSTR in 80 campioni chirurgici di tumori prostatici umani localmente avanzati e limitati all'organo, dimostrando un supporto razionale all'impiego della SST e analoghi anche in questa patologia. In 22 campioni lo studio è stato condotto con RT-PCR. L'mRNA-SSTR1 è stato riscontrato nel 86% dei campioni. L'espressione di SSTR2-5 era del 100%, con affinità per analogo sintetico RC-160 della SST. Questa dimostrazione di un'alta presenza di SSTR con spiccata affinità per l'octapeptide nei tumori prostatici localmente avanzati, incoraggia anche nei pazienti con rischio elevato di recidive l'impiego terapeutico e lo sviluppo di studi clinici sulle promettenti e innovative prospettive terapeutiche aperte dagli analoghi della SST e loro derivati citotossici e radiomarcati.
Nei carcinomi delle cellule renali (RCCs), che presentano SSTR, Plonowski e Schally (300) hanno ottenuto ottimi risultati antiblastici con l'analogo citotossico della SST, AN 238. Nei modelli sperimentali (topi nudi eterotrapiantati con RCCs) con AN 238, che consiste dell'analogo della SST octapeptide legato con 2-pirrolindoxorubicina, ottennero

una diminuzione della massa neoplastica dal 67,2% al 78,3%, a seconda dei casi, mentre l'uso della sola 2-pirrolindoxorubicina (An-201) non sortì alcun effetto, sia sulla massa neoplastica che sulla diffusione linfatica e sulle metastasi polmonari, contrariamente ad AN238, che su queste lesioni esercitò un evidentissimo effetto antimetastatico e antiproliferativo, a dimostrazione che l'efficacia antitumorale è inscindibile dalla SST. AN-201 esercita pertanto i suoi effetti solo se veicolata selettivamente dalla SST nei SSTR e introdotta negli organuli cellulari, nel citosol e cariosol. Anche in questa prospettiva e con queste modalità d'impiego la SST si dimostra un'insostituibile innovazione terapeutica estensibile a quelle neoplasie altamente aggressive e prive di valide alternative farmacologiche come i carcinomi renali.
Denzler et al. (301) hanno accertato mediante autoradiografia con ^{125}I-(Tyr3) octreotide l'espressione dei SSTR nelle vene peritumorali di tutti i 215 tumori umani primari e 25 metastatici esaminati. L'interesse degli Autori per questa linea di ricerca, è derivato dallo stretto e documentato rapporto tra angiogenesi e sviluppo neoplastico, e dai dati disponibili in letteratura sul ruolo che peptidi vasoattivi come la sostanza P e la SST possono esercitare sull'angiogenesi neoplastica. È stata studiata la presenza, distribuzione, omogeneità e concentrazione degli SSTR nei vasi peritumorali, accertandone l'espressione, anche se in misura variabile, con un picco massimo nelle vene peritumorali gastriche, in tutti gli endoteli venosi, ma non in quelli arteriosi. Pertanto è un fenomeno generale, comune a tutti i tumori, la presenza di SSTR nelle vene peritumorali, e sebbene l'entità del loro ruolo non sia stata interamente chiarita, rappresentano sicuramente un obiettivo diagnostico e un supporto razionale all'indicazione oncoterapica di SST e analoghi.
Uno studio di Alberini et al. (302) per individuare i SSTR nel cancro al seno e noduli ascellari, mediante scintigrafia, l'istopatologia e l'autoradiografia del recettore ha accertato una consistente concentrazione di SSTR sia nelle sedi tumorali che metastatiche linfonodali.
Raffrontando la percentuali di positività recettoriale evidenziate dalle varie tecniche, è emersa una scarsa sensibilità della scintigrafia con pentetreotide marcato ^{111}In nell'individuazione di lesioni carcinomatose mammarie primitive o metastatiche.
Ballare et al. (303) hanno accertato che responsabile della mancata risposta alla SST, è la mutazione di SSTR5. L'analisi molecolare del DNA genomico di un tumore pituitario e del sangue periferico di un paziente resistente all'octreotide, ha evidenziato una mutazione somatica di attivazione del Gsalpha, (Arg 20 Cys), nessuna mutazione nel SSTR2 ed un polimorfismo (Pro 109 Ser), ed una mutazione della linea germinale (Arg 240 Trp) in SSTR5. Lo studio dimostra che queste mutazioni, annullando l'azione antiproliferativa della SST, attivano percorsi mitotici e causano resistenza al trattamento con SST.
Uno studio della risposta e degli effetti dei radionuclidi di analoghi della SST nella terapia dei tumori che presentano SSTR, è stato condotto da Bernhardt et al. (304). È stato clinicamente testato l'effetto di analoghi della SST, classificati come ^{111}In e ^{90}Y, ^{131}I, ^{161}Tb, ^{64}Cu, ^{88}Re, ^{177}Lu e ^{67}Ga. I risultati hanno dimostrato che i radionuclidi longevi, emettenti elettroni a bassa energia e bassa frequenza di emissione di fotoni, dovrebbero essere la terapia preferita per tumori piccoli e diffusi, dotati di SSTR.
Carless et al. (305) considerando che la presenza di SSTR nelle cellule tumorali indica che la SST può legarsi a loro e sopprimerne la crescita, e che i suoi analoghi hanno indi-

cazioni in oncoterapia, hanno studiato nei carcinomi del seno e nelle cheratosi solari il polimorfismo dei geni recettoriali. Infatti è stato dimostrato che i geni SSTR1-5, contengono polimorfismo ripetuto del dinucleotide. Gli Autori hanno concluso che il polimorfismo recettoriale è estraneo all'eziopatogenesi dei tumori esaminati.
Ad analoghe conclusioni sono giunti Corbetta et al. (306) che hanno analizzato la sequenza genetica e la presenza di mRNA-SSTR 2-5 in 19 ammalati con adenomi ipofisari GH secernenti. È emerso che adenomi estesi e ipersecretori, e quelli poco responsivi al trattamento con SST, presentano all'analisi con RT-PCR bassi livelli di SSTR2, mentre il DNA di SSTR2-5 presenta sequenze di codifica intatte. Si conclude pertanto che sono i bassi livelli di SSTR, e non l'alterazione di sequenza di codifica del DNA degli SSTR, fattori eziopatogenetici responsabili dell'involuzione e proliferazione neoplastica.
Indicazioni cliniche interessanti emergono dagli esperimenti di Froidevaux et al. (307), circa la regolazione differenziale dell'espressione di SSTR2 in cellule di tumore pancreatico AR4-2J impiantate in topi durante il trattamento con octreotide. Dopo aver considerato che l'octreotide è un analogo della SST ampiamente usato nella visualizzazione e terapia del cancro, e che la sua attività nella maggioranza delle neoplasie dipende dalla concentrazione di SSTR2, hanno affermato che sperimentalmente *in vitro*, una breve esposizione all'octreotide induce una rapida diminuzione di SSTR2, dose-dipendente, nelle linee cellulari AR4-2J, con scomparsa di 80% di SSTR2 dalla superficie cellulare dopo trenta minuti di esposizione. Risultati analoghi sono stati riscontrati *in vivo*. Un recupero totale ha richiesto 24 ore e si è accertata la sua dipendenza dalla sintesi della proteina. L'osservazione che il rilascio continuo di octreotide a lungo termine per una settimana, ha causato al contrario un incremento *in vivo* di SSTR, fornisce rilevanti indicazioni diagnostiche e terapeutiche.
Froidevaux et al. (308) hanno anche pubblicato uno studio sullo sviluppo di una nuova metodologia per controllare l'espressione di SSTR2 nei tumori pancreatici AR4-2J, avendo osservato la scarsa affidabilità di radioleganti (^{125}I)(Tyr1)- per l'alta sensibilità di questo radiolegante alle proteasi espresse dalle cellule pancreatiche.
Le caratteristiche recettoriali del tessuto normale e neoplastico del timo sono state studiati da Ferone et al. (309), che hanno osservato che SSTR1-5 sono espressi in modo eterogeneo nel timo sano, per cui è ipotizzabile un loro coinvolgimento nella gestione delle funzioni neuroendocrine e immunitarie di quest'organo. Nei tumori timici l'analisi RT-PCR, ha evidenziato la presenza di SSTR1, di SSTR2A ed un'espressione predominante di SSTR3, unico mRNA recettoriale evidenziato nelle colture cellulari di tumore timico. Altro dato significativo è la presenza di mRNAdella SST nel timo sano e la sua assenza in quello neoplastico. L'immunoreattività per SSTR2 veniva accertata nella parte stromale dei tumori timici, ed in alte concentrazioni, nei piccoli vasi sanguigni intratumorali. Altra osservazione rilevante di questa ricerca è il dato che sia l'octreotide, che la SST-14, hanno significativamente inibito *in vitro*, l'incorporazione di ^{3}H-timidina nelle cellule tumorali. Gli Autori concludono osservando che i tumori timici presentano un'alta reattività per SSTR3, e le cellule in coltura presentano mRNA solo per SSTR3, pertanto questo è il sottotipo recettoriale maggiormente coinvolto nell'inibizione della proliferazione neoplastica mediante SST e analoghi. Hannon et al. (310), hanno studiato con radioleganti l'esistenza di una competizione recettoriale tra VIP e SST, sostenuta da

altri Autori giungendo alla conclusione che non è sperimentalmente dimostrabile una competizione tra il peptide intestinale vasoattivo e la somatostatina per i SSTR.
Indicazioni terapeutiche all'impiego della SST emergono anche dalla pubblicazione di Ishihara et al. (311). Mediante RT-PCR gli Autori nelle cellule Ball-1 B, Jurkat T e leucemiche HL60, hanno rilevato evidente espressione di mRNA di SSTR1, mentre le cellule umane normali mononucleari esprimono tutti i cinque sottotipi di SSTR. Lo studio dell'incorporazione della (3H) timidina ha confermato che la SST inibisce in maniera significativa, dose dipendente, la proliferazione di cellule leucemiche HL60 e BAL-1. L'inibizione della crescita cellulare neoplastica è stata associata a una riduzione dell'espressione del gene c-fos.
Questi dati indicano che le cellule leucemiche esprimono SSTR1 e la SST riduce l'espressione del gene c-fos sopprimendo anche con questo meccanismo la proliferazione neoplastica, oltre che attraverso l'attivazione di SSTR1 e molteplici altre modalità conosciute o oggetto di studi recenti.
Petersenn et al. (312) hanno studiato la struttura genomica e la regolazione trascrizionale del SSTR2, in considerazione dell'altissima dignità funzionale della SST, che esercita effetti inibitori in pratica su tutte le secrezioni endocrine ed esocrine e, attraverso il controllo dell'ormone della crescita, regola la proliferazione cellulare. Gli Autori hanno studiato la struttura e la regolazione del gene umano di SSTR2. Un clone genomico, incluso il gene di SSTR2, è stato isolato, 1.5 Kb del promotore è stato sequenziato/ordinato, e sono stati identificati i punti di legame del presunto fattore di trascrizione. I glucocorticoidi portano ad una significativa inibizione dell'attività del promotore di SSTR2.
Una conferma indiretta della rilevanza della SST nella terapia oncologica, della mole di studi e della nuova linea di ricerca aperte da questa molecola, viene dalla pubblicazione di Rochaix et al. (313) sulla terapia genetica del carcinoma pancreatico sperimentale mediante trasferimento del gene di SSTR2. Gli Autori, considerando che gli adenocarcinomi pancreatici umani perdono la capacità di esprimere SSTR2, lo hanno reintrodotto nelle cellule tumorali con espressione stabile ed un ciclo negativo di risposte autocrine che porta ad attivazione costitutiva del gene di SSTR2 ed un'inibizione della proliferazione e della tumorigenicità delle cellule. Questi studi sperimentali in topi atimici, indagano gli effetti antitumorali derivanti dal trasferimento del gene di SSTR2 in linee cellulari di cancro pancreatico umano BXPC-3. *In vitro* le linee cellulari di BXPC-3 contenenti SSTR2 trasferito, non hanno manifestato attività proliferativa, con aumento significativo dell'apoptosi, rispetto alle cellule tumorali in cui non è stato trasferito SSTR2. È stato anche osservato nel siero un livello di immunoreattività simile alla somatostatina, dovuta al ciclo di risposte autocrine prodotte dalle cellule che esprimono SSTR2, e che induce un aumento di SSTR1.
Schulz et al. (314) hanno individuato nel tessuto del carcinoma del seno mediante anticorpi monoclonali e tecniche di colorazione immunoistochimica, SSTR1, SSTR2A, SSTR2B e SSTR3. Tutti questi studi nascono dalla comprovata capacità antiproliferativa, antimetastatica e proapoptotica della SST e analoghi, in parte mediata dai SSTR. Sarebbe infatti una visione riduttiva e incompleta limitare alla sola attivazione dei SSTR i molteplici, in parte conosciuti, in parte osservati ma non completamente spiegati, effetti antiblastici di questo peptide. Ciò spiega il crescente interesse a determinare il model-

lo d'espressione della proteina dei SSTR nelle cellule tumorali. Gli Autori hanno riscontrato sia livelli che modelli d'espressione di SSTR nelle molteplici varietà dei carcinomi del seno studiati, confermando il dato emerso da numerose altre ricerche, l'indipendenza dei livelli di espressione dei SSTR dall'età, dal climaterio, dagli aspetti istologici, dalla positività o meno recettoriale progestinica o estrogenica e dalla stadiazione.
Secondo gli Autori queste tecniche istochimiche e colorimetriche avrebbero localizzato principalmente a livello della membrane citoplasmatiche le sedi recettoriali e fonirebbero informazioni nettamente più precise rispetto alle tecniche RT-PCR.
L'espressione dei SSTR in patologie tiroidee come noduli, adenomi, carcinomi, neoplasie oncocitiche (cellule di Hurtle) della tiroide, sono state studiate da Tisell et al. (315) mediante octreotide radiomarcato ^{111}In-DTPA-D-Phe1-octreotide. È interessante il dato che anche localizzazioni non neoplastiche come gozzi tiroidei, presentavano un elevato assorbimento del radiotracciante. L'attenta valutazione di questo dato può evitare errori diagnostici. Dalla ricerca è emersa anche un'alta capacità del radionuclide di evidenziare sia localizzazioni primitive che metastatiche tiroidee.
Anche nelle localizzazioni neoplastiche colon-rettali Vuaroqueaux et al. (316) hanno documentato l'indicazione della SST, avendo individuato la presenza di SSTR 1-5 in una ampia casistica di colon normali e neoplastici esaminati. Gli Autori hanno evidenziato il concetto che la potenza antiproliferativa della SST e analoghi può sensibilmente migliorare la prognosi di queste neoplasie. Mediante RT-PCR hanno ricercato i profili d'espressione del mRNA dei cinque SSTR, evidenziando l'aspetto particolare della netta prevalenza del mRNA di SSTR-5 nella parte sinistra del colon che è significativamente più alta nei tumori che nei campioni normali. È risultata particolarmente evidente l'espressione di SSTR2-5, indipendentemente dalla stadiazione.
Alcuni aspetti della proliferazione neoplastica e del ruolo che su di essa possono esercitare i recettori di bcl-2, del fattore di crescita epidermico (EGF) e della SST, sono stati evidenziati da Zalatnai et al. (317). Gli Autori in 26 campioni di tumori pancreatici trapiantati, hanno ricercato con tecniche immunoistochimiche-colorimetriche, la presenza di EGFR, SSTR, bcl-2R evidenziando un aspetto altamente significativo: un mese di trattamento con octreotide ha indotto nei carcinomi PZX-5 una forte espressione della proteina bcl-2 prima assente, con relativa induzione dell'apoptosi e ulteriore conferma della validità antitumorale della SST e analoghi. Uno studio originale e interessante per l'altissima dignità funzionale delle strutture esaminate si deve a Vasilaki et al. (318). Gli Autori hanno localizzato SSTR2A e SSTR2B nella retina di ratto e coniglio mediante anticorpi monoclonali, ricercando una possibile co-localizzazione di diaforesi NADPH. L'immunoreattività di SSTR2 è stata individuata nelle cellule bipolari a bastoncello unitamente alla diaforesi NADPH. Nelle cellule del fotorecettore del ratto era presente SSTR2B. Questi risultati indicano che la SST, agendo attraverso SSTR2A nelle cellule bipolari e i recettori SSTR2B nelle cellule del fotorecettore, può interessare la funzione ossido-nitrica nella retina.
Meyers et al. (319) hanno sperimentato un analogo radioiodato ^{125}I-WOC4a della SST e la sua citotossicità specifica del recettore in una linea di cellule umane di neuroblastoma IMR-32 esprimenti il sottotipo-2 dei SSTR, e in una linea di cellule umane di carcinoma pancreatico PANC-1 priva di SSTR. Gli Autori hanno riscontrato una significati-

va radiotossicità nelle cellule IMR-32, ma non nelle cellule PANC-1.
Tulipano et al. (320) hanno studiato gli effetti inibitori di due nuovi analoghi della SST con alta selettività per SSTR2(NC-4-28 B) e SSTR5(BIM-23268) confrontandoli con la SST-14 su numerosi adenomi ipofisari GH-secernenti e sperimentando in colture cellulari una maggiore attività inibitrice del GH dei NC-4-28 e BIM – 23268 rispetto alla SST-14.
I meccanismi che potrebbero essere responsabili dell'assenza di SSTR2 nella maggior parte dei carcinomi pancreatici umani sono stati studiati da Torrisani et al. (321). Gli Autori hanno studiato la struttura del gene SSTR2 mediante polimorfismo di lunghezza del frammento di limitazione di sequenza. La caratterizzazione del polimorfismo è stata effettuata mediante spostamento elettroforetico di mobilità legame incrociato ed esami di trascrizione. Non è stata individuata nessuna principale delezione della sequenza di codificazione di SSTR2 nei campioni di carcinoma pancreatico, ma mutazioni in 2 punti sono state frequentemente rilevate nella sequenza del promotore alle posizioni -83(A->G) e-57(C->G) dal punto principale d'iniziazione della trascrizione. Queste mutazioni erano presenti nel cancro pancreatico, ma anche nei tessuti o nei leucociti pancreatici normali e ciò corrisponde a un polimorfismo genetico. Nelle due linee di cellule di cancro pancreatico umano MiaPaCa edAsPC-1, la mutazione naturale -57G non ha avuto alcun effetto sulla trascrizione del gene SSTR2, mentre la mutazione -83G la ha ridotta del 60%-70%. Il polimorfismo -83G identificato sul promotore del gene di SSTR2 umano è responsabile della fissazione specifica del fattore nucleare 1° e della repressione della trascrizione di SSTR2 nelle cellule umane di cancro pancreatico.

Meccanismi d'azione della somatostatina

- Aumenta l'espressione della topoisomerasi inibendo il ciclo proliferativo di cellule neoplastiche (Brevini).
- Inibizione dei percorsi del pentosio fosfato non ossidativi (Boros).
- Inibizione del riciclo del carbonio del glucosio tramite il PC del 5,7%, con aumento al 19,8% in combinazione con l'ossitiamina (Boros).
- Regolazione dei canali ionici, inibizione dell'adenilciclasi, della chinasi e della serina/treonina fosfatasi e tiroxina fosfatasi (Bousquet).
- Forte aumento dell'attività della adenilato ciclasi (Giannetti).
- Inibizione della sintesi del DNA (Charland).
- Effetto antiproliferativo attraverso la soppressione della riduzione di p27(Kipl) mitogeno – induzione dell'espressione di p21Cip, inibizione del percorso del fosfoditilinositolo chinasi -3 e da una maggior espressione di p21(cip) e p27(Kip), che porta alla repressione della fosforilazione del pRb e della complessa attività di cyclin E-cdk2 (Charland).
- Inibizione dell'incorporazione della ^{3}H-timidina nel DNA (Yano).
- Riduzione dell'incorporazione di ^{3}H-timidina nel DNA (Feind).
- Inibizione dell'incorporazione della ^{3}H-timidina nelle cellule tumorali (Damge).
- Riduzione significativa di IGF1 (Ingle).

- Inibizione, con modalità dose-dipendente della fosforilazione tirosinica, da parte di EGFR (attivato dal EGF) (Mischima).
- Induzione della traslocazione del PTP1C intracellulare, alle membrane di cellule neoplastiche (Srikant).
- Induzione mediata dagli SSTR, dell'attività della tirosin-fosfatasi di membrana (PTP), implicata nella segnalazione antiproliferativa per la sua capacità di defosforilare e inattivare le chinasi del recettore del fattore di crescita (Srikant).
- Inibizione dell'attività della fosfotirosina fosfatasi (PTPase) e più specificamente della tirosina fosfatasi SHP-1 fosfatasi (PTP1C), inibizione anche dell'attività di tirosina chinasi della membrana e di p 42MAP chinasi (Douziech).
- Riduzione nelle cellule tumorali dei recettori del fattore di crescita epidermico EGFR (Szepeshazi).
- Riduzione dell'espressione di EGF-stimolata del complesso AP-1 a livello transcrizionale e traduzionale (Held Feind).
- Effetto positivo e stimolante sulle cellule di Kupfer, con meccanismo antitumorale, potenziato da una decisa inibizione della perossidazione lipidica epatica (Kouroumanlis).
- Netta inibizione della perossidazione lipidica epatica (Venger).
- Effetto apoptotico con condensazione nucleare della cromatina e frammentazione, restringimento cellulare, e formazione di corpi apoptotici, con una correlazione direttamente proporzionale, dose-dipendente, tra concentrazione di somatostatina e tasso apoptotico (Chen).
- Inibizione della fase S del ciclo cellulare con induzione dell'apoptosi dose-dipendente, aumento della perossidazione lipidica intrametastatica, con perdita dell'integrità delle cellule tumorali (Rederer).
- Abbattimento della concentrazione plasmatica di fattori di crescita tumorale come l'IGF-1 e l'EGF con netta diminuzione della percentuale della fase S statisticamente significativa (Cascinu).
- Aumento dell'attività del gene soppressore p53, con la capacità inibente sulle linee di tumori, del tutto indipendentemente dallo stato del loro p53 (Szepeshasi).
- Potenziamento dell'attività dei chemioterapici nei tumori (Tesei).
- Inibizione dell'attività di chinasi della proteina mitogeno attivata MAB (Cattaneo).
- Intensa attività fofatasica (Cattaneo).
- Soppressione dell'attivazione del Ras indotto da PDGF (Cattaneo).
- Induzione non solo all'apoptosi ma alla CA (aberrazione cromosomica), cioè rottura cromosomica con deciso effetto antiblastico (Tompa).
- Induzione della migrazione delle cellule della AML mediante l'attivazione di SSTR-2 ed attrazione sulle normali cellule progenitrici emopoietiche, proprietà chemiotattiche, con implicazioni nella distribuzione delle cellule AML nel corpo con applicazioni cliniche nella leucemia mieloide acuta (Oomen).
- Attivazione delle fosfatasi della tiroxina, della proteina SHP2 e inibizione delle chinasi della proteina mitogeno-attivata (Held Feind).
- Inibizione in maniera significativa, dose-dipendente, della proliferazione di cellule leucemiche con riduzione dell'espressione del gene c-fos (Ishihara).
- Induzione di una forte espressione della proteina bcl-2 prima assente, con relativo ef-

fetto apoptotico (Zalatnai).
- Diminuzione delle cellule in fase S e dell'indice proliferativo dose dipendente (Rederer).
- Diminuzione dei livelli sierici di AFP negli epatocarcinomi (Rederer).
- Defosforilazione delle chinasi della proteina mitogeno attivata ERK 1-2 (Held Field).
- Riduzione dell'espressione di EGF stimolata dal complesso AP1 a livello trascrizionale e traslazionale (Held Field).
- Effetto proapoptotico e antiproliferativo sinergico con MLT (Melen-Mucha).

Bibliografia

1. Magnavita e AA, Hodgkin's lymphoma in a cyclist treated with growth hormone, Am J Hematol. 1996 May;52(1):65-6.
2. Jungwirt e AA, Inhibition of the growth of Caki-I human renal adenocarcinoma *in vivo* by luteinizing hormone-releasing hormone antagonist Cetrorelix, somatostatin analog RC-160, and bombesin antagonist RC-3940-II, Cancer. 1998 Mar 1;82(5):909-17.
3. Cats e AA, Increased epithelial cell proliferation in the colon of patients with acromegaly, Cancer Res. 1996 Feb 1;56(3):523-6.
4. Angelloz e AA, Recombinant human insuline-like growth factor (IGF) binding protein-3 stimulates prostate carcinoma cell proliferation via an IGF-dependent mechanism. Role of serine proteases, Growth Regul. 1996 Sep;6(3):130-6.
5. Singh e AA, Gastrin gene expression is required for the proliferation and tumorigenicity of human colon cancer cells, Cancer Res. 1996 Sep 15;56(18):4111-5.
6. Strawn e AA, Insulin-like growth factor I promotes leiomyoma cell growth *in vitro*, Am J Obstet Gynecol. 1995 Jun;172(6):1837-43; discussion 1843-4.
7. Bloom, New type of granular cell in islets of Langerhans of man, Anat Rec 1931; 49: 363-371.
8. Caramia e AA, The ultrastructural basis for the identification of cell types in the pancreatic islets. I. Guinea pig, Z Zellforsch Mikrosk Anat. 1965 Aug 5;67(4):533-46.
9. Brazepau e AA, The use of mass spectrometry in deducing the sequence of somatostatin-a hypothalamic polypeptide that inhibits the secretion of growth hormone, Biochem Biophys Res Commun. 1973 Jan 4;50(1):127-33.
10. Schonbrunn e Tashjian, Characterization of functional receptors for somatostatin in rat pituitary cells in culture, J Biol Chem. 1978 Sep 25;253(18):6473-83.
11. Mosdell e AA, Indicazioni emergenti per la terapia con octreotide, Am. J. Hosp. Pharm, 1994.
12. Lincoln e AA, Espressione dei recettori dell'ormone della crescita nel nucleo e nel citoplasma delle cellule normali e neoplastiche, Histochem Cell Biol, 1998.
13. Robbins e AA, Somatostatina e cancro, Metabolism 45(8 Suppl 1):98-100. Agosto.
14. Wekbecker e AA, Potenziamento degli effetti antiproliferativi mediante Octreotide *in vitro* e *in vivo*, Digestion, 1996.
15. Albers, Clinical use of somatostatin analogues in paediatric oncology, Digestion, 1996;57 Suppl 1:38-41.
16. Giustina e AA, Inhibitory effects of galanin on growth hormone (GH) release in cultured GH-secreting adenoma cells: comparative study with octreotide, GH-releasing hormone, and thyrotropin-releasing hormone, Metabolism. 1997 Apr;46(4):425-30.
17. Yoshitomi e AA, Coinvolgimento della chinasi di MAP e del segnale c-fos, nell'inibizione della crescita delle cellule mediante Somatostatina, Am J Physiol 272(5 Pt 1):E769-74.Maggio 1997.
18. Tejeda e AA, *In vivo* antitumor activity of TT-232 a novel somatostatin analog, Anticancer Res. 1999 Jul-Aug;19(4B):3265-8.
19. Tada e AA, Base molecolare dell'oncogenesi pituitaria, J. Neuroncol., 1999
20. Pollak e Schally, Mechanisms of antineoplastic action of somatostatin analogs, Proc Soc Exp Biol Med. 1998 Feb;217(2):143-52.

21. Bousquet e AA, Antiproliferative effect of somatostatin and analogs, Chemotherapy. 2001;47 Suppl 2:30-9., 2001.
22. Boros e AA, Inibizione dei percorsi del fosfato pentosio non ossidativi mediante somatostatina: un possibile meccanismo d'azione antitumorale, Med. Hypotheses, 1998.
23. Anthony, Long-acting formulations of somatostatin analogues, Ital J Gastroenterol Hepatol. 1999 Oct;31 Suppl 2:S216-8.
24. Culler, Lanreotide and beyond: extending the therapeutic horizons, Hosp Med. 1999 Oct;60(10):714-7.
25. Stewart e James, Il futuro della terapia con gli analoghi della somatostatina, Baillieres Best Pract Res Clin Endocrinol Metab 13(3):409-18. Ottobre 1999.
26. Colao e AA, Long-term effects of depot long-acting somatostatin analog octreotide on hormone levels and tumor mass in acromegaly, J Clin Endocrinol Metab. 2001 Jun;86(6):2779-86.
27. Burghardt e AA, L'effetto inibitorio di un analogo a lunga azione della somatostatina sulla proliferazione, stimolata da EGF, delle cellule Capan-2, J. Physiol Paris, 2000.
28. Kath e Hoffken, Il significato degli analoghi della somatostatina nel trattamento antiproliferativo dei carcinomi, Recent Results Cancer Res 153:23-43.2000.
29. Jenkins e AA, Analoghi della somatostatina in oncologia: uno sguardo al futuro, Chemotherapy 2001;47 Suppl 2:162-96
30. Ripamonti e AA, Il ruolo della somatostatina e dell'octreotide nell'ostruzione intestinale: risultati preclinici e clinici, Tumori 2001 Jan-Feb;87(1):1-9.
31. Schally e AA, Ormoni ipotalamici e cancro, Front Neuroendocrinol 2001 Oct;22(4):248-91.
32. Gruner e AA, Sugar Amino Acid Containing Somatostatin Analogues that Induce Apoptosis in Both Drug-Sensitive and Multidrug-Resistant Tumor Cells, Org Lett. 2001 Nov 15;3(23):3723-3725.
33. Brevini e AA, Somatostatin up-regulates topoisomerase II alpha expression and affects LNCaP cell cycle, Mol Cell Endocrinol. 2001 May 15;176(1-2):103-10.
34. Charland e AA, Somatostatin inhibits Akt phosphorylation and cell cycle entry, but not p42/p44 mitogen-activated protein (MAP) kinase activation in normal and tumoral pancreatic acinar cells, Endocrinology 2001 Jan; 142(1):121-8.
35. Scarpignato e AA., Somatostatin analogs for cancer treatment and diagnosis: an overview, Chemotherapy. 2001;47 Suppl 2:1-29. Review.
36. Zalatnai e AA, Apoptosis-induction and phosphorylation state in human pancreatic carcinoma xenografts following octreotide treatment, Anticancer Res. 2001 Jan-Feb;21(1A):477-80.
37. De Herder e Lamberts, Somatostatin and somatostatin analogues: diagnostic and therapeutic uses, Curr Opin Oncol. 2002 Jan;14(1):53-7.
38. Ellis e Horoviz, Genetic control of programmed cell death in the nematode C. elegans, Cell. 1986 Mar 28;44(6):817-29.
39. Coltman e Andersen, Molecular Neurobiology: 1995, 10, 19.
40. Mengartner M.O. & H.R. Horoviz, Cell, 1994, 76, 665.
41. Salvesen et al., Regulation of cell death protease caspase-9 by phosphorylation, Science. 1998 Nov 13;282(5392):1318-21.
42. Reichlin, S. (1983). Somatostatin. N Engl J Med 309(24): 1495-501.
43. Weckbecker, G., F. Raulf, et al. (1993). Somatostatin analogs for diagnosis and treatment of cancer. Pharmacol Ther 60(2): 245-64.
44. Barnett, P. (2003). Somatostatin and somatostatin receptor physiology. Endocrine 20(3): 255-64.
45. Lahlou, H., J. Guillermet, et al. (2004). Molecular signaling of somatostatin receptors. Ann N Y Acad Sci 1014: 121-31.
46. Favoni, R. E. and A. de Cupis (2000). The role of polypeptide growth factors in human carcinomas: new targets for a novel pharmacological approach. Pharmacol Rev 52(2): 179-206.
47. Earp, H. S., 3rd, B. F. Calvo, et al. (2003). The EGF receptor family-multiple roles in proliferation, differentiation, and neoplasia with an emphasis on HER4. Trans Am Clin Climatol Assoc 114: 315-33; discussion 333-4.
48. Reubi, J. C. (1985). A somatostatin analogue inhibits chondrosarcoma and insulinoma tumour growth.

Acta Endocrinol (Copenh) 109(1): 108-14.
49. Pollak, M. N. and A. V. Schally (1998). Mechanisms of antineoplastic action of somatostatin analogs. Proc Soc Exp Biol Med 217(2): 143-52.
50. Dasgupta, P., A. T. Singh, et al. (1999). Antiproliferative and GH-inhibitory activity of chimeric peptides consisting of GHRP-6 and somatostatin. Biochem Biophys Res Commun 259(2): 379-84.
51. Dasgupta, P., A. T. Singh, et al. (1999). Lipophilization of somatostatin analog RC-160 improves its bioactivity and stability. Pharm Res 16(7): 1047-53.
52. Dasgupta, P. (2004). Somatostatin analogues: multiple roles in cellular proliferation, neoplasia, and angiogenesis. Pharmacol Ther 102(1): 61-85.
53. Melmed, S., M. L. Vance, et al. (2002). Current status and future opportunities for controlling acromegaly. Pituitary 5(3): 185-96.
54. Racine, M. S. and A. L. Barkan (2002). Medical management of growth hormone-secreting pituitary adenomas. Pituitary 5(2): 67-76.
55. Lichtenauer-Kaligis, E. G., P. M. van Hagen, et al. (2000). Somatostatin receptor subtypes in human immune cells. Eur J Endocrinol 143 Suppl 1: S21-5.
56. Ten Bokum, A. M., L. J. Hofland, et al. (2000). Somatostatin and somatostatin receptors in the immune system: a review. Eur Cytokine Netw 11(2): 161-76.
57. Paran D, Paran H. Somatostatin analogs in rheumatoid arthritis and other inflammatory and immune-mediated conditions. Curr Opin Investig Drugs. 2003 May;4(5):578-82.
58. Ferone e AA. *In vivo* and *in vitro* expression of somatostatin receptors in two human thymomas with similar clinical presentation and different histological features. J Endocrinol Invest. 2001 Jul-Aug; 24(7):522-8.
59. Ferjoux, G., C. Bousquet, et al. (2000). Signal transduction of somatostatin receptors negatively controlling cell proliferation. J Physiol Paris 94(3-4): 205-10.
60. Folkman, J. (1997). Angiogenesis and angiogenesis inhibition: an overview. Exs 79: 1-8.
61. Bergers, G. and L. E. Benjamin (2003). Tumorigenesis and the angiogenic switch. Nat Rev Cancer 3(6): 401-10.
62. Griffioen, A. W. and G. Molema (2000). Angiogenesis: potentials for pharmacologic intervention in the treatment of cancer, cardiovascular diseases, and chronic inflammation. Pharmacol Rev 52(2): 237-68.
63. Hanahan, D. and J. Folkman (1996). Patterns and emerging mechanisms of the angiogenic switch during tumorigenesis. Cell 86(3): 353-64.
64. Augustin, H. G. (1998). Antiangiogenic tumour therapy: will it work? Trends Pharmacol Sci 19(6): 216-22.
65. Augustin, H. G. (2001). Tubes, branches, and pillars: the many ways of forming a new vasculature. Circ Res 89(8): 645-7.
66. Longo, R., R. Sarmiento, et al. (2002). Anti-angiogenic therapy: rationale, challenges and clinical studies. Angiogenesis 5(4): 237-56.
67. Folkman, J. (2003). Fundamental concepts of the angiogenic process. Curr Mol Med 3(7): 643-51.
68. Folkman, J. (2002). Role of angiogenesis in tumor growth and metastasis. Semin Oncol 29(6 Suppl 16): 15-8.
69. Hlatky, L., P. Hahnfeldt, et al. (2002). Clinical application of antiangiogenic therapy: microvessel density, what it does and doesn't tell us. J Natl Cancer Inst 94(12): 883-93.
70. Cascinu e AA, Inibizione del fattore di crescita vascolare ed endoteliale mediante octreotide in pazienti con cancro colonrettale, Cancer Invest 2001:19 (1):8-12.
71. Vidal, S., K. Kovacs, et al. (2001). Microvessel density in pituitary adenomas and carcinomas. Virchows Arch 438(6): 595-602.
72. Kishi e AA. Recent studies on anti-angiogenesis in cancer therapy. Nippon Rinsho. 2000 Aug; 58(8): 1747-62. Review. Japanese.
73. Albini, A., T. Florio, et al. (1999). Somatostatin controls Kaposi's sarcoma tumor growth through inhibition of angiogenesis. Faseb J 13(6): 647-55.
74. Casibang e AA. Prostaglandin E2 and vasoactive intestinal peptide increase vascular endothelial cell growth factor mRNAs in lung cancer cells. Lung Cancer. 2001 Feb-Mar;31(2-3):203-12.

75. Florio, T., M. Morini, et al. (2003). Somatostatin inhibits tumor angiogenesis and growth via somatostatin receptor-3-mediated regulation of endothelial nitric oxide synthase and mitogen-activated protein kinase activities. Endocrinology 144(4): 1574-84.
76. Arena, S., A. Pattarozzi, et al. (2005). Somatostatin receptor subtype-dependent regulation of nitric oxide release: involvement of different intracellular pathways. Mol Endocrinol 19(1): 255-67.
77. Turner, H. E., Z. Nagy, et al. (2000). Role of matrix metalloproteinase 9 in pituitary tumor behavior. J Clin Endocrinol Metab 85(8): 2931-5.
78. Garcia de la Torre, N., J. A. Wass, et al. (2002). Antiangiogenic effects of somatostatin analogues. Clin Endocrinol (Oxf) 57(4): 425-41.
79. de la Torre, N. G., J. A. Wass, et al. (2004). Morphologic changes and molecular regulation of angiogenesis in pituitary adenomas. Front Horm Res 32: 133-45.
80. Yamada, S. and K. Takada (2003). Angiogenesis in pituitary adenomas. Microsc Res Tech 60(2): 236-43.
81. Turner, H. E., Z. Nagy, et al. (2000). Angiogenesis in pituitary adenomas - relationship to endocrine function, treatment and outcome. J Endocrinol 165(2): 475-81.
82. Turner, H. E., Z. Nagy, et al. (2000). Angiogenesis in pituitary adenomas and the normal pituitary gland. J Clin Endocrinol Metab 85(3): 1159-62.
83. Jugenburg, M., K. Kovacs, et al. (1995). Vasculature in Nontumorous Hypophyses, Pituitary Adenomas, and Carcinomas: A Quantitative Morphologic Study. Endocr Pathol 6(2): 115-124.
84. Vidal, S., M. C. Oliveira, et al. (2000). Immunolocalization of vascular endothelial growth factor in the GH3 cell line. Cell Tissue Res 300(1): 83-8.
85. Segal, K., T. Shpitzer, et al. (1996). Angiogenesis in follicular tumors of the thyroid. J Surg Oncol 63(2): 95-8.
86. Liu, Q., G. Djuricin, et al. (1996). Tumor angiogenesis in pheochromocytomas and paragangliomas. Surgery 120(6): 938-42; discussion 942-3.
87. Banerjee, S. K., D. K. Sarkar, et al. (1997). Over expression of vascular endothelial growth factor and its receptor during the development of estrogen-induced rat pituitary tumors may mediate estrogen-initiated tumor angiogenesis. Carcinogenesis 18(6): 1155-61.
88. Banerjee, S. K., M. N. Zoubine, et al. (2000). Overexpression of vascular endothelial growth factor164 and its co-receptor neuropilin-1 in estrogen-induced rat pituitary tumors and GH3 rat pituitary tumor cells. Int J Oncol 16(2): 253-60.
89. Reubi, J. C., U. Horisberger, et al. (1994). High density of somatostatin receptors in veins surrounding human cancer tissue: role in tumor-host interaction? Int J Cancer 56(5): 681-8.
90. Reubi, J. C., J. C. Schaer, et al. (1994). Expression and localization of somatostatin receptor SSTR1, SSTR2, and SSTR3 messenger RNAs in primary human tumors using in situ hybridization. Cancer Res 54(13): 3455-9.
91. Reubi, J. C., B. Waser, et al. (1994). Vascular somatostatin receptors in synovium from patients with rheumatoid arthritis. Eur J Pharmacol 271(2-3): 371-8.
92. Reubi, J. C., B. Waser, et al. (2001). Somatostatin receptor sst1-sst5 expression in normal and neoplastic human tissues using receptor autoradiography with subtype-selective ligands. Eur J Nucl Med 28(7): 836-46.
93. Qin, R. Y., R. L. Fang, et al. (2004). Alteration of somatostatin receptor subtype 2 gene expression in pancreatic tumor angiogenesis. World J Gastroenterol 10(1): 132-5.
94. Watson, J. C., D. A. Balster, et al. (2001). Growing vascular endothelial cells express somatostatin subtype 2 receptors. Br J Cancer 85(2): 266-72.
95. Woltering, E. A., R. Barrie, et al. (1991). Somatostatin analogues inhibit angiogenesis in the chick chorioallantoic membrane. J Surg Res 50(3): 245-51.
96. Woltering, E. A., J. C. Watson, et al. (1997). Somatostatin analogs: angiogenesis inhibitors with novel mechanisms of action. Invest New Drugs 15(1): 77-86.
97. Woltering, E. A. (2003). Development of targeted somatostatin-based antiangiogenic therapy: a review and future perspectives. Cancer Biother Radiopharm 18(4): 601-9.
98. Patel, P. C., R. Barrie, et al. (1994). Postreceptor signal transduction mechanisms involved in octreoti-

de-induced inhibition of angiogenesis. Surgery 116(6): 1148-52.
99. Pola, S., M. G. Cattaneo, et al. (2003). Anti-migratory and anti-invasive effect of somatostatin in human neuroblastoma cells: involvement of Rac and MAP kinase activity. J Biol Chem 278(42): 40601-6.
100. Mentlein, R., O. Eichler, et al. (2001). Somatostatin inhibits the production of vascular endothelial growth factor in human glioma cells. Int J Cancer 92(4): 545-50.
101. Koizumi, M., M. Onda, et al. (2002). Antiangiogenic effect of octreotide inhibits the growth of human rectal neuroendocrine carcinoma. Digestion 65(4): 200-6.
102. Jia, W. D., G. L. Xu, et al. (2003). Effect of octreotide on angiogenesis induced by hepatocellular carcinoma *in vivo*. Hepatobiliary Pancreat Dis Int 2(3): 404-9.
103. Jia, W. D., G. L. Xu, et al. (2003). Octreotide acts as an antitumor angiogenesis compound and suppresses tumor growth in nude mice bearing human hepatocellular carcinoma xenografts. J Cancer Res Clin Oncol 129(6): 327-34.
104. Barrie, R., E. A. Woltering, et al. (1993). Inhibition of angiogenesis by somatostatin and somatostatin-like compounds is structurally dependent. J Surg Res 55(4): 446-50.
105. Danesi, R. and M. Del Tacca (1996). The effects of the somatostatin analog octreotide on angiogenesis *in vitro*. Metabolism 45(8 Suppl 1): 49-50.
106. Danesi, R., C. Agen, et al. (1997). Inhibition of experimental angiogenesis by the somatostatin analogue octreotide acetate (SMS 201-995). Clin Cancer Res 3(2): 265-72.
107. Zalatnai, A. and F. Timar (2002). *In vitro* antiangiogenic effect of sandostatin (octreotide) on the proliferation of the placental vessels. Anticancer Res 22(6C): 4225-7.
108. Kumar, M., Z. R. Liu, et al. (2004). Anti-angiogenic effects of somatostatin receptor subtype 2 on human pancreatic cancer xenografts. Carcinogenesis 25(11): 2075-81.
109. Manoj, K., Z. R. Liu, et al. (2004). [Mechanisms of inhibition of growth of human pancreatic carcinoma implanted in nude mice by somatostatin receptor subtype 2]. Zhonghua Yi Xue Za Zhi 84(9): 760-5.
110. Gulec, S. A., G. J. Drouant, et al. (2001). Antitumor and antiangiogenic effects of somatostatin receptor-targeted in situ radiation with (111)In-DTPA-JIC 2DL. J Surg Res 97(2): 131-7.
111. Curtis, S. B., J. Hewitt, et al. (2000). Somatostatin receptor subtype expression and function in human vascular tissue. Am J Physiol Heart Circ Physiol 278(6): H1815-22.
112. Wang, C. and C. Tang (2002). [Inhibition of human gastric cancer metastasis by ocreotide *in vitro* and *in vivo*]. Zhonghua Yi Xue Za Zhi 82(1): 19-22.
113. Buchan, A. M., C. Y. Lin, et al. (2002). Somatostatin, acting at receptor subtype 1, inhibits Rho activity, the assembly of actin stress fibers, and cell migration. J Biol Chem 277(32): 28431-8.
114. Ferrara, N., H. P. Gerber, et al. (2003). The biology of VEGF and its receptors. Nat Med 9(6): 669-76.
115. Pistolesi, S., G. Fontanini, et al. (2003). The role of somatostatin in vasogenic meningioma associated brain edema. Tumori 89(2): 136-40.
116. Li, H. H., X. C. Wang, et al. (2003). [Effects of short-term treatment of somatostatin on angiogenesis of gastric carcinoma]. Ai Zheng 22(9): 990-3.
117. Wiedermann, C. J., N. Reinisch, et al. (1993). Stimulation of monocyte chemotaxis by human growth hormone and its deactivation by somatostatin. Blood 82(3): 954-60.
118. Clauss, M., M. Gerlach, et al. (1990). Vascular permeability factor: a tumor-derived polypeptide that induces endothelial cell and monocyte procoagulant activity, and promotes monocyte migration. J Exp Med 172(6): 1535-45.
119. Abe e AA, Effects of preoperative octreotide treatment on different subtypes of 90 GH-secreting pituitary adenomas and outcome in one surgical center, Eur J Endocrinol. 2001 Aug;145(2):137-45.
120. Andersen e AA, *In vivo* secretory potential and the effect of combination therapy with octreotide and cabergoline in patients with clinically non-functioning pituitary adenomas, Clin Endocrinol (Oxf). 2001 Jan;54(1):23-30.
121. Attanasio e AA, GH/IGF-I normalization and tumor shrinkage during long-term treatment of acromegaly by lanreotide, J Endocrinol Invest. 2001 Apr;24(4):209-16.
122. Caron e AA, Efficacy of the long-acting octreotide formulation (octreotide-LAR) in patients with thyrotropin-secreting pituitary adenomas, J Clin Endocrinol Metab. 2001 Jun;86(6):2849-53.

123. Fassnacht e AA, Octreotide LAR treatment throughout pregnancy in an acromegalic woman, Clin Endocrinol (Oxf). 2001 Sep;55(3):411-5.
124. Saveanu e AA, Bim-23244, a somatostatin receptor subtype 2- and 5-selective analog with enhanced efficacy in suppressing growth hormone (GH) from octreotide-resistant human GH-secreting adenomas, J Clin Endocrinol Metab. 2001 Jan;86(1):140-5.
125. Kun e AA, Journal of Clinical Endocrinology & Metabolism, 85(4):1487-91.2000Apr.
126. Fischler e Reinhart, TSH-secreting pituitary macroadenoma: rapid tumor shrinkage and recovery from hyperthyroidism with octreotide, J Endocrinol Invest. 1999 Jan;22(1):64-5, Journal of Endocrinological Investigation 1999;22(11):65-5.
127. Buchfelder e AA, Clinical correlates in acromegalic patients with pituitary tumors expressing GSP oncogenes, Pituitary. 1999 May;1(3-4):181-5.
128. Thapar e AA, Antiproliferative effect of the somatostatin analogue octreotide on growth hormone-producing pituitary tumors: results of a multicenter randomized trial, Mayo Clin Proc. 1997 Oct; 72(10):893-900.
129. Boccardo e AA, Management of breast cancer: is there a role for somatostatin and its analogs?, Chemotherapy. 2001;47 Suppl 2:62-77.
130. Chatzistamou e AA, Antagonists of growth hormone-releasing hormone and somatostatin analog RC-160 inhibit the growth of the OV-1063 human epithelial ovarian cancer cell line xenografted into nude mice, J Clin Endocrinol Metab. 2001 May;86(5):2144-52.
131. Dolan e AA, Treatment of metastatic breast cancer with somatostatin analogues-a meta-analysis, Ann Surg Oncol. 2001 Apr;8(3):227-33.
132. Pilichowska e AA, Clinicopathological value of somatostatin type 2A and estrogen receptor immunoreactivity in human breast carcinoma, Endocr Pathol. 2001 Spring;12(1):55-61.
133. Plonowski e Schally, Inhibition of the UCI-107 human ovarian carcinoma cell line by a targeted cytotoxic analog of somatostatin, AN-238, Cancer. 2001 Sep 1;92(5):1168-76.
134. Kahan e AA, Inhibition of growth of MX-1, MCF-7-MIII and MDA-MB-231 human breast cancer xenografts after administration of a targeted cytotoxic analog of somatostatin, AN-238, Int J Cancer. 1999 Aug 12;82(4):592-8.
135. Yano e AA, Inhibition of human epithelial ovarian cancer cell growth *in vitro* by somatostatin analog RC-160, Oncology. 2000;59 Suppl 1:45-9.
136. Ingle e AA, A randomized trial of tamoxifen alone or combined with octreotide in the treatment of women with metastatic breast carcinoma, Cancer. 1999 Mar 15;85(6):1284-92.
137. Mishima e AA, Inhibition of human endometrial cancer cell growth *in vitro* and *in vivo* by somatostatin analog RC-160, Am J Obstet Gynecol. 1999 Sep;181(3):583-90.
138. O'Byrne e Schally, Somatostatina: i suoi recettori e gli analoghi nel cancro al polmone, Chemotherapy 2001; 47 Suppl 2:78-108.
139. Chaudhuri e AA, A noninvasive reporter system to image adenoviral-mediated gene transfer to ovarian cancer xenografts, Gynecol Oncol. 2001 Nov;83(2):432-8.
140. Montebal, Br J Cancer 1998;77 (1):115-22.
141. Benlot e AA, Somatostatin and growth hormone-releasing hormone in normal and tumoral human breast tissue: endogenous content, *in vitro* pulsatile release, and regulation, J Clin Endocrinol Metab. 1997 Feb;82(2):690-6.
142. Pollak e AA, The potential role of somatostatin analogues in breast cancer treatment, Yale J Biol Med. 1997 Sep-Dec;70(5-6):535-9.
143. Shiba e AA, [Somatostatin analogue treatment for malignant hypercalcemia associated with advanced breast cancer], Gan To Kagaku Ryoho. 1996 Feb;23(3):343-7.
144. Srikant e AA, Octapeptide somatostatin analog SMS 201-995 induces translocation of intracellular PTP1C to membranes in MCF-7 human breast adenocarcinoma cells, Endocrinology. 1996 Aug;137(8):3461-8.
145. Manni e AA, Endocrine effects of combined somatostatin analog and bromocriptine therapy in women with advanced breast cancer, Breast Cancer Res Treat. 1989 Dec;14(3):289-98.
146. Li e AA, Effects of cytokines on somatostatin in nude mice bearing human renal cell carcinoma,

Zhonghua Wai Ke Za Zhi. 1997 Jun;35(6):333-5.
147. Rosenberg, Cancro al pancreas: l'octreotide offre qualche prospettiva?, Chemoterapy 2001;47 Suppl2:134-49.
148. Zalatnai e AA, Flow cytometric evidence of apoptosis in human pancreatic cancer xenografts treated with Sandostatin (octreotide), Anticancer Res. 2000 May-Jun;20(3A):1663-6.
149. Zalatnai e AA, Apoptosis-induction and phosphorylation state in human pancreatic carcinoma xenografts following octreotide treatment, Anticancer Res. 2001 Jan-Feb;21(1A):477-80.
150. Kikutsuji e AA, Expression of somatostatin receptor subtypes and growth inhibition in human exocrine pancreatic cancers, J Hepatobiliary Pancreat Surg. 2000;7(5):496-503.
151. Douziech e AA, Inhibitory and stimulatory effects of somatostatin on two human pancreatic cancer cell lines: a primary role for tyrosine phosphatase SHP-1, Endocrinology. 1999 Feb;140(2):765-77.
152. Sulkowski e AA, A phase II study of high-dose octreotide in patients with unresectable pancreatic carcinoma, Eur J Cancer. 1999 Dec;35(13):1805-8.
153. Szepeshazi e AA, Growth inhibition of experimental pancreatic cancers and sustained reduction in epidermal growth factor receptors during therapy with hormonal peptide analogs, J Cancer Res Clin Oncol. 1999 Aug-Sep;125(8-9):444-52.
154. Wenger e AA, Hormone therapy of postoperative recurrent pancreatic carcinoma with octreotide and tamoxifen, Chirurg. 1999 Jun;70(6):694-9. German.
155. Cirillo e AA, Octreotide in the treatment of advanced pancreatic tumor. Preliminary study, Minerva Chir. 1998 Dec;53(12):979-85.
156. Damge e AA, Effect of the gastrin-releasing peptide antagonist BIM 26226 and lanreotide on an acinar pancreatic carcinoma, Eur J Pharmacol. 1998 Apr 17;347(1):77-86.
157. Helle e AA, Octreotide pamoate microincapsulato nel cancro pancreatico e gastrointestinale avanzato: uno studio di fase I, Br J Cancer 78(1):14-20.
158. Weckbecker e AA, Indirect antiproliferative effect of the somatostatin analog octreotide on MIA PaCa-2 human pancreatic carcinoma in nude mice, Yale J Biol Med. 1997 Sep-Dec;70(5-6):549-54.
159. Pinski e AA, Somatostatin analog RC-160 inhibits the growth of human osteosarcomas in nude mice, Int J Cancer. 1996 Mar 15;65(6):870-4.
160. Liu e AA, Regulative effects pentagastrin and somatostatin on growth of human gastric cancer cells *in vitro*, Hua Xi Yi Ke Da Xue Xue Bao. 1998 Sep;29(3):292-4. Chinese.
161. Kiaris e AA, A targeted cytotoxic somatostatin (SST) analogue, AN-238, inhibits the growth of H-69 small-cell lung carcinoma (SCLC) and H-157 non-SCLC in nude mice, Eur J Cancer. 2001 Mar;37(5):620-8.
162. Koppan e AA, Targeted cytotoxic analogue of somatostatin AN-238 inhibits growth of androgen-independent Dunning R-3327-AT-1 prostate cancer in rats at nontoxic doses, Cancer Res. 1998 Sep 15;58(18):4132-7.
163. Berruti e AA,. Effetti dell'analogo della somatostatina lanreotide sui livelli circolanti di Chromogranin-A, antigene specifico della prostata e fattore-1 di crescita simile all'insulina nei pazienti con cancro alla prostata avanzato, Prostate 2001 May 15; 47(3):205-11.
164. Plonowski e AA, Inhibition of PC-3 human androgen-independent prostate cancer and its metastases by cytotoxic somatostatin analogue AN-238, Cancer Res. 1999 Apr 15;59(8):1947-53.
165. Vainas e AA, The role of somatostatin analogues in complete antiandrogen treatment in patients with prostatic carcinoma, J Exp Clin Cancer Res. 1997 Mar;16(1):119-26.
166. Koutsilieris e AA, Una terapia combinata di desametasone e analogo della somatostatina reintroduce risposte cliniche obiettive all'analogo LHRH in pazienti con cancro alla prostata refrattario all'ablazione dell'androgeno, J Clin Endocrinol Metab 86(12):5729-36. Dicembre 2001.
167. Garcia-Fernandez e AA, Low expression of Galpha protein subunits in human prostate cancer, J Urol. 2001 Dec;166(6):2512-7.
168. Davies e AA, Therapeutic potential of octreotide in the treatment of liver metastases, Anticancer Drugs. 1996 Jan;7 Suppl 1:23-31. Review.
169. Sulkowski e AA, Regression of a distal bile duct carcinoma after treatment with octreotide for 6

months Digestion, 1997;58(4):407-9.
170. Kouroumanlis e AA, Il trattamento del carcinoma epatocellulare con octreotide: uno studio randomizzato controllato, Gut 42(3):442-7. Marzo 1998.
171. Kouroumanlis, L'octreotide e il cancro del fegato e dell'albero biliare, Chemotherapy 2001;47 Suppl 2 :150-61.
172. Chen e AA, Meccanismo antineoplastico dell'azione dell'octreotide nell'epatoma umano, Chin Med J (Engl) 114(11):1167-70 Chin Med J 2001;114:1167-70.
173. Raderer e AA, Successful treatment of an advanced hepatocellular carcinoma with the long-acting somatostatin analog lanreotide, Am J Gastroenterol. 1999 Jan;94(1):278-9.
174. Raderer e AA, Trattamento del cancro epatocellulare con un analogo a lunga azione della somatostatina, lanreotide, *in vitro* e *in vivo*, Int J Oncol 2000 16(6):1197-201.
175. Slooter e AA, Anti-proliferative effect of radiolabelled octreotide in a metastases model in rat liver, Int J Cancer. 1999 May 31;81(5):767-71.
176. Diaconu e AA, Apoptosis is induced in both drug-sensitive and multidrug-resistant hepatoma cells by somatostatin analogue TT-232, Br J Cancer. 1999 Jun;80(8):1197-203.
177. Wenger e AA, Influenza dell'octreotide e del tamoxifen sulla crescita tumorale e sulle metastasi del fegato nel cancro pancreatico, indotto da N-nitrosobis(2-oxopropyl)ammina, in criceti siriani, Horm Res 54(2):74-7, 2000.
178. Wenger e AA, Effects of octreotide on liver metastasis and intrametastatic lipid peroxidation in experimental pancreatic cancer, Oncology. 2001;60(3):282-8.
179. Wang e AA, Effetto inibitorio dell'octreotide sulla crescita del carcinoma epatocellulare *in vitro* e *in vivo*, Zhonghua Yi Xue Za Zhi 81(19):1194-7. Ottobre 2001.
180. Hallstrom e AA, Role of the pituitary in tumor promotion with ethinyl estradiol in rat liver, Hepatology. 1996 Oct;24(4):849-54.
181. Di Leo e AA, A dose-finding study of lanreotide (a somatostatin analog) in patients with colorectal carcinoma, Cancer. 1996 Jul 1;78(1):35-42.
182. Pawlikowski e AA, Differential effects of somatostatin analogues on proliferation of murine colonic cancer cells *in vitro*, Cytobios. 1997;89(358-359):183-7.
183. Cascinu e AA, Inhibition of tumor cell kinetics and serum insulin growth factor I levels by octreotide in colorectal cancer patients, Gastroenterology. 1997 Sep;113(3):767-72.
184. Szepeshazi e AA, Targeted cytotoxic somatostatin analogue AN-238 inhibits somatostatin receptor-positive experimental colon cancers independently of their p53 status, Cancer Res. 2002 Feb 1;62(3):781-8.
185. Melen-Mucha e AA, Somatostatin analogue octreotide and melatonin inhibit bromodeoxyuridine incorporation into cell nuclei and enhance apoptosis in the transplantable murine colon 38 cancer, Anticancer Res. 1998 Sep-Oct;18(5A):3615-9.
186. Tesei e AA, Lanreotide-induced modulation of 5-fluorouracil or mitomycin C cytotoxicity in human colon cancer cell lines: a preclinical study, J Chemother. 2000 Oct;12(5):421-30.
187. Skogseid, Nonsurgical treatment of advanced malignant neuroendocrine pancreatic tumors and midgut carcinoid, World J Surg. 2001 Jun;25(6):700-3.
188. Cattaneo e AA, A somatostatin analogue inhibits MAP kinase activation and cell proliferation in human neuroblastoma and in human small cell lung carcinoma cell lines, FEBS Lett. 1996 Nov 18;397(2-3):164-8.
189. Kogner e AA, Somatostatin in neuroblastoma and ganglioneuroma, Eur J Cancer. 1997 Oct; 33 (12): 2084-9.
190. Feind e AA, Influenza, tempo-dipendente, dell'analogo della somatostatina octreotide sulla proliferazione degli astrociti di ratto e delle cellule di glioma, Brain Res 746(1-2):309-13
191. Cattaneo e AA, Somatostatin inhibits PDGF-stimulated Ras activation in human neuroblastoma cells, FEBS Lett. 1999 Oct 1;459(1):64-8.
192. Borgstrom e AA, The somatostatin analogue octreotide inhibits neuroblastoma growth *in vivo*, Pediatr Res. 1999 Sep;46(3):328-32.
193. Kiaris, Schally e AA, Regression of U-87 MG human glioblastomas in nude mice after treatment with

a cytotoxic somatostatin analog AN-238, Clin Cancer Res. 2000 Feb;6(2):709-17.
194. O'Byrne e AA, Somatostatin and somatostatin analogues in medullary thyroid carcinoma, Nucl Med Commun. 1996 Sep;17(9):810-6.
195. Zabel e AA, Effect of octreotide on proliferation of *in vitro* cultured thyroid medullary carcinoma cells, Folia Histochem Cytobiol. 2001;39(2):185-6.
196. Robbins e AA, Inhibition of metabolic activity in papillary thyroid carcinoma by a somatostatin analogue, Thyroid. 2000 Feb;10(2):177-83.
197. Vitale e AA, Current approaches and perspectives in the therapy of medullary thyroid carcinoma, Cancer. 2001 May 1;91(9):1797-808.
198. Lupoli e AA, Treatment of advanced medullary thyroid carcinoma with a combination of recombinant interferon alpha-2b and octreotide, Cancer. 1996 Sep 1;78(5):1114-8.
199. Mato e AA, Somatostatina ed espressione del gene del sottotipo di recettore della somatostatina nel carcinoma midollare della tiroide, J Clin Endocrinol Metab 83(7):2417-20.
200. Gorges, [Somatostatin receptor status in non-medullary thyroid carcinoma], Nuklearmedizin. 1999;38(1):15-23. German.
201. Valdherr e AA, Nucl Med Commun 2001 Jun;22 (6):673-8.
202. Lupoli e AA, Treatment of advanced medullary thyroid carcinoma with a combination of recombinant interferon alpha-2b and octreotide, Cancer. 1996 Sep 1;78(5):1114-8.
203. Schwab e AA, Antiproliferative efficacy of the somatostatin analogue TT-232 in human melanoma cells and tumours, Anticancer Res. 2001 Jan-Feb;21(1A):71-5.
204. Fletcher e AA, Stato attuale dei recettori della somatostatina nei melanomi maligni, Yale J Biol Med 70(5-6):561-3. Settembre-dicembre 1997.
205. Lin e AA, Somatostatin receptor scintigraphy and somatostatin therapy in the evaluation and treatment of malignant thymoma, Clin Nucl Med. 1999 Jan;24(1):24-8.
206. Palmieri e AA, Role of somatostatin analogue-based therapy in unresponsive malignant thymomas, Ann Med. 1999 Oct;31 Suppl 2:80-5.
207. Georgii-Heming e AA, L'analogo della somatostatina octreotide inibisce la crescita delle linee di cellule di mieloma multiplo umano interleukin-6 dipendenti e IL-indipendenti, Blood 93(5):1724-3, 1999.
208. Giannetti e AA, Somatostatin analog SMS 201995 inhibits proliferation in human leukemia T-cell line: relevance of the adenylyl cyclase stimulation, J Cell Biochem. 2000 Jun 12;78(4):666-73.
209. Lugtenburg e AA, Somatostatin receptor scintigraphy useful in stage I-II Hodgkin's disease: more extended disease identified, Br J Haematol. 2001 Mar;112(4):936-44.
210. Tompa e AA, The somatostatin analogue peptide TT-232 induces apoptosis and chromosome breakage in cultured human lymphocytes, Mutat Res. 2000 Feb 16;465(1-2):61-8.
211. Todisco e AA, Cyclophosphamide plus somatostatin, bromocriptin, retinoids, melatonin and ACTH in the treatment of low-grade non-Hodgkin's lymphomas at advanced stage: results of a phase II trial, Cancer Biother Radiopharm. 2001 Apr;16(2):171-7.
212. Oomen e AA, Somatostatin induces migration of acute myeloid leukemia cells via activation of somatostatin receptor subtype 2, Leukemia. 2001 Apr;15(4):621-7.
213. Arteaga de Nurphy e AA, Uptake of (188)Re-beta-naphthyl-peptide in cervical carcinoma tumours in athymic mice, Nucl Med Biol. 2001 Apr; 28(3):319-26.
214. Arslan e AA, Comparison of ^{111}In octreotide and Tc-99m (V) DMSA scintigraphy in the detection of medullary thyroid tumor foci in patients with elevated levels of tumor markers after surgery, Clin Nucl Med. 2001 Aug;26(8):683-8.
215. Soresi e AA, Intensification of ^{111}In-DTPA-octreotide scintigraphy by means of pretreatment with cold octreotide in small cell lung cancer, Lung Cancer. 1997 Jul;17(2-3):231-8.
216. Pastore e AA, Intraoperative detection of lung cancer by octreotide labeled to Indium-111, Semin Surg Oncol. 1998 Dec;15(4):220-2.
217. Muros e AA, ^{111}In-pentetreotide scintigraphy is superior to 123I-MIBG scintigraphy in the diagnosis and location of chemodectoma, Nucl Med Commun. 1998 Aug;19(8):735-42.
218. Virgolini e AA, ^{111}Indium-DOTA-lanreotide: biodistribution, safety and radiation absorbed dose in tu-

mor patients, J Nucl Med. 1998 Nov;39(11):1928-36.
219. Rowland, Acta Neurol Belg 98 "4":356-9.
220. Klutman e AA, Somatostatin receptor scintigraphy in postsurgical follow-up examinations of meningioma, J Nucl Med. 1998 Nov;39(11):1913-7.
221. Henze e AA, PET imaging of somatostatin receptors using, J Nucl Med. 2001 Jul;42(7):1053-6.
222. Hofman e AA, Biocinetica e visualizzazione con la PET del recettore della somatostatina con il radiolegante ^{68}Ga-DOTATOC: dati preliminari, Eur J Nucl Med 28(12):1751-7.
223. Adams e AA, Metabolic (PET) and receptor (SPET) imaging of well- and less well-differentiated tumours: comparison with the expression of the Ki-67 antigen, Nucl Med Commun. 1998 Jul; 19(7): 641-7.
224. Hoegerle e AA, Whole-body ^{18}F dopa PET for detection of gastrointestinal carcinoid tumors, Radiology. 2001 Aug;220(2):373-80.
225. Anderson e AA, ^{64}Cu-TETA-octreotide as a PET imaging agent for patients with neuroendocrine tumors, J Nucl Med. 2001 Feb;42(2):213-21.
226. Bombardieri e AA, Positron emission tomography (PET) and other nuclear medicine modalities in staging gastrointestinal cancer, Semin Surg Oncol. 2001 Mar;20(2):134-46.
227. Papos e AA, Somatostatin receptor scintigraphy in the management of cerebral malignant ectomesenchymoma: a case report, Pediatr Radiol. 2001 Mar;31(3):169-72.
228. Kaltsas e AA, Confronto tra l'analogo della somatostatina e i radionuclidi della meta-iodobenzilguanidina nella diagnosi e localizzazione di tumori neuroendocrini avanzati, J Clin Endocrinol Metab 2001 Feb;86(2):895-902.
229. Kolby e AA, Un carcinoma umano trapiantabile come modello per la captazione del radionuclide mediata dal trasportatore dell'amina e dal recettore della somatostatina, Am J Pathol 2001 Feb;158(2):745-55.
230. Smith-Jones e AA, Synthesis and characterisation of [^{90}Y]-Bz-DTPA-oct: a yttrium-90-labelled octreotide analogue for radiotherapy of somatostatin receptor-positive tumours, Nucl Med Biol. 1998 Apr;25(3):181-8.
231. Bugaj e AA, Novel fluorescent contrast agents for optical imaging of *in vivo* tumors based on a receptor-targeted dye-peptide conjugate platform, J Biomed Opt. 2001 Apr;6(2):122-33.
232. Hosono, Localization of small-cell lung cancer xenografts with iodine-125-, indium-111-, and rhenium-188-somatostatin analogs, Jpn J Cancer Res. 1996 Sep;87(9):995-1000.
233. Whiteman e AA, La scintigrafia con ^{111}In octreotide nella valutazione delle lesioni della testa e del collo, AJNR Am J Neuroradiol 18(6):1073-80.Giugno - luglio 1997.
234. Bugaj e AA, Radiotherapeutic efficacy of (153)Sm-CMDTPA-Tyr(3)-octreotate in tumor-bearing rats, Nucl Med Biol. 2001 Apr;28(3):327-34.
235. Lewis e AA, Comparison of four 64Cu-labeled somatostatin analogues *in vitro* and in a tumor-bearing rat model: evaluation of new derivatives for positron emission tomography imaging and targeted radiotherapy, J Med Chem. 1999 Apr 22;42(8):1341-7.
236. Krausz e AA, La scintigrafia del recettore della somatostatina per l'individuazione precoce delle metastasi regionali o distanti del carcinoma midollare della tiroide, Clin Nucl Med 24(4):256-60, 1999.
237. Garcia Vicente e AA, Estensioneuroblastoma olfattorio: espressione scintigrafica dei recettori della somatostatina, Rev Esp Med Nucl 18(5):367-70. Ottobre 1999.
238. Tolmachev e AA, 114mIn, a candidate for radionuclide therapy: low-energy cyclotron production and labeling of DTPA-D-phe-octreotide, Nucl Med Biol. 2000 Feb;27(2):183-8.
239. Van Heertum e AA, The role of nuclear medicine in the evaluation of pancreatic disease, Surg Clin North Am. 2001 Apr;81(2):345-58.
240. Warner e AA, Peptidi radioattivi nella diagnosi e nella visualizzazione dei tumori: descrizione clinica, Semin Nucl Med 32(2):79-83, 2002.
241. Lugtenburg e AA, Somatostatin receptor scintigraphy useful in stage I-II Hodgkin's disease: more extended disease identified, Br J Haematol. 2001 Mar;112(4):936-44.
242. Gualdi e AA, Visualizzazione dei tumori neuroendocrini, Clin Ter 2001 Mar-Apr;152(2):107-21.
243. Even-Sapir e AA, The new technology of combined transmission and emission tomography in evalua-

tion of endocrine neoplasms, J Nucl Med. 2001 Jul;42(7):998-1004.
244. De Jong e AA, [177Lu-DOTA(0),Tyr3] octreotate for somatostatin receptor-targeted radionuclide therapy, Int J Cancer. 2001 Jun 1;92(5):628-33.
245. Amartey e AA, Synthesis and preliminary evaluation of Tc-99m-labeled somatostatin analog (RC-160) using "3+1" mixed ligand approach, Nucl Med Biol. 2001 Apr;28(3):225-33.
246. Zinn e AA, Simultaneous evaluation of dual gene transfer to adherent cells by gamma-ray imaging, Nucl Med Biol. 2001 Feb;28(2):135-44.
247. Zinn e AA, Detection and measurement of *in vitro* gene transfer by gamma camera imaging, Gene Ther. 2001 Feb;8(4):291-9.
248. Rao e AA, 99mTc labeled VIP analog: evaluation for imaging colorectal cancer, Nucl Med Biol. 2001 May;28(4):445-50.
249. Morehead e AA, Tc-99m-labeled somatostatin receptor-binding peptide imaging for a pulmonary nodule, Clin Nucl Med. 2001 Nov;26(11):910-2.
250. Meewes e AA, Molecular biologic and scintigraphic analyses of somatostatin receptor-negative meningiomas, J Nucl Med. 2001 Sep;42(9):1338-45.
251. Froidevaux e AA, Neuroendocrine tumor targeting: study of novel gallium-labeled somatostatin radiopeptides in a rat pancreatic tumor model, Int J Cancer. 2002 Apr 20;98(6):930-7.
252. Reubi e AA, Receptor autoradiographic evaluation of cholecystokinin, neurotensin, somatostatin and vasoactive intestinal peptide receptors in gastro-intestinal adenocarcinoma samples: where are they really located?, Int J Cancer. 1999 May 5;81(3):376-86.
253. Van Der Harst, Captazione della [123I]metaiodobenzilguanidina e dell'[111In]octreotide nei feocromocitomi benigni e maligni, J Clin Endocrinol Metab 2001 Feb;86(2):685-93.
254. Schonbrunn e Tashjian, Characterization of functional receptors for somatostatin in rat pituitary cells in culture, J Biol Chem. 1978 Sep 25;253(18):6473-83.
255. Yamada e Seino, La somatostatina e i suoi recettori, Nippon Rinsho 54(4):1109-14.
256. Xu e AA, Estrogen regulates somatostatin receptor subtype 2 messenger ribonucleic acid expression in human breast cancer cells, Endocrinology. 1996 Dec;137(12):5634-40.
257. Hofland e AA, Somatostatin receptors and disease: role of receptor subtypes, Baillieres Clin Endocrinol Metab. 1996 Jan;10(1):163-76.
258. Hatzoglou e AA, Antiproliferative and receptor binding properties of alpha- and beta-casomorphins in the T47D human breast cancer cell line, Eur J Pharmacol. 1996 Aug 29;310(2-3):217-23.
259. Anthony e AA, Somatostatin receptor imaging: predictive and prognostic considerations, Digestion. 1996;57 Suppl 1:50-3.
260. Schaer e AA, Somatostatin receptor subtypes sst1, sst2, sst3 and sst5 expression in human pituitary, gastroentero-pancreatic and mammary tumors: comparison of mRNA analysis with receptor autoradiography, Int J Cancer. 1997 Mar 4;70(5):530-7.
261. Reubi e AA, Distribution of somatostatin receptors in normal and neoplastic human tissues: recent advances and potential relevance, Yale J Biol Med. 1997 Sep-Dec;70(5-6):471-9.
262. Nilsson e Folkesson, Coesistenza dei sottotipi di recettori della somatostatina nelle linea di cellule di neuroblastoma umano LA-N-2, FEBS Lett 401(1):83-8. 13 gennaio 1997.
263. Prat e AA, I recettori della somatostatina nei meningiomi: valore diagnostico e terapeutico, Rev Neurol 25(148):2002-5.
264. Lamszus e AA, Somatostatin and somatostatin receptors in the diagnosis and treatment of gliomas, J Neurooncol. 1997 Dec;35(3):353-64.
265. Held-Feindt e AA, Influence of the somatostatin receptor sst2 on growth factor signal cascades in human glioma cells, Brain Res Mol Brain Res. 2001 Feb 19;87(1):12-21.
266. Connor e AA, Neuropeptide Y Y2 receptor and somatostatin sst2 receptor coupling to mobilization of intracellular calcium in SH-SY5Y human neuroblastoma cells, Br J Pharmacol. 1997 Feb;120(3):455-63.
267. Li e AA, Effetti del peptide intestinale vasoattivo (VIP) e della somatostatina (SST) sulla presenza dei recettori della lipoproteina nelle cellule tumorali A431, Life Sci 2001 Feb 2; 68(11):1243-57.
268. Cox e AA, Espressione costitutiva del recettore del neuropeptide Y Y(4) nelle linee di cellule di adeno-

carcinoma umano del colon, Br J Pharmacol 2001 Jan;132(1):345-53.

269. Lugtenburg e AA, Somatostatin receptor scintigraphy useful in stage I-II Hodgkin's disease: more extended disease identified, Br J Haematol. 2001 Mar;112(4):936-44.
270. Van Eijck e AA, I recettori della somatostatina e il cancro al seno, Q J Nucl Med 42(1):18-25.Marzo 1998.
271. Tang e AA, Expression of somatostatin receptors in human pancreatic tumor, Pancreas. 1998 Jul;17(1):80-4.
272. Kulaksiz e AA, Identification of somatostatin receptor subtypes 1, 2A, 3, and 5 in neuroendocrine tumours with subtype specific antibodies, Gut. 2002 Jan;50(1):52-60.
273. Kwekkeboom e AA, Somatostatin receptor imaging, Semin Nucl Med. 2002 Apr;32(2):84-91.
274. Becker e AA, Receptor-targeted optical imaging of tumors with near-infrared fluorescent ligands, Nat Biotechnol. 2001 Apr;19(4):327-31.
275. Guyotat e AA, Presenza differenziale dei recettori della somatostatina nell'ependimoma: implicazione per la diagnosi, BAInt J Cancer 95(3):144-51.20 maggio 2001.
276. Hofland e AA, Somatostatin receptor subtype expression in human tumor, Ann Oncol. 2001;12 Suppl 2:S31-6.
277. Kreuzer e AA, Agonist-mediated endocytosis of rat somatostatin receptor subtype 3 involves beta-arrestin and clathrin coated vesicles, J Neuroendocrinol. 2001 Mar; 13(3):279-87.209
278. Pinzani e AA, Type-2 somatostatin receptor mRNA levels in breast and colon cancer determined by a quantitative RT-PCR assay based on dual label fluorogenic probe and the TaqMan technology, Regul Pept. 2001 Jun 15;99(2-3):79-86.
279. Puente e AA, Transcriptional activation of mouse sst2 somatostatin receptor promoter by transforming growth factor-beta. Involvement of Smad4, J Biol Chem. 2001 Apr 20;276(16):13461-8.
280. Papotti e AA, Immunohistochemical detection of somatostatin receptor types 1-5 in medullary carcinoma of the thyroid, Clin Endocrinol (Oxf). 2001 May;54(5):641-9.
281. Papotti e AA, Expression of somatostatin receptor types 2, 3 and 5 in biopsies and surgical specimens of human lung tumours. Correlation with preoperative octreotide scintigraphy, Virchows Arch. 2001 Dec;439(6):787-97.
282. Reubi e AA, Somatostatin receptor sst1-sst5 expression in normal and neoplastic human tissues using receptor autoradiography with subtype-selective ligands, Eur J Nucl Med. 2001 Jul;28(7):836-46.
283. Schilling e AA, Absence of somatostatin receptor expression *in vivo* is correlated to di- or tetraploid 1p36-deleted neuroblastomas, Med Pediatr Oncol. 2001 Jan;36(1):56-60.
284. Rivier e AA, Potent somatostatin undecapeptide agonists selective for somatostatin receptor 1 (sst1), J Med Chem. 2001 Jun 21;44(13):2238-46.
285. Zatelli e AA, Somatostatin receptor subtypes 2 and 5 differentially affect proliferation *in vitro* of the human medullary thyroid carcinoma cell line tt, J Clin Endocrinol Metab. 2001 May; 86(5): 2161-9.
286. Albers e AA, Somatostatin receptor gene expression in neuroblastoma, Regul Pept. 2000 Mar 17;88(1-3):61-73.
287. Raggi e AA, Quantitative determination of sst2 gene expression in neuroblastoma tumor predicts patient outcome, J Clin Endocrinol Metab. 2000 Oct;85(10):3866-73.
288. Lum e AA, Distribution and functional significance of somatostatin receptors in malignant melanoma, World J Surg. 2001 Apr;25(4):407-12.
289. Hirota e AA, Expression of somatostatin messenger RNA and receptor in cultured brain tumor cells, Anticancer Res. 1998 Sep-Oct;18(5A):3295-7.
290. Dutour e AA, Expression of somatostatin receptor subtypes in human brain tumors, Int J Cancer. 1998 May 29;76(5):620-7.
291. Mentlein e AA, Topology of the signal transduction of the G protein-coupled somatostatin receptor sst2 in human glioma cells, Cell Tissue Res. 2001 Jan;303(1):27-34.
292. Schmidt e AA, Somatostatin receptor imaging in intracranial tumours, Eur J Nucl Med. 1998 Jul;25(7):675-86.
293. Fruhwald e AA, High expression of somatostatin receptor subtype 2 (sst2) in medulloblastoma: impli-

cations for diagnosis and therapy, Pediatr Res. 1999 May;45(5 Pt 1):697-708.
294. O'Byrne e Schally, Somatostatina: i suoi recettori e gli analoghi nel cancro al polmone, Chemotherapy 2001; 47 Suppl 2:78-108.
295. Szepeshazi e AA, Targeting of cytotoxic somatostatin analog AN-238 to somatostatin receptor subtypes 5 and/or 3 in experimental pancreatic cancers, Clin Cancer Res. 2001 Sep;7(9):2854-61.
296. Schmidt e AA, Somatostatin receptor imaging in intracranial tumours, Eur J Nucl Med. 1998 Jul;25(7):675-86.
297. Jaquet e AA, Quantitative and functional expression of somatostatin receptor subtypes in human prolactinomas, J Clin Endocrinol Metab. 1999 Sep;84(9):3268-76.
298. Halmos e AA, Human ovarian cancers express somatostatin receptors, J Clin Endocrinol Metab. 2000 Oct;85(10):3509-12.
299. Halmos, Schally e AA, High expression of somatostatin receptors and messenger ribonucleic acid for its receptor subtypes in organ-confined and locally advanced human prostate cancers, J Clin Endocrinol Metab. 2000 Jul;85(7):2564-71.
300. Plonowski, Schally e AA, Inhibition of metastatic renal cell carcinomas expressing somatostatin receptors by a targeted cytotoxic analogue of somatostatin AN-238, Cancer Res. 2000 Jun 1;60(11):2996-3001.
301. Denzler e AA, Expression of somatostatin receptors in peritumoral veins of human tumors, Cancer. 1999 Jan 1;85(1):188-98.
302. Alberini e AA, Somatostatin receptor in breast cancer and axillary nodes: study with scintigraphy, histopathology and receptor autoradiography, Breast Cancer Res Treat. 2000 May;61(1):21-32.
303. Ballare e AA, Mutation of somatostatin receptor type 5 in an acromegalic patient resistant to somatostatin analog treatment, J Clin Endocrinol Metab. 2001 Aug;86(8):3809-14.
304. Bernhardt e AA, Dosimetric comparison of radionuclides for therapy of somatostatin receptor-expressing tumors, Int J Radiat Oncol Biol Phys. 2001 Oct 1;51(2):514-24.
305. Carless e AA, Association analysis of somatostatin receptor (SSTR1 and SSTR2) polymorphisms in breast cancer and solar keratosis, Cancer Lett. 2001 May 26;166(2):193-7.
306. Corbetta e AA, Somatostatin receptor subtype 2 and 5 in human GH-secreting pituitary adenomas: analysis of gene sequence and mRNA expression, Eur J Clin Invest. 2001 Mar;31(3):208-14.
307. Froidevaux e AA, Differential regulation of somatostatin receptor type 2 (sst 2) expression in AR4-2J tumor cells implanted into mice during octreotide treatment, Cancer Res. 1999 Aug 1; 59 (15): 3652-7.
308. Froidevaux e AA, A microplate binding assay for the somatostatin type-2 receptor (SSTR2), J Recept Signal Transduct Res. 1999 Jan-Jul;19(1-4):167-80.
309. Ferone e AA, Physiological and pathophysiological role of somatostatin receptors in the human thymus, Eur J Endocrinol. 2000 Oct;143 Suppl 1:S27-34.
310. Hannon e AA, Lack of evidence for cross-competition between vasoactive intestinal peptide and somatostatin at their respective receptors, Eur J Pharmacol. 2001 Aug 31;426(3):165-73.
311. Ishihara e AA, Growth inhibitory effects of somatostatin on human leukemia cell lines mediated by somatostatin receptor subtype 1, Peptides. 1999; 20(3):313-8.
312. Petersenn e AA, Genomic structure and transcriptional regulation of the human somatostatin receptor type 2, Mol Cell Endocrinol. 1999 Nov 25;157(1-2):75-85.
313. Rochaix e AA, Gene therapy for pancreatic carcinoma: local and distant antitumor effects after somatostatin receptor sst2 gene transfer, Hum Gene Ther. 1999 Apr 10;10(6):995-1008.
314. Schulz e AA, Immunocytochemical detection of somatostatin receptors sst1, sst2A, sst2B, and sst3 in paraffin-embedded breast cancer tissue using subtype-specific antibodies, Clin Cancer Res. 1998 Sep;4(9):2047-52.
315. Tisell e AA, Espressione dei recettori della somatostatina nella neoplasia oncocitica (cellule Hurthle) della tiroide, Br J Cancer 79(9-10):1579-82.Marzo 1999.
316. Vuaroqueaux e AA, No loss of sst receptors gene expression in advanced stages of colorectal cancer, Eur J Endocrinol. 1999 Apr;140(4):362-6.
317. Zalatnai e AA, Epidermal growth factor receptor, somatostatin and bcl-2 in human pancreatic tumor xenografts. An immunohistochemical study, Pathol Oncol Res. 1999;5(2):146-51.

318. Vasilaki e AA, NADPH-diaphorase colocalization with somatostatin receptor subtypes sst2A and sst2B in the retina, Invest Ophthalmol Vis Sci. 2001 Jun;42(7):1600-9.
319. Meyers e AA, Multiply radioiodinated somatostatin analogs induce receptor-specific cytotoxicity, J Surg Res. 1998 May;76(2):154-8.
320. Tulipano e AA, Differential inhibition of growth hormone secretion by analogs selective for somatostatin receptor subtypes 2 and 5 in human growth-hormone-secreting adenoma cells *in vitro*, Neuroendocrinology. 2001 May;73(5):344-51.
321. Torrisani e AA, Transcription of SST2 somatostatin receptor gene in human pancreatic cancer cells is altered by single nucleotide promoter polymorphism, Gastroenterology. 2001 Jan; 120(1):200-9.

Bibliografia generale

[Senza Autore] Vestn Ross Akad Med Nauk 2001;(9):65-70. [Articolo in russo] Ruolo degli oncogeni e dei geni soppressori, dei recettori degli ormoni sferoidali, della proteina secretoria pS2, del cathepsin D, degli attivatori del tessuto plasminogeno e dell'urochinasi ed il loro inibitore PAI-I, dei fattori di crescita dei polipeptidi e della somatostatina e dei suoi recettori, nella valutazione dell'attività proliferativa e delle risposte alla terapia farmacologica e nella predizione dei tumori.

Abboud e AA, Gastrinoma ovarico in una neoplasia endocrina multipla di tipo I: dati del caso, Am J Obstet Gynecol 2001 Jan;184(2):237-8.

Abdelgabar e AA, Un caso di diarrea voluminosa con acidosi ipocalcemica, Int J Clin Pract 2001 Jan-Feb;55(1):64-5.

Abe e AA, Effects of preoperative octreotide treatment on different subtypes of 90 GH-secreting pituitary adenomas and outcome in one surgical center, Eur J Endocrinol. 2001 Aug;145(2):137-45.

Abel e AA, Gain of chromosome arm 17q is associated with unfavourable prognosis in neuroblastoma, but does not involve mutations in the somatostatin receptor 2(SSTR2) gene at 17q24, Br J Cancer. 1999 Dec; 81(8): 1402-9.

Achermann e AA, The relative roles of continuous growth hormone-releasing hormone (GHRH(1-29)NH2) and intermittent somatostatin(1-14)(SS) in growth hormone (GH) pulse generation: studies in normal and post cranial irradiated individuals, Clin Endocrinol (Oxf). 1999 Nov; 51(5): 575-85.

Adams e AA, Metabolic (PET) and receptor (SPET) imaging of well- and less well-differentiated tumours: comparison with the expression of the Ki-67 antigen, Nucl Med Commun. 1998 Jul; 19(7): 641-7.

Afargan e AA, Un nuovo analogo della somatostatina a lunga azione con selettività neuroendocrina: potente soppressione dell'ormone della crescita ma non dell'insulina, Endocrinology 2001 Jan;142(1):477-86.

Aguayo e AA, Trattamento non chirurgico del carcinoma epatocellulare, Semin Oncol 28(5):503-13. Ottobre 2001.

Alberini e AA, Somatostatin receptor in breast cancer and axillary nodes: study with scintigraphy, histopathology and receptor autoradiography, Breast Cancer Res Treat. 2000 May;61(1):21-32.

Albers e AA, Somatostatin receptor gene expression in neuroblastoma, Regul Pept. 2000 Mar 17;88(1-3):61-73.

Albers, Clinical use of somatostatin analogues in paediatric oncology, Digestion, 1996;57 Suppl 1:38-41.

Albert e AA, Sintesi diretta di [DOTA-DPhe1]-octreotide e [DOTA-DPhe1,Tyr3]-octreotide (SMT487): due coniugati per il trasporto sistemico di nuclidi radioterapeutici ai tumori umani positivi al recettore della somatostatina, Bioorg Med Chem Lett 8(10):1207-10.

Albini e AA, La somatostatina controlla la crescita del sarcoma di Kaposi mediante inibizione dell'angiogenesi, Faseb J 1999;13(6):647-55.

Al-Sebeih e AA, Chilotorace bilaterale in seguito a dissezione del collo: un nuovo metodo di trattamento, Ann Otol Rhinol Laryngol 2001 Apr;110(4):381-4.

Amartey e AA, Synthesis and preliminary evaluation of Tc-99m-labeled somatostatin analog (RC-160) using "3+1" mixed ligand approach, Nucl Med Biol. 2001 Apr;28(3):225-33.

Andersen e AA, *In vivo* secretory potential and the effect of combination therapy with octreotide and cabergoline in patients with clinically non-functioning pituitary adenomas, Clin Endocrinol (Oxf). 2001 Jan;54(1):23-30.

Anderson e AA, ^{64}Cu-TETA-octreotide as a PET imaging agent for patients with neuroendocrine tumors, J Nucl Med. 2001 Feb;42(2):213-21.

Angelloz e AA, Recombinant human insuline-like growth factor (IGF) binding protein-3 stimulates prostate carcinoma cell proliferation via an IGF-dependent mechanism. Role of serine proteases, Growth Regul. 1996 Sep;6(3):130-6.

Anjiki e Kadota, Carcinoma timico con differenziazione neuroendocrina in un vitello, J Vet Med Sci 61(7):853-5.Luglio 1999.

Anthony e AA, L'indio-111-pentetreotide prolunga la sopravvivenza nelle malignità gastroenteropancreatiche, Semin Nucl Med 32(2):123-32 Aprile 2002.

Anthony e AA, Somatostatin receptor imaging: predictive and prognostic considerations, Digestion. 1996;57 Suppl 1:50-3.

Anthony, Long-acting formulations of somatostatin analogues, Ital J Gastroenterol Hepatol. 1999 Oct;31 Suppl 2:S216-8.

Aparicio e AA, Attività antitumorale degli analoghi della somatostatina nei tumori neuroendocrini metastatici progressivi, Eur J Cancer 2001 May;37(8):1014-9.

Ardjomand e AA, Expression of somatostatin receptors in uveal melanomas, Invest Ophthalmol Vis Sci. 2003 Mar;44(3):980-7.

Arslan e AA, Comparison of In-111 octreotide and Tc-99m (V) DMSA scintigraphy in the detection of medullary thyroid tumor foci in patients with elevated levels of tumor markers after surgery, Clin Nucl Med. 2001 Aug;26(8):683-8.

Arteaga de Nurphy e AA, Uptake of (188)Re-beta-naphthyl-peptide in cervical carcinoma tumours in athymic mice, Nucl Med Biol. 2001 Apr; 28(3):319-26.

Attanasio e AA, GH/IGF-I normalization and tumor shrinkage during long-term treatment of acromegaly by lanreotide, J Endocrinol Invest. 2001 Apr;24(4):209-16.

Auernhammer e AA, [Primary hyperparathyroidism, adrenal tumors and neuroendocrine tumors of the pancreas - clinical diagnosis and imaging requirements] Radiologe. 2003 Apr;43(4):265-74. German.

Azimuddin e Chamberlain, Il trattamento chirurgico dei tumori neuroendocrini del pancreas, Surg Clin North Am 2001 Jun;81(3):511-25.

Bajetta e AA, Sperimentazione prospettica multicentrica randomizzata per stabilire se l'octreotide pamoate con rilascio a lunga azione più tamoxifen può essere la terapia di prima linea nel carcinoma del seno, Cancer 94(2):299-304 15 gennaio 2002.

Ballare e AA, Mutation of somatostatin receptor type 5 in an acromegalic patient resistant to somatostatin analog treatment, J Clin Endocrinol Metab. 2001 Aug;86(8):3809-14.

Banzo e AA, [Somatostatin receptor scintigraphy. When whould a spect study be performed?], Rev Esp Med Nucl. 2003 Mar-Apr; 22(2):68-75. Spanish.

Banzo e AA, Prova di una perdita selettiva di sottotipo di recettore della somatostatina nei tumori delle cellule germinali maschili di tipo seminoma, Carcinogenesis 21(4):805-10. Aprile 2000.

Becker e AA, Receptor-targeted optical imaging of tumors with near-infrared fluorescent ligands, Nat Biotechnol. 2001 Apr;19(4):327-31.

Behr e AA, Immagine dei tumori con radioleganti al peptide, J Nucl Med Allied Sci 2001 Jun; 45(2):189-200.

Behr e Behe, Peptidi mirati ai recettori della Colecistochinina-B/Gastrina per la stadiazione e la terapia del cancro midollare della tiroide e altre malignità che esprimono i recettori della colecistochinina-B, Semin Nucl Med 32(2):97-109. Aprile 2002.

Bello e AA, Scintigrafia con ^{111}In-octreotide in un caso di gastrinoma epatico primario, Rev Esp Med Nucl 2001 Aug;20(5):381-5.

Benjegard e AA, Individuazione intraoperatoria dei tumori con ^{111}In-DTPA-D-Phe1-octreotide e un rilevatore di scintillazione, Eur J Nucl Med 2001 Oct;28(10):1456-62.

Benlot e AA, Somatostatin and growth hormone-releasing hormone in normal and tumoral human breast tissue: endogenous content, *in vitro* pulsatile release, and regulation, J Clin Endocrinol Metab. 1997 Feb;82(2):690-6.

Ben-Shlomo e Melmed, Clinical review 154: The role of pharmacotherapy in perioperative management of patients with acromegaly, J Clin Endocrinol Metab. 2003 Mar;88(3):963-8.

Bernhardt e AA, Biocinetica dell'^{111}In-DTPA-D-Phe(1)-octreotide in topi nudi trapiantati con un tumore carcinoide umano, Nucl Med Biol 2001 Jan;28(1):67-73.

Bernhardt e AA, Dosimetric comparison of radionuclides for therapy of somatostatin receptor-expressing tumors, Int J Radiat Oncol Biol Phys. 2001 Oct 1;51(2):514-24.

Bernstein e AA, Cinetica degli aminoacidi, del glucosio e dei lipidi dopo resezione palliativa in un paziente con glucagonoma, Metabolism 2001 Jun;50(6):720-2.

Berruti e AA,. Effetti dell'analogo della somatostatina lanreotide sui livelli circolanti di Chromogranin-A, antigene specifico della prostata e fattore-1 di crescita simile all'insulina nei pazienti con cancro alla prostata avanzato, Prostate 2001 May 15; 47(3):205-11.

Bloom, New type of granular cell in islets of Langerhans of man, Anat Rec 1931; 49: 363-371.

Boccardo e AA, Management of breast cancer: is there a role for somatostatin and its analogs?, Chemotherapy. 2001;47 Suppl 2:62-77.

Bodei e AA,. Receptor-mediated radionuclide therapy with (90)Y-DOTATOC in association with amino acid infusion: a phase I study, Eur J Nucl Med Mol Imaging. 2003 Feb;30(2):207-16.

Bomanji e AA, Immagini funzionali come aiuto nei paragagliomi metastatici, Br J Radiol 2001 Mar; 74(879):266-9.

Bombardieri e AA, Positron emission tomography (PET) and other nuclear medicine modalities in staging gastrointestinal cancer, Semin Surg Oncol. 2001 Mar;20(2):134-46.

Bontenbal e AA, Fattibilità, effetti antitumorali ed endocrini di una terapia endocrina tripla con tamoxifen, un analogo della somatostatina e un'antiprolattina nel cancro al seno metastatico post menopausa: uno studio randomizzato con controllo a lungo termine, Br J Cancer 77(1):115-22. 1998.

Bordi e AA, La mucosa antrale come nuova sede di tumori endocrini nella neoplasia endocrina multipla di tipo 1 e nella sindrome Zollinger- Eleison, J Clin Endocrinol Metab 2001 May; 86(5):2236-42.

Borgstrom e AA, The somatostatin analogue octreotide inhibits neuroblastoma growth *in vivo*, Pediatr Res. 1999 Sep;46(3):328-32.

Boros e AA, Inibizione dei percorsi del fosfato pentosio non ossidativi mediante somatostatina: un possibile meccanismo d'azione antitumorale, Med. Hypotheses, 1998.

Boubaker e Bischof Delaloye, Nuclear medicine procedures and neuroblastoma in childhood. Their value in the diagnosis, staging and assessment of response to therapy, Q J Nucl Med. 2003 Mar;47(1):31-40.

Bousquet e AA, Antiproliferative effect of somatostatin and analogs, Chemotherapy. 2001;47 Suppl 2:30-9, 2001.

Brazepau e AA, The use of mass spectrometry in deducing the sequence of somatostatin-a hypothalamic polypeptide that inhibits the secretion of growth hormone, Biochem Biophys Res Commun. 1973 Jan 4;50(1):127-33.

Breeman e AA, Anti-tumor effect and increased survival after treatment with [^{177}Lu-DOTA0,Tyr3]octreotate in a rat liver micrometastases model, Int J Cancer. 2003 Apr 10;104(3):376-9.

Breeman e AA, Scintigrafia del recettore della somatostatina con [^{111}In-DTPA0]RC-160 negli esseri umani: un confronto con [^{111}In-DTPA0] octreotide, Eur J Nucl Med 25(2):182-6.Febbraio 1998.

Brelje e AA, Metodo immunoistochimico per monitorare l'attivazione, indotta dalla prolattina, del percorso JAK2/STAT5 nelle isole pancreatiche di Langerhaus, J Histochem Cytochem 50(3):365-83 Marzo 2002.

Brentjens e Saltz, Tumori delle cellule isola del pancreas: la prospettiva medica degli oncologi, Surg Clin North Am 2001 Jun;81(3):527-42.

Brevini e AA, Somatostatin up-regulates topoisomerase II alpha expression and affects LNCaP cell cycle, Mol Cell Endocrinol. 2001 May 15;176(1-2):103-10.

Brunaud e AA, Valutazione dell'efficacia della somatostatina e dell'octreotide nel trattamento delle fistole pancreatiche esterne, Ann Chir 126(1):34-41 Febbraio 2001.

Brzozowski e AA, Triple eradication therapy counteracts functional impairment associated with *Helicobacter pylori* infection in Mongolian gerbils, J Physiol Pharmacol. 2003 Mar;54(1):33-51.

Buchfelder e AA, Clinical correlates in acromegalic patients with pituitary tumors expressing GSP oncogenes, Pituitary. 1999 May;1(3-4):181-5.

Bugaj e AA, Novel fluorescent contrast agents for optical imaging of *in vivo* tumors based on a receptor-targeted dye-peptide conjugate platform, J Biomed Opt. 2001 Apr;6(2):122-33.

Bugaj e AA, Radiotherapeutic efficacy of ^{153}Sm-CMDTPA-Tyr(3)-octreotate in tumor-bearing rats, Nucl Med Biol. 2001 Apr;28(3):327-34.

Burch e AA, Valutazione di fase III dell'octreotide rispetto alla chemioterapia con 5-fluorouracil più leucovorin in un cancro esocrino pancreatico avanzato: uno studio del North Central Cancer Traeatment Group, Clin Cancer Res 6(9):3486-92.Settembre 2000.

Burgess e AA, L'octreotide migliora gli indici biochimici, radiologici e sintomatici della neoplasia gastroenteropancreatica nei pazienti con neoplasia endocrina multipla di tipo 1 (MEN-1). Implicazioni per un modello integrato di tumorigenesi di MEN-1, Cancer 86(10):2154-9.15 novembre 1999.

Burghardt e AA, L'effetto inibitorio di un analogo a lunga azione della somatostatina sulla proliferazione, stimolata da EGF, delle cellule Capan-2, J. Physiol Paris, 2000.

Burt e Ho, Comparison of efficacy and tolerability of somatostatin analogs and other therapies for acromegaly, Endocrine, 2003 Apr;20(3):299-306.

Buscombe e AA, Long-term efficacy of high-activity ^{111}in-pentetreotide therapy in patients with disseminated neuroendocrine tumors, J Nucl Med. 2003 Jan;44(1):1-6.

Caramia e AA, The ultrastructural basis for the identification of cell types in the pancreatic islets. I. Guinea pig, Z Zellforsch Mikrosk Anat. 1965 Aug 5;67(4):533-46.

Carless e AA, Association analysis of somatostatin receptor (SSTR1 and SSTR2) polymorphisms in breast cancer and solar keratosis, Cancer Lett. 2001 May 26;166(2):193-7.

Caron e AA, Efficacy of the long-acting octreotide formulation (octreotide-LAR) in patients with thyrotropin-secreting pituitary adenomas, J Clin Endocrinol Metab. 2001 Jun;86(6):2849-53.

Cascinu e AA, Cancro gastrointestinale refrattario alla chemioterapia: un ruolo per l'octreotide?, Chemotherapy 2001;47 Suppl 2:127-33.

Cascinu e AA, Inhibition of tumor cell kinetics and serum insulin growth factor I levels by octreotide in colorectal cancer patients, Gastroenterology. 1997 Sep;113(3):767-72.

Cascinu e AA, Inibizione del fattore di crescita vascolare ed endoteliale mediante octreotide in pazienti con cancro colonrettale, Cancer Invest 2001:19(1):8-12.

Casibang e AA, Prostaglandin E2 and vasoactive intestinal peptide increase vascular endothelial cell growth factor mRNAs in lung cancer cells, Lung Cancer. 2001 Feb-Mar;31(2-3):203-12.

Cats e AA, Increased epithelial cell proliferation in the colon of patients with acromegaly, Cancer Res. 1996 Feb 1;56(3):523-6.

Cattaneo e AA, A somatostatin analogue inhibits MAP kinase activation and cell proliferation in human neuroblastoma and in human small cell lung carcinoma cell lines, FEBS Lett. 1996 Nov 18;397(2-3):164-8.

Cattaneo e AA, Somatostatin inhibits PDGF-stimulated Ras activation in human neuroblastoma cells, FEBS Lett. 1999 Oct 1;459(1):64-8.

Cattaneo e AA, Stimolazione selettiva dei sottotipi di recettori della somatostatina: diversi effetti sul percorso di chinasi di Ras/MAP e sulla proliferazione cellulare nelle cellule di neuroblastoma umano, FEBS Lett 481(3):271-6.22 settembre 2000.

Cervia e AA, Biological activity of somatostatin receptors in GC rat tumour somatotrophs: evidence with sst(1)-sst(5) receptor-selective nonpeptidyl agonists, Neuropharmacology. 2003 Apr;44(5):672-85.

Champier e AA, Differential somatostatin receptor subtype expression in human normal pineal gland and pineal parenchymal tumors, Cell Mol Neurobiol. 2003 Feb;23(1):101-13.

Charland e AA, Somatostatin inhibits Akt phosphorylation and cell cycle entry, but not p42/p44 mitogen-activated protein (MAP) kinase activation in normal and tumoral pancreatic acinar cells, Endocrinology 2001 Jan; 142(1):121-8.

Chastain, La sindrome glucagonoma: le sue caratteristiche e una discussione delle nuove prospettive, Am J Med Sci 2001 May; 321(5):306-20

Chatzistamou e AA, Antagonists of growth hormone-releasing hormone and somatostatin analog RC-160 inhibit the growth of the OV-1063 human epithelial ovarian cancer cell line xenografted into nude mice, J Clin Endocrinol Metab. 2001 May;86(5):2144-52.

Chatzistamou e AA, Visualizzazione e localizzazione degli insulinomi pancreatici, Clin Imaging 2001 Jul-

Aug;25(4):275-83.

Chaudhuri e AA, A noninvasive reporter system to image adenoviral-mediated gene transfer to ovarian cancer xenografts, Gynecol Oncol. 2001 Nov;83(2):432-8.

Chen e AA, Meccanismo antineoplastico dell'azione dell'octreotide nell'epatoma umano, Chin Med J (Engl) 114(11):1167-70 Chin Med J gl 114:1167-70.2001.

Chinol e AA, Radioterapia, mediata dal recettore, con Y-DOTA-Dphe-Tyr-octreotide: l'esperienza dell'Istituto Europeo del Gruppo di Oncologia, Semin Nucl Med 32(2):141-7. Aprile 2002.

Ciotta e AA, Effetti endocrini e metabolici dei sensibilizzatori dell'insulina nel trattamento di pazienti con sindrome ovarica policistica e iperinsulinemia, Gynecol Obstet Invest 2001;51(1):44-50.

Cirillo e AA, Octreotide in the treatment of advanced pancreatic tumor. Preliminary study, Minerva Chir. 1998 Dec;53(12):979-85.

Cirillo e AA, Tumore delle cellule Merkel. Un caso trattato con octreotide, Minerva Chir 52(11):1359-65. Novembre 1997.

Colao e AA, Long-term effects of depot long-acting somatostatin analog octreotide on hormone levels and tumor mass in acromegaly, J Clin Endocrinol Metab. 2001 Jun;86(6):2779-86.

Colao e AA, Somatostatin analogs in treatment of non-growth hormone-secreting pituitary adenomas, Endocrine. 2003 Apr;20(3):279-84.

Coltman e Andersen, Molecular Neurobiology: 1995, 10, 19.

Connolly e AA, Trattamento chirurgico del carcinoma cardiaco del lato sinistro, Circulation 2001 Sep 18;104(12 Suppl 1):I36-40.

Connor e AA, Neuropeptide Y Y2 receptor and somatostatin sst2 receptor coupling to mobilization of intracellular calcium in SH-SY5Y human neuroblastoma cells, Br J Pharmacol. 1997 Feb;120(3):455-63.

Conzemius e AA, Effetti del trattamento con l'ormone della crescita e la somatostatina sull'efficacia della diammina [1,1-ciclobutano dicarbossilato (2-)-0,0']-(SP-4-2) in topi atimici con osteosarcoma, Am J Vet Res 61(6):646-50.Giugno 2000.

Corbetta e AA, Somatostatin receptor subtype 2 and 5 in human GH-secreting pituitary adenomas: analysis of gene sequence and mRNA expression, Eur J Clin Invest. 2001 Mar;31(3):208-14.

Corleto e AA, Tumori neuroendocrini del tratto digestivo: diagnosi e trattamento in Italia, Dig Liver Dis 2001 Apr;33(3):217-21, Sezione degli Studi di Oncologia della Società Italiana di Gastroenterologia (SIGE).

Corsaro e AA, Controllo somatostatinergico della crescita del sarcoma di Kaposi attraverso l'inibizione dell'angiogenesi, Minerva Endocrinol 26(4):273-6.

Cortes e AA, Metastasi dell'osso da gastrinoma senza coinvolgimento epatico. Utilità della scintigrafia con ^{111}In-pentetreotide, Rev Esp Med Nucl 2001 Feb;20(1):23-6.

Cox e AA, Espressione costitutiva del recettore del neuropeptide Y Y(4) nelle linee di cellule di adenocarcinoma umano del colon, Br J Pharmacol 2001 Jan;132(1):345-53.

Culler, Lanreotide and beyond: extending the therapeutic horizons, Hosp Med. 1999 Oct;60(10):714-7.

Damge e AA, Effect of the gastrin-releasing peptide antagonist BIM 26226 and lanreotide on an acinar pancreatic carcinoma, Eur J Pharmacol. 1998 Apr 17;347(1):77-86.

Danikas e AA, Metastasi testicolari di carcinoma ileale: dati di un caso, Dis Colon Rectum 2001 Sep;44(9):1365-6.

Danila e AA, Gli analoghi specifici dei recettori della somatostatina: effetti sulla proliferazione delle cellule e sulla secrezione dell'ormone della crescita nei tumori umani somatotropi, J Clin Endocrinol Metab 2001 Jul;86(7):2976-81.

Danoff e Kleinberg, Somatostatin analogs as primary medical therapy for acromegaly, Endocrine. 2003 Apr;20(3):291-8.

Dasgupta e AA, La lipofilizzazione dell'analogo della somatostatina RC-160 con acidi grassi a catena lunga migliora la sua attività anti-proliferativa sulle cellule di carcinoma orale umano *in vitro*, Life Sci 66(17):1557-70.Marzo 2000.

Davies e AA, Therapeutic potential of octreotide in the treatment of liver metastases, Anticancer Drugs. 1996 Jan;7 Suppl 1:23-31. Review.

Davis e AA, Pituitary tumour therapy: using the biology, J Neuroendocrinol. 2002 Dec;14(12):1p following 978.

Davis e AA, Tumori pituitary, Reproduction 2001 Mar;121(3):363-71.

De Herder e Lamberts, Somatostatin and somatostatin analogues: diagnostic and therapeutic uses, Curr Opin Oncol. 2002 Jan;14(1):53-7. Review.

De Jong e AA, [^{177}Lu-DOTA(0),Tyr3] octreotate for somatostatin receptor-targeted radionuclide therapy, Int J Cancer. 2001 Jun 1;92(5):628-33.

De Jong e AA, Radiolabelled peptides for tumour therapy: current status and future directions Plenary lecture at the EANM 2002, Eur J Nucl Med Mol Imaging. 2003 Mar;30(3):463-9.

De Menis e AA, Adenomi pituitari nei bambini e negli adolescenti. Analisi cliniche di 10 casi, J Endocrinol Invest 2001 Feb;24(2):92-7.

Dean, Gli effetti palliativi dell'octreotide nei pazienti con cancro, Chemotherapy 2001; 47 Supp 2:54-61.

Debray e AA, Visualizzazione delle metastasi dei tumori neuroendocrini del pancreas, Br J Radiol 2001 Nov; 74(887):1065-70.

Denzler e AA, Expression of somatostatin receptors in peritumoral veins of human tumors, Cancer. 1999 Jan 1;85(1):188-98.

Desai e AA, I livelli di pancreastatina nel siero predicono la risposta alla chemioembolizzazione dell'arteria epatica e alla terapia con l'analogo della somatostatina nei tumori neuroendocrini metastatici, Regul Pept 2001 Jan 12;96(3):113-7.

Di Leo e AA, A dose-finding study of lanreotide (a somatostatin analog) in patients with colorectal carcinoma, Cancer. 1996 Jul 1;78(1):35-42.

Diaconu e AA, Apoptosis is induced in both drug-sensitive and multidrug-resistant hepatoma cells by somatostatin analogue TT-232, Br J Cancer. 1999 Jun;80(8):1197-203.

Dolan e AA, Treatment of metastatic breast cancer with somatostatin analogues-a meta-analysis, Ann Surg Oncol. 2001 Apr;8(3):227-33.

Douziech e AA, Inhibitory and stimulatory effects of somatostatin on two human pancreatic cancer cell lines: a primary role for tyrosine phosphatase SHP-1, Endocrinology. 1999 Feb;140(2):765-77.

Duet e AA, [Scintigraphy by Octreoscan in the management of head and neck paragangliomas], Ann Otolaryngol Chir Cervicofac. 2002 Dec;119(6):315-21. French.

Duet e AA, La scintigrafia del recettore della somatostatina negli adenomi pituitari: un indice di densità del recettore della somatostatina può predire l'efficacia ormonale e tumorale dell'octreotide *in vivo*, J Nucl Med 40(8):1252-6.Agosto 1999.

Durden e AA, Studio d'individuazione della dose di lanreotide (un analogo della somatostatina) in pazienti con carcinoma colorettale, Int J Dermatol 35(1):39-41. Gennaio 1996.

Dutour e AA, Expression of somatostatin receptor subtypes in human brain tumors, Int J Cancer. 1998 May 29;76(5):620-7.

Edgren e AA, La scintigrafia con [^{111}In-DTPA-D-Phe1]-octreotide nel trattamento di pazienti con carcinoma delle cellule renali avanzato, Cancer Biother Radiopharm 14(1):59-64.Febbraio 1999.

Eijck e AA, Somatostatin receptors and breast cancer, Q J Nucl Med. 1998 Mar;42(1):18-25.

El Rassi e AA, Eritema migratorio necrolitico, primo sintomo di un glucagonoma: trattamento con la somatostatina a lunga azione e resezione chirurgica. Dati di tre casi, Eur J Surg Oncol 24(6):562-7. Dicembre 1998.

Ellis e Horoviz, Genetic control of programmed cell death in the nematode *C. elegans*, Cell. 1986 Mar 28;44(6):817-29.

Emerson e AA, Tumore maligno delle cellule isola con differenziazione sarcomatosa, Mod Pathos 2001 Nov; 14(11): 1187-91.

Even-Sapir e AA, The new technology of combined transmission and emission tomography in evaluation of endocrine neoplasms, J Nucl Med. 2001 Jul;42(7):998-1004.

Farooqi e AA, Il valore terapeutico della somatostatina e dei suoi analoghi, Pituitary 2(1):79-88.Giugno 1999.

Fassnacht e AA, Octreotide LAR treatment throughout pregnancy in an acromegalic woman, Clin Endocrinol (Oxf). 2001 Sep;55(3):411-5.

Fazeny e AA, L'octreotide in combinazione con il goserelin nella terapia del cancro pancreatico avanzato: risultati di uno studio pilota, J Cancer Res Clin Oncol 1997;123(1):45-52. 1997.

Feind e AA, Influenza, tempo-dipendente, dell'analogo della somatostatina octreotide sulla proliferazione degli astrociti di ratto e delle cellule di glioma, Brain Res 746(1-2):309-13

Ferone e AA, Farmacoterapia o chirurgia come trattamento primario dell'acromegalia, Drugs Aging 17(2):81-92. Agosto 2000.

Ferone e AA, I sottotipi di recettori della somatostatina nel timoma umano e l'inibizione della proliferazione cellulare mediante octreotide *in vitro*, J Clin Endocrinol Metab 85(4):1719-26. Aprile 2000.

Ferone e AA, Physiological and pathophysiological role of somatostatin receptors in the human thymus, Eur J Endocrinol. 2000 Oct;143 Suppl 1:S27-34.

Ferretti e AA, Due adenomi pituitari familiari giganti associati a sovrappeso: caratteristiche cliniche, morfologiche e genetiche, Eur J Endocrinol 2001 Mar; 144(3):227-35

Fiebiger e AA, Occurrence of a pulmonary carcinoid following allogeneic stem cell transplantation for chronic myelogenous leukemia: a case report, Ann Hematol. 2003 Apr 29 [epub ahead of print]

Fischler e Reinhart, TSH-secreting pituitary macroadenoma: rapid tumor shrinkage and recovery from hyperthyroidism with octreotide, J Endocrinol Invest. 1999 Jan;22(1):64-5, Journal of Endocrinological Investigation 22 "11":65-5.1999.

Fisher e AA, Necrosi grassa con caratteristiche di eritema nodoso in un paziente con carcinoma pancreatico metastatico. Surgery 120(2):234-40; discussione 240-1. Agosto 1996

Fjallskog e AA, Trattamento con cisplatin ed etoposide in pazienti con tumori neuroendocrini, Cancer 2001 Sep 1;92(5):1101-7.

Fjallskog e AA. Expression of Somatostatin Receptor Subtypes 1 to 5 in Tumor Tissue and Intratumoral Vessels in Malignant Endocrine Pancreatic Tumors, Med Oncol. 2003 Feb;20(1):59-67.

Fletcher e AA, Stato attuale dei recettori della somatostatina nei melanomi maligni, Yale J Biol Med 70(5-6):561-3. Settembre-dicembre 1997.

Fleury e AA, Tumori del pancreas con secrezione di calcitonina: 6 casi, Pancreas 16(4):545-50.Maggio 1998.

Florio e AA, La somatostatina ed il suo analogo lanreotide inibiscono la proliferazione delle cellule d'adenoma pituitario umano non funzionante disperse *in vitro*, Eur J Endocrinol 141(4):396-408.Ottobre 1999.

Florio e AA, Somatostatin inhibits tumor angiogenesis and growth via somatostatin receptor-3-mediated regulation of endothelial nitric oxide synthase and mitogen-activated protein kinase activities, Endocrinology. 2003 Apr;144(4):1574-84.

Forssell-Aronsson e AA, Il legame dell'^{111}In-DTPA-D-Phe1-octreotide e i sottotipi di recettori della somatostatina nei tumori della tiroide, J Nucl Med 41(4):636-42.Aprile 2000.

Friedberg e AA, Un assorbimento dall'analogo radioattivo della somatostatina è individuabile in pazienti con fuochi metastatici di sarcoma, Cancer 86(8):1621-7.15 ottobre 1999.

Froidevaux e AA, A microplate binding assay for the somatostatin type-2 receptor (SSTR2), J Recept Signal Transduct Res. 1999 Jan-Jul;19(1-4):167-80.

Froidevaux e AA, Differential regulation of somatostatin receptor type 2 (sst 2) expression in AR4-2J tumor cells implanted into mice during octreotide treatment, Cancer Res. 1999 Aug 1;59(15):3652-7.

Froidevaux e AA, Neuroendocrine tumor targeting: study of novel gallium-labeled somatostatin radiopeptides in a rat pancreatic tumor model, Int J Cancer. 2002 Apr 20;98(6):930-7.

Fruhwald e AA, High expression of somatostatin receptor subtype 2 (sst2) in medulloblastoma: implications for diagnosis and therapy, Pediatr Res. 1999 May;45(5 Pt 1):697-708.

Fuselier e AA, An adjustable release rate linking strategy for cytotoxin-Peptide conjugates, Bioorg Med Chem Lett. 2003 Mar 10;13(5):799-803.

Gabriel e AA, An Intrapatient Comparison of (99m)Tc-EDDA/HYNIC-TOC with ^{111}In-DTPA-Octreotide for Diagnosis of Somatostatin Receptor-Expressing Tumors, J Nucl Med. 2003 May;44(5):708-16.

Garcia Galan e AA, Octreotide e il tumore del glomo con secrezione di serotonina, Rev Esp Anestesiol Reanim 46(5):219-22. Maggio 1999.

Garcia Vicente e AA, Carcinoma delle cellule Merkel. Utilità della scintigrafia con ^{111}In-DTPA-pentetreotide, Rev Esp Med Nucl 18(4):287-91. Agosto 1999.

Garcia Vicente e AA, Estensioneuroblastoma olfattorio: espressione scintigrafica dei recettori della somato-

statina, Rev Esp Med Nucl 18(5):367-70. Ottobre 1999.
Garcia-Fernandez e AA, Low expression of Galpha protein subunits in human prostate cancer, J Urol. 2001 Dec;166(6):2512-7.
Garin e AA, Uso della scintigrafia del recettore della somatostatina con indio-111 pentetreotide per individuare il carcinoma della tiroide ricorrente i pazienti con captazione di iodio individuabile, Eur J Nucl Med 25(7):687-94.Luglio 1998.
Garland e AA, Sandostatin LAR (long-acting octreotide acetate) for malignant carcinoid syndrome: a 3-year experience, Aliment Pharmacol Ther. 2003 Feb;17(3):437-44.
Georges e AA, Nuclearmedizin1999;38(1):15-23.
Georgii-Heming e AA, L'analogo della somatostatina octreotide inibisce la crescita delle linee di cellule di mieloma multiplo umano interleukin-6 dipendenti e IL-indipendenti, Blood 93(5):1724-3, 1999.
Giannakenas e AA, Visualizzazione scintigrafica dei tumori sarcomatosi con [^{111}In-DTPA-phe-1]-octreotide, Oncology 58(1):18-24. 2000.
Giannetti e AA, Somatostatin analog SMS 201995 inhibits proliferation in human leukemia T-cell line: relevance of the adenylyl cyclase stimulation, J Cell Biochem. 2000 Jun 12;78(4):666-73.
Gibril e AA, Prospective study of thymic carcinoids in patients with multiple endocrine neoplasia type 1, J Clin Endocrinol Metab. 2003 Mar;88(3):1066-81.
Giustina e AA, Inhibitory effects of galanin on growth hormone (GH) release in cultured GH-secreting adenoma cells: comparative study with octreotide, GH-releasing hormone, and thyrotropin-releasing hormone, Metabolism. 1997 Apr;46(4):425-30.
Giustozzi e AA, Effetto dell'octreotide sulle metastasi di cancro colorettale umano: un modello sperimentale in topi atimici, Chir Ital 51(3):235-40.Maggio - giugno 1999.
Glassmeier e AA, Inibizione dei canali di calcio di tipo L mediante octreotide in cellule tumorali neuroendocrine isolate dell'intestino, Biochem Biophys Res Commun 250(2):511-5.18 settembre 1998.
Glos e AA, Caratterizzazione della regione del promotore 5'-flanking del gene del sottotipo 3 del recettore della somatostatina nel ratto, FEBS Lett 440(1-2):33-7.27 novembre 1998.
Gonzalez e AA, L'octreotide cronico sottocute diminuisce la perdita di sangue gastrointestinale nella sindrome di nevo blu bolloso di gomma, J Pediatr Gastroenterol Nutr 2001 Aug;33(2):183-8.
Gonzalez-Barcena e AA, Response of patients with advanced prostatic cancer to administration of somatostatin analog RC-160 (vapreotide) at the time of relapse, Prostate. 2003 Aug 1;56(3):183-91.
Gorges e AA, Analoghi della somatostatina radionuclide-marcati per scopi terapeutici e diagnostici nel cancro non midollare della tiroide, Thyroid 2001 Jul;11(7):647-59.
Gorges e AA, Stato dei recettori della somatostatina nel carcinoma della tiroide non midollare, Nuklear Medizin 1999;38(1):15-23.1999.
Gruner e AA, Sugar Amino Acid Containing Somatostatin Analogues that Induce Apoptosis in Both Drug-Sensitive and Multidrug-Resistant Tumor Cells, Org Lett. 2001 Nov 15;3(23):3723-3725.
Gruszka e AA, Azione antitumorale dell'octreotide e della bromocriptina sul prolattinoma sperimentale di ratto: effetti antiproliferativo e proapoptotico, Neuroendocrinol Lett 22(5):343-8. Ottobre 2001.
Gualdi e AA, Visualizzazione dei tumori neuroendocrini, Clin Ter 2001 Mar-Apr;152(2):107-21.
Guillermet e AA, Somatostatin receptor subtype 2 sensitizes human pancreatic cancer cells to death ligand-induced apoptosis, Proc Natl Acad Sci U S A. 2003 Jan 7;100(1):155-60.
Gulec e AA, Effetti antitumorali e angiogeni della radiazione in sito del recettore radiomarcato della somatostatina con ^{111}In-DTPA-JIC 2DL, J Surg Res 2001 May 15; 97(2):131-7
Guo e AA, Somatostatinoma duodenale dell'ampolla di Vater diagnosticata mediante biopsia endoscopica ad aspirazione con ago fine: dati di un caso, Acta Cytol 2001 Jul-Aug;45(4):622-6.
Guo e AA, Thrombospondin-1 favorisce l'adesione mediata dall'integrin di alfa3beta1, la crescita simile all'assone e inibisce la proliferazione delle cellule di carcinoma polmonare delle piccole cellule, Cancer Res 60(2):457-66.15 gennaio 2000.
Guyotat e AA, Espressione differenziale dei recettori della somatostatina nei medulloblastomi, J Neurooncol 2001 Jan;51(2):93-103.
Guyotat e AA, Presenza differenziale dei recettori della somatostatina nell'ependimoma: implicazione per la

diagnosi, BAInt J Cancer 95(3):144-51.20 maggio 2001.
Hallstrom e AA, Role of the pituitary in tumor promotion with ethinyl estradiol in rat liver, Hepatology. 1996 Oct;24(4):849-54.
Halmos e AA, Absence of binding of targeted analogs of somatostatin carrying cytotoxic radicals or radionuclides to growth hormone secretagogue receptors on human myocardium, Life Sci. 2003 Apr 25;72(23):2669-74.
Halmos e AA, Human ovarian cancers express somatostatin receptors, J Clin Endocrinol Metab. 2000 Oct;85(10):3509-12.
Halmos, Schally e AA, High expression of somatostatin receptors and messenger ribonucleic acid for its receptor subtypes in organ-confined and locally advanced human prostate cancers, J Clin Endocrinol Metab. 2000 Jul;85(7):2564-71.
Hannon e AA, Lack of evidence for cross-competition between vasoactive intestinal peptide and somatostatin at their respective receptors, Eur J Pharmacol. 2001 Aug 31;426(3):165-73.
Hashemi e AA, ^{111}In-labelled octreotide binding by the somatostatin receptor subtype 2 in neuroendocrine tumours, Br J Surg. 2003 May;90(5):549-54.
Hashemi e AA, SSR2(a) receptor expression and adrenergic/cholinergic characteristics in differentiated SH-SY5Y cells, Neurochem Res. 2003 Apr;28(3-4):449-60.
Haslinghuis et al., Somatostatin receptor scintigraphy in the follow-up of patients with differentiated thyroid cancer, J Endocrinol Invest 2001; 24:415-22.
Hatzoglou e AA, Antiproliferative and receptor binding properties of alpha- and beta-casomorphins in the T47D human breast cancer cell line, Eur J Pharmacol. 1996 Aug 29;310(2-3):217-23.
Haugen e Lin, Visualizzazione all'isotopo per il cancro metastatico della tiroide, Endocrinol Metab Clin North Am 2001 Jun;30(2):469-92.
Held-Feindt e AA, Analisi molecolare del sottotipo 2 di recettore della somatostatina nelle cellule di glioma umano, Brain Res Mol Brain Res 64(1):101-7.22 gennaio 1999.
Held-Feindt e AA, I recettori della somatostatina nei gliomi, J Physiol Paris 94(3-4):251-8.Maggio-agosto 2000.
Held-Feindt e AA, Influence of the somatostatin receptor sst2 on growth factor signal cascades in human glioma cells, Brain Res Mol Brain Res. 2001 Feb 19;87(1):12-21.
Helle e AA, Octreotide pamoate microincapsulato nel cancro pancreatico e gastrointestinale avanzato: uno studio di fase I, Br J Cancer 78(1):14-20.
Helmbold e AA, Carcinoma delle cellule Merkel: una sfida terapeutica e diagnostica, Chirurg 2001 Apr;72(4):396-401.
Hemminki e AA, Un adenovirus con maggiore infettività media la chemioterapia delle cellule di cancro ovarico e permette la visualizzazione dell'espressione del gene, Mol Ther 2001 Sep;4(3):223-31.
Henze e AA, PET imaging of somatostatin receptors using, J Nucl Med. 2001 Jul;42(7):1053-6.
Hirota e AA, Expression of somatostatin messenger RNA and receptor in cultured brain tumor cells, Anticancer Res. 1998 Sep-Oct;18(5A):3295-7.
Hoefer e AA, Valore diagnostico della scintigrafia del recettore della somatostatina con indio-111 pentetreotide nel carcinoma bronchiale delle piccole cellule, Pneumologie 52(2):106-12.Febbraio 1998.
Hoegerle e AA, Tomografia a emissione di positroni ^{18}F-DOPA per l'individuazione dei tumori nei pazienti con elevati livelli di calcitonina, J Nucl Med 2001 Jan; 28(1):64-71
Hoegerle e AA, Whole-body ^{18}F dopa PET for detection of gastrointestinal carcinoid tumors, Radiology. 2001 Aug;220(2):373-80.
Hoelting e AA, L'analogo della somatostatina, octreotide, inibisce la crescita delle cellule di cancro differenziato della tiroide *in vitro*, ma non *in vivo*, J Clin Endocrinol Metab 81(7):2638-41. Luglio 1996
Hofland e AA, Individuazione immunoistochimica dei sottotipi sst1 e sst2A di recettori della somatostatina nei tumori positivi ai recettori della somatostatina, J Clin Endocrinol Metab 84(2):775-80.Febbraio 1999.
Hofland e AA, Somatostatin receptor subtype expression in human tumor, Ann Oncol. 2001;12 Suppl 2:S31-6.
Hofland e AA, Somatostatin receptors and disease: role of receptor subtypes, Baillieres Clin Endocrinol

Metab. 1996 Jan;10(1):163-76.

Hofland e Lamberts, The pathophysiological consequences of somatostatin receptor internalization and resistance, Endocr Rev. 2003 Feb;24(1):28-47.

Hofman e AA, Biocinetica e visualizzazione con la PET del recettore della somatostatina con il radiolegante ^{68}Ga-DOTATOC: dati preliminari, Eur J Nucl Med 28(12):1751-7.

Hofsli, La famiglia dei recettori della somatostatina-una finestra contro la nuova diagnosi e terapia del cancro, Tidsskr Nor Laegeforen 122(5):487-91. 20 febbraio 2002.

Hoog e AA, Fattore di crescita simile all'insulina nei tumori neuroendocrini. Risultati di ibridazione immunoistochimica, biochimica e in sito, APMIS 2001 Feb;109(2):127-40.

Hosono, Localization of small-cell lung cancer xenografts with iodine-125-, indium-111-, and rhenium-188-somatostatin analogs, Jpn J Cancer Res. 1996 Sep;87(9):995-1000.

Huang e Oliff, Strategie d'individuazione delle sostanze medicinali nella terapia del cancro, Curr Opin Genet Dev 2001 Feb;11(1):104-10.

Hung e AA, Zollinger-Ellison Syndrome, Curr Treat Options Gastroenterol. 2003 Apr;6(2):163-170.

Huynh e Beamer, Soppressione dell'espressione del gene, di derivazione mammaria, inibitore della crescita, mediante ormone della crescita e fattore I di crescita simile all'insulina, Int J Oncol 13(3):577-82.Settembre 1998.

Ingle e AA, A randomized trial of tamoxifen alone or combined with octreotide in the treatment of women with metastatic breast carcinoma, Cancer. 1999 Mar 15;85(6):1284-92.

Ingle e AA, L'octreotide come trattamento principale per il cancro al seno metastatico, Invest New Drugs 14(2):235-7. 1996.

Ishihara e AA, Growth inhibitory effects of somatostatin on human leukemia cell lines mediated by somatostatin receptor subtype 1, Peptides. 1999; 20(3):313-8.

Jaffrain-Rea e AA, Miglioramento visivo durante la terapia con octreotide in un caso di meningioma episellare, Clin Neurol Neurosurg 100(1):40-3.Marzo 1998.

Jamar e AA, [86]Y-DOTA(0)- d-Phe(1)-Tyr(3)-octreotide (SMT487)-a phase 1 clinical study: pharmacokinetics, biodistribution and renal protective effect of different regimens of amino acid co-infusion, Eur J Nucl Med Mol Imaging. 2003 Apr;30(4):510-8.

Jan de Beur e AA, Localizzazione dei tumori mesenchimali mediante visualizzazione del recettore, Lancet 359(9308):761-3. 2 marzo 2002.

Jaquet e AA, Quantitative and functional expression of somatostatin receptor subtypes in human prolactinomas, J Clin Endocrinol Metab. 1999 Sep;84(9):3268-76.

Jenkins e AA, Analoghi della somatostatina in oncologia: uno sguardo al futuro, Chemotherapy 2001;47 Suppl 2:162-96

Jia e AA, Octreotide acts as an antitumor angiogenesis compound and suppresses tumor growth in nude mice bearing human hepatocellular carcinoma xenografts, J Cancer Res Clin Oncol. 2003 Jun;129(6):327-34. Epub 2003 Jun 14.

Jorda e AA, Low nuclear proliferative activity is associated with nonmetastatic islet cell tumors, Arch Pathol Lab Med. 2003 Feb;127(2):196-9.

Jungwirt e AA, Inhibition of the growth of Caki-I human renal adenocarcinoma *in vivo* by luteinizing hormone-releasing hormone antagonist Cetrorelix, somatostatin analog RC-160, and bombesin antagonist RC-3940-II, Cancer. 1998 Mar 1;82(5):909-17.

Kaal e AA, Ricorrenza ed effetti degli anticorpi dell'octreotide durante trattamento nasale sottocutaneo e intramuscolare a rilascio lento, Eur J Endocrinol 143(3):353-61.Settembre 2000.

Kahan e AA, Inhibition of growth of MX-1, MCF-7-MIII and MDA-MB-231 human breast cancer xenografts after administration of a targeted cytotoxic analog of somatostatin, AN-238, Int J Cancer. 1999 Aug 12;82(4):592-8.

Kaltsas e AA, Carcinoid tumours presenting as breast cancer: the utility of radionuclide imaging with ^{123}I-MIBG and ^{111}In-DTPA pentetreotide, Clin Endocrinol (Oxf). 1998 Nov;49(5):685-9.

Kaltsas e AA, Confronto tra l'analogo della somatostatina e i radionuclidi della meta-iodobenzilguanidina nella diagnosi e localizzazione di tumori neuroendocrini avanzati, J Clin Endocrinol Metab 2001

Feb;86(2):895-902.

Kaplan, Expression of somatostatin receptor subtypes 2 and 4 in human benign prostatic hyperplasia and prostatic cancer, J Urol. 2003 Apr;169(4):1621. No abstract available.

Karasawa e AA, Somatostatinoma duodenale ed eritrocitosi in un paziente con malattia di Hippel-Lindau di tipo 2A, Intern Med 2001 Jan;40(1):38-43.

Karasawa e AA, Un tumore delle cellule isola con rilascio di somatostatina e insulina che ha causato ipoglicemia, Intern Med 2001 Apr;40(4):324-30.

Kath e Hoffken, Il significato degli analoghi della somatostatina nel trattamento antiproliferativo dei carcinomi, Recent Results Cancer Res 153:23-43.2000.

Kaya e AA, Trattamento del colangiocarcinoma che complica la colangite sclerosante primaria: esperienza della clinica Mayo, Am J Gastroenterol 2001 Apr;96(4):1164-9.

Kiaris e AA, A targeted cytotoxic somatostatin (SST) analogue, AN-238, inhibits the growth of H-69 small-cell lung carcinoma (SCLC) and H-157 non-SCLC in nude mice, Eur J Cancer. 2001 Mar;37(5):620-8.

Kiaris, Schally e AA, Regression of U-87 MG human glioblastomas in nude mice after treatment with a cytotoxic somatostatin analog AN-238, Clin Cancer Res. 2000 Feb;6(2):709-17.

Kikutsuji e AA, Expression of somatostatin receptor subtypes and growth inhibition in human exocrine pancreatic cancers, J Hepatobiliary Pancreat Surg. 2000;7(5):496-503.

Kinney e AA, Rischi perianestetici e risultati della chirurgia addominale per tumori carcinoidi metastatici, Br J Anaesth 2001 Sep;87(3):447-52.

Kishi e AA, Recent studies on anti-angiogenesis in cancer therapy, Nippon Rinsho. 2000 Aug;58(8):1747-62. Review. Japanese.

Kitajima e AA, Piccoli tumori endocrini del pancreas non funzionanti: confronto con i tumori cistici solidi, J Gastroenterol 33(1):129-33.Febbraio 1998.

Klutman e AA, Somatostatin receptor scintigraphy in postsurgical follow-up examinations of meningioma, J Nucl Med. 1998 Nov;39(11):1913-7.

Klutmann e AA, Valore clinico della visualizzazione ritar di 23 ore nella scintigrafia del recettore della somatostatina per i meningiomi, J Nucl Med 40(8):1246-51. Agosto 1999.

Kogner e AA, Somatostatin in neuroblastoma and ganglioneuroma, Eur J Cancer. 1997 Oct;33(12):2084-9.

Kolby e AA, Dosimetric comparison of radionuclides for therapy of somatostatin receptor-expressing tumors, Int J Radiat Oncol Biol Phys. 2001 Oct 1;51(2):514-24.

Kolby e AA, Un carcinoma umano trapiantabile come modello per la captazione del radionuclide mediata dal trasportatore dell'amina e dal recettore della somatostatina, Am J Pathol 2001 Feb;158(2):745-55.

Kolesnikov-Gauthier e AA, Analisi del fattore della serie dinamica (FADS) nella visualizzazione del recettore della somatostatina, J Nucl Med 40(1):33-9. Gennaio 1999.

Koppan e AA, Targeted cytotoxic analogue of somatostatin AN-238 inhibits growth of androgen-independent Dunning R-3327-AT-1 prostate cancer in rats at nontoxic doses, Cancer Res. 1998 Sep 15;58(18):4132-7.

Kouroumanlis e AA, Il trattamento del carcinoma epatocellulare con octreotide: uno studio randomizzato controllato, Gut 42(3):442-7. Marzo 1998.

Kouroumanlis, L'octreotide e il cancro del fegato e dell'albero biliare, Chemotherapy 2001;47 Suppl 2 :150-61.

Koutsilieris e AA, Novel concept of antisurvival factor (ASF) therapy produces an objective clinical response in four patients with hormone-refractory prostate cancer: case report, Prostate. 1999 Mar 1; 38(4): 313-6.

Koutsilieris e AA, Una terapia combinata di desametasone e analogo della somatostatina reintroduce risposte cliniche obiettive all'analogo LHRH in pazienti con cancro alla prostata refrattario all'ablazione dell'androgeno, J Clin Endocrinol Metab 86(12):5729-36. Dicembre 2001.

Krausz e AA, La scintigrafia del recettore della somatostatina nel trattamento dei tumori gastroenteropanceratici, Am J Gastroenterol 93(1):66-70. Gennaio 1998.

Krausz e AA, La scintigrafia del recettore della somatostatina per l'individuazione precoce delle metastasi regionali o distanti del carcinoma midollare della tiroide, Clin Nucl Med 24(4):256-60, 1999.

Krebs e AA, Regolazione della chemioterapia mirata con l'analogo citotossico dell'ormone che rilascia l'ormone luteinizzante mediante il fattore di crescita epidermica, Cancer Res 60(15):4194-9.1 agosto 2000.
Krenning e AA, Analoghi radioattivi della somatostatina per la scintigrafia del recettore del peptide e terapia radionuclide, Ann Oncol;10 Suppl 2:S23-9.1999.
Krenning e AA, La scintigrafia e la terapia radionuclide con [acido dietil trimiamine pentacetico indio-111-marcato D-Phe1]-octreotide, Ital J Gastroenterol Hepatol 31 Suppl 2:S219-23.Ottobre 1999.
Krenning e AA, Ruolo della somatostatina radioattiva e dei suoi analoghi nel controllo della crescita del tumore, Recent Results Cancer Res 153:1-13. 2000.
Kreuzer e AA, Agonist-mediated endocytosis of rat somatostatin receptor subtype 3 involves beta-arrestin and clathrin coated vesicles, J Neuroendocrinol. 2001 Mar; 13(3):279-87.
Krisch e AA, Analisi immunoelettromicroscopica dell'interiorizzazione, indotta dal legante, del sottotipo 2 di recettore della somatostatina nelle cellule in coltura di glioma umano, J Histochem Cytochem 46(11):1233-42. Novembre 1998.
Kubota e AA, Effector coupling of somatostatin receptor subtypes on human endocrine tumors, Metabolism. 1996 Aug;45(8 Suppl 1):42-5.
Kulaksiz e AA, Identification of somatostatin receptor subtypes 1, 2A, 3, and 5 in neuroendocrine tumours with subtype specific antibodies, Gut. 2002 Jan;50(1):52-60.
Kun e AA, Journal of Clinical Endocrinology & Metabolism, 85(4):1487-91.2000 Apr.
Kwekkeboom e AA, Somatostatin receptor imaging, Semin Nucl Med. 2002 Apr;32(2):84-91.
Kwekkeboom e AA, Treatment of patients with gastro-entero-pancreatic (GEP) tumours with the novel radiolabelled somatostatin analogue [^{177}Lu-DOTA(0),Tyr(3)]octreotate, Eur J Nucl Med Mol Imaging. 2003 Mar;30(3):417-22.
Lachowicz-Ochedalska e AA, Effetti della somatostatina e dei suoi analoghi sull'attività di chinasi della tirosina nei tumori dei roditori, Biol Signals Recept 9(5):255-9. Settembre - ottobre 2000.
Lamarque e AA, [What are the gastric modifications induced by acute and chronic *Helicobacter pylori* infection?], Gastroenterol Clin Biol. 2003 Mar;27(3 Pt 2):391-400. French.
Lamberts e AA, Somatostatin analogs in the diagnosis and treatment of cancer, Trends Endocrinol Metab. 2002 Dec;13(10):451-7. Review.
Lamszus e AA, Somatostatin and somatostatin receptors in the diagnosis and treatment of gliomas, J Neurooncol. 1997 Dec;35(3):353-64.
Lau e AA, Visualizzazione del cancro polmonare non delle piccole cellule con indio-111 pentetreotide, Clin Nucl Med 25(1):24-8. Gennaio 2000.
Le Bideau e AA, Nuove ed efficienti vie alle biomolecole sostituite con derivati del cyclopentadienyltricarbonylrhenium e del technetium, Chemistry 2001 Jun 1;7(11):2289-94
Le Duc-Pennec e AA, Octreotide imaging plus bone scintigrams to optimally localize gastroenteropancreatic neuroendocrine tumors, Clin Nucl Med. 2003 Jan;28(1):5-8.
Lenzi e AA, Individuazione del cancro al seno primario che si presenta come carcinoma metastatico d'origine primaria sconosciuta mediante scansione con ^{111}In-pentetreotide, JL.Ann Oncol 9(2):213-6. Febbraio 1998.
Lewis e AA, Comparison of four ^{64}Cu-labeled somatostatin analogues *in vitro* and in a tumor-bearing rat model: evaluation of new derivatives for positron emission tomography imaging and targeted radiotherapy, J Med Chem. 1999 Apr 22;42(8):1341-7.
Li e AA, Effects of cytokines on somatostatin in nude mice bearing human renal cell carcinoma, Zhonghua Wai Ke Za Zhi. 1997 Jun;35(6):333-5. Chinese.
Li e AA, Effetti del peptide intestinale vasoattivo (VIP) e della somatostatina (SST) sulla presenza dei recettori della lipoproteina nelle cellule tumorali A431, Life Sci 2001 Feb 2; 68(11):1243-57.
Lidor e AA, Combined somatostatin analog and follicle-stimulating hormone for women with polycystic ovary syndrome resistant to conventional treatment, Gynecol Endocrinol. 1998 Apr;12(2):97-101.
Lightman, Autogel Somatuline: formula di lanreotide a rilascio esteso, Hosp Med 63(3):162-5. Marzo 2002.
Lin e AA, Somatostatin receptor scintigraphy and somatostatin therapy in the evaluation and treatment of

malignant thymoma, Clin Nucl Med. 1999 Jan;24(1):24-8.

Lincoln e AA, Espressione dei recettori dell'ormone della crescita nel nucleo e nel citoplasma delle cellule normali e neoplastiche, Histochem Cell Biol, 1998.

Lipp e AA, Visualizzazione del linfoma non-Hodgkin mediante scintigrafia del recettore della somatostatina ad alta dose e tomografia ad emissione di singoli fotoni estesa, Acta Med Austriaca 26(3):105-8.1999.

Liu e AA, Regulative effects pentagastrin and somatostatin on growth of human gastric cancer cells *in vitro*, Hua Xi Yi Ke Da Xue Xue Bao. 1998 Sep;29(3):292-4. Chinese.

Lohrer e AA, Vascular endothelial growth factor production and regulation in rodent and human pituitary tumor cells *in vitro*, Neuroendocrinology. 2001 Aug;74(2):95-105.

Loli e AA, Management of occult adrenocorticotropin-secreting bronchial carcinoids: limits of endocrine testing and imaging techniques, J Clin Endocrinol Metab. 2003 Mar;88(3):1029-35.

Lucas e AA, Preoperative lanreotide treatment for GH-secreting pituitary adenomas: effect on tumour volume and predictive factors of significant tumour shrinkage, Clin Endocrinol (Oxf). 2003 Apr;58(4):471-81.

Lugtenburg e AA, Scintigrafia del recettore della somatostatina nello stadio iniziale del linfoma non-Hodgkin di basso grado, J Nucl Med 2001 Feb; 42(2):222-9

Lugtenburg e AA, Somatostatin receptor scintigraphy useful in stage I-II Hodgkin's disease: more extended disease identified, Br J Haematol. 2001 Mar;112(4):936-44.

Lum e AA, Distribution and functional significance of somatostatin receptors in malignant melanoma, World J Surg. 2001 Apr;25(4):407-12.

Lupoli e AA, Treatment of advanced medullary thyroid carcinoma with a combination of recombinant interferon alpha-2b and octreotide, Cancer. 1996 Sep 1;78(5):1114-8.

Luyken e AA, Rilevanza clinica della scintigrafia del recettore della somatostatina in pazienti con tumori della base del cranio, Acta Neurochir Suppl (Wien) 65:102-4. 1996

Magnavita e AA, Hodgkin's lymphoma in a cyclist treated with growth hormone, Am J Hematol. 1996 May;52(1):65-6.

Manni e AA, Endocrine effects of combined somatostatin analog and bromocriptine therapy in women with advanced breast cancer, Breast Cancer Res Treat. 1989 Dec;14(3):289-98.

Marschke e AA, Studio di fase II di un'alta dose dell'analogo della somatostatina in pazienti con cancro polmonare delle piccole cellule di stadio avanzato precedentemente trattati e non, Am J Clin Oncol 22(1):15-7. Febbraio 1999.

Mato e AA, Somatostatina ed espressione del gene del sottotipo di recettore della somatostatina nel carcinoma midollare della tiroide, J Clin Endocrinol Metab 83(7):2417-20.

Mearadji e AA, Somatostatin receptor gene therapy combined with targeted therapy with radiolabeled octreotide: a new treatment for liver metastases, Ann Surg. 2002 Dec;236(6):722-8; discussion 728-9.

Meewes e AA, Molecular biologic and scintigraphic analyses of somatostatin receptor-negative meningiomas, J Nucl Med. 2001 Sep;42(9):1338-45.

Melen-Mucha e AA, Somatostatin analogue octreotide and melatonin inhibit bromodeoxyuridine incorporation into cell nuclei and enhance apoptosis in the transplantable murine colon 38 cancer, Anticancer Res. 1998 Sep-Oct;18(5A):3615-9.

Mena e AA, I neurocitomi centrali esprimono una differenziazione dei fotorecettori, Cancer 2001 Jan 1;91(1):136-43.

Mengartner M.O. & H.R. Horoviz, Cell, 1994, 76, 665.

Mentlein e AA, Somatostatin inhibits the production of vascular endothelial growth factor in human glioma cells, Int J Cancer. 2001 May 15;92(4):545-50.

Mentlein e AA, Topology of the signal transduction of the G protein-coupled somatostatin receptor sst2 in human glioma cells, Cell Tissue Res. 2001 Jan;303(1):27-34.

Mercure e AA, Espressione del gene della somatostatina nelle linee di cellule di astrocitoma umano, Clin Diagn Lab Immunol 3(2):151-5. Marzo 1996.

Meyers e AA, Multiply radioiodinated somatostatin analogs induce receptor-specific cytotoxicity, J Surg Res. 1998 May;76(2):154-8.

Mishima e AA, Inhibition of human endometrial cancer cell growth *in vitro* and *in vivo* by somatostatin analog RC-160, Am J Obstet Gynecol. 1999 Sep;181(3):583-90.

Mizuno e AA, Insulinoma con conseguente sindrome di Zollinger-Ellison, Intern Med 2001 May;40(5):386-90.

Moll e AA, Una nuova causa della microangiopatia trombotica renale: la radioterapia interna al yttrium 90-DOTATOC, Am J Kidney Dis 2001 Apr; 37(4):847-51.

Moody e AA, Neuropeptides as autocrine growth factors in cancer cells, Curr Pharm Des. 2003;9(6):495-509.

Morehead e AA, Tc-99m-labeled somatostatin receptor-binding peptide imaging for a pulmonary nodule, Clin Nucl Med. 2001 Nov;26(11):910-2.

Mosdell e AA, Indicazioni emergenti per la terapia con octreotide, Am. J. Hosp. Pharm, 1994.

Motta e AA, Ruolo dei fattori di crescita, degli steroidi e degli ormoni peptidi nella regolazione della crescita del tumore della prostata, J Steroid Biochem Mol Biol 56(1-6 Spec No):107-11. Gennaio 1996.

Muros e AA, ^{111}In-pentetreotide scintigraphy is superior to ^{123}I-MIBG scintigraphy in the diagnosis and location of chemodectoma, Nucl Med Commun. 1998 Aug;19(8):735-42.

Myers e AA, Concentrazioni nel plasma di chromogranin ed espressione nei tumori delle cellule isola pancreatiche di cani e gatti, Am J Vet Res 58(6):615-20. Giugno 1997.

Nakamura e AA, Produzione di insulina in un tumore neuroectodermico che presenta il fattore-I isola, ma non l'homeobox 1 pancreatico duodenale, J Clin Endocrinol Matab 2001 Apr; 86(4):1795-800

Nilsson e Folkesson, Coesistenza dei sottotipi di recettori della somatostatina nelle linea di cellule di neuroblastoma umano LA-N-2, FEBS Lett 401(1):83-8. 13 gennaio 1997.

O'Byrne e AA, Somatostatin and somatostatin analogues in medullary thyroid carcinoma, Nucl Med Commun. 1996 Sep;17(9):810-6.

O'Byrne e Schally, Somatostatina: i suoi recettori e gli analoghi nel cancro al polmone, Chemotherapy 2001; 47 Suppl 2:78-108.

Oberg, Uso clinico consolidato dell'octreotide e del lanreotide in oncologia, Chemotherapy 2001; 47 Supp 2:40-53.

O'Byrne e AA, Somatostatina e analoghi della somatostatina nel carcinoma midollare della tiroide, Nucl Med Commun 17(9):810-6. Settembre 1996.

O'Byrne e AA, Studio di fase II del RC-160 (vapreotide), un analogo octapeptide della somatostatina, nel trattamento del cancro metastatico del seno, Br J Cancer 79(9-10):1413-8.Marzo 1999.

Ohike e AA, Mixed ductal-endocrine carcinomas of the pancreas and ductal adenocarcinomas with scattered endocrine cells: characterization of the endocrine cells, Virchows Arch. 2003 Mar;442(3):258-65.

Oomen e AA, Somatostatin induces migration of acute myeloid leukemia cells via activation of somatostatin receptor subtype 2, Leukemia. 2001 Apr;15(4):621-7.

Orlando e AA, L'espressione genetica del recettore della somatostatina tipo 2 nei neuroblastomi, misurata mediante RT-PCR competitivo, è correlata alla sopravvivenza del paziente e alla visualizzazione del recettore della somatostatina mediante indio-111-pentetreotide, Med Pediatr Oncol 2001 Jan; 36(1): 224-6.

Paganelli e AA, Radioterapia mediata dal recettore con ^{90}Y-DOTA-D-Phe1-Tyr3-octreotide, Eur J Nucl Med 2001 Apr;28(4):426-34.

Palmieri e AA, Analoghi della somatostatina e prednisone nei tumori timici refrattari avanzati, Cancer 94(5):1414-20 1 marzo 2002.

Palmieri e AA, Role of somatostatin analogue-based therapy in unresponsive malignant thymomas, Ann Med. 1999 Oct;31 Suppl 2:80-5.

Panzuto e AA, Staging of digestive endocrine tumours using helical computed tomography and somatostatin receptor scintigraphy, Ann Oncol. 2003 Apr;14(4):586-91.

Papos e AA, Somatostatin receptor scintigraphy in the management of cerebral malignant ectomesenchymoma: a case report, Pediatr Radiol. 2001 Mar;31(3):169-72.

Papotti e AA, Expression of somatostatin receptor types 2, 3 and 5 in biopsies and surgical specimens of human lung tumours. Correlation with preoperative octreotide scintigraphy, Virchows Arch. 2001 Dec;439(6):787-97.

Papotti e AA, Immunohistochemical detection of somatostatin receptor types 1-5 in medullary carcinoma of the thyroid, Clin Endocrinol (Oxf). 2001 May;54(5):641-9.

Pastore e AA, Intraoperative detection of lung cancer by octreotide labeled to Indium-111, Semin Surg Oncol. 1998 Dec;15(4):220-2.

Pathirana e AA, La terapia al radionuclide ^{131}I-MIBG è sicura ed conveniente nel controllo dei sintomi della sindrome carcinoide, Eur J Surg Oncol 2001 Jun;27(4):404.

Pawlikowski e AA, Differential effects of somatostatin analogues on proliferation of murine colonic cancer cells *in vitro*, Cytobios. 1997;89(358-359):183-7.

Pawlikowski, Melen-Mucha, Perspectives of new potential therapeutic applications of somatostatin analogs, Neuroendocrinol Lett. 2003 Feb-Apr;24(1-2):21-7.

Permert e AA, Primi cambiamenti nella secrezione degli ormoni delle isole nel modello di cancro al pancreas di criceto, Teratog Carcinog Mutagen 2001;21(1):59-67.

Petersenn e AA, Genomic structure and transcriptional regulation of the human somatostatin receptor type 2, Mol Cell Endocrinol. 1999 Nov 25;157(1-2):75-85.

Pianezza, Cancro oltre la chemioterapia, Edizioni Raphael, 1998.

Pilichowska e AA, Clinicopathological value of somatostatin type 2A and estrogen receptor immunoreactivity in human breast carcinoma, Endocr Pathol. 2001 Spring;12(1):55-61.

Pinski e Schally, Somatostatin analog RC-160 inhibits the growth of human osteosarcomas in nude mice, Int J Cancer. 1996 Mar 15;65(6):870-4.

Pinzani e AA, Type-2 somatostatin receptor mRNA levels in breast and colon cancer determined by a quantitative RT-PCR assay based on dual label fluorogenic probe and the TaqMan technology, Regul Pept. 2001 Jun 15;99(2-3):79-86.

Pistolesi, e AA, The role of somatostatin in vasogenic meningioma associated brain edema, Tumori. 2003 Mar-Apr;89(2):136-40.

Plonowski e AA, Inhibition of PC-3 human androgen-independent prostate cancer and its metastases by cytotoxic somatostatin analogue AN-238, Cancer Res. 1999 Apr 15;59(8):1947-53.

Plonowski e AA, Targeted cytotoxic analogue of somatostatin AN-238 inhibits growth of androgen-independent Dunning R-3327-AT-1 prostate cancer in rats at nontoxic doses, Cancer Res. 1998 Sep 15;58(18):4132-7.

Plonowski e Schally, Efficace trattamento del cancro alla prostata sperimentale DU-145 con l'analogo citotossico mirato della somatostatina AN-238, Int J Oncol 20(2):397-402. Febbraio 2002.

Plonowski e Schally, Inhibition of the UCI-107 human ovarian carcinoma cell line by a targeted cytotoxic analog of somatostatin, AN-238, Cancer. 2001 Sep 1;92(5):1168-76.

Plonowski, Schally e AA, Inhibition of metastatic renal cell carcinomas expressing somatostatin receptors by a targeted cytotoxic analogue of somatostatin AN-238, Cancer Res. 2000 Jun 1;60(11):2996-3001.

Pollak e AA, The potential role of somatostatin analogues in breast cancer treatment, Yale J Biol Med. 1997 Sep-Dec;70(5-6):535-9.

Pollak e Schally, Mechanisms of antineoplastic action of somatostatin analogs, Proc Soc Exp Biol Med. 1998 Feb;217(2):143-52.

Prat e AA, I recettori della somatostatina nei meningiomi: valore diagnostico e terapeutico, Rev Neurol 25(148):2002-5.

Proye, Tumori neuroendocrini del duodeno e del pancreas: "prerequisiti", visualizzazione e individuazione intraoperatoria, Ann Chir 2001 May;126(4):290-5.

Puente e AA, Transcriptional activation of mouse sst2 somatostatin receptor promoter by transforming growth factor-beta. Involvement of Smad4, J Biol Chem. 2001 Apr 20;276(16):13461-8.

Pugnale e AA, Pharyngeal pituitary non-functioning adenoma with normal intra-sellar gland: massive tumor shrinkage on octreotide therapy, Eur J Endocrinol. 2003 Mar;148(3):357-64.

Raderer e AA, Diversa risposta agli analoghi della somatostatina a lunga azione lanreotide e octreotide in un paziente con un carcinoma maligno, Oncology 2001; 60(2):141-5

Raderer e AA, Scintigrafia del recettore della somatostatina per la stadiazione e il controllo di pazienti con linfoma delle cellule B della zona extraintestinale marginale del tessuto linfoide di tipo (MALT) associato alla mucosa, Br J Cancer 2001 Nov;85(10):1462-6.

Raderer e AA, Successful treatment of an advanced hepatocellular carcinoma with the long-acting somato-

statin analog lanreotide, Am J Gastroenterol. 1999 Jan;94(1):278-9.
Raderer e AA, Trattamento del cancro epatocellulare con un analogo a lunga azione della somatostatina, lanreotide, *in vitro* e *in vivo*, Int J Oncol 2000 16(6):1197-201.
Raderer e AA, Trattamento del cancro pancreatico avanzato con un analogo a lunga azione della somatostatina, lanreotide: risultati *in vitro* e *in vivo*, Br J Cancer 79(3-4):535-7.Febbraio 1999.
Raggi e AA, Quantitative determination of sst2 gene expression in neuroblastoma tumor predicts patient outcome, J Clin Endocrinol Metab. 2000 Oct;85(10):3866-73.
Rammer e AA, [W.d.h.a. Syndrome due to occult neuroendocrine malignancy with concomitant liver metastases], Z Gastroenterol. 2003 Feb;41(2):185-9. German.
Rao e AA, 99mTc labeled VIP analog: evaluation for imaging colorectal cancer, Nucl Med Biol. 2001 May;28(4):445-50.
Reubi e AA, A new peptidic somatostatin agonist with high affinity to all five somatostatin receptors, Eur J Pharmacol. 2002 Dec 5;456(1-3):45-9.
Reubi e AA, Distribution of somatostatin receptors in normal and neoplastic human tissues: recent advances and potential relevance, Yale J Biol Med. 1997 Sep-Dec;70(5-6):471-9.
Reubi e AA, I recettori del peptide intestinale vasoattivo e della somatostatina nei tumori mesenchimali umani: identificazione *in vitro*, Cancer Res;56(8):1922-31. 15 aprile 1996.
Reubi e AA, Receptor autoradiographic evaluation of cholecystokinin, neurotensin, somatostatin and vasoactive intestinal peptide receptors in gastro-intestinal adenocarcinoma samples: where are they really located?, Int J Cancer. 1999 May 5;81(3):376-86.
Reubi e AA, Somatostatin receptor sst1-sst5 expression in normal and neoplastic human tissues using receptor autoradiography with subtype-selective ligands, Eur J Nucl Med. 2001 Jul;28(7):836-46.
Reubi e AA, Un analogo selettivo del sottotipo di recettore sst1 della somatostatina espresso dai tumori umani, Eur J Pharmacol 345(1):103-10.12 marzo 1998.
Reubi e Waser B, Concomitant expression of several peptide receptors in neuroendocrine tumours: molecular basis for *in vivo* multireceptor tumour targeting, Eur J Nucl Med Mol Imaging. 2003 May;30(5):781-93.
Ricci e AA, Rilascio a lunga azione dell'acetato di octreotide in pazienti con tumori neuroendocrini metastatici pretrattati con lanreotide, Ann Oncol 11(9):1127-30. Settembre 2000.
Rickes e AA, Differentiation of neuroendocrine tumors from other pancreatic lesions by echo-enhanced power Doppler sonography and somatostatin receptor scintigraphy, Pancreas. 2003 Jan;26(1):76-81.
Ripamonti e AA, Il ruolo della somatostatina e dell'octreotide nell'ostruzione intestinale: risultati pre-clinici e clinici, Tumori 2001 Jan-Feb;87(1):1-9.
Ripamonti, Comparison of octreotide and hyoscine butylbromide in controlling gastrointestinal symptoms due to malignant inoperable bowel obstruction, Support Care Cancer. 2000 May;8(3):188-91.
Rischke e AA, Carcinoma metastatico del seno con differenziazione neuroendocrina-terapia combinata con tamoxifen e l'analogo della somatostatina, octreotide, Dtsch Med Wochenschr 124(7):182-6.19 febbraio 1999.
Rivier e AA, Potent somatostatin undecapeptide agonists selective for somatostatin receptor 1 (sst1), J Med Chem. 2001 Jun 21;44(13):2238-46.
Robbins e AA, Inhibition of metabolic activity in papillary thyroid carcinoma by a somatostatin analogue, Thyroid. 2000 Feb;10(2):177-83.
Robbins e AA, Somatostatina e cancro, Metabolism 45(8 Suppl 1):98-100. Agosto.
Rochaix e AA, Gene therapy for pancreatic carcinoma: local and distant antitumor effects after somatostatin receptor sst2 gene transfer, Hum Gene Ther. 1999 Apr 10;10(6):995-1008.
Roche e AA, Trans-catheter arterial chemoembolization as first-line treatment for hepatic metastases from endocrine tumors, Eur Radiol. 2003 Jan;13(1):136-40.
Rogers e AA, Localizzazione *in vivo* dell'octreotide [^{111}In]-DTPA-D-Phe1 in eterotrapianti di tumore ovarico umano indotti ad esprimere il sottotipo 2 di recettore della somatostatina utilizzando un vettore adenovirale, Clin Cancer Res 5(2):383-93. Febbraio 1999.
Rogers e AA, Non-invasive gamma camera imaging of gene transfer using an adenoviral vector encoding an epitope-tagged receptor as a reporter, Gene Ther. 2003 Jan;10(2):105-14.

Rogers e AA, Radioterapia mirata con [^{90}Y]-SMT 487 in topi portatori di tumori polmonari non delle piccole cellule umani indotti ad esprimere il sottotipo 2 di recettore della somatostatina con un vettore adenovirale, Cancer 94(4 Suppl):1298-305. 15 febbraio 2002.

Roland e AA, Linfoma cerebrale primario visualizzato mediante scintigrafia all'In-111-pentetreotide, Acta Neurol Belg 98(4):356-9.Dicembre 1998.

Rolleman e AA, Safe and effective inhibition of renal uptake of radiolabelled octreotide by a combination of lysine and arginine, Eur J Nucl Med Mol Imaging. 2003 Jan;30(1):9-15.

Roosterman e AA, Un legante selettivo del recettore 1 della somatostatina inibisce le correnti Ca^{2+} nelle cellule d'insulinoma di ratto 1046-38, FEBS Lett 425(1):137-40.20 marzo 1998.

Rosenberg, Cancro al pancreas: l'octreotide offre qualche prospettiva?, Chemoterapy 2001;47 Suppl2:134-49.

Rosenberg, Trattamento del cancro pancreatico. Promesse e problemi del tamoxifen, degli analoghi della somatostatina e del gemcitabine, L.Int J Pancreatol 22(2):81-93.Ottobre 1997.

Rowland e AA, Acta Neurol Belg 98(4):356-9.

Sadji e AA, Gli analoghi della somatostatina stimolano l'attività di chinasi della proteina dipendente dal DNA nella linea di cellule tumorali HGT1, Life Sci 65(26):2829-35.1999.

Saenko e AA, L'uso della Sandostatina nel trattamento combinato delle malattie chirurgiche del pancreas, Lik Sprava (3):126-7.Maggio - giugno 1997.

Salvensen G. S. et al., Science 1998, 281, 1312.

Sari e AA, Severe and prolonged hypoglycemia triggered by long-acting octreotide in a patient with malignant mesenchymal tumor: case report, J Chemother. 2003 Feb;15(1):85-8.

Sarmiento e Que, Hepatic surgery for metastases from neuroendocrine tumors, Surg Oncol Clin N Am. 2003 Jan;12(1):231-42.

Saveanu e AA, Bim-23244, a somatostatin receptor subtype 2- and 5-selective analog with enhanced efficacy in suppressing growth hormone (GH) from octreotide-resistant human GH-secreting adenomas, J Clin Endocrinol Metab. 2001 Jan;86(1):140-5.

Saveanu e AA, Demonstration of enhanced potency of a chimeric somatostatin-dopamine molecule, BIM-23A387, in suppressing growth hormone and prolactin secretion from human pituitary somatotroph adenoma cells, J Clin Endocrinol Metab. 2002 Dec;87(12):5545-52.

Saveanu e AA, Un adenoma pituitario con secrezione di prolattina, sottounità alfa e ormone luteinizzante sensibile agli analoghi della somatostatina: studi *in vivo* e *in vitro*, Eur J Endocrinol 2001 Jul;145(1): 35-41.

Scarpignato e AA., Somatostatin analogs for cancer treatment and diagnosis: an overview, Chemotherapy. 2001;47 Suppl 2:1-29. Review.

Schaer e AA, Somatostatin receptor subtypes sst1, sst2, sst3 and sst5 expression in human pituitary, gastroentero-pancreatic and mammary tumors: comparison of mRNA analysis with receptor autoradiography, Int J Cancer. 1997 Mar 4;70(5):530-7.

Schally e AA, Gli analoghi del peptide nella terapia del cancro alla prostata, Prostate 45(2):158-66.1 ottobre 2000.

Schally e AA, Ormoni ipotalamici e cancro, Front Neuroendocrinol 2001 Oct;22(4):248-91.

Schally e Nagy, New approaches to treatment of various cancers based on cytotoxic analogs of LHRH, somatostatin and bombesin, Life Sci. 2003 Apr 11;72(21):2305-20. Review.

Schillaci e AA, La tomografia computerizzata ad emissione di singoli fotoni migliora l'accuratezza della scintigrafia del recettore della somatostatina nei tumori gastro-entero pancreatici, Ital J Gastroenterol Hepatol 31 Suppl 2:S186-9.Ottobre 1999.

Schillaci e AA, Somatostatin receptor scintigraphy in liver metastasis detection from gastroenteropancreatic neuroendocrine tumors, J Nucl Med. 2003 Mar;44(3):359-68.

Schilling e AA, Absence of somatostatin receptor expression *in vivo* is correlated to di- or tetraploid 1p36-deleted neuroblastomas, Med Pediatr Oncol. 2001 Jan;36(1):56-60.

Schmidt e AA, Somatostatin receptor imaging in intracranial tumours, Eur J Nucl Med. 1998 Jul;25(7):675-86.

Schonbrunn e Tashjian, Characterization of functional receptors for somatostatin in rat pituitary cells in

culture, J Biol Chem. 1978 Sep 25;253(18):6473-83.
Schulz e AA, Immunocytochemical detection of somatostatin receptors sst1, sst2A, sst2B, and sst3 in paraffin-embedded breast cancer tissue using subtype-specific antibodies, Clin Cancer Res. 1998 Sep;4(9):2047-52.
Schulz e AA, Individuazione immunoistochimica dei recettori della somatostatina nei tumori ovarici umani, Gynecol Oncol 84(2):235-40. Febbraio 2002.
Schulz e AA, La determinazione immunoistochimica dei cinque recettori della somatostatina nel meningioma rivela una frequente abbondanza di sottotipo sst2A di recettore della somatostatina, Clin Cancer Res 6(5):1865-74. Maggio 2000.
Schwab e AA, Antiproliferative efficacy of the somatostatin analogue TT-232 in human melanoma cells and tumours, Anticancer Res. 2001 Jan-Feb;21(1A):71-5.
Shiba e AA, [Somatostatin analogue treatment for malignant hypercalcemia associated with advanced breast cancer], Gan To Kagaku Ryoho. 1996 Feb;23(3):343-7. Japanese.
Singh e AA, Gastrin gene expression is required for the proliferation and tumorigenicity of human colon cancer cells, Cancer Res. 1996 Sep 15;56(18):4111-5.
Sitohy e El-Salhy, A comparison between double and triple therapies of octreotide, galanin and serotonin on a rat colon carcinoma, Histol Histopathol. 2003 Jan;18(1):103-10.
Skogseid, Nonsurgical treatment of advanced malignant neuroendocrine pancreatic tumors and midgut carcinoid, World J Surg. 2001 Jun;25(6):700-3.
Sledzianowski e AA, Resezione radio guidata di linfonodi metastatici residui di un tumore neuroendocrino precedente asportato, Escat J. Ann Chir 2001 Jun;126(5):448-51.
Slooter e AA, Anti-proliferative effect of radiolabelled octreotide in a metastases model in rat liver, Int J Cancer. 1999 May 31;81(5):767-71.
Slooter e AA, The inhibitory effect of ^{111}In-DTPA(0)-octreotide on intrahepatic tumor growth after partial hepatectomy, J Nucl Med. 2002 Dec;43(12):1681-7.
Slooter e AA, Visualizzazione del recettore della somatostatina, terapia e nuove strategie in pazienti con tumori neuroendocrini, Br J Surg 2001 Jan;88(1):31-40.
Smith-Jones e AA, DOTA-lanreotide: un nuovo analogo della somatostatina per la terapia e la diagnosi dei tumori, Endocrinology 140(11):5136-48.Novembre 1999.
Smith-Jones e AA, Synthesis and characterisation of [^{90}Y]-Bz-DTPA-oct: a yttrium-90-labelled octreotide analogue for radiotherapy of somatostatin receptor-positive tumours, Nucl Med Biol. 1998 Apr;25(3):181-8.
Sommer e AA, Sperimentazione di fase 3 randomizzata, a doppio cieco e placebo controllata che confronta la SMS 201-995 pa LAR più tamoxifen con tamoxifen più placebo in donne con cancro al seno metastatico localmente ricorrente, Zentralbl Gynakol 123(10):557-61. Ottobre 2001.
Soresi e AA, Intensification of ^{111}In-DTPA-octreotide scintigraphy by means of pretreatment with cold octreotide in small cell lung cancer, Lung Cancer. 1997 Jul;17(2-3):231-8.
Spada e Lania A, Genetics basis of pituitary tumors, Minerva Endocrinol. 2003 Mar;28(1):27-37.
Sperlongano e AA, Efficacia degli analoghi della somatostatina nel trattamento di tumori neuroendocrini e sindromi paraneoplastiche, Minerva Endocrinol 26(4):293-5. Dicembre 2001.
Srikant e AA, Octapeptide somatostatin analog SMS 201-995 induces translocation of intracellular PTP1C to membranes in MCF-7 human breast adenocarcinoma cells, Endocrinology. 1996 Aug;137(8):3461-8.
Stewart e AA, Clinical and biochemical response following withdrawal of a long-acting, depot injection form of octreotide (Sandostatin-LAR), Clin Endocrinol (Oxf). 1999 Mar;50(3):295-9.
Stewart e James, Il futuro della terapia con gli analoghi della somatostatina, Baillieres Best Pract Res Clin Endocrinol Metab 13(3):409-18. Ottobre 1999.
Stewart, Pegvisomant: an advance in clinical efficacy in acromegaly, Eur J Endocrinol. 2003 Apr;148 Suppl 2:S027-32.
Stokkel e AA, Personal dosimetry of the staff during treatment of neuroendocrine tumours with a high dose of Indium-111 Octreotide, Q J Nucl Med. 2002 Dec;46(4):331-5.
Stolz e AA, Nuovi analoghi della somatostatina per la radioterapia dei tumori che esprimono il recettore

della somatostatina, Ital J Gastroenterol Hepatol 31 Suppl 2:S224-6.Ottobre 1999.
Strawn e AA, Insulin-like growth factor I promotes leiomyoma cell growth *in vitro*, Am J Obstet Gynecol. 1995 Jun;172(6):1837-43; discussion 1843-4.
Sulkowski e AA, A phase II study of high-dose octreotide in patients with unresectable pancreatic carcinoma, Eur J Cancer. 1999 Dec;35(13):1805-8.
Sulkowski e AA, Regression of a distal bile duct carcinoma after treatment with octreotide for 6 months Digestion, 1997;58(4):407-9.
Szende e AA, Effect of a novel somatostatin analogue combined with cytotoxic drugs on human tumour xenografts and metastasis of B16 melanoma, Br J Cancer. 2003 Jan 13;88(1):132-6.
Szepeshazi e AA, Growth inhibition of experimental pancreatic cancers and sustained reduction in epidermal growth factor receptors during therapy with hormonal peptide analogs, J Cancer Res Clin Oncol. 1999 Aug-Sep;125(8-9):444-52.
Szepeshazi e AA, Targeted cytotoxic somatostatin analogue AN-238 inhibits somatostatin receptor-positive experimental colon cancers independently of their p53 status, Cancer Res. 2002 Feb 1;62(3):781-8.
Szepeshazi e AA, Targeting of cytotoxic somatostatin analog AN-238 to somatostatin receptor subtypes 5 and/or 3 in experimental pancreatic cancers, Clin Cancer Res. 2001 Sep;7(9):2854-61.
Szereday e AA, Effective treatment of H838 human non-small cell lung carcinoma with a targeted cytotoxic somatostatin analog, AN-238. Int J Oncol. 2003 May;22(5):1141-6.
Tada e AA, Base molecolare dell'oncogenesi pituitaria, J. Neuroncol., 1999
Tang e AA, Expression of somatostatin receptors in human pancreatic tumor, Pancreas. 1998 Jul;17(1):80-4.
Tang, Wang, Tang, Effects of combined octreotide and aspirin on the growth of gastric cancer, Chin Med J (Engl). 2003 Mar;116(3):373-7.
Tejeda e AA, In vivo antitumor activity of TT-232 a novel somatostatin analog, Anticancer Res. 1999 Jul-Aug;19(4B):3265-8.
Tejeda e AA, The antitumour effect of the somatostatin analogue TT-232 depends on the treatment regimen, Cancer Detect Prev. 2003;27(2):155-62.
Tesei e AA, Lanreotide-induced modulation of 5-fluorouracil or mitomycin C cytotoxicity in human colon cancer cell lines: a preclinical study, J Chemother. 2000 Oct;12(5):421-30.
Tessari e AA, L'espressione del proto-oncogene c-jun nel cancro pancreatico, Anticancer Res 1999 19(1B):863-7. Gennaio - febbraio 1999.
Thapar e AA, Antiproliferative effect of the somatostatin analogue octreotide on growth hormone-producing pituitary tumors: results of a multicenter randomized trial, Mayo Clin Proc. 1997 Oct;72(10):893-900.
Thomas e Smith, Tetrabutilammonio: un bloccante selettivo della corrente iperpolarizzante attivata dalla somatostatina nei corticotropi AtT-20 di topo, Pflugers Arch 2001 Mar;441(6):816-23.
Tisell e AA, Espressione dei recettori della somatostatina nella neoplasia oncocitica (cellule Hurthle) della tiroide, Br J Cancer 79(9-10):1579-82.Marzo 1999.
Todd e AA, A tumour that secretes glucagon-like peptide-1 and somatostatin in a patient with reactive hypoglycaemia and diabetes, Lancet. 2003 Jan 18;361(9353):228-30.
Todisco e AA, Cyclophosphamide plus somatostatin, bromocriptin, retinoids, melatonin and ACTH in the treatment of low-grade non-Hodgkin's lymphomas at advanced stage: results of a phase II trial, Cancer Biother Radiopharm. 2001 Apr;16(2):171-7.
Tolmachev e AA, 114mIn, a candidate for radionuclide therapy: low-energy cyclotron production and labeling of DTPA-D-phe-octreotide, Nucl Med Biol. 2000 Feb;27(2):183-8.
Tomita e AA, Studies on gastrointestinal hormone and jejunal interdigestive migrating motor complex in patients with or without early dumping syndrome after total gastrectomy with Roux-en-Y reconstruction for early gastric cancer, Am J Surg. 2003 Apr;185(4):354-9.
Tomono e AA, A small, incidentally detected pancreatic somatostatinoma: report of a case, Surg Today. 2003;33(1):62-5.
Tompa e AA, The somatostatin analogue peptide TT-232 induces apoptosis and chromosome breakage in cultured human lymphocytes, Mutat Res. 2000 Feb 16;465(1-2):61-8.
Torrisani e AA, Transcription of SST2 somatostatin receptor gene in human pancreatic cancer cells is altered by single nucleotide promoter polymorphism, Gastroenterology. 2001 Jan;120(1):200-9.

Traub e AA, Scintigrafia all'^{111}In-DOTA-lanreotide in pazienti con tumore dei polmoni, J Nucl Med 2001 Sep;42(9):1309-15.

Tsagarakis e AA, Secrezione, dipendente dal cibo, di cortisolo e androgeno da parte di un adenoma adrenocorticale che esprime un recettore polipeptide inibitore gastrico che porta a irsutismo e morbo di Cushing subclinico: studi *in vivo* e *in vitro*, J Clin Endocrinol Metab 2001 Feb;86(2):583-9.

Tulipano e AA, Differential inhibition of growth hormone secretion by analogs selective for somatostatin receptor subtypes 2 and 5 in human growth-hormone-secreting adenoma cells *in vitro*, Neuroendocrinology. 2001 May;73(5):344-51.

Turner e AA, Angiogenesi negli adenomi pituitari-relazione con la funzione endocrina, trattamento e risulati, J Endocrinol 165 (2) :476 -81.2000.

Turner e AA, Localization of gastrinomas by selective intra-arterial calcium injection, Clin Endocrinol (Oxf). 2002 Dec;57(6):821-5.

Vacher, Gli antagonisti Gn-RH nel trattamento del carcinoma alla prostata, Biomed Pharmacother 49(7-8):325-31.1995.

Vaidyanathan e AA, Specific and High-Level Targeting of Radiolabeled Octreotide Analogues to Human Medulloblastoma Xenografts, Clin Cancer Res. 2003 May;9(5):1868-1876.

Vainas e AA, The role of somatostatin analogues in complete antiandrogen treatment in patients with prostatic carcinoma, J Exp Clin Cancer Res. 1997 Mar;16(1):119-26.

Vainas, Octreotide nel trattamento del cancro alla prostata ormone-refrattario, Chemotherapy 2001;47 Suppl 2:109-26.

Valdherr e AA, Nucl Med Commun 2001 Jun;22 (6):673-8.

Valli e AA, Valutazione della scintigrafia del recettore della somatostatina con indio-111 pentetreotide per individuare il carcinoma della tiroide ricorrente in pazienti con scintigrafia radioiodio negativa, Thyroid 9(6):583-9. Giugno 1999.

Van Der Harst, Captazione della [^{123}I]metaiodobenzilguanidina e dell'[^{111}In]octreotide nei feocromocitomi benigni e maligni, J Clin Endocrinol Metab 2001 Feb;86(2):685-93.

Van Der Lely e AA, Controllo della grandezza del tumore e dell'attività della malattia durante il trattamento con octreotide e pegvisomant antagonista del recettore dell'ormone della crescita in un paziente acromegalico, J Clin Endocrinol Metab 2001 Feb;86(2):478-81.

Van Der Lely e AA, Octreoscan radioreceptor imaging, Endocrine. 2003 Apr;20(3):307-12.

Van Dyke H.B., The physiology and pharmacology of the pituitary body, University of Chicago Press. Chicago. 1936-1939.

Van Eijck e AA, I recettori della somatostatina e il cancro al seno, Q J Nucl Med 42(1):18-25. Marzo 1998.

Van Eijck e AA, Visualizzazione del recettore della somatostatina e terapia dei tumori pancreatici endocrini, Ann Oncol 10 Suppl 4:177-81, 1999.

Van Heertum e AA, The role of nuclear medicine in the evaluation of pancreatic disease, Surg Clin North Am. 2001 Apr;81(2):345-58.

Vance, Medical treatment of functional pituitary tumors, Neurosurg Clin N Am. 2003 Jan;14(1):81-7.

Vasilaki e AA, NADPH-diaphorase colocalization with somatostatin receptor subtypes sst2A and sst2B in the retina, Invest Ophthalmol Vis Sci. 2001 Jun;42(7):1600-9.

Vicente Garcia e AA, Olfactory esthesioneuroblastoma: scintigraphic expression of somatostatin receptors, Rev Esp Med Nucl. 1999 Oct;18(5):367-70.

Vidal e AA, Microvessel density in pituitary adenomas and carcinomas, Virchows Arch. 2001 Jun;438(6):595-602.

Villa e AA, The incidental discovery of follicular thyroid cancer with In-111 pentetreotide scintigraphy in a patient with carcinoid tumor of the lung, Clin Nucl Med. 2003 Jan;28(1):45-6.

Virgolini e AA, Indium-111-DOTA-lanreotide: biodistribution, safety and radiation absorbed dose in tumor patients, J Nucl Med. 1998 Nov;39(11):1928-36.

Virgolini e AA, Nuovi orientamenti nei radioleganti dei recettori dei peptidi, Q J Nucl Med 2001 Jun;45(2):153-9.

Vitale e AA, Current approaches and perspectives in the therapy of medullary thyroid carcinoma, Cancer.

2001 May 1;91(9):1797-808.

Vitale e AA, Minerva Endocrinol 23(4):121-8. Dicembre 1998.Nuovi sviluppi nel trattamento del carcinoma midollare della tiroide.

Vitale e AA, Slow release lanreotide in combination with interferon-alpha2b in the treatment of symptomatic advanced medullary thyroid carcinoma, J Clin Endocrinol Metab. 2000 Mar; 85(3):983-8.

Vossen e AA, Trattamento terapeutico dei rari tumori pancreatici maligni nei bambini, World J Surg 22(8):879-82. Agosto 1998.

Vuaroqueaux e A A, Aumento della presenza di mRNA che codifica i cinque sottotipi di recettori della somatostatina negli adenocarcinomi colorettali, J Mol Endocrinol 24(3):397-408. Giugno 2000.

Vuaroqueaux e AA, No loss of sst receptors gene expression in advanced stages of colorectal cancer, Eur J Endocrinol. 1999 Apr;140(4):362-6.

Waldherr e AA, Irradiazione interna, trasmessa dal radiopeptide, del cancro della tiroide non iodofilo e del cancro midollare della tiroide non trattabile convenzionalmente, Nucl Med Commun 2001 Jun;22(6):673-8.

Walrand e AA, Quantitation in PET using isotopes emitting prompt single gammas: application to yttrium-86, Eur J Nucl Med Mol Imaging. 2003 Mar;30(3):354-61.

Wang e AA, Effetto inibitorio dell'octreotide sulla crescita del carcinoma epatocellulare *in vitro* e *in vivo*, Zhonghua Yi Xue Za Zhi 81(19):1194-7. Ottobre 2001.

Wang e AA, Inibizione delle metastasi del tumore gastrico umano mediante octreotide *in vitro* e *in vivo*, Zhonghua Yi Xue Za Zhi 82(1):19-22. 10 gennaio 2002.

Warner e AA, Peptidi radioattivi nella diagnosi e nella visualizzazione dei tumori: descrizione clinica, Semin Nucl Med 32(2):79-83, 2002.

Wasko e AA, [Effect of lanreotide on prolactin level in patients with pituitary mixed tumors], Ann Endocrinol (Paris). 2002 Dec;63(6 Pt 1):532-5.

Weckbecker e AA, Indirect antiproliferative effect of the somatostatin analog octreotide on MIA PaCa-2 human pancreatic carcinoma in nude mice, Yale J Biol Med. 1997 Sep-Dec;70(5-6):549-54.

Wekbecker e AA, Potenziamento degli effetti antiproliferativi mediante Octreotide *in vitro* e *in vivo*, Digestion, 1996.

Wenger e AA, Effects of octreotide on liver metastasis and intrametastatic lipid peroxidation in experimental pancreatic cancer, Oncology. 2001;60(3):282-8.

Wenger e AA, Effetti della taurolidina e dell'octreotide sul punto d'ingresso e sulle metastasi del fegato dopo laparoscopia in un modello animale di cancro pancreatico, Clin Exp Metastasis 19(2):169 - 73. 2002.

Wenger e AA, Hormone therapy of postoperative recurrent pancreatic carcinoma with octreotide and tamoxifen, Chirurg. 1999 Jun;70(6):694-9. German.

Wenger e AA, Influenza dell'octreotide e del tamoxifen sulla crescita tumorale e sulle metastasi del fegato nel cancro pancreatico, indotto da N-nitrosobis(2-oxopropyl)ammina, in criceti siriani, Horm Res 54(2):74-7, 2000.

Wenger e AA, La terapia ormonale del carcinoma pancreatico postoperatorio ricorrente con octreotide e tamoxifen, Langenbecks Arch Chir Suppl Kongressbd 115:1348-50.1998.

Wessels e AA, Trattamento d'ablazione di radiofrequenza di metastasi epatiche carcinoidi refrattarie, J Surg Res 2001 Jan;95(1):8-12.

Wester e AA, PET imaging of somatostatin receptors: design, synthesis and preclinical evaluation of a novel (18)F-labelled, carbohydrated analogue of octreotide, Eur J Nucl Med Mol Imaging. 2003 Jan;30(1):117-22.

Whiteman e AA, La scintigrafia con ^{111}In octreotide nella valutazione delle lesioni della testa e del collo, AJNR Am J Neuroradiol 18(6):1073-80.Giugno - luglio 1997.

Woltering e AA, Sintesi e descrizione di analoghi della somatostatina multi-tirosinati e multi-iodati, J Pept Res 1999 Feb;53(2):201-13. Febbraio 1999.

Xu e AA, Estrogen regulates somatostatin receptor subtype 2 messenger ribonucleic acid expression in human breast cancer cells, Endocrinology. 1996 Dec;137(12):5634-40.

Yamada e Seino, La somatostatina e i suoi recettori, Nippon Rinsho 54(4):1109-14.

Yano e AA, Inhibition of human epithelial ovarian cancer cell growth *in vitro* by somatostatin analog RC-

160, Oncology. 2000;59 Suppl 1:45-9.

Yasoshima e AA, Un caso di autopsia di nesidioblastosi ectopica e pancreatica, Pathol Int 2001 May;51(5):376-9.

Ybarra e AA, Effetti dell'octreotide sugli elettroliti del siero e dell'urina in un paziente con carcinoma paratiroideo: caso clinico, Nefrologia 21(4):406-10. Luglio - agosto 2001.

Yoshitomi e AA, Coinvolgimento della chinasi di MAP e del segnale c-fos, nell'inibizione della crescita delle cellule mediante Somatostatina, Am J Physiol 272(5 Pt 1):E769-74.Maggio 1997.

Zabel e AA, Effect of octreotide on proliferation of *in vitro* cultured thyroid medullary carcinoma cells, Folia Histochem Cytobiol. 2001;39(2):185-6.

Zalatnai e AA, Apoptosis-induction and phosphorylation state in human pancreatic carcinoma xenografts following octreotide treatment, Anticancer Res. 2001 Jan-Feb;21(1A):477-80.

Zalatnai e AA, Epidermal growth factor receptor, somatostatin and bcl-2 in human pancreatic tumor xenografts. An immunohistochemical study, Pathol Oncol Res. 1999;5(2):146-51.

Zalatnai e AA, Flow cytometric evidence of apoptosis in human pancreatic cancer xenografts treated with Sandostatin (octreotide), Anticancer Res. 2000 May-Jun;20(3A):1663-6.

Zalatnai e Pogany, Gli analoghi della somatostatina nel trattamento del cancro pancreatico: utopia o alternativa fattibile?, Orv Hetil 141(43):2333-8.22 ottobre 2000.

Zapata e AA, Regolazione autocrina della proliferazione cellulare del carcinoma della prostata mediante somatostatina, attraverso la modulazione del dominio di SH2 che contiene la fosfatasi della tirosina della proteina (SHP)-1, J Clin Endocrinol Metab 87(2):915-26. Febbraio 2002.

Zatelli e AA, Somatostatin receptor subtypes 2 and 5 differentially affect proliferation *in vitro* of the human medullary thyroid carcinoma cell line tt, J Clin Endocrinol Metab. 2001 May;86(5):2161-9.

Zeng e AA, Glucagonoma syndrome: diagnosis and treatment, J Am Acad Dermatol. 2003 Feb;48(2):297-8.

Zidan e AA, L'octreotide nel trattamento di diarrea grave indotta da chemioterapia, Ann Oncol 2001 Feb;12(2):227-9.

Zimmer e AA, Somatostatin does not prevent serotonin release and flushing during chemoembolization of carcinoid liver metastases, Anesthesiology. 2003 Apr;98(4):1007-11.

Zinn e AA, Detection and measurement of *in vitro* gene transfer by gamma camera imaging, Gene Ther. 2001 Feb;8(4):291-9.

Zinn e AA, Simultaneous evaluation of dual gene transfer to adherent cells by gamma-ray imaging, Nucl Med Biol. 2001 Feb;28(2):135-44.

Zumkeller e AA, Caratteristiche cliniche, endocrinologiche e radiografiche in un bambino con sindrome McCune-Albright ed adenoma pituitario, J Pediatr Endocrinol Metab 2001 May;14(5):553-9.

Capitolo 4

I retinoidi nel Metodo Di Bella

Generalità sulle vitamine e sul loro impiego nella prevenzione e terapia delle patologie neoplastiche e degenerative

I concetti basilari sull'impiego delle vitamine nella prevenzione e terapia delle malattie neoplastiche, per la vastità del tema sono esposte in estrema sintesi, attingendo alle banche dati medico-scientifiche mondiali sull'argomento e a relazioni congressuali, lezioni magistrali, pubblicazioni o conferenze del Prof. Luigi Di Bella. Eventuali carenze, oltre che dalla complessità dell'argomento, derivano dalla difficoltà di sintetizzare e divulgare l'ampiezza e la profondità dei concetti medico-scientifici esposti dal Prof. Di Bella nelle sue conferenze, che spaziano dalle scienze matematiche, alla chimica, biochimica, fisica, fisiologia, biologia, farmacologia e clinica.
La caratteristica essenziale della vita è il ricevimento, l'elaborazione e la cessione di materiale da parte delle vitamine. Questo con la finalità di mantenere costanti forma, struttura, rapporti endogeni, qualità, quantità, densità delle varie forme di energia. Il terreno biologico, organico, animato dalla vita formalmente, qualitativamente, quantitativamente e sotto l'aspetto razionalistico è indagato, studiato, descritto dall'istologia e dall'anatomia. La sua struttura chimica è studiata dalla biochimica, il rapporto tra materia ed energia e i riflessi energetici dei mutamenti della materia sono studiati dalla biofisica. La fisiologia studia quel finalismo delle attività della sostanza vivente, che tende a mantenere costanti la realtà materiale e quella energetica, pur in contrasto alle sollecitazioni che provengono dall'esterno (esogene) o spontaneamente prodotte nell'organismo vivente (endogene). La materia che compone l'universo muta in base all'entità, concentrazione e natura dell'energia che la anima, di cui non conosciamo razionalmente origine ed essenza ma modalità e velocità di reazioni con cui agisce. Queste reazioni possono essere convenzionalmente positive o negative e dall'entità nel tempo di queste reazioni si ha l'equilibrio organico, che oscilla entro margini ristretti. Esso è rivolto a mantenere costante il rapporto tra composizione materiale e contenuto energetico. Ogni mutamento ha un aspetto materiale, biochimico e biofisico che interagiscono. Le cellule e gli organuli che contengono, rappresentano la sede in cui avvengono le reazioni, cioè i cambiamenti materiali della sostanza vivente. Dall'equilibrio di queste reazioni positive e negative origina quella situazione di stabilità che è condizione ed aspetto essenziale della vita, considerando che ogni cambiamento della materia vivente non può prescindere da un adeguamento dello stato energetico. Solo minime variazioni quantitative di produzione, assorbimento, cioè elaborazione del terreno biologico e del suo corrispettivo energetico, sono compatibili con la vita, cioè le reazioni

devono procedere per passaggi graduali di entità minima materiali-energetici, reciprocamente compensati nel tempo. Per l'estrema gradualità di queste reazioni apparentemente nulla è cambiato perché si è realizzato con equivalenza materiale-energetica di costruzione e distruzione, di produzione e assorbimento di energia e materia. Ciò si realizza se la materia trasformata è di entità minima, con trasmutazione attraverso gradi ugualmente minimi. Questo continuo divenire per le eccezionali finalità cui tende deve essere modulato e graduato con estrema finezza, e nelle sue linee essenziali sarebbe impossibile senza le vitamine, il cui fine è il condizionamento e la regolazione di quell'equilibrio materia-energia su cui poggia la vita.
La piena conoscenza delle vitamine equivale alla conoscenza dei più fini equilibri e dei rapporti energia-materia e di tutti i riflessi sull'attività vitale. Se questa è l'essenza della vita se ne comprende il peso determinante nelle deviazioni tumorali dalla vita fisiologica. La conoscenza della composizione chimica, della formazione, della localizzazione all'interno della cellula, del momento del loro intervento, della regolazione e dell'entità della loro attività, consente di cogliere l'essenza della vita fisiologica e di correggere le sue deviazioni patologiche, perciò dal suo ruolo originario biochimico-vitale, la vitaminologia è assurta a quello terapeutico razionale, essenziale sia nella prevenzione che nella cura di varie patologie. Pertanto la conoscenza approfondita dei meccanismi regolatori della vita normale, fisiologica, consente la predisposizione di contromisure efficaci per evitare deviazioni incompatibili con la salute e con la vita per un periodo indefinito. Teoricamente la vitaminologia consentirebbe di prevedere una durata impensabile della vita attiva, perfettamente adattabile a tutte le contingenze.

Retinoidi

Questa definizione comprende la Vit. A o retinolo, che chimicamente è un alcol primario, le provitamine A, circa una decina, tra cui i carotenoidi, i derivati della Vit. A, come l'acido retinoico, l'aldeide detto retinene, componente essenziale della porpora visiva dei bastoncelli: così sono definiti quei fotorecettori della retina, essenziali per la visione. Il processo della visione comporta un continuo richiamo di Vit. A dal sangue alla retina, studiato da Wald.
Storicamente i primi dati sull'esistenza di un fattore necessario per la vita e la visione risalgono al Papiro di Eber, circa 1500 anni prima di Cristo. In esso si prescriveva fegato di bue per disturbi della visione, lesioni della cornea e ulcere. Osservazioni analoghe si devono a Megendie nel 1816 e Strepp nel 1909, rispettivamente nei cani e topi, trattati con diete estratte con etere ed alcol e pertanto prive dei principi vitaminici liposolubili. Il concetto di liposolubilità di questi principi vitaminici (A, D, E, K) si deve a M.C. Collum insieme al termine di Vit. A. Si scoprì che alimenti come il giallo d'uovo, e altri di simile colore, potevano svolgere attività simili alla Vit. A. La sua esistenza era già intuita dagli Egizi e dai Cinesi che ne curavano i sintomi di carenza con polvere di fegato essiccato di animali, essendo questo l'organo più ricco di retinoidi. Per poco che vi sia di Vit. A nel nostro organismo, questa si deposita nella cellula epatica, che sa accumularla e proteggerla in quanto molto labile soprattutto nei confronti degli agenti ossidanti. L'integrità della pelle, delle vie aerodigestive, ghiandolari e urogenitali, la capacità di reagire di questi tessuti ad agenti traumatici e/o infettivi è sempre sicuramente espressione di adeguata pre-

senza di Vit. A. Essa pertanto per lesioni di qualunque natura di questi tessuti rappresenta il rimedio sovrano. In adeguata quantità non nuoce, 40-50.000 unità al giorno sono tollerate senza alcun danno. Il campo d'azione della Vit. A, essendo relativo a tutti gli epiteli tegumentali e a quelli degli organi interni, è immenso e vitale. Alcuni scienziati tra cui Kuhn, Karrer e Euler hanno studiato anche i rapporti col beta-carotene. Poiché le diete di oggi sono più ispirate dal piacere che dalla fisiologia, non sono poche quelle prive o carenti di Vit. A. Il fegato ha un ruolo dominante nel metabolismo della Vit. A, che con i retinoidi svolge un ruolo fondamentale sia nella prevenzione che nella terapia dei tumori, delle conseguenze, indotte dal tumore e di quelle indotte dalle terapie usuali antitumorali. È pertanto pienamente giustificata la sua inclusione nella miscela vitaminica componente del protocollo antitumorale del Prof. Di Bella (MDB) nelle seguenti proporzioni:

Beta-carotene	gr 2
Acido trans-retinoico	gr 0,5
Axeroftolo palmitato	gr 0,5
in alfa-tocoferile acetato	gr 1000

Regolando lo spessore della cute, il trofismo, l'evaporazione, la Vit. A regola alcuni dei meccanismi di controllo della temperatura corporea. La sua carenza, determinando ispessimento e secchezza, diminuisce la conduzione di calore e la sua sottrazione mediante evaporazione, trasformando la pelle in isolante termico. Un ammalato di tumore, sottoposto a trattamenti convenzionali, che provocano carenza di Vit. A, può avere per questi meccanismi un aumento della temperatura corporea che è ipertermia, non febbre, la quale è una situazione di aumento della temperatura in presenza di meccanismi di termoregolazione integri. Nell'ipertermia i meccanismi di regolazione sono alterati in mancanza della termolisi, della dispersione termica.

Un altro retinoide, è l'acido trans-retinoico, derivato dalla Vit. A, per sostituzione del gruppo alcolico terminale -OH con un gruppo carbossilico -COOH, al di fuori di questa differenza le due molecole dell'acido retinoico e dell'axeroftolo (Vit. A) sono perfettamente identiche.

Appartiene ai retinoidi anche il betacarotene, che come dice il nome si trova in natura soprattutto nelle carote, oltre che in vari vegetali. La possibilità reale di assimilazione dipende dalla capacità di estrazione da parte dell'intestino, da cui attraverso l'apparato circolatorio e linfatico raggiunge il fegato dove viene depositato ed elaborato, soprattutto nelle cellule di Kupfer, da cui viene mobilizzato per sopperire al fabbisogno organico. Il betacarotene è come la duplicazione dell'axeroftolo (Vit. A), infatti, è composto da 40 atomi di carbonio e 56 di idrogeno contro i 20 atomi di carbonio e 28 di idrogeno della Vit. A o axeroftolo. In considerazione di ciò Kuhn ha ipotizzato che da una molecola di betacarotene ne derivassero esattamente due di Vit. A, attraverso meccanismi enzimatici epatici ipotizzati e studiati con metodi biologici. Infatti Kuhn, mettendo dei ratti da esperimento in carenza di Vit. A, vide che riusciva a mantenerli in vita senza fenomeni carenziali, somministrando esattamente la metà di betacarotene, rispetto alla vitamina A ritenuta necessaria. Quindi fu evidenziato un rapporto talmente chiaro e netto che Kuhn non esitò ad affermare che una molecola di betacarotene dava luogo a due molecole di Vit. A. Ma il betacarotene è un idrocarburo, in quanto tale è una molecola squisitamente apolare, priva di cariche e inerte. Per scindersi in due avrebbe dovuto essere attaccata da sistemi enzimatici senza i quali il betacarotene non viene metabolizzato a Vit. A, per cui nei casi definiti di carotenemia in cui vi è un colore itterico della pelle da eccesso di carotenoidi (ad eccezione delle sclere, elemento fondamentale di diagnosi differenziale con le epatopatie) si deve ipotizzare la carenza di questi sistemi enzimatici che liberano la vitamina. Ciò può avvenire anche per particolari malattie del fegato o per eccesso d'introduzione di carotenoidi. Nel caso di carotenemia questi pigmenti depositati nella pelle possono anche fotosensibilizzarsi.

Il betacarotene è una grossa molecola con 40 atomi di carbonio, apolare; ciò significa che si può inserire tra quelle molecole, o quelle parti apolari di molecole che appartengono agli acidi grassi, cioè a quelle strutture che concorrono a formare uno degli elementi basilari della vita: la membrana cellulare. Essa è come la barriera, il transito obbligato attraverso cui tutto deve passare dalla cellula all'esterno e viceversa, per poter consentire la vita cellulare. Per questo l'acido retinoico e l'axeroftolo, o Vit. A sono potenziati dal betacarotene: non solo ma per poter ottenere la massima efficacia, nel composto vitaminico MDB, per poter ottenere effetti ottimali, il rapporto in peso del betacarotene rispetto all'acido retinoico e all'axeroftolo (o Vit. A) deve essere di quattro a uno. Quest'associazione vitaminica in parecchie migliaia di casi non solo si è rivelata perfettamente tollerata, senza inconvenienti o carotenemia, ma dà costantemente risposte positive.

I retinoidi sono associati da comune destino metabolico pure con peculiarità specifiche e differente grado di attività. Hanno in comune elementi chimici strutturali come l'anello (a forma di esagono) betaiononico e quattro legami insaturi nella catena laterale. Differiscono per la funzione chimica terminale che si lega all'ultimo atomo di carbonio della catena laterale. La funzione chimica può essere alcolica (axeroftolo o Vit. A), acida (acido retinoico) o aldeidica (retinale). Dalla duplicatura, dalla somma di due molecole di axeroftolo si ottiene il betacarotene.

La formula di struttura dei retinoidi (che sono chimicamente degli idrocarburi) consente d'intuire, a chi conosce la chimica organica, la loro labilità e facile ossidabilità. Per questo, per stabilizzarli e preservarne integra l'attività, nel composto vitaminico MDB sono solubilizzati in Vit. E che li stabilizza e ne preserva le proprietà farmacologiche e terapeutiche. Si può determinare il contenuto di Vit. A nel sangue con metodi spettrofotometrici o colorimetrici (reazione di Carr-Price). A livello intestinale la Vit. A è assorbita chimicamente coniugata con sostanze che la rendono più stabile, come l'acido palmitico, oppure sotto forma di carotenoidi. Il suo assorbimento è facilitato da lipidi (grassi) alimentari ed acidi biliari. Attraverso le vie linfatiche gli esteri di Vit. A si concentrano rapidamente soprattutto nel fegato che ne contiene fino al 90%, da cui viene mobilizzata per il fabbisogno e/o eliminata attraverso gli acidi biliari. Attraverso gli epiteli dei tubuli renali passano nelle urine esigue quantità di Vit. A, la cui presenza è essenziale anche nei primi giorni del concepimento per la formazione e funzione della placenta; già dopo i primi 10-20 giorni l'embrione comincia a sintetizzare l'associazione di proteine con Vit. A.

Nel fegato umano sono state riscontrate concentrazioni di Vit. A fino a 100-300 mg/kg. Attraverso il sangue la Vit. A viene veicolata da complessi proteici, cui si associano una frazione prealbuminica e la tiroxina. Queste sostanze sono vitali per il suo trasporto e la diffusione fino ad organuli cellulari come i mitocondri, il reticolo del Golgi o il nucleo cellulare. Risultano pertanto essenziali per veicolare e utilizzare la Vit. A, l'equilibrio sieroproteico, tiroideo ed ipofisario. La concentrazione ematica di Vit. A può aumentare per apporto alimentare o per lipolisi tissutale da rapido dimagramento, ma nei vari casi, mec-

canismi omeostatici di regolazione tendono a mantenerne stabile la concentrazione. Un primo danno da epatopatia deve considerarsi l'alterato assorbimento e metabolismo della Vit. A e dei retinoidi, così come nell'etilismo e nell'uso di contraccettivi orali. Nelle varie fasi del ciclo mestruale varia il tasso di Vit. A. Nella prima fase della vita viene assunta soprattutto attraverso il latte in cui è presente come composto, sotto forma di estere.
I retinoidi svolgono attività primarie per la prevenzione dalle malattie infettive, degenerative e tumorali. La Vit. A è infatti definita sia come vitamina della crescita che antinfettiva e antixeroftalmica (impedisce lesioni corneali che possono portare alla cecità). La sua mancanza provoca lesioni dei tessuti epiteliali sia cutanei che delle vie aerodigestive. La pelle, in carenza di Vit. A si ispessisce, soprattutto per aumento dello strato corneo, perde elasticità, tendono ad atrofizzarsi le ghiandole sudoripare, sebacee, con atrofia dei bulbi piliferi, alopecia. Questi fenomeni regressivi-degenerativi, si estendono anche agli epiteli di rivestimento dell'apparato respiratorio, digestivo, genito-urinario e ghiandolare. Anche il sistema scheletrico risente dello stato distrofico-degenerativo. Un gruppo di consultazione internazionale del WHO (Organizzazione Mondiale della Sanità) studia gli stati carenziali di Vit. A nei paesi poveri, e osserva sintomi carenziali come ipercheratosi follicolare, infezioni cutanee, eczemi, bronchiti, cistopieliti, ecc. Nelle zone di grave carenza sono frequenti le malformazioni fetali, le manifestazioni degenerative, infiammatorie dell'apparato genitale e della secrezione mammaria. Si osservano inoltre gli effetti teratogeni, aborti spontanei, mentre le malformazioni scheletriche dipendono da alterata attività degli osteoclasti che controllano il metabolismo del calcio. Dalla carenza di Vit. A, è compromesso anche il sistema immunitario con vari meccanismi tra cui la sintesi di immunoglobuline, depressione leuco-eritro-piastrinopoietica del midollo osseo. Nella proliferazione cellulare probabilmente la Vit. A gioca un ruolo determinante, anche attraverso il metabolismo delle poliamine regolando la riproduzione e la velocità di crescita dei tessuti. Il metabolismo di alcuni aminoacidi come l'ornitina e la lisina, delle rispettive decarbossilasi, le interazioni col betacarotene sono oggetto di studio. Il complesso proteico-prealbuminico RBP (Retinoid-Binding-Proteins) è la chiave di volta della trasformazione dell'energia chimica a livello cellulare, attraverso i delicatissimi processi della visione, della crescita e della riproduzione cellulare. Sotto il profilo proteico la varietà alcolica o Vit. A (axeroftolo), l'aldeidica (retinene), l'acida (acido retinoico) il derivato betacarotene, con meccanismi molecolarmente diversi, incidono sulla vita nelle sue espressioni essenziali e delicate della dinamica energetica cellulare. Non si può più disconoscere ai retinoidi un ruolo primario nella prevenzione e terapia della carcinogenesi. Una dimostrazione semplice e constatabile da chiunque è il contenimento prima, la soppressione poi, dell'atteggiamento aggressivo dei melanomi cutanei iniziali. Il nevo melanotico può gradualmente normalizzarsi nel giro di qualche mese con l'applicazione giornaliera di axeroftolo puro.
È ormai immensa la letteratura mondiale a conferma delle proprietà antitumorali sia preventive che terapeutiche, dell'axeroftolo, dell'acido retinoico e del betacarotene.
Nel 1985 le linee essenziali del meccanismo d'azione dei retinoidi nella crescita e riparazione dei tessuti, proliferazione furono descritti nel 113° volume della Ciba Foundation Symposia.

I retinoidi nella prevenzione e terapia dei tumori

Betacarotene

$C_{40}H_{56}$

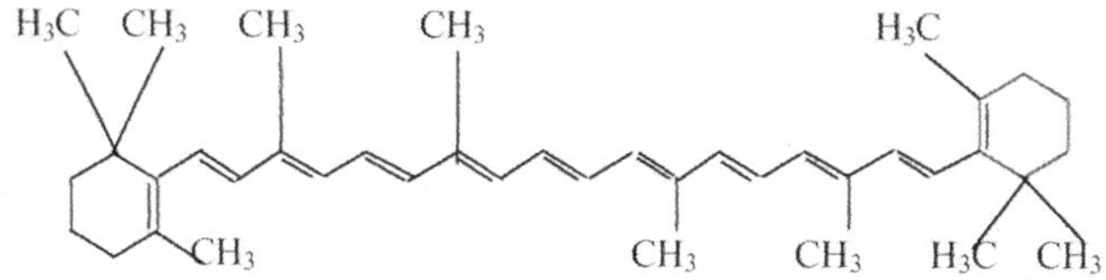

β-carotene; *trans*-β-carotene;

(*all*-E)-1,1'-(3,7,12,16-tetramethyl-1,3,5,7,9,11,13,15,17-octocanonaene-1,18-dyl9bis[2,6,6,-trimethylcyclohexene]; E160a.

Il Prof. Luigi Di Bella ha inserito il betacarotene nel suo composto plurivitaminico sia per il notevole effetto di potenziamento ed esaltazione dell'azione degli altri componenti, che per il suo effetto protettivo su di essi e sulle membrane cellulari. Inoltre il betacarotene esercita direttamente, come molecola ($C_{40}H_{56}$) una specifica azione sia preventiva che terapeutica nella patologia neoplastica, come emerge da un'ampia letteratura relativa.
Nel 2000 Basu et al. (1) hanno pubblicato su *Phytomedicine* uno studio dal titolo "Il betacarotene prolunga la sopravvivenza, diminuisce la perossidazione lipidica e aumenta il glutatione nei linfomi murini trapiantabili". La pubblicazione ha un indubbio valore e pertanto dà indicazioni cliniche perché si basa anche su studi epidemiologici i quali concludono che l'assunzione di sostanze vegetali ricche di carotenoidi abbatte il rischio di certe forme di cancro. Oltre gli studi epidemiologici, altri sperimentali, condotti dagli stessi Autori, hanno documentato come negli animali da esperimento trapiantati con cellule tumorali ad alto tasso di proliferazione del Linfoma di Dalton (DL), il betacarotene aumenti nettamente la sopravvivenza. La progressione del tumore fu inoltre studiata per mezzo di due indici affidabili: il glutatione, che diminuisce rapidamente in corso di patologia neoplastica e la perossidazione lipidica, la cui presenza è esaltata dal progresso del tumore, e che sono stati ricondotti alla norma dal betacarotene con un'evidentissima riduzione dei danni prodotti dalla perossidazione e forte effetto protettivo-antitossico da incremento del glutatione. Si è registrato un netto prolungamento della sopravvivenza dovuta ad effetto antiproliferativo e a protezione di cellule e parenchimi dall'azione tossica indotta dalle cellule tumorali. Altri studi sull'utilità del betacarotene furono condotti sull'uomo da Liede (2) che ha studiato l'effetto preventivo nelle forme leucoplasiche precancerose orali. Dato confermato da Garewal (3) con uno studio clinico pluricentrico, a doppio cieco, controllato con placebo e pertanto affidabile e atto a fornire indicazioni clinico-terapeutiche. Esso conclude: "L'efficacia del betacarotene nei pazienti con leucoplachia orale fu confermata". Un'ampia trattazione è contenuta nello studio di Olson (4) "Carotenoidi e salute". Tra gli altri studi sull'effetto del betacarotene sulle lesioni precancerose orali citiamo quello di Sankaranayanan (5) "Chemoprevention

of oral leukoplakia with Vit. A and betacarotene…". Onogi et al. (6) hanno dimostrato l'effetto antiproliferativo diretto sulle cellule di cancro del colon dei carotenoidi come tali, indipendentemente dalla loro conversione in ATRA. Gli Autori hanno utilizzato linee di cellule cancerogene umane DLD-1 e Colon 320DM, per indagare se il carotene esercita un evidente effetto antitumorale sul colon. È risultata chiara la capacità dell'alfa e beta carotene di sopprimere in modo significativo sia la mobilità cellulare (misurata mediante tetrazolium "MTT"), che la sintesi del DNA (controllata attraverso la captazione di ^{3}H-timidina) e la proliferazione cellulare (misurata attraverso il conteggio delle cellule), su entrambe le linee cellulari studiate. Questi studi hanno dimostrato la capacità specifica delle molecole $C_{40}H_{56}$ dei caroteni di esercitare una decisa azione antitumorale attraverso molteplici meccanismi. Inoltre i livelli delle concentrazioni in cui l'ATRA esercita l'effetto antitumorale, sono molto superiori a quelli derivanti della suddivisione metabolica di ogni molecola di carotene in due di retinolo, e succesivamente acido retinoico per sostituzione del gruppo alcolico terminale col carbossilico. È pertanto dimostrato che i carotenoidi possono esercitare il loro effetto di soppressione tumorale senza essere convertiti nei loro metaboliti, il retinolo o l'acido retinoico.

Vitamina A
$C_{20}H_{28}$

Retinolo o axeroftolo (A1)

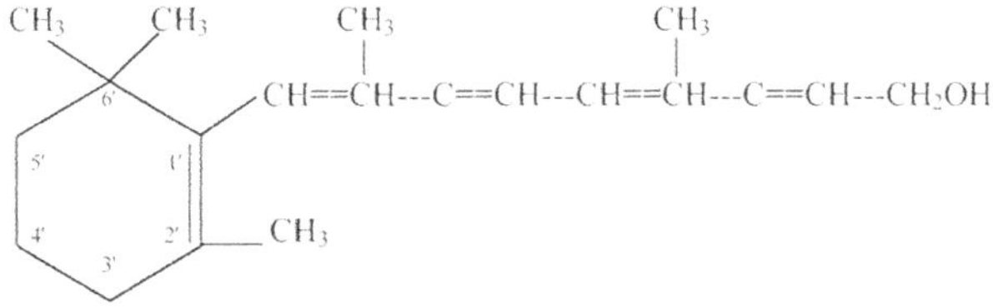

Axeroftolo o retinolo

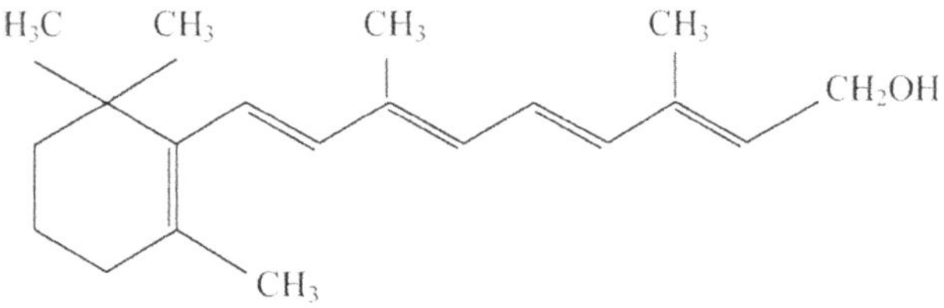

Retinolo palmitato

C 36 H60 O2

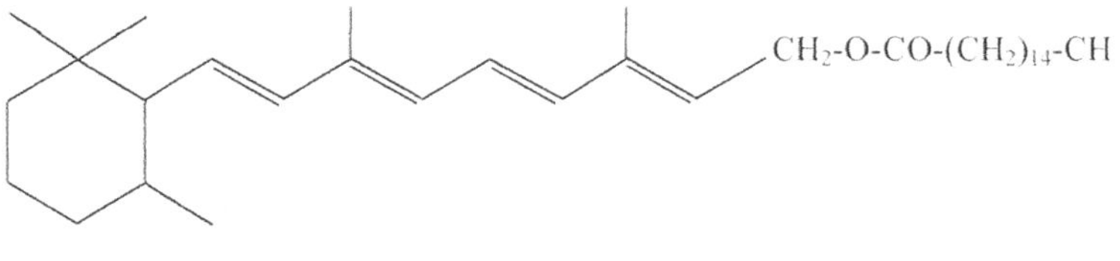

Anche l'impiego della Vit. A nella prevenzione e nel trattamento dei tumori, iniziato oltre 30 anni fa dal Prof. Di Bella, è documentato da un ampio e crescente riscontro nella letteratura mondiale di cui diamo qualche cenno. Piedrafita (7) ha documentato l'effetto d'induzione all'apoptosi della Vit. A e dei retinoidi, attraverso l'attivazione di enzimi cellulari proteolitici, le caspasi. La degradazione del fattore della trascrizione generale Sp-1, provoca la morte cellulare della cellula neoplastica per apoptosi.
Tra gli studi sull'effetto di prevenzione antitumorale della Vit. A: Hennekens et al. (8), "Vit. A analogues in cancer chemoprevention"; Kelloff et al. (9), "New agents in cancer chemoprevention; Lippman et al. (10), "Vit. A derivates in the prevention and treatment of human cancer"; Redlich et al. (11), "Vit. A chemoprevention of lung cancer", 1995; Thiberville et al. (12), "Vit. A derivates and prevention of bronchial cancers".
Una trattazione esauriente degli effetti antitumorali della Vit. A si trova anche nella pubblicazione di Israel et al. (13), "Vit. A and cancer". Pozzi et al. (14), "Uso clinico della Vit. A ed E in ginecologia", Samet et al. (15) hanno condotto uno studio epidemiologico evidenziando come lo scarso apporto alimentare di Vit. A favorisca i tumori polmonari. Mettlin (16), "Studi epidemiologici sull'azione della Vit. A nel cancro". Barthet et al. (17), "Vit. A and E in digestive cancers". Moon (18), "Vit. A, retinoids and brest cancer".

Acido trans-retinoico (ATRA)

Acido 3,7-dimetil-9-(2,6,6-trimetilcicloes-1-enil)nona-2,4,6,8-*tutto-trans*-tetraenoico, Acido (2E,4E,6E,8E)-3,7-dimetil-9-(2,6,6-trimetilcicloes-1-enil)nona-2,4,6,8-tetraenoico.

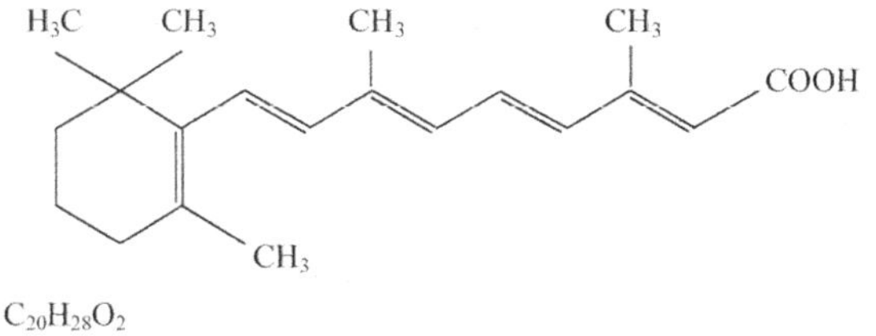

$C_{20}H_{28}O_2$

È derivato della Vit. A per sostituzione del gruppo alcolico -OH col gruppo carbossilico -COOH, da quasi 30 anni fa parte integrante del protocollo antitumorale del Prof. Di Bella (MDB), da qualche anno è stato "scoperto" dalla ricerca medico scientifica ed è oggetto di una serie particolarmente vasta e crescente di studi sia clinici sia sperimentali, che ne hanno confermato, come per gli altri componenti del MDB, la piena valenza sia preventiva che terapeutica nelle neoplasie.
Particolarmente numerosi sono i lavori sull'impiego dell'acido retinoico sia nelle forme leucemiche, sia in diversi tumori solidi, che nella prevenzione.

Uso dell'ATRA nella prevenzione dei tumori

Sono numerose le pubblicazioni sull'uso dell'acido retinoico e dei retinoidi, praticamente in ogni forma, localizzazione, varietà di lesioni precancerose: Huber (19) ha evidenziato

gli effetti preventivi dei retinoidi nelle forme tumorali della testa e del collo. Benner et al. (20) hanno pubblicato diversi lavori sull'effetto preventivo dei retinoidi nei tumori polmonari. Hong et al. (21) hanno evidenziato l'effetto preventivo nei tumori della testa e del collo, studiato anche da Lippman (22).
Majewski et al. (23) hanno evidenziato l'effetto preventivo e terapeutico dell'ATRA nei tumori delle vie respiratorie e polmonari. Moriwaki et al. (24) hanno confermato l'effetto antiblastico dell'ATRA e dei retinoidi in vari tumori solidi. Seigel et al. (25) hanno condotto uno studio clinico sull'effetto antitumorale di retinoidi e selenio. Papadimitrakopoulou et al. (26) hanno evidenziato l'effetto di prevenzione dei retinoidi nei tumori della testa e del collo. Van Der Leede (27) conferma ulteriormente i dati della letteratura nella pubblicazione "Retinoids: use in combating cancer". Anche sull'effetto preventivo vi è un vasto consenso nella letteratura scientifica.
Sulle indicazioni dell'acido retinoico in neoplasie cerebrali hanno pubblicato tra gli altri: Redfern (28) che ha evidenziato l'azione dell'acido retinoico sull'espressione genica del neuroblastoma e la sua attività di differenziazione. Seeger et al. (29) hanno evidenziato la risposta clinica terapeutica dell'acido retinoico e degli anticorpi monoclonali nel neuroblastoma.
Numerosi sono anche gli studi sull'efficacia dei retinoidi nei tumori della pelle; tra questi Bollag (30) ha condotto sia studi sperimentali che clinici confermando l'efficacia dei retinoidi nei tumori della pelle. Thorne et al. (31) hanno pubblicato effetti terapeutici evidenti mediante l'uso topico a lungo termine di retinoidi in lesioni cancerose cutanee. Epstein et al. (32) hanno evidenziato gli effetti positivi dell'acido retinoico nei tumori cutanei. Kessier et al. (33) hanno pubblicato l'efficacia dell'acido retinoico sulle lesioni cutanee da linfoma maligno (Mycosi Fungoide). Lippman (34) ha registrato l'efficacia dell'acido retinoico anche nelle forme avanzate di carcinoma squamoso della pelle. Noble (35) ha illustrato le proprietà farmacologiche e l'effetto clinico favorevole nell'uso topico di acido retinoico in lesioni della cute. Il dato è pienamente confermato dal lavoro pubblicato da Peck (36), "Topical Tretionin in Actinic Keratosis and basal carcinoma". Mc Cormick et al. (37), mediante uno studio sperimentale su ratti, hanno evidenziato l'efficacia dell'acido retinoico e due retinoidi di sintesi, nell'epatocarcinoma. Meyskens et al. (38) hanno studiato l'effetto inibente di ATRA in topi eterotrapiantati. Anche nei tumori della testa e del collo retinoidi e acido retinoico hanno dato risposte terapeutiche chiaramente positive in assenza di effetti collaterali rilevanti: Fountzilas (39), "I retinoidi nel trattamento dei tumori della testa e del collo". Surwit (40) ha illustrato l'efficacia di applicazioni topiche di acido retinoico, nel trattamento delle lesioni tumorali cervicali intraepiteliali. Shalinsky (41) ha illustrato l'efficacia, definendola "potente", di acidi retinoici di sintesi in cellule di carcinoma squamoso umano. Shealy et al. (42) hanno pubblicato uno studio sperimentale documentando la capacità dell'acido retinoico e analoghi di prevenire la formazione di papillomi nella pelle dei topi trattati con DMBA e TPA.

Uso dell'ATRA nelle forme leucemiche

Tra le pubblicazioni relative ricordiamo quella di Adamson et al. (43) che hanno utilmente impiegato l'acido retinoico nella leucemia acuta promielocitica. Studio analogo,

con un approfondimento del meccanismo d'azione dell'acido retinoico è stato effettuato da Cornic et al. (44). Dulaney et al. (45), "Uso dell'acido-trans-retinoico nella leucemia promielocitica acuta". Eardley et al. (46) hanno ottenuto con l'acido retinoico la remissione di leucemie promielocitiche acute e ne hanno comparato gli effetti terapeutici con la chemio. Frankel (47) ha studiato il meccanismo recettoriale d'azione dell'acido retinoico nella leucemia promielocitica acuta. Fukutani et al. (48) hanno approfondito gli effetti recettoriali e sulla trascrizione genica dell'acido retinoico nelle leucemie. Hassan et al. (49) hanno studiato, insieme ad altri principi terapeutici l'effetto dell'acido retinoico nelle leucemie mieloidi acute, documentando l'effetto di ridifferenziazione dei blasti e delle cellule tumorali. Li et al. (50) hanno confermato l'induzione alla ridifferenziazione dell'acido retinoico e altri principi attivi nelle leucemie mielomonocitiche. Miller et al. (51) hanno approfondito i meccanismi d'azione recettoriali dell'acido retinoico nel trattamento della leucemia acuta promielocitica. Sacchi et al. (52) hanno esteso lo studio e la risposta all'impiego dell'acido retinoico a varie patologie tumorali maligne ematologiche. Tallman (53) in diverse pubblicazioni ha documentato l'effetto terapeutico dell'acido retinoico nella leucemia mieloide acuta, in quella promielocitica e in varie altre forme leucemiche. Abe et al. (54) hanno studiato nel ratto l'effetto differenziante da parte dell'acido retinoico di cellule di leucemia basofilica e l'induzione alla sintesi di leucotriene C4.
Questo piccolo campione di una letteratura particolarmente vasta sulle indicazioni dei retinoidi nelle forme leucemiche, è caratterizzata da una notevole uniformità e concordanza circa la loro efficacia e tollerabilità, particolarmente rilevanti se comparate alla chemioterapia. Relativamente ai tumori solidi gli studi si estendono a quasi tutte le forme tumorali e localizzazioni neoplastiche.

Uso dell'ATRA nelle neoplasie delle vie respiratorie

Arnold (55) ha studiato la risposta al trattamento con acido retinoico e interferone dei tumori polmonari non a piccole cellule. Lee et al. (56) hanno evidenziato il meccanismo d'azione antitumorale dell'acido retinoico nei carcinomi broncopolmonari, attraverso la soppressione della trascrizione genica di fattori oncogeni e l'effetto antiproliferativo. Gli stessi Autori hanno pubblicato su Journal of Clinic Oncology (57) uno studio clinico randomizzato che conferma l'effetto di prevenzione dell'acido retinoico nelle metaplasie squamose bronchiali pretumorali. Ravi et al. (58) hanno pubblicato uno studio sull'effetto dell'acido retinoico nei tumori polmonari a piccole cellule. Zhang et al. (59) hanno studiato l'effetto terapeutico dell'acido retinoico nei tumori del polmone e in quelli della mammella, evidenziando il meccanismo d'azione recettoriale.

Uso dell'ATRA nei tumori dell'apparato genito-urinario

Nei tumori dell'apparato genitale Carter et al. (60) hanno documentato l'effetto differenziante e di riconversione alla normalità di cellule di adenocarcinoma umano dell'endometrio. Meyskens et al. (61) hanno descritto i vantaggi dell'applicazione dell'acido retinoico localmente sulle lesioni precancerose della cervice uterina. Band et al. (62)

hanno studiato l'effetto terapeutico dei retinoidi nei tumori della mammella. Brawley (63) ha documentato l'effetto preventivo dei retinoidi nel cancro alla prostata. De Vos et al. (64) hanno evidenziato come l'effetto antiproliferativo dell'acido retinoico nei tumori prostatici si realizzi attraverso l'attivazione di recettori specifici X. Eward (65) è l'Autore di una delle prime pubblicazioni circa l'efficacia dell'acido retinoico nelle papillomatosi vescicali recidivanti. Pedersen (66) ha confermato l'utilità dell'impiego dei retinoidi sia nella profilassi sia nel trattamento dei tumori recidivanti non invasivi della vescica.

Effetto anti-angiogenetico dell'ATRA

È stato evidenziato da Majewski et al. (67) in tumori sperimentali eterotrapiantati in cui hanno dimostrato l'azione sinergica antiangiogenetica dell'AR (acido retinico) e dell'interferone alfa.
Kini et al. (68) hanno sperimentalmente studiato l'angiogenesi nella leucemia promielocitica acuta (APL), mediante induzione del fattore di crescita endoteliale (VEGF) e inibizione mediante ATRA. Studi recenti indicano che l'angiogenesi è importante anche nella patogenesi delle leucemie, oltre al ruolo, ormai definitivamente accertato, che esercita nella progressione dei tumori solidi. Biopsie midollari di pazienti con APL, evidenziano una densità microvascolare e una densità di punto caldo notevolmente aumentate, rispetto alle normali biopsie midollari. Per identificare i mediatori dell'angiogenesi nell'APL sono state effettuate analisi quantitative e funzionali, utilizzando la linea di cellule APL NB4, i cui terreni di coltura condizionati (CM), stimolano fortemente la migrazione di cellule endoteliali, e contengono livelli elevati di VEGF. La terapia con ATRA ha portato ad una diminuzione di densità microvascolare del midollo osseo e della densità del punto caldo, pertanto l'ATRA, ha interrotto la produzione di VEGF da parte delle cellule NB4, sopprimendo l'angiogenesi.
Mc Millan et al. (69) hanno pubblicato uno studio sull'inibizione e regressione della crescita tumorale indotta da *targeting* vascolare fototermico e acido retinoico, evidenziandone le proprietà anti-angiogenetiche.

Impiego dell'ATRA nei tumori cervico-facciali

Arany et al. (70) hanno condotto uno studio sull'efficacia e i meccanismi d'azione dell'acido retinoico nei carcinomi cervicali a cellule squamose SiHa. In coltura alla dose di [10^{-4}M] si è osservato un arresto dello sviluppo cellulare associato ad aumento dei livelli d'interferone 1 (IRF-1) notoriamente inibitore della proliferazione cellulare. L'indagine RT-PCR ha dimostrato che anche i livelli di p21WAF1 erano indotti dall'acido retinoico in misura dose-dipendente e che l'attivazione di p21WAF1 era IRF1 e STAT-1 dipendente. Gli Autori hanno concluso che l'acido retinoico attraverso vari meccanismi d'azione è indicato e utile anche a livello preventivo nei carcinomi nei tumori cervico-facciali.
Arany et al. (71) in uno studio successivo, complementare al precedente, hanno evidenziato nei carcinomi cervicali a cellule squamose SiHa che concentrazioni nelle colture di

acido retinoico dell'ordine di [10^{-4}] attivavano col concorso di IRF-1 e STAT1, l'apoptosi mediante la caspasi 1.
Polavaram et al. (72) hanno studiato sul criceto l'effetto dell'acido retinoico associato a laser-terapia, sul cancro orale chimicamente indotto evidenziando un sicuro effetto sia preventivo, che antiproliferativo. In considerazione dei risultati positivi, gli autori hanno concluso auspicando l'impiego clinico dell'acido retinoico e laserterapia nei tumori della bocca é studi clinici sull'uomo.

Impiego dell'ATRA nei tumori dell'apparato digerente

Wu et al. (73) hanno dimostrato l'inibizione delle cellule del cancro gastrico, mediante ATRA, attraverso l'arresto della progressione del ciclo cellulare. La crescita delle cellule e le fasi del ciclo cellulare, sono state esaminate mediante analisi MTT e citometria di flusso; l'ATRA ha efficacemente indotto l'arresto in G0/G1, ed ha inibito la crescita cellulare, in alcune linee di cellule umane di cancro gastrico. L'ATRA può indurre l'espressione di p21 WAF1/CIP 1, mediante percorsi sia dipendenti, che indipendenti da p53.
Song et al. (74) hanno esposto colture di cellule epiteliali esofagee SV-40 immortalizzate, e cellule del cancro esofageo, a BPDE (benzopyrene diol epoxide), uno dei prodotti della combustione del tabacco, notando come BPDE eserciti l'effetto cancerogeno attraverso l'abbattimento della concentrazione di mRNA di RAR-beta, e i livelli delle proteine, mediante soppressione della trascrizione di RAR-beta. I dati sperimentali hanno confermato che l'ATRA ha fortemente ridotto l'inibizione del BPDE sull'espressione del RAR-beta, e bloccato il ciclo cellulare in fase G1. Questo studio chiarisce il meccanismo attraverso cui il fumo induce la carcinogenesi degli epiteli aerodigestivi superiori.
Wu et al. (75) hanno sperimentalmente determinato i meccanismi d'azione dell'ATRA sull'inibizione della crescita cellulare in colture delle linee di cancro gastrico umano MGC 80-3, BGC-823, SGC-7901 e MKN-45, concludendo che l'ATRA può inibire nelle cellule sensibili l'attività della proteina-1 attivatrice (AP-1) mediante il suo recettore RAR-alfa e attivare la soppressione dell'espressione di cJun e cFos.
Oltre ai principi terapeutici dell'MDB, si stanno affermando anche il criterio e la strategia d'impiego multifattoriale, come si evidenzia dal lavoro di Paulsen e Lutzow-Holm (76) sull'inibizione *in vivo* della crescita di cellule di carcinoma del colon (HT-29), mediante ATRA, difluorometilornitina (DFMO) e l'inibitore tripeptide della mitosi del colon (CMI). Per gli Autori una strategia importante nella ricerca di terapie efficaci del cancro è la combinazione di agenti con diversi meccanismi d'azione per ottenere un effetto moltiplicato dal sinergismo, parafrasando l'MDB, come dimostrato sperimentalmente dall'uso sinergico delle molecole studiate in colture di linee cellulari di cellule di carcinoma umano del colon (HT29).
Chou et al. (77) hanno studiato il ruolo di Bcl-2 su linee di cellule SC-MI, che rispondono al trattamento con ATRA con l'arresto reversibile della crescita. Questo studio ha dimostrato che Bcl-2 accelera non solo l'arresto della crescita, ma anche il recupero dell'arresto della crescita. Inoltre la stretta correlazione fra l'effetto di Bcl-2, sia sull'arresto della crescita indotto da ATRA, che sull'espressione del gene p21 indotta da ATRA, suggerisce

la possibilità che Bcl-2 influenzi la crescita delle cellule attraverso il meccanismo di p 21. Adachi et al. (78) considerando che il matrilysin, una delle metalloproteinasi della matrice (MMP-7), svolge un ruolo critico nell'invasione e nelle metastasi dei tumori gastrointestinali, e l'ATRA impedisce l'invasione *in vitro* delle cellule del cancro del colon e diminuisce l'espressione del matrilysin, hanno condotto uno studio sperimentale. Hanno utilizzato tre retinoidi, l'acido all-trans-retinoico (ATRA), il 9-cis retinoico, il 13 cis-retinoico. Sia nelle analisi d'invasione Matrigel, che in eterotrapianti sottocutanei dei topi, per valutare gli effetti dei retinoidi sull'invasione delle linee di cancro del colon (CHC-Y1, DLD-1, HT-29, BN 314, CaR-1 e WiDr), tutti e tre i retinoidi hanno ridotto l'espressione di matrilysin, sopprimendo l'invasività delle linee di cellule di cancro del colon *in vitro*. L'espressione del matrylisin in questi tumori è stata chiaramente ridotta. Questa ricerca conferma la razionalità dell'impiego antiblastico dei retinoidi.
Un fondamentale meccanismo d'azione proapoptotico e antiproliferativo dell'acido retinoico (RA) è stato descritto da Lee et al. (79), che hanno sperimentato in cellule di cancro del colon il rapporto tra effetto proapoptotico e antiproliferativo del RA e l'induzione del RAR-beta (recettore beta dell'acido retinoico). Gli Autori, dopo aver considerato i retinoidi come ben noti e potenziali agenti chemiopreventivi e chemioterapici contro i tumori umani, segnalano che ATRA induce inibizione differenziale della crescita in linee di cellule di cancro del colon umano, mentre DLD-1, HT-29 e WiDr sono relativamente resistenti, HC-15 e Colo 201 sono pittosto sensibili. ATRA causa cambiamenti morfologici e biochimici come il restringimento della membrana, la condensazione della cromatina e la spaccatura del DNA, caratteristiche tipiche delle cellule in corso di apoptosi. Anche se i recettori dell'acido retinoico (RAR) alfa, beta, gamma ed X erano espressi in tutte le linee di cellule esaminate, un'induzione significativa di RAR beta in tutte le cellule esaminate mediante ATRA, è stata osservata solo nelle cellule sensibili, il che suggerisce ruoli importanti di RAR-beta. Quando un vettore contenente il gene di RAR-beta è stato introdotto in una linea di cellule relativamente resistenti DLD-1, queste acquisiscono sensibilità ai retinoidi con effetto proapoptotico e antiproliferativo. Inoltre i tranfectats di RAR-beta di DLD-1, presentano un netto incremento di proteine c-Myc e Bax, che porta maggiore suscettibilità all'apoptosi indotta da RA.

Impiego dell'ATRA nei tumori della mammella

Paik et al. (80) hanno pubblicato uno studio evidenziando le proprietà dell'acido retinoico sia per la prevenzione che per il trattamento delle neoplasie del seno. Nel loro articolo gli Autori confermano l'efficacia dei retinoidi nel cancro alla mammella sia umano che di modelli animali studiando i possibili meccanismi d'azione dei retinoidi e focalizzando il ruolo dei recettori e dei vari retinoidi e le vie metaboliche necessarie per l'attivazione del gene e dell'omeostasi cellulare.

Impiego dell'ATRA nei tumori cerebrali

Stio et al. (81) hanno condotto studi sperimentali sugli effetti antiproliferativi sinergici dei derivati della vitamina D e dell'acido retinoico nelle cellule di neuroblastoma umano SH-SYSY. Quando le cellule sono state incubate con la Vit. D o derivati, il loro numero non è cresciuto, mentre quando al terreno di coltura è stato aggiunto acido retinoico, il numero di cellule è significativamente diminuito. Voigt et al. (82) su colture di cellule di tipo N (neurotiche) e di tipo S (epiteliali, aderenti al substrato, simili alle cellule di Schwann) hanno esaminato l'influenza del ATRA sulla differenziazione, proliferazione e adesione concludendo che ATRA diminuisce il potenziale di proliferazione, e ha un ruolo importante nella differenziazione, apoptosi e adesione cellulare neoplastica. Carystinos et al. (83) hanno evidenziato in colture cellulari, che il trattamento con ATRA, le rende particolarmente sensibili a chemioterapici come doxorubicin, melphalan, e BCNU inducendo anche un aumento della comunicazione intercellulare negli spazi di giunzione. La rilevanza del dato emerge dal fatto che la diminuzione di comunicazione intercellulare nello spazio di giunzione (GJIC) è implicata nella carcinogenesi. Guzhova et al. (84), in considerazione della prognosi infausta dei pazienti con stadio avanzato del neuroblastoma, malgrado le terapie conosciute, applicate anche in modo intensivo, hanno valutato la necessità di sperimentare RA, anche per i risultati positivi già riscontrati in casi di neuroblastoma avanzato. Gli Autori hanno riscontrato in diverse linee cellulari di neuroblastoma l'effetto differenziante di ATRA, sinergico ad altre molecole differenziatrici. In combinazione con IFN gamma o TPA, ATRA, ha indotto una significativa inibizione della crescita in tutte e cinque le linee cellulari in coltura con arresto completo della crescita in molti casi e riduzione dell'espressione di N-myc.

Reynolds (85) nel contesto di uno studio sugli agenti differenzianti, in una sperimentazione pediatrica ha ricercato la dose massima di un retinoide, la 4-HPR (fenretinide), somministrandola dopo il 13-cis-Ra (acido retinoico 13 cis). I retinoidi derivano dalla Vit. A, e comprendono l'acido all trans-retinoico (ATRA), l'acido retinoico 13-cis, e la fenretinide. Livelli elevati di ATRA e 13-cis, possono causare l'arresto della crescita cellulare e differenziazione morfologica della linea delle cellule del neuroblastoma umano. Questa sperimentazione ha dimostrato che livelli elevati di 13-cis-RA migliorano significativamente la sopravvivenza nel neuroblastoma ad alto rischio.

Chambaut-Guerin et al. (86) hanno considerato l'alta resistenza del neuroblastoma ai trattamenti antitumorali classici, e la risposta positiva dei retinoidi in patologie come la leucemia promielocitica. Queste osservazioni hanno spinto gli Autori ad analizzare l'efficacia di una combinazione di RA e una citochina su una linea umana clonale di cellule di glioma. Nelle cellule GL-15 il fattore alfa di necrosi tumorale (TNF-alfa) e il RA, hanno ridotto il livello della proteina silicea fibrillare gliale e la sintesi del DNA, e hanno indotto percorsi apoptotici, dimostrando un notevole sinergismo e potenziamento dell'efficacia se associati. L'aumento dei recettori di p55TNF, osservato durante l'esposizione al RA, potrebbe spiegare questo reciproco potenziamento sinergico.

Dufner-Beattie et al. (87) nelle cellule di neuroblastoma amplificate da N-myc, hanno dimostrato l'induzione da parte dell'acido retinoico di un gene, l'autotaxin (ATX), che decodifica un fattore di stimolazione della motilità del tumore autocrino, l'espressione di questo gene è indotta significativamente dall'acido retinoico nelle cellule di neuroblastoma. L'induzione di ATX è specifica per le linee di cellule di neuroblastoma che contengono l'amplificazione di N-myc, una caratteristica citogenetica comunemente connessa con i neuroblastomi aggressivi. Anche se l'espressione di ATX è stata associata all'amplificazione del punto di N-myc, lo stesso N-myc non è sufficiente né richiesto per l'espressione di ATX, indicando che un gene coamplificato è responsabile. L'induzione di ATX mediante acido retinoico è dovuta alla maggior trascrizione e richiede una nuova sintesi della proteina.

Kim et al. (88) per studiare il ruolo degli isoenzimi della chinasi A della proteina (EC2,7,1,37) nell'inibizione della crescita e nella differenziazione neuronica indotta dall'acido retinoico, hanno studiato modelli di questi in cellule di neuroblastoma umano SH-SY5Y, trattate con acido retinoico. RA induce inibizione della crescita e differenziazione neuronica delle cellule SH-SY5Y tempo e dose dipendente. La differenziazione neuronica è stata provata dall'estesa crescita dei neuriti, dalla diminuzione dell'oncoproteina N-myc e dall'aumento del mRNA di Gap-43. L'attività di chinasi della proteina di tipo II è aumentata di 1,5 volte nelle cellule SH-SY5Y differenziate mediante il trattamento con acido retinoico. L'aumento della chinasi A della proteina di tipo II è dovuto all'aumento delle sottounità C alfa e RII beta nelle cellule SH-SY5Y. ATRA ha aumentato considerevolmente il livello di RII beta evidenziando un diretto rapporto tra incremento di RII beta e blocco proliferativo neoplastico.

Questo studio evidenzia pertanto un ulteriore meccanismo d'azione antitumorale dell'acido retinoico: RA esercita l'effetto antiproliferativo attraverso l'incremento della chinasi A della proteina di tipo II/RII beta chinasi A della proteina W.

Wainwright et al. (89) hanno studiato gli effetti del RA nei diversi meccanismi sia dell'arresto del ciclo cellulare, che del controllo della differenziazione delle cellule umane di NB. In particolare le cellule di NB si differenziano lungo il lignaggio di un neurone, ma frequentemente, dopo il trattamento con agenti differenzianti, sono stati descritti tipi di cellule inattive "piatte". Due sottocloni delle linee di cellule SK-N-SH, SK-N-SH-N (SH-N) E SK-N-SH-F (SH-F), presentano risposte molto differenti all'ATRA. In SH-N, RA produce differenziazione neuronica, mentre in SH-F, trasforma le piccole cellule neuroblastiche, in cellule grandi appiattite, simili all'epitelio. L'inibizione della sintesi di DNA, da parte di ATRA, è molto più rapida in SH-F, che in SH-N, infatti SH-F esprime un quantitativo basale di p16(INK4A), risponde ad ATRA con aumento di p18(INK4C), una notevole riduzione della ciclina D1, e una rapida inibizione delle ciclasi dipendenti della ciclina D. Dopo l'aggiunta di ATRA, SH-N mantiene il ciclo delle cellule, per l'alta espressione di ciclina D1, per l'assenza di inibitori Ink4 e l'accumulo di p21(Cip 1). L'espressione di p21 (Cip 1), ma non di p16, induce differenziazione neuronica delle cellule non trattate di NB. Gli Autori concludono ritenendo che la rapida inibizione di cdks o ciclina D, da parte di ATRA nei NB, porti ad un precoce arresto del ciclo cellulare, e porti ad uno stato simile alla senescenza.

Antony et al. (90) hanno studiato l'azione differenziante dell'ATRA nei NB, attraverso il suo effetto sulle fosfolipasi A2, Ca^{2+}-dipendenti. L'aumento di attività di entrambi gli enzimi è stato osservato dapprima nei nuclei, poi nel citosol, mentre non è stato dimostrato alcun effetto dell'ATRA sull'attività di fosfolipasi degli enzimi nelle membrane non nucleari. La stimolazione di questi enzimi può essere coinvolta nella produzione e regolazione dell'acido arachidonico e dei suoi metaboliti durante la differenziazione.

Magni et al. (91) hanno confermato sperimentalmente il dato, già emerso da studi recettoriali sulla somatostatina, del ruolo negativo del neuropeptide Y nel processo neoplastico, che sarebbe aggravato da questo neurotrasmettitore attraverso vari meccanismi, alcuni dei quali antagonisti dell'azione della somatostatina, e altri, come emerge da questa ricerca, dal contrasto dell'azione differenziante dell'acido retinoico. I retinoidi sono coinvolti nella regolazione della differenziazione e sviluppo di molti tessuti, incluso quello nervoso, in cui sono stati associati ad alcuni sistemi di neurotrasmettitori. Gli Autori hanno studiato l'effetto dell'ATRA sulla biosintesi e secrezione del neuropeptide Y. La linea cellulare di neuroblastoma umano SH-SY5Y è stata usata come sistema di modello *in vitro*. Il trattamento con ATRA ha prodotto una rapida ed evidente riduzione del gene di NPY già dopo 3 ore. Questo esperimento ha evidenziato che l'espressione di NPY nelle cellule di NB è negativamente regolata da ATRA a livello di espressione del gene, probabilmente attraverso meccanismi coinvolgenti l'interazione di RAR, attivati con i fattori di trascrizione come Ap1.

Ponthan et al. (92) hanno sperimentato nei neuroblastomi vari isomeri dell'acido retinoico, come il 13-cis, 9-cis e Ro 13-6307, documentando la loro capacità di inibire *in vivo* la proliferazione neoplastica. Il neuroblastoma (NB) è un tumore infantile del sistema nervoso simpatico raramente suscettibile e di differenziazione e, anche se eccezionalmente, di regressione spontanea dovuta ad apoptosi. Tuttavia la maggior parte dei neuroblastomi è diagnosticata come tumore metastatico con prognosi in elevata percentuale infausta, malgrado terapie intensive. La Vit. A e analoghi come l'acido retinoico, svolgono un ruolo determinante nella differenziazione cellulare e nella morte programmata delle cellule o apoptosi. ATRA regola *in vitro* lo sviluppo e la differenziazione cellulare, e ha dimostrato *in vivo* un'azione contro il neuroblastoma umano.

In questo studio, ratti nudi portatori di neuroblastoma SH-SY5Y, sono stati trattati per tempi diversi con vari isomeri dell'acido retinoico, dimostrando dopo 8-12 giorni di trattamento, per tutti i retinoidi impiegati, una risposta evidente in termine di diminuzione della crescita tumorale, documentata dal peso del tumore. Gli Autori hanno osservato qualche effetto tossico soprattutto per infusione continua per gli isomeri 9-cis e Ro 13-6307, effetto che nel MDB non si riscontra per l'impiego della varietà all trans dell'acido retinoico, che in migliaia di pazienti, affetti da varie patologie neoplastiche, si è dimostrato sicuro ed esente da significativi effetti tossici, anche per somministrazioni continuative di molti anni. Un aspetto originale e interessante dell'attività dell'ATRA sui neuroblastomi è stato evidenziato da Strippoli et al. (93). Per indagare la capacità di ATRA di modulare la secrezione del fattore emopoietinico delle cellule staminali (SCF), riscontrato anche nei NB, oltre che di indurre la differenziazione neuronica, gli Autori hanno studiato l'esposizione di linee di cellule di NB ad ATRA, dimostrando una spiccata capacità di ATRA sia d'indurre differenziazione neuronica, che di aumentare la produzione di CFS nelle cellule di NB.

Acquisizioni interessanti sugli aspetti enzimatici-metabolici relativi ai retinoidi si devono a Cerignoli et al. (94), che affermano che la vitamina A è necessaria per molti processi di sviluppo e il mantenimento omeostatico di molti tessuti ed organi differenziati adulti. Nelle cellule di neuroblastoma umano (NB) ed in alcuni altri tipi di tumore dosi farmacologiche di retinoidi possono controllare lo sviluppo ed indurre la differenziazione

in vitro ed *in vivo*. In una ricerca di nuovi geni regolati dai retinoidi e interagenti sugli effetti biologici che i retinoidi hanno sulle cellule NB, gli Autori hanno isolato cinque trascrizioni espresse in modo differenziale riportando la trascrizione di uno di loro (DD83.1) nelle linee di cellule NB.
DD83.1 è identica al ret. SDR1 umano, deidrogenasi/reduttasi a catena corta, che si pensa rigeneri il retinolo dal retinoide del campo visivo. La sua espressione è fortemente ma diversamente regolata dai retinoidi nelle linee di cellule NB, ed essa è ampiamente espressa nei tessuti umani, il che suggerisce un suo coinvolgimento in un più generale percorso metabolico del retinolo. Sia l'espressione dipendente dall'acido, sia quella esogena di ret. SDR1 nelle cellule SK-N-AS, induce accumulo di esteri retinilici, che indica che è coinvolta nella generazione di forme di deposito del retinolo nei tessuti esposti a concentrazioni fisiologiche di retinolo. Gli Autori hanno dimostrato anche che il gene umano ret. SDR1, che traccia sul cromosoma 1p36.1 è contenuto nel frammento di DNA cancellato in molte linee di cellule NB portatrici dell'amplificazione di N-myc, ma è conservato in una linea di cellule con una piccola delezione di 1p e N-myc normale. Le osservazioni degli Autori concludono che ret. SDR1 è un nuovo regolatore del metabolismo della vitamina A, e che la sua frequente delezione nelle cellule di NB, portatrici dell'amplificazione di N-myc, potrebbe compromettere la sensibilità di quelle cellule al retinolo, contribuendo così allo sviluppo e progressione del cancro.
Choi et al. (95) hanno condotto uno dei tanti studi a conferma, ormai indiscussa, della proprietà dell'ATRA d'indurre la differenziazione neuronica in cellule umane di neuroblastoma. Nel corso della differenziazione gli Autori hanno osservato un potenziamento della produzione di c AMP, mediata da PGE_2, e un miglioramento inoltre del legame di (^3H)-PGE_2 ai recettori di membrana.
Truckenmiller et al. (96) hanno indirettamente fornito un dato importante sul ruolo che alcuni geni hanno in corso di differenziazione indotta da ATRA. Hanno infatti osservato il profilo di espressione dei geni nei primi stadi della differenziazione indotta da ATRA nelle cellule di neuroblastoma SH-SY5Y, presentando un sommario dei profili dei geni, che include i fattori di trascrizione, i geni associati al ciclo cellulare, la forma delle cellule, la neurotrasmissione, ed i filamenti intermedi. La prevalenza di pochi geni diminuiti nell'ampia serie 15K, e l'aumento dei geni nella serie neuro, suggerisce una variazione del modello di espressione del gene, associata alla differenziazione. La predominanza di ESTs tra i geni diminuiti, indica che un numero grande di geni, ancora non identificati, è represso nella fase iniziale della differenziazione cellulare.
Cheung et al. (97) hanno studiato gli aspetti recettoriali e i meccanismi d'azione relativi dell'acido retinoico, la sua interazione col recettore X e il beta promotore del recettore, concludendo che la sovraespressione di RXRalpha e RXRbeta in cellule di neuroblastoma ha provocato una netta e rapida inibizione di sviluppo e l'apoptosi. L'induzione dell'espressione endogena RAR beta è un elemento importante nel segnale anticancro del retinoide. Jaeckle et al. (98) hanno condotto uno studio clinico di fase 2 per il trattamento del glioma maligno ricorrente e progressivo su ottantotto pazienti refrattari a ogni trattamento. Gli Autori hanno valutato l'attività dell'acido retinoico e del temozolomide registrando sensibili miglioramenti, tra cui il 3% di risposte obiettive

complete e il 12% di risposte parziali, con una limitata percentuale di effetti collaterali inferiore al 2%.

Impiego dell'ATRA nei melanomi

Emionite et al. (99) hanno sperimentato *in vitro* l'effetto dell'acido retinoico e di alcuni retinoidi sintetici agonisti di RXR-alfa-l, nell'inibire lo sviluppo di cellule umane di melanoma SK MEL 28. L'apoptosi è stata valutata in funzione del trattamento, e attraverso RT-PCR sono stati studiati gli effetti dei retinoidi sul profilo trascrizionale dei geni rilevati dei recettori del retinoide e le proteine regolatrici. È stato documentato un potente effetto antiproliferativo dell'acido retinoico con RO 44-4753 selettivo dell'agonista di RAR-gamma e RO 41-5253 selettivo dell'agonista di RAR-alfa. L'acido retinoico ha dimostrato un'attività nettamente più potente dei retinoidi sintetici.

Baroni et al. (100) hanno studiato *in vitro* su cellule di melanoma M14 i meccanismi molecolari attraverso cui l'acido retinoico esercita la sua attività antiblastica. Gli Autori partono dal dato acquisito che i recettori di vitronectin (VnRs) svolgono un importante ruolo nel controllo delle cellule tumorali e nella loro diffusione e metastatizzazione. Una rassegna della letteratura circa gli studi *in vivo* ed *in vitro* dell'acido retinoico, ne conferma l'effetto antiproliferativo e proapoptotico nei melanomi. Gli Autori hanno studiato l'effetto dell'acido retinoico sulla motilità e adesione delle cellule di melanoma e sul loro citoscheletro. L'espressione di VnRs è stata evidenziata con metodiche immunoistochimiche, immunoprecipitazione e Western Blot. Gli studi sperimentali hanno confermato l'induzione dell'apoptosi da parte dell'acido retinoico e un'inibizione dell'adesione delle cellule M14 e di espansione direzionale verso i filtri Vn rivestiti. L'espressione di VnR è stata fortemente ridotta dall'esposizione ad acido retinoico, correlata all'organizzazione della fibro nectina, dell'adesione ed espansione cellulare.

Questa breve sintesi delle numerosissime pubblicazioni sul tema, toglie ogni dubbio circa la razionalità matematica e le indicazioni all'impiego dei retinoidi nelle neoplasie, confermando pienamente l'esattezza e l'efficacia del MDB, che ha anticipato di circa 20 anni le recenti acquisizioni medico-scientifiche sul tema. Un meccanismo d'azione dei retinoidi evidenziato dal Prof. Di Bella consiste nel fornire il grande potenziale energetico richiesto dalla crescita differenziata attraverso la liberazione di energia derivante dall'apertura dei quattro legami insaturi della catena laterale di acido retinico e retinolo. Questo spiegherebbe anche il notevole potenziale differenziante del beta carotene, che ha una riserva energetica di otto legami insaturi nella catena laterale.

Meccanismi d'azione dei retinoidi

Beta carotene

- Esercita effetto protettivo sulle membrane cellulari (Di Bella).
- Diminuisce la perossidazione lipidica e aumenta il glutatione (Basu).
- Esercita un effetto antiproliferativo diretto (indipendentemente dalla conversione in ATRA), sulle cellule tumorali, ne sopprime in modo significativo sia la mobilità (misurata mediante tetrazolium "MTT"), che la sintesi del DNA (controllata attraverso la

captazione di ^{3}H-timidina) e la proliferazione cellulare (misurata attraverso il conteggio delle cellule) (Onogi).

Vitamina A (axeroftolo o retinolo)

- Provoca la morte della cellula neoplastica per apoptosi, attraverso l'attivazione di enzimi cellulari proteolitici, le caspasi, e la degradazione del fattore della trascrizione generale Sp-1 (Piedrafita).

Acido retinoico (Ac. Trans Retinoic All. - ATRA)

- Ridifferenzia i blasti e le cellule tumorali (Hassan).
- Induce la sintesi di leucotriene C4 (Abe).
- Sopprime la trascrizione genica di fattori oncogeni e promuove l'effetto antiproliferativo (Arnold).
- Esercita azione anti-angiogenetica (Majewsk).
- Diminusce la densità microvascolare del midollo osseo nelle leucemie e della densità del punto caldo, interrompe la produzione di VEGF da parte delle cellule NB4, sopprimendo l'angiogenesi (Kini).
- Arresta lo sviluppo cellulare associato ad aumento dei livelli d'interferone 1 (IRF-1) con attivazione di p21WAF1 (Arany).
- Attiva col concorso di IRF-1 e STAT1, l'apoptosi mediante la caspasi 1 (Arany).
- Arresta la progressione del ciclo cellulare (Wu).
- Induce l'arresto del ciclo cellulare in G0/G1.
- Induce l'espressione di p 21 WAF1/CIP 1, mediante percorsi sia dipendenti, che indipendenti da p 53 (Wu).
- Inibisce nelle cellule tumorali l'attività della proteina-1 attivatrice (AP-1) mediante il suo recettore RAR-alfa e attiva la soppressione dell'espressione di cJun e c Fos (Wu).
- Sinergizza l'effetto di Bcl-2, sia sull'arresto della crescita, che sull'espressione del gene p21 (Chou).
- Impedisce l'invasione *in vitro* delle cellule del cancro del colon e diminuisce l'espressione del matrilysin (Adachi).
- Causa nelle cellule neoplastiche cambiamenti morfologici e biochimici come il restringimento della membrana, la condensazione della cromatina e la spaccatura del DNA, caratteristiche tipiche delle cellule in corso di apoptosi (Lee).
- Attiva tramite RAR-beta un netto incremento di proteine c-myc e Bax, che portano maggiore suscettibilità all'apoptosi (Lee).
- Diminuisce il potenziale di proliferazione neoplastica e ha un ruolo importante nella differenziazione, apoptosi e adesione cellulare (Voigt).
- Rende particolarmente sensibili a chemioterapici le cellule neoplastiche, inducendo anche un aumento della comunicazione intercellulare negli spazi di giunzione (Carystinos).
- Arresta la crescita e riduce l'inibizione clinicamente indotta di RAR-beta bloccando il ciclo cellulare.
- Riduce il livello della proteina silicea fibrillare gliale e la sintesi del DNA, e induce percorsi apoptoici, dimostrando un notevole sinergismo e potenziamento dell'efficacia col TNF-alfa con aumento dei recettori di p55TNF (Gambaut Guerin).
- Induce un gene, l'autotaxin (ATX), che decodifica un fattore di stimolazione della mo-

tilità del tumore (Duffner Beattie).
- Induce differenziazione neurotica con estesa crescita dei neuriti, diminuzione dell'oncoproteina n-Myc e del mRNA di Gap-43. Esercita l'effetto antiproliferativo attraverso l'incremento della chinasi A della proteina di tipo II/RII beta e chinasi A della proteina W (Kim).
- Differenzia le cellule neoplastiche attraverso il suo effetto sulle fosfolipasi A2, Ca^{2+}-dipendenti (Antony).
- Riduce l'espressione di VnR, correlata all'organizzazione della fibronectina e all'adesione ed espansione cellulare (Baroni).
- Riduce l'inibizione chimicamente indotta di RAR Beta bloccando il ciclo cellulare in fase G1 (Song).

In sintesi il razionale della MDB relativamente ai retinoidi e alle loro indicazioni nelle patologie neoplastiche poggiano su questi dati acquisiti e consolidati:
- Attività antiossidante, citostatica e di prevenzione dello sviluppo tumorale.
- Inibizione della mutagenesi attraverso un'azione pro-differenziante. I retinoidi mantengono "differenziate", normali le cellule sane, favoriscono la riconversione alla normalità e ridifferenziano cellule che tendono a divenire "indifferenziate", neoplastiche o lo sono già.
- Attività antiproliferativa di cellule tumorali.
- Inibizione dell'angiogenesi in tessuti tumorali.
- Pro-apoptotica.
- Antimetastatica, attraverso l'azione sull'adesività intercellulare e l'inibizione del passaggio delle cellule attraverso le barriere naturali di contenimento dell'invasività metastatica come le barriere dell'EMC, di cui impediscono lisi e superamento.
- Incremento del trofismo cellulare, particolarmente esaltato a livello degli epiteli, dell'immunità naturale e della risposta delle cellule NK.

Bibliografia

1. Basu, Il Betacarotene aumenta la sopravvivenza, diminuisce la perossidazione dei lipidi e aumenta il glutatione nei linfomi murini trapiantabili, Phytomedicine. 7(2):151-9, 2000 apr.
2. Liede e AA, Beta-carotene concentration in buccal mucosal cells with and without dysplastic oral leukoplakia after long-term beta-carotene supplementation in male smokers, European Journal of Clinical Nutrition, Dec 1998; 52(12):872-6.
3. Garewal, Potential role of beta-carotene in prevention of oral cancer, Am J Clin Nutr, 1991 Jan, 53(1 Suppl): 294S-297S. Review.
4. Olson, Carotenoidi e salute, Archivos Latinoamericanos de Nutricion 49(3Suppl 1):7S-11S.
5. Sankaranarayanan et al., Chemoprevention of oral leukoplakia with vitamin A and beta carotene: an assessment, Oral Oncol. 1997 Jul; 33(4): 231-6.
6. Onogi e AA, Antiproliferative effect of carotenoids on human colon cancer cells without conversion to retinoic acid, Nutr Cancer. 1998;32(1):20-4.
7. Piedrafita, Retinoid-induced apoptosis and-Sp 1 cleavage occur independently of transcription and require caspase activation. Moll Cell Biol, 1997 Nov; 17(11):6348-58.
8. Hennekens, Vitamin A analogues in cancer chemoprevention, Important Adv Oncol. 1986; 23-35. Review.
9. Kelloff et al., New agents for cancer chemoprevention, J Cell Biochem Suppl. 1996; 26: 1-28. Review.
10. Lippman et al., Vitamin A derivatives in the prevention and treatment of human cancer, J Am Coll Nu-

tr. 1998 Aug; 7(4): 269-84. Review.
11. Redlich et al., Vitamin A chemoprevention of lung cancer. A short-term biomarker study, Adv Exp Med Biol. 1995; 375: 17-29. Review.
12. Thiberville et al., [Vitamin A derivatives and prevention of bronchial cancers], Rev Mal Respir. 1996; 13(2); 193-5. Review. French.
13. Israel et al., [Vitamin A and cancer], Pathos Biol (Paris). 1980 Apr; 28(4):253-9. Review. French.
14. Pozzi et al., [Clinical use of vitamin A and E in gynecology], Acta Vitaminol Enzymol. 1985; 7 Suppl: 79-83. Italian.
15. Samet et al., Lung cancer risk and vitamin A consumption in New Mexico, Am Rev Respir Dis. 1985 Feb; 131(2): 196-202.
16. Mettlin, Epidemiologic studies on vitamin A and cancer, Adv Nutr Res. 1984; 6: 47-65. Review
17. Barthet et al., [Vitamins A and E in digestive cancers], Acad Sci III. 1989; 309(4): 101-4. French.
18. Moon, Vitamin A, retinoids and breast cancer, Adv Exp Med Biol. 1994; 364; 101-7. Review.
19. Huber et al., Biology and chemoprevention of head and neck cancer, Curr Probl Cancer. 1994 Mar; 18(2): 81-140. Review.
20. Benner et al., Chemoprevention of lung cancer, Chest 1995 Jun; 107(6 Suppl): 316S-321S. Review.
21. Hong et al., Chemoprevention of head and neck cancer. Potential use of retinoids, Otolaryngol Clin North Am. 1985 Aug; 18(3): 543-9.
22. Lippman et al., Retinoid chemoprevention studies in upper aerodigestive tract and lung carcinogenesis, Cancer Res. 1994 Apr 1; 54(7 Suppl): 2025S-2028S. Review.
23. Majewski et al., Synergistic effect of retinoids and interferon alpha on tumor-induced angiogenesis: anti-angiogenic effect on HPV-harboring tumor-cell lines, Int J Cancer. 1994 Apr 1; 57(1): 81-5.
24. Moriwaki et al., Retinoids and cancer chemoprevention, J Nutr Sci Vitaminol (Tokyo), 1992, 317-20.
25. Seigel, Selenium, retinal, retinal-binding protein, and uric acid: from epidemiology to clinical prevention trial, Ann Epidemiol, 1992 May, 2(3): 343-4.
26. Papadimitrakopoulou et al., Retinoids in head and neck chemoprevention, Proc Soc Exp Biol Med. 1997 Nov; 216(2): 283-90. Review.
27. van der Leede et al., [Retinoids: use in combating cancer], Ned Tijdschr Geneeskd. 1997 Nov; 141(24): 1183-8. Dutch.
28. Redfern et al., Gene expression and neuroblastoma cell differentiation in response to retinoic acid: differential effects of 9-cis and all-trans retinoic acid, Eur J Cancer. 1995; 31A(4): 486-94. Review.
29. Seeger et al., Neuroblastoma: clinical perspectives, monoclonal antibodies, and retinoic acid, Ann Intern Med. 1982 Dec; 97(6): 873-84. Review.
30. Bollag, The development of retinoids in experimental and clinical oncology and dermatology, J Am Acad Dermatol. 1983 Nov; 9(5): 797-805.
31. Thorne, Long-term clinical experience with a topical retinoid, Br J Dermatol, 1992 Sep, 127 Suppl 41, 31-6.
32. Epstein, All-trans-retinoic acid and cutaneous cancers, J Am Acad Dermatol. 1986 Oct; 15(4 pt 2): 772-8. Review.
33. Kessier et al., Isotretinoin and cutaneous helper T-cell lymphoma (mycosis fungoides), Arch Dermatol. 1987 Feb; 123(2): 201-4.
34. Lippman et al., Treatment of advanced squamous cell carcinoma of the skin with isotretinoin, Ann Intern Med. 1987 Oct; 107(4): 499-502.
35. Noble et al., Tretinoin. A review of its pharmacological properties and clinical efficacy in the topical treatment of photodamaged skin, Drugs Aging. 1995 Jun; 6(6); 479-96. Review.
36. Peck, Topical tretinoin in actinic keratosis and basal cell carcinoma, J Am Acad Dermatol. 1986 Oct; 15(4 Pt 2): 829-35.
37. McCormick et al., Enhancement of murine hepatocarcinogenesis by all-trans-retinoic acid and two synthetic retinamides, Carcinogenesis. 1990 Sep; 11(9): 1605-9.
38. Meyskens Jr et al., Clinical experience with topical tretinoin in the treatment of cervical dysplasia, J Am Acad Dermatol. 1986 Oct; 15(4 Pt 2): 826-29 e Meyskens Jr et al., Role of topical tretinoin in melano-

ma and dysplastic nevi, J Am Acad Dermatol. 1986 Oct; 15(4 Pt 2): 822-25.
39. Fountzilas, Retinoids in the management of head and neck cancer. An update, J Chemother. 1994 Apr; 6(2): 127-38. Review.
40. Surwit et al., Evaluation of topically applied trans-retinoic acid in the treatment of cervical intraepithelial lesions, Am J Obstet Gynecol. 1982 Aug 1; 143(7); 821-23.
41. Shalinsky et al., A novel acid receptor-selective retinoid, ALRT1550, has potent antitumor activity against human oral squamous carcinoma xenografts in nude mice, Cancer Res. 1997 Jan 1; 57(1): 162-68.
42. Shealy e AA, Inhibition of papilloma formation by analogues of 7,8-dihydroretinoic acid, J Med Chem. 2003 May 8;46(10):1931-9.
43. Adamson, Pharmacokinetics of all-trans-retinoic acid: clinical implications in acute promyelocytic leukaemia, Semin Hematol. 1994 Oct; 31(4 Suppl 5): 14-7. Review.
44. Cornic et al., [Mechanism of action of retinoids in a new therapeutic approach to acute promyelocytic leukemia], Bull Cancer. 1992; 79(7): 697-704. Review. French.
45. Dulaney et al., Use of trans-retinoic acid in the treatment of acute promyelocytic leukaemia, Ann Pharmacother. 1993 Feb; 27(2): 211-4. Review.
46. Eardley et al., Morbidity and costs of remission induction therapy with all-trans retinoic acid compared with standard chemotherapy in acute promyelocytic leukaemia, Leukemia. 1994 Jun; 8(6): 934-9.
47. Frankel et al., Retinoic acid and its rearranged receptor in the etiology and treatment of acute promyelocytic leukaemia, Oncology (Huntingt). 1992 Aug; 6(8): 74-8. Review.
48. Fukutani et al., Isoforms of PML-retinoic acid receptor alpha fused transcripts affect neither clinical features of acute promyelocytic leukemia nor prognosis after treatment with all-trans retinoic acid. The Leukemia Study Group of the Ministry of Health and Welfare (Kohseisho), Leukemia. 1995 Sep; 9(9): 1478-82.
49. Hassan et al., Triple combination of retinoic acid plus actinomycin D plus dimethylformamide induces differentiation of human acute myeloid leukaemic blasts in primary culture, Cancer Chemother Pharmacol. 1990; 26(1):26-30.
50. Li et al., Synergistic induction of the differentiation of WEHI-3B D+ myelomonocytic leukemia cells by retinoic acid and granulocyte colony-stimulating factor, Leuk Res. 1992 Jun; 16(6-7): 571-6.
51. Miller et al., Retinoic acid and its rearranged receptor in the treatment of acute promyelocytic leukaemia, Important Adv Oncol. 1993: 81-90. Review.
52. Sacchi et al., All-trans retinoic acid in hematological malignancies, an update. GER (Gruppo Ematologico Retinoidi), Haematologica. 1997 Jan; 82(1): 106-21. Review.
53. Tallman, All-trans-retinoic acid in acute promyelocytic leukemia and its potential in other hematologic malignancies, Semin Hematol. 1994 Oct; 31(4 Suppl 5): 38-48. Review e Tallman, Differentiating therapy with all-trans retinoic acid in acute myeloid leukemia, Leukemia. 1996 Apr; 10 Suppl 1: S12-S15. Review.
54. Abe e AA, Induction of leukotriene C4 synthase after the differentiation of rat basophilic leukemia cells with retinoic acid and a low dose of actinomycin D and its suppression with methylprednisolone, J Cell Physiol. 2003 Jul;196(1):154-64.
55. Arnold et al., Phase III trial of 13-cis-retinoic acid plus interferon alpha in non-small-cell lung cancer. The National Cancer Institute of Canada Clinical Trials Group, J Natl Cancer Inst. 1994 Feb 16; 86(4): 306-9.
56. Lee et al., All-trans retinoic acid converts E2F into a transcriptional suppressor and inhibits the growth of normal human bronchial epithelial cells through a retinoic acid receptor- dependent signaling pathway, J Clin Invest. 1998 Mar 1; 101(5): 1012-9.
57. Lee et al., Randomized placebo-controlled trial of isotretinoin in chemoprevention of bronchial squamous metaplasia, J Clin Oncol. 1994 May; 12(5): 937-45.
58. Ravi et al., Induction of gastrin releasing peptide by all-trans retinoic acid in small cell lung cancer cells, Oncol Rep. 1998 Mar; 5(2): 497-501.
59. Zhang et al., Retinoid receptors in human lung cancer and breast cancer, Mutat Res. 1996 Feb 19; 350(1): 267-77. Review.
60. Carter et al., Effects of retinoic acid on cell differentiation and reversion toward normal in human endo-

metrial adenocarcinoma (RL95-2) cells, Anticancer Res. 1996 Jan; 16(1): 17-24.
61. Meyskens Jr et al., Clinical experience with topical tretinoin in the treatment of cervical dysplasia, J Am Acad Dermatol. 1986 Oct; 15(4 Pt 2): 826-9.
62. Band et al., Retinoids and breast cancer, Prog Clin Biol Res. 1990; 354A; 361-77.
63. Brawley et al., Chemoprevention of prostate cancer, Urology. 1994 May; 43(5): 594-9. Review.
64. De Vos et al., Effects of retinoid X receptor-selective ligands on proliferation of prostate cancer cells, Prostate. 1997 Jul 1 ; 32(2): 115-121.
65. Eward et al., [Conservative treatment of recurrent papillomatosis of the urinary bladder with vitamin A acid. Preliminary report], Schweiz Med Wochenschr. 1972 Dee 23; 102(51): 1880-3. German.
66. Pedersen et al., Administration of a retinoid as prophylaxis of recurrent non-invasive bladder tumors, Scand J Urol Nephrol. 1984; 18(2): 121-3.
67. Majewski et al., Synergistic effect of retinoids and interferon alpha on tumor-induced angiogenesis: anti-angiogenic effect on HPV-harboring tumor-cell lines, Int J Cancer. 1994 Apr 1; 57(1): 81-5.
68. Kini e AA, Angiogenesis in acute promyelocytic leukemia: induction by vascular endothelial growth factor and inhibition by all-trans retinoic acid, Blood. 2001 Jun 15;97(12):3919-24.
69. McMillan e AA, Tumor growth inhibition and regression induced by photothermal vascular targeting and angiogenesis inhibitor retinoic acid, Cancer Lett. 1999 Mar 22;137(1):35-44.
70. Arany e AA, Dose-dependent activation of p21WAF1 transcription by all-trans-acid in cervical squamous carcinoma cells, Anticancer Res. 2003 Jan-Feb;23(1A):495-7.
71. Arany e AA, All-trans-retinoic acid activates caspase-1 in a dose-dependent manner in cervical squamous carcinoma cells, Anticancer Res. 2003 Jan-Feb;23(1A):471-3.
72. Polavaram e AA, The role of laser vascular targeting and retinoic acid in oral cancer inhibition, Laryngoscope. 2003 Apr;113(4):715-9.
73. Wu e AA, Growth inhibition of gastric cancer cells by all-trans retinoic acid through arresting cell cycle progression, Chin Med J (Engl). 2001 Sep;114(9):958-61.
74. Song e AA, Effect of benzo[a]pyrene diol epoxide on expression of retinoic acid receptor-beta in immortalized esophageal epithelial cells and esophageal cancer cells, Biochem Biophys Res Commun. 2001 Mar 9;281(4):872-7.
75. Wu e AA, Mechanism of inhibition on activator protein-1 activity by all-trans retinoic acid in gastric cancer cells, Chin Med J (Engl). 2000 Nov;113(11):972-6.
76. Paulsen e Lutzow-Holm, *In vivo* growth inhibition of human colon carcinoma cells (HT-29) by all-trans-retinoic acid, difluoromethylornithine, and colon mitosis inhibitor, individually and in combination, Anticancer Res. 2000 Sep- Oct;20(5B):3485-9.
77. Chou e AA, Bcl-2 accelerates retinoic acid-induced growth arrest and recovery in human gastric cancer cells, Biochem J. 2000 Jun 1;348 Pt 2:473-9.
78. Adachi e AA, Retinoic acids reduce matrilysin (matrix metalloproteinase 7) and inhibit tumor cell invasion in human colon cancer, Tumour Biol. 2001 Jul-Aug;22(4):247-53.
79. Lee e AA, Differential effects of retinoic acid on growth and apoptosis in human colon cancer cell lines associated with the induction of retinoic acid receptor beta, Biochem Pharmacol. 2000 Mar 1;59(5):485-96.
80. Paik e AA, Retinoids, retinoic acid receptors, and breast cancer, Cancer Invest. 2003 Apr;21(2):304-12.
81. Stio e AA, Synergistic anti-proliferative effects of vitamin D derivatives and 9-cis retinoic acid in SH-SY5Y human neuroblastoma cells, J Steroid Biochem Mol Biol. 2001 Jun;77(4-5):213-22.
82. Voigt e AA, Differentiation, proliferation and adhesion of human neuroblastoma cells after treatment with retinoic acid, Cell Adhes Commun. 2000 May;7(5):423-40.
83. Carystinos e AA, Upregulation of gap junctional intercellular communication and connexin 43 expression by cyclic-AMP and all-trans-retinoic acid is associated with glutathione depletion and chemosensitivity in neuroblastoma cells, Cancer Chemother Pharmacol. 2001;47(2):126-32.
84. Guzhova e AA, Interferon-gamma cooperates with retinoic acid and phorbol ester to induce differentiation and growth inhibition of human neuroblastoma cells, Int J Cancer. 2001 Oct 1;94(1):97-108.
85. Reynolds, Differentiating agents in pediatric malignancies: retinoids in neuroblastoma, Curr Oncol Rep. 2000 Nov;2(6):511-8. Review.
86. Chambaut-Guerin e AA, Effects of retinoic acid and tumor necrosis factor alpha on GL-15 glioblasto-

ma cells, Neuroreport. 2000 Feb 7;11(2):389-93.
87. Dufner-Beattie e AA, Retinoic acid-induced expression of autotaxin in N-myc-amplified neuroblastoma cells, Mol Carcinog. 2001 Apr;30(4):181-9.
88. Kim e AA, Participation of type II protein kinase A in the retinoic acid-induced growth inhibition of SH-SY5Y human neuroblastoma cells, J Cell Physiol. 2000 Mar;182(3):421-8.
89. Wainwright e AA, Distinct mechanisms of cell cycle arrest control the decision between differentiation and senescence in human neuroblastoma cells, Proc Natl Acad Sci USA. 2001 Jul 31;98(16):9396-400.
90. Antony e AA, Effect of retinoic acid on the Ca^{2+}-independent phospholipase A2 in nuclei of LA-N-1 neuroblastoma cells, Neurochem Res. 2001 Jan;26(1):83-8.
91. Magni e AA, Retinoic acid negatively regulates neuropeptide Y expression in human neuroblastoma cells, Neuropharmacology. 2000 Jul 10;39(9):1628-36.
92. Ponthan e AA, The vitamin A analogues: 13-cis retinoic acid, 9-cis retinoic acid, and Ro 13-6307 inhibit neuroblastoma tumour growth *in vivo*, Med Pediatr Oncol. 2001 Jan;36(1):127-31.
93. Strippoli e AA, Retinoic acid modulates stem cell factor secretion by human neuroblastoma cell lines, Anticancer Res. 2000 Nov-Dec;20(6B):4361-6.
94. Cerignoli e AA, retSDR1, a short-chain retinol dehydrogenase/reductase, is retinoic acid-inducible and frequently deleted in human neuroblastoma cell lines, Cancer Res. 2002 Feb 15;62(4):1196-204.
95. Choi e AA, Potentiation of PGE(2)-mediated cAMP production during neuronal differentiation of human neuroblastoma SK-N-BE(2)C cells, J Neurochem. 2001 Oct;79(2):303-10.
96. Truckenmiller e AA, Gene expression profile in early stage of retinoic acid-induced differentiation of human SH-SY5Y neuroblastoma cells, Restor Neurol Neurosci. 2001;18(2-3):67-80.
97. Cheung e AA, Growth inhibitory retinoid effects after recruitment of retinoid X receptor beta to the retinoic acid receptor beta promoter, Int J Cancer. 2003 Jul 20;105(6):856-67.
98. Jaeckle e AA, Phase II evaluation of temozolomide and 13-cis-retinoic acid for the treatment of recurrent and progressive malignant glioma: a North American Brain Tumor Consortium study, J Clin Oncol. 2003 Jun 15;21(12):2305-11.
99. Emionite e AA, Retinoids and malignant melanoma: a pathway of proliferation inhibition on SK MEL28 cell line, Anticancer Res. 2003 Jan-Feb;23(1A):13-9.
100. Baroni e AA, Early vitronectin receptor downregulation in a melanoma cell line during all-trans retinoic acid-induced apoptosis, Br J Dermatol. 2003 Mar;148(3):424-33.

Bibliografia generale

[No authors listed], Clinical development plan: vitamin A, J Cell Biochem Suppl. 1996; 26; 269-307.

Aapro, Retinoids in oncology, Eur J Cancer 1995; 31A(5): 834-5.

Abe e AA, Induction of leukotriene C4 synthase after the differentiation of rat basophilic leukemia cells with retinoic acid and a low dose of actinomycin D and its suppression with methylprednisolone, J Cell Physiol. 2003 Jul;196(1):154-64.

Adachi e AA, Retinoic acids reduce matrilysin (matrix metalloproteinase 7) and inhibit tumor cell invasion in human colon cancer, Tumour Biol. 2001 Jul-Aug;22(4):247-53.

Adamson, Clinical and pharmacokinetic studies of all-trans-retinoic acid in pediatric patients with cancer, Leukemia. 1994 Nov; 8(11); 1813-1816.

Adamson, Phamacokinetics of all-trans-retinoic acid: clinical implications in acute promyelocytic leukaemia, Semin Hematol. 1994 Oct; 31(4 Suppl 5): 14-17.

Ahlersova e AA, Melatonina e acetato retinile come chemiopreventivi nella carcinogenesi mammaria indotta mediante DMBA in ratti femmina Sprague-Dawley, Folia Biol (Praha) 46(2):69-72.

Akiyama e AA, Implication of Trip15/CSN2 in early stage of neuronal differentiation of P19 embryonal carcinoma cells, Brain Res Dev Brain Res. 2003 Jan 10;140(1):45-56.

Akiyama e AA, The role of transcriptional corepressor Nif3l1 in early stage of neural differentiation via cooperation with Trip15/CSN2, J Biol Chem. 2003 Mar 21;278(12):10752-62.

Alfaro e AA, Immunohistochemical Detection of the Retinoid X Receptors alpha, beta, and gamma in Hu-

man Prostate, J Androl. 2003 Jan-Feb;24(1):113-9.
Altucci e AA, L'apoptosi indotta dall'acido retinoico nelle cellule leucemiche è mediata dall'azione paracrina del legante di morte selettiva del tumore TRAIL, Nat Med. 7(6):680-6. Commento in Nat Med. 7(6):662-4. Giugno 2001.
Andela e AA, Clinical relevance of increased retinoid and cAMP transcriptional programs in tumor cells rendered non-malignant by dominant negative inhibition of NFkappaB, Cancer Lett. 2003 May 8;194(1):37-43.
Anderson e AA, Chemioprevenzione secondaria dei tumori del tratto aerodigestivo superiore, Semin Oncol 28(1):106-20.
Antony e AA, Effect of retinoic acid on the Ca^{2+}-independent phospholipase A2 in nuclei of LA-N-1 neuroblastoma cells, Neurochem Res. 2001 Jan;26(1):83-8.
Antonyak e AA, Activation of the Ras-ERK Pathway Inhibits Retinoic Acid-induced Stimulation of Tissue Transglutaminase Expression in NIH3T3 Cells, J Biol Chem. 2003 May 2;278(18):15859-66.
Aragona e AA, Importanza della chemioprevenzione in oncologia, Minerva Med 91(7-8):169-77.
Arany e AA, All-trans-retinoic acid activates caspase-1 in a dose-dependent manner in cervical squamous carcinoma cells, Anticancer Res. 2003 Jan-Feb;23(1A):471-3.
Arany e AA, Dose-dependent activation of p21WAF1 transcription by all-trans-acid in cervical squamous carcinoma cells, Anticancer Res. 2003 Jan-Feb;23(1A):495-7.
Argawal et al., Protection against malignant conversion in SENCAR mouse skin by all trans retinoic acid: inhibition of the ras p21-processing enzyme farnesyltransferase and Ha-ras p21 membrane localization, Mol Carcinog. 1996 Sep; 17(1): 13-22.
Armstrong e Meyskens Jr., Chemioprevenzione del cancro della testa e del collo, Otolaryngol Head Neck Surg 122(5):728-35.
Arnold et al., Phase III trial of 13-cis-retinoic acid plus interferon alpha in non-small-cell lung cancer. The National Cancer Institute of Canada Clinical Trials Group, J Natl Cancer Inst. 1994 Feb 16; 86(4): 306-309.
Aviles e AA, Desamentazone, acido trans retinoico e interferone alfa 2° in pazienti con mieloma multiplo refrattario, Cancer Biotherapy & Radiopharmaceuticals. 14(1):23-6,1999 Feb.
Azevedo e AA, Dieta e cancro gastrico in Portogallo-un modello a più variabili, Eur J Cancer Prev 8(1):41-8.
Baldassarre e AA, L'acido retinoico induce differenziazione neuronica delle cellule di carcinoma embrionale riducendo la proteolisi, dipendente dal proteasome, di p 27 inibitore dipendente dalla ciclica, Cell Growth Differ 11(10):517-26.
Band et al., Retinoids and breast cancer, Prog Clin Biol Res. 1990; 354A; 361-377.
Banni e AA, Aumento della vitamina A mediante assunzione d'acido linoleico coniugato, Nutr Cancer 33(1):53-7.
Baroni e AA, Early vitronectin receptor downregulation in a melanoma cell line during all-trans retinoic acid-induced apoptosis, Br J Dermatol. 2003 Mar;148(3):424-33.
Barroga e AA, Effetto inibitorio del 22-oxa-calcitrol e dell'acido all-trans-retinoico sulla crescita di una linea di cellule di osteosarcoma canino *in vivo* e delle sue metastasi polmonari *in vivo*, Research in Veterinary Science. 68(1):79-87,2000 feb.
Barroga e AA, Induzione di differenziazione funzionale e inibizione della crescita *in vitro* di osteosarcoma canino mediante 22-oxacalcitrol, calcitrol e acido trans retinico, Zentralblatt für Veterinarmedizin - Reihe A. 46(9):573-9,1999 nov.
Barthet et al., [Vitamins A and E in digestive cancers], Acad Sci III. 1989; 309(4): 101-4. French.
Basu, Il Betacarotene aumenta la sopravvivenza, diminuisce la perossidazione dei lipidi e aumenta il glutatione nei linfomi murini trapiantabili, Phytomedicine. 7(2):151-9, 2000 apr.
Battle e AA, L'espressione di blr1, indotta dall'acido retinoico, promuove l'attivazione di ERK2 e la differenziazione cellulare nelle cellule di HL-60, Exp Cell Res 254(2):287-98.
Bayon e AA, Inhibition of IkappaB kinase by a new class of retinoid-related anticancer agents that induce apoptosis, Mol Cell Biol. 2003 Feb;23(3):1061-74.
Beenken e AA, Espressione del fattore di crescita alfa trasformante (TGF-alfa) nella leucoplachia orale displastica: modulazione mediante acido retinoico 13-cis, Head Neck 21(6):566-73.

Bendich, The safety of beta-carotene, Nutr Cancer, 1988; 11(4): 207-14. Review.

Ben-Dor e AA, Effetti dell'acido retinoico acyclo e del licopene sull'attivazione del recettore dell'acido retinoico e sulla proliferazione delle cellule di cancro della mammella, Arch Biochem Biophys 391(2):295-302.

Benner et al., Chemoprevention of lung cancer, Chest 1995 Jun; 107(6 Suppl): 316S-321S. Review.

Benner et al., Current status of retinoid chemoprevention of lung cancer, Oncology (Huntingt). 1995 Mar; 9(3): 205-10. Review.

Benner et al., Retinoid chemoprevention of second primary tumors, Semin Hematol 1994 Oct; 31(4 Suppl 5): 26-30. Review.

Benoit e AA, Esplorazione della (nuova) espressione del gene durante maturazione, indotta da retinoidi, e morte delle cellule di leucemia promielocitica acuta, Semin Hematol. 38(1):71-85.

Bertone e AA, Studio di controllo di casi basati su una popolazione dell'assunzione di carotenoidi e vitamina A e il cancro ovarico (Stati Uniti), Cancer Causes Control 12(1):83-90.

Biasco e Paganelli, Sperimentazioni europee sui supplementi nella dieta per la prevenzione del cancro, Ann N Y Acad Sci 889:152-6.

Boehm et al., Design and synthesis of potent retinoid X receptor selective ligands that induce apoptosis in leukemia cells, J Med Chem 1995 Aug 4; 38(16): 3146-55.

Bojkova e AA, Effetti dell'acetato retinile e della melatonina sulla carcinogenesi mammaria, indotta mediante N-metil- N –nitrosurea, nei ratti, Folia Biol (Praha) 46(2):73-6.

Bollag, Retinoids and cancer, Cancer Chemother Pharmacol 1979; 3(4): 207-15. Review.

Bollag, The development of retinoids in experimental and clinical oncology and dermatology, J Am Acad Dermatol. 1983 Nov; 9(5): 797-805.

Borghi e AA, Transient modulation of cytoplasmic and nuclear retinoid receptors expression in differentiating human teratocarcinoma NT2 cells, J Neurochem. 2003 Jan;84(1):94-104.

Bouterfa e AA, I retinoidi inibiscono la proliferazione e la migrazione delle cellule di glioma umano in colture di cellule primarie ma non in linee di cellule stabilite, Neurosurgery 46(2):419-30.

Boyle e AA, Proteolisi della ciclina D1: un segnale di chemioprevenzione dei retinoidi nelle cellule epiteliali bronchiali normali, immortalate e trasformate, J Natl Cancer Inst 17;91(4):373-9.

Brawley et al., Chemoprevention of prostate cancer, Urology. 1994 May; 43(5): 594-9. Review.

Brodkin et al., Lobe of origin and histologic type of lung cancer associated with asbestos exposure in the Carotene and Retinol Efficacy Trial (CARET), Am J Ind Med. 1997 Dec; 32(6): 582-91. Bronchoalevolar lavage, Clin Cancer Res. 2002 Dec;8(12):3741-6.

Brooks e AA, Aerosol ad inalazione dell'acido all trans retinoico per la somministrazione polmonare mirata, Cancer Chemother Pharmacol 46(4):313-8.

Budd e AA, Sperimentazione di fase I/II dell'acido trans retinoico e del tamoxifen in pazienti con cancro al seno avanzato, Clinical Cancer Research. 4(3):635-42, 1998 Mar.

Burg e Dummer, Prospettiva storica sull'uso dei retinoidi nel linfoma cutaneo delle cellule T, Clin Lymphoma 1 Suppl 1:S41-4.

Buring et al., Beta-carotene and cancer chemoprevention, J Cell Biochem Suppl, 1995, 22: 226-230. Review.

Buring et al., The alpha-tocopherol, beta-carotene lung cancer prevention trial of vitamin E and beta-carotene: the beginning of the answers, Ann Epidemiol, 1994 Jan; 4(1): 75.

Cariati e AA, L'acido retinoico induce persistenti risposte antiproliferative mediate dal RARalfa nei linfoblasti immortalati/immortalized dal virus Epstein-Barr che portano/presentano un oncogene attivato C-myc, ma non nella linea di cellule del linfoma di Burkitt, International Journal of Cancer. 86(3):375-84, 2000 May 1.

Carter et al., Effects of retinoic acid on cell differentiation and reversion toward normal in human endometrial adenocarcinoma (RL95-2) cells, Anticancer Res. 1996 Jan; 16(1): 17-24.

Carystinos e AA, Upregulation of gap junctional intercellular communication and connexin 43 expression by cyclic-AMP and all-trans-retinoic acid is associated with glutathione depletion and chemosensitivity in neuroblastoma cells, Cancer Chemother Pharmacol. 2001;47(2):126-32.

Cassand e AA, Effetti di diete con supplementi d'amidi resistenti e vitamina A sulla promozione di lesioni che precedono il cancro del colon nei ratti, Nutr Cancer 27(1):53-9.

Castrillo e AA, Liver X receptor-dependent repression of matrix metalloproteinase-9 expression in macrophages, J Biol Chem. 2003 Mar 21;278(12):10443-9.
Cerignoli e AA, RetSDR1, una deidrogenasi/riduttasi del retinolo a catena corta, può essere indotta mediante acido retinoico ed è frequentemente cancellata nelle linee di cellule di neuroblastoma umano, Cancer Res 62(4):1196-204
Chakravarti e AA, Retinoic acid receptor-alpha as a prognostic indicator in oral squamous cell carcinoma, Int J Cancer. 2003 Feb 10;103(4):544-9.
Challem, Re: Risk factors for lung cancer and for intervention effects in CARET, the Beta-Carotene and Retinol Efficacy trial, J Natl Cancer Inst. 1997 Feb 19; 89(4): 325-6.
Chambaut-Guerin e AA, Effects of retinoic acid and tumor necrosis factor alpha on GL-15 glioblastoma cells, Neuroreport. 2000 Feb 7;11(2):389-93.
Chan e AA, Aberrant promoter methylation in Chinese patients with non-small cell lung cancer: patterns in primary tumors and potential diagnostic application in bronchoalveolar lavage, Clin Cancer Res. 2002 Dec;8(12):3741-6.
Chan e AA, CpG island methylation in carcinoid and pancreatic endocrine tumors, Oncogene. 2003 Feb 13;22(6):924-34.
Chattopadhyay e AA, Gli agonisti dei recettori dell'acido retinoico e dei retinoidi X inibiscono la secrezione e l'espressione del fattore di crescita dell'epatocita nelle cellule di astrocitoma umano U87, Brain Res Mol 19;87(1):100-8.
Chen e AA, Cellule di cancro al seno umano e cellule epiteliali mammarie normali: metabolismo del retinolo e inibizione della crescita mediante il metabolita del retinolo 4-oxoretinolo, Cancer Res 57(20):4642-51.
Chen e AA, Differentiation of human retinal pigment epithelial cells into neuronal phenotype by N-(4-hydroxyphenyl)retinamide, J Neurochem. 2003 Mar;84(5):972-81.
Chen e AA, L'inibizione della crescita di linee di cellule di mieloma umano mediante acido trans retinoico non è mediata dalla regolazione verso il basso /diminuzione dei recettori interleukin-6, ma dalla regolazione verso l'alto di p21(WAF1, Blood. 94(1):251-9, 1999 Jul 1.
Chen e AA, Migliore efficacia della combinazione di acido trans retinoico e gamma interferone nell'inibizione della proliferazione di cellule Tca8113, Chinese Journal of Dental Research. 2(1):54-60, 1999 Feb.
Cheson, Clinical trials referral resource. Clinical trials with all-trans-retinoic acid, Oncology (Huntingt). 1992 Apr; 6(4): 67-8.
Cheung e AA, Growth inhibitory retinoid effects after recruitment of retinoid X receptor beta to the retinoic acid receptor beta promoter, Int J Cancer. 2003 Jul 20;105(6):856-67.
Cheung e AA, Nucleotide, Proteina, Clonazione ed espressione del fattore di crescita dell'epatocita nelle cellule di astrocitoma umano U87, J Biol Chem 276(20):17083-91.
Cho e Talmage, L'espressione C-alfa della chinasi della proteina conferisce sensibilità all'acido retinoico alle cellule di cancro al seno umano MDA-MB-231, Exp Cell Res 10;269(1):97-108.
Choi e AA, Potentiation of PGE(2)-mediated cAMP production during neuronal differentiation of human neuroblastoma SK-N-BE(2)C cells, J Neurochem. 2001 Oct;79(2):303-10.
Choi e AA, Rilascio a lungo termine dell'acido all trans retinoico mediante microsfere biodegradabili miscelate di PLL/PEG-PLLA, Int J Pharm 215(1-2):67-81.
Choppa e AA, A novel method for the detection, quantitation, and breakpoint cluster region determination of t(15;17) fusion transcripts using a one-step real-time multiplex RT-PCR, Am J Clin Pathol. 2003 Jan;119(1):137-44.
Chou e AA, Bcl-2 accelerates retinoic acid-induced growth arrest and recovery in human gastric cancer cells, Biochem J. 2000 Jun 1;348 Pt 2:473-9.
Chuwers et al., The protective effect of beta-carotene and retinol on ventilatory function in an asbestos-exposed cohort, Am J Respir Crit Care Med. 1997 Mar; 155(3): 1066-1071.
Cincinelli e AA, A novel atypical retinoid endowed with proapoptotic and antitumor activity, J Med Chem. 2003 Mar 13;46(6):909-12.
Clamon, Retinoids for the prevention of epithelial cancers: current status and future potential, Med Pedriatr Oncol 1980; 8(2): 177-85. Review.
Clark e AA, Update in childhood acute myeloid leukemia: recent developments in the molecular basis of di-

sease and novel therapies, Curr Opin Hematol. 2003 Jan;10(1):31-9.

Coffey e AA, Gli inibitori della deacetilasi dell'istone e gli acidi retinoici inibiscono la crescita del neuroblastoma umano *in vitro*, Med Pediatr Oncol 35(6):577-81.

Coffey e AA, L'inibitore dell'acetilasi dell'istone, CBHA, inibisce la crescita degli eterotrapianti di neuroblastoma *in vivo*, da solo e sinergicamente con l'acido all trasnretinoico, Cancer Res 61(9):3591-4

Collins e AA, Serum carotenoids and oxidative DNA damage in human lymphocytes, Carcinogenesis, Dec 1998; 19(12):2159-2162.

Contreras e AA, Retinoidi: applicazione nelle lesioni premaligne e nel cancro orale, Med Oral 6(2):114-23.

Copper e AA, Livelli di retinoidi in pazienti con cancro della testa e del collo: un confronto con controlli sani e l'effetto del trattamento con retinyl palpitato, Oral Oncology. 35(1):40-4, 1999 Jan.

Cornic et al., [Mechanism of action of retinoids in a new therapeutic approach to acute promyelocytic leukemia], Bull Cancer. 1992; 79(7): 697-704. Review. French.

Cornic et al., In vitro all-trans retinoic acid (ATRA) sensitivity and cellular retinoic acid binding protein (CRABP) levels in relapse leukemic cells after remission induction by ATRA in acute promyelocytic leukaemia, Leukemia. 1994 Jun; 8(6): 914-7. Review.

Correa e AA, Semaphorin 6B umano [(HSA)SEMA6B], un nuovo gene semaphorin umano di classe 6: splicing alternativo e diminuzione dipendente dall'acido all trans retinoico nelle linee di cellule di glioblastoma, Genomics 73(3):343-8.

Costa et al., Retinoids in cancer chemoprevention. Clinical trials with the synthetic analogue fenretinide, Ann NY Acad Sci 1995 Sep 30; 768; 148-62. Review.

Cramer e AA, Carotenoidi, antiossidanti e rischio di cancro ovarico nelle donne in pre- e post menopausa, Int J Cancer 94(1):128-34.

Crowe e Tsang, Diminuzione della risposta mitotica al fattore di crescita epidermico nella linea di cellule di carcinoma delle cellule squamose che presentano in abbondanza il recettore del fattore di crescita epidermica a causa del quantitativo limitato della proteina adattatore Grb: risoluzione mediante trattamento con acido retinoico, Mol Carcinog 32(4):187-94.

Crowe, Il recettore beta dell'acido retinoico induce differenziazione terminale delle linee di carcinoma delle cellule squamose in assenza d'espressione dell'inibitore della chinasi dipendente dalla ciclica, Cancer Res 58(1):142-8.

Curtin e AA, L'acido retinoico attiva p53 nel carcinoma embrionale umano attraverso la stimolazione, dipendente dal recettore, della funzione di transattivazione di p53, Oncogene 20(20):2559-69.

Czeczuga-Semeniuk e AA, L'acido retinoico 13-cis e l'acido all trans retinoico nella regolazione della proliferazione e sopravvivenza della linea di cellule di cancro al seno umano MCF-7, Cell Mol Biol Lett 6(4):925-39.

Damber, La dieta probabilmente ha un ruolo importante nello sviluppo del cancro alla prostata, Lakartidningen 97(32-33):3475-80.

Darby e AA, Dieta, fumo e cancro ai polmoni: uno studio di 1000 casi e 1500 controlli nel sud-ovest dell'Inghilterra, Br J Cancer 84(5):728-35.

Dawson, L'importanza della vitamina A nella nutrizione, Pharm Des 6(3):311-25.

De Cicco e AA, L'acido all trans retinoico e il polyriboinosinic: acido polyribocytidylic in combinazione potenzia la produzione di anticorpi specifici e l'immunità mediata dalle cellule, Immunology 104(3):341-8.

de Palo et al., Risks and benefits of retinoids in the chemoprevention of cancer, Drug Saf 1995 Oct; 13(4): 245-56. Review.

De Vos et al., Effects of retinoid X receptor-selective ligands on proliferation of prostate cancer cells, Prostate. 1997 Jul 1; 32(2): 115-21.

Decensi e AA, Effetti a lungo termine del fenretinide, un derivato dell'acido retinoico, sul sistema del fattore di crescita epidermica in donne con cancro al seno al primo stadio, Cancer Epidemiol Biomarkers Prev 10(10):1047-53.

Demary e AA, Controllo dell'ossidoriduzione dell'attività del recettore dell'acido retinoico: un nuovo meccanismo per la resistenza all'acido retinoico nelle cellule di melanoma, Endocrinology 142(6):2600-5.

Demary e AA, Effetti dell'acido retinoico e del sodio butirrato sull'espressione del gene, sull'acetilazione

dell'istone e sull'inibizione della proliferazione delle cellule di melanoma, Cancer Lett 163(1):103-7.
Desai e AA, Effetto dei retinoidi selettivi dei recettori sui percorsi di crescita e differenziazione nelle cellule di melanoma di topo, Biochem Pharmacol 59(10):1265-75.
Ding e AA, Bassa sintesi d'acido retinoico dovuta ad espressione alterata del citocromo P450 1a1 nei fibroblasti di xeroderma pigmentoso di topo, Int J Biochem Cell Biol 33(6):603-12.
Ding e AA, Insulin-dependent adipogenesis in stromal ST2 cells derived from murine bone marrow, Biosci Biotechnol Biochem. 2003 Feb;67(2):314-21.
Ding e AA, L'acido retinoico inibisce l'attività di polimerasi e diminuisce l'espressione, senza influire sulla combinazione, di hTERT: correlazione con l'inibizione del tasso di crescita delle cellule in un modello di carcinogenesi cervicale *in vitro* resistente alle sostanze, Exp Cell Res 272(2):185-91.
Dolezalova e AA, Biochemical regulation of breast cancer cell expression of S1P2 (Edg-5) and S1P3 (Edg-3) G protein-coupled receptors for sphingosine 1-phosphate, J Cell Biochem. 2003 Mar 1;88(4):732-43.
Dolivet e AA, [Current knowledge on the action of retinoids in carcinoma of the head and neck], Rev Laryngol Otol Rhinol (Bord). 1996; 117(1): 19-26. Review. French.
Douer e AA, Trattamento della leucemia promielocitica acuta, insorta e diagnosticata da poco tempo, con acido trans retinoico, Blood 97(1):73-80.
Dragnev e AA, I retinoidi ed i meccanismi di prevenzione del cancro, Oncologist 5(5):361-8.
Dragnev e AA, Proteolisi della ciclina come meccanismo di prevenzione del cancro dei retinoidi, Ann N Y Acad Sci 952:13-22.
Driscoll e AA, Stimolazione della secrezione dell'insulina da parte della vitamina A: effetti sull'mRNA e sull'attività di transglutaminasi con l'utilizzo di cellule isola di topi e cellule con secrezione d'insulina, Pancreas 15(1):69-77.
Dufner-Beattie e AA, Retinoic acid-induced expression of autotaxin in N-myc-amplified neuroblastoma cells, Mol Carcinog. 2001 Apr;30(4):181-9.
Dulaney et al., Use of trans-retinoic acid in the treatment of acute promyelocytic leukaemia, Ann Pharmacother. 1993 Feb; 27(2): 211-14. Review.
Dunson e Dinse, Distinzione degli effetti sulla proliferazione e sul tasso di crescita negli esperimenti di chemioprevenzione, Biometrics 56(4):1068-75.
Eardley et al., Morbidity and costs of remission induction therapy with all-trans retinoic acid compared with standard chemotherapy in acute promyelocytic leukaemia, Leukemia. 1994 Jun; 8(6): 934-39.
Ebihara e AA, Mouse vesicular GABA transporter gene: genomic organization, transcriptional regulation and chromosomal localization, Brain Res Mol Brain Res. 2003 Jan 31;110(1):126-39.
Eck-Enriquez e AA, Percorsi attraverso i quali un regime di melatonina e acido retinoico induce apoptosi nelle cellule di cancro al seno umano MCF-7, Breast Cancer Res Treat 61(3):229-39.
Egyed e AA, [Successo del trattamento del carcinoma epatocellulare con l'acido trans-retinoico], [Ungaro] Orvosi Hetilap. 139(14):811-2, 1998 Apr 5.
Eigelberger e AA, Il fenilacetato migliora l'effetto antiproliferativo dell'acido retinoico nel cancro follicolare della tiroide, Surgery 130(6):931-5.
Emionite e AA, Retinoids and malignant melanoma: a pathway of proliferation inhibition on SK MEL28 cell line, Anticancer Res. 2003 Jan-Feb;23(1A):13-9.
Encinas e AA, Il trattamento sequenziale di cellule di SH-SY5Y con acido retinoico e fattore neutrofico derivato dal cervello fa insorgere cellule, simili ai neuroni umani, interamente differenziate dipendenti dal fattore neutrofico, J Neurochem 75(3):991-1003.
Epstein e Gorsky, Applicazione topica di vitamina A alla leukoplachia orale: serie di casi clinici, Cancer. 86(6):921-7, 1999, 15 set.
Epstein, All-trans-retinoic acid and cutaneous cancers, J Am Acad Dermatol. 1986 Oct; 15(4 pt 2): 772-8. Review.
Escudier e AA, Studio di fase II dell'interferone-alfa e dell'acido trans-retinoico nel carcinoma metastatico delle cellule renali, Journal of Immunotherapy. 21(1):62-4, 1998 Jan.
Esposito e AA, Ubiquitination of tissue transglutaminase is modulated by interferon alpha in human lung cancer cells, Biochem J. 2003 Feb 15;370(Pt 1):205-12.
Eto, G1 Cell Cycle Regulatory Proteins in Chemically-Induced Rat Mammary Adenocarcinomas *In Vivo*

and Tumor Promotion-Sensitive, -Resistant and Transformed Mouse Epidermal Cells *In Vitro*, Cell Cycle. 2003 Mar-Apr;2(2):149-156.

Evans e Kaye, Retinoidi: ruolo e potenziale futuro, Br J Cancer 80(1-2):1-8.

Eward et al., [Conservative treatment of recurrent papillomatosis of the urinary bladder with vitamin A acid. Preliminary report], Schweiz Med Wochenschr. 1972 Dee 23; 102(51): 1880-3. German.

Farchi e AA, L'esposizione al fumo del tabacco è associata a livelli più bassi di beta-carotene nel plasma fra le donne non fumatrici sposate con fumatori, Cancer Epidemiol Biomarkers Prev 10(8):907-9.

Farmer e AA, Retinoic acid receptor ligands based on the 6-cyclopropyl-2,4-hexadienoic acid, Bioorg Med Chem Lett. 2003 Jan 20;13(2):261-4.

Faulks e AA, Changes in plasma and vitamin E profile during supplementation with oil palm fruit carotenoids, Journal of Laboratory and Clinical Medicine, Dec 1998; 132(6):507-11.

Femiano e AA, Leucoplachia orale: sperimentazione aperta di una terapia topica con calcipotriol a confronto con la tretinoina, Int J Oral Maxillofac Surg 30(5):402-6.

Fenaux e AA, Acido all trans retinoico e chemioterapia nel trattamento della leucemia promielocitica acuta, Semin Hematol 38(1):13-25.

Fenaux, Treatment of newly diagnosed APL. The best choice is not ATRA or chemotherapy ... but a combination of both. European APL Group, Leukemia. 1994; 8 Suppl 2: S59-S61.

Fenton e AA, Acido clofibrico: un potente agente terapeutico in AML e MDS. British Journal of Haematology, 105(2):448-51, 1999 May.

Ferrara e AA, Un trattamento mirato alla deacetilasi dell'istone ristabilisce il segnale dell'acido retinoico e la differenziazione nella leucemia promielocitica acuta, Cancer Res 61(1):2-7.

Ferrari et al., Differentiation agents in cancer therapy, Cancer Chemother Biol Response Modif 1994; 15: 337-66. Review.

Fiore e AA, Livelli nel siero di retinolo (vitamina A) e proteina che si lega al retinale nei bambini con insorgenza di cancro, Nutrition 13(1):17-20.

Fountzilas, Retinoids in the management of head and neck cancer. An update, J Chemother. 1994 Apr; 6(2): 127-38. Review.

Frankel et al., Retinoic acid and its rearranged receptor in the etiology and treatment of acute promyelocytic leukaemia, Oncology (Huntingt). 1992 Aug; 6(8): 74-8. Review.

French e AA, Associazione fra deficienza di vitamina A e lesioni intraepiteliali squamose cervicali in donne infettate dal virus HIV, J Infect Dis 182(4):1084-9.

Fukumoto e AA, Induction of the cholesterol transporter ABCA1 in central nervous system cells by liver X receptor agonists increases secreted Abeta levels, J Biol Chem. 2002 Dec 13;277(50):48508-13.

Fukutani et al., Isoforms of PML-retinoic acid receptor alpha fused transcripts affect neither clinical features of acute promyelocytic leukemia nor prognosis after treatment with all-trans retinoic acid. The Leukemia Study Group of the Ministry of Health and Welfare (Kohseisho), Leukemia. 1995 Sep; 9(9): 1478-82.

Garewal e AA, Beta-carotene produces sustained remissions with oral leucoplakia: results of a multicenter prospective trial, Arch Otolaryngol Head Neck Surg. 1999 Dec;125(12):1305-10.

Garewal et al., Cancer prevention: the case for carotenoids and anti-oxidant nutrients, Prev Med, 1993 Sep, 22 (5): 701-11. Review.

Garewal et al., Emerging role of beta-carotene and antioxidant nutrients in prevention of oral cancer, Arch Otolaryngol Head Neck Surgery, 1995 Feb, 121(2):141-4. Review.

Garewal et al., Retinoids and carotenoids in the prevention of oral cancer: a critical appraisal, Cancer Epidemiol Biomarkers Prev, 1992 Jan, 1(2): 155-9. Review.

Garewal, Antioxidants in oral cancer prevention, Ann J Clin Nutr 1995 Dec; 62(6 Suppl) 9: 1410S-1416S. Review.

Garewal, Beta-carotene and vitamin E in oral cancer prevention, J Cell Biochem Suppl, 1993, 17F: 262-9. Review.

Garewal, Chemoprevention of oral cancer: beta-carotene and vitamin E leukoplakia, Eur J Cancer Prev, 1994 Mar, 3(2): 101-7. Review.

Garewal, Potential role of beta-carotene in prevention of oral cancer, Am J Clin Nutr, 1991 Jan, 53(1 Sup-

pl): 294S-297S. Review.
Georgopoulou e Breen, Induzione, mediante acido retinoico, dell'attività di sialitransferasi nelle cellule di neuroblastoma con diversi potenziali di sialylation, Glycoconj J 17(11):781-6.
Gerster, Intermediate cancer biomarkers and their use in beta-carotene studies in humans, Int J Vitam Nutr Res, 1996, 66(1): 3-18. Review.
Giannì e AA, Inibizione della crescita, differenziazione ed apoptosi, dipendenti dai retinoidi, nelle cellule di leucemia promielocitica acuta, Cell Death Differ. 2000 May;7(5):447-60.
Giannì e AA, L'inibitore STI571 della chinasi della tiroxina potenzia l'attività farmacologica dell'acido retinico nelle celule di leucemia promielocitica acuta: effetti sulla degradazione di RAR alfa e PLM-RA-alfa, Blood. 2001 May 15;97(10):3234-43.
Gillis et al., Tretinoin. A review of its pharmacodynamic and pharmacokinetic properties and use in the management of acute promyelocytic leukaemia, Drugs. 1995 Nov; 50(5); 897-923. Review.
Glozak e Rogers, L'apoptosi, indotta dalla proteina 4 morfogenetica dell'osso e dell'acido retinoico nelle cellule di carcinoma embrionale P19, richiede p27, Exp Cell Res 268(2):128-38.
Goncalves e AA, Studio di fase II di una combinazione di cisplatin, acido all trans retinoico e interferone alfa nel carcinoma delle cellule squamose: risultati clinici e farmacocinetica, Anticancer Res 21(2B):1431-7.
Gordon e AA, Risposta drammatica del cancro delle cellule non germinali, associato a teratoma, con acido all trans retinoico in un paziente con tumore non seminomatoso delle cellule germinali, Am J Clin Oncol 24(3):269-71.
Gradelet e AA, I carotenoidi nella dieta inibiscono i focolai pre-neoplastici ed il danno del DNA nel fegato indotti da aflatoxin B1 nei ratti: ruolo della modulazione del metabolismo dell'aflatoxin B1, Carcinogenesis 19(3):403-11.
Greenberg et al., A clinical trial of beta-carotene to prevent basal-cell and squamous-cell cancers of the skin. The Skin Cancer Prevention Study Group, N Engl J Med, 1990 Sep 20, 323(12): 789-5.
Greenberg et al., The Skin Cancer Prevention Study: design of a clinical trial of beta-carotene among persons at high risk for nonmelanoma skin cancer, Controlled Clin Trials, 1989 Jun, 10(2): 153-66.
Greenberg, Retinoids or carotenoids: is there another choice?, Prev Med, 1993 Sep, 22(5): 723-7. Review.
Greenwald, Preventive clinical trials. An overview, Ann N Y Acad Sci, 1995 Sep 30; 768: 129-40. Review.
Greenwald, Selenium, retinal, retinal-binding protein, and uric acid. From epidemiology to clinical prevention trials, Ann Epidemiol, 1991 Aug, 1(5): 473-5.
Griffith, I retinoidi e gli analoghi della vitamina D: azione sulla trascrizione nucleare, Hospital Medicine (London). 59(1):12-6, 1998 Jan.
Grummer e AA, Effetto dell'acido retinoico e dell'etanolo sull'espressione dell'mRNA del recettore beta dell'acido retinoico e della proteina silicea fibrillare gliale, Neurosci Lett 294(2):73-6.
Gruning e AA, Retinoic acid for redifferentiation of thyroid cancer - does it hold its promise?, Eur J Endocrinol. 2003 Apr;148(4):395-402.
Grunwald e AA, Terapia di ridifferenziazione con acido retinoico nel cancro follicolare della tiroide. Journal of Nuclear Medicine, 39(9):1555-8, 1998 Sep.
Guan e AA, Alterazione dell'espressione del gene Fas/FasL nella linea di cellule Tca83 di carcinoma orale delle cellule squamose mediante acido retinoico, Zhonghua Kou Qiang Yi Xue Za Zhi 36(3):215-8.
Guazzi e AA, HMGB1, an architectural chromatin protein and extracellular signalling factor, has a spatially and temporally restricted expression pattern in mouse brain, Gene Expr Patterns. 2003 Mar;3(1):29-33.
Gumireddy e AA, Anti-proliferative effects of 20-epi-vitamin-D3 analogue, KH1060 in human neuroblastoma: induction of RAR-beta and p21(Cip1), Cancer Lett. 2003 Feb 10;190(1):51-60.
Guo e AA, Cambiamenti opposti nella N-acetilglucosamminiltransferasi-V e -III durante il ciclo delle cellule e trattamento con acido all trans retinoico della linea di cellule d'epatocarcinoma, Biochim Biophys Acta 1495(3):297-307.
Guo e AA, Esterificazione del retinolo all trans nelle cellule epiteliali umane normali e nelle linee di cellule di carcinoma della cavità orale, della pelle e del seno: ridotta espressione di lecitina: aciltransferasi del retinolo nelle linee di cellule di carcinoma, Carcinogenesis 21(11):1925-33.
Guo e AA, Livelli ridotti di esteri retinilici e vitamina A nel cancro umano ai reni, Cancer Res 61(6):2774-81.

Guzhova e AA, Interferon-gamma cooperates with retinoic acid and phorbol ester to induce differentiation and growth inhibition of human neuroblastoma cells, Int J Cancer. 2001 Oct 1;94(1):97-108.

Gwyn e Sinicrope, Chemioprevenzione del cancro colonrettale, Am J Gastroenterol 97(1):13-21.

Hadi Zareie e Lukins, Atomic-resolution STM structure of DNA and localization of the retinoic acid binding site, Biochem Biophys Res Commun. 2003 Mar 28;303(1):153-9.

Hail e Lotan, Il retinoide sintetico CD437 promuove una rapida apoptosi nei cheratinociti maligni dell'epidermide umana e arresto G1 nei loro corrispondenti normali, J Cell Physiol 186(1):24-34.

Hakim e Bar-Shavit, Modulation of TNF-alpha expression in bone marrow macrophages: Involvement of vitamin D response element, J Cell Biochem. 2003 Apr 1;88(5):986-98.

Hammond e AA, Gli antagonisti dei recettori dell'acido retinoico (RARs) sono potenti inibitori della crescita delle cellule di carcinoma della prostata, Br J Cancer 85(3):453-62.

Hara e AA, Effetti dell'acido retinoico e dell'interferone-gamma sull'espressione del recettore dell'acido retinoico nel carcinoma delle cellule renali di topo, Int J Oncol 19(5):959-62.

Hassan et al., Triple combination of retinoic acid plus actinomycin D plus dimethylformamide induces differentiation of human acute myeloid leukaemic blasts in primary culture, Cancer Chemother Pharmacol. 1990; 26(1):26-30.

Hatoum e AA, L'espressione in quantità dei recettori alfa e gamma dell'acido retinoico nelle cellule epidermiche neoplastiche causa apoptosi e arresto della crescita indotto dall'acido retinoico, Carcinogenesis 22(12):1955-63.

Hayashi e AA, Differential effects of retinoic acid on the growth of isogenic metastatic and non-metastatic breast cancer cell lines and their association with distinct expression of retinoic acid receptor beta isoforms 2 and 4, Int J Oncol. 2003 Mar;22(3):623-9.

Hayashi e AA, Una forte espressione di recettori beta dell'acido retinoico induce arresto della crescita e apoptosi nelle linee di cellule di cancro orale, Jpn J Cancer Res 92(1):42-50.

Hayes e AA, Fattori della dieta e rischi di cancro alla prostata fra i bianchi e i neri degli Stati Uniti, Cancer Epidemiol Biomarkers Prev 8(1):25-34.

Heinonen et al., Prostate cancer and supplementation with alpha-tocopherol and beta-carotene: incidence and mortality in a controlled trial. J Natl Cancer Inst. 1998 Mar 18; 90(6): 440-6.

Hennekens et al., Vitamin A, carotenoids, and retinoids, Cancer. 1986 Oct 15; 58 (8 Suppl): 1837-41.

Hennekens, Vitamin A analogues in cancer chemoprevention, Important Adv Oncol. 1986; 23-35. Review.

Henry e AA, Purificazione/eliminazione delle cellule di mieloma con l'utilizzo di acido all trans retinoico in un modello di topo, Exp Hematol 29(3):315-21.

Hinds et al., Carotenoids and retinoids: a review of research, clinical, and public health applications, J Clin Pharmacol. 1997 Jul; 37(7): 551-558. Review.

Hisatake e AA, Nuovo analogo della vitamina D(3), 21-(3-metil-3-idrossi-butil)-19-nor D(3), che modula la crescita, la differenziazione, l'apoptosi delle cellule, il ciclo delle cellule e l'induzione di PTEN nelle cellule leucemiche, Blood 97(8):2427-33.

Hofmanova e AA, L'inibizione del citocromo P-140 modula la differenziazione e l'apoptosi delle cellule HL-60 indotte dall'acido all-trans retinoico, Cancer Detect Prev 2000;24(4):325-42.

Holdener EE, et al., Retinoids, Curr Opin Oncol 1993 Nov; 5(6): 1059-66. Review.

Holmes e AA, L'induzione d'apoptosi nelle cellule di carcinoma ovarico mediante AHPN/CD437 è mediata dai recettori dell'acido retinoico, J Cell Physiol 185(1):61-7.

Hong e AA, Chemoprevention of head and neck cancer. Potential use of retinoids, Otolaryngol Clin North Am. 1985 Aug; 18(3): 543-9.

Hong e AA, Effetti dell'acido all trans retinoico e 9-cis sulla crescita e sulle metastasi delle cellule d'osteosarcoma canino trapiantate in topi atimici, Am J Vet Res 61(10):1241-4.

Hong e AA, Induzione di differenziazione delle linee di cellule d'osteosarcoma canino mediante retinoidi, Res Vet Sci 68(1):57-62.

Hong e AA, Inibizione della crescita e differenziazione morfologica delle cellule dell'osteosarcoma canino *in vitro* mediante retinoidi, American Journal of Veterinary Research. 61(1):69-73,2000 gen.

Hong e AA, Prevention of second primary tumors with isotretinoin in squamous-cell carcinoma of the head

and neck, N Engl J Med. 1990 Sep 20; 323(12): 795-801.
Hong e AA, Recettori dei retinoidi e induzione d'apoptosi nelle cellule d'osteosarcoma canino, J Vet Med Sci 62(4):469-72.
Hou e AA, Livello di vitamina A nel siero di pazienti con cancro, Kaohsiung J Med Sci 14(11):673-8.
Hourihan e AA, Transcriptional gene expression profiles of oesophageal adenocarcinoma and normal oesophageal tissues, Anticancer Res. 2003 Jan-Feb;23(1A):161-5.
Hsu e AA, L'arresto G1 mediato dall'acido retinoico è associato all'induzione di p27(Kip1) e all'inibizione della chinasi 3, dipendente dalla ciclina, nelle cellule squamose CH27 di carcinoma dei polmoni, Exp Cell Res 258(2):322-31.
Hsu e AA, La proteolisi delle sottounità alfa5 e beta1 dell'integrin è coinvolta nell'apoptosi indotta dall'acido retinoico nelle cellule di epatoma Hep3B, Cancer Lett 167(2):193-204.
Huang e AA, Hypermethylation, but not LOH, is associated with the low expression of MT1G and CRABP1 in papillary thyroid carcinoma, Int J Cancer. 2003 May 10;104(6):735-44.
Huang e AA, Use of all-trans retinoic acid in the treatment of acute promyelocytic leukaemia, Hamatol Bluttransfus. 1989; 32: 86-96.
Huber et al., Biology and chemoprevention of head and neck cancer, Curr Probl Cancer. 1994 Mar; 18(2): 81-140. Review.
Huncharek e AA, Assunzione di beta-carotene nella dieta e rischio di cancro ovarico epiteliale: una metaanalisi di 3,782 soggetti di 5 studi osservazionali, In Vivo 2001 15(4):339-43.
Huttunen, Why did antioxidants not protect against lung cancer in the Alpha-Tocopherol, Beta-Carotene Cancer Prevention Study?, IARC Sci Publ, 1996, 136: 63-5.
Ichimiya e AA, Una diminuzione di hASH1 è associata alla differenziazione delle linee di cellule di neuroblastoma umano indotta da acido retinoico, Med Pediatr Oncol 36(1):132-4.
Idres e AA, Differenziazione granulocitica delle cellule di leucemia promielocitica NB4 umana indotta dai metaboliti dell'acido all trans retinoico, Cancer Res 61(2):700-5.
Iida e AA, Casi di cancro testicolare refrattario trattato con acido trans-retinico, [Japanese Journal of Cancer & Chemotherapy]. 26(6):841-4,1999 mag.
Inoue e AA, Discovery of an alpha 2,9-PolyNeu5Ac glycoprotein in C-1300 murine neuroblastoma (clone NB41A3), J Biol Chem. 2003 Mar 7;278(10):8541-6."
Israel et al., [Vitamin A and cancer], Pathos Biol (Paris). 1980 Apr; 28(4):253-59. Review. French.
Israel et al., [Vitamin A augmentation of the effects of chemotherapy in metastatic breast cancers after menopause. Randomized trial in 100 patients], Ann Med Interne (Paris). 1985; 136(7): 551-4. French.
Issing e AA, Controllo a lungo termine di leucoplachia della laringe in cura con palmitato di retinale, Head Neck 18(6):560-5.
Issing e AA, Impatto positivo del palmitato di retinile nella leucoplachia della laringe, Eur Arch Otorhinolaryngol 254 Suppl 1:S105-9.
Jaeckle e AA, Phase II evaluation of temozolomide and 13-cis-retinoic acid for the treatment of recurrent and progressive malignant glioma: a North American Brain Tumor Consortium study, J Clin Oncol. 2003 Jun 15;21(12):2305-11.
Jakowlew e AA, L'acido retinoico diminuisce i recettori di VPAC(1) e TGF-beta 3 ma aumenta TGF-beta 2 nelle cellule di cancro ai polmoni, Peptides 21(12):1831-7.
Jiang e AA, Inattivazione del gene c-myc durante l'induzione delle cellule di carcinoma nasofaringeo con acido retinoico, Chin Med J (Engl) 113(9):823-6.
Jurcic e AA, Induzione di remissione molecolare mediante acido retinoico e anticorpo monoclonale HuM195 anti-CD33, Clin Cancer Res 6(2):372-80.
Jyothirmayi e AA, Efficacia della vitamina A nella prevenzione della ricorrenza loco-regionale e dei secondi tumori primari nel tumore della testa e del collo, Eur J Cancer B Oral Oncol 32B(6):373-6.
Kalman et al., Micronutrient assay for cancer prevention clinical trials: serum retinol, retinyl palmitate, alpha-carotene, and beta-carotene with the use of high-performance liquid chromatography, J Natl Cancer Inst. 1987 Nov; 79(5): 975-82.
Kambe e AA, L'acido retinoico stimola la trascrizione del gene dell'erythropoietin nelle cellule di carcinoma embrionale attraverso la ripetizione diretta di un emi-sito dell'elemento di risposta del recettore dell'or-

mone steroide/tiroideo, Blood 96(9):3265-71.

Kao e AA, Tyrosine-kinase expression profiles in human gastric cancer cell lines and their modulations with retinoic acids, Br J Cancer. 2003 Apr 7;88(7):1058-64.

Karjalainen e AA, Gene expression profiles in chondrosarcoma cells subjected to cyclic stretching and hydrostatic pressure. A cDNA array study, Biorheology. 2003;40(1-3):93-100.

Kashida e AA, Aumento dell'immunità al tumore nei topi mediante iniezione intralesionale di vitamina A, Biol Pharm Bull 21(4):339-45.

Katoh M, Regulation of WNT signaling molecules by retinoic acid during neuronal differentiation in NT2 cells: Threshold model of WNT action (Review), Int J Mol Med. 2002 Dec;10(6):683-7.

Keen e Davidson, The biology of breast carcinoma, Cancer. 2003 Feb 1;97(3 Suppl):825-33. Review.

Kelloff et al., Clinical development plan: beta-carotene and other carotenoids, J Cell Biochem Suppl, 1994, 20: 110-40.

Kelloff et al., New agents for cancer chemoprevention, J Cell Biochem Suppl. 1996; 26: 1-28. Review.

Kelly e AA, Lo sviluppo di punti teminali biologici in pazienti trattati con agenti differenzianti: un'esperienza dei retinoidi nel cancro alla prostata, Clin Cancer Res 6(3):838-46.

Kerley e AA, Attivazione trascrizionale del co-repressore del recettore nucleare RIP140 mediante acido retinoico: un potenziale meccanismo regolatore di feedback negativo, Biochem Biophys Res Commun 285(4):969-75.

Kessier et al., Isotretinoin and cutaneous helper T-cell lymphoma (mycosis fungoides), Arch Dermatol. 1987 Feb; 123(2): 201-4.

Kim e AA, Epigenetic and genetic alterations in duodenal carcinomas are distinct from biliary and ampullary carcinomas, Gastroenterology. 2003 May;124(5):1300-10.

Kim e AA, Induzione del gene CYP26 del citocromo P450 durante differenziazione delle cellule che producono muco di cellule epiteliali tracheobronchiali umane normali, Mol Pharmacol 58(3):483-90.

Kim e AA, Participation of type II protein kinase A in the retinoic acid-induced growth inhibition of SH-SY5Y human neuroblastoma cells, J Cell Physiol. 2000 Mar;182(3):421-8.

Kini e AA, Angiogenesis in acute promyelocytic leukemia: induction by vascular endothelial growth factor and inhibition by all-trans retinoic acid, Blood. 2001 Jun 15;97(12):3919-24.

Kinjo e AA, Livelli di trombopoietina ed eritropoietina del siero in pazienti con leucemia promielocitica acuta durante il trattamento con acido all-trans retinoico, British Journal of Haematology. 105(2):382-7, 1999 May.

Kitamura et al., [All-trans retinoic acid therapy in acute promyelocytic leukemia - current status and prospect], Rinsho Ketsueki. 1996 Sep; 37(9): 760-5. Review. Japanese.

Klaassen e AA, L'espressione del recettore gamma dell'acido retinico è correlata alla sensibilità e al metabolismo dell'acido retinoico nelle linee di cellule di carcinoma delle cellule squamose, Int J Cancer. 2001 Jun 1;92(5):661-5.

Kleier e AA, Deficienza di zinco e vitamina A nelle malattie della mucosa della bocca, Mund Kiefer Gesichtschir. 1998 Nov;2(6):320-5.

Kogai e AA, L'acido retinoico induce espressione del gene symporter del sodio/ioduro e l'assorbimento di radioioduro nella linea di cellule di cancro al seno MCF-7, Proc Natl Acad Sci USA 97(15):8519-24.

Kogai e AA, The modified firefly luciferase reporter gene (luc+) but not Renilla luciferase is induced by all-trans retinoic acid in MCF-7 breast cancer cells, Breast Cancer Res Treat. 2003 Mar;78(1):119-26.

Koli e Keski-Oja, La 1alfa,25-diidrossivitamina D3 e i suoi analoghi diminuiscono le proteasi associate all'invasione delle cellule nelle cellule maligne poste in coltura, Cell Growth Differ 2000 Apr;11(4):221-9.

Kolonel, Alimentazione e cancro alla prostata, Cancer Causes Control. 1996 Jan;7(1):83-44.

Koshiuka e AA, Nuovo approccio terapeutico: il melarsoprol arsenico organico da solo o con acido all trans retinoico inibisce notevolmente la crescita delle cellule di cancro al seno e alla prostata *in vitro* e *in vivo*, Br J Cancer 82(2):452-8.

Kraemer et al., Prevention of skin cancer in xeroderma pigmentosum with the use of oral isotretinoin, N Engl J Med. 1988 Jun 23; 318(25): 1633-7.

Kubota, Il recettore alfa dei retinoidi X e il recettore gamma dell'acido retinoico mediano l'espressione delle proteine a stretta giunzione di decodifica dei geni e la funzione di barriera nelle cellule F9 durante diffe-

renziazione endotermica viscerale, Exp Cell Res. 2001 Feb 1;263(1):163-72.
Kubow e AA, La perossidazione lipidica è associata all'azione inibitoria dell'acido al trans retinico sulla trasformazione delle cellule mammarie, Anticancer Res. 2000 Mar-Apr;20(2A):843-8.
Kuppumbatti e AA, Espressione cellulare della proteina di legame al retinolo e cancro al seno, J Natl Cancer Inst. 2000 Mar 15;92(6):475-80.
Kurebayashi e AA, L'acido all trans retinoico modula i livelli d'espressione della tiroglobulina e delle citochine in una nuova linea di cellule di carcinoma papillare umano della tiroide scarsamente differenziato, KTC-1, J Clin Endocrinol Metab 2000. Aug. 85(8):2889-96.
Kurie, La base biologica dell'uso dei retinoidi nella prevenzione e nel trattamento del cancro, Curr Opin Oncol. 1999 Nov. 11(6):497-502.
La Vecchia e Negri, Alimentazione e cancro della vescica, Cancer Causes Control. 1996 Jan. 7(1):95-100.
Lacroix et al., Plasma levels of retinol in cancer patients supplemented with retinol, Oncology. 1987; 44(2); 108-14.
Lazo e AA, Use of arsenic trioxide (As_2O_3) in the treatment of patients with acute promyelocytic leukemia, Cancer. 2003 May 1;97(9):2218-24.
Lee e AA, A ginsenoside-Rh1, a component of ginseng saponin, activates estrogen receptor in human breast carcinoma MCF-7 cells, J Steroid Biochem Mol Biol. 2003 Mar;84(4):463-68.
Lee e AA, Differential effects of retinoic acid on growth and apoptosis in human colon cancer cell lines associated with the induction of retinoic acid receptor beta, Biochem Pharmacol. 2000 Mar 1;59(5):485-96.
Lee e AA, Ginsenoside-Rb1 acts as a weak phytoestrogen in MCF-7 human breast cancer cells, Arch Pharm Res. 2003 Jan;26(1):58-63.
Lee e AA, RARA fluorescence in situ hybridization overcomes the drawback of PML/RARA fluorescence in situ hybridization in follow-up of acute promyelocytic leukemia, Cancer Genet Cytogenet. 2002 Dec;139(2):104-8.
Lee et al., All-trans retinoic acid converts E2F into a transcriptional suppressor and inhibits the growth of normal human bronchial epithelial cells through a retinoic acid receptor- dependent signaling pathway, J Clin Invest. 1998 Mar 1; 101(5): 1012-9.
Lee et al., Randomized placebo-controlled trial of isotretinoin in chemoprevention of bronchial squamous metaplasia, J Clin Oncol. 1994 May; 12(5): 937-45.
Lefranc e AA, Characterization of the levels of expression of retinoic acid receptors, galectin-3, macrophage migration inhibiting factor, and p53 in 51 adamantinomatous craniopharyngiomas, J Neurosurg. 2003 Jan;98(1):145-53.
Levi e AA, Rassegna degli agenti chemiopreventivi nel cancro, Curr Med Chem. 2001 Sept. 8(11):1349-62.
Levine e AA, Sperimentazione del retinolo e dell'isotretinoina nella prevenzione del cancro della pelle: una sperimentazione controllata, randomizzata e a doppio cieco. Gruppo di Studio Sud occidentale di Prevenzione del Cancro della Pelle, Cancer Epidemiol Biomarkers Prev. 1997 Nov. 6(11):957-61.
Li e AA, DEC1 Negatively Regulates the Expression of DEC2 through Binding to the E-box in the Proximal Promoter, J Biol Chem. 2003 May 9;278(19):16899-907.
Li et al., Synergistic induction of the differentiation of WEHI-3B D+ myelomonocytic leukemia cells by retinoic acid and granulocyte colony-stimulating factor, Leuk Res. 1992 Jun; 16(6-7): 571-6
Liang e AA, Identification of benzo(a)pyrene diol epoxide-binding DNA fragments using DNA immunoprecipitation technique, Cancer Res. 2003 Apr 1;63(7):1470-4.
Liede e AA, Beta-carotene concentration in buccal mucosal cells with and without dysplastic oral leukoplakia after long-term beta-carotene supplementation in male smokers, European Journal of Clinical Nutrition, Dec 1998; 52(12):872-6.
Lin e AA, Il recettore orfano COUP-TF è necessario per l'induzione del recettore beta dell'acido retinoico, per l'inibizione della crescita e l'apoptosi mediante acido retinoico nelle cellule di cancro, Mol Cell Biol 20(3):957-70.
Lippman et al., Retinoid chemoprevention studies in upper aerodigestive tract and lung carcinogenesis, Cancer Res. 1994 Apr 1; 54(7 Suppl): 2025S-2028S. Review.
Lippman et al., Retinoids and chemoprevention: clinical and basic studies, J Cell Biochem Suppl 1995; 22:

1-10. Review.

Lippman et al., Retinoids as potential chemopreventive agents in squamous cell carcinoma of the head and neck, Prev Med 1989 Sep; 18(5): 740-8. Review.

Lippman et al., Retinoids as preventive and therapeutic anticancer agents (Part I), Cancer Treat Rep 1987 Apr; 71(4): 391-405. Review.

Lippman et al., Retinoids in chemoprevention of head and neck carcinogenesis, Prev Med 1993 Sep; 22(5): 693-700. Review.

Lippman et al., Treatment of advanced squamous cell carcinoma of the skin with isotretinoin, Ann Intern Med. 1987 Oct; 107(4): 499-502.

Lippman et al., Vitamin A derivatives in the prevention and treatment of human cancer, J Am Coll Nutr. 1998 Aug; 7(4): 269-284. Review.

Liu e AA, Effetti dell'acido retinoico e del fattore di crescita epidermica sull'espressione di nm23-H1 nelle cellule d'epatocarcinoma umano, J Cancer Res Clin Oncol 2000 Feb;126(2):85-90.

Liu e AA, L'acido all trans retinoico modula l'espressione di Fas e aumenta la chemiosensibilità delle cellule di medulloblastoma, Int J Mol Med. 2000 Feb. 5(2):145-9.

Liu e AA, L'acido all trans retinoico sopprime la crescita *in vitro* e riduce l'espressione del gene LIF e l'attività di telomerasi delle cellule di medulloblastoma, Anticancer Res. 2000 Jul-Aug. 20(4):2659-64.

Lotan, I retinoidi nella chemioprevenzione del cancro, FASEB J. 1996 Jul. 10(9):1031-9.

Lotan, Retinoidi e chemioprevenzione dei tumori del tratto aerodigestivo, Cancer Metastasis Rev. 1997 Sep-Dec. 16(3-4):349-56.

Lotan, Retinoids as modulators of tumor cells invasion and metastasis, Semin Cancer Biol, 1991 Jun, 2(3): 197-208. Review.

Lotan, Ruolo dei retinoidi e dei loro recettori nucleari nello sviluppo e nella prevenzione dei tumori del tratto aerodigestivo superiore, Environ Health Perspect. 1997 Jun. 105 Suppl 4:985-8.

Lovas et al., Beta-carotene and lung cancer?, Oral Surg Oral Med Oral Pathol Oral Radiol Endoc, 1996 Sep, 82(3):236-7.

Lu e AA, Construction of a regulable gene therapy vector targeting for hepatocellular carcinoma, World J Gastroenterol. 2003 Apr;9(4):688-91.

Lu e AA, Un retinoide selettivo con alta attività contro un tipo di cellule di cancro alla prostata resistenti all'androgeno, International Journal of Cancer. 80(2):272-8, 1999 Jan 18.

Magni e AA, Retinoic acid negatively regulates neuropeptide Y expression in human neuroblastoma cells, Neuropharmacology. 2000 Jul 10;39(9):1628-36.

Majewski et al., Synergistic effect of retinoids and interferon alpha on tumor-induced angiogenesis: anti-angiogenic effect on HPV-harboring tumor-cell lines, Int J Cancer. 1994 Apr 1; 57(1): 81-5.

Malerod e AA, Oxysterol-activated LXRalpha/RXR induces hSR-BI-promoter activity in hepatoma cells and preadipocytes, Biochem Biophys Res Commun. 2002 Dec 20;299(5):916-23.

Malone, Studies evaluating antioxidants and beta-carotene as chemopreventives, Am J Clin Nutr, 1991 Jan, 53(1 Supp) 305S-313S. Review.

Mao e AA, Fenotipo e genotipo di lesioni della testa e del collo premaligne avanzate dopo chemioterapia preventiva, Journal of the National Cancer Institute. 90(20):1545-51, 1998 Oct 21.

Martinet e AA, Alterazioni del recettore dell'acido retinoico e del recettore del retinoide X nelle lesioni che precorrono il cancro ai polmoni, Cancer Res 60(11):2869-75.

Marwick, Trials reveal no benefit, possible harm of beta carotene and vitamin A for lung cancer prevention, JAMA, 1996 Feb 14, 275(6): 422-423.

Mayne e AA, Sperimentazione randomizzata di supplementi di beta-carotene per prevenire tumori secondari della testa e del collo, Cancer Res 61(4):1457-63.

Mayne et al., Beta-Carotene and lung cancer promotion in heavy smokers – a plausible relationship?, J Natl Cancer Inst. 1996 Nov 6; 88(21): 1513-5.

Maziere e AA, Vitamina A ed apoptosi nelle cellule di tumore del colon, Int J Vitam Nutr Res 67(4):237-41.

McClinton-Adams et al., Cancer prevention with beta carotene, Ann Pharmacother, 1994 Apr, 28(4): 470-472. Review.

McCormick DL, et al., Enhancement of murine hepatocarcinogenesis by all-trans-retinoic acid and two

synthetic retinamides, Carcinogenesis. 1990 Sep; 11(9): 1605-9.
McMillan e AA, Tumor growth inhibition and regression induced by photothermal vascular targeting and angiogenesis inhibitor retinoic acid, Cancer Lett. 1999 Mar 22;137(1):35-44.
Mehta e AA, Un legante del recettore gamma, attivato dal proliferatore del peroxisome, retinoidi e la prevenzione delle lesioni mammarie neoplastiche, J Natl Cancer. 2000 Mar 1. Inst 92(5):418-23.
Melino e AA, I retinoidi e il controllo delle decisioni di crescita/morte nelle linee di cellule di neuroblastoma umano, J Neurooncol. 1997 Jan. 31(1-2):65-83.
Mettlin, Epidemiologic studies on vitamin A and cancer, Adv Nutr Res. 1984; 6: 47-65. Review.
Meyskens e AA, Sperimentazione di fase II dell'acido trans retinoico beta nel carcinoma epatocellulare (SWOG 9157), Investigational New Drugs. 16(2):171-3, 1998.
Meyskens Jr, Criteri per implementare ampie sperimentazioni di chemioprevenzione clinica con più agenti, J Cell Biochem Suppl 34:115-20.
Meyskens Jr, et al., Clinical experience with topical tretinoin in the treatment of cervical dysplasia, J Am Acad Dermatol. 1986 Oct; 15(4 Pt 2): 826-9.
Meyskens Jr, et al., Role of topical tretinoin in melanoma and dysplastic nevi, J Am Acad Dermatol. 1986 Oct; 15(4 Pt 2): 822-5.
Michaeli et al., Differentiating agents for transformed cells, Cancer Chemother Biol Response Modif 1993; 14: 330-52. Review.
Michels et al., Vitamins and cancer: a practical means of prevention?, Important Adv Oncol 1994; 85-114. Review.
Miller Jr et al., Retinoic acid and its rearranged receptor in the treatment of acute promyelocytic leukaemia, Important Adv Oncol. 1993: 81-90. Review.
Moon e AA, I retinoidi nella prevenzione del cancro alla pelle, Cancer Lett 114(1-2):203-5.
Moon et al., Design and recruitment for retinoid skin cancer prevention (SKICAP) trials. The Southwest Skin Cancer Prevention Study Group, Cancer Epidemiol Biomarkers Prev 1995 Set; 4(6): 661-9.
Moon, Vitamin A, retinoids and breast cancer, Adv Exp Med Biol. 1994; 364; 101-7. Review.
Moore et al., Retinoic acid and interferon in human cancer: mechanistic and clinical studies, Semin Hematol. 1994 Oct; 31(4 Suppl 5); 31-7. Review.
Moriwaki e AA, Farmacoterapia nutrizionale delle affezioni croniche del fegato: dal supporto alla non funzionalità del fegato a prevenzione del cancro al fegato, J Gastroenterol. 2000. 35 Suppl 12:13-7.
Moriwaki et al., Retinoids and cancer chemoprevention, J Nutr Sci Vitaminol (Tokyo), 1992, 317-20.
Moriwaki, [Prevention and treatment of solid tumors with retinoids], Gan To Kagaku Ryoho. 1996 Oct; 23(12): 1625-8. Review. Japanese.
Morrison e AA, Dominant Negative N-CoR Relieves Transcriptional Inhibition of Retinoic Acid Receptor but Does Not Alter the Agonist/Antagonist Activities of the Tamoxifen-bound Estrogen Receptor, Mol Endocrinol. 2003 Aug;17(8):1543-54.
Mourad e AA, Effetto di un'alta dose di vitamina A sulla morfologia e l'attività proliferativa di un eterotrapianto di tumore polmonare e della testa e del collo, In Vivo 10(3):329-33.
Mozsik e AA, Meccanismi d'azione dei retinoidi nella protezione della mucosa gastro-intestinale negli animali, nei soggetti umani sani e malati, Life Sci 69(25-26):3103-12.
Mu e AA, Un sistema nucleare di recettori costituito da RAR e RXR induce l'attività d'aromatasi nelle cellule di cancro al seno umano MCF-7, Mol Cell Endocrinol. 2000 Aug 30. 166(2):137-45.
Mukherjee e AA, Morte cellulare sinergica mediante terapia combinata d'acido retinoico e ipertermia in cellule di carcinoma laringeo epidermoide in coltura, Neoplasma. 2000. 47(1):60-7.
Muto, [Preventive use of retinoids for occurrence of liver neoplasms], Nippon Naika Gakkai Zasshi. 1995 Dec 10; 84(12): 2032-7. Review.
Nacer-Cherif e AA, Hepatocyte nuclear factor-6 stimulates transcription of the alpha-fetoprotein gene and synergizes with the retinoic-acid-receptor-related orphan receptor alpha-4, Biochem J. 2003 Feb 1;369(Pt 3):583-91.
Nakashima e AA, L'acido all trans retinoico aumenta l'effetto del trasferimento del gene p53 di tipo selvaggio, mediato dall'adenovirus, nel carcinoma delle cellule squamose della testa e del collo, Laryngoscope 111(8):1459-64.

Narahara e AA, La mutazione del punto K-ras è associata all'aumento, mediante acido deoxycholic, della carcinogenesi del colon indotta da azoxymethane, ma non alla sua attenuazione mediante acido all trans retinoico, Int J Cancer 88(2):157-61.
Narayanan e AA, Modulation of inducible nitric oxide synthase and related proinflammatory genes by the omega-3 fatty acid docosahexaenoic acid in human colon cancer cells, Cancer Res. 2003 Mar 1;63(5):972-9.
Nehme e AA, Modulazione dell'apoptosi indotta da docetaxel e dell'arresto del ciclo delle cellule mediante acido all trans retinoico nelle cellule di cancro alla prostata, Br J Cancer 84(11):1571-6.
Nelson e AA, Individuazione dei fattori responsabili del declino dell'incidenza del cancro colonrettale, Dis Colon Rectum 42(6):741-52.
Nesaretnam e AA, Effetti di un concentrato di carotene sulla crescita delle cellule di cancro al seno umano e sull'espressione del gene pS2, Toxicology. 2000 Oct 26. 151(1-3):117-26.
Newman e AA, Differential regulation of nonsteroidal anti-inflammatory drug-activated gene in normal human tracheobronchial epithelial and lung carcinoma cells by retinoids, Mol Pharmacol. 2003 Mar;63(3):557-64.
Newsome e AA, Bassi livelli di retinolo nel siero sono associati al carcinoma epatocellulare nei pazienti con malattia cronica del fegato, Aliment Pharmacol Ther. 2000 Oct; 14(10):1295-301.
Ng e AA, Effetto dell'acido retinoico e dei carotenoidi dell'olio di palma sulle attività di solfatasi dell'oestrone e deidrogenasi idrossisteroide dell'oestradiol-17beta nelle linee di cellule di cancro al seno MCF-7 e MDA-MB-231, Int J Cancer. 2000 Oct; 1. 88(1):135-8.
Nierenberg et al., Determinants of plasma levels of beta-carotene and retinol. Skin Cancer Prevention Study Group, Am J Epidemiol. 1989 Sep; 130(3): 511-21.
Niitsu e Honma, Analoghi dell'adenosina come possibili agenti che inducono differenziazione contro la leucemia mieloide acuta, Leukemia & Lynphoma. 34(3-4):261-71, 1999 Jul.
Niles, Recenti passi avanti nell'uso della vitamina A (retinoidi) nella prevenzione e trattamento del cancro, Nutrition 16(11-12):1084-9 1.
Niu e AA, L'espressione ectopica della ciclina D1 amplifica una percorso di morte mitocondriale indotto dall'acido retinoico nelle cellule di cancro al seno, Oncogene 20(27):3506-18.
Noble et al., Tretinoin. A review of its pharmacological properties and clinical efficacy in the topical treatment of photodamaged skin, Drugs Aging. 1995 Jun; 6(6); 479-96. Review.
Norum, Acute myeloid leukemia and retinoids, Eur J Nutr 1993 Feb; 47(2): 77-87. Review.
Nowak, Cancer prevention, Beta-carotene: helpful or harmful? Science, 1994 Apr 22, 264(5158): 500-1.
Offterdinger e AA, Heregulin and retinoids synergistically induce branching morphogenesis of breast cancer cells cultivated in 3D collagen gels, J Cell Physiol. 2003 May;195(2):260-75.
Ohashi e AA, Effetto dei retinoidi sull'inibizione della crescita di due linee di cellule di melanoma canino, J Vet Med Sci 63(1):83-6.
Okita e AA, Strategie correnti per la chemioprevenzione del carcinoma epatocellulare, Oncology 62 Suppl 1:24-8.
Okuno e AA, Chemioprevenzione del carcinoma epatocellulare: concetto, progresso e prospettive, J Gastroenterol Hepatol. 2001 Dec. 16(12):1329-35.
Olson, Carotenoids and human health, Arch Latinoam Nutr. 1999 Sep;49(3 Suppl 1):7S-11S.
Olson, Vitamins and carcinogenesis: an overview, J Nutr Sci Vitaminol (Tokyo), 1992, 313-16.
Omaye et al., Beta-carotene: friend or foe? Fundam Appl Toxicol. 1997 Dec; 40(2): 163-74. Review.
Omenn et al., Chemoprevention of lung cancer: the beta-Carotene and Retinol Efficacy Trial (CARET) in high-risk smokers and asbestos-exposed workers, IARC Sci Publ, 1996, 136: 67-85.
Omenn et al., Recruitment for the beta-carotene end retinol efficacy trial (CARET) to prevent lung cancer in smokers and asbestos-exposed workers, West J Med, 1992 May, 156(5): 540-4.
Omenn, A double-blind randomized trial with beta-carotene and retinol in persons at high risk of lung cancer due to occupational asbestos exposures and/or cigarette smoking, Public Health Rev., 1988, 16(1-2): 99-125.
Omenn, Chemioprevenzione del tumore ai polmoni: successo e decadenza del beta-carotene, Annual Review of Public Health. 19:73-99, 1998.
Onogi e AA, Antiproliferative effect of carotenoids on human colon cancer cells without conversion to reti-

noic acid, Nutr Cancer. 1998;32(1):20-4.
Osborne, Chemioprevenzione del cancro al seno, Surg Clin North Am 79(5):1207-21.
Oshita e AA, Detection of occult tumor cells in peripheral blood from patients with small cell lung cancer by promoter methylation and silencing of the retinoic acid receptor-beta, Oncol Rep. 2003 Jan-Feb;10(1):105-8.
Ozbun e AA, Differentially expressed nucleolar TGF-beta1 target (DENTT) in mouse development, Dev Dyn. 2003 Mar;226(3):491-511.
Paez Pereda e AA, Il fattore di crescita dei nervi e l'acido retinoico inibiscono la proliferazione e l'invasione delle cellule di tumore della tiroide, Mol Cell Endocrinol 167(1-2):99-106.
Paik e AA, Retinoids, retinoic acid receptors, and breast cancer, Cancer Invest. 2003 Apr;21(2):304-12.
Palan e AA, Plasma concentrations of micronutrients during a nine-month clinical trial of beta-carotene in women with precursor cervical cancer lesions, Nutrition & Cancer. 30(1):46-52, 1998.
Palozza e AA, Induzione dell'arresto delle cellule e d'apoptosi nelle linee di cellule d'adenocarcinoma del colon umano mediante beta-carotene attraverso la riduzione delle proteine della famiglia della ciclina A e Bcl-2, Carcinogenesis 23(1):11-8.
Panzella e AA, Nitrite-Induced Nitration Pathways of Retinoic Acid, 5,6-Epoxyretinoic Acid, and Their Esters under Mildly Acidic Conditions: Toward a Reappraisal of Retinoids as Scavengers of Reactive Nitrogen Species, Chem Res Toxicol. 2003 Apr;16(4):502-11.
Papadimitrakopoulou e AA, Biochemioprevenzione per le lesioni displastiche del tratto aerodigestivo superiore, Archives of Otolaryngology – Head and Neck Surgery. 125(10):1083-9, 1999 Oct.
Papadimitrakopoulou et al., Retinoids in head and neck chemoprevention, Proc Soc Exp Biol Med. 1997 Nov; 216(2): 283-90. Review.
Park e AA, Sperimentazione di fase I dell'acido trans retinoico in pazienti con carcinoma squamoso, trattato, della testa e del collo, Clinical Cancer Research. 6(3):847-54.
Parovichnikova e AA, Efficacia dell'acido trans-retinoico nel trattamento della leucemia promielocitica acuta: risultati iniziali di uno studio a più centri, Terapevticheskii Arkhiv. 71(7):20-4, 1999.
Pasquali e AA, L'espressione dei recettori alfa, beta e gamma dell'acido retinoico e della proteina I cellulare che si lega al retinolo nella malattia fibrocistica e nel cancro del seno, Eur J Endocrinol 137(4):410-4.
Paulsen e Lutzow-Holm, *In vivo* growth inhibition of human colon carcinoma cells (HT-29) by all-trans-retinoic acid, difluoromethylornithine, and colon mitosis inhibitor, individually and in combination, Anticancer Res. 2000 Sep-Oct;20(5B):3485-9.
Peck et al., Chemoprevention of basal cell carcinoma with isotretinoin, J Am Acad Dermatol. 1982 Apr; 6(4 Pt 2 Suppl); 815-23.
Peck, Topical tretinoin in actinic keratosis and basal cell carcinoma, J Am Acad Dermatol. 1986 Oct; 15(4 Pt 2): 829-35.
Pedersen et al., Administration of a retinoid as prophylaxis of recurrent non-invasive bladder tumors, Scand J Urol Nephrol. 1984; 18(2): 121-3.
Petkovich, Chemioprevenzione del carcinoma epatocellulare: concetto, progresso e prospettive, J Am Acad Dermatol 45(5):S136-42.
Pettersson e AA, Effetti differenziali e antagonistici dell'acido retinoico 9-cis e degli analoghi della vitamina D sulle cellule di cancro pancreatico *in vitro*, Br J Cancer 83(2):239-45.
Piedrafita, Retinoid-induced apoptosis and-Sp 1 cleavage occur independently of transcription and require caspase activation. Moll Cell Biol, 1997 Nov; 17(11):6348-58.
Polavaram e AA, The role of laser vascular targeting and retinoic acid in oral cancer inhibition, Laryngoscope. 2003 Apr;113(4):715-9.
Ponthan e AA, The synthetic retinoid RO 13-6307 induces neuroblastoma differentiation *in vitro* and inhibits neuroblastoma tumour growth *in vivo*, Int J Cancer. 2003 Apr 20;104(4):418-24.
Ponthan e AA, The vitamin A analogues: 13-cis retinoic acid, 9-cis retinoic acid, and Ro 13-6307 inhibit neuroblastoma tumour growth *in vivo*, Med Pediatr Oncol. 2001 Jan;36(1):127-31.
Pozzi et al., [Clinical use of vitamin A and E in gynecology], Acta Vitaminol Enzymol. 1985; 7 Suppl: 79-83. Italian.
Prabhala et al., The effects of 13-cis-retinoic acid and beta-carotene on cellular immunity in humans, Can-

cer, 1991 Mar 15, 67(6): 1556-60.

Prakash e AA, Il beta-carotene altera la morfologia delle cellule di cancro polmonare delle piccole cellule NCI-H69, J Nutr 132(1):121-4.

Prakash e AA, Inibizione *in vitro* della proliferazione delle cellule di cancro al seno umano indipendenti e dipendenti dall'estrogeno trattate con carotenoidi e retinoidi, J Nutr;131(5):1574-80.

Prakash e AA, Retinoidi, carotenoidi e coltura di cellule di cancro al seno umano: una rassegna dei diversi effetti, Nutr Rev 58(6):170-6.

Pratt e Niu, Bcl-2 Controls Caspase Activation Following a p53-dependent Cyclin D1-induced Death Signal, J Biol Chem. 2003 Apr 18;278(16):14219-29.

Radominska-Pandya e AA, Interazione diretta dell'acido all trans retinoico con la chinasi C della proteina (PKC). Implicazioni per la segnalazione di PKC e la terapia del cancro, J Biol Chem 275(29):22324-30.

Ramaswamy e Krishnamoorthy, Livelli di carotene, vitamina A e vitamina C nel siero nel tumore al seno e nel tumore della cervice uterina, Nutr Cancer 25(2):173-7.

Rapola et al., Randomized trial of alpha-tocopherol and beta-carotene supplements on incidence of major coronary events in men with previous myocardial infarction, Lancet. 1997 Jun 14; 349(9067): 1715-20.

Rautalahti et al., Antioxidants and carcinogenesis, Ann Med 1994 Dec; 26(6): 435-441. Review.

Ravi et al., Induction of gastrin releasing peptide by all-trans retinoic acid in small cell lung cancer cells, Oncol Rep. 1998 Mar; 5(2): 497-501.

Redfern et al., Gene expression and neuroblastoma cell differentiation in response to retinoic acid: differential effects of 9-cis and all-trans retinoic acid, Eur J Cancer. 1995; 31A(4): 486-94. Review.

Redlich et al., Vitamin A chemoprevention of lung cancer. A short-term biomarker study, Adv Exp Med Biol. 1995; 375: 17-29. Review.

Reiter e AA, Genomic anatomy of the specific reciprocal translocation t(15;17) in acute promyelocytic leukemia, Genes Chromosomes Cancer. 2003 Feb;36(2):175-88.

Reynolds, Differentiating agents in pediatric malignancies: retinoids in neuroblastoma, Curr Oncol Rep. 2000 Nov;2(6):511-8. Review.

Rivenzon-Segal e AA, Trasportatori del glucosio e cinetica del trasporto nelle cellule di cancro al seno umano T47D differenziate dall'acido retinoico, Am J Physiol Endocrinol Metab 279(3):E508-19.

Rock e AA, Carotenoidi, vitamina A e stato dei recettori dell'estrogeno nel cancro al seno, Nutr Cancer 25(3):281-96.

Rock, Carotenoids: biology and treatment. Pharmacol Ther. 1997 Sep; 75(3): 185-97. Review.

Rowe, Beta-carotene takes a collective beating, Lancet. 1996 Jan27; 347(8996): 249.

Rumi e AA, Cambiamenti dei carotenoidi nel siero in pazienti con cancro esofageo, gastrico, epatocellulare, pancreatico e colorettale, J Physiol Paris. 2001 Jan-Dec; 95(1-6):239-42.

Ryu e AA, Autologous stem cell transplantation for the treatment of neuroblastoma in Korea, J Korean Med Sci. 2003 Apr;18(2):242-7.

Sacchi et al., All-trans retinoic acid in hematological malignancies, an update. GER (Gruppo Ematologico Retinoidi), Haematologica. 1997 Jan; 82(1): 106-21. Review.

Sajithlal e AA, Receptor for advanced glycation end products plays a more important role in cellular survival than in neurite outgrowth during retinoic acid-induced differentiation of neuroblastoma cells, J Biol Chem. 2002 Mar 1;277(9):6888-97. Epub 2001 Dec 05.

Salgo e AA, Beta-carotene and its oxidation products have different effects on microsome mediated binding of benzo[a]pyrene to DNA, Free Radical Biology and Medicine, Jan 1999; 26(1-2): 162-73.

Salih e AA, L'acido retinoico e la vitamina E modulano l'espressione e il rilascio di CD178 nelle cellule di carcinoma: conseguenze per l'induzione d'apoptosi nelle cellule sensibili al CD95, Exp Cell Res 270(2):248-58.

Samet et al., Lung cancer risk and vitamin A consumption in New Mexico, Am Rev Respir Dis. 1985 Feb; 131(2): 196-202.

Sankaranarayanan e Mathew, Retinoids as cancer-preventive agents, IARC Sci Publ 1996; 139: 47-59. Review.

Sankaranarayanan et al., Chemoprevention of oral leukoplakia with vitamin A and beta carotene: an assessment, Oral Oncol. 1997 Jul; 33(4): 231-236.

Satre e AA, L'espressione della proteina di legame del retinolo è indotta nelle cellule HepG2 dalla deficienza di zinco, FEBS Lett 491(3):266-71.
Saurat, Pelle, sole e vitamina A: dall'invecchiamento al cancro, J Dermatol 28(11):595-8.
Scarpa e AA, Retinoic acid inhibits fibronectin and laminin synthesis and cell migration of human pleural mesothelioma *in vitro*, Oncol Rep. 2002 Jan-Feb;9(1):205-9.
Schalch et al., Vitamins and carotenoids - a promising approach to reducing the risk of coronary heart disease, cancer and eye diseases, Adv Exp Med Biol, 1994, 366: 335-50. Review.
Schmutzler e Kohrle, Terapia di ridifferenziazione dell'acido retinoico per il cancro alla tiroide, Thyroid. 10(5):393-406, 1999 May.
Seeger et al., Neuroblastoma: clinical perspectives, monoclonal antibodies, and retinoic acid, Ann Intern Med. 1982 Dee; 97(6): 873-84. Review.
Segura-Pacheco e AA, Reactivation of tumor suppressor genes by the cardiovascular drugs hydralazine and procainamide and their potential use in cancer therapy, Clin Cancer Res. 2003 May;9(5):1596-603.
Seidenfaden e Hildebrandt, Cambiamenti indotti dall'acido retinoico nell'espressione del mRNA della polysialyltransferasi e nella polysialylation di NCAM nelle cellule di neuroblastoma, J Neurobiol 46(1): 11-28.
Seigel, Selenium, retinal, retinal-binding protein, and uric acid: from epidemiology to clinical prevention trial, Ann Epidemiol, 1992 May, 2(3): 343-4.
Seitz e AA, Alcool e cancro, Recent Dev Alcohol. 1998; 14:67-95.
Sengupta e AA, Effetto dell'acido retinoico sui recettori integrin delle cellule di melanoma B16F10, Journal of Experimental & Clinical Cancer Research. 19(1):81-7.
Serri F, et al., Combination of retinoids and PUVA (Re-PUVA) in the treatment of cutaneous T cell lymphomas, Curr Probl Dermatol, 1990, 19:252-7.
Shah e AA, Il laser pulsed-dye e l'acido retinoico ritardano la progressione del carcinoma delle cellule squamose: un modello murino, Laryngoscope 111(7):1203-8.
Shalinsky et al., A novel acid receptor-selective retinoid, ALRT1550, has potent antitumor activity against human oral squamous carcinoma xenografts in nude mice, Cancer Res. 1997 Jan 1; 57(1): 162-8.
Shealy e AA, Eteri di retinile come agenti di chemioprevenzione del cancro. Soppressione del cancro mammario, Anticancer Drug Des. 1997; 12(1):15-33.
Shealy e AA, Inhibition of papilloma formation by analogues of 7,8-dihydroretinoic acid, J Med Chem. 2003 May 8;46(10):1931-9.
Shimizu e AA, Diminuzione dei livelli di retinolo nel siero nelle donne con displasia cervicale, Br J Cancer 73(12):1600-4.
Shimodaira e AA, Leucemia mielogena acuta con un'aberrazione t (2; 17; 4) (p13; q21; p16): trattamento efficace con acido trans retinoico, Internal Medicine. 38(2):150-4, 1999 Feb.
Shudo, Dalla prevenzione del cancro al trattamento, Yakugaku Zasshi 120(10):987-95.
Shyu e AA, Retinoic Acid Increases Expression of the Calcium-Binding Protein S100P in Human Gastric Cancer Cells, J Biomed Sci. 2003;10(3):313-9.
Simoni e Tolomeo, Retinoidi apoptosi e cancro, Curr Pharm Des 7(17):1823-37.
Simpson e AA, La differenziazione, indotta dall'acido retinoico, delle cellule di neuroblastoma predomina sulla stimolazione del fattore di crescita: rilevamento automatizzato di un'immagine e approccio quantitativo alla neuritogenesi, An. Biochem 298(2):163-9.
Singh e al., Premalignant lesions: role of antioxidant vitamins and beta-carotene in risk reduction and prevention of malignant transformation, Am J Clin Nutr, 1991 Jan, 53(1 Suppl): 386S-390S. Review.
Sirchia e AA, Prova dei cambiamenti epigenetici dello stato del chromatin del promotore del recettore beta2 dell'acido retinoico nelle cellule di cancro al seno, Oncogene 19(12):1556-63.
Skeel e AA, A phase II study of 13-cis retinoic acid plus interferon alpha-2a in advanced stage penile carcinoma: an Eastern Cooperative Oncology Group study (E3893), Cancer Invest. 2003;21(1):41-6.
Sminia e AA, Ipertermia, carcinogenesi da radiazione e potenziale protettivo della vitamina A e della N-acetilcisteina, J Cancer Res Clin Oncol 122(6):343-50.
Smith e AA, Disabled-2 media la soppressione di c-Fos e l'attività regolatrice della crescita delle cellule dell'acido retinoico nelle cellule embrionali di carcinoma, J Biol Chem 276(50):47303-10.

Smith et al., Phase I and pharmacokinetic evaluation of all-trans-retinoic acid in pediatric patients with cancer, J Clin Oncol. 1992 Nov; 10(11): 1666-73.

Smith et al., Retinoids in cancer therapy, J Clin Oncol, 1992 May, 10(5): 839-64.

Smith, Carotenoids and cancer: prevention and potential therapy, British Journal of Biomedical Science, Dec 1998; 55(4): 268-75.

Song e Xu, Effect of benzo[a]pyrene diol epoxide on expression of retinoic acid receptor-beta in immortalized esophageal epithelial cells and esophageal cancer cells, Biochem Biophys Res Commun. 2001 Mar 9;281(4):872-7.

Soprano e Soprano, Retinoic acid receptors and cancer, J Nutr. 2002 Dec;132(12):3809S-3813S.

Soria e AA, Retinoic acid receptor beta and telomerase catalytic subunit expression in bronchial epithelium of heavy smokers, J Natl Cancer Inst. 2003 Jan 15;95(2):165-8.

Srivastava e AA, Effetti sinergici di 8-Cl-cAMP e dell'acido retinoico nell'inibizione della crescita e nell'induzione d'apoptosi nelle cellule di cancro ovarico: induzione del recettore beta dell'acido retinoico, Mol Cell Biochem 204(1-2):1-9.

Stephen e Darbre, Perdita degli effetti d'inibizione della crescita dell'acido retinoico nelle cellule di cancro al seno dopo esposizione a lungo termine all'acido retinoico, Br J Cancer;83(9):1183-91

Stich et al., Reduction with vitamin A and beta-carotene administration of proportion of micronucleated buccal mucosal cells in Asian betal nut and tobacco chewers, Lancet, 1984 Jun 2; 1(8388): 1204-1206.

Stio e AA, Synergistic anti-proliferative effects of vitamin D derivatives and 9-cis retinoic acid in SH-SY5Y human neuroblastoma cells, J Steroid Biochem Mol Biol. 2001 Jun;77(4-5):213-22.

Strippoli e AA, L'acido retinoico modula la secrezione del fattore delle cellule staminali nelle linee di cellule di neuroblastoma umano, Anticancer Res 20(6B):4361-6.

Strippoli e AA, Retinoic acid modulates stem cell factor secretion by human neuroblastoma cell lines, Anticancer Res. 2000 Nov-Dec;20(6B):4361-6.

Sun e AA, Prova che l'induzione del recettore beta dell'acido retinoico mediante retinoidi è importante per l'inibizione della crescita delle cellule tumorali, J Biol Chem 275(22):17149-53.

Surwit et al., Evaluation of topically applied trans-retinoic acid in the treatment of cervical intraepithelial lesions, Am J Obstet Gynecol. 1982 Aug 1; 143(7); 821-3.

Swaminathan e AA, Valutazione dell'efficacia dell'acido trans retinoico (ATRA) come singolo agente nella neoplasia linfoide primaria, Medical Oncology. 16(2):119-28, 1999 Jul.

Szeto e AA, Espressione notevole del gene Stra6 sensibile all'acido retinoico nei tumori umani e sua induzione sinergica mediante Wnt-1 e acido retinoico, Cancer Res 61(10):4197-205.

Takada e AA, L'apoptosi indotta dall'acido retinoico della linea di cellule di neuroblastoma CHP134 è associata all'accumulo nucleare di p53 ed è risolta mediante il segnale GDNF/Ret, Med Pediatr Oncol 36(1):122-6.

Takegawa e AA, Grandi quantitativi di vitamina A non hanno effetti principali sulla sintesi dell'ormone tiroideo in due modelli di secondo stadio di carcinogenesi della tiroide di ratto con l'utilizzo della N-bis(2-idrossipropil)nitrosammina e thiourea, J Toxicol Sci 25(2):67-75.

Takeshita e AA, Ruolo della glicoproteina-P nella resistenza dell'acido all-trans-retinoico (ATRA) nelle cellule di leucemia promielocitica acuta: analisi della concentrazione intracellulare dell'ATRA, British Journal of Haematology. 108(1):90-2, 2000 gen.

Tallman et al., Acute promyelocytic leukemia: a paradigm for differentiation therapy with retinoic acid, Blood Rev. 1994 Jun; 8(2): 70-8. Review.

Tallman, All-trans-retinoic acid in acute promyelocytic leukemia and its potential in other hematologic malignancies, Semin Hematol. 1994 Oct; 31(4 Suppl 5): 38-48. Review.

Tallman, Differentiating therapy with all-trans retinoic acid in acute myeloid leukemia, Leukemia. 1996 Apr; 10 Suppl 1: S12-S15. Review.

Tang e AA, Differentiation, proliferation and retinoid receptor status of papillary carcinoma of the thyroid, Pathol Int. 2003 Apr;53(4):204-13.

Tangrea et al., Long-term therapy with low-dose isotretinoin for prevention of basal cell carcinoma: a multicenter clinical trial. Isotretinoin-Basal Cell Carcinoma Study Group, J Natl Cancer Inst. 1992 Mar 4;

84(5): 328-2.

Tennenbaum e AA, L'acido retinoico topico riduce la formazione di papilloma della pelle ma i papillomi resistenti sono ad alto rischio di conversione maligna, Cancer Research. 58(7):1435-43, 1998 Apr 1.

Thiberville et al., [Vitamin A derivatives and prevention of bronchial cancers], Rev Mal Respir. 1996; 13(2); 193-5. Review. French.

Thorne, Long-term clinical experience with a topical retinoid, Br J Dermatol, 1992 Sep, 127 Suppl 41, 31-36.

Thornquist et al., Participation and adherence among older men and women recruited to the Beta-carotene and Retinol Efficacy trial (CARET), Gerontologist, 1991 Oct, 31(5):593-7.

Thornquist et al., Research cost analyses to aid in decision making in the conduct of a large prevention trial, CARET. Carotene and Retinol Efficacy Trial, Control Clin Trials, 1993 Aug, 14(4): 325-39.

Tockman, Cancro del polmone: chemioprevenzione ed indicatori dell'effetto intermedio, IARC Sci Publ 154:257-70.

Toma et al., Effectiveness of beta-carotene in cancer chemoprevention, Eur J Cancer Prev, 1995 Jun, 4(3): 213-224. Review.

Toniolo e AA, Carotenoidi nel siero e cancro al seno, Am J Epidemiol 153(12):1142-7.

Totter, Beta-Carotene and the prevention of cancer, Science. 1994 Oct 7, 266(5182): 15-6.

Toulouse e AA, Specificità di RARbeta2 nel mediare l'inibizione della crescita da parte del RA nelle cellule derivate da cancro del polmone, Lung Cancer 28(2):127-37.

Toyooka e AA, Smoke exposure, histologic type and geography-related differences in the methylation profiles of non-small cell lung cancer, Int J Cancer. 2003 Jan 10;103(2):153-60.

Truckenmiller e AA, Gene expression profile in early stage of retinoic acid-induced differentiation of human SH-SY5Y neuroblastoma cells, Restor Neurol Neurosci. 2001;18(2-3):67-80.

Trump, Retinoids in bladder, testis and prostate cancer: epidemiologic, pre-clinical and clinical observations, Leukemia. 1994; 8 Suppl 3: S50-S54. Review.

Tsubono e AA, Consumo di nutrienti e mortalità per cancro gastrico in cinque regioni del Giappone, Nutr Cancer 27(3):310-5.

Uchida e AA, L'acido retinoico a bassa dose aumenta l'invasività *in vitro* delle linee di cellule di carcinoma orale delle cellule squamose, Br J Cancer 85(1):122-8.

Ueda, Individuazione dei geni che regolano l'acido retinoico in una linea di cellule di neuroblastoma RTBM1 con l'utilizzo del microallineamento del cDNA, Kurume Med J 48(2):159-64.

Vainio e Bianchini, Valutazione di strategie e agenti di prevenzione del cancro all'Agenzia Internazionale per la Ricerca sul Cancro, Ann N Y Acad Sci 952:177-80.

Vainio e Rautalahti, Valutazione internazionale del potenziale di prevenzione del cancro della vitamina A, Cancer Epidemiol Biomarkers Prev 8(1):107-9.

Vainio et al., An international evaluation of the cancer preventive potential of carotenoids. Cancer Epidemiol Biomarkers Prev. 1998 Aug; 7(8): 725-728.

van der Leede et al., [Retinoids: use in combating cancer], Ned Tijdschr Geneeskd. 1997 Nov; 141(24): 1183-8. Dutch.

Van Zandwijk e AA, EUROSCAN, una sperimentazione casuale della vitamina A e della N-acetilcisteina in pazienti con cancro alla testa e al collo o ai polmoni, Journal of the National Cancer Institute. 92(12):977-86, 2000, 21 giu.

Varis e AA, Cancro dello stomaco e lesioni premaligne in gastrite atrofica: una sperimentazione controllata sull'effetto di una somministrazione supplementare di alfa-tocoferolo e beta-carotene, Scandinavian Journal of Gastroenterology. 33(3):294-300, 1998 Mar.

Veillon e AA, Spontaneous resolution of RARalpha rearrangement in bone marrow recovery with a predominance of CD117- and CD11B-negative promyelocytes, Am J Clin Pathol. 2002 Dec;118(6):965; author reply 966. No abstract available.

Vienonen e AA, Regulation of nuclear receptor and cofactor expression in breast cancer cell lines, Eur J Endocrinol. 2003 Apr;148(4):469-79.

Vilenchik, Beta-Carotene and the prevention of cancer, Science. 1994 Oct 7; 266(5182): 14-5.

Visani e AA, L'acido retinoico trans retinoico riduce in maniera significativa l'incidenza di morte emorragica precoce durante terapia d'induzione della leucemia promielocitica acuta, European Journal of Haematology. 64(3):139-44.

Vodicka e AA, Effetti delle proteine di RARalfa e RXRalfa sulla crescita, vitalità e differenziazione dei monoblasti trasformati dav-myb, Blood Cells Mol Dis 26(4):395-406.

Voigt e AA, Differentiation, proliferation and adhesion of human neuroblastoma cells after treatment with retinoic acid, Cell Adhes Commun. 2000 May;7(5):423-40.

Vosburgh, Pulmonary leukostasis secondary to all-trans retinoic acid in the treatment of acute promyelocytic leukemia in first relapse, Leukemia. 1992 Jun; 6(6): 608-10.

Wadler e AA, Studio clinico e farmacocinetico preliminare di fase II dell'acido retinico 9-cis nel cancro cervicale avanzato, New York Gynecologic Oncology Group. Cancer Journal From Scientific American. 5(3):165-70,1999 mag-giu.

Wainwright e AA, Distinct mechanisms of cell cycle arrest control the decision between differentiation and senescence in human neuroblastoma cells, Proc Natl Acad Sci U S A. 2001 Jul 31;98(16):9396-400.

Walczak e AA, Strategie di prevenzione del cancro alla prostata con l'utilizzo di agenti antiproliferativi e differenzianti, Urology 57(4 Suppl 1):81-5.

Walder et al., All-trans retinoic acid and interferon-apha-2a in patients with metastatic or recurrent carcinoma of the uterine cervix: clinical and pharmacokinetic studies. New York Gynecologic Oncology Group, Cancer. 1997 Apr 15; 79(8):1574-80.

Wan e AA, Aumento della risposta all'acido retinoico nelle cellule di carcinoma dei polmoni che sono insensibili nonostante la presenza di recettori beta (RAR) dell'acido retinoico mediante espressione dei recettori esogeni dei retinoidi, recettore alfa, RAR alfa e RAR gamma dei retinoidi X, Cancer Res 61(2):556-64.

Wang e AA, Gli analoghi della 1,25-diidrossivitamina D3 e dell'acido retinoico inducono differenziazione nelle cellule di cancro al seno con effetti cumulativi specifici delle cellule e della funzione, Breast Cancer Res Treat 67(2):157-68.

Wang e AA, L'attivazione della chinasi ammino-terminale di c-Jun è necessaria per la differenziazione neurale, indotta dall'acido retinoico, delle cellule embrionali di carcinoma, FEBS Lett 503(1):91-6.

Wang e AA, La 1,25-diidrossivitamina D3 e l'acido all trans retinoico sensibilizzano le cellule di cancro al seno alla morte cellulare indotta dalla chemioterapia, Cancer Res 60(7):2040-8.

Wang e AA, Percorso apoptotico indotto dall'acido retinoico nel linfoma delle cellule T: Identificazione di quattro gruppi di geni con funzioni biologiche differenziali, Exp Hematol 28(12):1441-50.

Wang, L'assunzione cronica d'alcool interferisce con il metabolismo e la segnalazione dei retinoidi, Nutr Rev 57(2):51-9.

Wheatley, Vitamin trials and cancer, Lancet. 1997 Jun 21; 349(9068): 1844-5.

Widschwendter e AA, Diminuzione epigenetica del gene del recettore beta2 dell'acido retinoico nel cancro al seno, J Mammary Gland Biol Neoplasia 6(2):193-201.

Williams e AA, Il beta-carotene modula la crescita delle cellule di cancro alla prostata umano e può essere trasformato dal metabolismo intracellulare in retinolo, J Nutr 130(4):728-32.

Witcher e AA, Synergy between all trans retinoic acid and tumor necrosis factor pathways in acute leukaemia cells, Blood. 2003 Jul 1;102(1):237-45.

Wolf e Smas, L'acido retinoico induce la degradazione della proteina leucemiogenica codificata dal gene della leucemia promielocitica fuso con il gene del recettore alfa dell'acido retinoico, Nutr Rev 58(7):211-4.

Wu e AA, Growth inhibition of gastric cancer cells by all-trans retinoic acid through arresting cell cycle progression, Chin Med J (Engl). 2001 Sep;114(9):958-61.

Wu e AA, L'acido retinoico 9-cis sopprime la tumorigenesi mammaria nei topi transgenici C3(1) con antigene del virus dei primati 40 T, Clin Cancer Res 6(9):3696-704.

Wu e AA, Mechanism of inhibition on activator protein-1 activity by all-trans retinoic acid in gastric cancer cells, Chin Med J (Engl). 2000 Nov;113(11):972-6.

Xu e AA, Soppressione *in vivo* del recettore beta dell'acido retinoico nel tumore del polmone non delle piccole cellule: implicazioni per lo sviluppo del cancro polmonare, Natl Cancer Inst 89(9):624-9.

Yamamoto e AA, Effetti inibitori del selenio, della vitamina A e del butylated hydroxytoulene sulla crescita delle cellule di cancro mascellare umano *in vitro*, Auris Nasus Larynx 23:91-7.

Yamamoto, Chemioprevenzione e regimi di terapia FAR che includono il 5-fluorouracil, la vitamina A e la radiazione, Gan To Kagaku Ryoho 28(4):454-60.

Yang e AA, Risposta cellulare *in vitro* delle linee di cellule di cancro orale umano trattate con acido retinoico, Zhonghua Yi Xue Za Zhi (Taipei) 64(6):357-63.

Yang e AA, Ruolo dei recettori dei retinoidi nella prevenzione e nel trattamento del cancro al seno, J Mammary Gland Biol Neoplasia 4(4):377-88.

Yin e AA, Human class IV alcohol dehydrogenase: kinetic mechanism, functional roles and medical relevance, Chem Biol Interact. 2003 Feb 1;143-144:219-27. Review.

Yokoyama e AA, Effetti dell'acido retinoico e dell'interferone-alfa sulla crescita e differenziazione cellulare nelle linee di cellule di carcinoma della cervice, Obstet Gynecol 98(2):332-40.

Yoshida e AA, Induction mechanism of apoptosis by troglitazone through peroxisome proliferator-activated receptor-gamma in gastric carcinoma cells, Anticancer Res. 2003 Jan-Feb;23(1A):267-73.

Yu e AA, Aumento della differenziazione indotta dal fenilbutirrato delle cellule di leucemia mieloide utilizzando l'acido trans retinoico, Leukemia. 13(8):1258-65, 1999 Aug.

Yuan e AA, I livelli pre- diagnostici di Beta-cryptoxanthin e retinolo nel siero predicono il rischio di cancro ai polmoni legato al fumo in Shanghai, Cina., Cancer Epidemiol Biomarkers Prev 10(7):767-73.

Zhang e AA, Geni del ciclo delle cellule come bersagli della soppressione della crescita delle cellule di tumore ovarico indotta da retinoidi, Oncogene 20(55):7935-44.

Zhang e AA, I retinoidi e il cancro ovarico, J Cell Physiol 185(1):1-20.

Zhang et al., Retinoid receptors in human lung cancer and breast cancer, Mutat Res. 1996 Feb 19; 350(1): 267-77. Review.

Zhao e AA, Induzione del recettore androgeno mediante la 1alpha,25-diidrossivitamina D3 e l'acido retinico 9-cis nelle cellule del cancro alla prostata umano, Endocrinology. 140(3):1205-12,1999 mar.

Zhu e AA, L'acido retinoico aumenta la fosforilazione della tiroxina della chinasi d'adesione focale e paxillin nelle cellule MCF-7 di cancro umano al seno, Cancer Research. 59(1):85-90, 1999 Jan 1.

Ziegler, A review of epidemiologic evidence that carotenoids reduce the risk of cancer, J Nutr. 1989 Jan, 119(1): 116-22. Review.

Ziegler, Carotenoids, cancer, and clinical trials, Ann N Y Acad Sci, 1993 Dec 31, 691: 110-9. Review.

Zinser e AA, Characterization of mammary tumor cell lines from wild type and vitamin D(3) receptor knockout mice, Mol Cell Endocrinol. 2003 Feb 28;200(1-2):67-80.

Capitolo 5

Vitamina E nel Metodo Di Bella

Vitamina E

Vitamina E - $C_{29} H_{50} O_2$

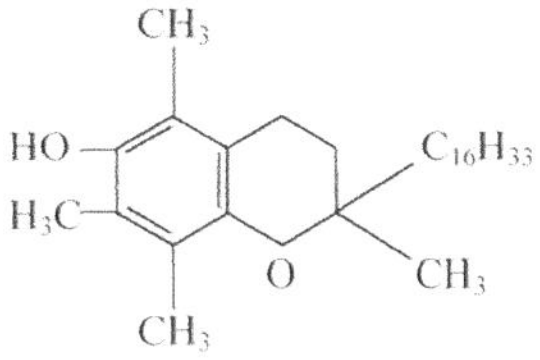

α-tocoferolo **(5, 7, 8 trimetiltocolo)**

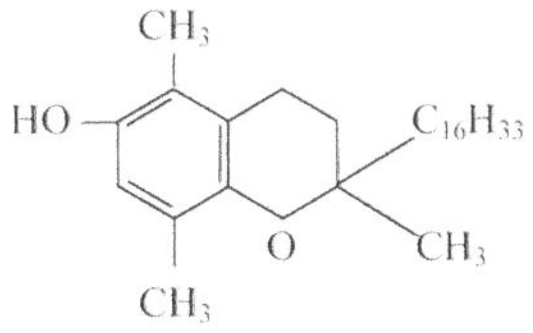

β-tocoferolo **(5, 8-dimetiltocolo)**

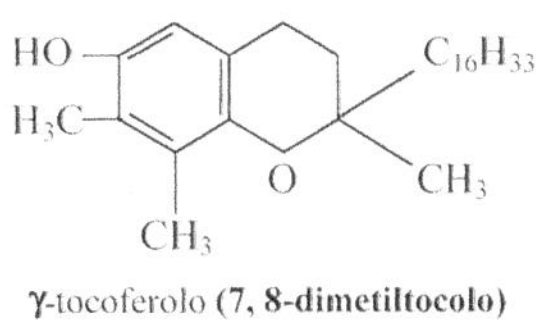

γ-tocoferolo **(7, 8-dimetiltocolo)**

D,1 - α - Tocoferile acetato

$C_{31}H_{52}O_3$

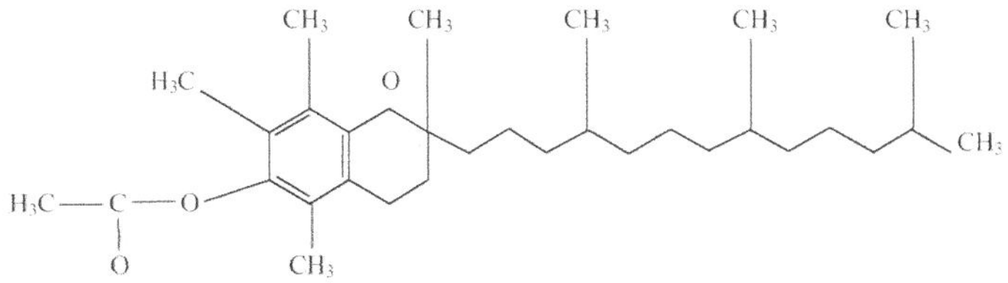

3,4-Diidro-2,5,7,8-tetrametil-2-(4,8,12-trimetiltridecil)-2H-benzopiran-6-olo acetato; (2RS, 4'R,8'R)-2,5,7,8-Tetrametil-2-(4',8',12'-trimetiltridecil)-6-cromanile acetato.

Esistono in natura quattro varietà di Vit. E, strettamente correlate da un punto di vista chimico, con attività fisiologica simile, definite tocoferoli e contraddistinte con le lettere dell'alfabeto greco, alfa, beta, gamma, delta. Esse differiscono per il numero e la posizione di gruppi metilici CH_3. Tra i tocoferoli, la massima attività biologica è svolta dall'alfa-tocoferolo, comunemente definito Vit. E, che possiede una formidabile attività antiossidante e anti-radicali liberi. Recentemente sono stati isolati diversi altri tocoferoli, che possono essere preparati per sintesi, o estratti da prodotti naturali, tra cui l'olio di germe di grano. La grave carenza di Vit. E si manifesta soprattutto a livello della funzione riproduttiva, con sterilità sia nel maschio sia nella femmina. È stata dimostrata anche una primaria funzione antidegenerativa della Vit. E a livello del tessuto nervoso sia centrale sia periferico, muscolare e vascolare. Pertanto le azioni della Vit. E si estendono a tutte le funzioni vitali, non è solo la vitamina della fecondità, ma un fattore generale del metabolismo, indispensabile per la normale funzione di tutti gli organi. Il meccanismo d'azione della Vit. E, essendo particolarmente vasto e complesso è tuttora oggetto di studio e si è rivelato essenziale per la vita. I ruoli fondamentali sarebbero sia di antiossidante sia di componente di sistemi enzimatici essenziali come la cromo-c-reduttasi e del metabolismo di quegli acidi nucleici, che essendo componenti del nucleo cellulare, interferiscono con tutte le funzioni vitali. In natura esistono diversi antiossidanti, ma, mentre alcuni in certe situazioni possono sostituire la Vit. E, in altre essa si rivela insostituibile nella funzione antiossidante. Come costituente di sistemi enzimatici la Vit. E influisce direttamente su di un passaggio chiave degli scambi energetici e della vita stessa: sul trasporto degli elettroni nella catena respiratoria. Per sottolineare l'importanza dell'azione antiossidante, basti pensare che in presenza di Vit. E, acidi grassi insaturi vitali, Vit. A, acido retinoico, carotenoidi, possono avere un'esaltazione fino al raddoppiamento dell'attività e dell'efficacia biologica. Questa è la spiegazione logica e conferma la razionalità dell'inserimento di alte dosi di Vit. E nel composto vitaminico antitumorale MDB. Nella catena eziopatogenetica dei tumori è ormai comunemente nota l'incidenza dei radicali liberi, ritenuti tra i maggiori responsabili della carcinogenesi. Proprio sui radicali liberi la Vit. E dimostra la massima attività svolgendo una formidabile azione di prevenzione antitumorale, antidegenerativa e antinfiammatoria. In dosi di 90-100 mg/kg di peso corporeo, la Vit. E praticamente azzera i radicali liberi. Tutte le nostre reazioni in ultima analisi, sotto il profilo metabolico, si riducono ad un'ossidazione, nel corso della quale si liberano momentaneamente per una durata che può essere di un decimilionesimo di secondo, dei composti, i cosiddetti "radicali liberi", che hanno un'enorme attività chimica. Pur avendo vita brevissima, sono eccezionalmente attivi e pertanto possono essere gravemente dannosi. Proprio perché questi composti si trovano soprattutto in corrispondenza della membrana cellulare, esercitano il danno più grave. Infatti la membrana cellulare rappresenta la barriera attraverso cui transita tutto ciò che è vitale per la cellula e da cui fuoriesce tutto il prodotto del metabolismo cellulare, pertanto essa rappresenta un sistema di controllo di tutti gli scambi, regolandone natura, entità, qualità, modalità, durata. Quindi queste sostanze, che avendo delle cariche si chiamano radicali, e si dicono libere perché non legate a molecole, nel giro di decimilionesimi di secondo, possono creare dei disastri a livello delle membrane cellulari. Possono rompere molecole, creare nuovi legami, alterare e sovvertire la struttura della membrana cellulare. Proprio per la sua struttura chimi-

ca, la Vit. E in natura ha la massima capacità di inattivare i radicali liberi, se somministrata a dosi di 90-100 mg/kg di peso corporeo. Ciò in totale assenza di pericolo di accumulo, di tossicità o di sovradosaggio, che non trova riscontro nella letteratura medico-scientifica mondiale.
Si possono così sintetizzare le azioni con cui interviene la Vit. E sia nella prevenzione sia terapia delle patologie neoplastiche:

- Antiradicali liberi, antiossidante, in ciò sinergica, con potenziamento dell'azione di Vit. C, retinoidi, melatonina, selenio-metionina.
- Prodifferenziante, con azione sinergica alla Vit. D e derivati, retinoidi, melatonina.
- Antiproliferativa, sinergica a somatostatina-octreotide, melatonina, bromocriptina, retinoidi, Vit. D.
- Pro-apoptotica, sinergica a Retinoidi, Vit. D, somatostatina-octreotide, melatonina, ciclofosfamide (usata in microdosi nel protocollo MDB, con dosaggi di 50 mg, mai comunque superiori a 100 mg, contro diversi grammi di ciclofosfamide, somministrati anche per via endovenosa, fino a dosi di 10-12 g in certi protocolli oncologici). In termini di rapporti fra la terapia Di Bella e la chemio, in quest'ultima vengono impiegati dosaggi di ciclofosfamide fino a 220 volte superiori rispetto al MDB, sovvertendo completamente il meccanismo d'azione farmacologico, che con 50-100 mg induce la cellula neoplastica all'apoptosi, pertanto attiva un processo fisiologico, non tossico, di difesa antitumorale naturale, mentre in dosi moltiplicate ha un effetto gravemente citotossico e citolitico, portando alla rapida distruzione per lisi cellulare.

Queste quattro azioni della Vit. E sono confermate da un ampio riscontro nella letteratura internazionale, di cui riportiamo una breve sintesi. Turley et al. (1), nel 1997, hanno pubblicato su *Cancer Research* uno studio sperimentale *in vitro* su linee cellulari di tumore alla mammella MDA-MB, messe a contatto con concentrazioni crescenti di Vit. E, notando che le cellule esposte a Vit. E andavano incontro a morte per apoptosi in percentuali dose-dipendenti. Pertanto non solo è stato evidenziato l'aspetto pro apoptotico, ma la sua efficacia direttamente proporzionale alla dose. Gli stessi Autori hanno pubblicato studi sulla capacità della Vit. E d'indurre apoptosi in cellule di linfoma maligno B. Dall'insieme di questi studi emergono anche meccanismi d'azione della Vit. E antitumorali sull'espressione e trascrizione genica. Infatti la Vit. E ha provocato un incremento di mRNA di Fas L e Fas, e delle proteine Fas L e Fas. Il legame della Vit. E con Fas determina la frammentazione del DNA per attivazione della caspasi (sistemi enzimatici cisteina-proteasi che attivano i meccanismi apoptotici). Altro meccanismo d'azione antitumorale pro apoptotico della Vit. E consiste nell'induzione del TNF-beta (fattore naturale di necrosi delle cellule tumorali). Nel 1998 Gey (2) pubblicava su *Review*, uno studio epidemiologico sull'effetto preventivo di Vit. E + C, nelle malattie vascolari e neoplastiche.
Risale al 1985 uno studio clinico di Ernster et al. (3), affidabile perché randomizzato e in doppio cieco, sull'effetto preventivo della Vit. E sulle lesioni pretumorali della mammella, pubblicato su *Surgery*. I dati trovano concordi altri autori tra cui Pozzi (4). Si deve a Wolf (5) uno studio "Vit. E: the radical protector" con una trattazione ampia ed esauriente delle proprietà antiradicali della Vit. E, pubblicato su *Journal of the European Academy of Dermatology and Venereology*. Nel 1990 l'effetto preventivo della Vit. E nei tumo-

ri della mammella veniva pubblicato da Meyer et al. (6) su *Surgery*, mentre Barthet (7) ha pubblicato su *Comptes rendus de l'Academie des Sciences (Serie III, Sciences de la vie)* l'effetto terapeutico sinergico di Vit. A + E nei tumori dell'apparato digerente. Rilevante è lo studio clinico di Heinonen et al. (8) sull'uso sinergico di betacarotene e Vit. E nei tumori prostatici, perché condotto su un numero vastissimo di pazienti, esattamente 29.133 per un numero di anni oscillante tra 5 e 8, con una riduzione del 40% dei tumori evidenti nei pazienti che assumevano la Vit. E. Interessante è anche un ampio studio epidemiologico condotto da Launoy (9) sulla popolazione francese, relativo all'incidenza del carcinoma squamoso dell'esofago, che risultava notevolmente ridotto dall'uso sinergico di Vit. D e Vit. E, pubblicato su *International Journal of Cancer* (1998). Barton (10) ha studiato la sopravvivenza con l'impiego della Vit. E nei tumori prostatici. Tra gli studi che confermano l'evidente effetto preventivo sulle neoplasie della Vit. E vi sono la pubblicazione di Knekt (11) "Role of Vit. E in the prophylaxis of cancer" e quella di Malone et al. (12) sull'effetto preventivo antitumorale Vit. E + betacarotene. Un'ulteriore conferma nella sua chiara evidenza deriva dalla pubblicazione di Sigounas et al. (13) dal significativo titolo "La Vit. E induce l'apoptosi nelle cellule cancerose dell'eritroleucemia, del cancro della prostata e della mammella". Oltre l'effetto pro-apoptotico gli Autori sottolineano "una generale inibizione sulla crescita delle cellule tumorali".

Mentre a livello molecolare viene perfettamente confermato quanto sostenuto da Turley: "l'induzione di reazioni che portano progressivamente all'attivazione delle caspasi e alla frammentazione del DNA con successiva apoptosi". Alcuni Autori hanno evidenziato effetti antitumorali della Vit. E a livello di lesioni della bocca e di displasie pretumorali, tra essi Barth (14) e Nierenberg et al. (15).

Sono interessanti anche gli studi di Livrea et al. sul potenziamento reciproco di Vit. E e melatonina. Hanno una funzione antiossidante e antidegenerativa sulle membrane cellulari; sperimentalmente gli Autori hanno dimostrato che la Vit. E elimina i radicali liberi indotti da 2-amidinopropano-idrocloride, ne consegue l'effetto preventivo antiblastico della Vit. E per eliminazione del danno perossidativo da carcinogeni chimici e radiazioni ionizzanti sulle membrane cellulari. Dato evidenziato da Pianezza (16) nella sua monografia *Cancro, oltre la chemioterapia.*

Una vasta letteratura conferma anche l'effetto antidegenerativo della Vit. E sul sistema nervoso: Diplock (17) e sull'apparato vascolare e cardiocircolatorio Rapola (18).

Per tutti questi motivi il Prof. Di Bella ha inserito la Vit. E nel suo metodo antitumorale individuando inoltre in essa il solvente ideale del suo composto vitaminico: essa infatti oltre che essere un elemento prezioso per la prevenzione e la terapia, rappresenta un solvente ideale per Vit. A, acido retinoico, betacarotene, che preserva dall'ossidazione, esaltandone le già rilevanti attività biologiche, il tutto in totale e documentata assenza di controindicazioni e/o tossicità, a ulteriore conferma della solidità e della validità scientifica dei presupposti chimici, biochimici, farmacologici, fisiologici, clinico-terapeutici del MDB. Sulla Vit. E esiste una vasta letteratura mondiale di cui si riporta una breve sintesi bibliografica.

Bibliografia

1. Turley e AA, Vitamin E succinate induces Fas-mediated apoptosis in estrogen receptor-negative human breast cancer cells, Cancer Res. 1997 Mar 1;57(5):881-90.
2. Gey, Vitamins E plus C and interacting conutrients required for optimal health. A critical and constructive review of epidemiology and supplementation data regarding cardiovascular disease and cancer, Biofactors. 1998; 7(1-2): 113-74. Review.
3. Ernster, et al., Vitamin E and benign breast disease: a double-blind, randomized clinical trial, Surgery. 1985 Apr; 97(4): 490-4.
4. Pozzi et al., [Clinical use of vitamin A and E in gynecology], Acta Vitaminol Enzymol. 1985; 7 Suppl: 79-83. Italian.
5. Wolf et al., Vitamin E: the radical protector, J Eur Acad Dermatol Venereol. 1998 Mar; 10(2): 103-17.
6. Meyer et al., Vitamin E and benign breast disease, Surgery. 1990 May; 107(5): 549-51.
7. Barthet et al., [Vitamins A and E in digestive cancers], C R Acad Sci III. 1989; 309(4): 101-4. French.
8. Heinonen et al., Prostate cancer and supplementation with alpha-tocopherol and beta-carotene: incidence and mortality in a controlled trial, J Natl Cancer Inst. 1998 Mar 18; 90(6); 440-6.
9. Launoy et al., Diet and squamous-cell cancer of the esophagus: a French multicentre case-control study, Int J Cancer. 1998 Mar 30; 76(1): 7-12.
10. Barton et al., Prospective evaluation of vitamin E in hot flashes in breast cancer survivors, J Clin Oncol.1998 Feb; 16(2):495-500.
11. Knekt, Role of vitamin E in the prophylaxis of cancer, Ann Med. 1991 Feb; 23(1): 3-12. Review.
12. Malone, Studies evaluating antioxidants and beta-carotene as chemopreventives, Am J Clin Nutr. 1991 Jan; 53(1 Suppl): 305S-313S. Review.
13. Sigounas e al., dl-alpha-tocopherol induces apoptosis in [...] cancer cells, Nutr Cancer, 1997;28(1):30-5.
14. Barth et al., Redifferentiation of oral dysplastic mucosa by the application of the antioxidants beta-carotene, alpha-tocopherol and vitamin C, Int J Vitam Nutr Res. 1997; 67(5): 368-76.
15. Nierenberg et al., Effects of 4 y of oral supplementation with beta-carotene on serum concentrations of retinol, tocopherol, and five carotenoids, Am J Clin Nutr. 1997 Aug; 66(2): 315-9.
16. Pianezza, Cancro, oltre la chemioterapia, Ed. Raphael, 1998.
17. Diplock, Will the 'good fairies' please prove to us that vitamin E lessens human degenerative disease? Free Radic Res, 1997 Nov;27(5):511-32.
18. Rapola et al., Randomized trial of alpha-tocopherol and beta-carotene supplements on incidence of major coronary events in men with previous myocardial infraction, Lancet. 1997 Jun 14; 349(9067): 1715-1720.

Bibliografia generale

Albanes et al., Alpha-Tocopherol and beta-carotene supplements and lung cancer incidence in the alpha-tocopherol, beta-carotene cancer prevention study: effects of base-line characteristics and study compliance, Natl Cancer Inst. 1996 Nov 6; 88(21): 1560-70.

Alberts et al., Genetic screening for colorectal cancer and intervention, Int J Cancer. 1996 Feb 20; 69(1): 62-3. Review.

Alexander, Immunoenhancement via enteral nutrition, Arch Surg. 1993 Nov; 128(11): 1242-5.

Al-Shali e AA, Ileal adenocarcinoma in a mild phenotype of abetalipoproteinemia, Clin Genet. 2003 Feb;63(2):135-8.

Babu e AA, Effetto salutare delle vitamine C ed E nelle donne con cancro al seno trattate con tamoxifen con riferimento ai lipidi del plasma e ai livelli di lipoproteine, Cancer Letters. 151(1):1-5, 2000, 3 apr.

Barth et al., Redifferentiation of oral dysplastic mucosa by the application of the antioxidants beta-carotene, alpha-tocopherol and vitamin C, Int J Vitam Nutr Res. 1997; 67(5): 368-76.

Barthet et al., [Vitamins A and E in digestive cancers], C R Acad Sci III. 1989; 309(4): 101-4. French.

Barton et al., Prospective evaluation of vitamin E in hot flashes in breast cancer survivors, J Clin Oncol.1998 Feb; 16(2):495-500.

Beli et al., An epidemiologic review of dietary intake studies among American Indians and Alaska Natives: implications for heart disease and cancer risk, Ann Epidemiol. 1997 May; 7(4): 229-40. Review.

Berenson et al., Subject-reported compliance in a chemoprevention trial for familial adenomatous polyposis, J Behav Med. 1989 Jun; 12(3): 233-47.

Bertino, Nutrients, vitamins and minerals as therapy, Cancer. 1979 May; 43(5 Suppl): 2137-42. Re-view.

Boyle e AA, The epidemiology of prostate cancer, Urol Clin North Am. 2003 May;30(2):209-17.

Brawley e Parnes, Sperimentazioni di prevenzione del cancro alla prostata negli USA, European Journal of Cancer. 36(19):1312-5, 2000 Jun.

Bruunsgaard e AA, Long-term combined supplementations with alpha-tocopherol and vitamin C have no detectable anti-inflammatory effects in healthy men, J Nutr. 2003 Apr;133(4):1170-3.

Calviello e AA, gamma-Tocopheryl quinone induces apoptosis in cancer cells via caspase-9 activation and cytochrome c release, Carcinogenesis. 2003 Mar;24(3):427-33.

Cameron e AA, High dietary level of synthetic vitamin E on lipid peroxidation, membrane fatty acid composition and cytotoxicity in breast cancer xenograft and in mouse host tissue, Cancer Cell Int. 2003 Mar 12;3(1):3.

Caro e Cederbaum, Ca^{2+}dependent and independent mitochondrial damage in HepG2 cells that overexpress CYP2E1, Arch Biochem Biophys. 2002 Dec 15;408(2):162-70.

Chamras e AA, Fatty acid modulation of MCF-7 human breast cancer cell proliferation, apoptosis and differentiation, J Nutr Biochem. 2002 Dec;13(12):711-6.

Chiu e AA, Dietary factors and risk of colon cancer in shanghai, China, Cancer Epidemiol Biomarkers Prev. 2003 Mar;12(3):201-8.

Chung e AA, Vitamin E supplementation does not alter azoxymethane-induced colonic aberrant crypt foci formation in young or old mice, J Nutr. 2003 Feb;133(2):528-32.

Connett et al., Relationship between carotenoids and cancer. The Multiple Risk Factor Intervention Trial (MRFIT) Study, Cancer. 1989 Jul 1; 64(1): 126-34.

Cuadrado e AA, Aplidin induces apoptosis in human cancer cells via glutathione depletion and sustained activation of the epidermal growth factor receptor, Src, JNK, and p38 MAPK, J Biol Chem. 2003 Jan 3;278(1):241-50.

Dalen e Neuzil, Alpha-tocopheryl succinate sensitises a T lymphoma cell line to TRAIL-induced apoptosis by suppressing NF-kappaB activation, Br J Cancer. 2003 Jan 13;88(1):153-8.

DeCosse et al., Effect of wheat fiber and vitamins C and E on rectal polyps in patients with familial adenomatous polyposis, J Natl Cancer Inst. 1989 Sep 6; 81(17): 1290-7.

Dietrich e AA, Smoking and exposure to environmental tobacco smoke decrease some plasma antioxidants and increase gamma-tocopherol *in vivo* after adjustment for dietary antioxidant intakes, Am J Clin Nutr. 2003 Jan;77(1):160-6.

Dimery et al., Phase I trial of alpha-tocopherol effects on 13-cis-retinoic acid toxicity, Ann Oncol. 1997 Jan; 8(1): 85-9.

Diplock, Will the 'good fairies' please prove to us that vitamin E lessens human degenerative disease? Free Radic Res, 1997 Nov;27(5):511-32.

Djavaheri-Mergny e AA, 2-Methoxyestradiol induces apoptosis in Ewing sarcoma cells through mitochondrial hydrogen peroxide production, Oncogene. 2003 May 1;22(17):2558-67.

Dommels e AA, The role of cyclooxygenase in n-6 and n-3 polyunsaturated fatty acid mediated effects on cell proliferation, PGE(2) synthesis and cytotoxicity in human colorectal carcinoma cell lines, Carcinogenesis. 2003 Mar;24(3):385-92.

Drisko e AA, The use of antioxidants with first-line chemotherapy in two cases of ovarian cancer, J Am Coll Nutr. 2003 Apr;22(2):118-23.

Engman e AA, Thioredoxin reductase and cancer cell growth inhibition by organotellurium antioxidants, Anticancer Drugs. 2003 Feb;14(2):153-61.

Ernster, et al., Vitamin E and benign breast disease: a double-blind, randomized clinical trial, Surgery. 1985 Apr; 97(4): 490-4.

Ford e AA, Prevention and early detection clinical trials: opportunities for primary care providers and their patients, CA Cancer J Clin. 2003 Mar-Apr;53(2):82-101.
Fuchs e AA, HPLC analysis of vitamin E isoforms in human epidermis: correlation with minimal erythema dose and free radical scavenging activity, Free Radic Biol Med. 2003 Feb 1;34(3):330-6.
Garewal et al., Emerging role of beta-carotene and antioxidant nutrients in prevention of oral cancer, Arch Otolaryngol Head Neck Surg. 1995 Feb; 121(2): 141-4 Review.
Garewal et al., Oral cancer prevention: the case for carotenoids and anti-oxidant nutrients, Prev Med. 1993 Sep; 22(5): 701-11. Review.
Gey, Vitamins E plus C and interacting conutrients required for optimal health. A critical and constructive review of epidemiology and supplementation data regarding cardiovascular disease and cancer, Biofactors. 1998; 7(1-2): 113-74. Review.
Gitanjali e AA, Correlazione tra la perossidazione lipidica e una somministrazione supplementare di alpha-tocopherol nei pazienti con carcinoma della cervice, che ricevevano radioterapia radicale, Gynecologic & Obstetetric Investigation. 48(3):197-9, 1999.
Gonzalez et al., Clinical studies in head and neck cancer chemoprevention, Cancer Metastasis Rev. 1996 Mar; 15(1): 113-8. Review.
Gromadzinska e AA, Oxidative-stress markers in blood of lung cancer patients occupationally exposed to carcinogens, Biol Trace Elem Res. 2003 Mar;91(3):203-15.
Gysin e AA, Gamma-tocopherol inhibits human cancer cell cycle progression and cell proliferation by down-regulation of cyclins, FASEB J. 2002 Dec;16(14):1952-4.
Halliday et al., Sunscreens and vitamin E provide some protection to the skin immune system from solar-simulated UV radiation, Australas J Dermatol. 1998 May; 39(2); 71-75. Review.
Heinonen et al., Prostate cancer and supplementation with alpha-tocopherol and beta-carotene: incidence and mortality in a controlled trial, J Natl Cancer Inst. 1998 Mar 18; 90(6); 440-6.
Helen e AA, A comparative study of antioxidants s-allyl cysteine sulfoxide and vitamin e on the damages induced by nicotine in rats, Pharmacology. 2003 Mar;67(3):113-7.
Ho e AA, Lipid peroxidation and cell death mechanisms in rats and human cells induced by chloral hydrate, Food Chem Toxicol. 2003 May;41(5):621-9.
Huang e AA, Prospective study of antioxidant micronutrients in the blood and the risk of developing prostate cancer, Am J Epidemiol. 2003 Feb 15;157(4):335-44.
Huttunen, Why did antioxidants not protect against lung cancer in the Alpha-Tocopherol, Beta-Carotene Cancer Prevention Study?, IARC Sci Publ. 1996; 136: 63-5.
Izzo e AA, Cyclin D1 genotype, response to biochemoprevention, and progression rate to upper aerodigestive tract cancer, J Natl Cancer Inst. 2003 Feb 5;95(3):198-205.
Jacobs e AA, Vitamin C and vitamin E supplement use and bladder cancer mortality in a large cohort of US men and women, Am J Epidemiol. 2002 Dec 1;156(11):1002-10.
Janket e AA, A prospective study of sugar intake and risk of type 2 diabetes in women, Diabetes Care. 2003 Apr;26(4):1008-15.
Junping e AA, Pharmacokinetics and antitumor effects of vincristine carried by microemulsions composed of PEG-lipid, oleic acid, vitamin E and cholesterol, Int J Pharm. 2003 Jan 30;251(1-2):13-21.
Kaegi, Unconventional therapies for cancer: Vitamins A, C and E. The Task Force on Alternative Therapies of the Canadian Breast Cancer Research Initiative, CMAJ. 1998 Jun 2; 158(11): 1483-8.
Kausar e AA, Palm oil alleviates 12-O-tetradecanoyl-phorbol-13-acetate-induced tumor promotion response in murine skin, Cancer Lett. 2003 Mar 31;192(2):151-60.
Kelloff et al., Clinical development plan: vitamin E, J Cell Biochem Suppl. 1994; 20: 282-99.
Kelloff et al., New agents for cancer chemoprevention, J Cell Biochem Suppl. 1996; 26: 1-28. Review.
Khuri et al., Molecular epidemiology and retinoid chemoprevention of head and neck cancer, J Natl Cancer Inst. 1997 Feb 5; 89(3): 199-211. Review.
Klein e AA, SELECT: the selenium and vitamin E cancer prevention trial, Urol Oncol. 2003 Jan;21(1):59-65.
Knekt et al., Vitamin E and cancer prevention, Am J Clin Nutr. 1991 Jan; 53(1 Suppl): 283S-286S. Review.
Knekt, Role of vitamin E in the prophylaxis of cancer, Ann Med. 1991 Feb; 23(1): 3-12. Review.
Kogure e AA, High cytotoxicity of alpha-tocopheryl hemisuccinate to cancer cells is due to failure of their

antioxidative defense systems, Cancer Lett. 2002 Dec 5;186(2):151-6.

Kolaja e AA, Modulazione con vitamina E della crescita di lesioni focali epatiche indotte da dieldrin nei topi, Journal of Toxicology & Environmental Health. 53(6):479-92, 1998 Mar 27.

Kolanjiappan e AA, Biochemical changes in tumor tissues of oral cancer patients, Clin Biochem. 2003 Jan;36(1):61-5.

Kolanjiappan e AA, Measurement of erythrocyte lipids, lipid peroxidation, antioxidants and osmotic fragility in cervical cancer patients, Clin Chim Acta. 2002 Dec;326(1-2):143-9.

Krishnan e AA, Cancer chemoprevention drug targets, Curr Drug Targets. 2003 Jan;4(1):45-54.

Landes e AA, Vitamin E activates gene expression via the pregnane X receptor, Biochem Pharmacol. 2003 Jan 15;65(2):269-73.

Launoy et al., Diet and squamous-cell cancer of the esophagus: a French multicentre case-control study, Int J Cancer. 1998 Mar 30; 76(1): 7-12.

Leonetti e AA, Alpha-tocopherol protects against cisplatin-induced toxicity without interfering with antitumor efficacy, Int J Cancer. 2003 Mar 20;104(2):243-50.

Li e AA, Inhibition of nitrobenzene-induced DNA and hemoglobin adductions by dietary constituents, Appl Radiat Isot. 2003 Mar;58(3):291-8.

Liede et al., Long-term supplementation with alpha-tocopherol and beta-carotene and prevalence of oral mucosal lesions in smokers, Oral Dis. 1998 Jun; 4(2): 78-83.

Lin e AA, Profiling of human cytokines in healthy individuals with vitamin E supplementation by antibody array, Cancer Lett. 2002 Dec 10;187(1-2):17-24.

London et al., Endocrine parameters and alpha-tocopherol therapy of patients with mammary dysplasia, Cancer Res. 1981 Sep; 41(9 Pt 2): 3811-3.

London et al., The effect of vitamin E on mammary dysplasia: a double-blind study, Obstet Gynecol. 1985 Jan; 65(1): 104-6.

Lovas et al., Beta-carotene and lung cancer? Oral Surg Oral Med Oral Pathol Oral Radiol Endoc. 1996 Sep; 82(3): 236-7.

Maehle e AA, La crescita dell'adenocarcinoma polmonare umano in topi nudi è influenzata da diversi tipi di grassi alimentari e dalla vitamina E, Anticancer Research 19(3A):1649-55, 1999 mag-giu.

Malafa e AA, Inhibition of angiogenesis and promotion of melanoma dormancy by vitamin E succinate, Ann Surg Oncol. 2002 Dec;9(10):1023-32.

Malone, Studies evaluating antioxidants and beta-carotene as chemopreventives, Am J Clin Nutr. 1991 Jan; 53(1 Suppl): 305S-313S. Review.

McCarty, An antithrombotic role for nutritional antioxidants: implications for tumor metastasis and other pathologies, Med Hypotheses. 1986 Apr; 19(4): 345-57. Review.

McIntyre e AA, Effetto antiproliferativo ed apoptotico dei tocoferoli e tocotrienoli sulle cellule epiteliali mammarie preneoplastiche e neoplastiche di topo, Proceedings of the Society for Experimental Biology & Medicine. 224(4):292-301, 2000 Sep.

McKeown-Eyssen et al., A randomized trial of vitamins C and E in the prevention of recurrence of colorectal polyps, Cancer Res. 1988 Aug 15; 48(16): 4701-5.

Meagher, Treatment of atherosclerosis in the new millennium: is there a role for vitamin E?, Prev Cardiol. 2003 Spring;6(2):85-90.

Mettlin, Chickens, chemoprevention and randomized trials, Nutrition. 1993 Jul; 9(4); 382-3.

Meyer et al., Vitamin E and benign breast disease, Surgery. 1990 May; 107(5): 549-51.

Mikhail e AA, Modulation of the ubiquitin-proteasome proteolytic pathway by eicosapentaenoic acid supplementation in a model of progressive malignancy, JPEN J Parenter Enteral Nutr. 2003 Mar-Apr;27(2):105-9.

Miller e AA, CI-1010 induced opening of the mitochondrial permeability transition pore precedes oxidative stress and apoptosis in SY5Y neuroblastoma cells, Brain Res. 2003 Feb 14;963(1-2):43-56.

Miller et al., Psychosocial adjustment of familial polyposis patients and participation in a chemoprevention trial, Int J Psychiatry Med. 1986; 16(3): 211-30.

Mitchel e McCann, Skin tumor promotion by Vitamin E in mice: amplification by ionizing radiation and Vitamin C, Cancer Detect Prev. 2003;27(2):102-8.

Moyad, The use of complementary/preventive medicine to prevent prostate cancer recurrence/progression following definitive therapy. Part II-rapid review of dietary supplements, Curr Opin Urol. 2003 Mar;13(2):147-51.

Mu e Feng, A novel controlled release formulation for the anticancer drug paclitaxel (Taxol®): PLGA nanoparticles containing vitamin E TPGS, J Control Release. 2003 Jan 9;86(1):33-48.

Ni e AA, Vitamin E succinate inhibits human prostate cancer cell growth via modulating cell cycle regulatory machinery, Biochem Biophys Res Commun. 2003 Jan 10;300(2):357-63.

Nierenberg et al., Effects of 4 y of oral supplementation with beta-carotene on serum concentrations of retinol, tocopherol, and five carotenoids, Am J Clin Nutr. 1997 Aug; 66(2): 315-9.

Oh e Small, Complementary and alternative therapies in prostate cancer, Semin Oncol. 2002 Dec;29(6):575-84. Review.

Pace e AA, Neuroprotective effect of vitamin E supplementation in patients treated with cisplatin chemotherapy, J Clin Oncol. 2003 Mar 1;21(5):927-31.

Patterson et al., Vitamin supplements and cancer risk: the epidemiologic evidence, Cancer Causes Control. 1997 Sep; 8(5): 786-802. Review.

Pianezza, Cancro, oltre la chemioterapia, Ed. Raphael, 1998.

Pinnell, Cutaneous photodamage, oxidative stress, and topical antioxidant protection, J Am Acad Dermatol. 2003 Jan;48(1):1-19; quiz 20-2. Review.

Pozzi et al., [Clinical use of vitamin A and E in gynecology], Acta Vitaminol Enzymol. 1985; 7 Suppl: 79-83. Italian.

Prasad e AA, alpha-Tocopheryl Succinate, the Most Effective Form of Vitamin E for Adjuvant Cancer Treatment: A Review, J Am Coll Nutr. 2003 Apr;22(2):108-17.

Rao, Bioactive phytochemicals in Indian foods and their potential in health promotion and disease prevention, Asia Pac J Clin Nutr. 2003;12(1):9-22.

Rapola et al., Effects of alpha tocopherol and beta carotene supplements on symptoms, progression, and prognosis of angina pectoris, Heart. 1998 May; 79(5); 454-8.

Rapola et al., Randomized trial of alpha-tocopherol and beta-carotene supplements on incidence of major coronary events in men with previous myocardial infraction, Lancet. 1997 Jun 14; 349(9067): 1715-20.

Richards e AA, The synergistic effect of conventional and sustained delivery of antioxidants on LNCaP prostate cancer cell line, Biomed Sci Instrum. 2003;39:402-7.

Satia-Abouta e AA, Dietary supplement use and medical conditions: the VITAL study, Am J Prev Med. 2003 Jan;24(1):43-51.

Saygili e AA, Levels of Plasma Vitamin E, Vitamin C, TBARS, and Cholesterol in Male Patients with Colorectal Tumors, Biochemistry (Mosc). 2003 Mar;68(3):325-8.

Schorah, Micronutrients, antioxidants and risk of cancer, Bibl Nutr Dieta. 1995; 52: 92-107. Review.

Scott, Antioxidant vitamins: getting to the heart of the matter, N Z Med J. 1996 Aug 23; 109(1028): 324.

Selvendiran e AA, Cytoprotective effect of piperine against benzo[a]pyrene induced lung cancer with reference to lipid peroxidation and antioxidant system in Swiss albino mice, Fitoterapia. 2003 Feb;74(1-2):109-15.

Sigounas e al., dl-alpha-tocopherol induces apoptosis in [...] cancer cells, Nutr Cancer, 1997;28(1):30-5.

Sturlan e AA, Docosahexaenoic acid enhances arsenic trioxide-mediated apoptosis in arsenic trioxide-resistant HL-60 cells, Blood. 2003 Jun 15;101(12):4990-7.

Taylor et al., Selenium, vitamin E, and prostate cancer-ready for prime time? J Natl Cancer Inst. 1998 Aug 19; 90(16): 1184-5.

Teikari et al., Long-term supplementation with alpha-tocopherol and beta-carotene and age-related cataract, Acta Ophthalmol Scand. 1997 Dee; 75(6): 634-40.

Teikari et al., Retinal vascular changes following supplementation with alpha-tocopherol or beta-carotene, Acta Ophthalmol Scand. 1998 Feb; 76(1): 68-73.

Teikari et al., Six-year supplementation with alpha-tocopherol and beta-carotene and age-related maculopathy, Acta Ophthalmol Scand. 1998 Apr; 76(2): 224-9.

Therault e AA, Tocotrienolo: potenzialità terapeutiche, Clinical Biochemistry. 32(5):309-19, 1999 Jul.

Tormo e AA, Physical sports activity during leisure time and dietary intake of foods and nutrients in a large spanish cohort, Int J Sport Nutr Exerc Metab. 2003 Mar;13(1):47-64.

Turley e AA, Vitamin E succinate induces Fas-mediated apoptosis in estrogen receptor-negative human breast cancer cells, Cancer Res. 1997 Mar 1;57(5):881-90.

van Dam e AA, Vitamin E inhibits lipid peroxidation-induced adhesion molecule expression in endothelial cells and decreases soluble cell adhesion molecules in healthy subjects, Cardiovasc Res. 2003 Feb;57(2):563-71.

Varis e AA, Cancro dello stomaco e lesioni premaligne in gastrite atrofica: una sperimentazione controllata sull'effetto di una somministrazione supplementare di alfa-tocoferolo e beta-carotene, Scandinavian Journal of Gastroenterology. 33(3):294-300, 1998 Mar.

Velmurugan e AA, Antiperoxidative effects of lycopene during N-methyl-N'-nitro-N-nitrosoguanidine-induced gastric carcinogenesis, Fitoterapia. 2002 Dec;73(7-8):604-11.

Villacorta e AA, Alpha-tocopherol induces expression of connective tissue growth factor and antagonizes tumor necrosis factor-alpha-mediated downregulation in human smooth muscle cells, Circ Res. 2003 Jan 10;92(1):104-10.

Vincon e AA, Inhibition of Alcohol-Associated Colonic Hyperregeneration by alpha-Tocopherol in the Rat, Alcohol Clin Exp Res. 2003 Jan;27(1):100-6.

Vogt e AA, Serum selenium and risk of prostate cancer in U.S. blacks and whites, Int J Cancer. 2003 Feb 20;103(5):664-70. Review.

Wartenberg e AA, Inhibition of tumor-induced angiogenesis and matrix-metalloproteinase expression in confrontation cultures of embryoid bodies and tumor spheroids by plant ingredients used in traditional chinese medicine, Lab Invest. 2003 Jan;83(1):87-98.

Wartenberg e AA, Reactive oxygen species-mediated regulation of eNOS and iNOS expression in multicellular prostate tumor spheroids, Int J Cancer. 2003 Apr 10;104(3):274-82.

Wartenberg e AA, Regulation of the multidrug resistance transporter P-glycoprotein in multicellular tumor spheroids by hypoxia-inducible factor (HIF-1) and reactive oxygen species, FASEB J. 2003 Mar;17(3):503-5.

Weber e AA, Mitochondria play a central role in apoptosis induced by alpha-tocopheryl succinate, an agent with antineoplastic activity: comparison with receptor-mediated pro-apoptotic signalling, Biochemistry. 2003 Apr 15;42(14):4277-91.

Wolf et al., Vitamin E: the radical protector, J Eur Acad Dermatol Venereol. 1998 Mar; 10(2): 103-17.

Wu e AA, Roles of Fas signaling pathway in vitamin E succinate-induced apoptosis in human gastric cancer SGC-7901 cells, World J Gastroenterol. 2002 Dec;8(6):982-6.

Vitamina D nel Metodo Di Bella

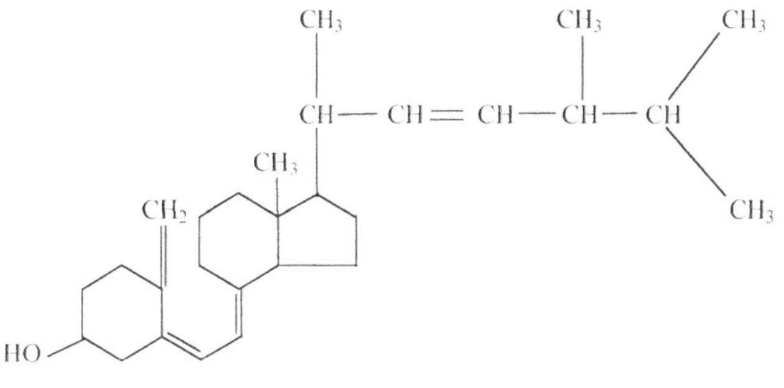

Colecalciferolo (D_3) - $C_{27} H_{44} O$

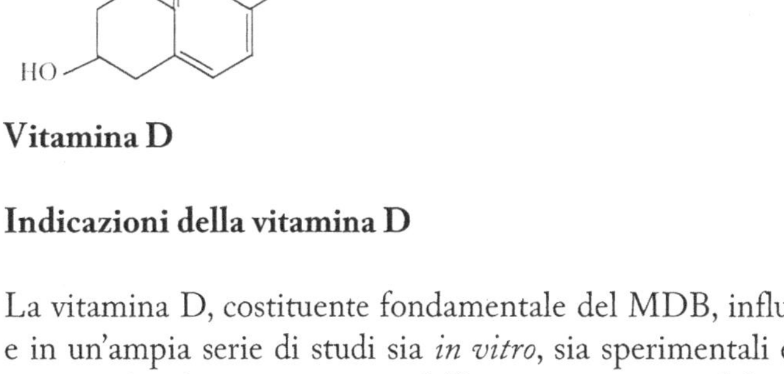

Vitamina D

Indicazioni della vitamina D

La vitamina D, costituente fondamentale del MDB, influisce sul metabolismo del calcio e in un'ampia serie di studi sia *in vitro*, sia sperimentali e clinici, ha chiaramente dimostrato un'evidente attività prodifferenziante, antiproliferativa, proapoptotica, antiangiogenetica e anche antimetastatica, sia favorendo l'adesività delle cellule tumorali, sia impedendo il superamento delle barriere biologiche di contenimento dell'espansione neoplastica e il sovvertimento della matrice extracellulare (ECM).
Nell'uomo la principale forma circolante di Vit. D è la 25-diidrossivitamina D. Per rego-

lare il metabolismo del calcio e la sua omeostasi, questa forma mediante ossidrilazione da parte della 25–idrossi-vitamina D-1-alfa-idrossilasi, viene convertita in 1 alfa,25-diidrossivitamina D.
La 1,25-diidrosivitamina D3, è secreta principalmente nella bile dopo il catabolismo epatico. Il limite all'impiego di alti dosaggi di 1,25(OH)2D3 nelle sperimentazioni cliniche è stato rappresentato dall'ipercalcemia, per cui si stanno sperimentando con risposte incoraggianti, analoghi che riducendo l'effetto calcemico risultano molto più maneggevoli conservando le ormai note proprietà antitumorali della D3. Nagpal et al. (1) in una pubblicazione sulle indicazioni terapeutiche e i meccanismi d'azione della D3, confermano che il legante fisiologico di VDR, la 1 alfa,25-diidrossivitamina D3, agisce su un'ampia varietà di tessuti e cellule sia legate, che indipendenti dall'omeostasi del fosfato e del calcio. Le attività non calcemiche dei leganti naturali di VDR e dei deltanoidi, si esplicano nelle loro potenti attività antiproliferative, prodifferenzianti e immunomodulatorie. Trovano infatti anche indicazioni in varie malattie non oncologiche come psoriasi con applicazioni topiche e sistemiche, artrite reumatoide, artrite psoriasica, osteoporosi, malattie autoimmuni. Il limite d'impiego è sempre rappresentato dall'ipercalcemia, recentemente superato da nuovi leganti sintetici di VDR, analoghi della D3 (deltanoidi) che presentano maggiore specificità, efficacia in alcuni casi nettamente superiore, con riduzione del potenziale calcemico. Gli Autori concludono con le incoraggianti prospettive aperte dalla D3 e analoghi nella terapia oncologica e in altre patologie.
Un interessante studio sperimentale sui meccanismi molecolari antiproliferativi della D3, è stato condotto da Jensen et al. (2), in base alla considerazione che la D3 induce apoptosi, differenziazione e arresto del ciclo cellulare, secondo il tipo e lo stato delle cellule bersaglio. Malgrado questi effetti noti e documentati, non è ancora nota la base molecolare del blocco del ciclo cellulare, in gran parte sconosciuta, da parte della D3. Gli Autori hanno studiato in cellule MCF-7 del cancro al seno umano, i meccanismi responsabli dell'arresto in G1, da parte della D3. Le cellule MCF7, in crescita esponenziale, esposte per 24 ore in coltura alla D3, hanno dimostrato un blocco proliferativo di progressione alla fase S per l'apparire della forma ipofosforilata della proteina del retinoblastoma (pRb) inibente crescita e attività di modulazione delle chinasi ciclino-dipendenti(cdk) 2-4-6-. Le indagini immunoistochimica e biochimica, dopo esposizione alla D3 per 6 giorni, hanno evidenziato una sequela dinamica di eventi: la D3 impedisce l'attivazione della ciclina D1cdk-4 e della ciclina D3, che insieme portano alla perdita dei fattori di trascrizione di E2F, inibendo l'espressione della proteina A della ciclina. Insieme a un rapido decremento dell'oncoproteina c-Myc in risposta alla D3, questi risultati dimostrano che la D3 intervenendo su regolatori chiave della transizione G(1)-S, blocca la proliferazione.
Il meccanismo d'azione differenziante della D3 è stato studiato da Marcinkowska et al. (3) i quali affermano che è un dato acquisito che l'attività pro differenziante della D3 si realizzi non solo interagendo col recettore, ma anche con meccanismi extrarecettoriali mediati dalla membrana. Gli Autori hanno considerato che l'attivazione del percorso di trasduzione del segnale raf/MEK1,2 erk1,2 è essenziale per la differenziazione monocitica delle cellule umane di leucemia. I loro risultati sperimentali portano a concludere che l'inibizione della chinasi C delle proteine, che regola a monte l'attivazione di erk1 e erk2, può essere bypassata durante il processo di differenziazione delle cellule leucemi-

che indotto dalla D3.
Goltzman et al. (4) hanno evidenziato interessanti aspetti recettoriali e clinici della D3, relativi alla sua interazione nell'omeostasi del calcio e nell'effetto antiblastico, col paratormone (PTH) e col peptide ad esso legato (PTHrP).
PTH e PTHrP hanno un comune recettore di membrana (PTHR) regolato da P(2). La D3, inibisce *in vitro* e *in vivo* sia l'espressione di PTHR nell'osso diminuendone la trascrizione mediante P(2), che la trascrizione del gene di PTHrP. Il dato è clinicamente rilevante, perché i gravi danni prodotti dall'ipercalcemia indotta da sovraproduzione di PTHrP nelle cellule tumorali, possono essere efficacemente antagonizzati dalla D3.

Aspetti chimici, biochimici, farmacologici, fisiologici e clinici della Vit. D3

Il termine vitamina D comprende sostanze ad attività antirachitica, che intervengono sulla calcemia, cioè sono attive sul tasso di calcio presente nel sangue e sul metabolismo del fosforo. Il rachitismo si può evidenziare dall'età di 6-24 mesi, e una delle cause, oltre all'insufficiente apporto alimentare e alla scarsa esposizione ai raggi ultravioletti della luce solare, può essere l'insufficiente formazione di acidi biliari essenziali per l'assorbimento della Vit. D, o una patologia intestinale da mal assorbimento. Nell'adulto l'assorbimento è compromesso da patologie epatiche come la cirrosi o affezioni renali (osteodistrofia renale). In questa, si verifica un difetto di assorbimento intestinale del calcio in forma ionica dovuto a insufficiente produzione da parte del parenchima renale di 1, $25(OH)_2$ Vit. D, indispensabile appunto per l'assimilazione intestinale del calcio. Questa situazione è frequente nei dializzati, e si accompagna a demineralizzazione scheletrica, osteite fibrosa, deformazioni e fratture patologiche.
Finora in natura sono state identificate sette vitamine D, le più attive delle quali, comunemente usate in terapia, sono la D2 o ergocalciferolo, derivato da irradiazione con raggi ultravioletti dell'ergosterolo, sterolo vegetale, e la D3 o colecalciferolo, composto naturale, presente in concentrazioni elevate soprattutto nel fegato di certi pesci e in altri animali. Si forma per irradiazione del 7-deidrocolesterolo presente nella pelle, da parte dei raggi ultravioletti. La trasformazione da 7-deidrocolesterolo in colecalciferolo, o D3, avviene in tutta l'epidermide con una particolare intensità a livello degli strati cellulari spinoso e basale e una lunghezza d'onda della luce di 295 micron, con un massimo di trasformazione dal 65% al 71%. È stata accertata una capacità di sintesi anche da parte di altre cellule, come fibroblasti e cheratinociti e un decadimento della capacità di sintesi nell'epidermide dell'anziano, più povera di 7-deidrocolesterolo. L'eccessiva irradiazione della pelle non ha mai provocato effetti tossici. La D3 così sintetizzata viene assorbita e passa in circolo veicolata da una proteina (DBP). Alcuni farmaci interferiscono con la Vit. D, infatti i barbiturici ne accelerano l'inattivazione per ossidrilazione, mentre l'Isoniazide ha una chiara attività inibente. Esiste un meccanismo di equilibrio e compenso tra paratiroidi e Vit. D, infatti, la calcemia stimola le paratiroidi a secernere il paratormone, che a sua volta, promuove la sintesi della Vit. D, su cui incide anche la concentrazione di fosforo nel sangue.
In natura vi sono diverse sostanze dette provitamine D, per l'affinità chimica che le rende facilmente trasformabili in Vit. D. Ad esse si aggiunge un notevole numero di com-

posti simili, ottenuti per sintesi, che riproducono le proprietà della vitamina D, oggetto di studi sperimentali e clinici circa le indicazioni terapeutiche e un potenziamento della risposta clinica. Questi prodotti sintetici, simili alla Vit. D, sono definiti "deltanoidi".
Le otto provitamine D naturali sono: ergosterolo, epiergosterolo, 7-deidrocolesterolo, 7-deidroepicolesterolo, 22-diidroergosterolo, 7-deidrositosterolo-deidrostigmasterolo, 7-deidrocampesterolo. La struttura chimica comune le colloca nel gruppo degli steroli, di cui posseggono le principali caratteristiche e proprietà. Sono solubili nei lipidi e in molti solventi organici, non si sciolgono in acqua, si dicono pertanto liposolubili, si presentano come sostanze solide, cristalline. La reazione che trasforma le provitamine in vitamine è molto complessa, con diversi passaggi intermedi. Il processo fotochimico più conosciuto è quello che porta dall'ergosterolo, attraverso passaggi intermedi, alla Vit. D2 o ergocalciferolo. La massima parte delle trasformazioni subite dalla Vit. D sono a carico della catena laterale e tutti i prodotti di degradazione hanno una rapida inattivazione ed eliminazione, come se avessero attività tossica. La trasformazione enzimatica si svolge prevalentemente a livello dell'intestino tenue.
La Vit. D è il più importante fattore di regolazione del metabolismo del calcio e del fosforo, con il concorso del paratormone e della calcitonina, e senza di essa non sarebbe possibile l'assorbimento intestinale e l'incorporazione di questi minerali nelle ossa. Alterazioni scheletriche rapportabili al rachitismo sono state scoperte in scheletri di 50.000 anni fa. I primi dati sperimentali sull'attività terapeutica della Vit. D si devono a Mellamby che nel 1919 riuscì a guarire distrofie ossee nei cani con diete adeguate, contenenti olio di fegato di merluzzo, particolarmente ricco di Vit. D. La definizione di Vit. D si deve a Mc Collum nel 1922, risalgono al 1919 le prime ricerche sulla guarigione dal rachitismo dei bambini per mezzo dei raggi ultravioletti, e si deve a Windaus l'isolamento chimico della vitamina D. Essa è veicolata nel sangue da proteine e sono stati individuati recettori a livello delle cellule della mucosa intestinale su cui si può fissare, la cui struttura chimica risulta essere una proteina solforata con gruppi SH liberi su cui agiscono per competizione anche reagenti che, avendo affinità per gli stessi gruppi, ostacolano questo legame recettoriale della Vit. D. Tra i tessuti in cui la vit. D si deposita con maggiore facilità vi è il tessuto adiposo, in cui si riscontrano le più alte concentrazioni per somministrazioni prolungate ed elevate di Vit. D, concentrazioni decrescenti sono state individuate nel plasma, nel cuore e in organi in cui si possono verificare fenomeni di eccesso di deposito di calcio con calcificazioni patologiche, (calcinosi) come il rene, fegato, polmoni e aorta. La dose ottimale per bimbi e adolescenti oscilla, in base anche alla presenza di calcio e fosforo nella dieta, dai 10 ai 20 gamma (corrispondenti a 400-800 UI). Una notevole differenza di concentrazione nei vari distretti è relativa anche alla forma chimica libera o legata a proteine (DBP) in cui si presenta e si diffonde la Vit. D. Nel plasma la massima concentrazione, con un incremento che può giungere al doppio dei valori abituali, si riscontra in gravidanza, in cui, per il rapporto di concentrazione di Vit. D tra madre ed embrione si è dedotta una permeabilità placentare alla vitamina. L'attraversamento della membrana placentare avverrebbe solo per la Vit. D allo stato libero non legata alla proteina che la veicola (DBP). Nel neonato sono state riscontrate concentrazioni sieriche di Vit. D, che vanno dal 49% al 108% rispetto a quelle materne. Il fabbisogno medio di un neonato si aggira sulle 400 UI (unità internazionali) di Vit. D. Sono state osservate notevoli escursioni stagionali, con un

picco massimo nei mesi estivi, in rapporto all'esposizione e intensità della luce solare. Rilevante, per le indicazioni terapeutiche tra i derivati della vitamina D, il diidrotachisterolo, denominato anche A.T.10 o preparato antitetano N° 10-, definendosi tetania uno stato di contrattura muscolare dovuta a carenza di calcio. Più conosciuto l'impiego del termine "tetania" per definire la grave contrattura muscolare da infezione batterica per effetto della tossina tetanica. La struttura chimica di questo composto, diminuisce di circa 400 volte l'attività antirachitica rispetto alla D2, ma potenzia notevolmente l'incremento del tasso di calcio nel sangue e il metabolismo del calcio nel tessuto osteocartilagineo. Svolge inoltre una spiccata e documentata azione sia preventiva sia curativa antitumorale insieme ai numerosi e similari derivati sintetici, appositamente studiati. La carenza di Vit. D crea rachitismo, ancora diffuso, più nei primi anni di vita e, molto più raramente, negli adolescenti (rachitismo tardivo), oppure negli adulti (osteomalacia). Il danno interessa diffusamente il sistema scheletrico, che risente globalmente dell'alterato metabolismo del calcio, con manifestazioni a livello delle ossa lunghe, che portando il carico dell'organismo, risentono delle sollecitazioni meccaniche e, nel punto di giunzione tra epifisi e diafisi, presentano ispessimenti, che radiograficamente risultano scarsi di deposizione di calcio. Pertanto le ossa lunghe degli arti inferiori per minore rigidità e resistenza si deformano, incurvandosi di vario grado. Le ossa craniche presentano carenze di calcificazione a livello della fontanella che rimane aperta oltre i tempi fisiologici. Sono stati osservati alcuni casi in cui in presenza di concentrazioni insufficienti di Vit. D non si sono manifestati sintomi rachitici, mentre in altri, questi sintomi sono comparsi con concentrazioni nettamente più elevate della vitamina, perciò concorrono nel determinare il rachitismo altri fattori come la quantità di calcio e fosforo nella dieta e caratteristiche genetiche.
Tra i sintomi caratteristici il rilievo e l'evidenza delle costole dovuti a ispessimenti tra coste toraciche e cartilagini, definito "rosario rachitico". Si manifesta anche un certo rallentamento nella dentizione, con fragilità dei denti per scarsa deposizione di calcio e lesioni dello smalto. Questo quadro nei bimbi rachitici, nelle forme più evidenti, è accompagnato da astenia, fragilità degli epiteli aerodigestivi superiori e facilità a contrarre flogosi catarrali recidivanti o malattie infettive. Pertanto la Vit. D trova indicazioni sinergiche ai retinoidi, alla Vit. C, e alla Vit. E nel potenziamento dell'immunità naturale sia tissutale che umorale, nell'integrità degli epiteli e dei tessuti di sostegno, nel concorrere a regolare la crasi ematica. Le lesioni tipiche da carenza di Vit. D sono dovute a livello biochimico, a un sovvertimento del metabolismo minerale per carente assimilazione e utilizzazione del calcio e del fosforo da parte dei tessuti scheletrici. Nel sangue viene alterato il rapporto fisiologico tra calcio e fosforo, che normalmente è pari a 2. Il metabolismo del fosforo è profondamente alterato per caduta dai 4-6 mg % fisiologici a 1-2 mg % ed eliminazione eccessiva e patologica attraverso l'emuntorio renale. Questi studi sono stati condotti anche con radioisotopi che hanno consentito un completamento anche topografico del rapporto calcio/fosforo e della loro deposizione e distribuzione nel tessuto osteocartilagineo. L'assorbimento della D è intestinale, insieme ai lipidi. Dagli organi di deposito viene mobilizzata e utilizzata soprattutto nelle fasi prolungate di mancata esposizione alla luce solare, del cui spettro la frazione ultravioletta è responsabile della sintesi della D a livello cutaneo. È scarsamente contenuta negli ortaggi e nei vegetali verdi in genere. Si trova, soprattutto a livello del fegato dei pesci, nei grassi, nelle uova, nel latte, burro e derivati.

I recettori per la Vit. D sono ampiamente diffusi e sono stati individuati in oltre il 60% di tessuti biologici sani e tumorali, con netta prevalenza di localizzazioni nucleari. Per la sua struttura chimica e la liposolubilità, la Vit. D attraversa facilmente sia la membrana cellulare sia nucleare, dove in alta percentuale sono concentrati i recettori definiti convenzionalmente VDR, alcuni dei quali in comune ad ormoni steroidei, tiroidei e a retinoidi. Una vasta letteratura scientifica ha accertato, valorizzato e confermato la spiccata attività sia preventiva sia terapeutica della Vit. D nelle patologie neoplastiche. Diversi derivati sintetici della Vit. D, definiti deltanoidi, sono stati appositamente studiati per potenziare quest'attività antiblastica, riducendo contemporaneamente alcuni effetti collaterali, quali l'incremento eccessivo della calcemia che, a certi livelli, rappresenterebbe un limite all'uso terapeutico. I recettori VDR intervengono sulla trascrizione e sull'attività dei geni c-myc e c fos, e interagiscono formando eterodimeri per il recettore X dei retinoidi (RXR). Numerosi studi clinici sperimentali e *in vitro* sulla Vit. D3 e sui deltanoidi hanno evidenziato e confermato le modalità con cui si realizza l'effetto antiblastico: attivazione della differenziazione cellulare, induzione all'apoptosi, effetto antiproliferativo bloccando la mitosi cellulare in G1, azione sinergica ai retinoidi, Vit. C, Vit. E e MLT, nel potenziamento dell'immunità naturale e nel blocco dell'angiogenesi tumorale. Gli studi hanno interessato linee cellulari neoplastiche prevalentemente della mammella, ovaio, prostata, tessuto nervoso cerebrale, colon, cellule del midollo osseo con funzione ematopoietica e metastasi polmonari di melanoma e di osteosarcoma.
L'effetto preventivo della D3 è stato evidenziato da Launoy et al. in uno studio epidemiologico sui fattori di rischio e di protezione dall'insorgenza del carcinoma esofageo nella popolazione francese.

Effetto antiangiogenetico della Vit. D

Mantell et al. hanno evidenziato la capacità della Vit. D3 di inibire l'angiogenesi *in vivo* e *in vitro*. La modulazione dell'angiogenesi è una strategia riconosciuta per la prevenzione ed il trattamento delle patologie neoplastiche. L'effetto del metabolita attivo della Vit. D3 1'alfa,25-diidrossivitamina D3 sull'angiogenesi è stato studiato con modelli *in vitro* e *in vivo*. La Vit. D3 ha inibito significativamente lo sviluppo e la crescita *in vitro* indotti dal fattore di crescita endoteliale vascolare VEGF delle cellule endoteliali in modo dipendente dalla dose, ha inoltre inibito la formazione di cellule endoteliali allungate all'interno dei gel di collageno, la regressione era dovuta all'induzione all'apoptosi. L'effetto della D3 sull'angiogenesi *in vivo* è stato studiato usando un modello di cellule di carcinoma del seno MCF-7, in cui è stata indotta una sovraimpressione di VEGF, sono state eterotrapiantate sottocute insieme a cellule di carcinoma del senoMDA-435s in topi nudi. Il trattamento con la D3 ha prodotto tumori che erano meno vascolarizzati, rispetto a quelli che si erano formati nei topi trattati con il solo eterotrapianto. Questi risultati evidenziano l'uso potenziale della Vit. D3 sia nella prevenzione che nel trattamento dell'angiogenesi neoplastica.

Impiego della Vit. D in varie neoplasie

Da questa rassegna scientifica emerge evidente, e ampiamente documentata, la potente azione antiblastica della Vit D3 e derivati di sintesi (deltanoidi) in tutti i tumori. La Vit. D3 è un componente essenziale del MDB, che gli sperimentatori del metodo, coordinati dall'Istituto Superiore di Sanità, malgrado una ricetta scritta dal Prof. Di Bella e consegnata al Ministero della Sanità prima dell'inizio della sperimentazione, ingiustificatamente non inserirono tra i farmaci del metodo da sperimentare, se non nelle ultime fasi della sperimentazione, quando la progressione del male, in pazienti arruolati con aspettativa di vita tra 11 giorni e tre mesi aveva inattivato ogni possibile risposta terapeutica al farmaco. Anche per questa molecola come per gli altri componenti del MDB, quali retinoidi, melatonina, somatostatina, Vit. E, C, l'impiego oncoterapico era stato intuito e anticipato di oltre un ventennio dal Prof. Di Bella rispetto ai protocolli oncologici, che ancora, malgrado un'ampia e documentata conferma scientifica, non comprendono la D3, né altri componenti del MDB, altrettanto efficaci e documentati nelle loro proprietà antitumorali.

Impiego della Vit. D nei tumori prostatici

Essendo il tumore prostatico la seconda causa di morte per cancro negli uomini negli Stati Uniti, e probabilmente nel mondo, vanno attentamente considerati per un sostanziale progresso oncoterapico, i decisi effetti antiproliferativi, antimetastatici e antiangiogenetici della Vit. D3.
Ahonen et al. (5) hanno valutato con uno studio epidemiologico condotto per 13 anni su 19.000 uomini di mezza età il rapporto tra tasso sierico di Vit. D, e rischio di cancro alla prostata. I relativi rischi di cancro prostatico sono stati misurati mediante l'analisi di regressione logistica condizionale. Le conclusioni della ricerca hanno accertato in maniera chiara che il rischio di cancro alla prostata è tanto più elevato, quanto più basso è il tasso sierico di Vit D. Pertanto i bassi livelli di 25-Vit. D sono associati non solo ad un maggior rischio d'incidenza di tumore prostatico, ma ad un'insorgenza più precoce, e ad una maggiore aggressività.
Zhao et al. (6) hanno verificato che la combinazione di un derivato imidazolinico, il liarozole, combinato con la Vit. D3 inibisce la crescita del cancro prostatico DU 145, hanno inoltre sviluppato una tecnica per selezionare potenti deltanoidi dotati di alta capacità antiproliferativa e bassa attività calcemica, pertanto molto maneggevoli.
Polek et al. (7) hanno sintetizzato un nuovo deltanoide LG190119, che ha sperimentalmente dimostrato di esercitare una potente attività antiproliferativa nei carcinomi prostatici LNCaP eterotrapiantati in topi atimici, in assenza di effetti calcemici.
Sung e Feldman (8) hanno studiato l'effetto della Vit. D3 sull'adesione e la migrazione delle cellule di cancro alla prostata umano. La 1,25-diidrossivitamina D3, il metabolita ormonale attivo della Vit. D3, agisce attraverso un recettore nucleare specifico per inibire la proliferazione e promuovere la differenziazione di numerosi tipi di cellule tumorali, incluse le linee di cellule di cancro alla prostata LNCaP, DU145, e Pc-3. La Vit. D3 può anche far diminuire *in vitro* l'invasione delle linee di cellule di cancro alla prostata e al seno. Nelle linee di cellule di cancro alla prostata DU145 e Pc-3 la D3 ha dimostrato di inibire l'adesione alla membrana basale e la migrazione delle cellule. Questo effetto è in parte dovuto ad una diminuzione dell'espressione degli integrins alpha6 e beta4, che so-

no recettori della laminina associati ad una maggiore migrazione ed invasione delle cellule di cancro alla prostata *in vivo*. Questo studio ha dimostrato che la 1,25(OH)2D3, oltre a diminuire la proliferazione delle cellule tumorali, può anche inibire l'invasione delle cellule del cancro della prostata attraverso la moduazione di determinate molecole d'adesione della superficie delle cellule.

Campbell et al. (9) hanno sperimentato gli effetti antiproliferativi della 1,25(OH)2D3 su varie linee cellulari di cancro prostatico e del seno, anche in relazione ai meccanismi molecolari che mediano la sensibilità di queste cellule, cercando di identificare geni bersaglio critici direttamente o indirettamente regolati dalla Vit. D3, e percorsi potenzialmente interrotti durante la trasformazione. È stata così dimostrata l'induzione dell'espressione di mRNA della proteina di BRCA1, e l'attivazione trascrizionale da parte del promotore di BRCA1, mediante la Vit. D3 nella linea sensibile di cellule di cancro al seno MCF7. Ciò non è stato osservato nella linea di cellule di cancro al seno MDA-MB-436 resistente alla Vit. D3. L'induzione del mRNA è stata bloccata dal cicloesammide. Ciò ha evidenziato che l'attivazione trascrizionale è indirettamente mediata dal recettore della Vit. D3 (VDR). L'inibizione dei livelli delle proteina di VDR, mediante l'inattivazione stabile del VDR, ha ridotto la sensibilità di MCF-7 alla Vit. D di 50 volte. L'esame di altre linee di cellule di cancro alla prostata ed al seno, ha evidenziato che la sensibilità agli effetti antiproliferativi della Vit. D3, è intimamente collegata alla capacità di modulare la proteina di BRCA1. Inoltre l'espressione del recettore dell'estrogeno in queste linee di cellule è fortemente legata alla loro sensibilità alla Vit. D3 e alla loro capacità di modulare l'espressione di BRCA1. In parte pertanto gli effetti antiproliferativi della Vit. D3 sarebbero mediati dall'induzione della BRCA1, mediante attivazione trascrizionale dei fattori indotti da VDR, ed è possibile che in certi stadi e in certe situazioni questo percorso s'interrompa, costituendo un possibile fattore eziopatogenetico tumorale. A differenza di altre molecole antitumorali come la somatostatina, non è stato sperimentato, e sarebbe utile farlo, quali dosaggi, tempi e modalità di somministrazione siano ottimali per assicurare l'attivazione, l'incremento e il mantenimento di un'efficiente e fisiologica funzionalità recettoriale antiblastica VDR.

Il dato è confermato da Barreto et al. (10), che affermano nella loro pubblicazione, che la 25-idrossivitamina D3 inibisce la proliferazione delle cellule epiteliali prostatiche primarie, e il dato è ormai ampiamente condiviso. Ciò ha stimolato un crescente interesse per gli analoghi della Vit. D, come agenti terapeutici antiblastici. L'uso terapeutico della $1,25(OH)_2D3$ trova i suoi limiti nell'incremento del tasso calcemico. Gli Autori hanno sperimentato la 25-idrossivitamina D3(25-OH-D3), che è molto meno calcemica, ed è convertita in 1,25(OH)2D3 dall'enzima mitocondriale 1-alpha-idrossilasi. Recentemente gli stessi Autori, hanno dimostrato una notevole attività di –alpha-idrossilasi nelle cellule prostatiche umane. L'espressione del gene della 1-alpha-idrossilasi, in quattro gruppi di cellule prostatiche, è stata effettuata mediante amplificazione della PCR di trascrizione inversa (RT-PCR) della 1-alpha-idrossilasi. Sia la 25-OH-D3, che sarebbe convertita intracellularmente in $1,25(OH)_2D3$, che quest'ultima, nei loro effetti antiproliferativi sono state studiate con analisi di crescita ad alta intensità ed analisi di crescita clonale in due diversi gruppi di cellule prostatiche. Le due molecole hanno dimostrato simile e potente effetto antiproliferativo, dipendente dal tempo e dalla dose. L'inibizione della crescita era

evidente a 1 nM e l'inibizione massima è stata osservata a 100 nM entro 10-12 giorni dall'esposizione. Questi esperimenti dimostrano come queste sostanze biologiche possano razionalmente entrare a far parte delle usuali terapie oncologiche, e questa linea di studio selezionerà prodotti sempre più efficaci e maneggevoli. Infatti gli Autori concludono che il metabolita 25-OH-D3, dotato di attività antitumorale rapportabile alla 1,25$(OH)_2$D3, non avendone l'attività calcemica che rappresenta un limite di maneggevolezza terapeutica, rappresenta un progresso nell'ambito della terapia oncologica biologica.
Hsu et al. (11) hanno dimostrato l'importanza di un enzima normalmente contenuto nelle cellule prostatiche, nell'attivare la trasformazione endocellulare del precursore 25-idrossivitamina D3, poco calcemico, in 1,25 $(OH)_2$D3, dotato di note proprietà antiproliferative anti invasive/metastatiche, prodifferenzianti. Gli Autori hanno riscontrato nelle cellule tumorali prostatiche un'attività dell'alfa idrossilasi nettamente inferiore rispetto alle cellule normali o dell'ipertrofia prostatica semplice (BPH), collegandola a un'inattivazione dell'effetto antiblastico del 25(OH)D3.
Tavani et al. (12) hanno condotto uno studio epidemiologico sul controllo del cancro prostatico nel Nord Italia tra il 1985 e il 1992 su 288 casi e 762 controlli, documentando una diminuzione del rischio di cancro prostatico. Il dato è confermato da Balaji et al. (13), su topi nudi eterotrapiantati con cellule di cancro prostatico LNCaP, che non hanno avuto alcuna progressione tumorale per una dieta ricca di calcio.
Chokkalingam et al. (14) hanno studiato su 495 casi nella popolazione cinese l'incidenza di tumore prostatico evidenziando la possibilità di interazione dei sistemi recettoriali regolatori dell'azione della Vit. D e IGF. La Vit. D3, attivando il VDR (recettore della Vit. D), oltre a inibire lo sviluppo del tumore prostatico, aumenta l'espressione della proteina legante il fattore di crescita similinsulinico IGF.
Questo risultato è confermato dal lavoro di Boyle et al. (15), che hanno sperimentalmente accertato la proprietà della D3 d'incrementare l'espressione della proteina 3 legante l'IGF(IGFBP3), la cui presenza è indispensabile per attivare l'effetto antiproliferativo della D3. Sia la D3 che IGFBP3 attivano la proteina inibitoria della chinasi ciclin-dipedente p21/WAF 1, che media il loro effetto antiproliferativo.
Yeung et al. (16) hanno evidenziato l'importanza di un piccolo polipeptide "osteocalcina" la cui espressione non è stata evidenziata solo negli osteoblasti maturi, ma anche nelle cellule tumorali prostatiche anche metastatiche nel tessuto osseo. Gli Autori hanno individuato le basi molecolari dell'interazione e coordinazione di fattori di trascrizione sotto stretta regolazione di mediatori paracrini e autocrini, responsabili del comportamento delle cellule tumorali prostatiche androgeno-dipendenti come osteoblasti.
Crescioli et al. (17) hanno condotto uno studio sulla capacità della Vit. D3 di inibire la segnalazione del fattore di crescita dei cheratinociti e di indurre apoptosi nelle cellule di cancro umano della prostata, che per l'alta incidenza e mortalità, comune ai tumori androgeno-dipendenti, hanno la prognosi peggiore, e sono refrattari a quasi tutti i tipi di terapia disponibili. La Vit. D3 rappresenta una delle nuove opportunità di trattamento che consentono di migliorare una prognosi abitualmente infausta con le tradizionali terapie. Gli Autori hanno studiato l'effetto di un derivato sintetico della D3 (deltanoide) sulla proliferazione di cellule del cancro prostatico in condizioni basali, e dopo trattamento con KGF, uno dei fattori di crescita prostatici, coinvolto nella progressione di

questo carcinoma.
Nella linea di cellule androgeno-dipendenti DU145, gli Autori hanno studiato l'effetto del deltanoide, di KGF, e della loro reciproca interazione sulla fosforilazione della tirosina, sull'espressione di bcl2 e sull'apoptosi. Lo studio sperimentale ha evidenziato la capacità antiproliferativa dose-dipendente del deltanoide, sia in condizioni basali, che dopo stimolazione con KGF. Inoltre il deltanoide ha indotto la diminuzione dell'espressione basale di bcl 2, con relativo effetto proapoptotico.

Impiego della Vit. D nei tumori ovarici

Ahonen et al. (18) hanno anche condotto una ricerca sul rapporto tra i recettori dell'androgeno e recettori della Vit. D (VDR) nel cancro ovarico umano, partendo dalla considerazione che la 1,25-diidrossivitamina D3, e gli androgeni sono essenziali per la crescita e la differenziazione dei tessuti riproduttivi umani. Sono state studiate le possibili interazioni tra la Vit. D3 e gli androgeni nella linea di cellule di cancro ovarico umano OVCAR-3, evidenziando che sia il DHT (diidrotestosterone) che la Vit. D3 regolano la crescita delle cellule OVCAR-3. Un trattamento di nove giorni delle cellule OVCAR-3 con 100 nM di DHT, ha provocato una stimolazione del 48% della crescita, mentre un'inibizione della crescita del 73% è stata osservata dopo il trattamento con 100nM di 1,25$(OH)_2$D3. La combinazione di Vit. D3 con DHT, ha evidenziato chiaramente che la Vit. D3 riduce l'effetto di stimolazione della crescita del DHT sulle cellule OVCAR-3. L'analisi *Western blot* ha evidenziato non solo che queste cellule contengono recettori della Vit. D3 (VDR) e dell'androgeno (AR), ma che l'espressione di VDR e AR è incrementata dai rispettivi leganti. L'aumento di AR mediante Vit. D3 e di VDR mediante DHT fornisce la prova dell'interazione tra 2 percorsi di segnalazione nelle cellule OVCAR-3. Nelle ovaie di ratto i VDRs e gli ARSs sono stati evidenziati mediante indagine immunoistochimica nelle cellule della granulosa e della theca, e gli ARs nelle cellule della granulosa e dell'epitelio di superficie. Nei casi di cancro ovarico umano studiati, il 43% erano positivi ai VDR, ed il 64% agli AR. La combinazione dei risultati suggerisce che la crescita del tessuto ovarico potrebbe essere regolata dalla Vit. D3 e dall'androgeno.

Impiego della Vit D. nei tumori renali

Fujioka et al. (19) hanno studiato i livelli nel siero della 1,25-diidrossivitamina D<<1,25$(OH)_2$D>> in pazienti con carcinoma delle cellule renali (RCC), e l'influenza della 1,25$(OH)_2$D3 sulla comunicazione intercellulare degli spazi di giunzione (GJIC) durante la carcinogenesi. I livelli di Vit. D nel siero sono stati misurati mediante un'analisi competitiva di legame della proteina usando il metodo cromatografico. Con l'esame MTT, concentrazioni non citotossiche di Vit. D3 e dei promotori del tumore (NDMA) ed (EHEN), sono state testate contro cellule tubulari prossimali renali umane poste in coltura (HRPTCs). La funzione GJIC è stata analizzata mediante tecnica *scrape –loading*. L'espressione di mRNA di CX43 è stata inoltre esaminata mediante reazione a catena della polimerasi-transcriptasi inversa (RT-PCR). I livelli di Vit. D nel siero in pazienti con RCC, erano più bassi di quelli nei controlli ($p<0,001$). I pazienti con tumori T3,T4,

a crescita rapida, presentavano livelli più bassi di Vit. D, rispetto ai pazienti con tumori T1,T2, a crescita lenta ($p<0,001$). Inoltre la Vit. D ha aumentato la funzione di GJIC dei HRPTCs ($p<0,05$) mentre NDMA ed EHEN, l'hanno soppressa ($p<0,05$). Quando le cellule sono state trattate simultaneamente con i promotori del tumore e la Vit. D3, le funzioni di GJIC sono rimaste ai livelli di pretrattamento. È stata evidenziata l'espressione di mRNA di CX43 nei RPTECs trattati simultaneamente con EHEN e Vit. D3. Questi dati suggeriscono che una diminuzione del livello di Vit. D3, è uno dei fattori di rischio per lo sviluppo e la progressione dei RCC e la Vit. D3 può impedire i RCC, conservando GJIC durante la carcinogenesi.
Wagner et al. (20) hanno ulteriormente confermato l'effetto antiblastico, antiproliferativo e proapoptotico della Vit. D3 nei tumori delle cellule renali. Considerando che il fattore di trascrizione del tumore di Willis WT1 è necessario per lo sviluppo del rene e agisce pertanto da fattore di crescita, gli Autori hanno dimostrato che il metabolita attivo della D3 (1,25-Diidrossivitamina D), ha fortemente inibito la proliferazione delle cellule HEK 293 (cellule embrionali umane renali) infettate con WT1. L'esposizione alla D3 ha indotto l'apoptosi delle cellule HEK infettate con WT1, dimostrando che l'attivazione trascrizionale di VDR mediante WT1 ha effetto proapoptotico.

Impiego della Vit. D negli osteosarcomi

È stato accertato un potenziamento della prevenzione per l'uso sinergico della Vit. E, D3, acido retinoico. Barroga et al. (21) hanno pubblicato nel 1999 su *Zentralblatt fur Veterinarmedizin*, uno studio dal titolo "Induzione di differenziazione funzionale e inibizione della crescita *in vitro* di osteosarcoma canino, mediante 22-oxacalcitrol, calcitrolo e acido trans retinoico". Hanno accertato che il deltanoide sintetico 22-oxacalcitrol (OTC) e l'acido trans retinoico (ATRA) inducono una maturazione fenotipica delle cellule dell'osteosarcoma canino (POS) in cellule funzionalmente mature, differenziate, fisiologicamente normali, attivando parallelamente un'inibizione della proliferazione cellulare neoplastica. Gli stessi Autori nel 2000, nella stessa rivista, hanno pubblicato uno studio sulle metastasi polmonari da cellule di osteosarcoma, che rappresentano la prima causa di mortalità di questa varietà tumorale. Fu studiata una linea cellulare con spiccata tendenza alle metastasi polmonari, definita POS(HMPOS), notando un'evidente e significativa soppressione della proliferazione cellulare neoplastica, la riduzione a 1/3 di micronoduli polmonari metastatici nei ratti da esperimento trattati con acido retinoico da solo e assenza di metastasi polmonari nei ratti trattati con Vit. D più acido retinoico. Gli Autori concludono che questo studio ha dimostrato un'attività della Vit. D insieme all'acido retinoico, di differenziazione cellulare, antiproliferativa, proapoptotica, antimetastatica.
Rao et al. (22) hanno studiato l'attività biologica della D3, e del suo analogo di sintesi 1alfa,25diidrossi-16-ene-vitamina D3 nei normali osteoblasti e nelle cellule SaOS-2 di osteosarcoma umano. Gli Autori hanno evidenziato che l'attività biologica della D3 e deltanoide è condizionata dal grado di differenziazione e modulata dal 17-beta estradiolo.
Hara et al. (23) hanno studiato l'effetto della D3 sull'attività proliferativa, e monitorato la grandezza del tumore e la capacità di diffusione metastatica di osteosarcomi Dunn murini. La D3 ha soppresso in maniera significativa e dose-dipendente, la crescita dell'osteo-

sarcoma. Se la D3 è somministrata da 2 giorni prima, fino a due settimane dopo il trapianto di tumore, si verificano molte metastasi in meno rispetto al gruppo di controllo. Nozaki et al. (24) hanno condotto uno studio clinico su 29 pazienti affetti da osteosarcoma, trattati con D3. Nel gruppo di pazienti trattati la percentuale di sopravvivenza a 10 anni era del 61,1%, mentre nel gruppo non trattato con D3, ma con adriamicina e cisplatino, la percentuale di sopravvivenza a 10 anni era del 33,9%.

Impiego della Vit. D nei melanomi

Yudoh, Matsuno et al. (25) hanno pubblicato nel 1999 sul *Journal of Laboratory & Clinical Medicine* una ricerca sperimentale dal titolo "La 1-alfa,25-diidrossivitamina D3 inibisce *in vitro* l'invasività nella matrice extracellulare e *in vivo*, le metastasi polmonari nel melanoma B16 nei topi". Lo studio è di notevole interesse perché non solo accerta l'effetto antimetastatico della Vit. D, ma ne chiarisce modalità e meccanismo d'azione attraverso l'inibizione della degradazione delle barriere della matrice extracellulare (ECM) da parte delle cellule tumorali mediante la collagenolisi. Pertanto la Vit. D impedisce sia l'adesività delle cellule neoplastiche alla ECM, che il suo superamento attraverso la degradazione per collagenolisi. Nei modelli di metastasi polmonari spontanee e sperimentali dei topi, il trattamento con D3 ha impedito la diffusione metastatica.
Significativo è il titolo della pubblicazione di Hisatake, Kubota et al. (26) "5,6-trans16-ene-Vit. D3: una nuova classe di potenti inibitori delle cellule leucemiche, mielosi, prostata, seno". È stato evidenziato un potente effetto antiproliferativo del nuovo deltanoide (1,25-OH-2-16-ene-5,6-trans-D3) sulle linee di cellule (MCF-7) di cancro al seno, di quelle (LNCaP) di cancro alla prostata e delle linee di cellule (HL-60) della leucemia mieloide. L'inibizione alla crescita era in gran parte irreversibile ed era dovuta ad un blocco in G0-G1 della mitosi cellulare con forte inibizione della clono-proliferazione e invasività. Anche Blutt et al. hanno sperimentalmente dimostrato che analoghi della 1alfa,25-diidrossivitamina D3 (calcitriolo) inibiscono la crescita di tumori LNCaP nei topi nudi. Gli Autori, in considerazione che le attuali possibilità terapeutiche farmacologiche nel tumore prostatico sono limitate e insoddisfacenti, hanno sperimentato le nuove possibilità offerte dalla Vit. D in terreni di coltura, in cui l'analogo della Vit. D3 inibisce decisamente la crescita di cellule del cancro alla prostata LNCaP, determinando un accumulo di cellule in G0-G1 e la sucessiva apoptosi. L'evidenza di questi dati sperimentali porta gli Autori a concludere che gli analoghi della Vit. D3 sono dotati di evidenti proprietà antiproliferative e pertanto rappresentano un nuovo potenziale ed efficace agente terapeutico antitumorale.

Impiego della Vit. D nei tumori cutanei

Majewski (27) nel maggio 2000 ha pubblicato un articolo su *Current Pharmaceutical Design* evidenziando l'effetto della D3 e dei deltanoidi nelle lesioni precancerose cutanee e nei tumori della pelle e discutendo i meccanismi cellulari e molecolari della loro attività antineoplastica, confermando gli effetti antiproliferativi, prodifferenzianti, induttori all'apoptosi e d'inibizione dell'angiogenesi tumorale. Si va ulteriormente confermando il

dato del sinergismo con i retinoidi. Gli Autori sottolineano l'importanza dell'uso combinato retinoidi-Vit. D nella prevenzione delle lesioni cutanee ad alto rischio per impedirne l'involuzione neoplastica o nelle lesioni tumorali iniziali della pelle, in cui il trattamento può essere risolutivo.
Una conferma deriva dagli studi di Nakayama et al. (28), in cui l'uso della Vit. D3 migliora la pigmentazione delle macchie cutanee e inibisce lo sviluppo dei neurofibromi nel morbo di Recklinghausen.

Impiego della Vit. D nei tumori del seno

Verlinden et al. (29) confermando il dato dell'effetto antiblastico della D3, ne hanno studiato e approfondito il meccanismo d'azione sia *in vitro*, sia in animali da esperimento trapiantati con cellule MCF-7 del tumore della mammella, concludendo che la D3 e suoi analoghi di sintesi bloccano in fase G1 il ciclo cellulare impedendo la proliferazione cellulare e abbattendo le concentrazioni di cyclin C e D1, noti attivatori della riproduzione cellulare. Babina et al. (30) hanno sperimentalmente dimostrato che i mastociti di leucemia (HMC-1) sono sensibili alla 1alfa-25-diidrossivitamina D(3) che promuove selettivamente l'espressione delle molecole di adesione ICAM-3, in modo dipendente dal tempo e dalla dose. Ciò dimostra che i mastociti umani, come altre cellule mieloidi, sono sensibili alla D3. I risultati della citometria di flusso sono stati confermati mediante RT-PCR, che evidenzia una maggiore aggregazione *homotypic* mediata da ICAM 3 delle cellule pretrattate con D3. Essendo la risposta cellulare mediata dai recettori VDR della D3 è stata anche esaminata la sua espressione nei mastociti umani. La tecnica RT-PCR ha individuato la presenza di VDR nei mastociti umani della leucemia (HMC1), nei mastociti della pelle, e negli estratti nucleari delle cellule HMC1 mediante analisi *Western blot*. Questi studi, evidenziando il patrimonio recettoriale VDR nei mastociti di leucemia, confermano le indicazioni cliniche oncoterapiche della D3, componente del MDB. Bayramgurler et al. (31) hanno pubblicato risposte positive al trattamento topico con derivati della Vit. D (calcipotriol), in casi di ipercheratosi nevoide del capezzolo e dell'areola.
Larsen et al. (32), considerando che la maggior parte delle pazienti con cancro del seno trattate con antiestrogeno, sviluppa una progressiva resistenza al trattamento, concludono che è necessario studiare nuovi agenti terapeutici efficaci, tra cui EB1089 derivato sintetico della Vit. D3, che hanno sperimentato. È emersa dalla sperimentazione che due diverse linee di cellule di cancro del seno umano MCF-7 resistenti agli antiestrogeni, sono sensibili a EB1089, che esercita il suo effetto antitumorale attraverso l'inibizione dell'espressione della proteina anti-apoptotica Bcl-2, favorendo conseguentemente l'apoptosi. L'estradiolo annulla l'effetto di EB1089.
L'effetto antitumorale della D3 e deltanoidi può essere monitorato attraverso il dosaggio di Bcl-2, usata come indicatore.
Pirianov et al. (33) hanno studiato i meccanismi complessi e in parte sconosciuti con cui l'analogo CB1093 della D3 promuove l'apoptosi comparandone l'effetto con altri mediatori noti dell'apoptosi come TNF-alfa e il ceramide su cellule di cancro al seno MCF-7, Hs578T,T47D. L'apoptosi si realizza attraverso il coinvolgimento della fosfolipasi A (2) citosolica, attivata dalla D3 e analoghi. Il trattamento con il solo TNF non ha

indotto frammentazione di DNA e apoptosi nelle tre linee cellulari, mentre il trattamento col solo deltanoide CB1093, ha indotto la perdita di vitalità delle cellule e frammentazione del DNA e apoptosi, accompagnata dall'attivazione della fosfolipasi A2. Gli Autori concludono che il deltanoide CB1093 rafforza la risposta delle cellule di cancro al seno al TNF-alfa, disattiva l'effetto antiapoptotico dell'inibitore delle caspasi ad ampio spettro z-VAD-fmk, e che esiste un'altra via apoptotica caspasi-indipendente, mediata dalla Vit. D3 e deltanoidi, con il coinvolgimento della cerammide e fosfolipasi A2 cPLA. Akutsu et al. (34) nel carcinoma delle cellule squamose del seno, hanno identificato un nuovo meccanismo d'azione antiproliferativo della Vit. D attraverso l'induzione di un gene bersaglio della Vit. D3, l'anfiregulina, che interferisce col fattore di crescita epidermica. Gli Autori hanno documentato, un aumento del mRNA dell'anfiregulina da parte della D3, che costituisce uno dei percorsi antiproliferativi della D3.

Impiego della Vit. D nei tumori pancreatici

Evans et al. (35) hanno condotto uno studio di fase 2 con un deltanoide (seocalcitol) in pazienti con cancro pancreatico inoperabile, partendo dalla considerazione che il cancro pancreatico esocrino è refrattario ai trattamenti convenzionali, ed è pertanto necessario trovare nuove possibilità terapeutiche. Il deltanoide seocalcitol (EB1089), può inibire lo sviluppo, indurre la differenziazione e l'apoptosi non solo di linee cellulari di cancro *in vitro*, ma inibire lo sviluppo di eterotrapianti pancreatici di cancro *in vivo*. Sono stati trattati per os 36 pazienti con cancro pancreatico avanzato, aumentando gradualmente la dose giornaliera fino al limite del tasso calcemico tollerabile, procedendo poi con una terapia di mantenimento e monitorando la calcemia. Il trattamento alle dosi di 10-15 microgrammi giornalieri è ben tollerato, senza dare risposte obiettive evidenti, ma portando gli Autori a conclusione dello studio a raccomadare ulteriori studi in condizioni iniziali della malattia neoplastica, per definire con maggiore attendibilità le reali possibilità citostatiche della Vit. D3 e derivati (deltanoidi).

Impiego della Vit. D3 nei tumori del colon

Bareis et al. (36) hanno evidenziato mediante analisi RT-PCR la stretta interdipendenza funzionale tra espressione di 25-idrossivitamina D-1 alfa-idrossilasi (1 alpha-OH-ase) e di 25-idrossivitamina D24-idrossilasi (24-OH-ase) e stato di differenziazione delle cellule tumorali del colon. La sovraespressione di 1-alpha-OH-ase coincide con una maggiore differenziazione, mentre la progressione tumorale si accompagna a livelli decrescenti dell'enzima. Infatti le cellule del carcinoma del colon scarsamente differenziate esprimono bassi livelli di mRNA della 1-alpha-OH-ase, mentre la 24-OH-ase, che limita l'efficacia antimitotica della Vit. D3, è sovraespressa, ed è significativo il dato che questo aumento coincida con le fasi finali della progressione neoplastica del cancro del colon. Dalla ricerca emerge pertanto un'ulteriore conferma del determinante ruolo antitumorale della Vit. D3 in quanto i tumori ben differenziati e poco aggressivi producono *in situ* la Vit. D3; la sua concentrazione, e pertanto l'attività antimitotica è direttamente proporzionale alla concentrazione di 1-alpha-OH-ase e inversamente a quella di 24-OH-ase.

Holt et al. (37) hanno dimostrato sperimentalmente che la proliferazione delle cellule epiteliali del colon diminuisce con l'aumento dei livelli nel siero di 25-idrossivitamina D, partendo dalla considerazione che studi epidemiologici suggeriscono un ruolo potenziale della Vit. D nella prevenzione del cancro del colon. Gli studi sull'effetto antiblastico della Vit. D3 sono in gran parte incentrati sul suo metabolita attivo 1,25-diidrossivitamina D, che ha la capacità di interagire con i recettori nucleari della Vit. D (VDR) in vari organi. Alcuni studi hanno dimostrato la presenza di mRNA del 1 alfa-idrossilasi nel normale epitelio colon-rettale e nel cancro colon-rettale, pertanto la Vit. D può avere un ruolo importante nel determinare gli effetti del calcio sulla proliferazione epiteliale colon-rettale e può spiegare alcune delle discrepanze precedentemente riscontrate negli studi che esaminavano il ruolo diretto del calcio sull'epitelio colon-rettale.
Ingles et al. (38) hanno sperimentalmente dimostrato che il polimorfismo del recettore della Vit. D incrementa il rischio di adenomi colon-rettali e l'effetto può essere modificato dall'apporto della Vit. D e del calcio. Il dato è confermato da Jarvinen et al. (39) che hanno condotto uno studio prospettico sul rapporto tra dieta ricca di latte e calcio e incidenza dei tumori del colon, concludendo che un alto consumo di latte rappresenta un'efficace profilassi dei tumori del colon. A identici risultati è giunta la pubblicazione di Lamprecht et al. (40), che hanno fornito prove convincenti che le diete ricche di calcio e Vit. D esercitano un evidente effetto inibente sulla carcinogenesi del colon retto, evidenziandone il meccanismo d'azione.
Palmer et al. (41) hanno condotto uno studio su varie linee di cellule umane di carcinoma del colon, evidenziando un effetto differenziante della $25(OH)_2D3$ attraverso l'induzione di E-caderina e altre molecole di adesione e attivando il VDR.
Peters et al. (42), considerando che gli studi sperimentali suggeriscono che la Vit. D ed il calcio proteggono dal cancro riducendo la proliferazione e inducendo la differenziazione, e che la loro azione è mediata dal recettore VDR, decodificato dal gene VDR, hanno studiato il polimorfismo di Fok 1 del gene di VDR. Sono stati arruolati nello studio 239 ammalati con adenomi colon-rettali istologicamente confermati con un gruppo di controllo di 228 individui risultati sani alla colon-sigmoidoscopia. Lo studio ha concluso che più è alta la concentrazione di D3 nel siero, minore è il rischio di cancro colon-rettale, infatti per ogni aumento di 10 nanogrammi per millilitro di 25-(OH)D nel siero, il rischio di adenoma colon-rettale diminuisce del 26%. Il rapporto inversamente proporzionale tra tasso sierico di Vit. D3 e cancro del colon-retto è potenziato dall'assunzione di calcio sopra la media, mentre il polimorfismo Fok 1 di VDR non ha modificato l'effetto della Vit. D3 e calcio. Uno studio sul ruolo dei genotipi del recettore della D3, dell'estrogeno e del recettore del calcio nella patogenesi del cancro colon-rettale è stato condotto da Speer et al. [Orv He 142 (18):947-51] su 56 pazienti. Sono stati considerati anche l'espressione di erb B-2, del recettore del fattore di crescita epidermica EGFR, di ras, di p53, e il loro rapporto con i genotipi dei recettori sensibili al calcio. La presenza degli alleli XX del gene del recettore dell'estrogeno, è significativamente correlata con la sovraespressione nei tumori del recettore di IGF. La variante allelica AA del gene sensibile al calcio era più frequente nei pazienti con cancro al colon rispetto ai controlli. In conclusione i polimorfismi del gene del recettore della Vit. D, calcio ed estrogeno, accompagnati da una variable espressione dell'oncogene, possono favorire lo sviluppo del

cancro colon-rettale. Tangpricha et al. (43) hanno identificato L'RNA messaggero (mRNA) della 25-idrossivitamina D-1 alfa idrossilasi nel colon sano, nei tumori del colon, e nell'adiacente tessuto normale. Hanno confermato il ruolo della Vit. D nella regolazione della crescita cellulare e nella protezione contro il cancro del colon, individuando una correlazione tra incremento di rischio di tumori del colon e zone del pianeta irradiate da minor quantità di luce solare.

Impiego della Vit. D nei tumori epatici

Gascon-Barre et al. (44) hanno ricercato l'espressione di CYP"/A, un gene che decodifica un'idrossilasi della Vit. D-25 nel fegato e reni umani, riscontrandone un significativo incremento nei tumori epatici.
Akhter et al. (45), partendo dal dato acquisito che la 1-alpha,25-diidrossi vitamina D3 (1,25[OH]$_2$D3) inibisce la proliferazione cellulare nelle neoplasie del colon, della prostata, del melanoma, dell'osteosarcoma, del seno, nella fondata ipotesi (anticipata 20 anni fa dal Prof. Di Bella), che possa intervenire in ogni forma neoplastica (come gli altri principi del MDB) ne hanno studiato l'azione nei tumori epatici. Ponendo in coltura una linea umana di cellule di tumore epatico (Hep G2) sia con D3, che con i due analoghi EB1089 e CB1093 hanno determinato la proliferazione cellulare attraverso l'assorbimento di [^{3}H] timidina, misurando il numero delle cellule con conteggio d'esclusione del blu tripano. Dopo 5 giorni di trattamento, la Vit. D e i due deltanoidi hanno inibito del 90% la proliferazione cellulare. La capacità della D3 di intervenire sia a livello di profilassi che di terapia degli epatocarcinomi è stata evidenziata da Basak et al. (46). Gli Autori sottolineano che la D3 "è ormai in prima linea sia nella chemioprevenzione che nella terapia del cancro per il suo evidente effetto regolatore sulla crescita, sulla differenziazione e sull'apoptosi cellulare", confermando così pienamente e ulteriormente la perfetta razionalità dei criteri d'impiego antitumorali della D3 nel MDB. Sono state somministrate a ratti molecole come dietilnitrosammina e fenobarbital, capaci di promuovere nei ratti cambiamenti ultrastrutturali del parenchima epatico anticipatori dell'epatocarcinoma, rilevando che la somministrazione di D3 inibisce significativamente la perossidazione epatica dei lipidi citosolici e protegge le membrane cellulari dai radicali liberi. La D3 ha inoltre dimostrato di esercitare un effetto protettivo massimo sulla normale architettura cellulare degli epatociti rispetto ai ratti del gruppo di controllo, e di mantenere la concentrazione del citocromo epatico P 450 a livello fisiologio, diversamente dai gruppi di controllo.
Finlay et al. (47), in considerazione del limite ipercalcemico della D3, e della sua escrezione principalmente biliare, dopo il catabolismo epatico, hanno sperimentato negli epatocarcinomi, l'infusione nell'arteria epatica di alte dosi di D3. I pazienti studiati sono rimasti normocalcemici, malgrado dosaggi fino a 10 mcg/die, senza altri effetti collaterali.

Impiego della Vit. D3 nelle leucemie

Consolini et al. (48), essendo già noti gli effetti differenzianti e antiproliferativi della Vit. D3 nelle cellule normali e leucemiche di origine mieloide, hanno studiato la risposta alla D3 sulla crescita dei progenitori linfoidi normali e su quelli maligni di leucemia linfoblastica acuta B. Sono state studiate colonie cellulari *in vitro* di cellule linfoblastiche B, esaminando mediante RT-PCR la presenza di VDR. La D3 ha chiaramente dimostrato un'evidente attività antiproliferativa, non legata al recettore, di cui è stata dimostrata l'assenza. Pertanto la D3 mediante meccanismi non recettoriali, può esercitare una potente azione antiproliferativa e prodifferenziante.

Impiego della Vit. D3 nei neuroblastomi

Stio et al. (49) hanno sperimentato su colture cellulari umane di neuroblastoma SH-SY5Y, gli effetti antiproliferativi sinergici di acido retinoico e della Vit. D3 e derivati sintetici. I livelli della proteina c-myc sono notevolmente diminuiti dopo il trattamento per una settimana con acido retinoico. L'associazione con la D3 ha portato ad un'inibizione sinergica e potenziata rispetto al solo acido retinoico, confermando oltre alla notevole potenza antiproliferativa di due principi terapeutici del MDB, il concetto fondamentale del sinergismo secondo l'innovativo principio del Prof. Di Bella del reciproco potenziamento fattoriale dei principi attivi del Suo metodo.
Trouillas et al. (50) considerando che le terapie classiche e i recenti tentativi di terapia medica degli astrocitomi anaplastici e dei glioblastomi non danno risultati, hanno condotto uno studio di fase 2 con un analogo della D3 (1-alfa idrossicalciferolo) su undici pazienti affetti da astrocitomi anaplastici e glioblastomi. Due pazienti affetti da glioblastoma e un paziente affetto da astrocitoma di grado III hanno risposto in maniera altamente significativa con una progressiva regressione radiologicamente documentata, e una remissione clinica completa osservata rispettivamente per 7,5 e 4 anni. Dei rimanenti pazienti affetti da glioblastoma, 2 su 10 dopo 4 anni erano ancora in vita, contro un periodo medio di sopravvivenza di questa malattia di 21 mesi. In conclusione, ad ennesima conferma della razionalità e dell'intuito del Prof. Di Bella che aveva anticipato di oltre 20 anni l'impiego oncoterapico della D3, oggi anche studi clinici ne confermano l'effetto ridifferenziante, antiproliferativo e proapoptotico, dopo quelli *in vitro* e su animali eterotrapiantati.

Impiego della Vit. D3 nei tumori tiroidei

Liu et al. (51) hanno studiato l'effetto della Vit. D3 e dell'analogo sintetico EB 1089 sulla crescita del carcinoma tiroideo attraverso l'incorporazione della [^{3}H]timidina e l'immunomarcatura di Mib-1. Sono stati accertati effetti antiproliferativi dose-dipendenti. La D3 e EB 1089 hanno indotto una maggior espressione nucleare della proteina dell'inibitore della chinasi dipendente dalla ciclina P27(kip1). Questa ricerca ha dimostrato un nuovo meccanismo d'azione dell'inibizione da parte della D3 e deltanoidi della crescita delle cellule di carcinoma tiroideo mediante ipofosforilazione di P 27, una minor associazione con Skp2 e conseguente accumulo.

Impiego della Vit. D3 nei tumori della testa e del collo

Femiano et al. (52) hanno condotto uno studio clinico su quaranta pazienti affetti da leucoplachia orale istologicamente confermata. Venti furono topicamente trattati con acido retinoico e altrettanti con Vit. D3. In entrambi i gruppi è stata registrata una massiva riduzione delle lesioni ipercheratosiche, che sia per l'acido retinoico che per la D3, hanno raggiunto l'80%. Anche questo studio conferma pienamente il razionale e l'efficacia del MDB.
Hager et al. (53) hanno confermato gli studi di Femiano et al. evidenziando che uno dei meccanismi antiblastici della D3 si realizza attraverso l'induzione di un'elevata espressione di P21 e P27, regolatori del ciclo cellulare. Su una linea di cellule di carcinoma squamoso della testa e del collo SCCHN 1,25 diidrossi Vit. D3, ha dimostrato attività antiproliferativa e prodifferenziante con un arresto del ciclo cellulare in fase G0/G1, mediata dal recettore della Vit. D. Per spiegare i meccanismi molecolari del blocco G0/G1 è stata studiata l'influenza della D3 sull'espressione delle proteine Cyclin D1, p21, p27, regolatrici della fase G1. Cellule delle linee del carcinoma laringeo 2 SCCHN [JPPA] ed SCC9 (carcinoma della lingua), oltre a cheratinociti umani (HaCaT) sono stati messi per 96 ore in coltura con Vit. D3, con gruppo di controllo non trattato, rilevando un'elevata espressione di P21 e P 27 attivato dalla trascrizione del VDR nel gruppo trattato con D3, mentre non è stata rilevata espressione di D1. Questo studio conferma la piena indicazione clinica della D3 secondo il MDB.
Prudencio et al. (54) in tessuti *in vitro* di cellule murine AT84 SCC di carcinomi squamosi e in modelli sperimentali di topi singenici C 3H eterotrapiantati con cellule SCC di carcinoma della testa e del collo, hanno studiato gli effetti antiproliferativi e calcemici della D3 e di EB1089, suo analogo sintetico. Sia la D3 che il suo analogo, hanno arrestato completamente sia *in vitro* anche in concentrazioni nanomolari, che nei topi eterotrapiantati, la proliferazione di cellule di carcinoma squamoso della testa e del collo bloccandola in fase G(0)/G(1), incrementato l'espressione di p27, codificatore degli inibitori delle chinasi cyclin-dipendenti e di gadd4alfa, gene dell'arresto della crescita e dei danni al DNA. Pertanto da questi studi emerge chiara l'indicazione all'impiego clinico della D3 e di EB1089 come agenti sia preventivi che terapeutici.
Lee et al. (55) hanno studiato su una coltura di cellule SCC13, i meccanismi dell'effetto antiproliferativo e prodifferenziante della D3, evidenziando tra questi il blocco del recettore EGF attraverso l'inibizione della sua fosforilazione. L'analisi Western-blot, ha dimostrato che la D3 defosforilava specificamente i polipeptidi di 17 e 66-kDa, rispettivamente recettori di EGF e Shc. Pertanto tra gli altri meccanismi antiproliferativi e prodifferenzianti un ruolo non secondario è esercitato dall'inibizione recettoriale di EGF rilevante fattore potenzialmente neoplastico nei carcinomi della testa e del collo.
Lathers et al. (56) hanno verificato l'effetto della D3 in pazienti con carcinomi della testa e del collo (HNSCC), affetti da rilevante deficit immunitario, in parte mediato da incremento di cellule immunosopprimenti CD34(+), riscontrate nel tumore e nel sangue periferico. Le cellule CD34(+) agiscono sopprimendo le funzioni autologhe delle cellule-T. Uno studio clinico con gruppo di controllo su pazienti affetti da carcinomi della testa e del collo ha dimostrato la capacità della D3 di ridurre la presenza di cellule CD34(+) con effetto immunostimolante.

McGuire et al. (57) hanno studiato gli eventi molecolari attraverso cui la D3 induce l'apoptosi in molte linee di cancro *in vivo* e *in vitro*. È emerso che la molecola che segnala la promozione della sopravvivenza e della crescita attivata dal fitogeno (protein chinasi) è clivata con meccanismo caspasi-dipendente dall'esposizione alla D3.
Gli Autori hanno chiarito che l'apoptosi nelle cellule SCC avviene attraverso il clivaggio selettivo caspasi-dipendente del MEK-1 ed è mediata dal p38 MAPK.

Modalità d'azione preventiva e terapeutica antitumorale della Vit. D e dei deltanoidi, sinergica ai retinoidi, Vit. E e MLT

- Antiangiogenetica.
- Antiproliferativa.
- Antimetastatica.
- Prodifferenziante.
- Proapoptotica.
- Immunostimolante.

Gli Autori e i lavori citati rappresentano un piccolo campione del riscontro e della conferma dell'attività sia preventiva che curativa antitumorale della Vit. D3, anch'essa componente del Metodo Di Bella.

Meccanismi d'azione della Vit. D3

- Induzione di differenziazione, apoptosi, blocco proliferativo di progressione alla fase S per l'apparire della forma ipofosforilata della proteina del retinoblastoma (pRb) inibente crescita e attività di modulazione delle chinasi ciclino-dipendenti (cdk) 2-4-6. La D3 impedisce l'attivazione della ciclina D1cdk-4, e la perdita della ciclina D3, che insieme portano alla perdita dei fattori di trascrizione di E2F, inibendo l'espressione della proteina A della ciclina. Insieme a una rapido decremento dell'oncoproteina c-Myc in risposta alla D3, questi risultati dimostrano che D3 intervenendo su regolatori chiave della transizione G1-S, blocca la proliferazione (Jensen).
- Attività pro-differenziante della D3, che si realizza non solo interagendo col recettore, ma anche con meccanismi extrarecettoriali mediati dalla membrana (Marcinkowska).
- Inibizione sia dell'espressione di PTHR nell'osso diminuendone la trascrizione mediante P2, che della trascrizione del gene di PTHrP. Il dato è clinicamente rilevante, per evitare i gravi danni prodotti dall'ipercalcemia indotta da sovraproduzione di PTHrP nelle cellule tumorali (Goltzman).
- Inibizione dell'angiogenesi, dello sviluppo e crescita indotti dal fattore di crescita endoteliale vascolare VEGF, delle cellule endoteliali, in modo dipendente dalla dose, inibizione della formazione di cellule endoteliali allungate all'interno dei gel di collageno3D, con regressione dovuta all'induzione all'apoptosi (Mantell).
- Attivazione di un recettore nucleare specifico per inibire la proliferazione e promuovere la differenziazione di numerosi tipi di cellule tumorali, inibizione inoltre dell'adesione e migrazione delle cellule dalla membrana basale, dovuta ad una diminuzione dell'espres-

sione degli integrins alpha-6 e beta-4, che sono recettori della laminina associati ad una maggiore migrazione ed invasione delle cellule di cancro alla prostata *in vivo* (Sung).

- Induzione dell'espressione di mRNA della proteina di BRCA1, e dell'attivazione trascrizionale da parte del promotore di BRCA1. Infatti la sensibilità agli effetti antiproliferativi della Vit. D3, è intimamente collegata alla capacità di modulare la proteina di BRCA1 mediante attivazione trascrizionale dei fattori indotti da VDR (Campbell).
- L'attivazione del VDR, oltre all'effetto antiproliferativo, aumenta l'espressione della proteina legante il fattore di crescita similinsulinico IGF (Chokkalingam).
- Incrementa l'espressione della proteina 3 legante l'IGF(IGFBP3), la cui presenza è indispensabile per attivare l'effetto antiproliferativo della D3. Sia la D3 che IGFBP3 attivano la proteina inibitoria della chinasi ciclin-dipendente p21/WAF 1, che media il loro effetto antiproliferativo (Boyle).
- Inibisce la segnalazione del fattore di crescita dei cheratinociti e induce apoptosi nelle cellule di cancro umano della prostata induce la diminuzione dell'espressione basale di bcl 2, con relativo effetto (Crescioli).
- Riduce l'effetto di stimolazione della crescita del DHT, e incrementa l'espressione di VDR (Ahnonen).
- Influenza la comunicazione intercellulare degli spazi di giunzione (GJIC) durante la carcinogenesi aumenta la funzione di GJIC dei HRPTC (Fujioka).
- Induce la maturazione fenotipica delle cellule tumorali in cellule funzionalmente mature, differenziate, fisiologicamente normali, attiva parallelamente un'inibizione della proliferazione cellulare neoplastica potenziando l'effetto antiproliferativo dell'ac.trans retinoico (Barroga).
- Inibisce l'invasività della matrice extracellulare e le metastasi attraverso il blocco della degradazione delle barriere della matrice extracellulare (ECM) da parte delle cellule tumorali mediante la collagenolisi (Yudoh).
- Inibisce irreversibilmente la crescita e blocca in G0-G1 la mitosi cellulare neoplastica con forte inibizione della clono-proliferazione e invasività (Hisatake).
- Determina un accumulo di cellule in G0-G1, e la successiva apoptosi (Blutt).
- Inibisce l'angiogenesi tumorale, oltre ad esercitare effetti antiproliferativi, prodifferenzianti, proapoptotici, fortemente potenziati dal sinergismo con i retinoidi (Majewski).
- Blocca in fase G1 il ciclo cellulare neoplastico, impedendo la proliferazione cellulare, e abbattendo le concentrazioni di cyclin C e D1, noti attivatori della riproduzione cellulare (Verlinden).
- Promuove selettivamente l'espressione delle molecole di adesione ICAM-3, in modo dipendente dal tempo e dalla dose (Babina).
- Inibisce l'espressione della proteina anti-apoptotica Bcl-2, favorendo conseguentemente l'apoptosi (Larsen).
- Realizza l'apoptosi attraverso il coinvolgimento della fosfolipasi A2 citosolica, inducendo frammentazione di DNA e perdita di vitalità delle cellule neoplastiche (Piranov).
- Rafforza la risposta delle cellule tumorali al TNF-alfa (Piranov).
- Disattiva l'effetto antiapoptotico dell'inibitore delle caspasi ad ampio spettro Z VAD-FMK (Pirianov).

- Attiva un'altra via apoptotica caspasi indipendente, mediata dal coinvolgimento della cerammide e fosfolipasi A-2(cPLA2) (Piranov).
- Esercita attività antiproliferativa attraverso l'induzione del gene l'amphiregulin e l'aumento del suo mRNA. Inibisce così l'EGF, su cui agisce l'amphiregulin (Akutsu).
- Esprime attività antimitotica direttamente proporzionale alla concentrazione di 1 alpha OH-ase e inversamente a quella di 24OH-ase (Bareis).
- Induce E-caderina e altre molecole di adesione,con effetto proapoptotico (Palmer).
- Inibisce significativamente la perossidazione epatica dei lipidi citosolici e protegge le membrane cellulari dai radicali liberi. Esercita un effetto protettivo massimo sulla normale architettura cellulare degli epatociti e mantiene la concentrazione del citocromo epatico P 450 a livello fisiologico (Basak).
- Esercita anche mediante meccanismi non recettoriali una potente azione antiproliferativa e prodifferenziante (Consolini).
- Esercita effetti antiproliferativi sinergicamente potenziati dall'acido retinoico con abbattimento dei livelli della proteina c-myc (Stio).
- Induce una maggior espressione nucleare della proteina dell'inibitore della chinasi dipendente dalla ciclina P27(kip1) (Liu).
- Induce un'elevata espressione di P21 e P27, regolatori del ciclo cellulare (Ager).
- Incrementa l'espressione di p27, codificatore degli inibitori delle chinasi cyclin-dipendenti e di gadd4alfa, gene dell'arresto della crescita e dei danni al DNA (Prudencio).
- Blocca l'espressione del recettore EGF attraverso l'inibizione della sua fosforilazione, con defosforilazione dei polipeptidi 17 e 66-kDa, recettori di EGF (Lee).
- Riduce la presenza di cellule CD34(+) con effetto immunostimolante (Lathers).
- Promuove il clivaggio della molecola che segnala la promozione della sopravvivenza e della crescita attivata dal mitogeno (protein Kinase) con meccanismo caspasi dipendente. L'apoptosi avviene attraverso il clivaggio selettivo caspasi dipendente del MEK-1 ed è mediata dal p38 MAPK (Mc Guire).
- Abbatte le concentrazioni di cyclin C e D1 noti attivatori della riproduzione cellulare (Verlinden).
- Promuove l'espressione di molecole di adesione ICAM 3, agisce sui mastocidi di leucemia (Babina).

Bibliografia

1. Nagpal e AA, Analoghi della vitamina D: meccanismi d'azione ed applicazioni terapeutiche, Curr Med Chem 8(13):1661-79.
2. Jensen e AA, Effetti inibitori della 1alfa,25-diidrossivitamina D(3) sul meccanismo di controllo della fase G(1)-S, Mol Endocrinol 15(8):1370-80.
3. Marcinkowska, Prove che l'attivazione del percorso di transduzione del segnale MEK1,2/erk1,2 è necessaria per la differenziazione, indotta dal calcitrol, delle cellule HL-60, Anticancer Res;21(1A):499-504.
4. Goltzman e AA, Studi dell'effetto della 1,25-diidrossivitamina D sull'omeostasi del calcio e dello scheletro e sull'inibizione della crescita delle cellule tumorali, J Steroid Biochem Mol Biol 76(1-5):43-7.
5. Ahonen e AA, Recettori dell'androgeno e recettori della vitamina D nel cancro ovarico umano: stimola-

zione della crescita e inibizione mediante leganti, Int J Cancer 86(1):40-6.
6. Zhao e AA, La 1alfa, 25-diidrossivitamina D3 inibisce la crescita delle cellule di cancro della prostata attraverso meccanismi dipendenti e indipendenti dall'androgeno, Endocrinology 141(7):2548-56.
7. Polek e AA, Un nuovo modulatore del recettore della vitamina D non corticosteroideo inibisce la crescita di tumori LNCaP trapiantati in topi atimici senza aumento del calcio nel siero, Prostate 49(3):224-33.
8. Sung e Feldman, La 1,25-diidrossivitamina D3 diminuisce l'adesione e la migrazione delle cellule di cancro alla prostata umano, Mol Cell Endocrinol 164(1-2):133-43.
9. Campbell e AA, Gli effetti antiproliferativi della 1alfa,25$(OH)_2$D3 sulle cellule di cancro alla prostata e al seno sono associate all'induzione dell'espressione del gene BRCA1, Oncogene 19(44):5091-7.
10. Barreto e AA, 25-idrossivitamina D3, il proormone della 1,25-diidrossivitamina D3, inibisce la proliferazione delle cellule epiteliali prostatiche primarie, Cancer Epidemiol Biomarkers Prev 9(3):265-70.
11. Hsu e AA, Una ridotta attività di idrolasi-1alfa nelle cellule di cancro alla prostata umano è correlata ad una minore suscettibilità all'inibizione della crescita indotta dalla 25-diidrossivitamina D3, Cancer Res 61(7):2852-6.
12. Tavani e AA, Calcio, latticini e il rischio di cancro alla prostata, Prostate 48(2):118-21.
13. Balaji e AA, La crescita tumorale del cancro eterotopico della prostata LNCaP nei topi nudi non è influenzata dal calcio della dieta, Prostate 48(4):265-73.
14. Chokkalingam e AA, Polimorfismo del gene del recettore della vitamina D, fattore di crescita simile all'insulina e rischio di cancro alla prostata: studio di casi basato sulla popolazione in Cina, Cancer Res 61(11):4333-6.
15. Boyle e AA, La proteina-3, che lega il fattore di crescita simile all'insulina, media l'inibizione della crescita della 1 alfa,25-diidrossivitamina d(3) nella linea di cellule di cancro alla prostata LNCaP attraverso il p21/WAF1, J Urol 165(4):1319-24.
16. Yeung e AA, Regolazione del promotore dell'osteocalcin nelle cellule di cancro alla prostata umano ormone-indipendente, J Biol Chem 277(4):2468-76.
17. Crescioli e AA, L'analogo della vitamina D3 inibisce la segnalazione del fattore di crescita dei cheratinociti e induce apoptosi nelle cellule di cancro umano della prostata, Prostate 50(1):15-26.
18. Ahonen e AA, Recettori dell'androgeno e recettori della vitamina D nel cancro ovarico umano: stimolazione della crescita e inibizione mediante leganti, Int J Cancer 86(1):40-6.
19. Fujioka e AA, Prevenzione del carcinoma delle cellule renali mediante vitamina D3 attiva, World J Surg 24(10):1205-10.
20. Wagner e AA, L'attivazione del recettore della vitamina D mediante il prodotto del gene del tumore Wilms media l'apoptosi delle cellule renali, J Am Soc Nephrol 12(6):1188-96.
21. Barroga e AA, Induction of functional differentiation and growth inhibition *in vitro* of canine osteosarcoma by 22-oxa-calcitrol, calcitrol and all-trans retinoic acid, Zentralblatt Fuer Veterinarmedizin – Reihe A. 46(9): 573-9, 1999 Nov.
22. Rao e AA, Attività biologiche della 1 alfa,25-diidrossivitamina D3 e del suo analogo sintetico 1alfa,25-diidrossi-16-ene-vitamina D3 nei normali osteoblasti e nelle cellule SaOS-2 di osteosarcoma umano sono modulate dal 17-beta estradiol e dipendono dallo stadio di differenziazione, Biol Pharm Bull 24(3):242-8.
23. Hara e AA, La somministrazione orale di 1alfa-idrossivitamina D3 inibisce la crescita di tumori e metastasi in modelli murini di osteosarcoma, Anticancer Res 21(1A):321-4.
24. Nozaki e AA, Efficacia della vitamina D3 attivata nel migliorare la prognosi di pazienti con osteosarcoma, Oncol Rep 8(2):321-4
25. Yudoh e AA, 1alpha,25-dihydoxyvitamin D3 inhibits *in vitro* invasiveness through the extracellular matrix and *in vivo* pulmonary metastasis of B16 mouse melanoma, Journal of Laboratory & Clinical Medicine. 133(2):120-8, 1999 Feb.
26. Hisatake, Kubota e AA, 5, 6-trans-16-ene-vitamin D3: a new class of potent inhibitors of proliferation of prostate, breast, and myeloid leukemic cells, Cancer Research. 9(16):4023-9, 1999 15 Aug.
27. Majewski e AA, Vitamin D analogs in cutaneous malignancies, Current Pharmaceutical Design, 6(7):829-38, 2000 May.
28. Nakayama e AA, Vitamin D3 analogues improve café au lait spots in patients with von Recklinghusen's

disease, European Journal of Dermatology. 9(3): 202-6, 1999 Apr.-May.
29. Verlinden e AA, Two novel 14-Epi-analogues of 1,25-dihydoxyvitamin D3 inhibit the growth of human breast cancer cells *in vitro* and *in vivo*, Cancer Research. 60(10): 2673-9, 2000 May 15.
30. Babina e AA, I mastociti di leucemia (HMC-1) sono sensibili alla 1alfa,25-diidrossivitamina D(3): promozione selettiva dell'espressione di ICAM-3 e presenza costitutiva dei recettori della vitamina D3, Biochem Biophys Res Commun 273(3):1104-10.
31. Bayramgurler e AA, Ipercheratosi nevoide del capezzolo e dell'areola: trattamento di due pazienti con calcipotriol topico, J Am Acad Dermatol 46(1):131-3.
32. Larsen e AA, Le linee di cellule di carcinoma al seno umano resistenti agli anti-estrogeni sono più sensibili al trattamento con l'analogo della vitamina D EB1089 rispetto alle cellule parentali MCF-7. Br J Cancer;84(5):686-90.
33. Pirianov e Colston, Interazioni dell'analogo della vitamina D CB1093, del TNFalfa e del cerammide sull'apoptosi delle cellule di cancro al seno, Mol Cell Endocrinol 172(1-2):69-78.
34. Akutsu e AA, L'amphiregulin è un gene bersaglio della vitamina D3 nel carcinoma delle cellule squamose e del seno, Biochem Biophys Res Commun 281(4):1051-6.
35. Evans e AA, Una sperimentazione di fase II dell'analogo della vitamina D Seocalcitol (EB1089) in pazienti con cancro pancreatico non operabile, Br J Cancer 86(5):680-5.
36. Bareis e AA, Metabolismo della 25-idrossi-vitamina D nelle cellule di cancro umano del colon durante la progressione tumorale, Biochem Biophys Res Commun 285(4):1012-7.
37. Holt e AA, La proliferazione delle cellule epiteliali del colon diminuisce con l'aumento dei livelli nel siero di 25-idrossivitamina D, Cancer Epidemiol Biomarkers Prev 11(1):113-9.
38. Ingles e AA, Polimorfismi del recettore della vitamina D e rischio d'adenomi colorettali, Cancer Causes Control 12(7):607-14.
39. Jarvinen e AA, Studio prospettico sui prodotti del latte, sul calcio e sui tumori del colon e del retto, Eur J Clin Nutr 55(11):1000-7.
40. Lamprecht e Lipkin, Meccanismi cellulari del calcio e della vitamina D nell'inibizione della carcinogenesi colorettale, Ann N Y Acad Sci 952:73-87.
41. Palmer e AA, La vitamina D(3) promuove la differenziazione delle cellule di carcinoma del colon mediante l'induzione di E-cadherin e l'inibizione del segnale di beta-catenin, J Cell Biol 154(2):369-87.
42. Peters e AA, Vitamina D, calcio e polimorfismo del recettore della vitamina D negli adenomi colorettali, Cancer Epidemiol Biomarkers Prev 10(12):1267-74.
43. Tangpricha e AA, 25-idrossivitamina D-1alfa-idrolasi nel tessuto del colon maligno e normale, Lancet 357(9269):1673-4.
44. Gascon-Barre e AA, Espressione di CYP27A, un gene che decodifica un'idrossilasi della vitamina D-25 nel fegato e nei reni umani, Clin Endocrinol (Oxf) 54(1):107-15.
45. Akhter e AA, La 1alfa,25-Diidrossivitamina D3 e i suoi analoghi EB1089 E CB1093, inibiscono notevolmente la proliferazione *in vitro* della linea di cellule d'epatoblastoma umano HepG2, ANZ J Surg 71(7):414-7.
46. Basak e AA, La 1 alpha,25-Diidrossivitamina D(3) inibisce i cambiamenti ultrastrutturali del fegato dei ratti nelle epatocarcinogenesi di ratto iniziate dalla dietilnitrosammina e promosse dal fenobarbital, J Cell Biochem 81(2):357-67.
47. Finlay e AA, Uno studio di fase I della somministrazione in arteria epatica di 1,25-diidrossivitamina D3 per i tumori del fegato, J Gastroenterol Hepatol 16(3):333-7.
48. Consolini e AA, Effetti della vitamina D sulla crescita dei progenitori maligni e normali delle cellule B, Clin Exp Immunol 126(2):214-9.
49. Stio e AA, Effetti antiproliferativi sinergici dei derivati della vitamina D e dell'acido retinoico nelle cellule di neuroblastoma umano SH-SY5Y, J Steroid Biochem Mol Biol 77(4-5):213-22. 2002.
50. Trouillas e AA, Terapia di differenziazione nei tumori al cervello: completa regressione a lunga durata dei glioblastomi e di un astrocitoma anaplastico con 1-alfa-idrossicolecalciferolo a lungo termine, J Neurooncol 51(1):57-66.
51. Liu e AA, La vitamina D arresta la crescita delle cellule di carcinoma della tiroide e induce defosforilazione e accumulo di p27 mediante percorsi dipendenti e indipendenti da PTEN/akt, Am J Pathol

160(2):511-9.

52. Femiano e AA, Leucoplachia orale: sperimentazione aperta della terapia topica con calcipotriol confrontato con tretinoin, Int J Oral Maxillofac Surg 30(5):402-6.
53. Hager e AA, La 1,25(OH)$_2$ vitamina D3 induce elevata espressione dei geni P21 e P27 che regolano il ciclo delle cellule nelle linee di cellule del carcinoma squamoso della testa e del collo, Acta Otolaryngol 121(1):103-9.
54. Prudencio e AA, Azione dell'analogo a bassa calcemia dell'1alpha,25-dihydroxyvitamin D3, EB1089. nel carcinoma delle cellule squamose del collo e della testa, J Natl Cancer Inst;93(10):745-53
55. Lee e AA, Calcipotriol inhibits autocrine phosphorylation of EGF receptor in a calcium-dependent manner, a possible mechanism for its inhibition of cell proliferation and stimulation of cell differentiation, Biochem Biophys Res Commun 2001 Jun 8;284(2):419-25.
56. Lathers e AA, Studio di fase IB del trattamento con 25-idrossivitamina D(3) per diminuire le cellule soppressori in pazienti con cancro della testa e del collo, Hum Immunol 62(11):1282-93.
57. McGuire e AA, Apoptosi indotta dalla vitamina D(3) delle cellule di carcinoma murino delle cellule squamose. Induzione selettiva di clivaggio del MEK caspase-dipendente e regolazione verso l'alto del MEKK-1, J Biol Chem 276(28):26365-73.

Bibliografia generale

Ahonen e AA, Recettori dell'androgeno e recettori della vitamina D nel cancro ovarico umano: stimolazione della crescita e inibizione mediante leganti, Int J Cancer 86(1):40-6.

Ahonen e AA, Rischio di cancro alla prostata e livelli prediagnostici della 25-diidrossivitamina D nel siero, Cancer Causes Control 11(9):847-52.

Akhter e AA, La 1alfa,25-Diidrossivitamina D3 e i suoi analoghi EB1089 E CB1093, inibiscono notevolmente la proliferazione *in vitro* della linea di cellule d'epatoblastoma umano HepG2, ANZ J Surg 71(7):414-7.

Akutsu e AA, L'amphiregulin è un gene bersaglio della vitamina D3 nel carcinoma delle cellule squamose e del seno, Biochem Biophys Res Commun 281(4):1051-6.

Albagha e Ralston, Genetic determinants of susceptibility to osteoporosis, Endocrinol Metab Clin North Am. 2003 Mar;32(1):65-81.

Albrechtsson e AA, Vitamin d receptor is expressed in pancreatic cancer cells and a vitamin d(3) analogue decreases cell number, Pancreatology. 2003;3(1):41-6.

Allman e AA, In vitro and *in vivo* effects of a cyclic peptide with affinity for the alpha(nu)beta3 integrin in human melanoma cells, European Journal of Cancer. 2000 Feb; 36(3): 410-22.

Anonimo, Il ruolo del calcio nelle donne in peri- e postmenopausa: opinioni di consenso della Società Nord Americana della Menopausa, Menopause 8(2):84-95.

Azcona e AA, Reduced bone mineralization in adolescent survivors of malignant bone tumors: comparison of quantitative ultrasound and dual-energy x-ray absorptiometry, J Pediatr Hematol Oncol. 2003 Apr;25(4):297-302.

Babina e AA, I mastociti di leucemia (HMC-1) sono sensibili alla 1alfa,25-diidrossivitamina D(3): promozione selettiva dell'espressione di ICAM-3 e presenza costitutiva dei recettori della vitamina D3, Biochem Biophys Res Commun 273(3):1104-10.

Bai e AA, The autosomal dominant hypophosphatemic rickets R176Q mutation in fibroblast growth factor 23 resists proteolytic cleavage and enhances *in vivo* biological potency, J Biol Chem. 2003 Mar 14;278(11):9843-9.

Balaji e AA, La crescita tumorale del cancro eterotopico della prostata LNCaP nei topi nudi non è influenzata dal calcio della dieta, Prostate 48(4):265-73.

Bareis e AA, Metabolismo della 25-idrossi-vitamina D nelle cellule di cancro umano del colon durante la progressione tumorale, Biochem Biophys Res Commun 285(4):1012-7.

Barreto e AA, 25-idrossivitamina D3, il proormone della 1,25-diidrossivitamina D3, inibisce la proliferazione delle cellule epiteliali prostatiche primarie, Cancer Epidemiol Biomarkers Prev 9(3):265-70.

Barroga e AA, Induction of functional differentiation and growth inhibition *in vitro* of canine osteosarcoma by 22-oxa-calcitrol, calcitrol and all-trans retinoic acid, Zentralblatt Fuer Veterinarmedizin – Reihe A. 46(9): 573-9, 1999 Nov.

Barroga e AA, Inhibitory effects of 22-oxa-calcitrol and all-trans retinoic acid on the growth of canine osteosarcoma derived cell-line *in vivo* and its pulmonary metastasis *in vivo*, Research Veterinary Science. 2000 Feb; 68(1): 79-87.

Barthel e Scharla, [Benefits beyond the bones-vitamin D against falls, cancer, hypertension and autoimmune diseases], Dtsch Med Wochenschr. 2003 Feb 28;128(9):440-6. Review. German.

Basak e AA, La 1 alpha,25-Diidrossivitamina D(3) inibisce i cambiamenti ultrastrutturali del fegato dei ratti nelle epatocarcinogenesi di ratto iniziate dalla dietilnitrosammina e promosse dal fenobarbital, J Cell Biochem 81(2):357-67.

Bayramgurler e AA, Ipercheratosi nevoide del capezzolo e dell'areola: trattamento di due pazienti con calcipotriol topico, J Am Acad Dermatol 46(1):131-3.

Beer e AA, A Phase I trial of pulse calcitriol in patients with refractory malignancies: pulse dosing permits substantial dose escalation, Cancer 2001 Jun 15;91(12):2431-9.

Beer e AA, Weekly high-dose calcitriol and docetaxel in metastatic androgen-independent prostate cancer, J Clin Oncol. 2003 Jan 1;21(1):123-8.

Bellantone e AA, Is routine supplementation therapy (calcium and vitamin D) useful after total thyroidectomy?, Surgery. 2002 Dec;132(6):1109-12; discussion 1112-3.

Berndt e AA, Calcium intake and prostate cancer risk in a long-term aging study: the Baltimore Longitudinal Study of Aging, Urology. 2002 Dec;60(6):1118-23.

Bernstein, Treatment of the extraintestinal manifestations of inflammatory bowel disease, Curr Gastroenterol Rep. 2002 Dec;4(6):513-6. Review.

Bialy e AA, Dietary factors in the prevention and treatment of nonmelanoma skin cancer and melanoma, Dermatol Surg. 2002 Dec;28(12):1143-52. Review.

Blazsek et al., Combined differentiation therapy in myelodysplastic syndrome with retinoid acid, 1 alpha, 25 dihydoxyvitamin D3, and prednisone, Cancer Detect Prev. 199; 16(4): 259-64.

Blutt e AA, A calcitrol analogue, EB1089, inhibits the growth of LNCaP tumors in nude mice, Cancer Research. 2000 Feb 15; 60(4): 779-82.

Blutt e AA, L'apoptosi indotta dal calcitrol nelle celle di LNCaP è bloccata dalla sovraespressione di Bcl-2, Endocrinology 141(1):10-7.

Bodiwala e AA, Susceptibility to prostate cancer: studies on interactions between UVR exposure and skin type, Carcinogenesis. 2003 Apr;24(4):711-7.

Boyle e AA, La proteina-3, che lega il fattore di crescita simile all'insulina, media l'inibizione della crescita della 1 alfa,25-diidrossivitamina d(3) nella linea di cellule di cancro alla prostata LNCaP attraverso il p21/WAF1, J Urol 165(4):1319-24.

Bratland e AA, L'espressione di un nuovo fattore, com1, è regolata dalla 1,25-diidrossivitamina D3 nelle cellule di cancro al seno, Cancer Res 60(19):5578-83.

Bretherton-Watt e AA, I polimorfismi del gene del recettore della vitamina D sono associati al rischio di cancro al seno nella popolazione caucasica del UK, Br J Cancer 85(2):171-5.

Brown, Usi terapeutici degli analoghi della vitamina D, Am J Kidney Dis 38(5 Suppl 5):S3-S19.

Campbell e AA, Gli effetti antiproliferativi della 1alfa,25(OH)2D3 sulle cellule di cancro alla prostata e al seno sono associate all'induzione dell'espressione del gene BRCA1, Oncogene 19(44):5091-7.

Campbell e Koeffler, Toward therapeutic intervention of cancer by vitamin D compounds, Journal of National Cancer Institute, Vol. 89, N. 3, Feb 5, 1997.

Canalejo e AA, Effetto *in vitro* del calcitriol sulla proliferazione ed apoptosi delle cellule paratiroidee, J Am Soc Nephrol 11(10):1865-72.

Carty e AA, Elevated serum parathormone level after "concise parathyroidectomy" for primary sporadic hyperparathyroidism, Surgery. 2002 Dec;132(6):1086-92; discussion 1092-3.

Champallou e AA, Hypocalcemia following pamidronate administration for bone metastases of solid tumor: three clinical case reports, J Pain Symptom Manage. 2003 Feb;25(2):185-90.

Chattopadhyay e AA, 1alpha,25(OH)2-vitamin D3 inhibits HGF synthesis and secretion from MG-63 human osteosarcoma cells, Am J Physiol Endocrinol Metab. 2003 Jan;284(1):E219-27.

Chaudhry e AA, L'analogo della vitamina D3, ILX-23-7553, favorisce la risposta all'Adriamicina e all'irradizione nelle cellule di tumore al seno MCF-7, Cancer Chemother Pharmacol 47(5):429-36.

Chen e AA, Differentiation of human retinal pigment epithelial cells into neuronal phenotype by N-(4-hydroxyphenyl)retinamide, J Neurochem. 2003 Mar;84(5):972-81.

Chen e AA, Prostatic 25-hydroxyvitamin D-1alpha-hydroxylase and its implication in prostate cancer, J Cell Biochem. 2003;88(2):315-22.

Chokkalingam e AA, Polimorfismo del gene del recettore della vitamina D, fattore di crescita simile all'insulina e rischio di cancro alla prostata: studio di casi basato sulla popolazione in Cina, Cancer Res 61(11):4333-6.

Consolini e AA, Effetti della vitamina D sulla crescita dei progenitori maligni e normali delle cellule B, Clin Exp Immunol 126(2):214-9.

Correa e AA, Increased 25-hydroxyvitamin D3 1alpha-hydroxylase and reduced 25-hydroxyvitamin D3 24-hydroxylase expression in parathyroid tumors-new prospects for treatment of hyperparathyroidism with vitamin d, J Clin Endocrinol Metab. 2002 Dec;87(12):5826-9.

Crescioli e AA, L'analogo della vitamina D3 inibisce la segnalazione del fattore di crescita dei cheratinociti e induce apoptosi nelle cellule di cancro umano della prostata, Prostate 50(1):15-26.

Cross e AA, L'espressione del gene del recettore della 25-idrossivitamina D(3)-1alfa-idrossilasi e della vitamina D è elevata durante le prime fasi della carcinogenesi, Steroids 66(3-5):287-92.

Danilenko e AA, Carnosic acid potentiates the antioxidant and prodifferentiation effects of 1alpha,25-dihydroxyvitamin D3 in leukemia cells but does not promote elevation of basal levels of intracellular calcium, Cancer Res. 2003 Mar 15;63(6):1325-32.

Dawson e AA, Toxicity and dose-response studies of 1-alpha hydroxyvitamin D2 in LH-beta-tag transgenic mice, Ophthalmology. 2003 Apr;110(4):835-9.

Des Grottes e AA, Ipercalcemia del melanoma: incidenza, patogenesi e terapia con i bifosfonati, Melanoma Res 11(5):477-82.

Diaz e AA, L'apoptosi è indotta dal metabolita attivo della vitamina D3 e dal suo analogo EB1089 nelle cellule d'adenoma e carcinoma colorettale, Cancer Res 60(8):2304-12.

El Abdaimi e AA, L'analogo della vitamina D EB1089 previene le metastasi scheletriche e prolunga il periodo di sopravvivenza dei topi nudi portatori di cellule umane di cancro al seno, Cancer Res 60(16):4412-8.

Enjuanes e AA, Regulation of CYP19 gene expression in primary human osteoblasts: effects of vitamin D and other treatments, Eur J Endocrinol. 2003 May;148(5):519-26.

Evans e AA, Gli analoghi sintetici della 1,25-diidrossivitamina D3 inibiscono le metastasi spontanee in un modello di carcinogenesi del colon indotta da 1,2-dimetilidrazina, Int J Oncol 16(6):1249-54.

Evans e AA, Una sperimentazione di fase II dell'analogo della vitamina D Seocalcitol (EB1089) in pazienti con cancro pancreatico non operabile, Br J Cancer 86(5):680-5.

Farhan e AA, Genistein inhibits Vitamin D hydroxylases CYP24 and CYP27B1 expression in prostate cells, J Steroid Biochem Mol Biol. 2003 Mar;84(4):423-9.

Feldman e AA, Vitamin D and prostate cancer [editorial; comment], Endocrinology. 2000 Jan; 141(1): 5-9.

Femiano e AA, Leucoplachia orale: sperimentazione aperta della terapia topica con calcipotriol confrontato con tretinoin, Int J Oral Maxillofac Surg 30(5):402-6.

Fine e Li, Expression of calretinin and the alpha-subunit of inhibin in granular cell Tumors, Am J Clin Pathol. 2003 Feb;119(2):259-64.

Finlay e AA, Uno studio di fase I della somministrazione in arteria epatica di 1,25-diidrossivitamina D3 per i tumori del fegato, J Gastroenterol Hepatol 16(3):333-7.

Flanagan e AA, Efficacy of Vitamin D compounds to modulate estrogen receptor negative breast cancer growth and invasion, J Steroid Biochem Mol Biol. 2003 Feb;84(2-3):181-192.

Folgueira e AA, Regolazione differenziale dell'espressione del recettore della vitamina D in linee di cellule leucemiche distinte con arresto della crescita indotto dall'estere phorbol, Braz J Med Biol Res 33(5):559-68.

Fujioka e AA, Prevenzione del carcinoma delle cellule renali mediante vitamina D3 attiva, World J Surg 24(10):1205-10.

Fuller, Health disparities: reframing the problem, Med Sci Monit. 2003 Mar;9(3):SR9-SR15.

Gascon-Barre e AA, Espressione di CYP27A, un gene che decodifica un'idrossilasi della vitamina D-25 nel fegato e nei reni umani, Clin Endocrinol (Oxf) 54(1):107-15.

Goltzman e AA, Studi dell'effetto della 1,25-diidrossivitamina D sull'omeostasi del calcio e dello scheletro e sull'inibizione della crescita delle cellule tumorali, J Steroid Biochem Mol Biol 76(1-5):43-7.

Grant e Garland, Vitamin D as a risk reduction factor for colorectal cancer, Am Fam Physician. 2003 Feb 1;67(3):465.

Grant, Calcium, lycopene, vitamin D and prostate cancer [letter; comment], Prostate. 2000 Feb 15; 42(3): 243.

Gruber e Anuszewska, Influence of vitamin D3 metabolites on cell proliferation and cytotoxicity of adriamycin in human normal and neoplastic cells, Toxicol In Vitro. 2002 Dec;16(6):663-7.

Gumireddy e AA, Anti-proliferative effects of 20-epi-vitamin-D3 analogue, KH1060 in human neuroblastoma: induction of RAR-beta and p21(Cip1), Cancer Lett. 2003 Feb 10;190(1):51-60.

Haba e AA, Well-differentiated papillary mesothelioma in the pelvic cavity. A case report, Acta Cytol. 2003 Jan-Feb;47(1):88-92.

Hager e AA, La 1,25$(OH)_2$ vitamina D3 induce elevata espressione dei geni P21 e P27 che regolano il ciclo delle cellule nelle linee di cellule del carcinoma squamoso della testa e del collo, Acta Otolaryngol 121(1):103-9.

Hakim e Bar-Shavit, Modulation of TNF-alpha expression in bone marrow macrophages: Involvement of vitamin D response element, J Cell Biochem. 2003 Apr 1;88(5):986-98.

Hamasaki e AA, [Association of vitamin D receptor gene polymorphism with prostate cancer], Nippon Rinsho. 2002 Dec;60 Suppl 11:465-8. Japanese.

Hansen et al., EB 1089, A novel vitamin D analog with strong antiproliferative and differentiation-inducing effects on target cells, Biochem Pharmacol. 1997 Dec 1; 54(11): 1173-9. Review.

Hara e AA, La somministrazione orale di 1alfa-idrossivitamina D3 inibisce la crescita di tumori e metastasi in modelli murini di osteosarcoma, Anticancer Res 21(1A):321-4.

Harverstick e AA, Inhibition of human prostate cancer proliferation *in vitro* and in a mouse model by a compound synthesized to block Ca_{2+} entry, Cancer Research. 2000 Feb 15; 60(4): 1002-8.

Hasegawa e AA, Expression of receptor activator of NF-kappa B ligand and osteoprotegerin in culture of human periodontal ligament cells, J Periodontal Res. 2002 Dec;37(6):405-11.

Hayashi e AA, SN-1, a novel leukemic cell line with t(11;16) (q23;p13): myeloid characteristics and resistance to retinoids and vitamin D3, Cancer Research. 2000 Feb 15; 60(4): 1139-45.

Heisler e AA, Peptide YY augments gross inhibition by vitamin E succinate of human pancreatic cancer cell growth, Journal of Surgical Research. 2000 Jan: 88(1): 23-5.

Hewison e AA, Vitamin D-mediated hypercalcemia in lymphoma: evidence for hormone production by tumor-adjacent macrophages, J Bone Miner Res. 2003 Mar;18(3):579-82.

Hisatake, Kubota e AA, 5, 6-trans-16-ene-vitamin D3: a new class of potent inhibitors of proliferation of prostate, breast, and myeloid leukemic cells, Cancer Research. 9(16):4023-9, 1999 15 Aug.

Hisatake e AA, Un nuovo analogo della vitamina D(3), 21-(3-methyl-3-hydroxy-butyl)-19-nor D(3), che modula la crescita, la differenziazione, l'apoptosi e il ciclo delle cellule e l'induzione di PTEN nelle cellule leucemiche, Blood 97(8):2427-33.

Holt e AA, La proliferazione delle cellule epiteliali del colon diminuisce con l'aumento dei livelli nel siero di 25-idrossivitamina D, Cancer Epidemiol Biomarkers Prev 11(1):113-9.

Horwitz e AA, Direct comparison of sustained infusion of human parathyroid hormone-related protein-(1-36) [hPTHrP-(1-36)] versus hPTH-(1-34) on serum calcium, plasma 1,25-dihydroxyvitamin D concentrations, and fractional calcium excretion in healthy human volunteers, J Clin Endocrinol Metab. 2003 Apr;88(4):1603-9.

Hsu e AA, Una ridotta attività di idrolasi-1alfa nelle cellule di cancro alla prostata umano è correlata ad una minore suscettibilità all'inibizione della crescita indotta dalla 25-diidrossivitamina D3, Cancer Res 61(7):2852-6.

Hu et al., Determination of anticancer drug vitamin D3 in plasma by high-performance liquid chemotherapy, J Chromatogr B Biomed Appl. 1995 Apr 21; 666(2): 299-305.

Huerta e AA, La 1alfa,25-(OH)(2)-D(3) ed il suo analogo sintetico diminuiscono il carico tumorale nei topi Apc(min), Cancer Res 62(3):741-6.

Hunt e AA, Cellular mechanisms of bone resorption in breast carcinoma, Br J Cancer 2001 Jul 6;85(1):78-84

Inase e AA, Il promotore della calretinina per l'espressione suicida del gene nel mesotelioma maligno, Anticancer Res 21(2A):1111-4.

Ingles e AA, Genotipo del recettore della vitamina D e cancro al seno nei Latini (Stati Uniti), Cancer Causes Control 11(1):25-30.

Ingles e AA, Polimorfismi del recettore della vitamina D e rischio d'adenomi colorettali, Cancer Causes Control 12(7):607-14.

Jarvinen e AA, Studio prospettico sui prodotti del latte, sul calcio e su i tumori del colon e del retto, Eur J Clin Nutr 55(11):1000-7.

Jensen e AA, Effetti inibitori della 1alfa,25-diidrossivitamina D(3) sul meccanismo di controllo della fase G(1)-S, Mol Endocrinol 15(8):1370-80.

Jonard e AA, Vitamin D deficiency and severe hyperparathyroidism, Ann Endocrinol (Paris). 2002 Dec;63(6 Pt 1):540-6.

Jourdan e AA, Iniezione nell'arteria intraepatica di lipiodol-1,25-diidrossivitamina D3 per il carcinoma epatocellulare nei ratti, Anticancer Res 20(4):2739-44.

Jurutka e AA, Prova biochimica dell'esistenza di un co-attivatore, di 170-kilodalton, del recettore della vitamina D e del recettore dei retinoidi X, dipendente da AF-2 con alta espressione negli osteoblasti, Biochem Biophys Res Commun 267(3):813-9.

Kakihara e AA, Chemotherapy-induced multiple vertebral compression fractures in a boy with acute lymphoblastic leukaemia, Pediatr Int. 2002 Dec;44(6):683-5.

Kampman e AA, Calcio, vitamina D, esposizione solare, latticini e rischio di cancro al colon (Stati Uniti), Cancer Causes Control 11(5):459-66.

Kanemitsu e AA, Correlazione tra l'induzione del gene mac25 e gli effetti antiproliferativi della 1alpha,25(OH)2-D3 sulle cellule leucemiche e di cancro al seno, Int J Mol Med 7(5):515-20.

Kawada e AA, A survey of psoriasis patients in Japan from 1982 to 2001, J Dermatol Sci. 2003 Feb;31(1):59-64.

Kelloff et al., Clinical development plan: vitamin D3 and analogs, J Cell Biochem Suppl. 1994; 20: 268-81.

Kensler e AA, Deltanoidi di nuova concezione (analoghi della vitamina D) inibiscono la tumorigenesi a più stadi della pelle, Carcinogenesis 21(7):1341-5.

Kibel e AA, CDKN1A and CDKN1B Polymorphisms and Risk of Advanced Prostate Carcinoma, Cancer Res. 2003 May 1;63(9):2033-6.

Kisker e AA, Vitamin D Binding Protein-Macrophage Activating Factor (DBP-maf) Inhibits Angiogenesis and Tumor Growth in Mice, Neoplasia. 2003 Jan-Feb;5(1):32-40.

Koike et al., 19-nor-hexafluoride analogue of vitamin D3: a novel class of potent inhibitors of proliferation of human breast cell lines, Cancer Res. 1997 Oct 15; 57(20): 4545-0.

Koli e Keski-Oja, La 1alfa,25-diidrossivitamina D3 ed i suoi analoghi diminuiscono le proteasi associate all'invasione delle cellule nelle cellule maligne poste in coltura, Cell Growth Differ 11(4):221-9.

Koren e AA, La vitamina D è un proossidante nelle cellule di cancro al seno, Cancer Res 61(4):1439-44.

Krishnan e AA, Inhibition of prostate cancer growth by vitamin D: Regulation of target gene expression, J Cell Biochem. 2003;88(2):363-71.

Kyle et al., Effect of sodium fluoride, calcium carbonate, and vitamin D on the skeleton in multiple myeloma, Cancer Research, 1982 May; 42(5): 2087-91.

Lagman e Walsh, Dangerous nutrition? Calcium, vitamin D, and shark cartilage nutritional supplements and cancer-related hypercalcemia, Support Care Cancer. 2003 Apr;11(4):232-5.

Lamprecht e Lipkin, Meccanismi cellulari del calcio e della vitamina D nell'inibizione della carcinogenesi colorettale, Ann N Y Acad Sci 952:73-87.

Lanzi e AA, GH replacement therapy increases plasma osteoprotegerin levels in GH-deficient adults, Eur J Endocrinol. 2003 Feb;148(2):185-91.

Larsen e AA, Le linee di cellule di carcinoma al seno umano resistenti agli anti-estrogeni sono più sensibili al trattamento con l'analogo della vitamina D EB1089 rispetto alle cellule parentali MCF-7. Br J Can-

cer;84(5):686-90.
Lathers e AA, Studio di fase IB del trattamento con 25-idrossivitamina D(3) per diminuire le cellule soppressori in pazienti con cancro della testa e del collo, Hum Immunol 62(11):1282-93.
Lazzaro e AA, Induzione di differenziazione mediante 1alfa-idrossivitamina D(5) in cellule di cancro al seno umano T47D e sua interazione con i recettori della vitamina D, Eur J Cancer 36(6):780-6.
Leach e AA, Chemoprevention of prostate cancer focus on key opportunities and clinical trials, Urol Clin North Am. 2003 May;30(2):227-37.
Lee e AA, Calcipotriol inhibits autocrine phosphorylation of EGF receptor in a calcium-dependent manner, a possible mechanism for its inhibition of cell proliferation and stimulation of cell differentiation, Biochem Biophys Res Commun 2001 Jun 8;284(2):419-25.
Lefebvre e AA, Vitamin D3 inhibits proinflammatory cytokines and nitric oxide production by the EOC13 microglial cell line, J Neurosci Res. 2003 Feb 15;71(4):575-82.
Leman e Getzenberg, Effects of 1,25-dihydroxyvitamin D3 on the distribution of androgen and vitamin D receptors in human prostate neonatal epithelial cells, J Cell Biochem. 2003;88(3):609-22.
Lim e AA, Un uomo con metastasi osteoblastiche e ipocalcemia, Singapore Med J 41(2):74-6.
Lin e AA, Inhibition of F-Box protein p45(SKP2) expression and stabilization of cyclin-dependent kinase inhibitor p27(KIP1) in vitamin D analog-treated cancer cells, Endocrinology. 2003 Mar;144(3):749-53.
Liu e AA, Differenziazione delle cellule paratiroidali umane in coltura, J Endocrinol 168(3):417-25.
Liu e AA, La 1,25 diidrossivitamina D(3) attiva il ricambio della sfingomielina nelle cellule d'osteosarcoma ROS17/2.8 senza cambiamenti indotti dagli sfingolipidi nel Ca_{2+} citosolico, Biochem Biophys Res Commun 24;273(1):95-100.
Liu e AA, La vitamina D arresta la crescita delle cellule di carcinoma della tiroide e induce defosforilazione e accumulo di p27 mediante percorsi dipendenti e indipendenti da PTEN/akt, Am J Pathol 160(2):511-9.
Lucas e Ponsonby, Ultraviolet radiation and health: friend and foe, Med J Aust. 2002 Dec 2-16;177(11-12):594-8.
Lyakhovich e AA, Aumento indotto dalla vitamina D del fattore di crescita dei cheratinociti (FGF-7/KGF) nelle cellule di cancro al seno umano MCF-7, Biochem Biophys Res Commun 273(2):675-80.
Mahon e AA, Cytokine profile in patients with multiple sclerosis following vitamin D supplementation, J Neuroimmunol. 2003 Jan;134(1-2):128-32.
Majewski e AA, Vitamin D analogs in cutaneous malignancies, Current Pharmaceutical Design, 6(7):829-38, 2000 May.
Major e AA, Oral bisphosphonates: A review of clinical use in patients with bone metastases, Cancer. 2000 Jan 1; 88(1): 6-14.
Makishima e AA, Growth inhibition and differentiation induction in human monoblastic leukaemia cells by 1alphahydrosyvitamin D derivatives and their enhancement by combination with hydroxyurea, British Journal of Cancer (1998), 77(1):33-9.
Mantell e AA, La 1alfa,25-diidrossivitamina D(3) inibisce l'angiogenesi *in vitro* e *in vivo*, Circ Res 87(3):214-20.
Marcinkowska, Prove che l'attivazione del percorso di transduzione del segnale MEK1,2/erk1,2 è necessarie per la differenziazione, indotta dal calcitrol, delle cellule HL-60, Anticancer Res;21(1A):499-504.
Masuda e Jones, Vitamin D analogs- drug design based on proteins involved in vitamin d signal transduction, Curr Drug Targets Immune Endocr Metabol Disord. 2003 Mar;3(1):43-66.
Matsuhisa, Differenziazione terminale delle cellule di leucemia promielocitica umana, HL-60 durante il periodo G, Cell Biol Int 25(2):185-8.
McCarty, L'ormone paratiroideo può essere un promotore del cancro – una spiegazione della diminuzione del rischio di cancro associata alla luce ultravioletta, al calcio e alla vitamina D, Med Hypotheses 54(3):475-82.
McCullough e AA, Calcium, vitamin D, dairy products, and risk of colorectal cancer in the cancer prevention study II nutrition cohort (United States), Cancer Causes Control. 2003 Feb;14(1):1-12.
McGuire e AA, Apoptosi indotta dalla vitamina D(3) delle cellule di carcinoma murino delle cellule squamose. Induzione selettiva di clivaggio del MEK caspase-dipendente e regolazione verso l'alto del

MEKK-1, J Biol Chem 276(28):26365-73.
Mehta e AA, Chemoprevention of mammary carcinogenesis by 1alpha-hydroxyvitamin D5, a synthetic analog of Vitamin D, Mutat Res. 2003 Feb-Mar;523-524:253-64.
Mehta e AA, Differentiation of human breast carcinoma cells by a novel vitamin D analog: 1alpha-hydroxyvitamin D5, International Journal of Oncology. 2000 Jan; 16(1): 65-73.
Mehta e AA, Prevenzione della carcinogenesi mammaria, indotta da N-metil-N-nitrosurea, nei ratti mediante 1alfa-idrossivitamina D(5), J Natl Cancer Inst 92(22):1836-40.
Miettinen e Sarlomo-Rikala, Expression of calretinin, thrombomodulin, keratin 5, and mesothelin in lung carcinomas of different types: an immunohistochemical analysis of 596 tumors in comparison with epithelioid mesotheliomas of the pleura, Am J Surg Pathol. 2003 Feb;27(2):150-8.
Mikami e AA, Asymmetric catalytic ene-cyclization approach to 2-fluoro-19-nor-1,25-dihydroxyvitamin D(3) A-ring analog with significant transactivation activity, Chirality 2001 Jul;13(7):366-71.
Mikami e AA, Metodo catalitico asimmetrico di ene-ciclizzazione a 2-fluoro-19-né-1,25-dihydroxyvitamin D(3) analogo dell' Un-anello con attività significativa di transactivation, Chirality 13(7):366-71.
Miyaguchi e Watanabe, Il ruolo del mRNA del recettore della vitamina D3 nella proliferazione del carcinoma epatocellulare, Hepatogastroenterology 2000 Mar-Apr;47(32):468-72.
Molck e AA, The combination of 1alpha,25$(OH)_2$-vitamin D3, calcium and acetylsalicylic acid affects azoxymethane-induced aberrant crypt foci and colorectal tumours in rats, Cancer Lett. 2002 Dec 1;186(1):19-28.
Molnar e AA, 19-nor-1alpha,25-dihydroxyvitamin D(2) (paricalcitol): effects on clonal proliferation, differentiation, and apoptosis in human leukemic cell lines, J Cancer Res Clin Oncol. 2003 Jan;129(1):35-42.
Momparler et al., Interaction of 5-aza-2'-deoxycytidine with amsacrine of 1,25-dihydroxyvitamin D3 on HL-60 cells and inhibitors of citadine deaminase, Leukemia. 1993 May; Suppl 1: 17-20.
Moyad, Osteoporosis. Part III-Not just for bone loss: potential benefits of calcium and vitamin D for overall general health, Urol Nurs. 2003 Feb;23(1):69-74.
Moyad, The use of complementary/preventive medicine to prevent prostate cancer recurrence/progression following definitive therapy. Part II-rapid review of dietary supplements, Curr Opin Urol. 2003 Mar;13(2):147-51.
Muindi e AA, Pharmacokinetics of high-dose oral calcitriol: results from a phase 1 trial of calcitriol and paclitaxel, Clin Pharmacol Ther. 2002 Dec;72(6):648-59.
Nagpal e AA, Analoghi della vitamina D: meccanismi d'azione ed applicazioni terapeutiche, Curr Med Chem 8(13):1661-79.
Nakayama e AA, Vitamin D3 analogues improve café au lait spots in patients with von Recklinghusen's disease, European Journal of Dermatology. 9(3): 202-6, 1999 Apr.-May.
Narvaez e AA, Funzioni della 1alfa,25-diidrossivitamina D(3) nella ghiandola mammaria: da crescita normale a cancro al seno, Steroids 2001 66(3-5):301-8.
Narvaez e AA, Induction of apoptosis by 1,25-dihydroxyvitamin D(3) in MCF-7 Vitamin D(3)-resistant variant can be sensitized by TPA, J Steroid Biochem Mol Biol. 2003 Feb;84(2-3):199-209.
Negri e AA, Determinati micronutrienti e cancro orale e della faringe, Int J Cancer 86(1):122-7.
Niitsu e AA, La regolazione verso il basso dell'espressione del gene di fusione MLL-CBP è associata alla differenziazione delle cellule SN-1 con t(11;16)(q23;p13), Oncogene 20(3):375-84.
Norat e Riboli, Dairy products and colorectal cancer. A review of possible mechanisms and epidemiological evidence, Eur J Clin Nutr. 2003 Jan;57(1):1-17.
Nozaki e AA, Efficacia della vitamina D3 attivata nel migliorare la prognosi di pazienti con osteosarcoma, Oncol Rep 8(2):321-4.
Ogose e AA, Increase in serum 1,25-dihydroxyvitamin D and hypercalcaemia in a patient with inflammatory myofibroblastic tumour, J Clin Pathol. 2003 Apr;56(4):310-2.
Orwoll e AA, The effect of teriparatide [human parathyroid hormone (1-34)] therapy on bone density in men with osteoporosis, J Bone Miner Res. 2003 Jan;18(1):9-17.
Palmer e AA, La vitamina D(3) promuove la differenziazione delle cellule di carcinoma del colon mediante l'induzione di E-cadherin e l'inibizione del segnale di beta-catenin, J Cell Biol 154(2):369-87.
Papapetrou e AA, Hypercalcemia due to sun exposure in a patient with multiple myeloma and elevated pa-

rathyroid hormone-related protein, Eur J Endocrinol. 2003 Mar;148(3):351-5.
Park e AA, Induzione d'apoptosi da parte dell'analogo della vitamina D3, EB1089, nelle cellule di mieloma NCI-H929, mediante attivazione della caspasi 3 e della chinasi MAP di p38, Br J Haematol 109(3):576-83.
Park e AA, L'arresto del ciclo delle cellule indotto dall'analogo della vitamina D(3) EB1089 nelle cellule di mieloma è associato all'induzione dell'inibitore p27 della chinasi dipendente dalla ciclica, Exp Cell Res 254(2):279-86.
Peters e AA, Vitamina D, calcio e polimorfismo del recettore della vitamina D negli adenomi colorettali, Cancer Epidemiol Biomarkers Prev 10(12):1267-74.
Pinette e AA, Vitamin D receptor as a drug discovery target, Mini Rev Med Chem. 2003 May;3(3):193-204. Review.
Pirianov e Colston, Interazione degli analoghi della vitamina D con i percorsi di segnalazione che portano alla morte delle cellule attive nelle cellule di cancro al seno, Steroids 66(3-5):309-18.
Pirianov e Colston, Interazioni dell'analogo della vitamina D CB1093, del TNFalfa e del cerammide sull'apoptosi delle cellule di cancro al seno, Mol Cell Endocrinol 172(1-2):69-78.
Plotnikoff, Vitamin D-the steroid hormone prescription for every patient, Minn Med. 2003 Jan;86(1):43-5.
Polar e AA, Effect of the vitamin D(3) analog ILX 23-7553 on apoptosis and sensitivity to fractionated radiation in breast tumor cells and normal human fibroblasts, Cancer Chemother Pharmacol. 2003 May;51(5):415-21.
Polek e AA, p53 Is required for 1,25-dihydroxyvitamin D3-induced G0 arrest but is not required for G1 accumulation or apoptosis of LNCaP prostate cancer cells, Endocrinology. 2003 Jan;144(1):50-60.
Polek e AA, Un nuovo modulatore del recettore della vitamina D non corticosteroideo inibisce la crescita di tumori LNCaP trapiantati in topi atimici senza aumento del calcio nel siero, Prostate 49(3):224-33.
Posner, Low-calcemic vitamin D analogs (deltanoids) for human cancer prevention, J Nutr. 2002 Dec;132(12):3802S-3803S.
Pourgholami e AA, Inibizione *in vitro* e *in vivo* delle cellule di cancro del fegato mediante 1,25-diidrossivitamina D3, Cancer Lett;151(1):97-102.
Pourgholami e AA, La 1,25-diidrossivitamina D3 dissolta in lipiodol produce un notevole effetto antiproliferativo nella linea di cellule d'epatoblastoma umano HepG2, Anticancer Res 20(2A):723-7.
Pramanik e AA, p38 isoforms have opposite effects on AP-1-dependent transcription through regulation of c-Jun. The determinant roles of the isoforms in the p38 MAPK signal specificity, J Biol Chem. 2003 Feb 14;278(7):4831-9.
Prudencio e AA, Azione dell'analogo a bassa calcemia dell'1alpha,25-dihydroxyvitamin D3, EB1089. nel carcinoma delle cellule squamose del collo e della testa, J Natl Cancer Inst;93(10):745-53.
Puccetti e AA, AML-associated translocation products block vitamin D(3)-induced differentiation by sequestering the vitamin D(3) receptor, Cancer Res. 2002 Dec 1;62(23):7050-8.
Qadan e AA, Il fattore di crescita degli epatociti e la vitamina D insieme inibiscono le linee di cellule di cancro alla prostata non sensibili all'androgeno, Endocrinology 141(7):2567-73.
Ramachandran e AA, Combined effects of gender, skin type and polymorphic genes on clinical phenotype: use of rate of increase in numbers of basal cell carcinomas as a model system, Cancer Lett. 2003 Jan 28;189(2):175-81.
Rao e AA, Attività biologiche della 1 alfa,25-diidrossivitamina D3 e del suo analogo sintetico 1alfa,25-diidrossi-16-ene-vitamina D3 nei normali osteoblasti e nelle cellule SaOS-2 di osteosarcoma umano sono modulate dal 17-beta estradiol e dipendono dallo stadio di differenziazione, Biol Pharm Bull 24(3):242-8.
Rashid e AA, Inibizione sinergica dello sviluppo di cellule di cancro alla prostata mediante la 1 alfa,25 Diidrossivitamina D(3) e i suoi analoghi 19-nor-esafluoruro in combinazione con il butirrato di sodio o il tricostatin A, Oncogene 20(15):1860-72.
Rashid e AA, La 1alfa,25-diidrossivitamina D(3) presenta effetti di crescita divergenti nelle cellule sia normali sia maligne, Steroids 66(3-5):433-40.
Rego e AA, Ruolo della proteina della leucemia promielocitica (PML) nella soppressione del tumore, J Exp Med 193(4):521-29. Commento in: J Exp Med. 2001 Feb 19;193(4):F15-8.
Reichrath, Gli analoghi della 1,25-diidrossivitamina D(3) apriranno una nuova era nella terapia del cancro?, Onkologie 24(2):128-33.

Riachy e AA, 1,25-dihydroxyvitamin D3 protects RINm5F and human islet cells against cytokine-induced apoptosis: implication of the antiapoptotic protein A20, Endocrinology. 2002 Dec;143(12):4809-19.

Rohrer e Ogilvie, Retarded outer segment development in TrkB knockout mouse retina organ culture, Mol Vis. 2003 Jan 24;9:18-23.

Saha e AA, La 1alfa, 25-diidrossivitamina D3 sopprime l'effetto del diabete indotto da streptozotocin durante la carcinogenesi chimica del fegato di ratto, Cell Biol Int 2001;25(3):227-37.

Sarkar e AA, Potenziale antiblastogenico della 1alfa,25-diidrossivitamina D3 nel linfoma murino, Cancer Lett 150(1):1-13.

Sasaki, [Combination of levofolinate calcium and 5-fluorouracil], Gan to Kagaku Ryoho [Japanese Journal of Cancer & Chemotherapy]. 2000 Feb; 27(2): 315-322.

Schondorf e AA, Association of the vitamin D receptor genotype with bone metastases in breast cancer patients, Oncology. 2003;64(2):154-9.

Shah e AA, Inhibin is more specific than calretinin as an immunohistochemical marker for differentiating sarcomatoid granulosa cell tumour of the ovary from other spindle cell neoplasms, J Clin Pathol. 2003 Mar;56(3):221-4.

Shany e AA, Gli effetti dell'analogo della 1alfa, 24-diidrossivitamina D(2) sulla proliferazione delle cellule di cancro e sull'espressione delle citochine, Steroids 66(3-5):319-25.

Shao e AA, L'aumento del livello del recettore della vitamina D aumenta l'espressione del gene mediato dalla 1,25-diidrossivitamina D3 e il trasporto del calcio nelle cellule Caco-2, J Bone Miner Res 16(4):615-24.

Sheinin e AA, Analisi d'ibridazione in sito del mRNA e immuno- localizzazione del recettore della vitamina D nella mucosa carcinomatosa e normale del colon umano: legame con l'espressione del recettore del fattore di crescita epidermica, Virchows Arch 437(5):501-7.

Shimizu e AA, Involvement of diverse protein kinase C isoforms in the differentiation of ML-1 human myeloblastic leukemia cells induced by the vitamin D3 analogue KH1060 and the phorbol ester TPA, Cancer Lett. 2002 Dec 1;186(1):67-74.

Shiohara e AA, I metaboliti 24-Oxo degli analoghi della vitamina D3: dissociazione dei loro principali effetti antileucemici dalla loro mancanza di modulazione del calcio, Cancer Res 61(8):3361-8.

Shui e Scutt, Uno shock di calore medio induce proliferazione, attività di fosfatasi alcalina e mineralizzazione nelle cellule stromatiche del midollo osseo umano e nelle cellule Mg-63 *in vitro*, J Bone Miner Res 16(4):731-41.

Smith, Bisphosphonates to prevent osteoporosis in men receiving androgen deprivation therapy for prostate cancer, Drugs Aging. 2003;20(3):175-83. Review.

Smith, Diagnosis and management of treatment-related osteoporosis in men with prostate carcinoma, Cancer. 2003 Feb 1;97(3 Suppl):789-95. Review.

Song e AA, Vitamin D(3) up-regulating protein 1 (VDUP1) antisense DNA regulates tumorigenicity and melanogenesis of murine melanoma cells via regulating the expression of fas ligand and reactive oxygen species, Immunol Lett. 2003 May 1;86(3):235-47.

Speer e AA, Il polimorfismo BsmI del gene del recettore della vitamina D è legato all'espressione di erbB-2/HER-2 nel tumore rettale umano, Oncology 58(3):242-7.

Speer e AA, Il ruolo dei genotipi del recettore dell'estrogeno, del recettore della vitamina D e del recettore del calcio nella patogenesi del cancro colorettale, Orv Hetil 142(18):947-51.

Stein e AA, Intranuclear trafficking of transcription factors: Requirements for vitamin D-mediated biological control of gene expression, J Cell Biochem. 2003;88(2):340-55.

Sternberg e AA, What's new in the treatment of advanced prostate cancer?, Eur J Cancer. 2003 Jan;39(2):136-46. Review.

Stio e AA, Effetti antiproliferativi sinergici dei derivati della vitamina D e dell'acido retinoico nelle cellule di neuroblastoma umano SH-SY5Y, J Steroid Biochem Mol Biol 77(4-5):213-22. 2002.

Sung e Feldman, La 1,25-diidrossivitamina D3 diminuisce l'adesione e la migrazione delle cellule di cancro alla prostata umano, Mol Cell Endocrinol 164(1-2):133-43.

Suzuki e AA, Vitamin D receptor gene polymorphism in familial prostate cancer in a Japanese population,

Int J Urol. 2003 May;10(5):261-6.
Swami e AA, La 1alfa,25-diidrossivitamina D3 diminuisce l'abbondanza di recettori dell'estrogeno e sopprime le azioni degli estrogeni nelle cellule di cancro al seno umano MCF-7, Clin Cancer Res 6(8):3371-9.
Tangpricha e AA, 25-idrossivitamina D-1alfa-idrolasi nel tessuto del colon maligno e normale, Lancet 357(9269):1673-4.
Taniyama e AA, Chemopreventive effects of 24R, 25-dihydoxyvitamin D(3) in N, N'-dimethylhydrazine-induced rat colon carcinogenesis, Carcinogenesis. 2000 Feb; 21(2): 173-8.
Tavani e AA, Calcio, latticini e il rischio di cancro alla prostata, Prostate 48(2):118-21.
Tayeb e AA, CYP3A4 and VDR gene polymorphisms and the risk of prostate cancer in men with benign prostate hyperplasia, Br J Cancer. 2003 Mar 24;88(6):928-32.
Thompson e AA, Liganded VDR induces CYP3A4 in small intestinal and colon cancer cells via DR3 and ER6 vitamin D responsive elements, Biochem Biophys Res Commun. 2002 Dec 20;299(5):730-8.
Trouillas e AA, Terapia di differenziazione nei tumori al cervello: completa regressione a lunga durata dei glioblastomi e di un astrocitoma anaplastico con 1-alfa-idrossicolecalciferolo a lungo termine, J Neurooncol 51(1):57-66.
Uemura e AA, [A novel molecular target therapeutics for refractory prostate cancer], Nippon Rinsho. 2002 Dec;60 Suppl 11:272-7. Review. Japanese.
van der Merwe e AA, Hepatic osteodystrophy in rats results mainly from portasystemic shunting, Gut. 2003 Apr;52(4):580-5.
Van Hoffelen e AA, Incorporation of murine brain progenitor cells into the developing mammalian retina, Invest Ophthalmol Vis Sci. 2003 Jan;44(1):426-34.
Van Weelden e AA, Apoptotic regression of MCF-7 xenografts in nude mice treated with the vitamin D3 analog, EB1089, Endocrinology, Vol. 139, N. 4, pp. 2102-10.
Vegesna e AA, Ability of potent vitamin D3 analogs to inhibit growth of prostate cancer cells *in vivo*, Anticancer Res. 2003 Jan-Feb;23(1A):283-9.
Verlinden e AA, Interazione di due nuovi analoghi della 14-epivitamina D3 con gli eterodimeri recettori del recettore del retinoide x della vitamina D3 sugli elementi sensibili alla vitamina D3, J Bone Miner Res 16(4):625-38.
Verlinden e AA, Two novel 14-Epi-analogues of 1,25-dihydoxyvitamin D3 inhibit the growth of human breast cancer cells *in vitro* and *in vivo*, Cancer Research. 60(10): 2673-9, 2000 May 15.
Verstuyf e AA, Sviluppi recenti nell'uso degli analoghi della vitamina D, Expert Opin Investig Drugs 9(3):443-55.
Vienonen e AA, Regulation of nuclear receptor and cofactor expression in breast cancer cell lines, Eur J Endocrinol. 2003 Apr;148(4):469-79.
Wagner e AA, L'attivazione del recettore della vitamina D mediante il prodotto del gene del tumore Wilms media l'apoptosi delle cellule renali, J Am Soc Nephrol 12(6):1188-96.
Wali e AA, Ursodeoxycholic acid and F(6)-D(3) inhibit aberrant crypt proliferation in the rat azoxymethane model of colon cancer: roles of cyclin D1 and E-cadherin, Cancer Epidemiol Biomarkers Prev. 2002 Dec;11(12):1653-62.
Wali RK, et al., 1 alpha, 25-Dihydroxy-16-ene-23-yne-26, 27-hexafluorocholecalciferol, a noncalcemic analogue of 1 alpha, 25-dihydroxyvitamin D3, inhibits azoxymethane-induced colonic tumorigenesis, Cancer Res. 1995 Jul 15; 55(14): 3050-4.
Wang e AA, Gli analoghi della 1,25-diidrossivitamina D3 e dell'acido retinoico inducono differenziazione nelle cellule di cancro al seno con effetti aggiuntivi specifici delle cellule e della funzione, Breast Cancer Res Treat 67(2):157-68.
Welsh e AA, Impact of the Vitamin D(3) receptor on growth-regulatory pathways in mammary gland and breast cancer, J Steroid Biochem Mol Biol. 2002 Dec;83(1-5):85-92.
White et al., Relationship between vitamin and calcium supplement use and colon cancer, Cancer Epidemiol Biomarkers Prev. 1997 Oct; 6(10): 769-74.
Wietzke e Welsh, Phytoestrogen regulation of a Vitamin D(3) receptor promoter and 1,25-dihydroxyvitamin D(3) actions in human breast cancer cells, J Steroid Biochem Mol Biol. 2003 Feb;84(2-3):149-57.
Willis e Wians, The role of nutrition in preventing prostate cancer: a review of the proposed mechanism of

action of various dietary substances, Clin Chim Acta. 2003 Apr;330(1-2):57-83.

Wilson e AA, Suspected pseudohypoparathyroidism in a domestic ferret, J Am Vet Med Assoc. 2003 Apr 15;222(8):1093-6, 1077.

Xu e AA, Vitamin D receptor start codon polymorphism (FokI) and prostate cancer progression, Cancer Epidemiol Biomarkers Prev. 2003 Jan;12(1):23-7.

Yeung e AA, Regolazione del promotore dell'osteocalcin nelle cellule di cancro alla prostata umano ormone-indipendente, J Biol Chem 277(4):2468-76.

Yudoh e AA, 1alpha,25-dihydoxyvitamin D3 inhibits *in vitro* invasiveness through the extracellular matrix and *in vivo* pulmonary metastasis of B16 mouse melanoma, Journal of Laboratory & Clinical Medicine. 133(2):120-8, 1999 Feb.

Zhang e AA, Effetto modulante della vitamina D3 *in vitro* dell'espressione dell'mRNA di EGFR nelle linee di cellule di cancro al seno umano, Zhonghua Zhong Liu Za Zhi 22(3):205-7.

Zhao e AA, La 1alfa, 25-diidrossivitamina D3 inibisce la crescita delle cellule di cancro della prostata attraverso meccanismi dipendenti e indipendenti dall'androgeno, Endocrinology 141(7):2548-56.

Zhao e Feldman, Il ruolo della vitamina D nel cancro alla prostata, Steroids 66(3-5):293-300.

Zhuang e AA, Calcium-selective ion channel, CaT1, is apically localized in gastrointestinal tract epithelia and is aberrantly expressed in human malignancies, Lab Invest. 2002 Dec;82(12):1755-64.

Zhuang e Burnstein, Antiproliferative effect of 1alpha, 25 dihydoxyvitamin D3 in human prostate cancer cell line LNCaP involves reduction of cyclin-dependent kinase 2 activity and persistent G1 accumulation, Endocrinology, vol. 139, N. 3, pp. 1197-1207, 1998.

Zinser e AA, Characterization of mammary tumor cell lines from wild type and vitamin D(3) receptor knockout mice, Mol Cell Endocrinol. 2003 Feb 28;200(1-2):67-80.

Zinser e AA, Vitamin D(3) receptor ablation sensitizes skin to chemically induced tumorigenesis, Carcinogenesis. 2002 Dec;23(12):2103-9.

Zittermann, Vitamin D in preventive medicine: are we ignoring the evidence?, Br J Nutr. 2003 May;89(5):552-72.

Zou e AA, Correlazione fra una proteina unica 220-kDa e la sensibilità alla vitamina D nelle cellule di glioma, Biochem Pharmacol 60(9):1361-5.

Zugel e AA, A novel immunosuppressive 1alpha,25-dihydroxyvitamin D3 analog with reduced hypercalcemic activity, J Invest Dermatol. 2002 Dec;119(6):1434-42.

Vitamina C nel Metodo Di Bella

Vitamina C

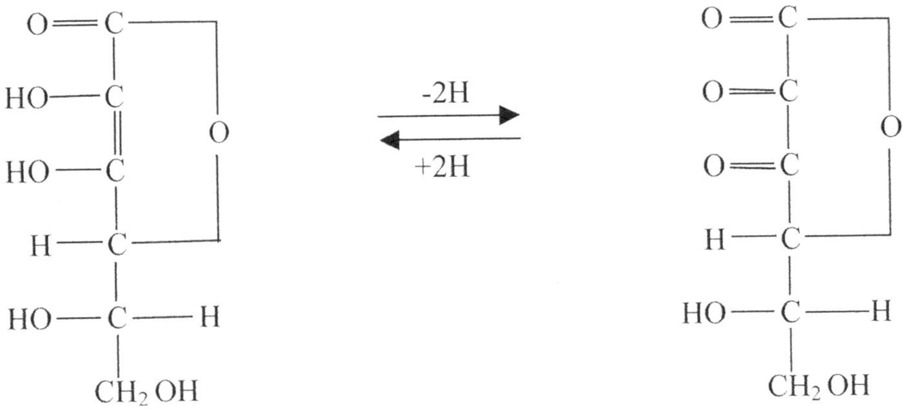

Acido L-ascorbico **Acido L-deidroascorbico**

Chimicamente la Vit. C è definita acido L-ascorbico e presenta strette analogie con gli esosi, cioè i glucidi (zuccheri) con sei atomi di carbonio. Si presenta in forma di polvere bianca, cristallina, di sapore tendenzialmente e lievemente acidulo; è facilmente solubile in acqua (bastano 3 ml d'acqua per sciogliere 1 g di Vit. C), è fortemente sensibile agli ossidanti, che la trasformano in acido deidroascorbico, con processo reversibile. È dotata di una notevole attività riducente, è un acido forte, e la sua attività biologica fondamentale è quella di trasportare idrogeno in varie fasi del metabolismo intermedio. Non si scioglie nei grassi e solventi organici e mentre la forma solida, cristallina, è più stabile, è invece labile in soluzione, specie se in ambiente neutro o alcalino.
Storicamente le prime descrizioni dei sintomi da carenza di Vit. C risalgono ai medici al seguito dei crociati, che individuarono in frutta e ortaggi freschi i mezzi per prevenire e curare queste manifestazioni carenziali. Nel 1593 Sir Richard Hawkins, nelle "Observations on his voyage to the South sea", individuò nel succo di limone il mezzo più efficace per prevenire la malattia. Si dovette però attendere il 1913 per potere scientificamente, attraverso dati sperimentali, stabilire il rapporto causale in animali da esperimento tra dieta carente e manifestazioni patologiche correlate. Il termine vitamina C si deve a

Drummond nel 1920 che così definì il fattore vitaminico la cui carenza determina lo scorbuto e la cui somministrazione lo risolve rapidamente. Dal 1918 al 1933 vari scienziati tra cui Zilva, Szent-Gyorgy et al., hanno approfondito gli studi sulla Vit. C, mentre nel 1933 veniva in forma definitiva identificata la struttura chimica e successivamente la sua sintesi da parte di Reichstein e Haworth.
La sintomatologia da grave e prolungata carenza di Vit. C è prevalentemente rappresentata da manifestazioni emorragiche, infatti la Vit. C è definita anche "vitamina antiemorragica". Quando l'avitaminosi C si presenta nei bimbi, prende il nome di morbo di Barlow. Queste lesioni emorragiche si manifestano soprattutto in quelle zone dell'organismo maggiormente esposte a traumatismi anche minimi o leggeri, come le gengive, le labbra, e secondariamente a livello della pelle, muscoli, sclere, articolazioni e visceri. Lesioni evidenti interessano anche i tessuti osteocartilaginei di sostegno per l'azione determinante della Vit. C a livello delle strutture mesenchimali, non solo per l'azione a livello delle cellule osteogenetiche ma del reticolo e dello stroma proteico della sostanza ossea. La fragilità capillare negli stati carenziali di Vit. C è determinata dalla mancata formazione di quella sostanza che collega l'una all'altra le cellule endoteliali costituenti il rivestimento intimo, interno, dei capillari e dei vasi sanguigni. La fragilità vasale e le relative emorragie sono pertanto secondarie a deficit della sostanza cementante l'endotelio. Per queste proprietà ed azioni e per la conosciuta e forte attivazione dell'immunità naturale, dei meccanismi di difesa, la Vit. C trova molteplici indicazioni. Essa non è tossica e non sono registrati casi di ipervitaminosi. Il fabbisogno giornaliero di un adulto si può aggirare in media dai 100 ai 200-300 mg. In corso di febbri, malattie, convalescenze, si possono somministrare anche più grammi al giorno senza inconvenienti, e con riscontri positivi. Altri danni concomitanti da carenza o avitaminosi C, sono le manifestazioni atrofiche di ghiandole a secrezione interna, e del tessuto linfatico, responsabili di tanti fattori immunitari come citochine, interleuchine, interferoni, gamma globuline. Possono registrarsi danni a livello della crasi ematica e dinamica midollare con anemia primaria e secondaria. Alcuni sintomi possono simulare un'avitaminosi A per il difficile adattamento alla luce crepuscolare (emeralopia). Tipica anche negli stati carenziali modesti, nelle ipovitaminosi di gradio medio-lieve, di Vit. C (oggi è rara in forma conclamata, almeno nei paesi occidentali, una vera e propria avitaminosi) una spiccata sensibilità alle malattie infettive, specie nei bimbi, con fragilità degli epiteli aerodigestivi superiori e flogosi catarrali recidivanti o tendenti a cronicizzare.
L'intimo meccanismo d'azione della Vit. C, malgrado la mole impressionante di studi sull'argomento, non è del tutto chiarito. L'elemento chiave resta comunque la reazione reversibile da acido ascorbico in acido deidroascorbico, che ne fa un sistema ossido-riduttivo ubiquitario e primario per la vita, gli equilibri e i rapporti tra energia chimica e terreno biologico. In pratica la Vit. C è, per gli equilibri biologici, un fondamentale veicolo di idrogeno ed elettroni negli organuli del citosol per i processi di respirazione cellulare. Per citare alcuni dei passaggi metabolici vitali su cui agisce la Vit. C: ossidazione della tirosina, e tutta la biosintesi degli ormoni cortico surrenalici e l'ossidrilazione di una quantità di principi vitali a struttura aromatica. L'assorbimento della Vit. C è intestinale e il picco massimo di concentrazione nel sangue si registra dopo circa 50-60 minuti dall'ingestione. Sono soprattutto i tessuti a più alta dignità funzionale e più intensa

attività metabolica i maggiori organi di deposito e utilizzatori di Vit. C, tra questi le capsule surrenali, l'ipofisi, il corpo luteo. In condizioni normali circa il 30% di Vit. C alimentare è utilizzato e distrutto dall'organismo, il rimanente è eliminato attraverso l'emuntorio renale con meccanismo di filtrazione glomerulare e di riassorbimento tubulare, regolato dalla concentrazione ematica. Un'eliminazione urinaria giornaliera di 40 mg, indica un'assunzione adeguata di Vit. C. La dispersione attraverso le urine di Vit. C aumenta contestualmente all'uso di alcuni alimenti come cavolo, avena e di farmaci come salicilici, antipiretici, barbiturici, estrogeni, sulfamidici. La Vit. C è contenuta in tutti i vegetali ricchi di clorofilla e carotenoidi, in tante varietà di frutta, (in cui con la maturazione decresce il quantitativo di Vit. C), nei pomodori, negli agrumi.

Per il suo ruolo chiave nella respirazione cellulare, nell'integrità e nel trofismo di strutture vitali come l'endotelio vasale, cioè quel tessuto che riveste internamente l'intero sistema circolatorio - vascolare del nostro organismo e ne regola permeabilità e pertanto tutti gli scambi emo tissutali, il Prof. Di Bella ha inserito la Vit. C tra i componenti del suo metodo antitumorale. Altri motivi sono stati il suo ruolo determinante come antiossidante e come attivatore dell'immunità naturale sia tissutale che umorale, oltre che un'attività globale e spiccata sul trofismo cellulare e delle strutture di sostegno, reticolari e membrane basali su cui poggiano e sono sottese le componenti cellulari.

Essendo tutta la cessione di principi essenziali tra sangue e tessuti, determinata dall'integrità e fisiologica permeabilità dell'endotelio, è intuibile come la Vit. C, insieme alla melatonina, concorra a regolare modalità, quantità, qualità e tempi di questi scambi, inducendo un'ottimale funzionalità dell'endotelio e rendendolo molto più resistente e meno permeabile al transito di cellule tumorali e pertanto di metastasi. Il primo a intuire il concorso che poteva dare la Vit. C nella terapia del cancro è stato Pauling, premio Nobel per la chimica, il quale per lunghi periodi della sua vita ha assunto fino a 20 grammi di Vit. C al dì senza inconvenienti. Probabilmente Pauling ha sopravvalutato gli effetti della Vit. C nei tumori, non potendo un unico elemento terapeutico venire a capo di una patologia così complessa, multiforme, dalle catene eziopatogenetiche molteplici, varie e mutevoli come il cancro, affrontabile solo con un trattamento multifattoriale. È comunque innegabile, che nel contesto di una multiterapia antitumorale razionale, non si possa prescindere dalla Vit. C, né a livello preventivo che terapeutico, come confermano numerosi studi clinici e pubblicazioni di cui riportiamo una rassegna sintetica.

Nel 1980 è stato pubblicato da Kanclerz et al. (1) su *Polski Tigodnik Lekarski Rewiew Polish*, uno studio "Ascorbic Acid in Oncology" relativo alle indicazioni della Vit. C nei tumori, le cui conclusioni furono confermate da Cameron et al. (2) nella pubblicazione "Vit. C and cancer: an overview" nel 1982 su *International Journal for Vitamin and Nutrition Research*. Nello stesso anno Murata (3) pubblicava sulla stessa rivista, uno studio clinico condotto su ammalati terminali di cancro, in cui alte dosi di Vit. C avevano aumentato i tempi di sopravvivenza. Altro studio interessante "Vit. C and cancer" fu pubblicato da Gallmeier (4) nel 1982 su *Munchener Medizinische Wochenschrift*, confermando l'utilità dell'apporto di Vit. C nelle patologie neoplastiche. Effetti positivi sono stati anche riscontrati da Bussey (5) nelle forme pretumorali come le poliposi diffuse del colon, che hanno favorevolmente risposto alla Vit. C. Risale al 1985 uno studio clinico controllato di Moertel et al. (6), pubblicato su *The New England Journal of Medicine*, sull'effetto

di alte dosi di Vit. C in ammalati di tumore in stato critico avanzato. Nel 1989 De Cosse et al. (7) confermavano gli effetti positivi della Vit. C nelle poliposi colon-rettali. Park (8) nel 1991 ha pubblicato su *The American Journal of Clinical Nutrition* un articolo sull'effetto della Vit. C su cellule preleucemiche, leucemiche e del mieloma. Significativa anche la pubblicazione di Ziegler (9) nel 1994 su *Journal of the National Cancer Institute*, circa l'impiego della Vit. C nei tumori. Anthony e Schorah (10) hanno pubblicato su *British Journal of Cancer*, gli effetti positivi della Vit. C nel cancro in uno studio ampio e documentato. Ferdessen (11) in uno studio pubblicato nel 1996 su *Ugeskrift for Laeger*, "Vit. C and cancer" ha evidenziato l'apporto positivo della Vit. C nella prevenzione e terapia del cancro. Il concetto è stato confermato da altri Autori tra cui Barth (12) che ne ha riscontrato e descritto gli effetti chiaramente terapeutici in forme pretumorali o iniziali, insieme ad altre vitamine antiossidanti. Nello stesso anno Schorha (13) pubblicava su *Acta Gastro-Enterologica Belgica* un articolo sull'utilità d'impiego della Vit. C nel cancro dello stomaco.
Questo per dare solo un sintetico riscontro della rassegna della letteratura medico-scientifica mondiale circa l'effetto preventivo e curativo della Vit. C, usata con altri principi attivi, nei tumori.

Bibliografia

1. Kanclerz et al., [Ascorbic acid in oncology], Pol Tyg Lek. 1980 Oct 20; 35(40): 1543-5. Review. Polish.
2. Cameron, Vitamin C and cancer: an overview, Int J Vitam Nutr Res Suppl. 1982; 23: 115-27. Review.
3. Murata et al., Prolongation of survival time of terminal cancer patients by administration of large doses of ascorbate, Int J Vitam Nutr Res Suppl. 1982 Jul; 23: 103-13.
4. Gallmeier, [Vitamin C and cancer], MMW Munch Med Wochenschr. 1982 Jan; 8(1): 49-84.
5. Bussey et al., A randomized trial of ascorbic acid in polyposis coli, Cancer. 1982 Oct 1; 50(7): 1434-9.
6. Moertel et al., High-dose vitamin C versus placebo in the treatment of patients with advanced cancer who have had no prior chemotherapy. A randomized double-blind comparison, N Engl J Med. 1985 Jan; 312(3): 137-41.
7. De Cosse et al., Effect of wheat fiber and vitamins C and E on rectal polyps in patients with familial adenomatous polyposis, J Natl Cancer Inst. 1989 Sep 6; 81(17): 1290-7.
8. Park et al., Growth modulation of human leukemic, preleukemic and myeloma progenitor cells by L-ascorbic acid, Am J Clin Nutr, 1991 Dec; 54(6 Suppl): 1241S-1246S.
9. Ziegler, Re: Health claims about vitamin C and cancer, J Natl Cancer Institute. 1994 Jun 1; 86(11): 871-2.
10. Anthony e Schorah, Severe Hypovitaminosis C in lung-cancer patients: the utilization of vitamin C in surgical repair and lymphocite-related host resistance, Br J Cancer.1982 Sep; 48(3): 354-67. Br J Cancer, 1982.
11. Ferdessen, [Vitamin C and cancer], Ugeskr Laeger. 1996 Jul 1; 158(27): 3953-4. Danish.
12. Barth et al., Redifferentiation of oral dysplastic mucosa by the application of the antioxidants beta-carotene, alpha-tocopherol and vitamin C, Int J Vitam Nutr Res. 1997; 67(5): 368-76.
13. Schorha, Ascorbic acid metabolism and cancer in the human stomach, Acta Gastroenterol Belg. 1997 Jul; 60(3): 217-9. Review.

Bibliografia generale

Anthony e Schorah, Severe Hypovitaminosis C in lung-cancer patients: the utilization of vitamin C in surgical repair and lymphocite-related host resistance, Br J Cancer.1982 Sep; 48(3): 354-67. Br J Cancer, 1982.

Babu e AA, Effetto salutare delle vitamine C ed E nelle donne con cancro al seno trattate con tamoxifen con riferimento ai lipidi del plasma e ai livelli di lipoproteine, Cancer Letters. 151(1):1-5, 2000, 3 apr.

Bahlis e AA, Feasibility and correlates of arsenic trioxide combined with ascorbic acid-mediated depletion of intracellular glutathione for the treatment of relapsed/refractory multiple myeloma, Clin Cancer Res. 2002 Dec;8(12):3658-68.

Barth et al., Redifferentiation of oral dysplastic mucosa by the application of the antioxidants beta-carotene, alpha-tocopherol and vitamin C, Int J Vitam Nutr Res. 1997; 67(5): 368-76.

Bendich et al., The health effect of vitamin C supplementation: a review, J Am Coll Nutr. 1995 Apr; 14(2): 124-136. Review.

Blasiak e AA, Free radical scavengers can differentially modulate the genotoxicity of amsacrine in normal and cancer cells, Mutat Res. 2003 Feb 5;535(1):25-34.

Bruunsgaard e AA, Long-term combined supplementations with alpha-tocopherol and vitamin C have no detectable anti-inflammatory effects in healthy men, J Nutr. 2003 Apr;133(4):1170-3.

Bussey et al., A randomized trial of ascorbic acid in polyposis coli, Cancer. 1982 Oct 1; 50(7): 1434-9.

Calderon e AA, Potential therapeutic application of the association of vitamins C and k(3) in cancer treatment, Curr Med Chem. 2002 Dec;9(24):2271-85.

Cambie e Ferguson, Potential functional foods in the traditional Maori diet, Mutat Res. 2003 Feb-Mar;523-524:109-17.

Cameron, Vitamin C and cancer: an overview, Int J Vitam Nutr Res Suppl. 1982; 23: 115-27. Review.

Chan e Reade, Il ruolo dell'acido ascorbico nel cancro orale e nella carcinogenesi, Oral Diseases. 4(2):120-9, 1998 Jun.

Chen e AA, Quercetin, a phytoestrogen and dietary flavonoid, activates different membrane-bound guanylate cyclase isoforms in LLC-PK1 and PC12 cells, J Pharm Pharmacol. 2003 Mar;55(3):353-8.

Chiu e AA, Dietary factors and risk of colon cancer in Shanghai, China, Cancer Epidemiol Biomarkers Prev. 2003 Mar;12(3):201-8.

Creagan et al., Failure of high-dose vitamin C (ascorbic acid) therapy to benefit patients with advanced cancer. A controlled trial, N Engl J Med. 1979 Sep 27; 301(13): 687-90.

Dalton, Targeting the mitochondria: an exciting new approach to myeloma therapy. Commentary re: N. J. Bahlis et al., Feasibility and correlates of arsenic trioxide combined with ascorbic acid-mediated depletion of intracellular glutathione for the treatment of relapsed/refractory multiple myeloma, Clin. Cancer Res., 8: 3658-68, 2002.

De Cosse et al., Effect of wheat fiber and vitamins C and E on rectal polyps in patients with familial adenomatous polyposis, J Natl Cancer Inst. 1989 Sep 6; 81(17): 1290-1297.

Drisko e AA, The use of antioxidant therapies during chemotherapy, Gynecol Oncol. 2003 Mar;88(3):434-9. Review.

Drisko e AA, The use of antioxidants with first-line chemotherapy in two cases of ovarian cancer, J Am Coll Nutr. 2003 Apr;22(2):118-23.

Ferdessen, [Vitamin C and cancer], Ugeskr Laeger. 1996 Jul 1; 158(27): 3953-4. Danish.

Fung e AA, Vitamin and carotenoid intake and risk of squamous cell carcinoma of the skin, Int J Cancer. 2003 Jan 1;103(1):110-5.

Gallmeier, [Vitamin C and cancer], MMW Munch Med Wochenschr. 1982 Jan; 8(1): 49-84.

Ghadirian e AA, Epidemiology of pancreatic cancer: an overview, Cancer Detect Prev. 2003;27(2):87-93.

Head, L'acido ascorbico nella prevenzione e nel trattamento del cancro, Alternative Medicine Review. 3(3):174-86, 1998 Jun.

Jacobs e AA, Vitamin C and vitamin E supplement use and bladder cancer mortality in a large cohort of US men and women, Am J Epidemiol. 2002 Dec 1;156(11):1002-10.

Jaffey, Vitamin C and cancer: examination of the Vale of Leven trial results using broad inductive reasoning, Med Hypotheses. 1982 Jan; 8(1): 49-84.

Johanning e AA, DNA methylation and diet in cancer, J Nutr. 2002 Dec;132(12):3814S-3818S.

Kanclerz et al., [Ascorbic acid in oncology], Pol Tyg Lek. 1980 Oct 20; 35(40): 1543-5. Review. Polish.

Kaptoge e AA, Effects of dietary nutrients and food groups on bone loss from the proximal femur in men and women in the 7th and 8th decades of age, Osteoporos Int. 2003 Apr 16 [epub ahead of print]

Kim e AA, Lack of long-term effect of vitamin C supplementation on blood pressure, Hypertension. 2002 Dec;40(6):797-803.

Kim e Kim e AA, Enhancement of TNF-alpha-mediated cell death in vascular smooth muscle cells through cytochrome c-independent pathway by the proteasome inhibitor, FEBS Lett. 2003 Jan 30;535(1-3):190-4.

Konturek e AA, Gene expression of ornithine decarboxylase, cyclooxygenase-2, and gastrin in atrophic gastric mucosa infected with *Helicobacter pylori* before and after eradication therapy, Dig Dis Sci. 2003 Jan;48(1):36-46.

Li e AA, Inhibition of nitrobenzene-induced DNA and hemoglobin adductions by dietary constituents, Appl Radiat Isot. 2003 Mar;58(3):291-8.

Lysy e AA, Stato della vitamina C e neoplasia del colon, Dis Colon Rectum 39(11):1235-7.

Mantovani e AA, Reactive oxygen species, antioxidant mechanisms, and serum cytokine levels in cancer patients: impact of an antioxidant treatment, J Environ Pathol Toxicol Oncol. 2003;22(1):17-28.

Mantovani e AA, The impact of different antioxidant agents alone or in combination on reactive oxygen species, antioxidant enzymes and cytokines in a series of advanced cancer patients at different sites: correlation with disease progression, Free Radic Res. 2003 Feb;37(2):213-23.

Mayne, Antioxidant nutrients and chronic disease: use of biomarkers of exposure and oxidative stress status in epidemiologic research, J Nutr. 2003 Mar;133 Suppl 3:933S-940S. Review.

McKeown-Eyssen et al., A randomized trial of vitamins C and E in the prevention of recurrence of colorectal polyps, Cancer Res. 1988 Aug 15; 48(16): 4701-5.

Mitchel e McCann, Skin tumor promotion by Vitamin E in mice: amplification by ionizing radiation and Vitamin C, Cancer Detect Prev. 2003;27(2):102-8.

Moertel et al., High-dose vitamin C versus placebo in the treatment of patients with advanced cancer who have had no prior chemotherapy. A randomized double-blind comparison, N Engl J Med. 1985 Jan; 312(3): 137-41.

Murata et al., Prolongation of survival time of terminal cancer patients by administration of large doses of ascorbate, Int J Vitam Nutr Res Suppl. 1982 Jul; 23: 103-13.

Nagao e AA, L'invasione del tumore è inibita dall'ascorbato fosforilato mediante arricchimento della vitamina C intracellulare e una diminuzione dello stress ossidativo, Journal of Cancer Research & Clinical Oncology. 126(9):511-8, 2000 Sep.

Naidu e AA, Antiproliferative and proapoptotic effect of ascorbyl stearate in human pancreatic cancer cells: association with decreased expression of insulin-like growth factor 1 receptor, Dig Dis Sci. 2003 Jan;48(1):230-7.

Nguyen e AA, Scurvy: a cutaneous clinical diagnosis, Australas J Dermatol. 2003 Feb;44(1):48-51.

Nkondjock e AA, Assessment of risk associated with specific fatty acids and colorectal cancer among French-Canadians in Montreal: a case-control study, Int J Epidemiol. 2003 Apr;32(2):200-9.

Nualart e AA, Recycling of vitamin C by a bystander effect, J Biol Chem. 2003 Mar 21;278(12):10128-33.

Nyberg e AA, Dietary fruit and vegetables protect against somatic mutation *in vivo*, but low or high intake of carotenoids does not, Carcinogenesis. 2003 Apr;24(4):689-96.

Ogawa e AA, Effetti dipendenti dallo stadio e dal tipo di organo del 1-O-esil-2, 3, 5- trimetilidroquinone, derivati dall'acido ascorbico, n-eptadecano-8-10-dione e feniletilisocianato in un modello di carcinogenesi in più organi di topo, International Journal of Cancer. 76(6):851-6, 1998 Jun 10.

Oliveira e AA, Protective effect of ascorbic acid in experimental gastric cancer: reduction of oxidative stress, World J Gastroenterol. 2003 Mar;9(3):446-8.

Padayatty e AA, Vitamin C as an antioxidant: evaluation of its role in disease prevention, J Am Coll Nutr. 2003 Feb;22(1):18-35.

Park et al., Growth modulation of human leukemic, preleukemic and myeloma progenitor cells by L-ascorbic acid, Am J Clin Nutr, 1991 Dec; 54(6 Suppl): 1241S-1246S.
Pearl-Yafe e AA, An oxidative mechanism of interferon induced priming of the Fas pathway in Fanconi anemia cells, Biochem Pharmacol. 2003 Mar 1;65(5):833-42.
Pinnell, Cutaneous photodamage, oxidative stress, and topical antioxidant protection, J Am Acad Dermatol. 2003 Jan;48(1):1-19; quiz 20-2. Review.
Rao, Bioactive phytochemicals in Indian foods and their potential in health promotion and disease prevention, Asia Pac J Clin Nutr. 2003;12(1):9-22.
Ravandi e van Besien, Clinical activity of arsenic trioxide in Burkitt-like lymphoma, Leukemia. 2003 Jan;17(1):271-2.
Sakagami e AA, Ruolo del perossido idrogeno nell'induzione di attività antitumorale mediante il sodio 5, 6-benzildene-L-ascorbato, Anticancer Research. 18(4A):2519-24, 1998 Jul-Aug.
Saygili e AA, Levels of Plasma Vitamin E, Vitamin C, TBARS, and Cholesterol in Male Patients with Colorectal Tumors, Biochemistry (Mosc). 2003 Mar;68(3):325-8.
Schofield e AA, How oncologists discuss complementary therapy use with their patients: an audio-tape audit, Support Care Cancer. 2003 Apr 24.
Schorha, Ascorbic acid metabolism and cancer in the human stomach, Acta Gastroenterol Belg. 1997 Jul; 60(3): 217-9. Review.
Selvendiran e AA, Cytoprotective effect of piperine against benzo[a]pyrene induced lung cancer with reference to lipid peroxidation and antioxidant system in Swiss albino mice, Fitoterapia. 2003 Feb;74(1-2):109-15.
Semb e AA, Zilascorb(2H), un inibitore delle sintesi delle proteine a bassa tossicità che presenta segni di attività antitmorale nei melanomi maligni, Anti-Cancer Drugs. 9(9):797-802, 1998 Oct.
Skrzydlewska e AA, Antioxidant potential in esophageal, stomach and colorectal cancers, Hepatogastroenterology. 2003 Jan-Feb;50(49):126-31.
Stokes e AA, Induction of GADD45 and GADD153 in neuroblastoma cells by dopamine-induced toxicity, Neurotoxicology. 2002 Dec;23(6):675-84.
Sun e AA, Antioxidant and antiproliferative activities of common fruits, J Agric Food Chem. 2002 Dec 4;50(25):7449-54.
Tormo e AA, Physical sports activity during leisure time and dietary intake of foods and nutrients in a large spanish cohort, Int J Sport Nutr Exerc Metab. 2003 Mar;13(1):47-64.
Vassilakopoulos e AA, Strenuous resistive breathing induces plasma cytokines: role of antioxidants and monocytes, Am J Respir Crit Care Med. 2002 Dec 15;166(12 Pt 1):1572-8.
Velmurugan e AA, Antiperoxidative effects of lycopene during N-methyl-N'-nitro-N-nitrosoguanidine-induced gastric carcinogenesis, Fitoterapia. 2002 Dec;73(7-8):604-11.
Walker, Is intestinal metaplasia of the stomach reversible?, Gut. 2003 Jan;52(1):1-4. Review.
Ward e AA, Nitrate in public water supplies and risk of bladder cancer, Epidemiology. 2003 Mar;14(2):183-90.
Willis e Wians, The role of nutrition in preventing prostate cancer: a review of the proposed mechanism of action of various dietary substances, Clin Chim Acta. 2003 Apr;330(1-2):57-83.
Wolfe e AA, Antioxidant activity of apple peels, J Agric Food Chem. 2003 Jan 29;51(3):609-14.
Wolfe e Liu, Apple peels as a value-added food ingredient, J Agric Food Chem. 2003 Mar 12;51(6):1676-83.
Yamanaka, Vitamin C and cancer. How convincing a connection?, Postgrad Med. 1985 Nov 15; 78(7): 47-9.
Yu e AA, The effect of free radical scavenger and antioxidant on the increase in intracellular adriamycin accumulation induced by ultrasound, Ultrason Sonochem 2003 Jan; 10(1): 33-5.
Ziegler, Re: Health claims about vitamin C and cancer, J Natl Cancer Institute. 1994 Jun 1; 86(11): 871-2.
Zou e AA, Seasonal variation of food consumption and selected nutrient intake in Linxian, a high risk area for esophageal cancer in China, Int J Vitam Nutr Res. 2002 Dec;72(6):375-82.

Bromocriptina - cabergolina nel Metodo Di Bella

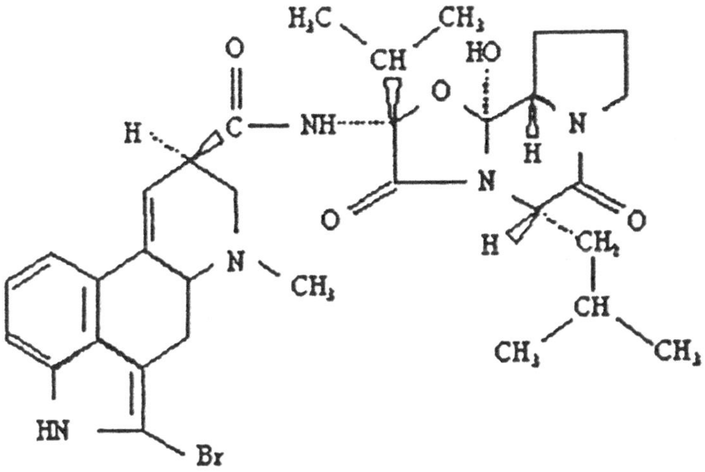

Bromocriptina

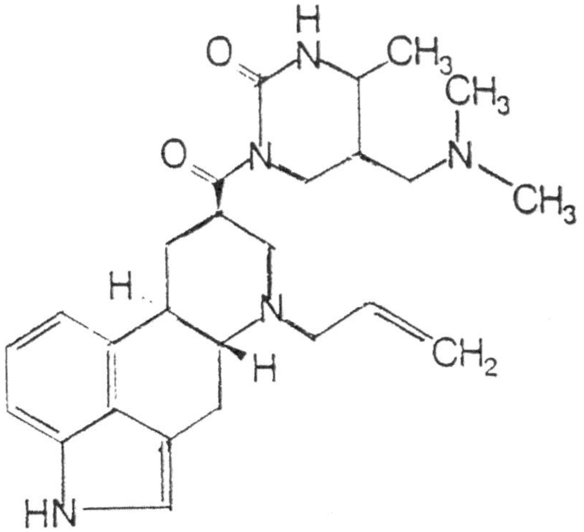

Cabergolina

La logica ispiratrice del protocollo Di Bella realizza l'effetto antiblastico attraverso l'eliminazione o almeno il contrasto dei più importanti fattori di crescita, tra cui la prolattina, il cui spettro d'azione centrale e periferico McLeod non esitò a definire «Immense», come emerse al Congresso Internazionale di Bruxelles e dei successivi di Nizza, Atene e di Charlotteville in Virginia.
La prolattina è un increto proteico della regione antero-laterale ipofisaria, sede delle cellule lattotrope, in corrispondenza delle quali sono stati individuati recettori D2 attivatori dell'adenilato ciclasi, dei linfociti T, della decidua e della mammella, nel cui epitelio secernente, endotelio vascolare e nello stroma, è stato individuato l'mRNA.
Ricerche di biologia sperimentale hanno individuato tre varietà recettoriali della prolattina:

1) Recettore "breve" (PRLr-S) di 291 amminoacidi, 45 kDa;
2) Recettore "intermedio"(PRLr-I) mutante del recettore lungo di 65 kDa, di cui è stata identificata una variante;
3) Recettore lungo (PRLr-L) di 592-598 aminoacidi, 80-85kDa, di cui su cellule umane è stata individuata una variante.

Bazan et al. (1) hanno identificato sequenze aminoacidiche recettoriali prolattiniche di domini sia extra che intracellulari simili a quelle delle interleuchine 2 e 7, del GM-CSF, GH ed eritropoietina.
L'interazione recettoriale prolattinica è inversamente proporzionale al tasso plasmatico di estrogeni e progesterone, infatti tra il 3°e 5° giorno dopo il parto, la caduta della concentrazione estrogenico-progestinica consente l'azione della prolattina sui suoi recettori epiteliali alveolari e pertanto la montata lattea.
Il legame della prolattina col suo recettore promuove anche un'attività enzimatica fosforilante da parte di complessi proteici tirosin chinasici del gruppo JAC e SRC, responsabile della trascrizione genica per dimerizzazione e traslocazione nucleare di un fattore trascrizionale della famiglia STAT.
La stimolazione proliferativa cellulare viene attivata dalla prolattina anche attraverso la fosforilazione tirosinica, promuove una serie di reazioni enzimatiche chinasiche che consentono la trascrizione di vari fattori di trascrizione come jun, fos.
Per l'individuazione dei recettori della prolattina sia su linfociti T e B, sia su macrofagi, molti Autori sono orientati ad ammettere un suo ruolo nell'immunità.
La presenza di recettori per la prolattina in numerose neoplasie benigne e maligne trova ampio riscontro nella letteratura medica, con la conferma dell'incremento della crescita cellulare da parte dei recettori attivati dalla prolattina. Soprattutto nell'utero, ovaio, mammella, fegato, prostata e meningiomi, è stata accertata la presenza di recettori, anche se è altamente probabile una loro presenza ubiquitaria, anche se variabile.
I suoi rilevanti e ubiquitari effetti sulla crescita fisiologica e neoplastica, e in particolare sull'accrescimento e la differenziazione della mammella e sull'evoluzione neoplastica di essa, sono comunemente ammessi da Welsh et al. (2). La prolattina è costituita da 198 amminoacidi, con tre ponti disolfuro, peso molecolare di 23.000 Dalton, sul cromosoma 6 ha sede il suo precursore di 50.000 Dalton.
Buckley et al. (3) hanno documentato che la prolattina incrementa i livelli di mRNA per Bax, Bcl-2 con meccanismo anti apoptotico. È stato evidenziato anche un effetto angio-

genetico e promotore della crescita neoplastica della prolattina dovuto al suo frammento aminoterminale di 16 kDa.
Recettori prolattinici sono stati individuati in una grande varietà di neoplasie, ed è ormai ammesso che il legame recettore/prolattina attivi la proliferazione neoplastica.
Trova infatti ampio riscontro nella letteratura la valutazione della prolattinemia come Marker, prognostico sia della evoluzione tumorale, sia della responsività alla terapia antiblastica.
La secrezione della prolattina, come del GH, è pulsatile, con picco tra le 4 e le 7 ed è incrementata da estrogeni, TRH, VIP, attività sessuale, gravidanza, allattamento, stress psicofisico, ipoglicemia, oppioidi, sonno, mentre è inibita dal GABA, acetilcolina, dopamina, glucocorticoidi.
Vaughan et al. (4) hanno evidenziato un'influenza della melatonina sull'increzione di prolattina. Ben-Jonathan (5) riconduce l'attività antiprolattinica della melatonina alla sua inibizione sul rilascio della dopamina ipotalamica.
L'inibizione della prolattinemia per mezzo della bromocriptina si accompagna anche all'abbassamento del tasso di testosterone con effetti positivi sulle neoplasie prostatiche.
Dopo l'isolamento dell'ormone da parte di Frantz (6), e l'elaborazione del metodo di dosaggio RIA specifico sufficientemente sensibile da parte di Friesen (7), la determinazione corrente della prolattinemia assume valore non inferiore a quella di numerosi markers.
Nei casi di stabilità o remissione della malattia, infatti, l'incremento prolattinemico ha significato prognostico sfavorevole.
L'emivita della prolattina è di circa trenta minuti, e lo studio della sua struttura ha evidenziato un'affinità strutturale con altri potenti fattori di crescita, come GH, GM-GSF, eritropoietina. Essa nel periodo puerperale controlla la lattazione, la proliferazione e differenziazione degli epiteli globulari e duttali in gravidanza, in sinergismo col cortisolo, estradiolo, progesterone, hPL (ormone lattogeno placentare), insulina.

Caratteristiche chimiche, farmacologiche e indicazioni cliniche di bromocriptina e cabergolina

La bromocriptina mesilato è utilizzata da anni nella terapia della mastopatia fibrocistica, della mastodinia, della galattorrea con o senza amenorrea post partum, idiopatica, da farmaci, tumorale, dell'iperprolattinemia e degli adenomi ipofisari prolattinosecernenti.
È utilizzata anche nell'amenorrea prolattino-dipendente, nell'infertilità iperprolattinemica, nelle disfunzioni del ciclo mestruale e acromegalia.
Il picco plasmatico si raggiunge a 1-2 ore dalla somministrazione, l'assorbimento è gastroenterico e l'escrezione attraverso bile e feci può dare, soprattutto per dosaggi più elevati dei 2,5 mg impiegati nel MDB, nausea e vomito. L'emivita della bromocriptina si aggira sulle 4-5 ore. La cabergolina ha un'emivita di circa 63-68 ore, con sintomi collaterali a livello dell'apparato gastro enterico più lievi nella maggior parte dei pazienti e una risposta terapeutica migliore della bromocriptina secondo recenti studi farmacologici.
Cabergolina e bromocriptina, come tutte le molecole dopamino-agoniste, inibiscono l'increzione prolattinica interagendo con i recettori D2, la cui attivazione riduce l'attività

dell'adenilato-ciclasi e la concentrazione di AMPc intracellulare. Si è dimostrata utile soprattutto la sistematica determinazione alla prima comparsa di noduli, in qualsiasi quadrante, in ogni età, ed in ogni condizione dell'apparato genitale, nel parenchima mammario, eventualmente ripetuta sistematicamente, non solo ai fini decisionali, prognostici, curativi ma anche profilattici, soprattutto nel primo quinquennio dopo il menarca, quando il complesso della vita moderna incide forse negativamente nell'armonico e regolare sviluppo del seno.

Qualche milligrammo giornaliero di bromocriptina, unitamente al composto di retinoidi, ha costantemente contribuito a mantenere regolare lo sviluppo del seno e a controllare l'insorgenza ed evoluzione di eventuali adenofibromi, la cui comparsa è riscontrabile con maggior frequenza rispetto al passato.

Dauvois (8) ha evidenziato in tumori mammari del ratto chimicamente indotti, che l'azione combinata di medrossiprogesterone acetato e bromocriptina, diminuisce dal 60% al 30% la capacità proliferativa del tumore.

La correlazione dell'attività antiproliferativa della bromocriptina in cellule NB2 di linfoma con numerose altre pubblicazioni, in numero crescente dall'inizio degli anni ottanta, è stata confermata da Rowe (9) e ribadisce la giustezza dei principi guida.

Adams et al. (10) hanno pubblicato un articolo in *Hormonal dependency of cerebral meningiomas*, che afferma che antidopaminergici come la bromocriptina e il cyproterone acetato 11-alfa-idrossiprogesterone, comunemente usato in funzione antiandrogenica, hanno dimostrato *in vitro* spiccata attività antiproliferativa sulle colture di cellule di meningioma.

Il rapporto diretto fra neoplasia mammaria e incremento al di sopra dei valori fisiologici della prolattinemia, fu evidenziato da De Suza et al. (11), che riducendo con la bromocriptina da 20-50 a 5 ng/ml la prolattinemia, ottennero una significativa regressione in tre casi di carcinomi mammari.

La bibliografia relativa alla secrezione ectopica della prolattina, isolatamente o in comune con altri ormoni, gli indici della produzione della prolattina come galattorrea, lo studio degli effetti della bromocriptina sulla secrezione *in vivo* della prolattina, nonché sulla mitosi delle cellule prolattino-secernenti, la descrizione dei sintomi concomitanti con la comparsa e l'evoluzione dei prolattinomi e della loro regressione a seguito degli interventi chirurgici, sono tutti utili ai fini della comprensione del meccanismo d'azione della prolattina.

Bromocriptina e Cabergolina agiscono anche attivando un meccanismo di proteolisi endolisosomiale nel citosol delle cellule prolattino secernenti, stimolando la fibrosi perivascolare e meccanismi che possono indurre necrosi cellulare. Dogliotti e AA ottennero con 10 mg/die di Bromocriptina una remissione della mastodinia in 27 casi di carcinoma mammario metastatizzato alle ossa, unitamente ad un apprezzabile miglioramento clinico. L'identificazione da parte di Boutin (13) del cDNA codificante la forma lunga del recettore della prolattina in un epatoma umano, l'induzione con la prolattina del recettore specifico nel fegato di ratto e l'influenza di estrogeni e dell'ipofisi da parte di Posner (14, 15), suggeriscono un probabile rapporto con i tumori del fegato attraverso forse l'accresciuta espressione del Hepatocyte Growth Factor confermato da Skouteris (16).

La conferma dell'efficacia antitumorale della bromocriptina fu evidenziata da Grisoli et

al. (17) nel 1981. Trattando per 18 mesi con 7,5 mg/die ottenne un'evidentissima regressione di metastasi cerebrali di carcinoma mammario.
In microcitomi polmonari sperimentali l'oncologia giapponese ha recentemente dimostrato l'utilità dell'inibizione della prolattina mediante bromocriptina, attraverso diffuse involuzioni degenerative delle cellule tumorali con vacuolizzazione del citosol e picnosi del cariosol, rilevate in microscopia elettronica.
Il rapporto tra iperprolattinemia e incidenza di cancro alla mammella e la diminuzione sia del tasso prolattinemico, che della frazione S tumorale dopo somministrazione di bromocriptina, fu pubblicata da Fentiman et al. (18).
La piena razionalità dell'impiego antiblastico della bromocriptina quale inibitore della prolattina ubiquitario e potente fattore di crescita, è evidenziato da Reynolds et al. (19), che hanno studiato l'espressione della prolattina e dei suoi recettori nel carcinoma mammario umano. Vengono descritti gli effetti regolatori della crescita della prolattina sulla mammella umana mediati dai suoi recettori (PRLr), della famiglia recettoriale delle citochine concludendo che "Data la funzione molto estesa della prolattina e dei suoi recettori nel tumore della mammella, interventi farmacologici, tesi a inibire la funzione di questo complesso recettoriale regolatore della crescita, potrebbero essere di notevole utilità nella terapia di questa malattia (cancro della mammella)".
Volpe et al. (20), somministrando per tre settimane 37,5 mg di bromocriptina in 40 pazienti affette da carcinoma dell'endometrio e in 40 affette da iperplasia semplice, ottennero effetti positivi con regressione dei carcinomi.
Il razionale della multiterapia Di Bella, nelle sue linee essenziali e concettuali, è confermato anche dalla pubblicazione di Klijn et al. (21). Gli Autori affermano che la terapia inibitrice di specifiche increzioni endocrine (come la prolattina e gli estrogeni) può essere efficace in tutte le fasi della malattia tumorale, ma può essere determinante solo nelle fasi iniziali, mentre in quelle avanzate può solo prolungare la sopravvivenza. Nuovi approcci della terapia endocrina sono sempre più studiati e valorizzati, e consistono nell'inibire i fattori di crescita endocrina dei tumori attraverso anti estrogenici, anti progestinici, analoghi della somatostatina, inibitori della secrezione della prolattina, vitamine A, D e derivati.
Gli studi futuri sulla terapia, di tutti gli stadi della malattia, si focalizzeranno in misura sempre maggiore sulle promettenti modalità di trattamento combinato.
Stravoravdi et al. (22) hanno pubblicato uno studio sull'azione combinata di interferone alfa, beta e bromocriptina, dimostrando l'inibizione dell'azione di cancerizzazione mammaria del virus oncogeno nei topi CRH.
La bromocriptina, attivando i recettori dopaminergici ipofisari, oltre a ridurre l'increzione prolattinica, limita anche quella di GH e IGF, mentre l'associazione dell'octreotide modifica la farmacodinamica della bromocriptina incrementandone del 40% la biodisponibilità.
Tolino et al. (23) hanno somministrato 7,5 mg di bromocriptina per 8 settimane a 40 donne affette da tumori ginecologici, con riduzione della neoplasia in sette pazienti.
Bonneterre et al. (24) nel cancro avanzato del seno non ha riscontrato alcun vantaggio aggiungendo tamoxifene alla bromocriptina.
Lo studio di Manni et al. (25) ha documentato come l'associazione di bromocriptina e octreotide dia una risposta nettamente positiva in termini biochimici ed endocrini, abbassando il tasso di potenti attivatori della proliferazione neoplastica come GH e prolat-

tina, ma evidenziando un dato fondamentale: i vantaggi derivati dall'abbattimento del tasso di GH e prolattina sono clinicamente vanificati dalla pregressa chemioterapia e dalle condizioni gravemente compromesse delle pazienti, esattamente come è avvenuto per gli errati criteri di arruolamento della sperimentazione del MDB.
La bromocriptina inoltre potenzia considerevolmente dal 30% al 60% l'azione antitumorale del medrossi-progesterone acetato nei tumori mammari sperimentali del ratto, indotti dal dimetilbenzantracene, come evidenziato dalla pubblicazione di Dauvois (26).
Adam et al. (27) hanno condotto studi *in vitro* evidenziando l'azione antiproliferativa di bromocriptina e cyproterone acetato su cellule neoplastiche meningee unitamente ad un effetto inibente sul EGF.

Bibliografia

1. Bazan e AA, Structural comparisons among the short-chain helical cytokines, Structure. 1994 Mar 15;2(3):159-73.
2. Welsh, Host factor affecting the growt of carcinogen induced rat mammary carcinomas. 1985, Cancer Res 45:3415-43.
3. Buckley a AA, Prolactin-regulated apoptosis of Nb2 lymphoma cells: pim-1, bcl-2, and bax expression, Endocrine. 1998 Oct;9(2):163-70.
4. Vaughan, Effects of melatonin and analogues of arginin vasotocine on plasma prolactin levels in adult male rats. Hormone. Res,9:236,1978.
5. Ben-Jonathan, Dopamina: A prolactin-inhibiting hormone. Endocrin. Rev.& 564-89.1985.
6. Frantz, Kleinberg, Science, 1970, 170: 745.
7. Friesen, Hwang, Guyda e AA, Prolactin synthesis and secretion in a patient with the Forbes Albright syndrome, J Clin Endocrinol Metab. 1972 Jan;34(1):192-9.
8. Dauvois e AA, Additive inibitory effects of Bromocriptyne and medroxiprogesterone acetate (MPA), on dimethylbenzen (a) antracene(DMBA)- induced mammary tumors in the rat, Eur J Cancer Clin Oncol 1989; 25/5; 881-9.
9. Rowe, Cowden, Faiman e Friesen, Correlation of Nb2 bioassay and radioimmunoassay values for human serum prolactin, J Clin Endocrinol Metab. 1983 Nov;57(5):942-6.
10. Adams e AA, Hormonal dependency of cerebral meningiomas, J neurosurg 1990 Nov 73(5); 750-5.
11. De Suza e AA, Growth hormone dependance among human breast cancers, Lancet 1974;2;182-4.
12. Dogliotti e AA, Human breast cancer responsiveness to a new chemotherapeutic association, Current chemotherapy. Proc. 18-23;1977.
13. Boutin e AA, Identification of a cDNA encoding a long form of prolactin receptor in human hepatoma and breast cancer cells, Mol Endocrinol. 1989 Sep;3(9):1455-61.
14. Posner e AA, Intracellular polypeptide hormone receptors. The demonstration of specific binding sites for insulin and human growth hormone in Golgi fractions isolated from the liver of female rats, J Biol Chem. 1978 Jun 10;253(11):4058-66.
15. Posner e AA, Induction of a lactogenic receptor in rat liver: influence of estrogen and the pituitary, Proc Natl Acad Sci U S A. 1974 Jun;71(6):2407-10.
16. Skouteris, Liver carcinogenesis, NATO ASI Series; Cell. Biology, vol.88.1992, Sprinter, Verl, New York, 1994, pag. 482.
17. Grisoli e AA, Effect of Bromocriptina on brain metastasis in breast cancer, Lancet, 1981;II;745-6.
18. Fentiman e AA, Perioperative bromocriptina adjuvant for operable breast cancer, Lancet 1988 mar 19,1(8586):609-10.
19. Reynolds e AA, Expression of prolactin and its receptor in human breast carcinoma, Endocrinology 1997 Dec 138 (12) 5555-60.
20. Volpe e AA, Prolactine et adenocarcinome de l'endometre, Ginecologie 1998;33:777-832.

21. Klijn e AA, Novel endocrine therapies in breast cancer, Acta Oncol. 1996;35 Suppl 5:30-7.
22. Stravoravdi e AA, A new approach combining interferon and bromocriptine LA to prevent spontaneous mammari carcinoma, J Interferon Res 1991,11/1:49-51.
23. Tolino e AA, La Bromocriptina in oncologia ginecologica, G.Ital:Ostet.Ginec 1986 8:221-5.
24. Bonneterre e AA, Tamoxifen plus bromocriptine versus tamoxifen plus placebo in advanced breast cancer. Results of a double bind multicentre clinical trial, Eur.J.Cancer clin. Oncol 1988 ; 24/12:1851-3.
25. Manni e AA, Endocrine effects of combined somatostatin analog and bromocriptine therapy in women with advanced breast cancer, Breast Cancer, Res Treat 1989 dec.14(3):289–98.
26. Dauvois, Additive inibitory effects of bromocryptine and medrossiprogesterone acetate(MPA) on dimethy(a) anthraceene (DMBA)–induced mammary tumors in the rat, Eur J Cancer lin.Oncol. 1989;25/5 :891-7.
27. Adam e AA, Hormonal dependency of cerebral meningiomas. Part 2: In vitro effects of steroids, bromocriptine, and epidermal growth factor of meningiomas , J Neurosurg.1990 Nov ;73(6) :750-5.

Bibliografia generale

Adam e AA, Hormonal dependency of cerebral meningiomas. Part 2: *In vitro* effects of steroids, bromocriptine, and epidermal growth factor of meningiomas , J Neurosurg.1990 Nov;73(6):750-5.

Aydin e AA, Rapido allargamento e ricorrenza di una craniofaringioma intrasellare preesistente durante due gravidanze. Dati di un caso, J Neurosurg 91(2):322-4.

Bazan e AA, Structural comparisons among the short-chain helical cytokines, Structure. 1994 Mar 15;2(3):159-73.

Benbassat e Olchovsky, Prolactinoma and other head and neck tumors after scalp irradiation, South Med J. 2003 Feb;96(2):209-11.

Ben-Jonathan, Dopamina: A prolactin-inhibiting hormone, Endocrin. Rev.& 564-89.1985.

Bodack, Blurred vision during airline flight reveals prolactinoma, Optometry. 2003 Mar;74(3):159-72. Review.

Boutin e AA, Identification of a cDNA encoding a long form of prolactin receptor in human hepatoma and breast cancer cells, Mol Endocrinol. 1989 Sep;3(9):1455-61.

Bonneterre e AA, Tamoxifen plus bromocriptine versus tamoxifen plus placebo in advanced breast cancer. Results of a double bind multicentre clinical trial, Eur.J.Cancer clin. Oncol 1988 ; 24/12:1851-3.

Buckley a AA, Prolactin-regulated apoptosis of Nb2 lymphoma cells: pim-1, bcl-2, and bax expression, Endocrine. 1998 Oct;9(2):163-70.

Carneiro e AA, p27 deficiency desensitizes Rb-/- cells to signals that trigger apoptosis during pituitary tumor development, Oncogene. 2003 Jan 23;22(3):361-9.

Chiodini e Liuzzi, PRL-secreting pituitary adenomas in pregnancy, J Endocrinol Invest. 2003 Jan;26(1):96-9.

Colao e AA, Prolattinomi nei bambini e negli adolescenti. Presentazione clinica e osservazione a lungo termine, Journal of Clinical Endocrinology & Metabolism 83(8):2777-80.

Conrad e AA, Metastasi lombosacrali ricorrenti di meningioma intracraniale. Dati di un caso e resoconto della letteratura, Acta Neurochir (Wien) 143(9):935-7.

Dauvois e AA, Additive inibitory effects of Bromocriptyne and medroxiprogesterone acetate (MPA), on dimethylbenzen (a) antracene(DMBA)- induced mammary tumors in the rat, Eur J Cancer Clin Oncol 1989; 25/5; 881-9.

De Rosa e AA, Hyperprolactinemia in men: clinical and biochemical features and response to treatment, Endocrine. 2003 Feb-Mar;20(1-2):75-82.

De Suza e AA, Growth hormone dependance among human breast cancers, Lancet 1974 ;2:182-4.

Dogliotti e AA, Human breast cancer responsiveness to a new chemotherapeutic association, Current chemotherapy. Proc. 18-23;1977.

Essais e AA, Efficacy and safety of bromocriptine in the treatment of macroprolactinomas, Ann Endocrinol (Paris). 2002 Dec;63(6 Pt 1):524-31.

Fentiman e AA, Perioperative bromocriptina adjuvant for operable breast cancer, Lancet 1988 mar 19,1(8586):609-10.

Frantz, Kleinberg e Noel, Studies on prolactin in man, Recent Prog Horm Res. 1972;28:527-90. Review.

Frantz, Kleinberg, Science, 1970, 170: 745.

Friesen, Hwang, Guyda e AA, Prolactin synthesis and secretion in a patient with the Forbes Albright syndrome, J Clin Endocrinol Metab. 1972 Jan;34(1):192-9.

Gola e AA, Carcinoma mammario in una paziente con iperprolattinemia, Minerva Endocrinol 22(4):107-10.

Grisoli e AA, Effect of Bromocriptina on brain metastasis in breast cancer, Lancet, 1981;II;745-6.

Gruszka e AA, Azione antitumorale dell'octreotide e della bromocriptina sul prolattinoma sperimentale di ratto: effetti anti-proliferativo e pro-apoptotico, Neuroendocrinol Lett 22(5):343-8.

Hallstrom e AA, Ruolo dell'ipofisi nello sviluppo del tumore con estradiolo etinilico nel fegato di ratto, Hepatology 24(4):849-54.

Hamed e Fentiman, Malattia al seno benigna, Int J Clin Pract 55(7):461-4.

Horti e AA, Uno studio di fase II della bromocriptina in pazienti con cancro alla prostata androgeno-dipendente, Oncology Reports. 5(4):893-6.

Iwai e AA, [Results of treatment for male prolactinomas], No Shinkei Geka. 2002 Dec;30(12):1285-92.

Jett e AA, Prevenzione del carcinoma mammario di ratto con l'utilizzo di leuprolide come equivalente dell'ovariectomia, Breast Cancer Res Treat 58(2):131-6.

Kanasaki e AA, Coinvolgimento dell'attivazione della chinasi della proteina, attivata dal mitogeno p38, nell'apoptosi indotta dalla bromocriptina nelle cellule di GH3 pituitario di ratto, Biol Reprod 62(6):1486-94.

Klijn e AA, Novel endocrine therapies in breast cancer, Acta Oncol. 1996;35 Suppl 5:30-7.

Lane e AA, Soppressione della displasia indotta dal testosterone e dall'estradiol-17beta nella prostata dorso laterale dei ratti Noble mediante bromocriptina, Carcinogenesis 18(8):1505-10.

Levy e AA, Prolactinomas, dopamine agonists and headache: two case reports, Eur J Neurol. 2003 Mar;10(2):169-73.

Manni e AA, Endocrine effects of combined somatostatin analog and bromocriptine therapy in women with advanced breast cancer, Breast Cancer, Res Treat 1989 dec.14(3):289–98.

Masding e AA, Visual field compression by a non-secreting pituitary tumour during pregnancy, J R Soc Med. 2003 Jan;96(1):27-8. No abstract available.

Murata e AA, Successful pregnancy after bromocriptine therapy in an anovulatory woman complicated with ovarian hyperstimulation caused by follicle-stimulating hormone-producing plurihormonal pituitary microadenoma, J Clin Endocrinol Metab. 2003 May;88(5):1988-93.

Popovic e AA, Secrezione dell'ormone della crescita prodotto dal GHRH, GHRP-6 o GHRH più GHRP-6 in pazienti con microprolattinoma e macroprolattinoma prima e dopo la terapia con la bromocriptina, Clinical Endocrinology 48(1):103-8.

Posner e AA, Induction of a lactogenic receptor in rat liver: influence of estrogen and the pituitary, Proc Natl Acad Sci U S A. 1974 Jun;71(6):2407-10.

Posner e AA, Intracellular polypeptide hormone receptors. The demonstration of specific binding sites for insulin and human growth hormone in Golgi fractions isolated from the liver of female rats, J Biol Chem. 1978 Jun 10;253(11):4058-66.

Reynolds e AA, Expression of prolactin and its receptor in human breast carcinoma, Endocrinology 1997 Dec 138 (12) 5555-60.

Rowe, Cowden, Faiman e Friesen, Correlation of Nb2 bioassay and radioimmunoassay values for human serum prolactin, J Clin Endocrinol Metab. 1983 Nov;57(5):942-6.

Sartorio e AA, La pulsazione LH anormale nelle donne con amenorrea iperprolattinemica si normalizza dopo il trattamento con la bromocriptina: valutazione basata sulla deconvolution, Clinical Endocrinology 52(6):703-12.

Shimatsu e AA, Trattamento a lungo termine con bromocriptina di adenoma pituitario pluriormonale con secrezione di tirotropina, ormone della crescita e prolattina, Endocrine Journal. 46(1):159-65.

Skouteris, Liver carcinogenesis, NATO ASI Series; Cell. Biology, vol.88.1992, Sprinter, Verl, New York, 1994, pag. 482.

Stravoravdi e AA, A new approach combining interferon and bromocriptine LA to prevent spontaneous mammari carcinoma, J Interferon Res 1991,11/1:49-51.

Tada e AA, Base molecolare dell'oncogenesi pituitaria, J Neurooncol 45(1):83-96.

Tolino e AA, La Bromocriptina in oncologia ginecologica, G.Ital:Ostet.Ginec 1986 8:221-5.

Trouillas e AA, Azioni differenziali dell'agonista della dopamina, bromocriptina, sulla crescita dei tumori SMtTw che presentano un fenotipo cellulare della prolattina e/o somatotropo: relazione con l'espressione del recettore D2 della dopamina, Endocrinology 140(1):13-21.

Turner e AA, Angiogenesi negli adenomi pituitari – relazione con la funzione endocrina, trattamento e risultati, J Endocrinol 165(2):475-81.

Vaughan, Effects of melatonin and analogues of arginin vasotocine on plasma prolactin levels in adult male rats. Hormone. Res,9:236; 1978.

Volpe e AA, Prolactine et adenocarcinome de l'endometre, Ginecologie 1998;33:777-832.

Welsh, Host facto affecting the growt of carcinogen induced rat mammary carcinomas. 1985, Cancer Res 45:3415-43.

Yonezawa e AA, Effetti della bromocriptina e del terguride sulla proliferazione cellulare e sull'apoptosi nella ghiandola pituitaria anteriore di ratto stimolata dall'estrogeno, Neurol Med Chir (Tokyo) 37(12):901-6.

Modulo variabile nel Metodo Di Bella

Modulo variabile

I componenti del ModuloVariabile vengono utilizzati nel MDB in determinate condizioni. Possono svolgere un ruolo più rilevante in specifiche patologie e integrarsi sinergicamente con i farmaci del modulo fisso. Comune denominatore dei due moduli è l'assenza di rilevante tossicità e il potenziamento dell'omeostasi antiblastica. Alcune molecole come gli acidi grassi polinsaturi (PUFA) omega 3, galatturonati e aminozuccheri come il Chondroitin e Glucosammina, il Calcio, la SelenioMetionina, possono svolgere un'azione utile teoricamente in tutti i tumori. In dosaggi più elevati trovano specifica indicazione in alcune patologie, come ad esempio il calcio, la glucosammina, il chondroitin e la glifosina nelle condro-osteolisi neoplastiche primitive o secondarie.

1) Principi del modulo variabile appartenenti alla matrice extracellulare

a) Calcio.
b) Gattosaminglucuronglicano solfato (Chondroitin).
c) Glucosammina (2-amino-desossi-beta D glucopiranosio) solfato.
d) Glifosina N,N-bis (phosphonomethyl) glycine.

È un dato acquisito già dagli anni ottanta, per i lavori di Prehm P.(Biochem.J, 1983,-211,181-198), di Mian N. (Biochem. J,1986,237,333-342), di Brecht M. (Biochem.J. 1986,239,445-456), la stretta interdipendenza tra proliferazione cellulare, crescita e jaluronani. Già dal 1947 Meyer K (The Biologic Signifiance of hyaluronic acid and hyaluronidase Physiol. Rev. 1947,27,335-359), aveva evidenziato la rilevante funzione biologica dell'acido ialuronico e della ialuronidasi. La letteratura ha confermato l'indicazione terapeutica di una o più classi di proteoglicani per l'attività citostatica e antiproliferativa evidenziata inizialmente da Yamaguchi, Y & Ruoslahti (Nature, 1988, 336, 244-246) in una pubblicazione sull'inibizione della crescita di cellule di carcinoma ovarico e delle sue ripetizioni polmonari,oltre che di carcinomi mucinosi ed epidermoidi. Il razionale oncoterapico di queste molecole è confermato dal dato ormai acquisito, che l'ambiente biologico extracellulare, la matrice extracellulare, condiziona la differenziazione, l'indice proliferativo, l'angiogenesi, l'ancoraggio e la mobilità cellulare.
L'involuzione neoplastica è infatti un processo multifasico, in cui assume sempre maggiore evidenza l'influenza e il controllo della matrice extracellulare nell'instabilità feno-

tipica delle cellule neoplastiche e sul viraggio di una cellula fisiologica in neoplastica.
Un'ampia serie di molecole, in parte note, interagisce nei rapporti tra cellula e matrice extracellulare, regolando l'equilibrio biologico responsabile della modulazione fisiologica della differenziazione, crescita e proliferazione in funzione antiblastica. La fisiologia delle membrane cellulari, le loro strette interazioni funzionali, i loro rapporti nel contesto di tessuti e parenchimi, poggiano in parte anche sulla matrice extracellulare.
L'ambiente extracellulare è oggetto di una serie crescente di studi, volti non solo alla comprensione dei suoi meccanismi fisiologici e metabolici, ma anche all'individuazione di molecole attive che ne facciano il bersaglio terapeutico per ripristinare l'omeostasi antiblastica. Alcuni componenti del MDB esercitano infatti l'attività antiblastica attraverso diversi meccanismi, tra cui il ripristino della funzionalità e del trofismo dei mesenchimi e della matrice extracellulare, in funzione di contenimento della proliferazione, espansione e disseminazione delle popolazioni neoplastiche.
Galatturonati e amminozuccheri come la glucosammina solfato e la galattosammina, o il galatturoglicano solfato, amminoacidi solforati come la glifosina, il calcio, l'Ac Ascorbico, sono componenti del MDB, interagenti con la matrice extracellulare, indicati in un'ampia gamma di neoplasie.

a) Calcio

Secondo l'insegnamento del Prof. Di Bella, la calcemia nei malati neoplastici andrebbe mantenuta tra 9 e 9,50 milligrammi /100 di plasma, senza superare i 10. Sarebbe opportuno determinare le tre frazioni plasmatiche del calcio: il calcio molecolare, colloidale e ionico.
Si utilizza in dosi di 1 g ai pasti due volte al giorno, unitamente all'acido ascorbico che ne facilita l'assimilazione.
È un minerale utilizzato per la sua funzione metabolica e l'attività sul trofismo osseo, sui tessuti mesenchimali e la regolazione di aspetti vitali dell'attività cellulare. È particolarmente indicato nelle patologie gastro-intestinali, mesenchimali ed ossee in sinergismo con la vitamina D3.
Il calcio intracellulare gioca un ruolo importante nella divisione cellulare, e la sintesi del DNA è attivata dall'incremento della sua concentrazione intracellulare. Interferisce con la sintesi della prostaglandina; livelli elevati intracellulari di calcio possono attivare la crescita neoplastica. Si può considerare pertanto il calcio un rilevante meccanismo segnaletico della differenziazione, proliferazione, involuzione neoplastica cellulare. È anche un elemento fondamentale della comunicazione intercellulare e della matrice extracellulare. Decisivo il suo ruolo nei meccanismi apoptotici.

b) Galattosaminglucuronglicano solfato - GAGGS (Chondroitin)

È estratto dagli squali ed è costituito dal concatenamento alternato di acido D-glucuronico e D-galattosammina, in cui è presente in posizione 4-6 un residuo solforico (chondroitin-4 solfato e condroitin-6 solfato). Svolge azione condroprotettiva, appartiene alla classe dei glicosaminoglicani, costituenti essenziali della matrice cartilaginea e della ECM. Nella cartilagine, i glicosaminoglicani sono chimicamente coniugati a proteine con collagene, formando i proteoglicani. Alcune delle azioni evidenziate sono: inibizione

di enzimi litici (elastasi, proteasi, ialuronidasi, glucuronidasi, β-acetil-glucaminidasi). Svolge attività antinfiammatoria attraverso l'inibizione di immunocomplessi originati dal processo flogistico.
Le sue indicazioni terapeutiche note sono relative soprattutto all'osteoartrosi e ai dolori articolari, e sono dovute all'inibizione dell'elastasi leucocitaria, enzima di cui sono stati riscontrati elevati tassi nel plasma, ma soprattutto nei liquidi sinoviali di ammalati reumatici. Sarebbero auspicabili studi sulla concentrazione di elastasi nei tessuti neoplastici e limitrofi.
L'elastasi leucocitaria è con tutta probabilità una delle cause del sovvertimento strutturale e funzionale della matrice extracellulare, e pertanto anche del tessuto osteoarticolare, ricco di proteoglicani e collagene. Le somministrazioni orali e parenterali non hanno evidenziato rilevanti differenze di risposte cliniche, né tossicologiche, ad eccezione di un sensibile contenimento del fabbisogno di fans e antidolorifici per l'impiego parenterale del Chondroitin. Anche nelle lesioni degenerative osteocartilaginee legate alla patologia neoplastica e a sindrome paraneoplastica, concorre a contenere la sintomatologia algica.
Si utilizza nel MDB in fiale orali da 1200 mg in due somministrazioni giornaliere.
È indicato in funzione antiblastica e antimetastatica per la sua attività trofica su tutti i tessuti mesenchimali, sulla matrice extracellulare e su tutte quelle strutture esercitanti funzione di contenimento e barriera alla disseminazione neoplastica. È confermata anche da dati recenti della letteratura l'attività citostatica diretta dei galatturoglicani, oltre quella indiretta in qualità di elementi essenziale del trofismo e funzionalità della ECM.

c) Glucosammina (2-amino-desossi-beta D glucopiranosio) solfato $C_{12}H_{28}N_2O_{14}S\text{-}2NaCl$
Si utilizza in dosaggi di 1-2 g al dì per os.
Ha indicazioni non dissimili rispetto ai galatturoglicani, anche se con un meccanismo d'azione diverso. È soprattutto indicata sia nelle patologie neoplastiche osteoarticolari, sia dei tessuti mesenchimali e nelle disseminazioni neoplastiche condro-osteolitiche. È un prodotto biologico ben tollerato, vitale per il trofismo dei tessuti osteocartilaginei.
Chimicamente la glucosammina è un amminozucchero monosaccaridico endogeno essenziale per la biosintesi di glicoproteine, glicosamminoglicani e proteoglicani, costituenti con la galattosamina glucuronglicani e altri componenti dei tessuti mesenchimali, della matrice cellulare, del tessuto osteoarticolare. Secondo vari studi clinici l'osteoartrosi sarebbe in parte favorita anche dall'alterazione del metabolismo della glucosammina. Studi preclinici sulla galattosamina hanno evidenziato il suo tropismo per i tessuti osteocartilaginei e il suo ruolo come substrato preferenziale per la sintesi di Glicosamminoglicani (GAG), di proteglicani, glicoproteine strutturali (Collageno Elastina) e reticolari o di adesione (Fibronectina, Laminina), oltre a recettori cellulari di adesione (Integrine) fondamentali costituenti dell'omeostasi della ECM in funzione antiblastica.

d) Glifosina $C_4H_{11}NO_8P_2$ *- N,N-bis (phosphonomethyl) glycine*
È uno degli elementi basilari della matrice extracellulare, in cui gioca un ruolo importante non solo per il basso peso molecolare e la relativa capacità di diffondersi rapidamente nei tessuti e concentrarsi anche a livello intracellulare, ma anche in qualità di regolatore e inibitore della crescita. La sua formula N,N-bis (fosfometil) glicina chiarisce

l'importanza funzionale che può esercitare nel complesso metabolismo della matrice extracellulare, in cui esercita la sue proprietà citostatiche.
È particolarmente indicata in somministrazioni orali di 200 mg/die nelle situazioni di diffusioni metastatiche osteoarticolari in cui, con gli altri componenti del MDB interattivi sull'ECM, concorre alla riparazione di lesioni osteolitiche e degenerative.

Il razionale antitumorale di questi componenti del modulo variabile MDB, deriva dalla loro proprietà di essere alla base della sintesi di costituenti vitali della ECM, come i proteoglicani, le glicoproteine e i glicosamminoglicani, macromolecole saccaridiche di decine di migliaia di unità, ad elevato peso molecolare. Il loro meccanismo plurifunzionale di sostegno e sepimentazione di tessuti e parenchimi, di barriera di contenimento, di struttura elastica e mobile, in grado di influenzare la differenziazione e condizionare il fenotipo cellulare è legata alla loro idrofilia e ai radicali carbossilici e sulfidrilici a carica elettrica negativa, che possono veicolare molecole cationiche, fattori di crescita, citochine, ormoni, ioni e un'ampia varietà di molecole. A livello del citosol sono stati individuati, nelle piastrine, macrofagi, mastociti, megacariociti. I Glicosamminoglicani (GAG) vengono classificati e distinti in quattro tipi, in relazione ai carboidrati residui, ai legami che li collegano, alla disposizione ed entità dei legami sulfidrilici. Essi, chimicamente coniugati a strutture proteiche, originano i proteoglicani:

Glicosamminiglicani Solfatizzati	Condroidinsolfato (CS)	
	Dermatansolfato (Ds)	+ struttura proteica = Proteoglicani
	Keratansolfato (KS)	
	Heparansolfato (HS)	

L'Ac Ialuronico (HA), prodotto in alta percentuale dalle cellule connettivali, si distingue dagli altri GAG per l'assenza di legami solforici e rappresenta la struttura portante dei proteoglicani, regolando attraverso molteplici meccanismi, tra cui l'idrofilia, l'alto peso molecolare, la carica negativa, la funzionalità della ECM, con un'influenza bifasica sull'angiogenesi inversamente proporzionale al peso molecolare. Infatti, grandi polimeri da HA inibiscono l'angiogenesi, stimolata al contrario da polimeri di basso peso molecolare. Pertanto la ialuronidasi può giocare un ruolo negativo scindendo i grandi polimeri in oligosaccaridi ad attività angiogenetica, come evidenziato in molteplici neoplasie degli epiteli aerodigestivi quali il carcinoma laringeo metastatico, negli adenocarcinomi vescicali, prostatici e del colon retto. Anche nei melanomi è stato documentato un incremento dei valori di jaluronidasi proporzionale alla progressione.
La loro funzione determinante deriva dal legame con uno scheletro proteico che ne fa un componente essenziale sia macromolecolare (Versicano, Aggrecano), che micromolecolare (Fibromodulina, Biglicano, Decorina ecc) della ECM, oltre che della membrana cellulare (Sindecani). Questi proteoglicani attraversano la membrana cellulare e mediante un dominio intracellulare interagiscono con l'Actina, regolando la proliferazione e differenziazione cellulare. Aminoglucidi come glicosammina e galattosammina, unitamente a oligosaccaridi in percentuale ridotta rispetto alla componente proteica, che supera generalmente il 90%, costituiscono le glicoproteine strutturali (Collageno, Elastina) e reticolari o di ade-

sione (Fibronectina, Laminina), ed i recettori cellulari di adesione della ECM, (Integrine), che oltre che a livello dei tessuti mesenchimali, svolgono un ruolo determinante nell'economia e nell'omeostasi neuroendocrina e metabolica, in qualità di enzimi ed ormoni.
La superfamiglia CAM (Molecole di Adesione Cellulare) comprende molecole per l'adesione, il riconoscimento e il contatto intercellulare, come le H-CAMs, le Immunoglobuline, le Caderine , le Selectine, le Integrine, cui appartengono una ventina di recettori cellulari glicoproteici, che esercitano un ruolo primario non solo nei rapporti intercellulari, ma anche in quelli tra cellule ed ECM. Alcuni momenti critici della carcinogenesi, differenziazione, apoptosi, crescita, proliferazione, adesione, migrazione cellulare sono controllate dalle Integrine (Farinelli Relazione al 1° Congresso Nazionale della Società Italiana di Bioterapia Oncologica Razionale- Metodo Di Bella).

2) ACTH di sintesi (tetracosactide)

$\alpha^{1\text{-}24}$ Corticotropina - $C_{136}H_{210}N_{40}O_{31}S$
È un polipeptide di 24 aminoacidi del peso molecolare di 2933,57. Si utilizza in dosaggi dell'ordine di 0,2-0,3 mg ripetuti più volte nel corso della settimana, compatibilmente con i valori pressori e glicemici, oppure in somministrazione settimanale di 1 mg depot.
L'ACTH o Corticotropina è un ormone prodotto dal lobo anteriore dell'ipofisi, la cui increzione è regolata dal Corticotrophin Releasing Factor, prodotto dall'ipotalamo. La liberazione dell'ACTH è incrementata dallo stress, dalle catecolamine e da bassi livelli plasmatici di cortisolo. È costituito da 39 aminoacidi del peso molecolare di 4.500.
Il derivato sintetico dell'ACTH è generalmente impiegato nelle mesenchimopatie, artriti reumatoidi, artropatie psoriasiche, dermatomiositi, lupus eritematosi ed affezioni del tubo digerente come la colite ulcerosa.
Trova applicazioni anche nella sindrome nefrosica, nelle fasi evolutive della sclerosi a placche, nell'edema cerebrale e nella stimolazione del surrene. Viene impiegato nel MDB come potenziatore degli effetti inibitori sul GH della somatostatina, nelle ipotensioni e per i suoi effetti antiflogistici e antidolorifici. È utilizzato anche come coadiuvante (nei modesti dosaggi consigliati) degli effetti di altri componenti del Metodo. Ha un ruolo positivo sul tono psichico; le controindicazioni e limiti all'impiego sono rappresentati dall'effetto ipertensivo, glicemizzante e ipokaliemico. È particolarmente indicato nelle neoplasie cerebrali in aggiunta o sostituzione di cortisonici, consentendo di controllare più agevolmente l'edema cerebrale con riduzione di effetti tossici. Trova indicazione anche nelle emopatie, soprattutto nella leucemia linfoide, nel linfoma di Hodgkin e non-Hodgkin e nelle gammopatie monoclonali.

3) Aminoglutetimide

Si utilizza in dosi di compresse da 250 mg da 2 a 4 al giorno.
Inibisce potentemente le aromatasi e svolge pertanto una forte attività di contenimento dell'increzione e dell'attività estrogenica. Trova pertanto indicazione in tutte le neoplasie in cui sia utile abbattere il tasso plasmatico estrogenico e bloccarne l'attività sia diretta, recettoriale, sia indiretta come fattore di crescita.

È sempre più evidente nella letteratura, il ruolo decisamente negativo degli estrogeni e della loro espressione recettoriale nella prognosi e terapia neoplastica. Per la sua azione inibente sulla cortisolemia, l'Aminoglutetimide va associata a 25 mg /die di cortone acetato.

4) Anidrometilencitrato-esametilentetramina $C_7H_8O_7(CH_2)_6N_4$

4a) Per le sue proprietà antisettiche sulle vie biliari e urinarie attraverso la liberazione di formaldeide, è indicata soprattutto nelle patologie neoplastiche epatiche precedute e accompagnate da malattie virali (epatiti B, C). Oltre ad esercitare un effetto antivirale, svolge attività citostatica negli epatocarcinomi. Viene utilizzata in cachet da 500 mg, da somministrare 1 volta al dì ai pasti

4b) *Soluzione acquosa di urotropina al 5%* (in alternativa all'Anidrometilencitrato) $C_6H_{12}N_4$
Si utilizza in soluzione acquosa al 5% somministrando 1-2 cucchiai al giorno ai pasti, con le stesse indicazioni dell'Anidrometilencitrato, quando questo non sia disponibile. Infatti, l'Anidrometilencitrato è di più difficile reperibilità.

5) Dibromomannitolo (mitobronitol) (1,6-dibromo-1,6 dideossi-D-mannitolo) - $C_6H_{12}B_2O_4$

Si utilizza in microdosi di circa 30-40 mg a giorni alterni, adattando o aumentando leggermente il dosaggio fino a somministrazioni giornaliere di 20-40 mg.
È un agente alchilante del peso molecolare di 308,00 derivato dal bromo e dal mannitolo, con proprietà antimetaboliche, impiegato in oncologia ed ematologia per i suoi effetti antineoplastici. Nel MDB è indicato soprattutto nelle trombocitemie, in alternativa a chemioterapici come la ciclofosfamide. Il motivo consiste nell'azione relativamente più breve della ciclofosfamide e nel suo effetto di depressione midollare particolarmente evidente sulla serie eritro, leucopoietica e meno sulla piastrinogenesi.
Il Dibromomannitolo, al contrario, in dosi minimali esercita un'azione più duratura. Alle dosi consigliate agisce prevalentemente, e in modo quasi selettivo, sulla piastrinogenesi,e nettamente più contenuto, sulla eritropoiesi e leucopoiesi. I dosaggi consigliati consentono nel contesto del MDB, mediante l'attività mieloprotettiva di melatonina e vitamine, di limitare gli effetti ad un controllo della piastrinogenesi mediante un attento monitoraggio dei dosaggi.
Trova indicazione anche nel Plasmocitoma e nelle gammopatie monoclinali.

6) Isoniazide $C_6H_7N_3O$

Idrazide dell'acido 4-piridincarbossilico.
Sinonimi: idrazide dell'acido isonicotinico, isonico, tinil, idrazina.
È battericida, sia in vivo sia in vitro, nei confronti di bacilli in fase attiva di moltiplicazione, mentre è batteriostatico nei bacilli quiescenti. La principale azione del farmaco consiste nell'inibizione della sintesi degli acidi micolici, costituenti unici della parete batterica. Probabilmente l'azione citostatica dell'isoniazide è dovuta alla sua capacità di intervenire sulla biosintesi degli acidi nucleici e sulla glicolisi.
Si utilizza in dosaggi di 100-200 mg al dì.

È indicato soprattutto nelle patologie neoplastiche polmonari o dell'apparato genito-urinario precedute da TBC. Potenzia l'attività citostatica degli altri componenti del MDB in assenza di rilevanti effetti collaterali.

7) Seleniometionina [acido-2- ammino- 4 (metilselenio) butanoico] $C_5H_{11}NO_2Se$

È un analogo strutturale di un amminoacido essenziale, la metionina, in cui l'atomo di zolfo è sostituito da uno di selenio. Le caratteristiche biochimiche di metionina e selenio-metionina sono simili. La seleniometionina radiomarcata (L Seleniometionina[^{75}Se]), gamma emittente, è indicata in radiodiagnostica, soprattutto per la scintigrafia del pancreas, paratiroidi, parotide e prostata.
Il Prof Di Bella utilizzava la seleniometionina nelle patologie neoplastiche in un dosaggio di 1-2 capsule al giorno da 10-20 microgrammi, senza superare i 40 microgrammi.
Per spiegare il razionale dell'impiego del selenio, consideriamo brevemente la perossidazione lipidica, processo bifasico comprensivo dell'iniziazione e propagazione. La prima è prodotta da radiazioni ionizzanti o radicali liberi; in essa si verifica l'estrazione di un idrogeno dal gruppo CH2 della catena alchilica con liberazione di un radicale lipidico, e successivamente la produzione di un perossido lipidico per ossigenazione. La seconda fase, la propagazione, è attivata da reazioni a catena con altri lipidi dei composti prodotti dall'iniziazione. L'omeostasi biologica antiossidante si articola su meccanismi enzimatici e antiossidanti, i quali ultimi intervengono quando sono saturate le possibilità enzimatiche. I meccanismi antiossidanti a loro volta si distinguono in preventivi, limitanti la fase di iniziazione delle reazioni ossidative, e quelli che intervengono interrompendo la propagazione. La vitamina E e analoghi esercitano la massima attività biologica, mentre la Vitamina C interviene favorendo la rigenerazione della vitamina E, il cui rapporto con le molecole fosfolipidiche nelle biomembrane è pari a 1/2-3000. La vitamina C interviene sulle reazioni ossidative interagendo con i radicali liberi in funzione inibitrice di nuovi prodotti dell'ossidazione. Il coinvolgimento del selenio nell'enzima glutatione – perossidasi spiega l'interazione tra selenio e vit. E. Infatti la glutatione- perossidasi può rigenerare la forma naturale della vitamina E dopo ossidazione [Tarozzi "Ruolo fisiologico degli acidi grassi polinsaturi" (Skepsis I,1-1999: 20-37).]
La Selenio-metionina deriva dalla sintesi dell'elemento chimico selenio con un amminoacido, la metionina, che svolge per le sue proprietà di metilante, attività epatoprotettiva. Nei dosaggi giornalieri di 20-40 microgrammi è utilizzato soprattutto in neoplasie polmonari, epatiche o in tumori complicati da patologie degenerative. La molecola, idrosolubile, è utile per potenziare gli effetti antiossidanti e antiradicali liberi di vitamine e melatonina, oltre che per le sue proprietà citostatiche. La sintesi con la metionina consente di utilizzare questi effetti positivi del selenio senza danni epatici.
Sono numerosi gli studi clinici su varie patologie tumorali, in particolare i riscontri positivi sono più evidenti e numerosi nei tumori polmonari, prostatici e del colon.

8) Lisozima

Si può somministrare in dosaggi di 3 g al giorno, aumentabile al bisogno senza rischio di tossicità o sovradosaggio. Sono consigliabili 2 compresse da 500 mg per 3 volte al giorno

ai pasti nelle flogosi batteriche o virali di pazienti neoplastici. Nelle lesioni del cavo orale o delle vie aerodigestive superiori, è consigliabile fare sciogliere in bocca lentamente una compressa da 500 mg anche ogni una-due ore.
Le sue proprietà litiche su virus, batteri e protozoi sono dovute all'attività enzimatica e al fatto che, essendo una proteina fortemente basica, il lisozima può superare facilmente l'esile membrana della cellula virale e denaturarne il DNA fortemente acido.
Il lisozima trova frequente indicazione per le sue capacità batteriolitiche e per l'attivazione dell'immunità naturale, di cui è un costituente. È documentato il suo ruolo nella resistenza alle flogosi batteriche e virali e la sua carenza è spesso associata a fragilità degli epiteli aerodigestivi superiori e alla frequenza ed intensità di recidive. Anche se non ha una rilevante efficacia antitumorale diretta, può agire attivando macrofagi e cellule immunitarie e l'immunogenicità delle popolazioni neoplastiche. Attraverso la lisi di cellule batteriche e virali, può liberare molecole ad attività immunitaria e antitumorale.
L'azione del lisozima si estende efficacemente alla flora patogena protozoaria, batterica e virale, raggiungendo un ampio spettro terapeutico esteso alle patologie gastrointestinali e del cavo orale. Potenzia decisamente l'effetto antibatterico degli antibiotici, che a seconda delle condizioni può sostituire o integrare, limitando notevolmente il deficit immunitario spesso associato alla patologia neoplastica e aggravato dai trattamenti chemioterapici. La sua assenza di tossicità, in quanto molecola biologica, e l'efficacia ne consigliano un uso frequente e soprattutto nelle situazioni conclamate di immunodepressione neoplastica.

9) Fattori di crescita della serie eritrocitica e granulocitica
- *Eritropoietina*
- *Filgrastim*

Alcune glicoproteine a basso peso molecolare agiscono sulla produzione di leucociti ed eritrociti, consentendo il superamento di fasi critiche della patologia neoplastica ed effetti collaterali indotti da farmaci. Nelle situazioni in cui il paziente neoplastico, in progressione dopo ripetuti cicli chemioterapici, si rivolga al MDB è spesso indicato l'impiego della eritropoietina o del filgrastim. L'eritropoietina, somministrata preferibilmente sottocute o in vena, in dosaggi che oscillano tra 1.000 e 10.000 unità in base all'entità dello stato anemico, può essere associata a folati e nell'eventualità di una riduzione del tasso sideremico al di sotto dei limiti fisiologici, a terapia marziale.
I fattori di crescita stimolanti la produzione di granulociti (C-CSF) consentono un incremento della leucopoiesi e in particolare della granulocitopoiesi con evidenti riflessi positivi sulla omeostasi immunitaria. Consentono anche, in certe situazioni di anemia e/o leucopenia, di mantenere inalterato il dosaggio delle quantità minimali di chemioterapici inseriti nel MDB in funzione proapoptotica e non citotossica come nella chemioterapia.
Il Prof. Di Bella infatti, in situazioni di depressioni midollari con eritro-leucopenia, consigliava, quando possibile, di non sospendere il chemioterapico per mantenere l'induzione apoptotica, ma di associare i fattori di crescita midollari, incrementando il dosaggio di melatonina per la sua azione sinergica sulle eritro-granulocito-trombocito-

poiesi.

10) Albumina umana al 25% [fleboclisi da 50 cc]

Per infusione endovenosa in tutte le situazioni in cui sia utile reintegrare il patrimonio proteico e riportare ai valori fisiologici la pressione colloidosmotica. Il limite del tasso proteico è rappresentato dai 6 grammi. È indicata anche quando si debbano contenere edemi e versamenti. Il quadro proteico incide sempre sull'evoluzione della malattia, e una sua carenza può inficiare la risposta al MDB. Nel paziente neoplasico sono molteplici e non rare le situazioni disprotidemiche, sia che la malattia interessi l'apparato gastroenterico e la funzionalità epatica, che negli stati anoressici tipici degli stadi avanzati. Anche i cicli chemioterapici possono indurre carenza proteica e squilibri del quadro elettroforetico.
In presenza di un edema tissutale, indipendentemente dal tasso protidemico totale fisiologico, con un rapporto albumine/globuline molto inferiore a 1, è opportuna l'infusione di albumina. In alternativa per ristabilire l'equilibrio colloidosmotico si può intervenire con flebo di poligelina (35 gr/1000 ml) somministrando 500 ml (40 gocce al minuto).
Questi complessi ad alta massa molecolare non attraversano facilmente la parete capillare, per cui la pressione colloidosmotica viene mantenuta per un discreto tempo. È opportuno anche incrementare l'apporto proteico alimentare.

11) Cliochinolo [5-cloro-7-iodio-8-chinolinolo] $C_9H_5Cl_1I\,NO$

Ha proprietà antimicotiche, antibatteriche, antiprotozoarie. Usato in passato, quando non esistevano antibiotici capaci di agire efficacemente sulla flora patogena dell'apparato digerente, conserva una fondamentale azione o da solo o in sinergismo con antibiotici di cui completa e rafforza lo spettro d'azione, estendendolo alla flora patogena intestinale protozoaria e micotica. Particolarmente indicato nelle forme di gastroenteriti resistenti ai comuni trattamenti antibiotici, spesso sostenute da flore patogene miste, su cui gli antibiotici agiscono solo parzialmente.

12) Liquore arsenicale di Fowler

Anidride arseniosa	gr 1
Potassio bicarbonato	gr 1
Alcool	gr 10
Acqua q.b.a	gr 100

Attiva l'eritropoiesi incrementando il tasso di Hb, stimola la nutrizione generale, più tollerato dell'ac. arsenioso a livello T.G.E.
Trova indicazioni anche nella leucemia mieloide con una somministrazione iniziale di 5 gocce al dì. Si aumenta di una goccia pro die fino ad arrivare a 20 gocce. Si diminuisce di una goccia al giorno sino a ritornare alle 5 gocce e a sospendere la somministrazione, controllando l'emocromo.

13) Acidi Grassi omega tre

Esteri etilici di acidi grassi polinsaturi EPA e DHA
Fanno parte dei PUFA(Ac grassi polinsaturi) e della famiglia degli EFA, Ac grassi definiti essenziali, in quanto le nostre cellule non sono in grado di sintetizzarli, ma devono essere introdotti con l'alimentazione. Proprietà comuni ai lipidi sono l'apporto energetico mediante beta ossidazione, la partecipazione alla costituzione delle membrane cellulari in qualità di costituenti essenziali, la sintesi di secondi messaggeri. Gli Ac. grassi essenziali precursori sono l'Ac linoleico (omega 6) e il linolenico, (omega 3), dai quali sono sintetizzati gli altri PUFA omega3 e omega 6, con reazioni di desaturazione e allungamento attraverso catene enzimatiche di denaturasi ed elongasi. I PUFA omega 3 e 6 non sono tra loro interconvertibili.
Gli omega tre sono generalmente impiegati per ridurre la ipertrigliceridemia non controllabile da misure dietetiche. Esercitano un evidente effetto sull'aggregazione piastrinica diminuendola. Vanno pertanto somministrati sotto particolare sorveglianza in soggetti con diatesi emorragica o in trattamento con anticoagulanti. Una volta incorporati nei fosfolipidi di membrana, di cui costituiscono un componente essenziale, competono con l'acido arachidonico come substrato di vari processi enzimatici delle piastrine, dell'endotelio e dei leucociti, producendo maggior rilassamento endoteliale probabilmente per attivazione dell'EDRF, in sinergismo con la MLT. A queste azioni si associa una riduzione del potenziale chemiotattico e proinfiammatorio e pertanto un effetto antiaterosclerotico e antitrombotico, sostenuto dalle proprietà antiaggreganti. Studi clinici hanno evidenziato una significativa riduzione della mortalità totale cardiovascolare, in particolare delle morti improvvise osservate in trial prospettici di prevenzione secondaria in pazienti infartuati. È stata evidenziata anche un'azione antiaritmica. Alcuni derivati ossigenati dei PUFA, e in particolare di DGLA, AA, ed EPA (omega tre) sono definiti eicosanoidi. Comprendono PG (prostaglandine), (TX) trombossani, (LT) Leucotrieni, (LX) Lipossine, (HPTTE) acidi idroperossieicosatetraenoici e (HETE) idrossieicosatetraenoici. PG e TX sono prodotti dalla ciclossigenasi e la loro sintesi è attivata da citochine, fattori di crescita, endotossine, zimosani, radicali liberi dell'ossigeno, complessi antigene-anticorpo, bradichinina, collagene, trombina. Le PG sono notoriamente associate alla risposta infiammatoria. Le cellule del sistema immunitario non sono solo sede di produzione, ma anche bersaglio degli eicosanoidi, coinvolti nella modulazione dell'intensità e della durata dell'infiammazione. Essendo documentata l'azione dei PUFA-omega3 sulla sintesi degli eicosanoidi, è evidente il loro intervento anche sulla modulazione dell'attività delle cellule del sistema immunitario e sulla differenziazione di alcune essenziali componenti come le cellule B e T, di quelle NK e dei macrofagi. Pertanto sono molteplici e complesse le funzioni dei PUFA omega tre in ogni età della vita, nella fisiologia e nella patologia, nelle fasi dell'accrescimento e dell'invecchiamento, anche in considerazione della loro stretta interazione con gli eicosanoidi, da cui emerge anche l'indicazione nelle malattie autoimmuni come il Lupus (LES), l'artrite reumatoide, la psoriasi, la sclerosi multipla. Tarozzi "Ruolo fisiologico degli acidi grassi polinsaturi" (Skepsis I,1-1999:20-37).
Numerosi studi sperimentali, clinici ed epidemiologici, hanno evidenziato nelle patolo-

gie neoplastiche un chiaro effetto preventivo degli omega 3, e una sensibile azione antiproliferativa e antimetastatica. Nelle patologie del sistema nervoso centrale, studi clinici ne hanno documentato le proprietà preventive e le capacità terapeutiche. In ratti eterotrapiantati con vari tipi di tumori tra cui mammella, prostata e polmone hanno decisamente ritardato l'insorgenza di neoplasie. Hanno anche dimostrato di contenere gli effetti tossici dei chemioterapici e di esercitare un effetto radioprotettivo. Le proprietà antiblastiche comprendono la modulazione degli eicosanoidi, l'inibizione dell'angiogenesi, un effetto antiproliferativo e proapoptotico e il contrasto dell'espressione recettoriale estrogenica. Negli stati critici e cachettici gli Ac grassi omega tre hanno contenuto o soppresso la cachessia cancro-dipendente e migliorato sensibilmente la qualità di vita.
In casi di cancro della mammella, pazienti con tassi ematici più elevati di omega-3 hanno manifestato un risposta nettamente migliore alla chemioterapia, rispetto alle pazienti con tassi inferiori.
Numerosi lavori concordano consigliando, in aggiunta ai tradizionali trattamenti, l'integrazione dietetica con gli omega-3 e /o la sua somministrazione in dosaggi medi di 500 mg 3 volte al dì, fino a un massimo di 1000 mg 3 volte al dì, in quanto in assenza di tossicità esercitano un effetto sinergico che si estende alla diminuzione di recidive, all'aumento dell'intervallo di tempo libero da recidive per l'effetto citostatico e antimetastatico. Nei casi in cui i pazienti non possono essere trattati con terapie tradizionali, viene consigliato in alternativa l'impiego di omega-3.
Gli studi clinici più numerosi sull'impiego positivo degli omega 3 nelle patologie neoplastiche sono relativi principalmente alla mammella, alla prostata e al colon, anche se non mancano riferimenti ad altre neoplasia, tra cui i tumori della testa e del collo. È stata evidenziata anche la capacità di inibire l'espressione di VEGR e di COX 2. Anche l'attività antinfiammatoria e di contenimento delle malattie autoimmuni ha un ampio riscontro nella letteratura.

14) Cincofene (Ac 2-fenil-4-chinolincarbonico) $C_{16}H_{11}NO_2$

È dotato di proprietà analgesiche e antipiretiche e trova la sua indicazione soprattutto negli stati uricemici, frequenti in ammalati neoplastici che si rivolgono al MDB dopo cicli chemioterapici. Spesso infatti i trattamenti citotossici, per la massiva lisi cellulare, provocano grave incremento del tasso uricemico. Il prof. Di Bella ha sempre contestato in queste situazioni l'uso dell'allopurinolo, in quanto inibitore della xantinaossidasi. L'acido urico e la xantina rappresentano infatti un normale prodotto di ossidazione di tutte le cellule. L'allopurinolo, per le sue proprietà di inibitore delle xantinossidasi, priva le cellule del sistema di controllo dei processi di autossidazione. L'entità di questo danno, paragonato a qualche milligrammo di ac urico oltre i livelli fisiologici, è incomparabilmente più grave. D'altra parte, l'eliminazione dell'acido urico avviene attraverso l'emuntorio renale e l'acido alfa-fenil-chinolin-carbonico, esercita un forte potere di solubilizzazione dell'acido urico, per cui si può avere anche l'eliminazione di 2 g di acido urico con mezzo grammo di alfa fenil chinolin carbonico. Risulta pertanto chiara la razionalità del suo impiego in sostituzione del consueto allopurinolo, il quale incide sul processo ossido-riduttivo delle membrane cellulari, che rappresenta un importante sistema di difesa, particolarmente in uno stato iperuricemico, del sistema emopoietico, ed un aspetto dell'omeostasi antiblastica. L'acido alfa-fenil-chinolin-carbonico viene somministrato per tre giorni consecutivi al mese in dosi decrescenti. Il primo giorno 2 cps da 500 mg, il secondo e terzo giorno una cps da 500 mg assumendo in questi tre giorni dai 1500 ai 2000 ml d'acqua oligominerale.

15) Taurina Ac 2 aminoetansolfonico $C_2H_7NO_3S$

È un aminoacido che interviene nella coniugazione degli acidi biliari. I sali biliari giocano un ruolo fondamentale nell'assorbimento e digestione degli acidi grassi, nell'attivazione degli enzimi pancreatici e nell'assorbimento delle vitamine liposolubili A, D, E, K e del Calcio.
È stato utilizzato dal Prof. Di Bella anche per le sue capacità di attivare e mantenere, a livelli fisiologici, gli scambi emotissutali e il trofismo di tessuti e parenchimi. Per il basso peso molecolare e per le sue caratteristiche di idrosolubilità e polarità, diffonde facilmente e si concentra anche a livello intracellulare.
Si può somministrare in dosi oscillanti tra i 200 e 400 milligrammi/die.
Sul sistema nervoso sembra esercitare attività antidegenerativa e trofica.

16) Estere fosforico della tiamina, lattoflavina, piridossina

Trova nel modulo variabile frequenti indicazioni per via parenterale nelle patologie neoplastiche, oltre che per le note e fondamentali attività metaboliche dei componenti vitaminici idrosolubili, per l'elevata capacità antitossica e antidegenerativa sul parenchima epatico e sul sistema nervoso centrale e periferico. Per somministrazioni giornaliere di 7-10 giorni al mese concorre a riportare il metabolismo alle condizioni fisiologiche, a innalzare la soglia del dolore, a contrastare le frequenti neuriti da radio e chemio, a contrastare la replicazione di flore virali. Agisce anche su sindromi paraneoplastiche neurotossiche e degenerative. Ma un fondamentale meccanismo d'azione è anche quello proapoptotico dovuto sia all'azione dell'ossitiamina, che alla cessione dell'elemento base per la sintesi di ATP, la cui concentrazione endocellulare è direttamente proporzionale all'indice apoptotico. Agisce anche in sinergismo con la Melatonina, cui può cedere l'ATP, di cui l'indolo pinealico è, come evidenziato dal Prof Di Bella, il distributore ubiquitario, realizzando anche attraverso questo meccanismo le sue funzioni omeostatiche immunostimolanti e antiblastiche.

Uso dei farmaci MDB per uso topico e aerosol

1) Soluzione alcolica di Ac. Tutto Trans Retinoico all'uno per mille

Si possono inizialmente usare per aerosol 2 gocce di soluzione alcolica dell'ATRA in 2 ml di N-acetilcisteina, aggiungendo 2 cc di soluzione fisiologica. Se tollerato si può arrivare gradualmente a 5 gocce. È particolarmente indicato nelle lesioni neoplastiche degli epiteli aerodigestivi superiori in appoggio all'intero protocollo. Si ottiene maggiore effi-

cacia con un apparecchio per aereosol micronizzato, a ultrasuoni.
2) Applicazioni topiche su lesioni cutanee

Si possono medicare basaliomi, melanomi, epiteliomi con questa procedura:
detergere e disinfettare la parte, lavare con soluzione fisiologica ed applicare:

Vitamina D3	mg 2
Vitamina A	mg 5
Vitamina E	mg 10
Vitamina F	mg 3
Ac Jaluronico gel 2%	Q.B.

Nell'eventualità di noduli sottocutanei o lesioni ulcerate, si può mescolare alla crema una compressa polverizzata di ciclofosfamide.

Bibliografia generale modulo variabile

1. Calcio

Albert DM, Kumar A, Strugnell SA, Darjatmoko SR, Lokken JM, Lindstrom MJ, Damico CM, Patel S. Effectiveness of 1alpha-hydroxyvitamin D2 in inhibiting tumor growth in a murine transgenic pigmented ocular tumor model. Arch Ophthalmol. 2004 Sep;122(9):1365-9.
Albert DM, Kumar A, Strugnell SA, Darjatmoko SR, Lokken JM, Lindstrom MJ, Patel S. Effectiveness of vitamin D analogues in treating large tumors and during prolonged use in murine retinoblastoma models. Arch Ophthalmol. 2004 Sep;122(9):1357-62.
Alder RJ, McKeown-Eyssen G, Bright-See E. Randomized trial of the effect of calcium supplementation on fecal risk factors for colorectal cancer. Am J Epidemiol. 1993 Nov 15;138(10):804-14.
Almeida RD, Manadas BJ, Carvalho AP, Duarte CB. Intracellular signaling mechanisms in photodynamic therapy. Biochim Biophys Acta. 2004 Sep 20;1704(2):59-86.
Bae DC, Stein BS. The diagnosis and treatment of osteoporosis in men on androgen deprivation therapy for advanced carcinoma of the prostate. J Urol. 2004 Dec;172(6 Pt 1):2137-44.
Beebe SJ, Blackmore PF, White J, Joshi RP, Schoenbach KH. Nanosecond pulsed electric fields modulate cell function through intracellular signal transduction mechanisms. Physiol Meas. 2004 Aug;25(4):1077-93.
Beiderbeck AB, Sturkenboom MC, Coebergh JW, Leufkens HG, Stricker BH. Misclassification of exposure is high when interview data on drug use are used as a proxy measure of chronic drug use during follow-up. J Clin Epidemiol. 2004 Sep;57(9):973-7.
Belafsky PC, Postma GN. Vocal fold augmentation with calcium hydroxylapatite. Otolaryngol Head Neck Surg. 2004 Oct;131(4):351-4.
Benamouzig R, Chaussade S. Calcium supplementation for preventing colorectal cancer: where do we stand? Lancet. 2004 Oct 2;364(9441):1197-9.
Berridge MJ. Control of cell division: a unifying hypothesis. J Cyclic Nucleotide Res 1975; 1 (5): 305-20.
Bikle DD. Vitamin D and skin cancer. J Nutr. 2004 Dec;134(12 Suppl):3472S-3478S.
Blumberg S. Is coral calcium a safe and effective supplement? J Am Diet Assoc. 2004 Sep;104(9):1335-6.
Bostick RM. Human studies of calcium supplementation and colorectal epithelial cell proliferation. Cancer Epidemiol Biomarkers Prev 1997 Nov; 6(11): 97 1-80.
Brown AJ, Ritter CS, Holliday LS, Knutson JC, Strugnell SA. Tissue distribution and activity studies of 1,24-dihydroxyvitamin D2, a metabolite of vitamin D2 with low calcemic activity in vivo. Biochem Pharmacol. 2004 Oct 1;68(7):1289-96.
Busaidy NL, Jimenez C, Habra MA, Schultz PN, El-Naggar AK, Clayman GL, Asper JA, Diaz EM Jr,

Evans DB, Gagel RF, Garden A, Hoff AO, Lee JE, Morrison WH, Rosenthal DI, Sherman SI, Sturgis EM, Waguespack SG, Weber RS, Wirfel K, Vassilopoulou-Sellin R. Parathyroid carcinoma: a 22-year experience. Head Neck. 2004 Aug;26(8):716-26.

Cacace E, Ruggiero V, Matulli C, Uras L, Perpignano G. Markers of bone resorption in bisphosphonate therapy of Paget's disease. Clin Exp Rheumatol. 2004 Jul-Aug;22(4):502.

Cats A, Kieibeuker JH, van der Meer R, Kuipers F, Sluiter WJ, Hardonk MJ, Oremus ET, Muider NH, de Vries EG. Randomized, double-blinded, placebo-controlled intervention study with supplemental calcium in families with hereditary nonpolyposis colorectal cancer. J Natl Cancer Inst 1995 Apr 19; 87(8): 598-603.

Chen CH, Chen JF, Yang BY, Liu RT, Tung SC, Chien WY, Lu YC, Kuo MC, Hsieh CJ, Wang PW. Bone mineral density in women receiving thyroxine suppressive therapy for differentiated thyroid carcinoma. J Formos Med Assoc. 2004 Jun;103(6):442-7.

Chen F, Wang Q, Wang X, Studzinski GP. Up-regulation of Egr1 by 1,25-dihydroxyvitamin D3 contributes to increased expression of p35 activator of cyclin-dependent kinase 5 and consequent onset of the terminal phase of HL60 cell differentiation. Cancer Res. 2004 Aug 1;64(15):5425-33.

Chlenski A, Liu S, Baker LJ, Yang Q, Tian Y, Salwen HR, Cohn SL. Neuroblastoma angiogenesis is inhibited with a folded synthetic molecule corresponding to the epidermal growth factor-like module of the follistatin domain of SPARC. Cancer Res. 2004 Oct 15;64(20):7420-5.

Conroy S, Morrish N, Wassif WS. Life-threatening post-partum hypercalcaemia. Br J Biomed Sci. 2004;61(3):149-52.

Cragg MS, Walshe CA, Ivanov AO, Glennie MJ. The biology of CD20 and its potential as a target for mAb therapy. Curr Dir Autoimmun. 2005;8:140-74.

Da Silva ID, Dias-Netto E, Villanova FE, Yamamoto L, Baracat EC, Lima GR, Gebrim LH. Tamoxifen down-regulates CaMKII messenger RNA levels in normal human breast tissue. Clin Exp Obstet Gynecol. 2004;31(3):204-8.

Dagan T, Bedrin L, Horowitz Z, Chaushu G, Wolf M, Kronenberg J, Talmi YP. Quality of life of well-differentiated thyroid carcinoma patients. J Laryngol Otol. 2004 Jul;118(7):537-42.

Dong JM, Zhao SG, Huang GY, Liu Q. NADPH oxidase-mediated generation of reactive oxygen species is critically required for survival of undifferentiated human promyelocytic leukemia cell line HL-60. Free Radic Res. 2004 Jun;38(6):629-37.

Frazier TG, McGinn ME. The influence of magnesium, calcium and vitamin C on tumor growth in mice with breast cancer. J Surg Res 1979 Nov; 27(5): 3 18-20.

Ghoshal AK, Laconi E, Wiliemsen F, Ghoshal A, Rushmore TH, Farber E. Modulation of calcium by the carcinogenic process in the liver induced by a choline-deficient diet. Can J Physiol Pharmacol 1987 Mar; 65(3): 478-82.

Gottschling S, Meyer S, Reinhard H, Krenn T, Graf N. First report of a vincristine dose-related Raynaud's phenomenon in an adolescent with malignant brain tumor. J Pediatr Hematol Oncol. 2004 Nov; 26(11):768-9.

Gregoire RC, Stern HS, Yeung KS, Stadler J, Langley S, Furrer R, Bruce WR. Effect of calcium supplementation on mucosal cell proliferation in high risk patients for colon cancer. Gut .1989 Mar; 30(3): 376-82.

Gronich N, Drucker L, Shapiro H, Radnay J, Yarkoni S, Lishner M. Simvastatin induces death of multiple myeloma cell lines. J Investig Med. 2004 Jul;52(5):335-44.

Harris DM, Go VL. Vitamin D and colon carcinogenesis. J Nutr. 2004 Dec;134(12 Suppl):3463S-3471S.

Hatoko M, Tanaka A, Iioka H, Niitsuma K, Tada H. Use of calcium phosphate cement for bone defect after harvesting radial forearm osteocutaneous flap. Ann Plast Surg. 2004 Sep;53(3):245-9.

Hawk ET, Levin B. Colorectal cancer prevention. J Clin Oncol. 2005 Jan 10;23(2):378-91.

Hlavaty T, Lukac L, Duris I. Is there any role for prevention strategies for colorectal cancer other than population-based screening? Bratisl Lek Listy. 2004;105(5-6):215-24.

Holick MF. Sunlight and vitamin D for bone health and prevention of autoimmune diseases, cancers, and cardiovascular disease. Am J Clin Nutr. 2004 Dec;80(6 Suppl):1678S-88S.

Huang JK, Chen WC, Huang CJ, Hsu SS, Chen JS, Cheng HH, Chang HT, Jiann BP, Jan CR. Nordihydroguaiaretic acid-induced Ca2+ handling and cytotoxicity in human prostate cancer cells. Life Sci. 2004

Sep 24;75(19):2341-51.
Iacobone M, Lumachi F, Favia G. Up-to-date on parathyroid carcinoma: analysis of an experience of 19 cases. J Surg Oncol. 2004 Dec 15;88(4):223-8.
Iatsenko SM. [Effect of anticoagulants on remote results after surgical treatment of patients with colon cancer depending on tumor growth and differentiation]. Klin Khir. 2004 Aug;(8):48-52.
Iatsenko SM. [Follow-up results of treatment of gastric cancer concerning the tumor spreading in application of antihemostatic preparations]. Klin Khir. 2004 Jun;(6):34-7.
Janssen S, Jakobsen CM, Rosen DM, Ricklis RM, Reineke U, Christensen SB, Lilja H, Denmeade SR. Screening a combinatorial peptide library to develop a human glandular kallikrein 2-activated prodrug as targeted therapy for prostate cancer. Mol Cancer Ther. 2004 Nov;3(11):1439-50.
Kara IO, Sahin B, Yapar Z. Breast cancer and concomitant primary hyperparathyroidism: description of two patients. Acta Med Austriaca. 2004 Aug;31(3):81-4.
Kerdudo C, Aerts I, Fattet S, Chevret L, Pacquement H, Doz F, Michon J, Garabedian M, Orbach D. Hypercalcemia and Childhood Cancer: A 7-Year Experience. J Pediatr Hematol Oncol. 2005 Jan;27(1):23-27.
Kimuli M, Eardley I, Southgate J. In vitro assessment of decellularized porcine dermis as a matrix for urinary tract reconstruction. BJU Int. 2004 Oct;94(6):859-66.
Kotova IV. [Repeated surgeries in primary hyperparathyroidism]. Khirurgiia (Mosk). 2004;(7):32-5.
Kripke C. Calcium and prevention of colorectal cancer. Am Fam Physician. 2004 Dec 1;70(11):2109.
Lao CD, Brenner DE. Strategies for prevention of colorectal cancer: pharmaceutical and nutritional interventions. Curr Treat Options Oncol. 2004 Oct;5(5):417-26.
Leyland-Jones B. Treating cancer-related hypercalcemia with gallium nitrate. J Support Oncol. 2004 Nov-Dec;2(6):509-16; discussion 516-20.
Limburg PJ, Kolars JC. Colorectal cancer chemoprevention. Chin J Dig Dis. 2004;5(1):7-11.
Locatelli F, Rossi F. Incidence and pathogenesis of tumor lysis syndrome. Contrib Nephrol. 2005;147:61-8.
Lotem J, Benjamin H, Netanely D, Domany E, Sachs L. Induction in myeloid leukemic cells of genes that are expressed in different normal tissues. Proc Natl Acad Sci U. S. A. 2004 Nov 9;101(45):16022-7. Epub 2004 Oct 25.
Mates M, Hrabos V, Hajek P, Maly M, Horak D, Fiedler J, Durdil V, Vojacek J. [Deferral of coronary intervention based on measurement of myocardial fractional flow reserve] Vnitr Lek. 2004 Aug;50(8):600-5.
Mauler F, Hinz V, Horvath E, Schuhmacher J, Hofmann HA, Wirtz S, Hahn MG, Urbahns K. Selective intermediate-/small-conductance calcium-activated potassium channel (KCNN4) blockers are potent and effective therapeutics in experimental brain oedema and traumatic brain injury caused by acute subdural haematoma. Eur J Neurosci. 2004 Oct;20(7):1761-8.
Miltenyi Z, Keresztes K, Lakos G, Varoczy L, Miltenyi L, Illes A. Is the treatment of Hodgkin's disease detrimental to the parathyroid gland? Acta Haematol. 2004;112(3):148-51.
Mirza FS, Prestwood KM. Bone health and aging: implications for menopause. Endocrinol Metab Clin North Am. 2004 Dec;33(4):741-59.
Naumann KU, Kaser L, Vetter W. [Primary hyperparathyroidism. Main symptoms: fatigue, weakness, lack of appetite, constipation, mental disorders, bone pain]. Schweiz Rundsch Med Prax. 2004 Sep 29;93(40):1621-5; quiz 1626.
Neugut AI, Horvath K, Whelan RL, Terry MB, Garbowski GC, Bertram A, Forde KA, Treat MR, Waye J. The effect of calcium and vitamin supplements on the incidence and recurrence of colorectal adenomatous polyps. Cancer 1996 Aug 15; 78(4): 723-8.
Newmark HL, Heaney RP, Lachance PA. Should calcium and vitamin D be added to the current enrichment program for cereal-grain products? Am J Clin Nutr. 2004 Aug;80(2):264-70.
Niitsu Y, Takayama T, Miyanishi K, Nobuoka A, Hayashi T, Kukitsu T, Takanashi K, Ishiwatari H, Abe T, Kogawa T, Takahashi M, Matsunaga T, Kato J. Chemoprevention of colorectal cancer. Cancer Chemother Pharmacol. 2004 Sep;54 Suppl 1:S40-3.
Nishiyama T, Ishizaki F, Anraku T, Shimura H, Takahashi K. The influence of androgen deprivation therapy on metabolism in patients with prostate cancer. J Clin Endocrinol Metab. 2005 Feb;90(2):657-60.
Nordenstrom E, Westerdahl J, Bergenfelz A. Long-term follow-up of patients with elevated PTH levels

following successful exploration for primary hyperparathyroidism. World J Surg. 2004 Jun;28(6):570-5.

Oelz O, Knapp HR, Roberts LJ, Oelz R, Sweetman BJ, Oates JA, Reed PW. Calcium-dependent stimulation of thromboxane and prostaglandin biosynthesis by ionophores. Adv Prostaglandin Thromboxane Res. 1978;3:147-58.

Onuma E, Sato K, Saito H, Tsunenari T, Ishii K, Esaki K, Yabuta N, Wakahara Y, Yamada-Okabe H, Ogata E. Generation of a humanized monoclonal antibody against human parathyroid hormone-related protein and its efficacy against humoral hypercalcemia of malignancy. Anticancer Res. 2004 Sep-Oct;24(5A):2665-73.

Peters U, Chatterjee N, McGlynn KA, Schoen RE, Church TR, Bresalier RS, Gaudet MM, Flood A, Schatzkin A, Hayes RB. Calcium intake and colorectal adenoma in a US colorectal cancer early detection program. Am J Clin Nutr. 2004 Nov;80(5):1358-65.

Ratanaanekchai T, Art-smart T, Vatanasapt P. Dysphagia after total laryngectomy resulting from hypocalcemia: case report. J Med Assoc Thai. 2004 Jun;87(6):722-4.

Saad F, Olsson C, Schulman CC. Skeletal morbidity in men with prostate cancer: quality-of-life considerations throughout the continuum of care. Eur Urol. 2004 Dec;46(6):731-39; discussion 739-40.

Safi S, Hassikou H, Messary A, Boumdin H, Hadri L, Zouhair A. [Severe primary hyperparathyroidism and vitamin D deficiency]. Ann Endocrinol (Paris). 2004 May;65(3):226-32.

Saunders Y, Ross JR, Broadley KE, Edmonds PM, Patel S; Steering Group. Systematic review of bisphosphonates for hypercalcaemia of malignancy. Palliat Med. 2004 Jul;18(5):418-31. Review.

Serrano D, Lazzeroni M, Decensi A. Chemoprevention of colorectal cancer: an update. Tech Coloproctol. 2004 Dec;8 Suppl 2:s248-52.

Shukeir N, Arakelian A, Chen G, Garde S, Ruiz M, Panchal C, Rabbani SA. A synthetic 15-mer peptide (PCK3145) derived from prostate secretory protein can reduce tumor growth, experimental skeletal metastases, and malignancy-associated hypercalcemia. Cancer Res. 2004 Aug 1;64(15):5370-7.

Silverman SL, Delmas PD, Kulkarni PM, Stock JL, Wong M, Plouffe L Jr. Comparison of fracture, cardiovascular event, and breast cancer rates at 3 years in postmenopausal women with osteoporosis. J Am Geriatr Soc. 2004 Sep;52(9):1543-8.

Smith MR. Osteoporosis and obesity in men receiving hormone therapy for prostate cancer. J Urol. 2004 Nov;172(5 Pt 2):S52-6; discussion S56-7.

Strumberg D, Boeing H, Scheulen ME, Forster H, Seeber S. [Nutrition, lifestyle and cancer: strategies for primary prevention]. Dtsch Med Wochenschr. 2004 Sep 3;129(36):1877-82.

Tamesa T, Watanabe Y, Yoshimura K, Mori N, Yamamoto S, Hazama S, Tangoku A, Oka M. [A case of disseminated tumor from cecal cancer with survival for over 5 years after twice surgical resection and systemic chemotherapy]. Gan To Kagaku Ryoho. 2004 Oct;31(11):1864-6.

Tanvetyanon T. Physician practices of bone density testing and drug prescribing to prevent or treat osteoporosis during androgen deprivation therapy. Cancer. 2005 Jan 15;103(2):237-41.

Taoka H, Hirano H, Mitsui Y, Umino W, Nobuoka Y, Yamashita M, Tanigawa K, Yoshimine S, Imai T, Kadowaki S, Miyashita K, Ikuma H, Nakamura T, Murata T. [Adjuvant chemotherapy for unresectable locally advanced pancreatic cancer in light of its characteristics]. Gan To Kagaku Ryoho. 2004 Sep;31(9):1365-70.

Tomson C. Calcium supplementation for prevention of colorectal cancer. Lancet. 2004 Dec 11;364(9451):2095.

Tsukiji J, Kaneko T, Saito H, Kobayashi M, Kakemizu N, Komatsu S, Nishiyama H, Amano H, Miura K, Satoh T, Shinohara T, Mishima W, Yamakawa Y, Nishihira R, Miyashita A, Noda K, Ishigatsubo Y, Matsuse T. [A case of cT0N2M0 small cell lung cancer with Lambert-Eaton myasthenic syndrome]. Nihon Kokyuki Gakkai Zasshi. 2004 Sep;42(9):820-4.

Vastag B. FDA reviews expanded claims on health benefits of certain foods. J Natl Cancer Inst. 2004 Aug 18;96(16):1198-9.

Wargovich Mi, Lointier PR. Calcium and vitamin D modulate mouse colon epithelial proliferation and growth characteristics of a human colon tumor cell line. Can J Physiol Pharmacol 1987 Mar; 65(3): 472-7.

Wargovich MJ, Isbeil G, Shabot M, Winn R, Lanza F, Hochman L, Larson E, Lynch P, Roubein L, Levin B. Calcium supplementation decreases rectal epithelial cell proliferation in subjects with sporadic adeno-

ma. Gastroenterology 1992 Jul; 103(1): 92-7.
Warming L, Ravn P, Christiansen C. Levonorgestrel and 17beta-estradiol given transdermally for the prevention of postmenopausal osteoporosis. Maturitas. 2005 Feb 14;50(2):78-85.
Whitfield JF, MacManus JP, Rixon RH, Boynton AL, Youdaie T, Swierenga S. The positive control of cell proliferation by the interplay of calcium ions and cyclic nucleotides. A review. In Vitro. 1976 Jan;12(1):1-18.
Whitfield JF. Calcium signals and cancer. Crit Rev Oncog 1992; 3(1-2): 55-90.
Wietrzyk J, Pelczynska M, Madej J, Dzimira S, Kusnierczyk H, Kutner A, Szelejewski W, Opolski A. Toxicity and antineoplastic effect of (24R)-1,24-dihydroxyvitamin D3 (PRI-2191). Steroids. 2004 Sep;69(10):629-35.
Yang DM, Chi CW, Chang HM, Wu LH, Lee TK, Lin JD, Chen ST, Lee CH. Effects of clodronate on cancer growth and Ca2+ signaling of human thyroid carcinoma cell lines. Anticancer Res. 2004 May-Jun;24(3a):1617-23.
Yetgin S, Olgar S, Aras T, Cetin M, Duzova A, Beylergil V, Akhan O, Oguz O, Saracbasi O. Evaluation of kidney damage in patients with acute lymphoblastic leukemia in long-term follow-up: value of renal scan. Am J Hematol. 2004 Oct;77(2):132-9.
YYoshiike F, Koizumi T, Yoneyama A, Komatu M, Yamaguchi S, Hanaoka M, Kubo K, Eda S. Thymic squamous cell carcinoma producing parathyroid hormone-related protein and CYFRA 21-1. Intern Med. 2004 Jun;43(6):493-5.
Zarzecki M, Chudek J, Kulach A, Holowiecka A, Kania M, Kopec P, Kukla M, Machala L, Pyda Zhang X, Jiang F, Li P, Li C, Ma Q, Nicosia SV, Bai W. Growth Suppression of Ovarian Cancer Xenografts in Nude Mice by Vitamin D Analogue EB1089. Clin Cancer Res. 2005 Jan 1;11(1):323-8.
Zhang XJ, Zheng GG, Ma XT, Yang YH, Li G, Rao Q, Nie K, Wu KF. Expression of P2X7 in human hematopoietic cell lines and leukemia patients. Leuk Res. 2004 Dec;28(12):1313-22.
Zidan J, Keidar Z, Basher W, Israel O. Effects of tamoxifen on bone mineral density and metabolism in postmenopausal women with early-stage breast cancer. Med Oncol. 2004;21(2):117-21.
Zimmerman J. Does dietary calcium supplementation reduce the risk of colon cancer? Nutr Rev 1993 Apr; 51(4): 109-12.

2. Glifosina, Glucosammina, Galattosaminglucuronglicano solfato (Chondroitin)

Adam S, Kaufmann F. A new class of potent antiproliferative glycolipids. Chem Phys Lipids. 1991 Oct;59(3):255-61.
Batra RK, Olsen JC, Hoganson DK, Caterson B, Boucher RC. Retroviral gene transfer is inhibited by chondroitin sulfate proteoglycans/glycosaminoglycans in malignant pleural effusions. J Biol Chem. 1997 May 2;272(18):11736-43.
Becker K, Voss H, Lindner J. [On the tumor-inhibiting effect of ground substance particles. VII. Effect of glucosamine on the Budapest lymphosarcoma-mouse ascites tumor]. Arch Geschwulstforsch. 1964;22(4):297-306.
Bednarczyk D, Kaca W, Myszka H, Serwecinska L, Smiatacz Z, Zaborowski A. The synthesis of diosgenyl 2-amino-2-deoxy-beta-D-glucopyranoside hydrochloride. Carbohydr Res. 2000 Sep 22;328(3):249-52.
Bekesi JG, Winzler RJ. Inhibitory effects of D-glucosamine on the growth of Walker 256 carcinosarcoma and on protein, RNA, and DNA synthesis. Cancer Res. 1970 Dec;30(12):2905-12.
Bekesi JG, Winzler RJ. The effect of D-glucosamine on the adenine and uridine nucleotides of sarcoma 180 ascites tumor cells. J Biol Chem. 1969 Oct 25;244(20):5663-8.
Belting M, Borsig L, Fuster MM, Brown JR, Persson L, Fransson LA, Esko JD. Tumor attenuation by combined heparan sulfate and polyamine depletion. Proc Natl Acad Sci U S A. 2002 Jan 8;99(1):371-6.
Bernacki RJ, Sharma M, Porter NK, Rustum Y, Paul B, Korythyk W. Biochemical characteristics, metabolism, and antitumor activity of several acetylated hexosamines. J Supramol Struct. 1977;7(2):235-50.
Bhuvarahamurthy V, Govindasamy S. Extracellular matrix components and proteolytic enzymes in uterine cervical carcinoma. Mol Cell Biochem. 1995 Mar 9;144(1):35-43.
Bigner DD, Brown M, Coleman RE, Friedman AH, Friedman HS, McLendon RE, Bigner SH, Zhao XG,

Wikstrand CJ, Pegram CN, et al. Phase I studies of treatment of malignant gliomas and neoplastic meningitis with 131I-radiolabeled monoclonal antibodies anti-tenascin 81C6 and anti-chondroitin proteoglycan sulfate Me1-14 F (ab')2--a preliminary report. J Neurooncol. 1995;24(1):109-22.

Bogdanov IG, Dalev PG, Gurevich AI, Kolosov MN, Malekova VP, Plemyannikova LA, Sorokina IB. Antitumour glycopeptides from Lactobacillus bulgaricus cell wall. FEBS Lett. 1975 Oct 1;57(3):259-61.

Burger AM, Kaur G, Hollingshead M, Fischer RT, Nagashima K, Malspeis L, Duncan KL, Sausville EA. Antiproliferative activity in vitro and in vivo of the spicamycin analogue KRN5500 with altered glycoprotein expression in vitro. Clin Cancer Res. 1997 Mar;3(3):455-3.

Clegg BS, Stephenson GR, Hall JC. Development of an enzyme-linked immunosorbent assay for the detection of glyphosate. J Agric Food Chem. 1999 Dec;47(12):5031-7.

Cofrancesco E, Boschetti C, Leonardi P, Gianese F, Cortellaro M. Dermatan sulphate for the treatment of disseminated intravascular coagulation (DIC) in acute leukemia: a randomised, heparin-controlled pilot study. Thromb Res. 1994 Apr 1;74(1):65-75.

Cokgor I, Akabani G, Friedman HS, Friedman AH, Zalutsky MR, Zehngebot LM, Provenzale JM, Guy CD, Wikstrand CJ, Bigner DD. Long term response in a patient with neoplastic meningitis secondary to melanoma treated with (131)I-radiolabeled antichondroitin proteoglycan sulfate Mel-14 F(ab')(2): a case study. Cancer. 2001 May 1;91(9):1809-13.

Cole DJ, Gattoni-Celli S, McClay EF, Metcalf JS, Brown JM, Nabavi N, Newton DA 3rd, Woolhiser CB, Wilson MC, Vournakis JN. Characterization of a sustained-release delivery system for combined cytokine/peptide vaccination using a poly-N-acetyl glucosamine-based polymer matrix. Clin Cancer Res. 1997 Jun;3(6):867-73.

Di Carlo V, Agnelli G, Prandoni P, Coccheri S, Gensini GF, Gianese F, Mannucci PM. Dermatan sulphate for the prevention of postoperative venous thromboembolism in patients with cancer. DOS (Dermatan sulphate in Oncologic Surgery) Study Group. Thromb Haemost. 1999 Jul;82(1):30-4.

Dietrich CP, Martins JR, Sampaio LO, Nader HB. Anomalous structure of urinary chondroitin sulfate from cancer patients. A potential new marker for diagnosis of neoplasias. Lab Invest. 1993 Apr;68(4):439-45.

Dini D, Gozza A, Silvestro S, Cavallari M, Forno G. [Sulodexide in the prevention of post-mastectomy lymphedema]. Minerva Chir. 1995 Apr;50(4):431-4.

Floc'h F, Werner GH. In vivo antiviral activity of D-glucosamine. Arch Virol. 1976;52(1-2):169-73.

Franchi J, Coutadeur MC, Marteau C, Mersel M, Kupferberg A. Depigmenting effects of calcium D-pantetheine-S-sulfonate on human melanocytes. Pigment Cell Res. 2000 Jun;13(3):165-71.

Friedman SJ, Kimball T, Trotter CD, Skehan PJ. The inhibition of thymidine kinase in glial tumor cells by an amino sugar, D-glucosamine. Cancer Res. 1977 Apr;37(4):1068-74.

Friedman SJ, Trotter CD, Kimball T, Skehan PJ. The inhibition of thymidine metabolism in tumor cells treated with D-glucosamine. Cancer Res. 1977 Apr;37(4):1141-6.

Glynne-Jones E, Harper ME, Seery LT, James R, Anglin I, Morgan HE, Taylor KM, Gee JM, Nicholson RI. TENB2, a proteoglycan identified in prostate cancer that is associated with disease progression and androgen independence. Int J Cancer. 2001 Oct 15;94(2):178-84.

Grande-Allen KJ, Griffin BP, Ratliff NB, Cosgrove DM, Vesely I. Glycosaminoglycan profiles of myxomatous mitral leaflets and chordae parallel the severity of mechanical alterations. J Am Coll Cardiol. 2003 Jul 16;42(2):271-7.

Hinderlich S, Berger M, Keppler OT, Pawlita M, Reutter W. Biosynthesis of N-acetylneuraminic acid in cells lacking UDP- N – acetylglucosamine 2 –epimerase / N -acetylmannosamine kinase. Biol Chem. 2001 Feb;382(2):291-7.

Holstege A, Keppler D. Effects of D-glucosamine and 6-azauridine on nucleotide contents, 5-fluorouridine uptake, and cytotoxicity in TA3 mammary tumor cells. J Natl Cancer Inst. 1986 Mar;76(3):485-92.

Hoppensteadt D, Walenga JM, Fareed J, Bick RL. Heparin, low-molecular-weight heparins, and heparin pentasaccharide: basic and clinical differentiation. Hematol Oncol Clin North Am. 2003 Feb;17(1):313-41.

Hukusima T. Proposal of a chemotherapy of cancer by hyaluronic acid, chondroitinsulfuric acid, heparin and other polysaccharides containing amino sugars. Gan. 1951 Dec;42(2-4):144-6.

Jeney A, Timar J, Pogany G, Paku S, Moczar E, Mareel M, Otvos L, Kopper L, Lapis K. Glycosaminogly-

cans as novel target in antitumor therapy. Tokai J Exp Clin Med. 1990 May;15(2-3):167-77.
Karasawa K, Sugiura N, Hori Y, Suzuki S, Onaya J, Sakurai K, Kimata K. Inhibition of experimental metastasis and cell adhesion of murine melanoma cells by chondroitin sulfate-derivatized lipid, a neoproteoglycan with anti-cell adhesion activity. Clin Exp Metastasis. 1997 Mar;15(2):83-93.
Kolarova M, Tobiska J, Brada Z. Host-tumour relationship. XXIX. Hyaluronidase activity and seromucoid concentration in blood serum of patients with cancer. Neoplasma. 1970;17(6):641-8.
Lee CM, Tanaka T, Murai T, Kondo M, Kimura J, Su W, Kitagawa T, Ito T, Matsuda H, Miyasaka M. Novel chondroitin sulfate-binding cationic liposomes loaded with cisplatin efficiently suppress the local growth and liver metastasis of tumor cells in vivo. Cancer Res. 2002 Aug 1;62(15):4282-8.
Link CJ Jr, Seregina T, Atchison R, Hall A, Muldoon R, Levy JP. Eliciting hyperacute xenograft response to treat human cancer: alpha(1,3) galactosyltransferase gene therapy. Anticancer Res. 1998 Jul-Aug;18(4A):2301-8.
Macbeth RA, Akpata M. The effect of exogenously administered D-glucosamine hydrochloride on the seromucoid fraction of tumor-bearing rats. Cancer Res. 1967 May;27(5):912-6.
Maeda M, Takasuka N, Suga T, Uehara N, Hoshi A. Antitumor activity of a new series of platinum complexes: trans(+/-)-1,2-cyclohexanediammineplatinum(II) conjugated to acid polysaccharides. Anticancer Drugs. 1993 Apr;4(2):167-71.
Maitre N, Brown JM, Demcheva M, Kelley JR, Lockett MA, Vournakis J, Cole DJ. Primary T-cell and activated macrophage response associated with tumor protection using peptide/poly-N-acetyl glucosamine vaccination. Clin Cancer Res. 1999 May;5(5):1173-82.
Martins JR, Gadelha ME, Fonseca SM, Sampaio LO, De L Pontes PA, Dietrich CP, Nader HB. Patients with head and neck tumors excrete a chondroitin sulfate with a low degree of sulfation: a new tool for diagnosis and follow-up of cancer therapy. Otolaryngol Head Neck Surg. 2000 Jan;122(1):115-8.
Maruyama H, Yabu Y, Yoshida A, Nawa Y, Ohta N. A role of mast cell glycosaminoglycans for the immunological expulsion of intestinal nematode, Strongyloides venezuelensis. J Immunol. 2000 Apr 1;164(7):3749-54.
Mazurek S, Boschek CB, Eigenbrodt E. The role of phosphometabolites in cell proliferation, energy metabolism, and tumor therapy. J Bioenerg Biomembr. 1997 Aug;29(4):315-30.
McCarty MF. Vascular heparan sulfates may limit the ability of leukocytes to penetrate the endothelial barrier-implications for use of glucosamine in inflammatory disorders. Med Hypotheses. 1998 Jul;51(1):11-5.
Motoyoshi F, Kondo N, Orii T. Bisected N-acetylglucosamine residue of biantennary sugar chains and high-molecular-weight oligosaccharides of neuroblastoma cell membranes. Tumour Biol. 1993;14(6):334-7.
Nagasaka T, Nakashima N, Sumiyoshi N, Toda M, Nishio K, Kato Y, Takeuchi J. [Myxomatous stromal changes in bone marrow following chemotherapy of acute leukemia--immunohistochemical characteristics of matrix components] Rinsho Byori. 1990 Dec;38(12):1358-62.
Nagelhus TA, Rofstad EK. Expression of the chondroitin sulphate proteoglycan molecular complex in six human melanoma xenograft lines studied by flow cytometry and immunohistochemistry. Melanoma Res. 1993 Jun;3(3):187-94.
Nakamura S, Sugita T, Mochizuki Y, Yasunaga Y, Kikugawa K, Ikuta Y. Repair of articular cartilage on the surface of heat-treated bone by transplantation of cultured chondrocytes. Hiroshima J Med Sci. 2001 Dec;50(4):87-96.
Olson LJ, Hinsdill RD. Influence of feeding chlorocholine chloride and glyphosine on selected immune parameters in deer mice, Peromyscus maniculatus. Toxicology. 1984 Mar;30(2):103-14.
Parcell S. Sulfur in human nutrition and applications in medicine. Altern Med Rev. 2002 Feb;7(1):22-44.
Pederson NV, Knop RH, Miller WM. UDP-N-acetylhexosamine modulation by glucosamine and uridine in NCI N-417 variant small cell lung cancer cells: 31P nuclear magnetic resonance results. Cancer Res. 1992 Jul 1;52(13):3782-6.
Peipp M, Kupers H, Saul D, Schlierf B, Greil J, Zunino SJ, Gramatzki M, Fey GH. A recombinant CD7-specific single-chain immunotoxin is a potent inducer of apoptosis in acute leukemic T cells. Cancer Res. 2002 May 15;62(10):2848-55.
Perez M, Wandosell F, Colaco C, Avila J. Sulphated glycosaminoglycans prevent the neurotoxicity of a hu-

man prion protein fragment. Biochem J. 1998 Oct 15;335 (Pt 2):369-74.

Pinnaduwage PD, Bhavanandan VP, Davidson EA. Characteristics of two wheat germ agglutinin-resistant variants of B16 mouse melanoma cells with reduced tumorigenicity. Carbohydr Res. 1986 Aug 15;151:37-50.

Pogany G, Jeney A, Timar J, Major J, Lapis K. Modulation of glycoconjugate biosynthesis by 5-hexyl-2'-deoxyuridine in highly metastatic Lewis lung carcinoma cells. Neoplasma. 1990;37(5):501-10.

Pumphrey CY, Theus AM, Li S, Parrish RS, Sanderson RD. Neoglycans, carbodiimide-modified glycosaminoglycans: a new class of anticancer agents that inhibit cancer cell proliferation and induce apoptosis. Cancer Res. 2002 Jul 1;62(13):3722-8.

Revillion F, Vandewalle B, Lassalle B, Lefebvre J. cAMP effect on extracellular matrix synthesis in human breast cancer cells. Cell Prolif. 1992 Nov;25(6):633-42.

Rhines LD, Sampath P, DiMeco F, Lawson HC, Tyler BM, Hanes J, Olivi A, Brem H. Local immunotherapy with interleukin-2 delivered from biodegradable polymer microspheres combined with interstitial chemotherapy: a novel treatment for experimental malignant glioma. Neurosurgery. 2003 Apr;52(4):872-9; discussion 879-80.

Ricciardelli C, Mayne K, Sykes PJ, Raymond WA, McCaul K, Marshall VR, Tilley WD, Skinner JM, Horsfall DJ. Elevated stromal chondroitin sulfate glycosaminoglycan predicts progression in early-stage prostate cancer. Clin Cancer Res. 1997 Jun;3(6):983-92.

Ricciardelli C, Quinn DI, Raymond WA, McCaul K, Sutherland PD, Stricker PD, Grygiel JJ, Sutherland RL, Marshall VR, Tilley WD, Horsfall DJ. Elevated levels of peritumoral chondroitin sulfate are predictive of poor prognosis in patients treated by radical prostatectomy for early-stage prostate cancer. Cancer Res. 1999 May 15;59(10):2324-8.

Rossi A, Kaitila I, Wilcox WR, Rimoin DL, Steinmann B, Cetta G, Superti-Furga A. Proteoglycan sulfation in cartilage and cell cultures from patients with sulfate transporter chondrodysplasias: relationship to clinical severity and indications on the role of intracellular sulfate production. Matrix Biol. 1998 Oct;17(5):361-9.

Samoto T, Kobayashi S, Masaoka A, Nakamura T, Miura K. [Case of breast cancer with cartilage-like structure] Gan No Rinsho. 1983 Nov;29(14):1682-5.

Samuelsson C, Gustafson S. Studies on the interaction between hyaluronan and a rat colon cancer cell line. Glycoconj J. 1998 Feb;15(2):169-75.

Schamhart DH, Kurth KH. Role of proteoglycans in cell adhesion of prostate cancer cells: from review to experiment. Urol Res. 1997;25 Suppl 2:S89-96.

Schlingemann RO, Rietveld FJ, Kwaspen F, van de Kerkhof PC, de Waal RM, Ruiter DJ. Differential expression of markers for endothelial cells, pericytes, and basal lamina in the microvasculature of tumors and granulation tissue. Am J Pathol. 1991 Jun;138(6):1335-47.

Schonberger J, Bauer J, Spruss T, Weber G, Chahoud I, Eilles C, Grimm D. Establishment and characterization of the follicular thyroid carcinoma cell line ML-1. J Mol Med. 2000;78(2):102-10.

Seljelid R. A water-soluble aminated beta 1-3D-glucan derivative causes regression of solid tumors in mice. Biosci Rep. 1986 Sep;6(9):845-51.

Shimizu T, Iwamoto Y, Yanagihara Y, Ikeda K, Achiwa K. Combined effects of synthetic lipid A analogs or bacterial lipopolysaccharide with glucosaminylmuramyl dipeptide on antitumor activity against Meth A fibrosarcoma in mice. Int J Immunopharmacol. 1992 Nov;14(8):1415-20.

Simon P, Burlingham WJ, Conklin R, Fondy TP. N- -bromoacetyl-beta-D-galactosamine tetra-O-acetate as chemotherapeutic agents with immunopotentiating effects in Ehrlich ascites tumor-bearing mice. Cancer Res. 1979 Oct;39(10):3897-902.

Srivastava R, Amla DV. Glutamine synthetase from N2-fixing cyanobacterium Nostoc muscorum--purification, biochemical and immunological characteristics. Indian J Exp Biol. 1997 Oct;35(10):1098-107.

Srivastava R, Amla DV. Glutamine synthetase from N2-fixing cyanobacterium Nostoc muscorum--purification, biochemical and immunological characteristics. Indian J Exp Biol. 1997 Oct;35(10):1098-107.

Steuer MK, Steuer M, Bonkowsky V, Gabius HJ, Hofstadter F. Characterization of sugar receptor expression by neoglycoproteins in oral and oropharyngeal squamous cell carcinomas. Eur Arch Otorhinolaryn-

gol. 1995;252(5):292-7.
Steuer MK, Steuer M, Bonkowsky V, Strutz J, Gabius HJ, Hofstadter F. Will neoadjuvant chemotherapy affect the capacity of head and neck squamous cell carcinoma to bind neoglycoproteins? ORL J Otorhinolaryngol Relat Spec. 1995 Jan-Feb;57(1):22-7.
Suwiwat S, Ricciardelli C, Tammi R, Tammi M, Auvinen P, Kosma VM, LeBaron RG, Raymond WA, Tilley WD, Horsfall DJ. Expression of extracellular matrix components versican, chondroitin sulfate, tenascin, and hyaluronan, and their association with disease outcome in node-negative breast cancer. Clin Cancer Res. 2004 Apr 1;10(7):2491-8.
Suzuki S, Matsuda K, Isshiki N, Tamada Y, Yoshioka K, Ikada Y. Clinical evaluation of a new bilayer "artificial skin" composed of collagen sponge and silicone layer. Br J Plast Surg. 1990 Jan;43(1):47-54.
Takeuchi J. Effect of chondroitin sulfate on the growth of solid Ehrlich ascites tumor under the influences of other interstitial components. Cancer Res. 1968 Aug;28(8):1520-3.
Timar J, Diczhazi C, Bartha I, Pogany G, Paku S, Raso E, Tovari J, Ladanyi A, Lapis K, Kopper L, et al. Modulation of heparan-sulphate/chondroitin-sulphate ratio by glycosaminoglycan biosynthesis inhibitors affects liver metastatic potential of tumor cells. Int J Cancer. 1995 Sep 15;62(6):755-61.
Timar J, Lapis K, Dudas J, Sebestyen A, Kopper L, Kovalszky I. Proteoglycans and tumor progression: Janus-faced molecules with contradictory functions in cancer. Semin Cancer Biol. 2002 Jun;12(3):173-86.
Wampler GL, Nassiri SK, Hsiao YY, Bardos TJ, Regelson W. Antitumor activity of tetraacetylglucosamine mustard. Cancer Res. 1975 Aug;35(8):1903-6.
Yang HM, Reisfeld RA. Doxorubicin conjugated with a monoclonal antibody directed to a human melanoma-associated proteoglycan suppresses the growth of established tumor xenografts in nude mice. Proc Natl Acad Sci U S A. 1988 Feb;85(4):1189-93.
Zhang JS, Imai T, Otagiri M. Effects of a cisplatin-chondroitin sulfate A complex in reducing the nephrotoxicity of cisplatin. Arch Toxicol. 2000 Aug;74(6):300-7.
Zhang JS, Imai T, Suenaga A, Otagiri M. Molecular-weight-dependent pharmacokinetics and cytotoxic properties of cisplatin complexes prepared with chondroitin sulfate A and C. Int J Pharm. 2002 Jun 20;240(1-2):23-31.
Zhao XJ, Cheung NK. GD2 oligosaccharide: target for cytotoxic T lymphocytes. J Exp Med. 1995 Jul 1;182(1):67-74.

3. ACTH

Al-Mansari AA, Najjar MW, Lingawi SS. Cushing's syndrome. Case illustration and guidelines in management. Saudi Med J. 2004 Sep;25(9):1274-6.
Alonso Formento E, Martinez Hernandez A. [Paraneoplastic Cushing's syndrome]. An Med Interna. 2003 Jul;20(7):388-9.
Arcese W, Nervi C, Avvisati G, et al. ACTH 1-17 effects in acute myeloid leukemia. Ric Clin Lab 1984; 14 (2): 199-203.
Babu AR, Dwarakanathan AA. Cushing's syndrome from ectopic production of corticotropin by a metastatic gastrinoma. Endocr Pract. 2003 May-Jun;9(3):229-32.
Battelli T, Mattioli R, Manocchi P, et al. ACTH 1-17 effects in oncology. Ric Clin Lab 1984; 14 (2): 205-9.
Belli S, Guitelman A, Basso A. [Selective hypophysectomy in 11 patients with Cushing's disease]. Medicina (B Aires). 1982;42(4):396-402.
Bhansali A, Sreenivasulu P, Subrahmanyam KA, Sharma BR, Dash RJ. Plasma cortisol response to 1-24 adrenocorticotropin in patients with treated/untreated sellar & suprasellar mass lesions. Indian J Med Res. 2004 May;119(5):190-4.
Brauckhoff M, Gimm O, Thanh PN, Bar A, Ukkat J, Brauckhoff K, Bonsch T, Dralle H. Critical size of residual adrenal tissue and recovery from impaired early postoperative adrenocortical function after subtotal bilateral adrenalectomy. Surgery. 2003 Dec;134(6):1020-7; discussion 1027-8.
Cannavo S, Almoto B, Dall'Asta C, Corsello S, Lovicu RM, De Menis E, Trimarchi F, Ambrosi B. Long-term results of treatment in patients with ACTH-secreting pituitary macroadenomas. Eur J Endocrinol.

2003 Sep;149(3):195-200.

Carlstrom K, Stege R. Adrenocortical function in prostatic cancer patients: effects of orchidectomy or different modes of estrogen treatment on basal steroid levels and on the response to exogenous adrenocorticotropic hormone. Urol Int 1990; 45 (3): 160-3.

Cheng Z, Chen J, Quinn TP, Jurisson SS. Radioiodination of rhenium cyclized alpha-melanocyte-stimulating hormone resulting in enhanced radioactivity localization and retention in melanoma. Cancer Res. 2004 Feb 15;64(4):1411-8.

Connery LE, Coursin DB. Assessment and therapy of selected endocrine disorders. Anesthesiol Clin North America. 2004 Mar;22(1):93-123.

Cunha Cde F, Silva IN, Finch FL. Early adrenocortical recovery after glucocorticoid therapy in children with leukemia. J Clin Endocrinol Metab. 2004 Jun;89(6):2797-802.

Eberle AN, Froidevaux S. Radiolabeled alpha-melanocyte-stimulating hormone analogs for receptor-mediated targeting of melanoma: from tritium to indium. J Mol Recognit. 2003 Sep-Oct;16(5):248-54.

Emral R, Uysal AR, Asik M, Gullu S, Corapcioglu D, Tonyukuk V, Erdogan G. Prevalence of subclinical Cushing's syndrome in 70 patients with adrenal incidentaloma: clinical, biochemical and surgical outcomes. Endocr J. 2003 Aug;50(4):399-408.

Espiner EA, Ross DG, Yandle TG, Richards AM, Hunt PJ. Predicting surgically remedial primary aldosteronism: role of adrenal scanning, posture testing, and adrenal vein sampling. J Clin Endocrinol Metab. 2003 Aug;88(8):3637-44.

Esposito V, Santoro A, Minniti G, Salvati M, Innocenzi G, Lanzetta G, Cantore G. Transsphenoidal adenomectomy for GH-, PRL- and ACTH-secreting pituitary tumours: outcome analysis in a series of 125 patients. Neurol Sci. 2004 Dec;25(5):251-6.

Farah-Eways L, Reyna R, Knochenhauer ES, Bartolucci AA, Azziz R. Glucose action and adrenocortical biosynthesis in women with polycystic ovary syndrome. Fertil Steril. 2004 Jan;81(1):120-5.

Farrell WE, Coll AP, Clayton RN, Harris PE. Corticotroph carcinoma presenting as a silent corticotroph adenoma. Pituitary. 2003;6(1):41-7.

George DH, Scheithauer BW, Kovacs K, Horvath E, Young WF Jr, Lloyd RV, Meyer FB. Crooke's cell adenoma of the pituitary: an aggressive variant of corticotroph adenoma. Am J Surg Pathol. 2003 Oct;27(10):1330-6.

Hara Y, Tagawa M, Masuda H, Sako T, Koyama H, Orima H, Nakamura S, Takahashi K, Sanno N, Teramoto A. Transsphenoidal hypophysectomy for four dogs with pituitary ACTH-producing adenoma. J Vet Med Sci. 2003 Jul;65(7):801-4.

Hashimoto R, Iwakiri R, Tsutsumi H, Ohta M, Mori M. [Mantle cell lymphoma markedly infiltrated into adrenal glands with adrenal insufficiency]. Rinsho Ketsueki. 2004 Jul;45(7):551-6.

Helke C, May M, Stolz S, Seehafer M, Erler T, Hoschke B. [Bilateral testicular masses in the scope of adrenogenital syndrome] Urologe A. 2003 Dec;42(12):1607-10.

Heukamp I, Ventz M, Lochs H. [Hypophyseal ACTH-cell carcinoma after several surgical interventions and radiotherapy]. Dtsch Med Wochenschr. 2004 Feb 13;129(7):310-2.

Howell DL, Bergsagel J, Chu R, Meacham L. Suppression of Hodgkin's disease in a patient with Cushing's syndrome. J Pediatr Hematol Oncol. 2004 May;26(5):301-3.

Hoybye C, Grenback E, Thoren M, Hulting AL, Lundblad L, von Holst H, Anggard A. Transsphenoidal surgery in Cushing disease: 10 years of experience in 34 consecutive cases. J Neurosurg. 2004 Apr;100(4):634-8.

Hurley DM, Ho KK. MJA Practice Essentials--Endocrinology. 9: Pituitary disease in adults. Med J Aust. 2004 Apr 19;180(8):419-25.

Hussein WI, Kowalyk S, Hoogwerf BJ. Ectopic adrenocorticotropic hormone syndrome caused by metastatic carcinoma of the prostate: therapeutic response to ketoconazole. Endocr Pract. 2002 Sep-Oct;8(5):381-4.

Ishibashi M. [Ectopic hormone-producing tumor]. Nippon Rinsho. 2004 May;62(5):894-900.

Jager E, Heintz A, Junginger T. Synchronous bilateral endoscopic adrenalectomy: experiences after 18 operations. Surg Endosc. 2004 Feb;18(2):314-8.

Koeppen S, Verstappen CC, Korte R, Scheulen ME, Strumberg D, Postma TJ, Heimans JJ, Huijgens PC,

Kiburg B, Renzing-Kohler K, Diener HC. Lack of neuroprotection by an ACTH (4-9) analogue. A randomized trial in patients treated with vincristine for Hodgkin's or non-Hodgkin's lymphoma. J Cancer Res Clin Oncol. 2004 Mar;130(3):153-60.

Kuzuya K, Nakanishi T. [Endocrine tumor of the uterine cervix]. Nippon Rinsho. 2004 May;62(5):903-6.

Lee IT, Lin SY, Sheul WH. Mood disorder and secondary adrenal insufficiency after pituitary tumor operation and radiotherapy. J Chin Med Assoc. 2003 Jun;66(6):375-8.

Liu SM, Wu HH, Wu CJ, Kuo CL, Mo LR. Adrenocorticotropin-producing pulmonary tumorlets with lymph node metastasis. Pathol Int. 2003 Dec;53(12):883-6.

Mahachoklertwattana P, Vilaiyuk S, Hongeng S, Okascharoen C. Suppression of adrenal function in children with acute lymphoblastic leukemia following induction therapy with corticosteroid and other cytotoxic agents. J Pediatr. 2004 Jun;144(6):736-40.

Mao Q, Liu J, Liu Y. [Ganglioglioma of the suprasellar region]. Sichuan Da Xue Xue Bao Yi Xue Ban. 2003 Oct;34(4):756-8.

Matsuno A, Okazaki R, Oki Y, Nagashima T. Secretion of high-molecular-weight adrenocorticotropic hormone from a pituitary adenoma in a patient without Cushing stigmata. Case report.J Neurosurg. 2004 Nov;101(5):874-7.

Miehle K, Tannapfel A, Lamesch P, Borte G, Schenker E, Kluge R, Ott RA, Wiechmann V, Koch M, Kassahun W, Paschke R, Koch CA. Pancreatic neuroendocrine tumor with ectopic adrenocorticotropin production upon second recurrence. J Clin Endocrinol Metab. 2004 Aug;89(8):3731-6.

Molitch ME. Pituitary tumors and pregnancy. Growth Horm IGF Res. 2003 Aug;13 Suppl A:S38-44.

Moran C, Reyna R, Boots LS, Azziz R. Adrenocortical hyperresponsiveness to corticotropin in polycystic ovary syndrome patients with adrenal androgen excess. Fertil Steril. 2004 Jan;81(1):126-31.

Mukherjee A, Murray RD, Teasdale GM, Shalet SM. Acquired prolactin deficiency (APD) after treatment for Cushing's disease is a reliable marker of irreversible severe GHD but does not reflect disease status. Clin Endocrinol (Oxf). 2004 Apr;60(4):476-83.

Mussi C, Angelini C, Crippa S, Caprotti R, Fumagalli L, Motta V, Uggeri F. Alteration of hypothalamus-pituitary-adrenal glands axis in colorectal cancer patients. Hepatogastroenterology. 2003 Dec;50 Suppl 2:ccxxviii-ccxxxi. 7.

Oka H, Negoro H, Sugino Y, Iwamura H, Moroi S, Kawakita M. [Change of serum adrenal androgens in prostatic cancer patients after bilateral orchidectomy or LHRH agonist treatment]. Hinyokika Kiyo. 2003 Sep;49(9):521-5.

Penezic Z, Savic S, Vujovic S, Tatic S, Ercegovac M, Drezgicc M. [The ectopic ACTH syndrome]. Srp Arh Celok Lek. 2004 Jan-Feb;132(1-2):28-32.

Petersen KB, Muller J, Rasmussen M, Schmiegelow K. Impaired adrenal function after glucocorticoid therapy in children with acute lymphoblastic leukemia. Med Pediatr Oncol. 2003 Aug;41(2):110-4.

Pivonello R, Ferone D, de Herder WW, Kros JM, De Caro ML, Arvigo M, Annunziato L, Lombardi G, Colao A, Hofland LJ, Lamberts SW. Dopamine receptor expression and function in corticotroph pituitary tumors. J Clin Endocrinol Metab. 2004 May;89(5):2452-62.

Ragel BT, Couldwell WT. Pituitary carcinoma: a review of the literature. Neurosurg Focus. 2004 Apr 15;16(4):E7.

Reubi JC, Waser B, Vale W, Rivier J. Expression of CRF1 and CRF2 receptors in human cancers. J Clin Endocrinol Metab. 2003 Jul;88(7):3312-20.

Rose SR, Schreiber RE, Kearney NS, Lustig RH, Danish RK, Burghen GA, Hudson MM. Hypothalamic dysfunction after chemotherapy. J Pediatr Endocrinol Metab. 2004 Jan;17(1):55-66.

Saeger W. [Pituitary gland tumors]. Pathologe. 2003 Jul;24(4):255-64.

Sakuraba M, Murasugi M, Oyama K, Adachi T, Ikeda T, Onuki T. Diagnosis and surgical treatment of ectopic adrenocorticotropic hormone-producing pulmonary tumors accompanied by Cushing syndrome. Jpn J Thorac Cardiovasc Surg. 2003 Dec;51(12):656-9.

Salenave S, Gatta B, Pecheur S, San-Galli F, Visot A, Lasjaunias P, Roger P, Berge J, Young J, Tabarin A, Chanson P. Pituitary magnetic resonance imaging findings do not influence surgical outcome in adrenocorticotropin-secreting microadenomas. J Clin Endocrinol Metab. 2004 Jul;89(7):3371-6.

Sato H, Sakai H. [Incidentaloma of the thyroid]. Nippon Rinsho. 2004 May;62(5):935-9.

Schmiegelow M, Feldt-Rasmussen U, Rasmussen AK, Lange M, Poulsen HS, Muller J. Assessment of the hypothalamo-pituitary-adrenal axis in patients treated with radiotherapy and chemotherapy for childhood brain tumor. J Clin Endocrinol Metab. 2003 Jul;88(7):3149-54.

Sibal L, Ugwu P, Kendall-Taylor P, Ball SG, James RA, Pearce SH, Hall K, Quinton R. Medical therapy of macroprolactinomas in males: I. Prevalence of hypopituitarism at diagnosis. II. Proportion of cases exhibiting recovery of pituitary function. Pituitary. 2002;5(4):243-6.

Sidhu S, Gicquel C, Bambach CP, Campbell P, Magarey C, Robinson BG, Delbridge LW. Clinical and molecular aspects of adrenocortical tumourigenesis. ANZ J Surg. 2003 Sep;73(9):727-38.

Simard M. The biochemical investigation of Cushing syndrome. Neurosurg Focus. 2004 Apr 15;16(4):E4.

Tanikawa G, Ueda T, Nakamura Y, Hosomi M, Kirohara H. [Adrenocorticotropic hormone-secreting adrenal pheochromocytoma: a case report]. Hinyokika Kiyo. 2004 Oct;50(10):691-4.

Tzanela M, Karavitaki N, Stylianidou C, Tsagarakis S, Thalassinos NC. Assessment of GH reserve before and after successful treatment of adult patients with Cushing's syndrome. Clin Endocrinol (Oxf). 2004 Mar;60(3):309-14.

van Aken MO, Pereira AM, van den Berg G, Romijn JA, Veldhuis JD, Roelfsema F. Profound amplification of secretory-burst mass and anomalous regularity of ACTH secretory process in patients with Nelson's syndrome compared with Cushing's disease. Clin Endocrinol (Oxf). 2004 Jun;60(6):765-72.

Voyadzis JM, Guttman-Bauman I, Santi M, Cogen P. Hypothalamic hamartoma secreting corticotropin-releasing hormone. Case report. J Neurosurg Spine. 2004 Feb;100(2):212-6.

Weeks DC, Walther MM, Stratakis CA, Hwang JJ, Linehan WM, Phillips JL. Bilateral testicular adrenal rests after bilateral adrenalectomies in a cushingoid patient with von Hippel-Lindau disease. Urology. 2004 May;63(5):981-2.

Yu J, Koch CA, Patsalides A, Chang R, Altemus RM, Nieman LK, Pacak K. Ectopic Cushing's syndrome caused by an esthesioneuroblastoma. Endocr Pract. 2004 Mar-Apr;10(2):119-24.

Zhou ZQ, Shi XE. Changes of hypothalamus-pituitary hormones in patients after total removal of craniopharyngiomas. Chin Med J (Engl). 2004 Mar;117(3):357-60.

Zielinski G, Podgorski JK, Koziarski A, Warczynska A, Zgliczynski W, Makowska A. [Surgical treatment of invasive pituitary adenomas (somatotropinoma or corticotropinoma)]. Neurol Neurochir Pol. 2003 Nov-Dec;37(6):1239-55.

4. Selenio

Al-Taie OH, Seufert J, Karvar S, Adolph C, Mork H, Scheurlen M, Kohrle J, Jakob F. Selenium supplementation enhances low selenium levels and stimulates glutathione peroxidase activity in peripheral blood and distal colon mucosa in past and present carriers of colon adenomas. Nutr Cancer. 2003; 46(2): 125-30.

Barqawi A, Thompson IM, Crawford ED. Prostate cancer chemoprevention: an overview of United States trials. J Urol. 2004 Feb;171(2 Pt 2):S5-8; discussion S9.

Bartlett H, Eperjesi F. An ideal ocular nutritional supplement? Ophthalmic Physiol Opt. 2004 Jul;24(4):339-49.

Beguin Y, Weber G. Serum selenium in lymphoma. J Clin Oncol. 2004 Aug 15;22(16):3429; author reply 3430.

Bjelakovic G, Nikolova D, Simonetti RG, Gluud C. Antioxidant supplements for prevention of gastrointestinal cancers: a systematic review an meta-analysis. Lancet. 2004 Oct 2;364(9441):1219-28.

Boon H, Westlake K, Stewart M, Gray R, Fleshner N, Gavin A, Brown JB, Goel V. Use of complementary/alternative medicine by men diagnosed with prostate cancer: prevalence and characteristics. Urology. 2003 Nov;62(5):849-53.

Borek C. Antioxidants and radiation therapy. J Nutr. 2004 Nov;134(11):3207S-3209S.

Borek C. Dietary antioxidants and human cancer. Integr Cancer Ther. 2004 Dec;3(4):333-41.

Broome CS, McArdle F, Kyle JA, Andrews F, Lowe NM, Hart CA, Arthur JR, Jackson MJ. An increase in selenium intake improves immune function and poliovirus handling in adults with marginal selenium status. Am J Clin Nutr. 2004 Jul;80(1):154-62.

Bruns F, Buntzel J, Mucke R, Schonekaes K, Kisters K, Micke O. Selenium in the treatment of head and

neck lymphedema. Med Princ Pract. 2004 Jul-Aug;13(4):185-90.
Bruns F, Micke O, Bremer M. Current status of selenium and other treatments for secondary lymphedema. J Support Oncol. 2003 Jul-Aug;1(2):121-30.
Cao S, Durrani FA, Rustum YM. Selective modulation of the therapeutic efficacy of anticancer drugs by selenium containing compounds against human tumor xenografts. Clin Cancer Res. 2004 Apr 1;10(7):2561-9.
Combs GF Jr. Status of selenium in prostate cancer prevention. Br J Cancer. 2004 Jul 19;91(2):195-9.
Corcoran NM, Najdovska M, Costello AJ. Inorganic selenium retards progression of experimental hormone refractory prostate cancer. J Urol. 2004 Feb;171(2 Pt 1):907-10.
Courtney ED, Melville DM, Leicester RJ. Review article: chemoprevention of colorectal cancer. Aliment Pharmacol Ther. 2004 Jan 1;19(1):1-24.
Dagnelie PC, Schuurman AG, Goldbohm RA, Van den Brandt PA. Diet, anthropometric measures and prostate cancer risk: a review of prospective cohort and intervention studies. BJU Int. 2004 May;93(8):1139-50.
Daniels LA. Selenium: does selenium status have health outcomes beyond overt deficiency? Med J Aust. 2004 Apr 19;180(8):373-4.
Danilov AO, Larin SS, Danilova AB, Moiseenko VM, Baldueva IA, Kiselev SL, Turkevich EA,. [An improved procedure for autologous gene-modified cancer vaccine preparation for active specific immunotherapy of disseminated solid tumors]. Vopr Onkol. 2004;50(2):219-27.
Das A, Desai D, Pittman B, Amin S, El-Bayoumy K. Comparison of the chemopreventive efficacies of 1,4-phenylenebis(methylene)selenocyanate and selenium-enriched yeast on 4-(methylnitrosamino)-1-(3-pyridyl)-1-butanone induced lung tumorigenesis in A/J mouse.Nutr Cancer. 2003;46(2):179-85.
Das P, Kaplan I. The role of PC-SPES, selenium, and vitamin E in prostate cancer. Oncology (Huntingt). 2002 Mar;16(3):285-91; discussion 291, 295-6, 299-300.
Das RK, Bhattacharya S. Inhibition of DMBA-croton oil two-stage mouse skin carcinogenesis by diphenylmethyl selenocyanate through modulation of cutaneous oxidative stress and inhibition of nitric oxide production. Asian Pac J Cancer Prev. 2004 Apr-Jun;5(2):151-8.
Das RK, Ghosh S, Sengupta A, Das S, Bhattacharya S. Inhibition of DMBA/croton oil-induced two-stage mouse skin carcinogenesis by diphenylmethyl selenocyanate. Eur J Cancer Prev. 2004 Oct;13(5):411-7.
Diwadkar-Navsariwala V, Diamond AM. The link between selenium and chemoprevention: a case for selenoproteins. J Nutr. 2004 Nov;134(11):2899-902.
Djavan B, Thompson I, Michel MS, Waldert M, Seitz C. [Chemoprevention of prostate cancer]. Urologe A. 2004 May;43(5):557-61.
Djavan B, Zlotta A, Schulman C, Teillac P, Iversen P, Boccon Gibod L, Bartsch G, Marberger M. Chemotherapeutic prevention studies of prostate cancer. J Urol. 2004 Feb;171(2 Pt 2):S10-3; discussion S13-4.
Duffield-Lillico AJ, Shureiqi I, Lippman SM. Can selenium prevent colorectal cancer? A signpost from epidemiology. J Natl Cancer Inst. 2004 Nov 17;96(22):1645-7.
El-Bayoumy K, Sinha R. Mechanisms of mammary cancer chemoprevention by organoselenium compounds. Mutat Res. 2004 Jul 13;551(1-2):181-97.
Eng J, Ramsum D, Verhoef M, Guns E, Davison J, Gallagher R. A population-based survey of complementary and alternative medicine use in men recently diagnosed with prostate cancer. Integr Cancer Ther. 2003 Sep;2(3):212-6.
Ferguson LR, Philpott M, Karunasinghe N. Dietary cancer and prevention using antimutagens. Toxicology. 2004 May 20;198(1-3):147-59.
Foster HD. How HIV-1 causes AIDS: implications for prevention and treatment. Med Hypotheses. 2004;62(4):549-53.
Frank DH, Roe DJ, Chow HH, Guillen JM, Choquette K, Gracie D, Francis J, Fish A, Alberts DS. Effects of a high-selenium yeast supplement on celecoxib plasma levels: a randomized phase II trial. Cancer Epidemiol Biomarkers Prev. 2004 Feb;13(2):299-303.
Ghosh J. Rapid induction of apoptosis in prostate cancer cells by selenium: reversal by metabolites of ara-

chidonate 5-lipoxygenase. Biochem Biophys Res Commun. 2004 Mar 12;315(3):624-35.
Goeman L, Joniau S, Ponette D, Van der Aa F, Roskams T, Oyen R, Van Poppel H. Is low-grade prostatic intraepithelial neoplasia a risk factor for cancer? Prostate Cancer Prostatic Dis. 2003;6(4):305-10.
Gray SL, Hanlon JT, Landerman LR, Artz M, Schmader KE, Fillenbaum GG. Is antioxidant use protective of cognitive function in the community-dwelling elderly? Am J Geriatr Pharmacother. 2003 Sep;1(1):3-10.
Greenwald P. Clinical trials in cancer prevention: current results and perspectives for the future. J Nutr. 2004 Dec;134(12 Suppl):3507S-3512S.
Hanachi P, Loh LN, Fauziah O, Rafiuz ZH, Tee ST, Lye CW, Lam TP. The effect of neem (Azadirachta indica) extract and dietary selenium on distribution of selenium in hepatocarcinogenesis induced rat. Med J Malaysia. 2004 May;59 Suppl B:208-9.
Hardy G, Hardy I. Selenium: the Se-XY nutraceutical. Nutrition. 2004 Jun;20(6):590-3.
Hawk ET, Levin B. Colorectal cancer prevention. J Clin Oncol. 2005 Jan 10;23(2):378-91.
Heckmayr M. [Chemoprevention of lung cancer. A review about previous studies, results and future developments]. Pneumologie. 2004 Jun;58(6):408-15.
Hercberg S, Galan P, Preziosi P, Bertrais S, Mennen L, Malvy D, Roussel AM, Favier A, Briancon S. The SU.VI.MAX Study: a randomized, placebo-controlled trial of the health effects of antioxidant vitamins and minerals. Arch Intern Med. 2004 Nov 22;164(21):2335-42.
Hlavaty T, Lukac L, Duris I. Is there any role for prevention strategies for colorectal cancer other than population-based screening? Bratisl Lek Listy. 2004;105(5-6):215-24.
Huff J. Re: Selenium supplementation and secondary prevention of nonmelanoma skin cancer in a randomized trial. J Natl Cancer Inst. 2004 Feb 18;96(4):333-4; author reply 334.
Sinha R, El-Bayoumy K. Apoptosis is a critical cellular event in cancer chemoprevention and chemotherapy by selenium compounds. Curr Cancer Drug Targets. 2004 Feb;4(1):13-28.
Jacobs ET, Jiang R, Alberts DS, Greenberg ER, Gunter EW, Karagas MR, Lanza E, Ratnasinghe L, Reid ME, Schatzkin A, Smith-Warner SA, Wallace K, Martinez ME. Selenium and colorectal adenoma: results of a pooled analysis. J Natl Cancer Inst. 2004 Nov 17;96(22):1669-75.
Jonsson-Videsater K, Bjorkhem-Bergman L, Hossain A, Soderberg A, Eriksson LC, Paul C, Rosen A, Bjornstedt M. Selenite-induced apoptosis in doxorubicin-resistant cells and effects on the thioredoxin system. Biochem Pharmacol. 2004 Feb 1;67(3):513-22.
Keck AS, Finley JW. Cruciferous vegetables: cancer protective mechanisms of glucosinolate hydrolysis products and selenium. Integr Cancer Ther. 2004 Mar;3(1):5-12.
Klein EA, Thompson IM. Update on chemoprevention of prostate cancer. Curr Opin Urol. 2004 May;14(3):143-9.
Klein EA. Selenium: epidemiology and basic science. J Urol. 2004 Feb;171(2 Pt 2):S50-3; discussion S53.
Li D, Graef GL, Yee JA, Yan L. Dietary supplementation with high-selenium soy protein reduces pulmonary metastasis of melanoma cells in mice. J Nutr. 2004 Jun;134(6):1536-40.
Li H, Li HQ, Wang Y, Xu HX, Fan WT, Wang ML, Sun PH, Xie XY. An intervention study to prevent gastric cancer by micro-selenium and large dose of allitridum. Chin Med J (Engl). 2004 Aug;117(8):1155-60.
Li H, Stampfer MJ, Giovannucci EL, Morris JS, Willett WC, Gaziano JM, Ma J. A prospective study of plasma selenium levels and prostate cancer risk. J Natl Cancer Inst. 2004 May 5;96(9):696-703.
Lieberman R. Evidence-based medical perspectives: the evolving role of PSA for early detection, monitoring of treatment response, and as a surrogate end point of efficacy for interventions in men with different clinical risk states for the prevention and progression of prostate cancer. Am J Ther. 2004 Nov-Dec;11(6):501-6.
Lipinski B. Re: Science peels the onion of selenium effects on prostate carcinogenesis. J Natl Cancer Inst. 2004 Nov 3;96(21):1640.
Lipsky K, Zigeuner R, Zischka M, Schips L, Pummer K, Rehak P, Hubmer G. Selenium levels of patients with newly diagnosed prostate cancer compared with control group. Urology. 2004 May;63(5):912-6.
McCarty MF. Targeting multiple signaling pathways as a strategy for managing prostate cancer: multifocal signal modulation therapy. Integr Cancer Ther. 2004 Dec;3(4):349-80.
McKenzie RC, Beckett GJ. Mechanisms of selenium-mediated protection from photocarcinogenesis and

cell death are not solely p53-dependent. J Photochem Photobiol B. 2003 Oct 15;71(1-3):99-101.

Meuillet E, Stratton S, Prasad Cherukuri D, Goulet AC, Kagey J, Porterfield B, Nelson MA. Chemoprevention of prostate cancer with selenium: an update on current clinical trials and preclinical findings. J Cell Biochem. 2004 Feb 15;91(3):443-58.

Miano L. [Mediterranean diet, micronutrients and prostate carcinoma: a rationale approach to primary prevention of prostate cancer]. Arch Ital Urol Androl. 2003 Sep;75(3):166-78.

Narayanan BA, Narayanan NK, Desai D, Pittman B, Reddy BS. Effects of a combination of docosahexaenoic acid and 1,4-phenylene bis(methylene) selenocyanate on cyclooxygenase 2, inducible nitric oxide synthase and beta-catenin pathways in colon cancer cells. Carcinogenesis. 2004 Dec;25(12):2443-9.

Naziroglu M, Karaoglu A, Aksoy AO. Selenium and high dose vitamin E administration protects cisplatin-induced oxidative damage to renal, liver and lens tissues in rats. Toxicology. 2004 Feb 15;195(2-3):221-30.

Nyman DW, Suzanne Stratton M, Kopplin MJ, Dalkin BL, Nagle RB, Jay Gandolfi A. Selenium and selenomethionine levels in prostate cancer patients. Cancer Detect Prev. 2004;28(1):8-16.

Omenn GS. Human lung cancer chemoprevention strategies: Parker B. Francis lecture. Chest. 2004 May;125(5 Suppl):123S-7S.

Pak RW, Lanteri VJ, Scheuch JR, Sawczuk IS. Review of vitamin E and selenium in the prevention of prostate cancer: implications of the selenium and vitamin E chemoprevention trial. Integr Cancer Ther. 2002 Dec;1(4):338-44.

Parnes HL, House MG, Kagan J, Kausal DJ, Lieberman R. Prostate cancer chemoprevention agent development: the National Cancer Institute, Division of Cancer Prevention portfolio. J Urol. 2004 Feb;171(2 Pt 2):S68-74; discussion S75.

Patrick L. Selenium biochemistry and cancer: a review of the literature. Altern Med Rev. 2004 Sep;9(3):239-58.

Raskatovas D. [Chemoprevention possibilities of lung cancer]. Medicina (Kaunas). 2004;40(12):1151-7.

Rayman MP. The use of high-selenium yeast to raise selenium status: how does it measure up? Br J Nutr. 2004 Oct;92(4):557-73.

Rudolf E, Radocha J, Cervinka M, Cerman J. Combined effect of sodium selenite and campthotecin on cervical carcinoma cells. Neoplasma. 2004;51(2):127-35.

Sakr WA, Lucia MS. Potential pathologic markers for prostate chemoprevention studies. Urol Clin North Am. 2004 May;31(2):227-35.

Schiller JH. Adjuvant systemic therapies in early-stage non-small-cell lung cancer. Clin Lung Cancer. 2003 Sep;5 Suppl 1:S29-35.

Schueller P, Puettmann S, Micke O, Senner V, Schaefer U, Willich N. Selenium influences the radiation sensitivity of C6 rat glioma cells. Anticancer Res. 2004 Sep-Oct;24(5A):2913-7.

Sieja K, Talerczyk M. Selenium as an element in the treatment of ovarian cancer in women receiving chemotherapy. Gynecol Oncol. 2004 May;93(2):320-7.

Smith ML, Lancia JK, Mercer TI, Ip C. Selenium compounds regulate p53 by common and distinctive mechanisms. Anticancer Res. 2004 May-Jun;24(3a):1401-8.

Smyth PP. Role of iodine in antioxidant defence in thyroid and breast disease. Biofactors. 2003;19(3-4):121-30.

Strumberg D, Boeing H, Scheulen ME, Forster H, Seeber S. [Nutrition, lifestyle and cancer: strategies for primary prevention]. Dtsch Med Wochenschr. 2004 Sep 3;129(36):1877-82.

Stulberg DL, Clark N, Tovey D. Common hyperpigmentation disorders in adults: Part II. Melanoma, seborrheic keratoses, acanthosis nigricans, melasma, diabetic dermopathy, tinea versicolor, and postinflammatory hyperpigmentation. Am Fam Physician. 2003 Nov 15;68(10):1963-8.

Swede H, Dong Y, Reid M, Marshall J, Ip C. Cell cycle arrest biomarkers in human lung cancer cells after treatment with selenium in culture. Cancer Epidemiol Biomarkers Prev. 2003 Nov;12(11 Pt 1):1248-52.

Tangen CM, Goodman PJ, Crowley JJ, Thompson IM. Statistical design issues and other practical considerations for conducting phase III prostate cancer prevention trials. J Urol. 2004 Feb;171(2 Pt 2):S64-7.

Taylor PR, Parnes HL, Lippman SM. Science peels the onion of selenium effects on prostate carcinogenesis. J Natl Cancer Inst. 2004 May 5;96(9):645-7.

Thirunavukkarasu C, Sakthisekaran D. Effect of dietary selenite on N-nitrosodiethylamine-induced and phenobarbital promoted multistage hepatocarcinogenesis in rat: reflection in some minerals. Biomed Pharmacother. 2003 Nov;57(9):416-21.

Thompson IM, Albanes D, Basler JW, Crawford ED, Denis LJ, Djavan B, Fleshner N, Johnson-Pais TL, Klein EA, Kristal AR, Lucia MS, Parnes HL, Piazza GA, Platz EA, Pollock BH, Price DK, Reichardt JK, Tangen CM, Tolcher AW, McMann MC. First International Conference on Chemoprevention of Prostate Cancer. Overview consensus statement. J Urol. 2004 Feb;171(2 Pt 2):S3-4.

Thompson IM, Basler J, Hensley D, von Merveldt D, Jenkins CA, Higgins B, Leach R, Troyer D, Pollock B. Prostate cancer prevention: what do we know now and when will we know more? Clin Prostate Cancer. 2003 Mar;1(4):215-20.

Unni E, Kittrell FS, Singh U, Sinha R. Osteopontin is a potential target gene in mouse mammary cancer chemoprevention by Se-methylselenocysteine. Breast Cancer Res. 2004;6(5):R586-92.

Venkateswaran V, Fleshner NE, Klotz LH. Synergistic effect of vitamin E and selenium in human prostate cancer cell lines. Prostate Cancer Prostatic Dis. 2004;7(1):54-6.

Venkateswaran V, Fleshner NE, Sugar LM, Klotz LH. Antioxidants block prostate cancer in lady transgenic mice. Cancer Res. 2004 Aug 15;64(16):5891-6.

Waters DJ, Chiang EC, Cooley DM, Morris JS. Making sense of sex and supplements: differences in the anticarcinogenic effects of selenium in men and women. Mutat Res. 2004 Jul 13;551(1-2):91-107.

Weijl NI, Elsendoorn TJ, Lentjes EG, Hopman GD, Wipkink-Bakker A, Zwinderman AH, Cleton FJ, Osanto S. Supplementation with antioxidant micronutrients and chemotherapy-induced toxicity in cancer patients treated with cisplatin-based chemotherapy: a randomised, double-blind, placebo-controlled study. Eur J Cancer. 2004 Jul;40(11):1713-23.

Whanger PD. Selenium and its relationship to cancer: an update dagger. Br J Nutr. 2004 Jan;91(1):11-28.

Winterhalder RC, Hirsch FR, Kotantoulas GK, Franklin WA, Bunn PA Jr. Chemoprevention of lung cancer--from biology to clinical reality. Ann Oncol. 2004 Feb;15(2):185-96.

Wright ME, Mayne ST, Stolzenberg-Solomon RZ, Li Z, Pietinen P, Taylor PR, Virtamo J, Albanes D. Development of a comprehensive dietary antioxidant index and application to lung cancer risk in a cohort of male smokers. Am J Epidemiol. 2004 Jul 1;160(1):68-76.

Wycherly BJ, Moak MA, Christensen MJ. High dietary intake of sodium selenite induces oxidative DNA damage in rat liver. Nutr Cancer. 2004;48(1):78-83.

Ye J, Liu FQ, Wu YP. [The effect of all-trans retinoid acid and sodium selenite (Na2SeO3) on VEGF and its receptor expression in HL-60 cells]. Zhongguo Shi Yan Xue Ye Xue Za Zhi. 2004 Apr;12(2):142-6.

Yilmaz M, Kemaloglu YK, Inal E, Kul O, Yarim M, Haziroglu R, Ataoglu O. [The beneficial effect of selenium against induction of squamous cell carcinoma of the tongue in rabbits]. Kulak Burun Bogaz Ihtis Derg. 2003 Oct;11(4):100-7.

Zhou G, Wen X, Liu H, Schlicht MJ, Hessner MJ, Tonellato PJ, Datta MW. B.E.A.R. GeneInfo: a tool for identifying gene-related biomedical publications through user modifiable queries. BMC Bioinformatics. 2004 Apr 29;5(1):46.

Zhuo H, Smith AH, Steinmaus C. Selenium and lung cancer: a quantitative analysis of heterogeneity in the current epidemiological literature. Cancer Epidemiol Biomarkers Prev. 2004 May;13(5):771-8.

5. Lisozima

Airoldi M, Pecchio F, Albanese F, Mastromatteo V, Gariboldi A, Di Costanzo G, Fazio M. [Urinary lysozyme, beta-2-microglobulin, and alpha-glucosidase during cisplatin therapy]. Boll Soc Ital Biol Sper. 1983 Mar 30;59(3):392-8.

Alsabti E. The prognostic value of serum lysozyme activity in acute myelogenous leukemia. Med Pediatr Oncol. 1979;6(3):189-93.

Altamar-Rios J. [Lysozyme in the treatment of juvenile laryngeal papillomatosis. A new concept in its etiopathogenesis]. An Otorrinolaringol Ibero Am. 1990;17(5):495-504.

Armstrong TD, Clements VK, Ostrand-Rosenberg S. Class II-transfected tumor cells directly present endogenous antigen to CD4+ T cells in vitro and are APCs for tumor-encoded antigens in vivo. J Immu-

nother. 1998 May;21(3):218-24.
Arrese J, Paquet P, Claessens N, Pierard-Franchimont C, Pierard G. Dermal dendritic cells in anogenital warty lesions unresponsive to an immune-response modifier. J Cutan Pathol. 2001 Mar;28(3): 131-4.
Astrom M, Bodin L, Hornsten P, Wahlin A, Tidefelt U. Evidence for a bimodal relation between serum lysozyme and prognosis in 232 patients with acute myeloid leukaemia. Eur J Haematol. 2003 Jan;70(1):26-33.
Beeguer J, Casutt M, Stiksa E, Vassilakos P, Voegeli H. [Treatment of condylomata of the cervix uteri with local administration of lysozyme]. Schweiz Rundsch Med Prax. 1985 Nov 26;74(48):1337-9.
Bianchi C. Is Fleming's lysozyme an analgesic agent? An experimental reappraisal of clinical data. Eur J Pharmacol. 1981 May 8;71(2-3):211-21.
Bianchi C. Thrombocytopenia provoked by carrageenan in rabbits and the inhibitory effect of lysozyme. Agents Actions. 1982 Dec;12(5-6):657-61.
Bjermer L, Back O, Roos G, Thunell M. Mast cells and lysozyme positive macrophages in bronchoalveolar lavage from patients with sarcoidosis. Valuable prognostic and activity marking parameters of disease? Acta Med Scand. 1986;220(2):161-6.
Bosi A, Borsotti M, Ghelli P, Tozzi P, Bellesi G, Rossi Ferrini P. Serum angiotensin-I-converting enzyme and lysozyme levels in untreated and unsplenectomized patients with Hodgkin's disease. Acta Haematol. 1984;71(5):329-33.
Bratlid D, Moe PJ. Serum lysozyme activity in children with acute leukemia. Eur J Pediatr. 1978 Apr 20;127(4):263-8.
Bregant F, Ceschia V, Pacor S, Sava G. Reduction of MCa mammary carcinoma in mice fed with egg-white lysozyme.Pharmacol Res. 1990 Sep-Oct;22 Suppl 3:95-6.
Bukharin 0V, Zykova LS, Tarasenko NF. Experimental and clinical study of the use of lysozyme in combination with chemotherapeutic agents. Antibiot Med Biotekhnol 1986; 31(12): 917-20.
Burman LG, Lundblad G, Camner P, Fange R, Soder P. Lysozyme - an enzyme of both historical and curreni interest as a therapeutical agent. Lakartidningen 1991; 88 (44): 3665-8.
Cavicchini S. [Use of high-dose lysozyme in the treatment of herpes zoster and flat warts]. Minerva Med. 1984 Mar 10;75(9-10):457-62.
Cheuk W, Walford N, Lou J, Lee AK, Fung CF, Au KH, Mak LS, Chan JK. Primary histiocytic lymphoma of the central nervous system: a neoplasm frequently overshadowed by a prominent inflammatory component. Am J Surg Pathol. 2001 Nov;25(11):1372-9.
Das S, Banerjee S, Gupta JD. Burman LG, Lundblad G, Camner P, Fange R, Lundborg M, Soder P. [Lysozyme--an enzyme of both historical and current interest as a therapeutical agent]. Lakartidningen. 1991 Oct 30;88(44):3665-8.
De Vita O, Bondi A, Euse-Bi V, Bordi C. Simultaneous polypoid tumors of the stomach and duodenum with composite cell population (mucous, argyrophil, and lysozyme-containing cells): a case report. Am J Gastroenterol. 1984 Aug;79(8):606-10.
di Luzio NR. Lysozyme activity: an index of macrophage functional status. Front Biol. 1979;48:447-62.
Dick W, Dopfer R. [Serum lysozyme level in children with acute leukemia and malignant diseases]. Padiatr Padol. 1985;20(1):25-32.
Dick W, Schwandner G. [Clinical significance of lysozymes in colorectal tumors]. MMW Munch Med Wochenschr. 1982 Jun 25;124(25):619-20.
Dick W. [Lysozyme: basic facts and diagnostic importance]. Fortschr Med. 1982 Jul 8;100(26):1230-4.
Enzelsberger H, Metka M, Salzer H. [Effect of a parenteral ozone-oxygen mixture on the concentration of immunoglobulins (IgA, IgG, IgM), of vitamin A and lysozyme activity in patients with cervical cancer]. Geburtshilfe Frauenheilkd. 1987 Dec;47(12):343-5.
Ferry JA, Srigley JR, Young RH. Granulocytic sarcoma of the testis: a report of two cases of a neoplasm prone to misinterpretation. Mod Pathol. 1997 Apr;10(4):320-5.
Fois AM, Pourquier M, Bouisson AM. [Salivary pH and lysozyme during oropharyngeal radiotherapy]. J Biol Buccale. 1990 Sep;18(3):169-75.
Fukawa K, Nishimura N, Irino O, Nakazato K, Taguchi A, Nitta K. Experimental studies on antitumor ef-

fects of lysozyme. Gan To Kagaku Ryoho 1982; 9 (5): 9 15-23.

Fukuda T, Tominaga K, Abe M, Kusakabe T, Yamaki T, Hiraki H, Itoh S, Suzuki T. Characterization of a newly established human acinic cell adenocarcinoma cell line (HACC) originating from the salivary gland: morphological features and role of various growth factors on the growth of the HACC cell line. Pathol Int. 1998 Oct;48(10):791-9.

Gorecka-Tisera A, Proctor JW, Yamamura Y, Harnaha J, Meinert K. Dose, route, and time dependence of serum lysozyme and antitumor activity following administration of glucan, Corynebacterium parvum, pyran, or lipopolysaccharide to mice. J Natl Cancer Inst. 1981 Oct;67(4):911-5.

Inouye K. [The effects of lysozyme chloride on the immune response of patients with head and neck cancer]. Gan No Rinsho. 1987 Jun;33(6):627-32.

Jung SM, Kuo TT, Wu JH, Shih LY. Granulocytic sarcoma presenting as a giant breast tumor in a pregnant woman: a case report. Changgeng Yi Xue Za Zhi. 1998 Mar;21(1):97-102.

Karle H, Hansen NE, Plesner T. Neutrophil defect in multiple myeloma. Studies on intraneutrophilic lysozyme in multiple myeloma and malignant lymphoma. Scand J Haematol. 1976 Jul;17(1):62-70.

Kemona H, Wysocka J, Prokopowicz J, Kiluk S. NBT test and serum lysozyme activity during remission of Hodgkin's disease. Acta Med Pol. 1986;27(3-4):163-9.

Kim EH, Lee JC, Kim J, Son YO, Chung GH, Jang YS. Modulation of antigen-specific immune responses by the oral administration of a traditional medicine, bo-yang-hwan-o-tang. Immunopharmacol Immunotoxicol. 2002 Aug;24(3):423-40.

Lieberman R, Fudenberg HH. Effects of BCG on lysozyme and "active" T cells in patients with malignant melanoma: a preliminary study. Clin Immunol Immunopathol. 1979 Feb;12(2):191-203.

Liso V, Laricchia R. [Prognostic usefulness of lysozyme in acute myelomonocytic leukemias]. Minerva Med. 1983 Jun 30;74(27):1595-600.

Mantur M, Matowicka-Karna J, Darewicz B, Kemona H, Dymicka-Piekarska V, Prokopowicz J, Darewicz. Embolization and serum lysozyme activity in renal cancer. Neoplasma. 1998;45(3):148-50.

Martynova VA, Tolkacheva TV, Abakumov EM, Golosova TV. [Immunoglobulin and lysozyme content in the intestines during correction of the dysbacteriosis of acute leukemia patients]. Vopr Onkol. 1981;27(7):39-43.

Mendiondo O, Suit H, Fixler H. Lysozyme levels and macrophage content of tumor tissue in C3H mice bearing fibrosarcoma transplants treated by radiation and Corynebacterium parvum. Int J Radiat Oncol Biol Phys. 1978 Sep-Oct;4(9-10):829-34.

Meurman JH, Laine P, Keinanen S, Pyrhonen S, Teerenhovi L, Lindqvist C. Five-year follow-up of saliva in patients treated for lymphomas. Oral Surg Oral Med Oral Pathol Oral Radiol Endod. 1997 Apr;83(4):447-52.

Nawrocka E. [Lysozyme in good health and in disease]. Pediatr Pol. 1978 Nov;53(11):1321-5.

Neretto G, Agricola R, Giovanelli E, Poccardi G, Pellerito R, Furno F, Martinetto P, Pellegrino S, Daglio C, Tondolo M. [Evaluation of the serum lysozyme level as a further parameter for predicting hematological tolerance in patients treated with cytostatic chemotherapy. Study of 134 cases]. Recenti Prog Med. 1980 Oct;69(4):431-57.

Neretto G, Giovanelli E, Agricola R, Pellegrino S, Bruno F, Mangione M, Furno F. [Lysozyme and cytostatic therapy]. Clin Ter. 1978 Dec 15;87(5):465-73.

Pacor S, Giacomello E, Bergamo A, Clerici K, Zacchigna M, Boccu E, Sava G. Antimestatic action and lymphocyte activation by the modified lysozyme mPEG-Lyso in mice with Mca mammary carcinoma. Anticancer Res 1996; 16 (5A): 2559-64.

Pajari U, Poikonen K, Larmas M, Lanning M. Salivary immunoglobulins, lysozyme, pH, and microbial counts in children receiving anti-neoplastic therapy. Scand J Dent Res. 1989 Apr;97(2):171-7.

Pellerito R, Agricola R, Giovanelli E, Neretto G. [Blood lysozyme level and bone marrow granulocyte reserve]. Arch Sci Med (Torino). 1978 Oct-Dec;135(4):485-92.

Proctor VA, Cunningham FE. The chemistry of lysozyme and its use as a food preservative and a pharmaceutical. Crit Rev Food Sci Nutr. 1988;26(4):359-95.

Prokopowicz J, Merkiel K, Korenkiewicz A, Kiluk S. Serum lysozyme activity in patients with breast cancer treated by mastectomy and radiation. Neoplasma. 1984;31(4):491-6.

Qi L, Rojas JM, Ostrand-Rosenberg S. Tumor cells present MHC class II-restricted nuclear and mitochondrial antigens and are the predominant antigen presenting cells in vivo. J Immunol. 2000 Nov 15;165(10):5451-61.

Sakai M, Okada M, Maruyama S, Yoshida S, Yamashita T, Takahashi K. [Combination chemotherapy with bleomycin ointment and lysozyme ointment against mouse WHT squamous cell carcinoma]. Gan To Kagaku Ryoho. 1990 Jan;17(1):103-7.

Sava G, Benetti A, Ceschia V, Pacor S. Lysozyme and cancer: role of exogenous lysozyme as anticancer agent. Anticancer Res 1989; 9 (3): 583-91.

Sava G, Ceschia V, Pacor S, Zorzet S, Perissin L. Antineoplastic action of egg-white lysozyme on the growth of MCa mammary carcinoma and TLX5 lymphoma in the CBA mouse. Methods Find Exp Clin Pharmacol. 1989 Nov;11(11):683-9.

Sava G, Ceschia V, Pacor S. Mechanism of the antineoplastic action of lysozyme: evidence for host mediated effects. Anticancer Res 1989; 9 (4): 1175-80.

Sava G, Ceschia V, Zabucchi G. Evidence for host-mediated antitumor effects of lysozyme in mice bearing the MCa mammary carcinoma. Eur J Cancer Clin Oncol. 1988 Nov;24(11):1737-43.

Sava G, Pacor S, Dasic G, Bergamo A. Lysozyme stimulates lymphocyte response to ConA and IL-2 and potentiates 5-fluorouracil action on advanced carcinomas.Anticancer Res. 1995 Sep-Oct;15(5B):1883-8.

Sava G, Pacor S, Nardon E, Dobrina A. Effects of endotoxin in mice bearing solid metastasizing tumors and treated with lysozyme hydrochloride. J Chemother. 1992 Aug;4(4):228-34.

Sava G, Perissin L, Zorzet S, Callerio C. Antineoplastic effects of egg-white lysozyme in mice bearing solid metastasizing tumors. Anticancer Res. 1986 Mar-Apr;6(2):183-6.

Sava G, Perissin L, Zorzet S. Antimetastatic action of orally administered lysozyme in mice bearing Lewis lung carcinoma. Clin Exp Metastasis. 1988 May-Jun;6(3):245-53.

Sava G, Pharmacological aspects and therapeutic applications of lysozymes. Exs 1996; 75: 433-49.

Sava G, Reduction of B16 melanoma metastases by oral administration of egg-white lysozyme. Cancer Chemother Pharmacol. 1989;25(3):221-2.

Schirrmacher V, Bai L, Umansky V, Yu L, Xing Y, Qian Z. Newcastle disease virus activates macrophages for anti-tumor activity. Int J Oncol. 2000 Feb;16(2):363-73.

Shugars DC, Watkins CA, Cowen HJ. Salivary concentration of secretory leukocyte protease inhibitor, an antimicrobial protein, is decreased with advanced age. Gerontology. 2001 Sep-Oct;47(5):246-53.

Talageri VR, Seshadri KN, Advani SH. II-Evaluation of the prognostic value of the plasma lysozyme levels in leukaemia patients during therapy. Indian J Cancer. 1981 Dec;18(4):262-7.

Tsuboi Y. [Evaluation on the clinical effect of lysozyme chloride in radiotherapy]. Rinsho Hoshasen. 1982 Oct;27(11):1271-4.

Vacca A, Campobasso N, Iodice G, Ronco M, Dammacco F. Cyclic lysozyme administration as a tool for immunopotentiation in patients with multiple myeloma. Chemioterapia. 1985 Apr;4(2):147-55.

Velardi A, Spinozzi F, Rambotti P, Tabilio A, Losito A, Zampi I, Cernetti C, Martelli MF, Grignani F, Davis S. The in vivo effect of thymic factor (thymostimulin) administration on circulating immune complexes and serum lysozyme levels in untreated Hodgkin's disease patients. J Clin Oncol. 1983 Feb;1(2):117-25.

Veremeenko KN, Opanashchenko GA, Karpenko GF, Raiko IE. [Use of terrilytin combined with lysozyme in the treatment of postoperative wounds in patients with laryngeal cancer]. Vestn Otorinolaringol. 1985 Nov-Dec;(6):65-9.

Warren JS, Rinehart JJ, Zwilling BS, Neidhart JA. Lysozyme enhancement of tumor cell immunoprotection in a murine fibrosarcoma. Cancer Res. 1981 May;41(5):1642.

Yamaoka K, Yoshioka T. [Effects of lysozyme chloride on immune responses of patients with uterine cervical cancer]. Gan To Kagaku Ryoho. 1983 Aug;10(8):1803-9.

6. Omega 3

Aktas H, Halperin JA. Translational regulation of gene expression by omega-3 fatty acids. J Nutr. 2004

Sep;134(9):2487S-2491S.

Astorg P. Dietary N-6 and N-3 polyunsaturated fatty acids and prostate cancer risk: a review of epidemiological and experimental evidence. Cancer Causes Control. 2004 May;15(4):367-86.

Augustsson K, Michaud DS, Rimm EB, Leitzmann MF, Stampfer MJ, Willett WC, Giovannucci E. A prospective study of intake of fish and marine fatty acids and prostate cancer. Cancer Epidemiol Biomarkers Prev. 2003 Jan;12(1):64-7.

Baker SD, Verweij J, Rowinsky EK, Donehower RC, Schellens JH, Grochow LB, Sparreboom A. Role of body surface area in dosing of investigational anticancer agents in adults, 1991-2001. J Natl Cancer Inst. 2002 Dec 18;94(24):1883-8.

Bakshi A, Mukherjee D, Bakshi A, Banerji AK, Das UN. Gamma-linolenic acid therapy of human gliomas. Nutrition. 2003 Apr;19(4):305-9.

Bankovic-Calic N, Ogbori MR, Nicman E. [Effect of a modified low protein and low fat diet on histologic changes and metabolism in kidneys in an experimental model of polycystic kidney disease]. Srp Arh Celok Lek. 2002 Jul-Aug;130(7-8):251-7.

Barber MD, Preston T, McMillan DC, Slater C, Ross JA, Fearon KC. Modulation of the liver export protein synthetic response to feeding by an n-3 fatty-acid-enriched nutritional supplement is associated with anabolism in cachectic cancer patients. Clin Sci (Lond). 2004 Apr;106(4):359-64.

Bougnoux P, Maillard V, Ferrari P, Jourdan ML, Chajes V. n-3 fatty acids and breast cancer. IARC Sci Publ. 2002;156:337-41.

Braga M, Gianotti L, Vignali A, Carlo VD. Preoperative oral arginine and n-3 fatty acid supplementation improves the immunometabolic host response and outcome after colorectal resection for cancer. Surgery. 2002 Nov;132(5):805-14.

Brouwer IA, Katan MB, Zock PL. Dietary alpha-linolenic acid is associated with reduced risk of fatal coronary heart disease, but increased prostate cancer risk: a meta-analysis. J Nutr. 2004 Apr;134(4):919-22.

Brown TT, Zelnik DL, Dobs AS. Fish oil supplementation in the treatment of cachexia in pancreatic cancer patients. Int J Gastrointest Cancer. 2003;34(2-3):143-50.

Burns CP, Halabi S, Clamon G, Kaplan E, Hohl RJ, Atkins JN, Schwartz MA, Wagner BA, Paskett E. Phase II study of high-dose fish oil capsules for patients with cancer-related cachexia. Cancer. 2004 Jul 15;101(2):370-8.

Calviello G, Di Nicuolo F, Gragnoli S, Piccioni E, Serini S, Maggiano N, Tringali G, Navarra P, Ranelletti FO, Palozza P. n-3 PUFAs reduce VEGF expression in human colon cancer cells modulating the COX-2/PGE2 induced ERK-1 and -2 and HIF-1alpha induction pathway. Carcinogenesis. 2004 Dec;25(12):2303-10.

Cha MC, Meckling KA, Stewart C. Dietary docosahexaenoic acid levels influence the outcome of arabinosylcytosine chemotherapy in L1210 leukemic mice. Nutr Cancer. 2002;44(2):176-81.

Chajes V, Bougnoux P. Omega-6/omega-3 polyunsaturated fatty acid ratio and cancer. World Rev Nutr Diet. 2003;92:133-51.

Colas S, Paon L, Denis F, Prat M, Louisot P, Hoinard C, Le Floch O, Ogilvie G, Bougnoux P. Enhanced radiosensitivity of rat autochthonous mammary tumors by dietary docosahexaenoic acid. Int J Cancer. 2004 Apr 10;109(3):449-54.

Danbara N, Uehara N, Shikata N, Takada H, Hada T, Tsubura A. Dietary effects of conjugated docosahexaenoic acid on N-methyl-N-nitrosourea-induced mammary carcinogenesis in female Sprague-Dawley rats. Oncol Rep. 2004 Nov;12(5):1079-85.

de Luis DA, Izaola O, Aller R, Gonzalez-Sagrado M, Cuellar L, Terroba MC. [Utility of a omega 3 fatty acids oral enhanced formula in biochemical parameters of head and neck cancer patients]. Med Clin (Barc). 2004 Oct 16;123(13):499-500.

Dominioni L, Rovera F, Pericelli A, Imperatori A. The rationale of early enteral nutrition. Acta Biomed Ateneo Parmense. 2003;74 Suppl 2:41-4.

Dwivedi C, Muller LA, Goetz-Parten DE, Kasperson K, Mistry VV. Chemopreventive effects of dietary mustard oil on colon tumor development. Cancer Lett. 2003 Jun 30;196(1):29-34.

Eynard AR. Potential of essential fatty acids as natural therapeutic products for human tumors. Nutrition. 2003 Apr;19(4):386-8.

Fearon KC, Von Meyenfeldt MF, Moses AG, Van Geenen R, Roy A, Gouma DJ, Giacosa A, Van Gossum A, Bauer J, Barber MD, Aaronson NK, Voss AC, Tisdale MJ. Effect of a protein and energy dense N-3 fatty acid enriched oral supplement on loss of weight and lean tissue in cancer cachexia: a randomised double blind trial. Gut. 2003 Oct;52(10):1479-86.

Folsom AR, Demissie Z. Fish intake, marine omega-3 fatty acids, and mortality in a cohort of postmenopausal women. Am J Epidemiol. 2004 Nov 15;160(10):1005-10.

Goodstine SL, Zheng T, Holford TR, Ward BA, Carter D, Owens PH, Mayne ST. Dietary (n-3)/(n-6) fatty acid ratio: possible relationship to premenopausal but not postmenopausal breast cancer risk in U.S. women. J Nutr. 2003 May;133(5):1409-14.

Grimble RF. Nutritional therapy for cancer cachexia. Gut. 2003 Oct;52(10):1391-2.

Hamazaki T, Okuyama H. The Japan Society for Lipid Nutrition recommends to reduce the intake of linoleic acid. A review and critique of the scientific evidence. World Rev Nutr Diet. 2003;92:109-32.

Hardman WE, Munoz J Jr, Cameron IL. Role of lipid peroxidation and antioxidant enzymes in omega 3 fatty acids induced suppression of breast cancer xenograft growth in mice. Cancer Cell Int. 2002 Jul 17;2(1):10.

Hardman WE. (n-3) fatty acids and cancer therapy. J Nutr. 2004 Dec;134(12 Suppl):3427S-3430S.

Hardman WE. Omega-3 fatty acids to augment cancer therapy. J Nutr. 2002 Nov;132(11 Suppl):3508S-3512S.

Harries M, O'Donnell A, Scurr M, Reade S, Cole C, Judson I, Greystoke A, Twelves C, Kaye S. Phase I/II study of DHA-paclitaxel in combination with carboplatin in patients with advanced malignant solid tumours. Br J Cancer. 2004 Nov 1;91(9):1651-5.

Heimli H, Hollung K, Drevon CA. Eicosapentaenoic acid-induced apoptosis depends on acyl CoA-synthetase. Lipids. 2003 Mar;38(3):263-8.

Heller AR, Rossel T, Gottschlich B, Tiebel O, Menschikowski M, Litz RJ, Zimmermann T, Koch T. Omega-3 fatty acids improve liver and pancreas function in postoperative cancer patients. Int J Cancer. 2004 Sep 10;111(4):611-6.

Horrobin D, Fokkema MR, Muskiet FA. The effects on plasma, red cell and platelet fatty acids of taking 12 g/day of ethyl-eicosapentaenoate for 16 months: dihomogammalinolenic, arachidonic and docosahexaenoic acids and relevance to Inuit metabolism. Prostaglandins Leukot Essent Fatty Acids. 2003 May;68(5):301-4.

Horrobin DF. A low toxicity maintenance regime, using eicosapentaenoic acid and readily available drugs, for mantle cell lymphoma and other malignancies with excess cyclin D1 levels. Med Hypotheses. 2003 May;60(5):615-23.

Houston KD, Copland JA, Broaddus RR, Gottardis MM, Fischer SM, Walker CL. Inhibition of proliferation and estrogen receptor signaling by peroxisome proliferator-activated receptor gamma ligands in uterine leiomyoma. Cancer Res. 2003 Mar 15;63(6):1221-7.

Ikeda K, Kimura Y, Iwaya T, Aoki K, Otsuka K, Nitta H, Ogawa M, Sato N, Ishida K, Saito K. [Perioperative nutrition for gastrointestinal surgery]. Nippon Geka Gakkai Zasshi. 2004 Feb;105(2):218-22.

Jatoi A, Rowland K, Loprinzi CL, Sloan JA, Dakhil SR, MacDonald N, Gagnon B, Novotny PJ, Mailliard JA, Bushey TI, Nair S, Christensen B; North Central Cancer Treatment Group. An eicosapentaenoic acid supplement versus megestrol acetate versus both for patients with cancer-associated wasting: a North Central Cancer Treatment Group and National Cancer Institute of Canada collaborative effort. J Clin Oncol. 2004 Jun 15;22(12):2469-76.

Jho D, Babcock TA, Helton WS, Espat NJ. Omega-3 fatty acids: implications for the treatment of tumor-associated inflammation. Am Surg. 2003 Jan;69(1):32-6.

Jho DH, Babcock TA, Tevar R, Helton WS, Espat NJ. Eicosapentaenoic acid supplementation reduces tumor volume and attenuates cachexia in a rat model of progressive non-metastasizing malignancy. JPEN J Parenter Enteral Nutr. 2002 Sep-Oct;26(5):291-7.

Jho DH, Cole SM, Lee EM, Espat NJ. Role of omega-3 fatty acid supplementation in inflammation and malignancy. Integr Cancer Ther. 2004 Jun;3(2):98-111.

Jordan A, Stein J. Effect of an omega-3 fatty acid containing lipid emulsion alone and in combination with 5-fluorouracil (5-FU) on growth of the colon cancer cell line Caco-2. Eur J Nutr. 2003 Dec;42(6):324-

31.

Kato T, Hancock RL, Mohammadpour H, McGregor B, Manalo P, Khaiboullina S, Hall MR, Pardini L, Pardini RS. Influence of omega-3 fatty acids on the growth of human colon carcinoma in nude mice. Cancer Lett. 2002 Dec 10;187(1-2):169-77.

Kim KH, Park HS. Dietary supplementation of conjugated linoleic acid reduces colon tumor incidence in DMH-treated rats by increasing apoptosis with modulation of biomarkers. Nutrition. 2003 Sep;19(9):772-7.

Krumwiede KH. [Nutrition counseling in tumor cachexia so patients will eat better]. MMW Fortschr Med. 2003 Mar 13;145(11):35-8.

Larsson SC, Kumlin M, Ingelman-Sundberg M, Wolk A. Dietary long-chain n-3 fatty acids for the prevention of cancer: a review of potential mechanisms. Am J Clin Nutr. 2004 Jun;79(6):935-45.

Lee SO, Liu H, Cunnick JE, Murphy PA, Hendrich S. Menhaden oil inhibited gamma-glutamyltransferase-positive altered hepatic foci in female Sprague-Dawley rats. Nutr Cancer. 2002;44(1):71-9.

Li D. Omega-3 fatty acids and non-communicable diseases. Chin Med J (Engl). 2003 Mar;116(3):453-8.

Martin-Du Pan R. [Prevention of cardiovascular and degenerative diseases: II. Hormones and/or Mediterranean diet]. Rev Med Suisse Romande. 2003 Mar;123(3):183-9.

McCance KL, Jones RE. Estrogen and insulin crosstalk: breast cancer risk implications. Nurse Pract. 2003 May;28(5):12-23; quiz 24-5.

McCarty MF. A wholly nutritional 'multifocal angiostatic therapy' for control of disseminated cancer. Med Hypotheses. 2003 Jul;61(1):1-15.

Mikhail AT, Babcock TA, Jho DH, Helton WS, Brodsky IG, Espat NJ. Modulation of the ubiquitin-proteasome proteolytic pathway by eicosapentaenoic acid supplementation in a model of progressive malignancy. JPEN J Parenter Enteral Nutr. 2003 Mar-Apr;27(2):105-9.

Moriguchi K, Yuri T, Yoshizawa K, Kiuchi K, Takada H, Inoue Y, Hada T, Matsumura M, Tsubura A. Dietary docosahexaenoic acid protects against N-methyl-N-nitrosourea-induced retinal degeneration in rats. Exp Eye Res. 2003 Aug;77(2):167-73.

Morris DH. Methodologic challenges in designing clinical studies to measure differences in the bioequivalence of n-3 fatty acids. Mol Cell Biochem. 2003 Apr;246(1-2):83-90.

Moses AW, Slater C, Preston T, Barber MD, Fearon KC. Reduced total energy expenditure and physical activity in cachectic patients with pancreatic cancer can be modulated by an energy and protein dense oral supplement enriched with n-3 fatty acids. Br J Cancer. 2004 Mar 8;90(5):996-1002.

Moskovitz DN, Kim YI. Does perioperative immunonutrition reduce postoperative complications in patients with gastrointestinal cancer undergoing operations? Nutr Rev. 2004 Nov;62(11):443-7.

Moyad MA. The use of complementary/preventive medicine to prevent prostate cancer recurrence/progression following definitive therapy: part I--lifestyle changes. Curr Opin Urol. 2003 Mar;13(2):137-45.

Narayanan BA, Narayanan NK, Desai D, Pittman B, Reddy BS. Effects of a combination of docosahexaenoic acid and 1,4-phenylene bis(methylene) selenocyanate on cyclooxygenase 2, inducible nitric oxide synthase and beta-catenin pathways in colon cancer cells. Carcinogenesis. 2004 Dec;25(12):2443-9.

Narayanan BA, Narayanan NK, Simi B, Reddy BS. Modulation of inducible nitric oxide synthase and related proinflammatory genes by the omega-3 fatty acid docosahexaenoic acid in human colon cancer cells. Cancer Res. 2003 Mar 1;63(5):972-9.

Nkondjock A, Ghadirian P. Dietary carotenoids and risk of colon cancer: case-control study. Int J Cancer. 2004 May 20;110(1):110-6.

Nkondjock A, Ghadirian P. Intake of specific carotenoids and essential fatty acids and breast cancer risk in Montreal, Canada. Am J Clin Nutr. 2004 May;79(5):857-64.

Norman HA, Go VL, Butrum RR. Review of the International Research Conference on Food, Nutrition, and Cancer, 2004. J Nutr. 2004 Dec;134(12 Suppl):3391S-3393S.

Ogborn MR, Nitschmann E, Bankovic-Calic N, Weiler HA, Aukema H. Dietary flax oil reduces renal injury, oxidized LDL content, and tissue n-6/n-3 FA ratio in experimental polycystic kidney disease. Lipids. 2002 Nov;37(11):1059-65.

Philpott M, Ferguson LR. Immunonutrition and cancer. Mutat Res. 2004 Jul 13;551(1-2):29-42.

Przybyszewski [Fatty acids as a potentially helpful supplement in cancer therapy]. Postepy Hig Med Dosw. 2002;56(5):589-602.

Reddy BS. Omega-3 fatty acids in colorectal cancer prevention. Int J Cancer. 2004 Oct 20;112(1):1-7.

Reddy BS. Studies with the azoxymethane-rat preclinical model for assessing colon tumor development and chemoprevention. Environ Mol Mutagen. 2004;44(1):26-35.

Rembold CM. The health benefits of eating salmon. Science. 2004 Jul 23;305(5683):475; author reply 475.

Rhodes LE, Shahbakhti H, Azurdia RM, Moison RM, Steenwinkel MJ, Homburg MI, Dean MP, McArdle F, Beijersbergen van Henegouwen GM, Epe B, Vink AA. Effect of eicosapentaenoic acid, an omega-3 polyunsaturated fatty acid, on UVR-related cancer risk in humans. An assessment of early genotoxic markers. Carcinogenesis. 2003 May;24(5):919-25.

Rhodes LE. Preventive oncology. Lancet. 2004 May 22;363(9422):1736-7.

Roland I, De Leval X, Evrard B, Pirotte B, Dogne JM, Delattre L. Modulation of the arachidonic cascade with omega3 fatty acids or analogues: potential therapeutic benefits. Mini Rev Med Chem. 2004 Aug;4(6):659-68.

Roudebush P, Davenport DJ, Novotny BJ. The use of nutraceuticals in cancer therapy. Vet Clin North Am Small Anim Pract. 2004 Jan;34(1):249-69, viii.

Roynette CE, Calder PC, Dupertuis YM, Pichard C. n-3 polyunsaturated fatty acids and colon cancer prevention. Clin Nutr. 2004 Apr;23(2):139-51.

Saldeen P, Saldeen T. Women and omega-3 Fatty acids. Obstet Gynecol Surv. 2004 Oct;59(10):722-30; quiz 745-6.

Sax HC. Are dietary fats anti-tumor agents? JPEN J Parenter Enteral Nutr. 2002 Sep-Oct;26(5):290.

Schols AM. Nutritional and metabolic modulation in chronic obstructive pulmonary disease management. Eur Respir J Suppl. 2003 Nov;46:81s-86s.

Siddiqui RA, Shaikh SR, Sech LA, Yount HR, Stillwell W, Zaloga GP. Omega 3-fatty acids: health benefits and cellular mechanisms of action. Mini Rev Med Chem. 2004 Oct;4(8):859-71.

Sies H, Stahl W. Nutritional protection against skin damage from sunlight. Annu Rev Nutr. 2004;24:173-200.

Simopoulos AP. Omega-3 fatty acids in inflammation and autoimmune diseases. J Am Coll Nutr. 2002 Dec;21(6):495-505.

Smith HJ, Greenberg NA, Tisdale MJ. Effect of eicosapentaenoic acid, protein and amino acids on protein synthesis and degradation in skeletal muscle of cachectic mice. Br J Cancer. 2004 Jul 19;91(2):408-12.

Sparreboom A, Wolff AC, Verweij J, Zabelina Y, van Zomeren DM, McIntire GL, Swindell CS, Donehower RC, Baker SD. Disposition of docosahexaenoic acid-paclitaxel, a novel taxane, in blood: in vitro and clinical pharmacokinetic studies. Clin Cancer Res. 2003 Jan;9(1):151-9.

Stillwell W, Jenski L. International workshop on cellular and molecular aspects of omega-3 fatty acids and cancer. J Lipid Res. 2002 Sep;43(9):1579-80.

Sturlan S, Baumgartner M, Roth E, Bachleitner-Hofmann T. Docosahexaenoic acid enhances arsenic trioxide-mediated apoptosis in arsenic trioxide-resistant HL-60 cells. Blood. 2003 Jun 15;101(12):4990-7.

Swamy MV, Cooma I, Patlolla JM, Simi B, Reddy BS, Rao CV. Modulation of cyclooxygenase-2 activities by the combined action of celecoxib and decosahexaenoic acid: novel strategies for colon cancer prevention and treatment. Mol Cancer Ther. 2004 Feb;3(2):215-21.

Terry P, Rohan TE, Wolk A, Maehle-Schmidt M, Magnusson C. Fish consumption and breast cancer risk. Nutr Cancer. 2002;44(1):1-6.

Terry PD, Rohan TE, Wolk A. Intakes of fish and marine fatty acids and the risks of cancers of the breast and prostate and of other hormone-related cancers: a review of the epidemiologic evidence. Am J Clin Nutr. 2003 Mar;77(3):532-43.

Terry PD, Terry JB, Rohan TE. Long-chain (n-3) fatty acid intake and risk of cancers of the breast and the prostate: recent epidemiological studies, biological mechanisms, and directions for future research. J Nutr. 2004 Dec;134(12 Suppl):3412S-3420S.

Tisdale MJ. Cachexia in cancer patients. Nat Rev Cancer. 2002 Nov;2(11):862-71.

Tisdale MJ. Pathogenesis of cancer cachexia. J Support Oncol. 2003 Sep-Oct;1(3):159-68.

Tokudome S, Yokoyama Y, Kamiya T, Seno K, Okuyama H, Kuriki K, Cheng J, Nakamura T, Fujii T,

Ichikawa H, Itoh M. Rationale and study design of dietary intervention in patients polypectomized for tumors of the colorectum. Jpn J Clin Oncol. 2002 Dec;32(12):550-3.

Tsuzuki T, Tokuyama Y, Igarashi M, Miyazawa T. Tumor growth suppression by alpha-eleostearic acid, a linolenic acid isomer with a conjugated triene system, via lipid peroxidation. Carcinogenesis. 2004 Aug;25(8):1417-25.

Vecchini A, Ceccarelli V, Susta F, Caligiana P, Orvietani P, Binaglia L, Nocentini G, Riccardi C, Calviello G, Palozza P, Maggiano N, Di Nardo P. Dietary alpha-linolenic acid reduces COX-2 expression and induces apoptosis of hepatoma cells. J Lipid Res. 2004 Feb;45(2):308-16.

Wahle KW, Heys SD, Rotondo D. Conjugated linoleic acids: are they beneficial or detrimental to health? Prog Lipid Res. 2004 Nov;43(6):553-87.

Wallace JM. Nutritional and botanical modulation of the inflammatory cascade--eicosanoids, cyclooxygenases, and lipoxygenases--as an adjunct in cancer therapy. Integr Cancer Ther. 2002 Mar;1(1):7-37; discussion 37.

Whelan J, Petrik MB, McEntee MF, Obukowicz MG. Dietary EPA reduces tumor load in ApcMin/+ mice by altering arachidonic acid metabolism, but conjugated linoleic acid, gamma--and alpha-linolenic acids have no effect. Adv Exp Med Biol. 2002;507:579-84.

Wolff AC, Donehower RC, Carducci MK, Carducci MA, Brahmer JR, Zabelina Y, Bradley MO, Anthony FH, Swindell CS, Witman PA, Webb NL, Baker SD. Phase I study of docosahexaenoic acid-paclitaxel: a taxane-fatty acid conjugate with a unique pharmacology and toxicity profile. Clin Cancer Res. 2003 Sep 1;9(10 Pt 1):3589-97.

Yazawa K. [Importance of "health foods", EPA and DHA, for preventive medicine] Rinsho Byori. 2004 Mar;52(3):249-53.

Yuri T, Danbara N, Tsujita-Kyutoku M, Fukunaga K, Takada H, Inoue Y, Hada T, Tsubura A. Dietary docosahexaenoic acid suppresses N-methyl-N-nitrosourea-induced mammary carcinogenesis in rats more effectively than eicosapentaenoic acid. Nutr Cancer. 2003;45(2):211-7.

Zamaria N. Alteration of polyunsaturated fatty acid status and metabolism in health and disease. Reprod Nutr Dev. 2004 May-Jun;44(3):273-82.

Appendice 1

La Sperimentazione Ministeriale del 1998 del Metodo di Bella

A conclusione di questo volume ho ritenuto utile inserire una breve sintesi delle anomalie che, a mio avviso, hanno delegittimato scientificamente la Sperimentazione Ministeriale del 1998, perché questo volume e la rassegna della letteratura mondiale relativa ai principi del MDB portano a conclusioni assolutamente antitetiche e diametralmente opposte a quelle della sperimentazione.
Chi volesse saperne di più, soprattutto in merito alla polemica insorta fin dal 1996 relativamente alla opportunità di considerare attentamente e dispensare senza ostacoli burocratici le terapie proposte dal MDB, concedendo nei fatti quella libertà di cura sancita dall'articolo 32 della Costituzione ma rimasta in questo caso lettera morta, può fare riferimento ad alcune interrogazioni parlamentari a risposta scritta al Ministro della Sanità reperibili alla sezione "News legali e legislative" del sito www.metododibella.org

Introduzione

Nella recente Dichiarazione di Helsinki "Raccomandazioni di guida per i medici nella ricerca biomedica che coinvolge soggetti umani", al punto 1) della Ricerca medica combinata con la cura professionale si specifica che nel trattamento delle persone ammalate il medico deve essere libero di usare ogni nuova misura diagnostica e terapeutica, se nel suo giudizio essa offre speranza di salvare la vita, ristabilire la salute, o alleviare la sofferenza.
Al punto 6) si dichiara che il medico può combinare la ricerca medica con la cura professionale, con l'obiettivo di acquisire nuove conoscenze mediche, solo fino al limite in cui la ricerca medica è giustificata dal suo potenziale valore diagnostico o terapeutico per il paziente.
È stato affermato che il MDB usa farmaci al di là delle indicazioni terapeutiche riconosciute dalla CUF (Commissione Unica del Farmaco), senza minimamente considerare che il MDB usa queste molecole secondo criteri d'impiego che poggiano su quelle proprietà chimiche, farmacologiche, clinico-terapeutiche che la letteratura mondiale ha ampiamente riconosciuto. Ad esempio la CUF ammette che il SSN dispensi la somatostatina solo per alcune rare varietà tumorali come apudomi, vipomi, tumori neuroendocrini, ecc... Mentre dalla prima relazione del Prof. Di Bella del 1978 "Perspectives in Pineal functions, First Colloquium of European Pineal Study Group, Amsterdam, 1978" ad al-

tre più recenti come quella citata del 1994 di Mosdell et al. pubblicata su Am.J.Hosp. P harm.: "Indicazioni emergenti per la terapia con octreotide" si evidenzia che i risultati della ricerca e l'esperienza clinica sulla somatostatina e analoghi si sono accumulati dal 1988, data d'approvazione della FDA, e suggeriscono un ruolo terapeutico potenzialmente molto più ampio in una vasta serie di neoplasie, tra cui tumori pituitari, gastrici, intestinali, pancreatici, ovaio policistico e altri tumori. Inoltre è decaduto e obsoleto il concetto di suddivisione dei tumori tra neuroendocrini e non, in quanto è abbondantemente dimostrato, (Bartsch, Kvetnoy et al.) l'esistenza del DNES – Sistema Diffuso Neuroendocrino - con capacità d'interazione col sistema APUD e la costante presenza in tutte le popolazioni neoplastiche in misura e tipizzazione varia, di popolazioni cellulari neuroendocrine, modulate in base allo stato evolutivo, all'indice proliferativo, all'equilibrio biologico, alla capacità omeostatica antiblastica, con attività paracrina o autocrina. Tra le migliaia di pubblicazioni quelle ricordate di Pollak e Schally del 1998 "Meccanismi d'azione antineoplastica degli analoghi della somatostatina" edito da Proc. Soc. Exp. Biol. Med., hanno particolare rilevanza, sia per la statura scientifica degli autori, che per le conclusioni che sottolineano "L'impressionante attività antineoplastica degli analoghi della somatostatina, dimostrata in molti modelli di tumore".
Significativa anche la ricerca pubblicata da Kath nel 2000 su Recent Results Cancer Res., "L'efficacia degli analoghi della somatostatina nella terapia antiproliferativa dei carcinomi". Gli autori affermano che una serie particolarmente vasta di tumori risponde bene all'azione della somatostatina, tra essi i carcinomi della mammella, pancreas, stomaco, colon, retto, prostata, tiroide e polmone. È rilevante inoltre il riconoscimento di un meccanismo d'azione non solo recettoriale di somatostatina e analoghi, ma indiretto attraverso l'inibizione di tutta una serie di fattori di crescita, come dimostrato da Lincoln nel citato lavoro sull'interdipendenza tra il GH, massimo fattore di crescita, e l'insorgenza, proliferazione, disseminazione neoplastica. Nel 2001 Cascinu et al. hanno pubblicato su Cancer Invest lo studio "Inibizione del fattore di crescita vascolare ed endoteliale mediante octreotide in pazienti con cancro colon-rettale". Gli autori affermano che il fattore di crescita endoteliale (VEGF) sembra essere essenziale per l'angiogenesi e la crescita del cancro colon-rettale, pertanto la sua inibizione può arrestare la crescita del tumore e inibire la sua potenzialità metastatica, infatti, è già stato dimostrato che l'octreotide inibisce la crescita dei tumori colon rettali *in vitro* e *in vivo*. Malgrado un'ampia documentazione scientifica la CUF non prevede ancora l'erogazione della somatostatina e analoghi nelle neoplasie. Ugualmente la CUF limita alle iperprolattinemie l'erogazione di altri componenti del metodo come gli inibiori della prolattina, e non ne prevede l'impiego oncoterapico, malgrado il razionale e le indicazioni ampiamente emergenti e documentate in letteratura, delle essenziali proprietà oncostatiche e antiblastiche in quanto inibitori della Prolattina, ubiquitario e potente fattore di crescita in tutte neoplasie. Abbiamo citato a critica di questa impostazione scientificamente superata la pubblicazione di Manni et al. "Endocrine effects of combined somatostatin analog and bromocriptine therapy in women with advanced breast cancer. Breast Cancer, Res Treat 1989 dec. 14 (3):289-98". Inoltre Reynolds et al., hanno studiato l'espressione della prolattina e dei suoi recettori nel carcinoma mammario umano (Expression of prolactin and its receptor in human breast carcinoma. Endocrinology 1997 Dec 138 (12) 5555-60.)

Vengono descritti gli effetti regolatori della crescita della prolattina sulla mammella umana mediati dai suoi recettori (PRLr), della famiglia recettoriale delle citochine concludendo che "Data la funzione molto estesa della prolattina e dei suoi recettori nel tumore della mammella, interventi farmacologici tesi a inibire la funzione di questo complesso recettoriale regolatore della crescita, potrebbero essere di notevole utilità nella terapia di questa malattia (cancro della mammella)". Volpe et al. in "Prolactine et adenocarcinome de l'endometre. Ginecologie 1982;33.77-83", riferiscono che somministrando per tre settimane 37,5 mg di bromocriptina in 40 pazienti affette da carcinoma dell'endometrio e in 40 affette da iperplasia semplice, ottennero effetti positivi con regressione dei carcinomi. Queste pubblicazioni, citate tra le tante, giustificano a nostro avviso la scelta da parte del medico di prescrivere, malgrado ogni limitazione burocratica, gli inibitori della prolattina nelle patologie neoplastiche.

La critica fondamentale mossa al MDB, cioè l'utilizzo di farmaci di cui non è scientificamente provata l'efficacia antitumorale e l'assenza di studi che supportino la razionalità scientifica del metodo stesso, può essere smentita con sorprendente facilità, come documentato, da chiunque consulti le banche dati medico-scientifiche mondiali citate. L'affermazione che "Il metodo Di Bella non è basato su evidenze scientifiche" non regge minimamente anche all'esame dei criteri comunemente accettati a livello internazionale della Evidence Based Medicine (EBM), che consiste "nell'uso coscienzioso, esplicito e motivato della migliore evidenza disponibile nel prendere decisioni sulla cura di ogni singolo paziente. La pratica della medicina basata sull'evidenza si basa sull'integrazione dell'esperienza clinica individuale (del terapeuta) con la migliore evidenza clinica derivante da una ricerca sistematica". David L.Racket,William Rosenberg, J.A.Muir Gray, R.Brian Haynes, W.Richardson Scott; *Evidence based medicine: "wath it is and what it isn't"*; (BMJ 1996:312:71-72).

Pertanto l'EBM deriva dall'integrazione dell'esperienza clinica del terapeuta con l'evidenza e le proprietà terapeutiche dei principi attivi che egli impiega, emergente dalla rassegna della letteratura.

Nelle banche dati medico-scientifiche mondiali erano reperibili già a far data dal 1997 oltre 7000 pubblicazioni sull'effetto terapeutico antitumorale dei principi dell'MDB, e già dal 1988 la FDA aveva registrato l'uso della somatostatina e analoghi in una serie di tumori.

Nel gennaio 2004 le pubblicazioni hanno superato il numero di 35.000. Sia pure nella ampia varietà delle voci riportate a tutt'oggi le più forti critiche al MDB sono basate sui risultati di un solo trial multicentrico che riporta i risultati della Sperimentazione Ministeriale Italiana del 1997: *Evaluation of an unconventional cancer treatment (the Di Bella multitherapy): results of phase II trias in Italy*. Italian study Group for the Di Bella Multitherapy trias; (B.M.J. 1999, 318.224-8)

È giustificato affermare che il MDB non è basato su evidenze scientifiche in base a quest'unico articolo? Il livello di evidenza scientifica di un solo articolo, per quanto autorevole, è paragonabile al livello di evidenza derivante da migliaia di articoli che giungono a conclusioni diametralmente opposte? A nostro avviso la spiegazione di questa antitesi risiede nelle cause invalidanti che hanno fortemente indebolito l'attendibilità scientifica della sperimentazione dell'MDB e quindi la forza delle evidenze descritte nel sopra citato lavoro (Tab. 3).

Rassegna sintetica dei limiti rilevabili nel disegno e nella conduzione della sperimentazione MDB

1) I criteri di arruolamento furono assolutamente antitetici ai postulati basilari del MDB.
2) Somministrazione di farmaci scaduti a 1048 ammalati.
3) Erronea somministrazione di una sostanza cancerogena e tossica, l'acetone.
4) Somministrazione di solo quattro dei sette farmaci prescritti per la sperimentazione dal Prof Di Bella.
5) La somministrazione incompleta dimostra la totale e inammissibile ignoranza del metodo da parte degli sperimentatori.
6) Incompatibilità per conflitto ideologico di una parte degli sperimentatori, che avevano ripetutamente e pubblicamente espresso giudizi negativi fino all'offesa nei confronti del Prof. Di Bella e del suo metodo.
7) Secondo i parametri del National Cancer Institute, i criteri di scelta della progettazione e degli obiettivi della sperimentazione furono di livello infimo, totalmente inadeguati pertanto a dare indicazioni scientifiche attendibili e cliniche.
8) Secondo i parametri della letteratura internazionale (Codificati dal British Medical Journal), nella sperimentazione, sono stati totalmente errati i criteri di valutazione del Metodo Di Bella, applicando a una terapia biologica i criteri e tempi di valutazione di terapie citotossiche e citolitiche.
9) Il composto dei retinoidi conteneva dosaggi ampiamente inferiori a quelli richiesti e programmati.
10) Ad una percentuale rilevante di pazienti non è stata somministrata la somatostatina con siringa temporizzata, vanificandone decisamente l'effetto e provocando sintomi gastroenterici.
11) Contrariamente alla normativa internazionale, gli sperimentatori non hanno dichiarato e firmato l'assenza di conflitto d'interesse finanziario o ideologico.
12) La delegittimazione definitiva della sperimentazione, è rappresentata dalle conclusioni, assolutamente opposte e antitetiche, ampie e crescenti della letteratura mondiale, circa l'effetto antitumorale di quegli stessi principi attivi del MDB, quali somatostatina, retinoidi, vitamina D, melatonina, ecc. di cui la sperimentazione ha negato l'efficacia.

Tabella 3 - Limiti rilevabili nel disegno e nella esecuzione della Sperimentazione Ministeriale del 1998

Queste gravi anomalie che avevano totalmente sovvertito l'applicazione del MDB, furono oggetto di decine di interrogazioni parlamentari, interventi in aula, comunicati stampa, in cui si chiedeva l'invalidazione della sperimentazione. Anche molti organi d'informazione ne parlarono ampiamente. Per queste gravi irregolarità, un numero crescente di deputati sta appoggiando una proposta di "Risoluzione in Commissione" cioè una Commissione Parlamentare d'inchiesta che ristabilisca la verità sulla sperimentazione e il Metodo Di Bella. Tutte le interrogazioni, le risposte dell'allora ministro Veronesi e le relative repliche, sono riportate per esteso nella sezione News legali e legislative del portale ufficiale del MDB www.metododibella.org

Problemi di natura etica e strumentale

La già citata Dichiarazione di Helsinki "Raccomandazioni di guida per i medici nella ricerca biomedica che coinvolge soggetti umani" sottolinea al punto 3) dei Principi base, che: "La ricerca biomedica che coinvolge persone dovrebbe essere condotta solo da personale scientificamente qualificato e sotto la supervisione di un medico clinicamente competente". Nella sperimentazione del MDB sono stati applicati criteri antitetici. Infatti i medici addetti alla sperimentazione, "Investigators", utilizzando solo quattro dei sette principi terapeutici del MDB e nessuno di quelli di modulazione, hanno dimostrato di non conoscere minimamente la terapia che dovevano sperimentare. Inoltre hanno gravemente compromesso l'effetto terapeutico della somatostatina non avendo impiegato la siringa temporizzata. Essendo infatti l'emivita della somatostatina tetradecapeptide (14 amminoacidi) di 2,5-3 minuti, e di 120 minuti quella dell'octapeptide (octreotide), solo con la siringa temporizzata si ottiene una copertura terapeutica efficace dell'ordine di 8-10 ore, limitando decisamente gli effetti collaterali gastroenterici della somatostatina attraverso la somministrazione lenta. L'ideatore della terapia o suoi allievi esperti non furono invitati a seguire e supervisionare la sperimentazione, che rimase affidata a quegli "Investigators" che non avevano alcuna esperienza clinica-farmacologica sul metodo che sperimentavano.

Motivi che rendono inaccettabile la scelta di una sperimentazione di fase 2, non randomizzata e senza gruppo di controllo

All'inizio del 1998, quando si decise di iniziare la sperimentazione, vi erano nelle banche dati biomediche migliaia di articoli che testimoniavano sia l'attività antitumorale, sia la sostanziale tollerabilità di ognuno dei farmaci del MDB. Per ragioni di spazio non possiamo che dare una breve sintesi dell'enorme quantità di articoli che già nel 1997 sostenevano l'utilità dei questi farmaci MDB sia nella prevenzione, che nella cura dei tumori sia *in vivo*, che sull'animale o sull'uomo.

Melatonina: Per fare un esempio, fra i tanti, riportiamo alcuni passi dell'abstract di un interessante articolo scientifico di Bartsch sulla melatonina dell'ottobre 1997 (1) (quindi pubblicato prima dell'inizio della sperimentazione).

Il titolo è significativo *"Significance of melatonin in malignant diseases"* (Ruolo della melatonina nelle neoplasie maligne).

"Le prime esperienze cliniche con la melatonina nella terapia dei pazienti affetti da tumore sono state limitate come terapie di supporto negli stadi avanzati e terminali della malattia ed hanno portato a risultati sicuramente incoraggianti. È assolutamente necessario verificare questi dati preliminari applicando protocolli in doppio cieco e dovrebbero essere sviluppati futuri trials terapeutici in pazienti con tumori maligni in fase iniziale".

Somatostatina: Riportiamo alcuni passi di un importante articolo di Pollak e del premio Nobel Schally del 2/98 (2) (la sperimentazione iniziò in marzo). Anche qui il titolo non lascia dubbi: *"Meccanismo dell'azione antineoplastica degli analoghi della somatostatina"*.

In esso si sostiene:
"Negli ultimi dieci anni è stata dimostrata un'impressionante attività antitumorale degli analoghi della somatostatina (per es. dell'octreotide, usato nel MDB ndr) in molti modelli tumorali (...) I dati preclinici sono ora sufficienti *per giustificare studi clinici con gruppi di controllo* nei tumori della mammella, della prostata e del pancreas, ecc. ".
L'elenco delle pubblicazioni potrebbe continuare. Nel 2004 il numero degli articoli scientifici che testimoniano la validità antitumorale dei farmaci MDB, è aumentato in modo esponenziale. Cosa succede, quando alcuni di questi farmaci sono usati in modo sinergico (come nell'MDB)? Vediamo un lavoro del 1990 su animali (3). È stata studiata l'azione anti-tumorale, anti-leucemica della ciclofosfamide (usata nella MDB ndr) e dell'adriamicina in combinazione con le vitamine A, E, C... È stato dimostrato che la somministrazione preliminare di queste vitamine aumenta l'effetto dei farmaci citostatici (cioè della ciclofosfamide e della adriamicina, ndr) ed abbassa considerevolmente la loro azione tossica".
Per quanto riguarda l'innocuità di queste molecole, il loro profilo tossicologico è noto da tempo (essendo tutti farmaci già in commercio, sia pure per altre indicazioni!!!) e la letteratura scientifica mondiale concorda sul fatto che, se usati correttamente, hanno una tossicità estremamente limitata.
In base ai dati di cui sopra, sorge spontanea una domanda: come mai l'Istituto Superiore di Sanità, responsabile della programmazione, conduzione e conclusione della sperimentazione, ha affermato che, di questi farmaci, "non vi è alcuna prova preliminare né di efficacia né di innocuità?"
Veniamo ad un altro punto: nella progettazione della sperimentazione dell'MDB, in base alla letteratura scientifica più aggiornata e visti i buoni risultati preliminari (v. sopra), era assolutamente giustificato, anzi imperativo, impostare uno studio con gruppi di controllo e con tumori in fase iniziale. Questo concetto emerge innumerevoli volte nei capitoli di questo volume relativi a somatostatina, melatonina, retinoidi, vitamina D3, inibitori della prolattina, e ripete quanto riportato nei lavori di Bartsch Pollak e Schally:
"È assolutamente necessario verificare questi dati preliminari applicando protocolli in doppio cieco, e dovrebbero essere sviluppati futuri "trials" terapeutici in pazienti con tumori maligni in fase iniziale... (...). I dati preclinici sono ora sufficienti per giustificare studi clinici con gruppi di controllo nei tumori di mammella, prostata e pancreas". Oltre a questi dati della letteratura, vi erano le centinaia di testimonianze di pazienti sull'efficacia dell'MDB in numerose forme tumorali.
Quindi sia i dati della letteratura, sia l'esperienza clinica non solo giustificavano, ma imponevano una sperimentazione randomizzata e con gruppo di controllo. L'ISS ha sostenuto che:
"È stato anche necessario effettuare uno studio senza gruppo di controllo perché, nella situazione esistente dall'inizio del 1998, ciò non era concepibile..."
Questa argomentazione non tiene: infatti, quando la sperimentazione del MDB è stata pubblicata sul British Medical Journal, l'editorialista (fatto del tutto inusuale) ha criticato aspramente la progettazione dello studio, sostenendo che: (4) "Gli autori (della sperimentazione, ndr) affermano anche che non avrebbero potuto condurre uno studio clinico randomizzato per ragioni etiche, ma queste ragioni non sono chiare. In realtà, c'è chi

può sostenere che proprio il livello inferiore di progettazione dello studio è anti-etico".
Ed a proposito della mancanza del gruppo di controllo, ecco cosa afferma in una lettera al BMJ un ricercatore (5): "Con cosa è stata comparata la terapia Di Bella? Con nulla! Sarebbe stato molto più utile fare un paragone fra la terapia Di Bella e la terapia convenzionale".
La giustificazione che dà l'ISS, ancora una volta non tiene: la maggior responsabilità della situazione di tensione che si era creata in Italia nel 1998 stava proprio nell'atteggiamento di totale chiusura non tanto verso il MDB, ma verso un' intera corrente della medicina contemporanea: se per es. il Ministero della Sanità avesse avuto (com'era doveroso) un atteggiamento di maggiore apertura verso un metodo che rappresenta l'espressione clinica di alcune branche della ricerca contemporanea, la "tensione" non si sarebbe originata. In base a queste premesse, come si colloca la classificazione del National Cancer Institute? Questa classificazione ha il pregio di chiarire il livello di affidabilità scientifica e di evidenza degli studi di oncologia. Il livello di evidenza serve a dirigere le decisioni cliniche: studi con basso livello di evidenza non possono offrire decisioni cliniche sicure o definitive.
Gli studi sono valutati in base a diversi parametri:

1. Evidenza derivante dalla progettazione dello studio. Gli studi che offrono maggior evidenza sono quelli randomizzati e che presentano un gruppo di controllo. Perché questi due fattori sono fondamentali?

- La randomizzazione: assicura che "il giudizio personale ed i pregiudizi degli sperimentatori non influenzino la collocazione degli individui" (6). Se c'era uno studio clinico in cui la randomizzazione non poteva essere in nessun caso evitata, era proprio la sperimentazione dell'MDB; i pregiudizi e le valutazioni negative sul Metodo Di Bella sono stati frequenti, fra chi conduceva la sperimentazione, ben prima che la sperimentazione fosse avviata. Proprio in questa situazione la randomizzazione non è stata fatta.
- Il gruppo di controllo (7) permette di valutare l'efficacia di un trattamento. Tale valutazione deve necessariamente essere confrontata, controllata, con un gruppo di riferimento che segua una terapia nota (nel nostro caso, la terapia oncologica convenzionale). Senza gruppo di controllo, non è tecnicamente possibile affermare che "l'MDB non è efficace", lasciando intendere che la terapia convenzionale è, invece, efficace. Cosa avrebbe fatto la terapia convenzionale nello stesso tipo di tumori e nello stesso stadio? Questo non si può sapere dalla sperimentazione, mancando un gruppo di controllo. Né regge la tesi che potevano essere selezionati per la sperimentazione solo pazienti resistenti a tutte le terapie convenzionali, per ragioni etiche. Come affermato più sopra, vi erano già nel 1998 evidenze scientifiche sui farmaci usati nell'MDB sufficienti per testarli realmente in condizioni ideali, e cioè in pazienti affetti da tumori in fase iniziale.

2. Evidenza derivante dagli obiettivi dello studio. Gli studi che danno maggiore evidenza sono quelli in cui l'obiettivo è rappresentato dalla valutazione della "overall survival from a defined point in time", cioè dalla sopravvivenza dei pazienti partendo da una data definita. L'obiettivo della riduzione della massa tumorale è classificato dal NCI come uno degli "indirect surrogates (surrogati indiretti) (6) dell'obiettivo principale (la sopravvivenza).

Molto interessante è la motivazione per cui, per il NCI, la valutazione della massa tumorale (vista invece dallo studio dell'ISS come obiettivo principale) è un "indirect surrogate": perché "è un obiettivo soggetto alle interpretazioni degli sperimentatori" (non è quindi un parametro oggettivo). Inoltre: "Ancora più importante, questi obiettivi non producono automaticamente un beneficio diretto sul paziente, come la sopravvivenza o la qualità della vita". Come si può notare, il NCI ritiene fondamentali come obiettivi di uno studio, la sopravvivenza e la qualità della vita dei pazienti, cioè proprio quegli obiettivi che l'ISS ha scelto di ritenere secondari, in quanto "non oggettivi e non scientifici".
Ora, in base a questa classificazione, dove si colloca la sperimentazione eseguita sull'MDB (come qualsiasi altro studio eseguito con la stessa metodologia)? La classificazione del NCI non lascia spazio a dubbi: si tratta di (6) "a phase II trial of selected patients with response rate as the outcome (uno studio di fase II di pazienti selezionati che ha come obiettivo la risposta obiettiva sulla massa tumorale)".
Questo tipo di studio è classificato come 3 D, cioè come lo studio che offre il più basso livello di evidenza scientifica nella classificazione del NCI.
Se uno studio offre un basso livello di evidenza scientifica, come necessaria conseguenza le conclusioni che offre (qualsiasi esse siano) non possono essere considerate definitive: danno appunto una bassa "evidence".
Oltre a ciò, la sperimentazione dell'MDB è stata condotta in modo tale, da abbassare ulteriormente il suo livello di evidenza:

- Nella miscela di retinoidi era presente un componente tossico (acetone) che non doveva esservi.
- 1048 campioni di miscela di retinoidi dati ai pazienti erano scaduti (indagini dei NAS di Firenze).
- Molti sperimentatori avevano dato pesanti giudizi negativi sul MDB prima della conclusione della sperimentazione (conflitto d'interessi ideologico).
- Furono somministrati 4 dei 7 farmaci prescritti.
- Fu somministrato circa il 50% dei retinoidi prescritti.
- In molti pazienti la somatostatina fu iniettata senza temporizzatore, invalidandone l'effetto e inducendo sintomi gastrointestinali.
- Ecc.. (Altre sei cause d'invalidazione sono riportate nell'Appendice 2).

Inoltre i risultati negativi della sperimentazione contrastano:

1. Con i dati di un'enorme letteratura scientifica.
2. Con i dati della commissione Madaro (oltre 500 cartelle cliniche) che, come la sperimentazione, prevedeva una raccolta di casi selezionati senza randomizzazione né gruppo di controllo: ma i risultati sono stati positivi e riscontrabili nella sezione "Evidenze scientifiche" del sito www.metododibella.org.
3. Con numerosi casi pubblicati su riviste italiane e straniere di pazienti affetti da linfomi non H., microcitomi polmonari, carcinomi metastatici del seno, carcinomi pancreatici, osteosarcomi, che con l'MDB hanno registrato una percentuale di blocco e/o regressione della neoplasia nettamente superiore alla chemioterapia, in assenza di effetti tossici rilevanti.
4. Con le perizie giurate di oltre mille sentenze che certificando l'efficacia e la tollerabi-

lità dell'MDB hanno portato i magistrati a condannare le ASL all'erogazione dell'intero MDB.

Da qualsiasi angolazione si osservi il problema, non emerge che una sconsolante conclusione: per il modo con cui è stata progettata e condotta, la sperimentazione non può essere considerata conclusiva. Uno studio di questo tipo non è in grado di rispondere alla domanda fondamentale, se cioè il Metodo Di Bella è più o meno efficace della terapia convenzionale nella terapia contro i tumori.
Numerosi pazienti e medici chiedono nuove e più rigorose sperimentazioni dell'MDB e più in generale terapie efficaci e rispettose dell'organismo e della qualità di vita dei pazienti.

Bibliografia e note

[1] Significance of melatonin in malignant disease: Bartsch O. Bartsch II; Universitäts-Frauenklinik, Tubingen. Bundesrepublik Deutschland; Wien Klein. Wochenschr. 1997-10 Capitolo 1 Oct. 3; 109 (18): 722-9.
"First clinical experience with melatonin in the treatment of cancer patients has been confined to adjuvant therapies at advanced and terminal stages of malignancy and has yielded certain encouraging results. It is imperative to verify these preliminary data applying double-blind protocols and future e therapeutic trials of melatonin in patients with early-stage malignant disease should be contemplated".

[2] Mechanisms of antineoplastic action of somatostatin analogs; Pollak MN, Schally AV Proc Soc Exp Biol Med 1998 Feb 21, 7: (2) 143-52.

[3] Vitamins A, E, C and cyclophosphane or adriamycin on growth of transplanted tum ors in mice; Mosienco VS et al; Eksp Onkol 1990 : 12 (3): 55-7 "The antitumour antimetastatic and antileukemic effect of cyclophosphane and adriamycin in combination with vitamins. A, E, C, was studied... The preliminary administration of vitamins was established to intensify the effect of cytostatics and to low considerably their toxic action".

[4] Marcus Müller: Di Bella's therapy the last word? BMJ 1999: 318:208-9. "The authors also say that they could not have done randomised trials for ethical reasons, but these are not clear. Indeed some would claim that the inferior design of there studies was unethical".

[5] J. I. Reys, Phil. Physiology, Retired: Compared to what?; 22 January 1999: http://www.bmj.com egi e letters:3 18/7 178/208-F.I.I.

[6] National Cancer Institute: Levels of Evidence: Explanation in Therapeutics Studies (PDQS)Treatment Health - Professionals.Http://cancernet.nci.nih.gov/cancertopics/pdq/levels-evidence-adult-treatment/HealthProfessional/page1

[7] "Randomizzazione è la collocazione casuale di individui in gruppi, per es. durante trattamenti sperimentali e controllati... La randomizzazione dovrebbe rendere il gruppo di controllo ed il gruppo sottoposto al trattamento simile all'inizio della sperimentazione e assicurare che il giudizio personale ed i pregiudizi di sperimentatori non influenzino la collocazione degli individui (nel gruppo sperimentale ed in quello di controllo, ndr)". "Gli studi clinici randomizzati sono in generale considerati come il metodo scientificamente più rigoroso di testare un'ipotesi in epidemiologia".

"Gruppi di controllo, soggetti con cui si fa il confronto... La selezione di un appropriato gruppo di controllo è di importanza cruciale negli studi epidemiologici..."
Definizioni tratte e tradotte da: "A Dictionary of Epidemiology" John M. Last-International Epidemiologie Association.

Discussione e documentazione delle singole anomalie che hanno invalidato la sperimentazione

1) I criteri di arruolamento furono assolutamente antitetici ai postulati basilari del MDB, come chiaramente riscontrabile dall'esame dei verbali delle sedute in commissione oncologica, in cui il Prof. Di Bella ribadì in forma evidente e inequivocabile l'assoluta incompatibilità del MDB con la chemio, per il suo effetto deleterio, che rappresenta una netta controindicazione per i danni spesso irreversibili che causa a quel terreno biologico su cui deve agire l'MDB.
Nonostante ciò furono arruolati nella quasi totalità pazienti terminali, con aspettativa di vita fra 11 giorni e tre mesi, chemio/radiotrattati e non più responsivi a questi trattamenti. Ciò emerge chiaramente dal Verbale del Ministero della Sanità del 14/01/1998. Dipartimento della Prevenzione Commissione Oncologica Nazionale:
"Il giorno 14 gennaio alla ore 12,00 presso la sede di Lungotevere Ripa, 1 del Ministero della Sanità, si riunisce la Commissione Oncologica Nazionale [...] Analoga attenzione va posta nella preparazione del complesso vitaminico. Il Prof. Di Bella si dichiara sicuro dell'efficacia del proprio metodo nei confronti della quasi totalità delle forme neoplastiche di origine epiteliale. Esprime serie perplessità nei confronti della chemioterapia, ritenendola alla base di numerosi insuccessi terapeutici [...] *A suo parere la non responsività al proprio protocollo dipende dai trattamenti terapeutici precedentemente messi in atto e dalle condizioni generali dei pazienti spesso mal curati*, ribadendo ancora una volta l'effetto deleterio della chemioterapia [...].

2) Somministrazione di farmaci scaduti a 1048 ammalati, come dall'allegato verbale dei NAS:
[...] "Dall'attento esame degli elenchi è emerso un dato preoccupante se non addirittura sconcertante: 1048 flaconi di "soluzioni ai retinoidi", sono stati distribuiti dallo Stabilimento Chimico Farmaceutico Militare di Firenze a 28 Centri dei 60 della Sperimentazione MDB, oltre il termine massimo di tre mesi, come stabilito dall'Istituto Superiore di Sanità. Ciò verosimilmente comporta che 1048 pazienti abbiano assunto, per un periodo oscillante tra i venti e trenta giorni (tale periodo varia dalla prescrizione medica in relazione alla patologia), un farmaco potenzialmente imperfetto e non più possedente le caratteristiche terapeutiche iniziali, senza escludere che la degradazione e scomposizione dei principi attivi, possa produrre effetti collaterali gravi specialmente in soggetti sofferenti patologie neoplastiche".

Ne consegue, quindi che i risultati ottenuti dalla sperimentazione siano sicuramente inattendibili e che la stessa sperimentazione debba essere quantomeno rivista seguendo un'ottica che tenga conto di tali nuove e significative risultanze.
La presente informativa si rende doverosa poiché non si esclude l'eventualità che qualche paziente o suo familiare, abbia presentato ovvero possa presentare denuncia in relazione ai potenziali effetti collaterali scaturiti dall'assunzione della "soluzione ai retinoidi".

3) Erronea somministrazione di una sostanza cancerogena e tossica, l'acetone. Esso è compreso tra gli agenti cancerogeni nell'elenco dell'Organizzazione Mondiale della Sanità. Il Prof. Di Bella ne aveva chiaramente spiegato la tecnica di eliminazione nel corso della lavorazione dei retinoidi precisando letteralmente: "eliminazione in corrente di azoto". Sono state accertate nei retinoidi erogati dal Ministero, concentrazioni di acetone fino a 850 milligrammi per litro. Il composto contenente i quattro ergoni fondamentali per la terapia Di Bella (betacarotene, axeroftolo, acido retinoico, alfa tocoferile acetato) era inquinato dall'acetone, sostanza tossica e cancerogena, definita veleno organico dal manuale Merk. Furono riscontrate e ammesse dallo stesso Ministero, concentrazioni fino a 850 mg x litro. Questa sostanza, usata come solvente organico necessario per la solubilizzazione di molecole apolari come i componenti del composto vitaminico, (come da verbale con le relative istruzioni del Prof. Di Bella, reperibili nella sezione "Sperimentazione" del sito www.metododibella.org) doveva essere letteralmente "eliminata in corrente di azoto" salvo il rischio di danni quali:
- Parziale denaturazione dei retinoidi e Vit. E.
- Interferenza sul meccanismo d'azione sia recettoriale, che extrarecettoriale, dei retinoidi e vit. E, a livello dei potenziali di membrana cellulare e pertanto sulla modulazione dei canali di membrana, sugli organuli del citosol e del cariosol, bersaglio e obiettivo dell'azione molecolare biologica e terapeutica dei retinoidi e vit E.
- Incremento dei radicali liberi, noti fattori cancerogeni.
- Deplezione endocellulare di ATP, con grave compromissione del fondamentale e fisiologico meccanismo antitumorale dell'apoptosi, ATP-dipendente.
- Effetto tossico metabolico, sistemico, epatico e gastrointestinale, particolarmente grave in pazienti defedati dal tumore e con capacità di detossicazione, patrimonio enzimatico e funzionalità metabolica gravemente compromessi dai pregressi cicli di chemio (vedi allegato).
- Effetto cancerogeno diretto, attraverso l'attivazione da parte dell'acetone del tipo 2E1 del citocromo P450, potente attivatore delle sostanze pro-carcinogenetiche, indotte appunto da 2E1, a dare avvio al processo neoplastico, come da pubblicazione di Iba MM (Crisp Data Base National Institutes Of Health) (vedi pag. 194). Nella risposta del Ministero alle numerose Interrogazioni Parlamentari sul tema, questi gravi aspetti dell'inquinamento da acetone del composto retinoidi, sono del tutto sottovalutati e ignorati, in palese contrasto con i dati comunemente noti (vedi pag. 194) della letteratura mondiale, da cui emerge che dosi 20 volte inferiori rispetto a quelle somministrate in sperimentazione sono tossiche e che la sostanza è cancerogena. Nella risposta viene assolutamente ignorata l'inattivazione da parte dell'acetone, del meccanismo d'azione molecolare antitumorale dei retinoidi, e l'aggravante della somministrazione a pazienti

oncologici già intossicati dalla chemio. Soprattutto volutamente si omette che nel verbale del Ministero il Prof. Di Bella, proprio perché perfettamente a conoscenza dei suddetti effetti tossici dell'acetone, aveva chiaramente e inequivocabilmente dato istruzione per la sua "eliminazione in corrente d'azoto" (*Istruzioni rilasciate dal Prof. Di Bella al Ministero per la preparazione del composto di retinoidi).*

Il relativo documento ministeriale è reperibile per esteso nel capitolo "Sperimentazione MDB" della sezione News legali e legislative del sito www.metododibella.org.

Cito alcuni elementi fondamentali per chiarire in tutti i suoi aspetti e valutare compiutamente gli effetti dell'acetone nell'uomo:

a) L'Acetone è classificato nella letteratura mondiale quale "Veleno specifico" (Manuale Merk tabella 288-4). È definito tossico dalla "Agency for Toxic Substances and Disease Registry" dell'U.S. Departement of Health and human Services, [1] e classificato cancerogeno dall'Organizzazione mondiale della Sanità.

b) I dati tossicologici esistenti, cui fa riferimento il Ministero, riguardano gli animali; poiché la miscela contenente acetone è stata somministrata ai pazienti durante la sperimentazione per un periodo minimo di 4 settimane, e per diversi pazienti dai 30 giorni in su, [3] bisogna riferirsi, per gli animali, alla dose di riferimento calcolata in un periodo analogo, cioè alla RdF sub-cronica (dose per la tossicità subcronica che non deve essere superata) [4]. La RdF per la tossicità sub-cronica dell'acetone è di 1 mg/kg/die; se questi dati potessero essere automaticamente estrapolati all'uomo, allora la RdF sub-cronica per l'uomo sarebbe (per un uomo di peso medio di 60 kg), di 60 mg/die. Se nella miscela di retinoidi è stato riscontrato fino a 850 mg/litro di acetone [2], allora in un cucchiaio dosatore a 7 g usato nella sperimentazione vi erano fino a 7,65 mg di acetone. Stando a questi dati, la situazione non sarebbe particolarmente pericolosa, ma bisogna tenere conto 1) che lo stesso Ministero, e l'organizzazione Mondiale della Sanità (WHO) classificano l'acetone tra le sostanze cancerogene, 2) *che i dati tossicologici derivati da animali non possono essere automaticamente estrapolati all'uomo.* Infatti una recente rassegna dell'EPA sulla tossicologia dell'acetone, afferma, a proposito della affidabilità della RdF dell'acetone, derivata da studi su animali ed applicata all'uomo "The overall confidence rating for the RfD is low - trad. il livello complessivo di sicurezza della Rdf è basso" [5]: ciò significa *che non si è sicuri che questi livelli valgano anche per l'uomo.* Questa sostanziale incertezza è confermata da altre fonti:

1 – documento della "Agency for Toxic Substances and Disease Registry (ATSDR)" del 9/1995 [1], in cui si afferma: "Health effects from long-term exposures are known mostly from animal studies, Kidney, liver, and nerve damage, increased birth defects, and lowered ability to reproduce (males only) occurred in animals exposed long-term. It is not known if people would have these same effects". "La conoscenza degli effetti a lungo termine sulla salute deriva soprattutto da studi su animali. Animali sottoposti cronicamente all'acetone ebbero danni al fegato, al rene, ai nervi, un aumento dei difetti di nascita, ed una diminuzione nei maschi della capacità riproduttiva. Non è noto se gli stessi effetti si avrebbero sull'uomo". La dose di riferimento per la tossicità subcronica nei ratti è di 1 mg/kg/die [5]. Il livello di riferimento per la tossicità subcronica è calcolato con una esposizione alla sostanza da 2 settimane a 7 anni [4].

2 - Schede di tossicità sull'acetone elaborata dal Risk Assessment Program del Oak Ridge National Laboratory [5], "No information is available on the subchronic or chronic oral toxicity to humans. In animal studies, subchronic oral exposures were associated with kidney damage and hematological changes. - trad. *Non vi è nessun dato disponibile sulla tossicità cronica o subcronica sull'uomo.* Negli studi animali, l'esposizione orale subcronica è stata associata a danno renale e cambiamenti ematologici". Inoltre, non vi sono dati in letteratura scientifica sugli effetti dell'acetone per via orale dati ad ammalati, ed ancor più ad ammalati di cancro con metastasi epatiche, (situazione presente in numerosi ammalati della sperimentazione [3]): l'acetone è metabolizzato, e quindi inattivato, nel fegato [7]: se un ammalato ha il fegato infarcito di metastasi, come può inattivare l'acetone? Poiché l'acetone ha una importante tossicità epatica, si può spiegare, almeno in parte, l'elevata percentuale di effetti collaterali a compartecipazione epatica (nausea, vomito) riscontrati durante la sperimentazione stessa; tale elevata percentuale non è infatti spiegabile, nelle dosi usate nel MDB, dalla tossicologia dei singoli farmaci componenti il MDB stesso; ciò è d'altronde concorde con l'esperienza soggettiva di numerosi ammalati, che dopo i sintomi tossici riportati con i retinoidi del Ministero, hanno rifiutato la miscela di retinoidi ministeriale, e si sono rivolti a farmacie private registrando effetti positivi terapeutici, in assenza di tossicità.
Inoltre dati della letteratura scientifica mondiale confermano l'effetto tossico dell'acetone sull'uomo.
Riporto due pubblicazioni tra le tante sul tema: 1) Wysocki e Dalton del M. Chemical Senses Center di Philadelphia, USA, evidenziano che una concentrazione di acetone di 41 ppm, pari a circa 20 volte meno degli 850 mg presenti nei composti del Ministero, provochi evidenti effetti tossici; 2) Iba M.M.: "P450 induction by acetone/pyridine-mechanism/relevance" Environ&occupazional HLTH SC, 681 dichiara che: *L'acetone induce il tipo 2E1 del citocromo P450 (CYP2E1)....il CYP2E1 è molto attivo nel trasformare biologicamente le sostanze pro-carcinogene in sostanze che iniziano il processo canceroso.* Le pubblicazioni sono interamente reperibili nel capitolo dell'acetone della sezione News legali e legislative di www.metododibella.org

Conclusioni:

- l'acetone è una sostanza tossica e cancerogena;
- sull'uomo, gli effetti tossici derivanti da ingestione orale cronica non sono noti, non è quindi possibile stabilire con certezza una dose massima al di sotto della quale non vi sia rischio di tossicità - vi è quindi la concreta possibilità, visto anche le gravi condizioni degli ammalati, che l'acetone abbia provocato almeno una parte degli effetti tossici riscontrati nella sperimentazione. Per evitare tutto ciò, l'acetone doveva e poteva essere completamente eliminato, come d'altronde previsto nel protocollo originale della sperimentazione - inoltre, stando alle affermazioni del Prof. Di Bella;
- la presenza di acetone nella miscela di retinoidi avrebbe un effetto ancora più grave, cioè quello di far diminuire od eliminare le proprietà antitumorali della miscela stessa.

Bibliografia e note

[1] Agency for Toxic Substances and Disease Registry.
[2] Analisi di un campione della miscela di retinoidi fatto eseguire dalla farmacia Ferri di TN.
[3] Risultati della sperimentazione del Multitrattamento Di Bella- Protocolli 1, 3, 5, 7, 9-Rapporti Istisan 98/24, pag. 2 "il trattamento è stato continuato fino al verificarsi del primo dei seguenti eventi: progressione di malattia o decesso... La valutazione delle risposte obiettive è avvenuta al momento della ristadiazione dei pazienti (programmata a 4-12 settimane dall'arruolamento)" http://www.iss.it/
[4] "Oral subchronic RfD—the RfD used with administered oral doses under subchronic exposures (i.e., exposures lasting from 2 weeks to 7 years) to estimate the potential of a systematic toxic effect.- trad. Dose di riferimento (RfD) orale subcronica - è la dose di riferimento che si ha con somministrazioni subcroniche (cioè somministrazioni che vanno da 2 settimane a 7 anni)" tratto da: Toxicity Values; Last Updated 09/08/2004; Risk Assessment Program; Oak Ridge National Laboratory; http://rais.ornl.gov.tox/profiles/aceton_c.shtml (il Risk Assessment Program è un enorme data-base sui rischi di svariate sostanze tossiche sponsorizzato dall'U.S. Department of Energy (DOE), Office of Environmental Management).
[5] Risk Assessment Program; Oak Ridge National Laboratory; http://risk.lsd.ornl.gov/toxvals.shtlm
[6] acetone- http://www.epa.gov/iris/subst/0128.htm/
[7] "The liver is the major organ of acetone metabolism - il fegato è il maggior organo implicato nel metabolismo dell'acetone". Tratto da: Toxicity Summary for ACETONELast Updated 8/29/97 Risk Assessment Program- Oak Ridge National Laboratory; paragrafo 2.3, Metabolism.

Commento

1 - Nella miscela di retinoidi preparata dall'Ist. Chimico farmaceutico militare è stato riscontrato acetone fino ad 850 parti per milione (ppm).
2 - Nel citato studio di Wysocki et al., si dimostra come una concentrazione 20 volte inferiore (41 ppm 850 /41 - 20 circa) sia in grado di causare irritazione del nervo trigemino, se l'acetone è inalato.
3 - Questi dati dimostrano come una miscela di retinoidi che abbia una concentrazione di acetone di 850 ppm, non possa essere assunta, pena la creazione di una sindrome irritativa per via inalatoria nel soggetto che l'assume: molti pazienti infatti hanno dichiarato che non potevano assumere la miscela per gli effetti prodotti. Infatti lo studio conclude: "l'acetone è un irritante sensoriale" (nel nostro caso per via inalatoria).
4 - È quindi del tutto evidente che l'acetone debba essere completamente rimosso in un prodotto dato per via orale ai pazienti,come dimostrato da procedure tecniche di laboratorio integralmente riportate nel capitolo relativo all'acetone della sezione "Sperimentazione" reperibile nella sezione News legislative e legali del sito www.metododibella.org

L'elevata tossicità e l'effetto cancerogeno dell'acetone, vedi il citato studio di Iba et al., sono chiaramente riportati dall'apposita tabella dell'Organizzazione mondiale della Sanità (WHO), recepita pertanto dallo stesso Ministero Italiano della Sanità, che nella circostanza della sperimentazione del MDB, ha mostrato di ignorare totalmente il dato.
Nella dichiarazione rilasciata a suo tempo dal Prof. L. Di Bella, si spiega attraverso quali meccanismi fisico-chimici e su quali ben definite strutture recettoriali di membrana e nucleari, su quali organuli del citosol, su quali canali di membrana "la presenza

fentomolecolare (in dosi infinitesimali) dell'acetone sconvolga gli effetti dei retinoidi. Il Prof. Di Bella aveva insistito in particolare: *"sulla purezza del solvente, sulla necessità di lavare in soluzione di pirogallato potassico, sulle prove chimiche della eliminazione del solvente, sull'adozione di filtri micropori di porcellana; sulla durata, portata, temperatura del N_2 di lavaggio. Oltre all'azione tossica dell'acetone è fondamentale capire l'assimilamento dell'effetto specifico dei retinoidi sulla membrana citoplasmatica e nucleare degli elementi blastici. I canali ionici di dette membrane non possono continuare a svolgere le rispettive funzioni in queste condizioni. Più che la concentrazione assoluta è la sola presenza fentomolecolare dell'acetone a sconvolgere gli effetti programmatici dei retinoidi per cui sarebbero prevedibili richieste di risarcimento di danni anche gravi da parte dei pazienti ingannati dalla tossicità delle errate preparazioni."*

Ciò spiega pienamente per quale motivo il Prof. Di Bella abbia insistito (come risulta inequivocabilmente nel relativo verbale ministeriale riportato) su quella "eliminazione dell'acetone in corrente di azoto" che tanti farmacisti preparatori attuano da anni, fornendo ai pazienti un prodotto che non ha mai provocato alcuno dei sintomi (nausea, vomito ecc...) lamentati invece dagli ammalati che hanno assunto i retinoidi della sperimentazione contenenti acetone. Un fondamentale dato clinico è stato totalmente ignorato dal Ministero e ne contraddice le affermazioni: - I pazienti della sperimentazione, usando i retinoidi del Ministero lamentavano nausea, vomito, spesso in forma tanto pesante da essere indotti a interrompere la terapia (come da tabella degli effetti tossici riportata dagli sperimentatori). - Come rilevato sia dai pazienti, che da medici e farmacisti, sostituendo il prodotto del Ministero con quello di farmacie private, si assisteva a una remissione della nausea e vomito.

La miscela di retinoidi preparata secondo il Metodo Di Bella non è un prodotto industriale, ma un preparato galenico, di conseguenza i limiti internazionali usati nei preparati industriali, richiamati dal Ministero, non sono applicabili (i preparati galenici hanno norme di preparazione specifiche). Nella produzione galenica corretta delle miscela di retinoidi, preparata secondo il Metodo Di Bella, l'acetone è usato come solvente; viene poi eliminato per evaporazione e quindi deve essere completamente assente nel prodotto finale. Nella miscela di retinoidi data ai pazienti della sperimentazione, viceversa, è presente l'acetone: questo significa che la preparazione di parte dei farmaci previsti dal Metodo di Bella non è stata eseguita correttamente e che di conseguenza la Sperimentazione stessa è stata condotta su di un protocollo terapeutico assimilabile ma non identico al Metodo Di Bella. Poiché uno dei presupposti di qualsiasi sperimentazione è che i farmaci usati siano stati preparati secondo i protocolli della sperimentazione stessa, ne risulta che la sperimentazione ed i suoi risultati sono invalidati.

Infatti:

a - la presenza di acetone agisce sull'effetto delle vitamine presenti nella miscela di retinoidi, componente essenziale del MDB: quindi l'azione anti-tumorale di queste vitamine ne risulta compromessa.

b - l'acetone causa nausea e vomito, ed è quindi, almeno in parte, responsabile dell'abbandono della terapia da parte dei pazienti.

c - una parte della tossicità gastrointestinale attribuita al MDB è invece da attribuirsi all'acetone (la rimanente appare imputabile ai metodi di somministrazione utilizzati durante la sperimentazione, cioè all'infusione rapida della somatostatina senza il temporizzatore prescritto dal Prof. Di Bella).

d - i pazienti neoplastici hanno una ridotta capacità di metabolizzare le sostanze tossiche (come l'acetone) e quindi nel tempo l'acetone è probabile che si accumuli nel sangue, causando ulteriori effetti collaterali. Infine, l'acetone è cancerogeno: cosa si verifica somministrandolo a pazienti che hanno già il cancro?

In conclusione:

a - Una parte della tossicità gastrointestinale attribuita all'MDB è invece da attribuirsi all'acetone.

b - I pazienti col cancro hanno una ridotta capacità di metabolizzare sostanze tossiche (come l'acetone) e quindi nel tempo è probabile che l'acetone si accumuli nel sangue causando ulteriori effetti collaterali.

c - Infine l'acetone è pro-carcinogeno cioè stimola lo sviluppo di tumori: cosa si verifica in pazienti che hanno già il cancro?

Circa l'effetto tossico dell'acetone sull'uomo ammalato di cancro, non possono esistere ovviamente dati nella letteratura, perché nessuno oserebbe somministrare cronicamente una sostanza tossica e cancerogena a sani, e tanto meno a cancerosi, per uno studio sperimentale clinico controllato. Sorprende il silenzio del Ministro su un così rilevante aspetto, ancora più determinante se si considera come ciò avvenga nel contesto di una sperimentazione di fase 2, che espressamente esclude ogni interferenza di fattori distorsivi o inquinanti il dato clinico sperimentale.

Quando, contrariamente a quanto normalmente ottenuto da farmacisti privati, il Ministero non riuscì a eliminare l'acetone, avrebbe dovuto sospendere la somministrazione ai pazienti e rivedere il metodo di preparazione dei retinoidi, o usare in alternativa l'acool etilico come solvente (alternativa ammessa e descritta dal Prof. Di Bella), la cui presenza in tracce residue non avrebbe provocato nessuno degli effetti tossici e cancerogeni dell'acetone. Sono inaccettabili giustificazioni a posteriori, a sperimentazione conclusa, soprattutto se prescindono totalmente dal dato clinico e dai comprovati effetti tossici o cancerogeni. Nelle oltre 1000 sentenze precitate i periti non hanno registrato gli effetti tossici rilevati nella sperimentazione: infatti questi pazienti trattati con l'MDB che hanno assunto retinoidi correttamente preparati, non hanno registrato alcuno degli effetti tossici lamentati da chi ha assunto i retinoidi del Ministero. Il collegio di periti nominati dal tribunale di Lecce, dopo avere esaminato 281 casi neoplastici curati con l'MDB al di fuori della sperimentazione (che non hanno assunto i retinoidi all'acetone del Ministero ma correttamente prodotti in farmacia) non ha registrato alcun effetto tossico: "non si sono rilevati effetti collaterali legati all'MDB". È importante il raffronto con la tossicità riscontrata nel corso della sperimentazione. A ciò si aggiungono le testimonianze di medici e pazienti che hanno notato effetti tossici all'assunzione del composto ministeriale e la scomparsa degli stessi contestualmente alla sostituzione dei retinoidi ministeriali con quelli correttamente preparati da farmacie.

In conclusione esiste la prova documentale che centinaia di ammalati con l'MDB hanno registrato effetti positivi in assenza di tossicità, contrariamente alle conclusioni della sperimentazione. Oltre alla somministrazione della somatostatina con siringa temporizzata (usata solo in una parte di pazienti in sperimentazione), la differenza terapeutica tra i due gruppi è il composto dei retinoidi inequivocabilmente responsabile dell'inferiore risposta e della tossicità della sperimentazione perché inquinato da acetone, e con dosi ampiamente degradate di componenti nella preparazione ministeriale. Il riscontro della efficacia terapeutica in assenza di tossicità ottenuto da preparazioni galeniche corrette è innegabile. Inoltre usando in tutti i pazienti la siringa temporizzata si sono evitati quei disturbi gastrointestinali riscontrati nella sperimentazione per l'infusione rapida di somatostatina con inattivazione subtotale della sua efficacia.

4) Somministrazione di solo quattro dei sette farmaci prescritti per la sperimentazione in una ricetta autografa appositamente rilasciata da Prof. Di Bella al Ministero, e di nessuno di quelli di modulazione.
Malgrado le indicazioni scritte direttamente in Commissione Oncologica su ricetta autografa dal Prof. Di Bella e lasciate al Ministero, furono somministrati solo quattro dei sette farmaci essenziali del modulo fisso del MDB (mancavano la ciclofosfamide, il diidrotachisterolo, l'acido ascorbico) e non vi era nessun componente del modulo variabile. Nella grande maggioranza dei casi non era previsto l'uso essenziale e irrinunciabile della somministrazione temporizzata (vedi verbale allegato), reso necessario dalla brevissima emivita della somatostatina, che oscilla dai pochi minuti del tetradecapeptide (somatostatina a 14 amminoacidi), ai 60 minuti dell'octapeptide (somatostatina a otto amminoacidi).
Pertanto l'efficacia, l'azione del farmaco, veniva praticamente vanificata da un'attività terapeutica decisamente limitata nel tempo, rispetto alla somministrazione temporizzata. L'inattivazione della risposta terapeutica era aggravata da sintomi gastrointestinali esaltati dalla somministrazione rapida e irrazionale della somatostatina e addebitati poi dagli sperimentatori a tossicità del MDB. Pertanto sia la grave compromissione della risposta terapeutica della somatostatina, che gli effetti tossici, attribuiti con grande enfasi al MDB, appaiono riconducibili ad errori commessi durante la sperimentazione.
Ciò è documentato nel Verbale della riunione del 05/05/98 tra sperimentatori ISS, Prof. Di Bella e collaboratori, reperibile nel capitolo relativo alla somministrazione incompleta dei farmaci MDB, reperibile nella sezione "Sperimentazione" di News Legali e legislative del sito www.metododibella.org
La gravità del danno dell'omissione della somministrazione, nel corso della sperimentazione, di principi terapeutici fondamentali del MDB, non era limitata alla mancanza del loro specifico effetto antitumorale, ma all'inattivazione del meccanismo fondamentale del MDB: l'effetto sinergico, l'interazione, il reciproco potenziamento fattoriale dei suoi componenti.

5) Ignoranza del metodo da parte degli sperimentatori, che per ovvie ragioni sono tenuti a conoscere il metodo che sperimentano. La somministrazione incompleta dimostra la scarsa e superficiale conoscenza del metodo che dovevano sperimentare.

6) Molti sperimentatori avevano ripetutamente e pubblicamente espresso giudizi negativi nei confronti del Prof. Di Bella e del metodo che dovevano sperimentare, mentre ogni sperimentatore è ovviamente tenuto alla massima imparzialità e riservatezza.

7) I criteri di scelta della progettazione e degli obiettivi furono di livello infimo, secondo i criteri di valutazione dell'evidenza scientifica delle sperimentazioni cliniche oncologiche del National Cancer Institute. Pertanto assolutamente non idonei a dare indicazioni cliniche e scientifiche.
Grave mancanza, fu una scelta degli obiettivi e della progettazione della sperimentazione, totalmente difforme dai criteri enunciati dal National Cancer Institute, che considera obiettivi primari la sopravvivenza, seguita dalla qualità di vita e infine dalle dimensioni del tumore. Quest'ultimo obiettivo, considerato il più aleatorio e meno affidabile, fu viceversa scelto come end-point primario della sperimentazione. Anche a livello di progettazione, vi è una graduatoria di affidabilità ed evidenza, che considera primaria una sperimentazione con gruppo di controllo e doppio cieco, subito dopo, in ordine decrescente di validità, col solo gruppo di controllo, ed infine la raccolta di casi clinici.
Quest'ultima fu invece scelta come tipologia della studio, che pertanto fu programmato come sperimentazione di fase due, col più basso indice di affidabilità ed evidenza sia degli obiettivi che della progettazione. Il disegno appare quindi inadeguato a dare indicazioni cliniche definitive. Cioè fu programmata una sperimentazione assolutamente inidonea, secondo gli stessi criteri del NCI, a rispondere al quesito stesso per cui era stata voluta: fornire un'indicazione clinica sicura sull'impiego del MDB. La stessa ordinanza Bindi, che in base agli esiti della sperimentazione, definendo inefficace il MDB, ne inibiva l'erogazione da parte del SSN, non aveva quindi basi certe né ragioni scientifiche e sperimentali definitive.

Allegato

A) Il documento del National Cancer Institute
Premessa:
Questa classificazione del prestigioso National Cancer Institute statunitense, serve a classificare il livello di evidenza, e quindi di affidabilità scientifica, degli studi in oncologia. La classificazione è in ordine discendente, più il livello è basso, minore è l'affidabilità scientifica. La classificazione è fondamentale: in generale, le indicazioni cliniche devono essere tratte in base agli studi che offrono un alto livello di evidenza scientifica.
Secondo il National Cancer Institute, il livello di evidenza dipende dall'integrazione di due fattori:
a) dalla "forza" del disegno iniziale, cioè della progettazione dello studio.
- La forza della progettazione comprende 3 livelli discendenti:
1. studi clinici randomizzati e con gruppo di controllo.
2. studi clinici non randomizzati e con gruppo di controllo.
3. raccolte di casi clinici (case series). (NB: Questo fu il modello scelto per il MDB).
b) Dalla "forza" degli obiettivi che lo studio si è posto, che prevede 4 livelli discendenti: il primo è la mortalità totale. L'ultimo (definito come "surrogato indiretto") comprende a sua volta 3 sottolivelli, di cui il più basso è rappresentato dalla "tumor response rate" (cioè dalle dimensioni misurabili del tumore prima e dopo la terapia) (NB: Questo fu

l'obbiettivo scelto appunto dalla sperimentazione MDB).

B) Valutazione dell'evidenza scientifica degli studi dell' Istituto Superiore di Sanità sul MDB secondo la classificazione del National Cancer Institute (NCI).

Le sperimentazioni condotte sul MDB dall'Istituto Superiore di Sanità, quale livello di evidenza scientifica offrono, in base alla classificazione del NCI? Vi sono due studi: il protocollo sperimentale e quello osservazionale.

Protocollo sperimentale:

a - forza dello studio: è uno studio di livello 3 della classificazione del NCI. Non è infatti né uno studio randomizzato, né ha un gruppo di controllo. Rientra quindi come studio nella raccolta di casi clinici (case series).

b - forza degli obiettivi: anche qui, il livello è il più basso. Il "tumor response rate" (obiettivo principale di questo studio) è l'ultimo sottolivello del quarto livello degli obiettivi possibili di uno studio.

Commento: il livello di evidenza scientifica di questo studio è situato ai gradi più bassi previsti dai parametri del NCI, sia come forza dello studio, che come forza degli obiettivi. Non si può quindi trarre nessuna conclusione definitiva da uno studio di questo tipo. Non a caso, il BMJ, quando ha pubblicato i risultati di questo studio, l'ha criticato aspramente proprio per la debolezza della progettazione dello studio stesso.

Protocollo osservazionale:

a - forza dello studio: v. sopra.

b - forza degli obiettivi: il livello è il più alto (mortalità totale).

Commento: lo studio osservazionale offre quindi un livello di evidenza scientifica maggiore di quello sperimentale. In alcuni protocolli di questo studio (per es. nel carcinoma del pancreas) si sono ottenuti consistenti diminuzioni della percentuale di mortalità rispetto ai trattamenti convenzionali.

Conclusioni:

a - Il livello di evidenza scientifica offerto dai due studi dell' ISS è basso. Nessuna conclusione definitiva può essere tratta da studi di questo tipo.

b - Il livello di evidenza scientifica è maggiore nello studio osservazionale, in cui il MDB ha ottenuto risultati migliori rispetto a quello sperimentale.

c - Una valutazione definitiva sull'efficacia e sull'azione del MDB può essere quindi fatta solo con nuovi studi, che:
  - siano randomizzati e con gruppo di controllo (forza dello studio di livello 1). Tali studi sono correntemente progettati e portati a termine in oncologia, come si può vedere facilmente per es. dal sito del NCI (http://cancer.gov/cancerinformation).
  - abbiano come obiettivo principale la valutazione della sopravvivenza dei pazienti (forza degli obiettivi di livello 1).

d - Questi studi devono essere compiuti da medici esperti nel MDB (al contrario di quanto avvenuto nel 1998 quando molti degli sperimentatori non conoscevano neppure tutti i componenti del metodo che dovevano sperimentare).

8) Secondo i parametri della letteratura internazionale (Codificati dal British Medical Journal) sono stati totalmente *errati i criteri di valutazione del metodo.*
Infatti a una terapia biologica il Ministero ha applicato i parametri di valutazione di terapie citotossiche, citolitiche, citoriduttive.
Come ormai evidenziato dalla letteratura scientifica, i criteri per valutare l'efficacia di una terapia biologica come il MDB, o ad esempio una terapia antiangiogenetica, sono totalmente difformi da quelli idonei a studiare l'efficacia di una terapia citotossica e citoriduttiva come la chemio. Nella sperimentazione MDB non si tenne minimamente conto di ciò e si pretese di applicare al MDB, terapia biologica, i criteri valutativi delle terapie citotossiche e citoriduttive, come si evidenziato da Hayes A.J., e Lippman M.E. nell'articolo edito il 27/03/1999 dal British Medical Journal: i farmaci inibitori della crescita (come nel MDB) vanno studiati diversamente dalla chemioterapia. L'articolo è interamente riportato nella sezione News legislative e legali di www.metododibella.org.
L'obiettivo primario della sperimentazione era la riduzione di almeno il 50% delle masse tumorali; poiché nei controlli effettuati (dopo 30 o 60 giorni) questa riduzione non si è verificata, si è concluso che il MDB è inefficace. Il Metodo è essenzialmente riconducibile alla somministrazione contemporanea di diversi farmaci, tra cui la miscela vitaminica (Vit. A+E), melatonina, somatostatina, bromocriptina ecc. Questi farmaci hanno un'azione inibente la proliferazione cellulare o regolante la crescita cellulare, antiangiogenetica, antimetastatica (somatostatina, retinoidi, Vit. D3, melatonina) prodifferenziante (retinoidi Vit. D3, melatonina), proapoptotica (somatostatina, ciclofosfamide e/o idrossiurea, melatonina, bromocriptina e/o cabergolina, retinoidi, Vit. D3). Il numero del 27-03-'99 del British Medical Journal riporta una rassegna dal titolo: "Scienza, medicina e futuro - terapia antivascolare: un nuovo approccio alla terapia del cancro". In questo articolo, si fa il punto sulle prospettive terapeutiche dei farmaci anti-angiogenetici nei tumori. Questi farmaci hanno un meccanismo d'azione completamente diverso dalla chemioterapia tradizionale: invece di avere un'azione tossica sulle cellule, impediscono la crescita cellulare tumorale (tramite l'inibizione della crescita dei vasi che portano nutrimento ai tumori). L'azione è più lenta, ma non crea resistenze ed ha scarsa tossicità.
Avendo un meccanismo d'azione diverso, è evidente che la loro efficacia deve essere studiata in modo diverso: poiché la chemioterapia ha un'azione tossica sulle cellule, gli studi sulla sua efficacia considerano principalmente la rapida riduzione della massa tumorale; gli studi su farmaci inibitori della crescita, che hanno sulla massa tumorale un'azione più lenta, devono essere eseguiti quindi per lungo tempo. L'articolo infatti conclude: "Poiché l'inibizione dell'angiogenesi può indurre un addormentamento del tumore piuttosto che una sua uccisione, vi è un consenso crescente sul fatto che la somministrazione di questi farmaci, ed il loro studio nei trials clinici, può essere diversa da quanto viene comunemente fatto con i farmaci citotossici [chemioterapia, N.d.T.]."
In effetti, è possibile che questi farmaci siano efficaci nel mantenere delle remissioni tumorali nel lungo periodo, ma questa impostazione non viene di solito usata per i tumori solidi. L'inibizione della crescita cellulare tumorale e dell'angiogenesi è appunto il meccanismo d'azione della somatostatina, dei retinoidi e della D3, della melatonina e degli inibitori della prolattina, tutti componenti del MDB. Inoltre, la somatostatina o il suo

analogo octreotide, hanno un'evidente e ampiamente documentata azione anti-angiogenetica, riportata in numerose pubblicazioni riportate in questo volume nel capitolo della Somatostatina e analoghi. Quindi il MDB va necessariamente incluso fra i metodi terapeutici biologici ad attività anti-angiogenetica e antiproliferativa. Di conseguenza, le considerazioni fatte nell'articolo del BMJ, devono essere applicate al MDB: questo metodo, come ha sempre sostenuto il Prof. Di Bella, punta non ad uccidere rapidamente il tumore, ma a ridurne progressivamente vitalità e capacità proliferativa e invasiva, attivando e potenziando contemporaneamente tutti i meccanismi di difesa, immunitari, omeostatici antiblastici e di contenimento della patologia neoplastica. L'obiettivo strategico del MDB non è l'avvelenamento delle cellule tumorali ma la lenta e progressiva riduzione di esse mediante il meccanismo fisiologico dell'apoptosi. La riduzione della massa tumorale si ha, ma nel lungo periodo. Il MDB, quindi, al pari dei farmaci anti-angiogenetici, deve essere somministrato e studiato nel lungo periodo. Viceversa, nella sperimentazione del MDB, si è applicato un metodo adatto per la chemioterapia: se dopo 30 o 60 giorni, in tumori in stadio avanzato, non si aveva una riduzione della massa tumorale, il MDB veniva giudicato inefficace, e quindi sospeso. Il fallimento della sperimentazione non è stato quindi dovuto al MDB, ma al fatto che, oltre alle altre numerose e gravi anomalie già descritte, è stato adottato un metodo di studio adatto per i farmaci rapidamente citoriduttivi perchè citotossici che compongono i protocolli chemioterapici ma non per farmaci biologici inibenti la crescita (come quelli del MDB). Cosa succede quindi ai pazienti quando il MDB viene somministrato secondo la sua logica, cioè per lunghi periodi? Dalla documentazione di cartelle cliniche della Commissione Madaro e dal numero crescente di pubblicazioni sul MDB di riviste italiane e straniere, sono emersi dati altamente significativi: nel lungo periodo, il MDB porta all'aumento di sopravvivenza, alla stabilizzazione di molte forme tumorali ed anche alla remissione di una certa percentuale di tumori, oltre che ad un miglioramento della qualità della vita.

Bibliografia

[1] Hayes A J ; Li L Y; Lippman M E; Antivascular therapy: a new approach to cancer treatment. BMJ 1999; 318: 853-6

[2] Danesi R; Agen C; Benelli U; Paolo AD; Nardini D; Bocci G; Basolo F; Campagni A; Tacca MD. Scuola Superiore di Studi Universitari e di Perfezionamento S. Anna, Via Carducci 40, Italy. mbxdanesi@mail.cnuce.cnr.it Inhibition of experimental angiogenesis by the somatostatin analogue octreotide acetate (SMS 201-995). Cl in Cancer Res 1997 Feb,3 2):265-72.

[3] Robbins RJ. Department of Endocrinology and Metabolism, Camel University Medical College, Memorial Sloan-Kettering Cancer Center, New York, NY 10021, USA. Somatostatin and cancer. Metabolism 1996 Aug;45(8 Suppl 1):98-100.

[4] Reubi JC; Horisberger U; Laissue J. Division of Cell Biology and Experimental Cancer Research, University of Berne, Switzerland; High density of somatostatin receptors in veins surrounding human cancer tissue: role in tumor-host interaction?; Int J Cancer 1994 Mar 1;56(5):681-8.

9) Ennesimo elemento invalidante la sperimentazione, riscontrato e ammesso dai magistrati inquirenti, furono le errate e insufficienti concentrazioni di sostanze attive del composto dei retinoidi, come si evidenzia dall'articolo pubblicato su La Repubblica,

Mercoledì 13 settembre 2000, a firma Franca Selvatici e Marco Travaglio: "... Due le irregolarità individuate dal PM torinese. Da un lato, gli ospedali che eseguivano la sperimentazione non sarebbero stati avvertiti della deperibilità di un prodotto prescritto da Di Bella (la "soluzione ai retinoidi") oltre i 3 mesi dalla data di produzione: così diversi pazienti torinesi avrebbero ingerito il farmaco ormai "scaduto". Dall'altro lo Stabilimento Chimico Farmaceutico Militare di Firenze, incaricato della preparazione dei farmaci, avrebbe utilizzato un tipo di prodotto contenente una dose di "axeroftolo palmitato" (la vitamina A, componente essenziale della soluzione ai retinoidi) inferiore agli 0,5 grammi prescritti da Di Bella. Sul primo punto, Nannucci osserva che nei protocolli del professore non c'erano prescrizioni sulla stabilità del prodotto, e che furono le analisi dell'ISS, a sperimentazione avanzata, a evidenziare un problema di riduzione di efficacia del betacarotene (uno dei componenti). Guariniello invece aveva prodotto una lettera del 15 gennaio '98, in cui Di Bella raccomandava all'ISS "la purezza e la stabilità dei preparati labili". E nella successiva riunione di fine mese, ribadiva: "Betacarotene e vitamina A non si alterano per qualche mese". L'ISS - come ha ammesso la Ciranni - aveva accertato fin dall'agosto '98 che "dopo tre mesi il prodotto si degrada". Eppure, fino a dicembre, non ne avvertì gli ospedali, e i malati continuarono ad ingerire sciroppi "scaduti" anche da 6 mesi. Inoltre Nannucci nota che esistono in commercio due forme di axeroftolo palmitato e che nei protocolli non vi era alcuna indicazione sulla scelta del prodotto da utilizzare. Guariniello, dal canto suo, citava le ricette di Di Bella (datate 15 e 31 gennaio '98), nonché una lettera della farmacia Ferrari all'ISS (29 gennaio), con la dose di 0,5 grammi. Escludiamo - ribatte Giuttadauro - che si volessero distribuire dolosamente medicinali scaduti o diversi da quelli del protocollo. Ma - fa notare Torino - c'è pure l'ipotesi colposa. L'ultima parola, comunque, spetta al Gip".

10) Alla maggioranza dei pazienti non è stata somministrata la somatostatina con siringa temporizzata, vanificandone l'effetto e provocando sintomi gastroenterici. Gli sperimentatori nella grande maggioranza dei casi non previdero l'uso essenziale e irrinunciabile della somministrazione temporizzata, reso necessario dalla brevissima emivita della somatostatina, che oscilla dai pochi minuti del tetradecapeptide (somatostatina a 14 amminoacidi), ai 60 minuti dell'octapeptide (somatostatina a otto amminoacidi). Pertanto l'efficacia, l'azione del farmaco, veniva praticamente vanificata da un'attività terapeutica decisamente limitata nel tempo, rispetto alla somministrazione temporizzata. L'inattivazione della risposta terapeutica era aggravata da sintomi gastrointestinali esaltati dalla somministrazione rapida della somatostatina e addebitati poi dagli sperimentatori a tossicità del MDB. Per cui sia la grave compromissione della risposta terapeutica della somatostatina, che gli effetti tossici, attribuiti con grande enfasi al MDB, sono chiara ed esclusiva responsabilità degli sperimentatori.
Il verbale relativo alla riunione svoltasi presso il laboratorio del Professor Luigi Di Bella in data 05/05/1998 è riportato nella sezione News legali e legislative di www.metododibella.org.

11) Contrariamente alla normativa internazionale, gli sperimentatori non hanno dichiarato e firmato l'assenza di conflitto d'interesse finanziario o ideologico. Alla prima riu-

nione all'ISS vidi tra i gli sperimentatori chiamati a verificare il MDB, personaggi che si erano pubblicamente espressi in termini talmente negativi da rappresentare un'autentica diffamazione, nei confronti del MDB e del Prof. Di Bella. Anche molti componenti del gruppo di oncologi stranieri chiamati a giudicare il MDB, erano stati scelti tra quelli notoriamente più prevenuti e ostili al prof. Di Bella. È regola ovvia e conosciuta, che gli sperimentatori siano rigorosamente tenuti alla massima imparzialità e riservatezza, e debbano firmare che il loro giudizio non è inquinato o condizionato da conflitti d'interesse economici, o ideologici. Tale tesi appare condivisa da lavori recentemente pubblicati da prestigiose pubblicazioni internazionali quali in New England Journal of Medicine e JAMA (gli articoli sono reperibili per esteso nella citata sezione di www.metododibella.org).
Appare quindi indispensabile che la comunità scientifica ed il pubblico, per valutare correttamente le conclusioni di un articolo scientifico, sappiano se l'autore o gli autori hanno legami economici con le ditte oppure no: "I conflitti di interessi economici alterano nel 90% dei casi i risultati degli studi scientifici condotti da ricercatori non-indipendenti - London, July 31 (Reuters)". "The results of medical studies are likely to be tainted or flawed if they are funded by industry and researchers have a conflict of interest, [...]. Almost all funding comes with strings attached," ha scritto sul BMJ Hurst Hannum, Professore presso la Tufts University in Massachusetts. "At a minimum, the recipient must be accountable for how grants are spent. At a maximum, the recipient must deliver a particular product that is acceptable to the donor."

12) Elemento finale di messa in discussione dei risultati della sperimentazione, sono le conclusioni assolutamente opposte e antitetiche, sempre più spesso reperibili in letteratura internazionale relativamente all'effetto antitumorale di quegli stessi principi attivi, componenti del MDB, quali somatostatina, retinoidi, vitamina D, Melatonina, ecc. di cui la sperimentazione ha negato l'efficacia. È possibile per chiunque verificarlo sul sito della NLM (National Library of Medicine) http://www.ncbi.nlm.nih.gov. La ricerca effettuata il 05/12/03, digitando: "Somatostatin or octreotide in cancer therapy", ha dato 21.080 pubblicazioni, "Retinoid in cancer therapy" 4215 lavori, "Vit D in cancer therapy" 1179, ecc... Così per ogni principio della terapia è evidenziabile un ampio riscontro nella letteratura mondiale. Le conclusioni della sperimentazione sono contraddette non solo sul piano dell'efficacia antitumorale, ma anche di quella tossicità dei componenti del MDB, che solo e unicamente la sperimentazione ha affermato di aver riscontrato, enfatizzandola. Forse perseguendo l'inconfessato fine che il MDB non potesse essere dispensato neppure come terapia compassionevole, palliativa.

Si può concludere che la rassegna della letteratura scientifica ha confermato:
1) L'efficacia antitumorale dei componenti del MDB, non riconosciuta dalla sperimentazione.
2) Che la tossicità dei componenti del MDB, è stata riscontrata solo dalla sperimentazione ed è scientificamente inconsistente.
3) Che pubblicazioni su riviste italiane e straniere hanno confermato che il MDB, in varie patologie neoplastiche, ha dato risultati altamente positivi, in assenza di tossicità.

Il dato è confermato dalle 281 cartelle cliniche pervenute alla Procura di Lecce, il cui esame da parte di tre CTU, ha confermato la rilevante efficacia terapeutica del MDB (La relativa documentazione è reperibile nella sezione "Evidenze scientifiche del sito www.metododibella.org).

4) Oltre 1000 sentenze, come riportato in questo volume, hanno condannato le ASL a erogare il MDB, in base a perizie mediche convalidanti miglioramenti e/o guarigioni con MDB. Per questo è veramente sorprendente che l'allora Ministro Veronesi, in risposta alle Interrogazioni Parlamentari, abbia dichiarato: "Non si è a conoscenza di relazioni di periti di tribunali che dichiarino la validità delle tesi sostenute dal Prof. Di Bella". Sono infatti particolarmente significative le oltre mille sentenze di tanti Tribunali italiani, emesse dopo la conclusione della sperimentazione, che prendono atto dell'esito negativo della stessa ma lo disattendono in maniera motivata, in qualche caso anche facendo riferimento alle contestazioni scientifiche che sono state mosse verso il modo in cui è stata condotta la sperimentazione. Di queste sentenze hanno diffusamente trattato parecchi organi d'informazione e un'ampia rassegna di esse è stata oggetto della pubblicazione "Sentenze di vita" del giornalista Dr Vincenzo Brancatisano.

Un numero crescente di sentenze, oltre un migliaio, dopo e nonostante gli esiti della sperimentazione, ha condannato le ASL a erogare l'intero MDB in base a perizie giurate di CTU (tra cui molti oncologi) attestanti quell'efficacia antitumorale dell'MDB negata dalla sperimentazione. Centinaia di giudici hanno ordinato la "disapplicazione" dei provvedimenti delle autorità sanitarie successivi alla sperimentazione. Numerose sentenze di merito non hanno solo un valore giuridico attuando vitali diritti sanciti dalla Costituzione, ma una fondamentale valenza clinico-scientifica emergente dalle prove documentali: esami ematochimici e strumentali in base ai quali periti oncologi hanno certificato sotto giuramento, che con la chemio l'ammalato aveva il tumore in progressione e che con l'MDB vi è stato un blocco o la regressione della neoplasia in assenza di quelle gravi e note complicanze tossiche caratteristiche della chemio. Sembrerebbe addirittura - secondo dette anticipazioni - che pazienti allontanati dagli studi osservazionali del Ministero a causa di una presunta progressione di malattia, abbiano invece ottenuto successivamente l'erogazione gratuita dell'MDB da parte di giudici che hanno riscontrato attraverso una CTU che detta progressione in realtà non c'era stata.

I giudici, in tutti i casi che sono stati censiti fino ad ora, *ordinano la cosiddetta "disapplicazione" dei provvedimenti con i quali le autorità sanitarie hanno bocciato la sperimentazione, e in linea con la giurisprudenza della Suprema Corte di Cassazione, anche la "disapplicazione della normativa amministrativa secondaria"*. Si legge testualmente in una sentenza di Rovigo:- "che, [...] in violazione della legge e della Costituzione abbia escluso il farmaco dall'erogazione gratuita". Infatti la Corte di Cassazione con univocità ha confermato che il Giudice Ordinario può ordinare la disposizione gratuita di un farmaco, oppure il rimborso della spesa sostenuta, qualora questo sia indispensabile e insostituibile per il trattamento di gravi condizioni e sindromi morbose. In questo caso il Giudice ha l'obbligo di ordinare la disapplicazione della normativa. La somatostatina è inserita nel prontuario farmaceutico per altre indicazioni e per alcune forme tumorali. Formalmente questi farmaci non sono iscritti negli speciali elenchi di cui all'art. 1, comma 4 del d.l. 536/96 (medicinali innovativi), né in quelli di cui all'art. 8 della l. 24 dicembre 1993 n. 537, che prevede che siano collocati a totale carico del servizio nazionale, sulla base della valutazione della CUF, i farmaci essenziali e i farmaci per malattie croniche.

In definitiva:

- Di fronte ai tanti casi documentati di miglioramento clinico dovuto alla cura Di Bella, i Tribunali stanno dichiarando: "illegittimo – (testualmente) - per violazione del citato art. 8 della 1. 537/93 e dell'art. 32 della Costituzione, il provvedimento della CUF, che esclude il farmaco (somatostatina) come essenziale alla sopravvivenza del paziente e quindi disapplicabile dal Giudice Ordinario".
- Altro aspetto rilevante: alcuni Tribunali (ad esempio quello di Trani) arrivano alle stesse conclusioni, ma lanciano pure una sorta di appello ai medici invitandoli a liberarsi del prontuario farmaceutico qualora quest'ultimo arrivi a conculcare il proprio diritto di prescrivere i farmaci secondo scienza e coscienza.
- Si sono verificate anche situazioni particolari: una sezione del Tribunale di Modena, alla fine del 1999, di fronte alla constatazione della scomparsa completa di un tumore grazie al MDB, ha scritto testualmente nella sua ordinanza che capiva il caso umano, ma poi concludeva che non poteva disporre la somministrazione gratuita della cura Di Bella, altrimenti avrebbe screditato l'autorità sanitaria che l'aveva bocciata. La paziente però ha fatto opposizione e in secondo grado un'altra sezione dello stesso Tribunale ha dato ragione alla donna, dopo essersi documentato sul modo con cui è stata condotta la sperimentazione. *Quest'ultimo giudice è arrivato a scrivere che non è etico non prescrivere la somatostatina, e ha ribadito l'illegittimità dell'operato della CUF.* Per maggiore chiarezza occorre ribadire che quanto sta scritto nelle sentenze è suffragato da consulenze tecniche d'ufficio, firmate da oncologi, per cui ha una grande rilevanza clinica e scientifica, sia per l'elevatissimo numero di oltre un migliaio di casi, sia perché con prove documentali visionate e confermate sotto giuramento da periti, conferma pienamente l'effetto antitumorale del MDB. Evidentemente non tutti gli oncologi sono prevenuti e a quanti hanno firmato queste perizie va dato atto di sensibilità e onestà intellettuale nella speranza che sia possibile avviare un sereno confronto scientifico nell'unico interesse del recupero di quanti soffrono e dei valori tradizionali e autentici della medicina e della scienza.

Note biografiche del Prof. Luigi Di Bella

Prof. Luigi di Bella

Ultimo di tredici figli, Luigi Di Bella nasce il 17 luglio 1912 a Linguaglossa, cittadina in provincia di Catania sulle pendici dell'Etna. La povertà della famiglia dissemina di stenti l'infanzia e l'adolescenza, senza riuscire a prevalere sulla sua determinazione e sulla passione per lo studio ed il sapere. D'ingegno assai precoce, nel 1916, ad appena quattro anni, impara a leggere e scrivere. Nel 1930, consegue a Messina la maturità scientifica. Questa gli dà quelle basi di matematica e scienze esatte che coltiverà fino a pervenire ad una conoscenza ampia e profonda delle scienze matematiche, ma gli lascia il desiderio vivissimo di conoscere il greco e approfondire il latino. Per seguire i figli negli studi classici liceali studia il greco e perfeziona il latino, riuscendo a raggiungere e conservare un livello di conoscenza che gli consente, anche dopo decenni, di leggere le opere originali dei classici greci e latini. Nel 1930 si iscrive alla facoltà di Medicina presso l'Ateneo della stessa città, rendendosi economicamente indipendente grazie ai premi in denaro vinti in tre concorsi nazionali. Presto acquista ampia notorietà fra il corpo docente per la profonda preparazione e per l'abitudine di preparare le materie su impegnativi e ponderosi trattati, oltre che sui testi prescritti. Ne rimane particolarmente colpito il Prof. Pietro Tullio, epigono della gloriosa tradizione medica italiana rappresentata da Murri ed Albertoni, e considerato il massimo fisiologo del tempo che, nonostante il giovane sia studente del I anno, lo vuole allievo interno. Nel 1932, quando non è ancora ventenne, viene pubblicato sul Bollettino della Società Italiana di Biologia Sperimentale (Vol. VII) il primo lavoro che rechi il suo nome: "Eccitazione neuromuscolare mediante campi elettrici variabili", del Prof. Pietro Tullio e di Luigi Di Bella, allievo interno. Ancora studente, seguiranno altri 9 lavori tra il 1932 ed il 1935, pubblicati su Boll. SIBS e Arch. Sc. Biologiche in collaborazione con il Prof. Tullio. Nel 1934-35-36 vince tre borse di studio di lire 5.000 ciascuna per studenti meritevoli e bisognosi; nel 1935 uno dei 21 *"premi Littorio"* della Società Italiana per il progresso delle Scienze, nel 1936 la Borsa di studio "G.B. Queirolo" presso l'Università di Pisa, nel 1937 gli viene concessa da *Guglielmo Marconi*, per conto del Consiglio nazionale delle Ricerche, una borsa di studio per le ricerche intraprese da studente. Nel 1940-41-43-44-45 gli vengono conferiti Premi di operosità scientifica; nel 1941 si classifica terzo nel concorso per una borsa di studio all'estero bandito dal Ministero dell'educazione nazionale, nel 1943 viene segnalato dall'Irce per una borsa di studio in Germania e nel 1947 giudicato meritevole di una borsa di studio per 6 mesi all'estero dal Consiglio nazionale delle Ricerche. Nel 1935 vinse un concorso nazionale, cui parteciparono anche alti ufficiali delle forze armate, sulle strategie di difesa aerea vincendo il primo premio, consistente in 5000 lire, una cifra rilevante per il tempo. Il fatto evidenzia notevoli capacità , attitudini e cultura anche al di fuori degli studi universitari.

Il 14 luglio del 1936, dopo avere sostenuto 36 esami – dodici in più di quelli previsti dai programmi universitari – e diversi altri esami per le facoltà di chimica e di farmacia, si laurea in Medicina con 110 e lode all'Università di Bari, dove ha seguìto il Suo maestro Prof. Tullio. Lo stesso anno si abilita all'esercizio della professione medica ed inizia ad insegnare chimica biologica all'Università di Parma. Nel 1938 consegue la seconda laurea, in Chimica, ed una terza in Farmacia. Nel luglio 1939 supera il Concorso Nazionale per assistenti e si trasferisce all'Università di Modena. Il 3 settembre dello stesso anno sposa Francesca Costa (scomparsa il 13/3/1993); dall'unione nasceranno due figli, Giuseppe (maggio 1941) e Adolfo (dicembre 1947). Dal 1939 fino al 1947 sarà Aiuto Ordinario alla Cattedra di Fisiologia Umana dell'Università di Modena. Nel 1941, col grado di capitano medico di complemento, parte per la Grecia, dove dirige l'Ospedale da campo della 39a divisione "Acqui" e, nel 1942, della 209° divisione "Modena". Nei tre anni trascorsi in Grecia, Luigi Di Bella si prodiga infaticabilmente, sempre vicino ai malati ed ai feriti che gli sono affidati. Viene decorato per la maniera esemplare con cui ha diretto l'ospedale portandolo alla massima efficienza pur in grave carenza di mezzi e organici. È significativo il dato che ufficiali e soldati del corpo d'armata tedesca in Grecia preferissero ricorrere all'ospedale diretto da Luigi Di Bella, piuttosto che ai loro. Fa dissodare e coltivare il terreno circostante e realizzare ovili per procurare ai ricoverati legumi, verdure fresche, latte e latticini; rinuncia al vitto da ufficiale per riservarlo ai malati e si concede solo qualche ora di sonno. I sacrifici ed i disagi affrontati lo sfibrano: viene rimpatriato il 4 settembre 1943, affetto da una grave forma di malaria perniciosa complicata da epatite, e messo in congedo illimitato per motivi di salute.

Dal 1943 è incaricato del Corso di Fisiologia Generale per Scienze Naturali, Scienze Biologiche e Farmacia. Dopo una breve convalescenza riprende insegnamento e ricerca presso l'Università di Modena, pubblicando nuovi lavori scientifici nel periodo dal 1937 al 1948. Pur con l'interruzione per tre anni dell'attività di ricerca, figurano a suo nome 35 lavori, diversi dei quali relativi a studi e ricerche su aneurina, axeroftolo, carotene, _-carotene, acido ascorbico e su funzioni di ipotalamo ed ipofisi. Nel 1948 consegue la libera docenza in Fisiologia Umana e quindi quella in Chimica Biologica. Gli vengono riconosciute le maturità: scientifica e didattica per la Cattedra di Fisiologia Generale e Speciale degli animali domestici con elementi di Chimica Biologica; per la Cattedra di Fisiologia Umana; per la Cattedra di Fisiologia Generale. È incaricato di Fisiologia I fondamentale nella facoltà di Medicina e Chirurgia di Modena. Messo in condizione dall' ambiente universitario di non poter realizzare i suoi programmi di ricerca, progetta personalmente un laboratorio privato e ne segue la costruzione lavorandovi anche come muratore. Dal 1951 in questo laboratorio vengono svolte a suo totale carico parte delle ricerche successive.

La ricerca si affianca alla sua attività clinica e didattica: per 46 anni beneficiano del suo insegnamento generazioni di medici, farmacisti, biologi, medici specializzandi. Nel

1966, migliorate le condizioni di lavoro all'interno dell'Istituto di Fisiologia, svolge la ricerca anche presso gli Istituti Biologici dell'Università di Modena, dedicandosi in particolare al campo ematologico ed oncologico. Dai primi anni Quaranta ritiene infatti che strutture del sistema nervoso centrale svolgano funzioni essenziali sia sulla crasi ematica che, per il tramite di fattori di crescita e relativi inibitori, sulle varie e complesse catene eziopatogenetiche delle neoplasie.
Le ricerche del Prof. Luigi Di Bella sulla Melatonina risalgono al 1963. Per effettuarle, aveva ordinato e pagato di tasca propria, un notevole quantitativo di Melatonina con purezza superiore al 99%. L'onere particolarmente gravoso e inaspettato, dell'ordine di alcuni milioni degli anni sessanta, incide pesantemente sul suo bilancio, ma Egli non chiede alcun sussidio per la ricerca, anche perché pienamente consapevole della difficoltà ad ottenerlo, data l'aperta l'ostilità e il dichiarato ostracismo degli ambienti accademici. Con quella melatonina conduce una serie di ricerche sperimentali e cura gratuitamente un notevole numero di ammalati, somministrandola inizialmente in soluzione etilica non essendo la melatonina idro, ma alcolsolubile. Le sue ricerche poggiano su una formazione multidisciplinare che si avvale non solo degli studi accademici ma anche della discendenza dalla gloriosa scuola di Murri ed Albertoni (suo maestro è stato il Prof. Pietro Tullio, allievo di Albertoni). Ne deriva che in lui si fondono la mentalità clinica e quella della ricerca, in una simbiosi rigorosa che spazia tra le più svariate discipline del sapere medico. Oggi questa caratteristica - essere clinico e ricercatore - è scomparsa. La compartimentazione e la iper-specializzazione, frutto dell'invasione, in campo scientifico, della mentalità e dell'efficientismo produttivo di matrice anglosassone, origina tutto un pullulare di ricerche, magari suggestive, ma sterili ed infeconde di risultati. Inizialmente l'attenzione dello scienziato si concentra sulla genesi e la cura delle emopatie. L'occasione contingente è la leucemia del figlio di un amico, in cura presso il Prof. Storti, uno dei più autorevoli ematologi del dopoguerra, che allora operava a Modena. Storti approva ed autorizza i primi tentativi terapeutici con serotonina (neurotrasmettitore precursore della melatonina) che tuttavia non riescono a salvare il bambino. Nelle manifestazioni preagoniche, Di Bella trova conferma di quanto già ipotizzato fin dagli anni quaranta: il sistema nervoso deve giocare un ruolo essenziale nella composizione del sangue. Inizia gli esperimenti su cavie, servendosi di un vecchio apparato stereotassico di Horsley-Clark, inutilizzato, che recupera dal magazzino dell'Istituto di Fisiologia Umana di Modena, e revisiona. Stimola elettricamente con onde quadre le "habenulae", nuclei nervosi epitalamici funzionalmente collegati all'epifisi. Le piastrine, in seguito alla stimolazione, aumentano da 200 a 600 mila. Dimostra che tale fenomeno è mediata dal rapido incremento del tasso plasmatico di Melatonina, molecola isolata nel 1958 dallo statunitense A.B. Lerner (premio Nobel) ed impropriamente classificata tra gli ormoni. Peraltro nessuno ha idea degli effetti e delle proprietà della melatonina, che viene pertanto definita come "curiosità fisiologica" e della quale si stabilisce con certezza un solo dato: è totalmente atossica. Al contrario Di Bella ne intuisce, studia sperimentalmente e applica clinicamente le vitali e molteplici potenzialità terapeutiche e il rilevante e poliedrico ruolo fisiologico, nonché le molteplici interazioni con funzioni vitali. I risultati delle ricerche vengono comunicati nel 1969 al Congresso di Alghero della S.I.B.S., Società Italiana di Biologia Sperimentale (Ruolo del sistema abenulo-epifisario nella rego-

lazione del tasso piastrinemico), destando vivo interesse, in particolare da parte del Prof. Giuseppe Moruzzi, eminente Fisiologo di fama internazionale.
Mentre amplia ed approfondisce le ricerche, comunicando in diversi congressi scientifici nazionali, con l'appoggio e la collaborazione del Prof. Edoardo Storti, luminare dell'ematologia italiana del tempo, cura con la Melatonina leucemici e piastrinopenici. I risultati, particolarmente rilevanti perchè ottenuti in pazienti in uno stadio avanzato di malattia e dichiarati non più suscettibili di trattamento, vengono comunicati presso la sede della Società Medica Chirurgica di Bologna, su invito del Prof. Domenico Campanacci, che – come si può ascoltare dalla registrazione audio del tempo - alla fine della conferenza manifesta tutta la sua ammirazione per il rigoroso lavoro sperimentale che ha preceduto l'applicazione clinica affermando: "Dietro a questa dotta ed appassionata esposizione c'è una tale massa di lavoro sperimentale che noi medici, che ne siamo fuori, rimaniamo sbigottiti. Voglio fare un'osservazione: la vincristina è tossica, noi lo sappiamo. Possiamo far diminuire le forme immature, ma ad un certo punto dobbiamo smettere... il malato sta male. Io ritengo che la medicina ben fatta debba tener conto del malato... altrimenti con tutte le nostre elucubrazioni la terapia non regge. Si sente la necessità di sostituirla con qualche cosa che tossica sembra non sia affatto" (Dalla registrazione audio del 6 Dicembre 1973). La notizia della comunicazione viene ripresa da molti dei più importanti quotidiani italiani e da alcuni quotidiani esteri, ma da parte degli ambienti medico-accademici giungono gravi intimidazioni e minacce. Nell'autunno del 1974 Luigi Di Bella comunica, sulla base di ulteriori dati sperimentali e clinici, al XXVI Congresso Internazionale di Fisiologia di Nuova Delhi. La sua relazione è accolta da un lungo applauso e, al ritorno in Italia, lo scienziato è destinatario di numerosa corrispondenza da parte dei ricercatori presenti al congresso. Il suo Metodo, arricchito e formulato per l'applicazione in numerose patologie neoplastiche, si basa principalmente, oltre che sulla Melatonina, anche su Retinoidi, Tocoferoli, Bromocriptina, Vit. D3, ACTH ed inibitori dell'ormone della crescita. Impiega infatti anche la Somatostatina e riferisce in merito alla comunità scientifica nazionale ed internazionale. Nel 1977 viene pubblicato sul bollettino Sibs il lavoro Effetti della Somatostatina sulla funzione del midollo osseo, nel novembre 1978, al First Colloquium of the European Pineal Study Group – Amsterdam, comunica i riscontri positivi del Suo Metodo – ora arricchito dalla somatostatina (precedentemente per inibire il GH ricorreva al p-oxypropiophenon) - in numerosi casi di tumori polmonari, dell'apparato digerente, della mammella, nei linfomi e nei sarcomi. Nel giugno 1981, ad Atene, comunica in una relazione, poi pubblicata agli atti, la risposta positiva di oltre un migliaio di pazienti neoplastici alla Somatostatina nel contesto della Sua multiterapia (Somatostatin in cancer therapy: 2nd International Symposium of somatostatin). Ricerca, lavori e comunicazioni in congressi nazionali ed internazionali, proseguono dopo il pensionamento del 1984. Non attingerà mai ai fondi universitari riservati alla ricerca, sostenendo sempre personalmente ogni onere. Complessivamente comunicherà in oltre un centinaio di congressi, quaranta dei quali internazionali. Parecchie migliaia di pazienti affetti da tumori solidi e leucemici continuano a rivolgersi a lui, attraverso un meccanismo di passaparola, ed innumerevoli prescrizioni affluiscono ad ospedali, a cliniche, al ministero della sanità, senza che vengano stabiliti contatti o giungano proposte di collaborazione da parte di ambienti sanitari o istituzionali .Nel

1988. ad Hong Kong, al "Symposium on Melatonin and the Pineal Gland", nel corso della sua comunicazione (Melatonin in cancer therapy), definisce il suo Metodo "Terapia biologica dei Tumori". Sarà il primo ad usare questa definizione, poi ampiamente diffusa, di un nuova strategia e concezione terapeutica. Il clima di ostile indifferenza prosegue, nonostante alcune chiare prese di posizione a suo favore da parte di ricercatori di fama internazionale (R. Reiter) e notizie da autorevoli fonti circa un Suo prossimo inserimento nella terna del Nobel per il 1989. Da una personalità accademica fu confidenzialmente informato che, malgrado la rilevanza clinica e scientifica dei Suoi studi, il Nobel non gli sarebbe stato conferito mai, e ne rivelò la causa: "C'est une question politique". Nel gennaio 1990 viene insignito dal Procuratore della Repubblica di Modena, su iniziativa di un ente religioso, del Premio della Bontà, per l'opera umanitaria svolta in tutta la sua vita a favore dei malati, che ha sempre visitato gratuitamente. Nel 1993 a Glasgow (XXXII Congress of the International Union of Physiological Sciences) presenta un lavoro relativo a ricerche sul Neuropeptide Y – Influence of neuropeptide y on bone marrow megacariocytes blood platelet count and blood glucose level – che consentirebbero, ove questa ricerca estremamente dispendiosa fosse supportata da idonei appoggi economici, di conseguire ulteriori progressi terapeutici nelle emopatie. Nel 1995 l'irrefrenabile interesse che tutto il mondo manifesta per la melatonina, determina l'infrangersi della "consegna del silenzio" instaurata da ambienti economico-sanitari ed il nome del Prof. Luigi Di Bella acquista vasta notorietà. All'infrangersi di questo imposto anonimato sembra potersi ascrivere un oscuro episodio, verificatosi nell'aprile del 1996, quando lo scienziato viene colpito al capo, perde i sensi e il trauma cranico è seguito da commozione cerebrale e dalla perdita parziale dell'udito: nonostante una formale denuncia, non verranno mai rintracciati gli autori del vile gesto. Lo stesso anno i pazienti si organizzano, dando vita ad alcune associazioni di volontariato, che nel mese di luglio prendono contatto con esponenti del Ministero della Sanità. A questi contatti, nonostante iniziali assicurazioni, seguono atteggiamenti di aperta ostilità, quali pronunce negative ed infondate di commissioni ministeriali ed un rilevante incremento del prezzo della somatostatina. L'impossibilità per migliaia di pazienti ad affrontare l'onere della cura, porta a manifestazioni spontanee di protesta - moderate e faticosamente controllate dalle associazioni - e ad un palese appoggio di alcune importanti testate giornalistiche e reti televisive. Il sistema sanitario ed accademico nazionale vacillano e l'intero apparato governativo si trova nell'impossibilità di reprimere con l'autoritarismo la terapia, di fronte ad innumerevoli testimonianze di remissioni ed a un'opinione pubblica schierata, in larghissima maggioranza, a favore dello scienziato. Stretto tra forti pressioni esterne da una parte, da una crescente impopolarità dall'altra, il dicastero della sanità trova una pscappatoia all'inizio del 1998, proponendo una "sperimentazione" del Metodo Di Bella, nonostante questo si basi su farmaci perfettamente conosciuti e testati. Il Prof. Luigi Di Bella, al quale, a parole, vengono assicurate massima correttezza e possibilità di controllo, pur assai scettico sulla sincerità dei propositi ministeriali e contrario sotto il profilo scientifico, ritiene di non potersi esimere dall'accogliere la proposta, per motivazioni di ordine sociale ed umanitario. Viene invitato dal Parlamento Europeo a tenere una conferenza sulla sua concezione scientifica e diviene oggetto di continui ed innumerevoli riconoscimenti da parte di enti ed istituzioni. Peraltro, sulla base di molteplici e documentati

elementi distorsivi e inquinanti nella programmazione, conduzione,e conclusione della sperimentazione, denuncia fin dall'inizio numerosi arbìtri ed irregolarità, contestando correttezza e attendibilità della sperimentazione e da questa prendendo decisamente le distanze fin dall'inizio. Nel novembre del 1998 la prova si conclude con una dichiarazione negativa da parte del Ministero della Sanità. Numerose denunce presentate dalle associazioni sono archiviate, mentre altre, dopo sospetti e repentini trasferimenti di procedimenti dalle originarie sedi giudiziarie ad altre, proprio nell'imminenza dell'invio di alcuni avvisi di garanzia, rimarranno inerti in attesa che si compiano i termini di prescrizione. Luigi Di Bella viene invitato a tenere conferenze in alcuni paesi esteri e si reca in Argentina, Brasile, Usa e Canada, ricevendo importanti riconoscimenti. La letteratura scientifica internazionale, che già all'inizio degli anni Novanta, con centinaia di lavori, aveva sancito l'attività antineoplastica di tutti i principi attivi contemplati da decenni dal Mdb, si concentra su retinoidi, melatonina, somatostatina ed analoghi, bromocriptina ecc.: nel giro di qualche anno vengono pubblicati migliaia di lavori, che implicitamente, ma incontestabilmente, sconfessano le dichiarazioni critiche ufficiali. Luigi Di Bella continua nella sua attività clinica e di ricerca, diretta questa ad ampliare e potenziare, anche nelle più difficili situazioni patologiche, l'efficacia delle metodologie da lui create Approfondisce infatti i suoi studi sulle citocalasine, sulle quali ha già riferito a Pietroburgo nel 1997, comunicando successivamente sull'argomento ad Amburgo e ad Oxford. Nel maggio del 2002 lo scienziato, sul quale grava il peso di un'attività incessante che lo ha portato a dedicare alle visite, allo studio ed alla ricerca anche diciotto ore giornaliere, viene ricoverato in gravi condizioni e salvato dall'applicazione di un pace maker. Le sue condizioni di salute peggiorano nell'autunno dello stesso anno. Dopo un ulteriore ricovero Luigi Di Bella, pur obbligato ad un drastico ridimensionamento della sua attività, continua a visitare pazienti e prosegue la ricerca: in dicembre viene pubblicato sulla rivista Medical Science Monitor il suo ultimo lavoro (Melatonin effects on megakaryocyte membrane patch-clamp outward K+ current). All'inizio del 2003 le sue condizioni si aggravano, provocandogli acute sofferenze. Dopo un ultimo ricovero all'Ospedale Estense di Modena, il suo cuore si arresta alle 10,04 del primo luglio 2003. Riposa nel cimitero di Fanano, località dell'Appennino modenese, oggetto di un continuo tributo di affetto stima e riconoscenza da parte dei tanti che rendono omaggio alla sua tomba.
La totale incapacità di ingraziarsi i potenti e procacciarsi protettori eccellenti, d'inserirsi nelle mafie di potere, la sua repulsione istintiva al servilismo, al compromesso, all'adulazione, alla disonestà, unitamente ad un carattere schivo e al vizio imperdonabile di usare la parola per esprimere il proprio pensiero e non per dissimularlo, hanno penalizzato la sua carriera. Così come le meschinità e le invidie per i risultati clinici e scientifici conseguiti. La vastità e la profondità delle sue conoscenze nelle scienze matematiche e nella chimica, farmacia, medicina, biologia, fisica, furono totalmente al di sopra delle comuni capacità e inarrivabili per chi non fosse dotato d'intelletto e volontà superiori. La continua evoluzione delle sue ricerche sperimentali, dell'esperienza terapeutica, dei criteri e strategie d'impiego, della sua mentalità medica, tesa a trasferire nella pratica clinica una mole unica di conoscenze teoriche, sperimentali e di esperienze ha aperto possibilità insperate. Per il Prof. Di Bella la diagnosi, punto d'arrivo, traguardo e compendio delle capacità del medico, derivò da un raro equilibrio che è esatta valutazione d'ogni dato se-

miologico e anamnestico, clinico e strumentale, da un'intuizione affinata dall'esperienza, sostenuta dalle capacità, rafforzata dalle conoscenze, vivificata dal buon senso. Intuizioni che si potrebbero definire storiche per il progresso scientifico e le scienze mediche, come le possibilità terapeutiche e il razionale d'impiego di Retinoidi, Melatonina, Somatostatina, sono state accolte con scettica indifferenza dal mondo scientifico e puntualmente confermate in media dopo 20 anni. L'ultima ed definitiva smentita (oltre alle undici gravi anomalie documentate che hanno invalidato la sperimentazione) deriva dalla conferma della letteratura internazionale della potenzialità antitumorale di ognuno di quei principi del MDB di cui la sperimentazione aveva affermato l'inefficacia.
Un riconoscimento postumo gli venne dal periodico dell'AMI (Associazione Medica Italiana), che titolò l'articolo del Vice Presidente Prof. Mario Petrocchi "Un grande della medicina, il Prof. Luigi Di Bella, ci ha lasciato".
La profondità sconcertante e sempre attuale del pensiero di un grande filosofo tedesco, Schopenhauer, sembra preludere alla vicenda del medico e scienziato Luigi Di Bella quando afferma che ogni grande verità (o scoperta scientifica) attraversa tre fasi: prima viene ridicolizzata, poi violentemente contrastata, infine accettata come ovvia. Il prof. Di Bella prima fu definito stregone, sciamano, poi contrastato con ogni mezzo, infine, hanno cercato, di appropriarsi di quelle scoperte che avevano ridicolizzato e contrastato.

(dalla biografia sul Prof. Di Bella, in corso di completamento ad opera del figlio Adolfo)

Bibliografia generale delle pubblicazioni del Prof. Di Biella

1. Influenza del Prolan sul ricambio del calcio nelle rane. Boll. SIBS, 1937, 12, 386-7.
2. Ricerche sulla sostanza tossica specifica renale. Boll. SIBS, 1939, 14, 726–8.
3. Intercorrelazioni fra carotene e tiroide nella crescita dei ratti. Boll. SIBS, 1940, 15, 402–3.
4. Intercorrelazioni fra carotene e tiroide nella crescita dei ratti. Arch. Sci. Biol., 1940, 26, 469–92.
5. Sull'iperglicemia consecutiva a somministrazione di grassi alimentari per via parenterale. Boll. Soc. Med. Chir. Modena; 1940, 207–9.
6. Nuovi dispositivi per la determinazione della glicemia su quantità di sangue inferiori a 0,1 cc. Boll. Soc. Med. Chir. Modena, 1940, 201-7.
7. Azione dell'aneurina sull'intestino isolato di ratto normale ed in avitaminosi B1. Boll. SIBS, 1941, 16, 226.
8. Azione dell'aneurina sull'intestino di ratti normali ed in avitaminosi B1. Arch. Fisiol., 1941, 41, 320-351.
9. Azione del carotene sulla glicemia in animali diversi. Boll. SIBS, 1941, 16, 351-2.
10. Azione della vit. A sulla glicemia in animali diversi. Boll. SIBS, 1941, 16, 352.
11. Azione del carotene e della vit. A sulla glicemia dei ratti stiroidati. Boll. SIBS, 1941,16, 353.
12. Rapporti del carotene e della vit. A con la glicemia nei vari animali. Boll. Soc. Med. Chir. Modena, 1941.
13. Azione del carotene e della vit. A sulla licemia dei ratti stiroidati. Boll. Soc. Med. Chir. Modena, 1941.
14. Trasformazione del carotene in vit.A e azione del carotene e della vit. A sulla glicemia nei vari animali. Arch. Sci. Biol., 1943, 29, 301-334.
15. Importanza della tiroide nell'azione biologica del carotene e dell'axeroftolo. Arch. Sci. Biol., 1944, 1-8.
16. Sul meccanismo dell'azione antidota del nitrito sodico nell'avvelenamento da cianuri. Boll. Soc. Med. Chir. Modena, 1944, 44, 121-142.
17. Retrocessione della metemoglobina in vitro. Influenza dell'aria compressa, di organi, polveri ed estratti d'organi. Boll. Soc. Med. Chir. Modena, 1944, 44, 239-260.

18. Contributo allo studio del meccanismo d'azione del nitrito sodico. Boll. Soc. Med. Chir. Modena, 1945, 45, 314-350.
19. Sulle variazioni di colore degli antociani e sul loro impiego come indicatori. Atti Soc. Nat. Mat. Modena, 1946, 77, 62-94.
20. Ricerche su un estere ascorbico della colina. Boll. Soc. Med. Chir. Modena, 1947.
21. Sui rapporti fra tiroxina e carotene in vitro. Boll. Soc. Med. Chir. Modena, 1947.
22. Osservazioni preliminari sull'idrolisi alcalina di alcuni antociani. Boll. Soc. Med. Chir. Modena, 1947.
23. Nuove vedute sui rapporti fra ipotalamo, ipofisi e termoregolazione. Arch. Fisiol., 1947, 47, 1-23.
24. Ricerche su un composto di condensazione dell'ac.ascorbico con la colina. Boll. SIBS, 1947, 23.
25. Rottura della molecola del 1a mecocianidina in funzione del pH. Boll. SIBS, 1947, 23.
26. Rottura dell'anello pirilico della mecocianina in funzione del pH. Boll. SIBS, 1947, 23.
27. Cromogeni del carotene. Boll. SIBS, 1947, 23.
28. Deviazione apparente dalla legge d'azione di massa di alcuni indicatori. Boll. SIBS, 1947, 23.
29. Scambi eritrocitici fra sangue circolante e tessuti dopo metemoglobinizzazione. Boll. Soc. Med. Chir. Modena, 1948, 48.
30. Osazoni dell'ac.ascorbico e metodi di dosaggio specifici della vit.C. Boll. Soc. Med. Chir. Modena, 1948, 48.
31. Formazione di un composto di condensazione fra colina e cloruro stannoso. Boll. Soc. Med. Chir. Modena, 1948.
32. Curva di dissociazione apparente e pK del rosso di metile e del bromofenolo blu. Boll. Soc. Med. Chir. Modena, 1948.
33. Rapporti fra β-carotene e tiroxina. Arch. Sci. Biol., 1948, 32.
34. Retrocessione della metemoglobina in vivo. Boll. SIBS, 1948, 24,
35. L'azione eccitometabolica della tiroxina è subordinata alla presenza di un minimo di riserve di vit. A dell'organismo. Boll. SIBS, 1948, 24,
36. Consumo di ossigeno dopo tiroxina nella ipovitaminosi A del ratto. Arch. Sci. Biol., 1949, 33, 60-76.
37. Alcune osservazioni sull'embolia grassosa sperimentale. Boll. Soc. Med. Chir. Modena, 1950, 1-4.
38. Presenza e funzioni dell'ureasi nella mucosa gastrica. Boll. Soc. Med. Chir. Modena, 1950, 50, 1-9.
39. Ferro ed attività insulinica. Enzymologia, 1950, 83-95.
40. Analisi ottica della tecnica e dell'interpretazione dell'oftalmotonometria. Ann. Oftalmol. e Clin. Ocul., 1960, 11, 531-538.
41. Solfonamidi ad azione sul sistema nervoso centrale. Nota 1. Il Farmaco, 1963, 18, 532-539.
42. Attività labirintica e circolo sistemico. Atti 52° Congr. Soc. Ital. Lar. Otol. Rinol., 1964, pag. 8.
43. Patogenesi del danno cocleo-vestibolare dopo traumi cranici. Atti 52° Congr. Soc. Ital. Lar. Otol. Rinol., 1964, pagg. 733-789.
44. Solfonamido ad azione sul sistema nervoso centrale. Nota II. Il Farmaco, 1964, 19, 425-436.
45. Solfonamidi ad azione sul sistema nervoso centrale, Nota III. Il Farmaco, 1964, 20, 786-798.
46. Solfonamidi ad azione sul sistema nervoso centrale, Nota IV. Il Farmaco, 1964, 21, 196-208.
47. Meccanismo d'azione vasculotropa dei bioflavonoidi e loro impiego in otorinolaringoiatria. Relazione al Simposio sui Bioflavonoidi, Stresa, 1966, pagg. 199-237.
48. Ruolo del. sistema abenulo-epifisario nella regolazione del tasso piastrinemico. Bol. SIBS, 1969, 45, Com. 171.
49. Determinazione del tensioattivo alveolare: critiche e proposte di nuovi metodi. Boll. Soc. Med. Chir. Modena, 1969, 69, 193-230.
50. La preferenza per soluzioni sapide di ratti a varie temperature ambientali. Boll. SIBS, 1970, 46, Com. 112.
51. Cotributo allo studio del valore alimentare dell'urea e delle basi puriniche nei vitelli. Boll. SIBS, 1970, 46, Com. 111.
52. Variazione della preferenza in funzione della temperatura ambientale. Arch. Fisiol., 1970, 68, 55.
53. Utilizzazione dell'urea quale fonte azotata nei ruminanti. Arch. Fisiol., 1970, 68, 55.
54. Ruolo dei nervi del gusto nell'assunzione di acqua e NaCl, e degli alimenti. Boll. SIBS, 1971, 47, Com. 88.

55. Ricerche di dinamica midollare nel Mus Rattus. Boll. SIBS, 1971, 47, Com. 188.
56. Influence of taste organ on food, water and NaCl intake: a tentative interpretation. IV Inter. Confer. on the Regulation of Food & Water Intake, Cambridge, 1971.
57. Dinamica midollare dopo trattamento subacuto e cronico con Melatonina. Boll. SIBS, 1971, 47, Com. 125.
58. Dinamica megacariocitica e piastrinemia dopo Melatonina. Boll. SIBS, 1971, 47, Com. 224.
59. Alcuni aspetti dei rapporti fra leucopoiesi e piastrinopoiesi. Boll. SIBS, 1971, 47, Com. 89.
60. Isotonic pendular contractions of rat small bowell after thymectomy or autologoss muscle transplantation in young thymus. Arch. Franç. Mal. de l'Appar. Dig., 1972, 61, 28 C.
61. Fissazione della carboanidrasi sul sistema nervoso centrale di ratto. Boll. Soc. Med. Chir. Modena, 1972, 72, 1-19.
62. Il compartimento cellulare del sangue nel passaggio per il piccolo circolo. Boll. SIBS, 1972, 48, Com. 115.
63. Le differenze artero-venose del compartimento cellulare del sangue dopo oleotorace, associato o meno a vagotomia. Boll. SIBS, 1972, 48, Com. 116.
64. Modificazioni del compartimento cellulare del sangue del piccolo circolo dopo esclusione del vago. Boll. SIBS, 1972, 48, Com. 117.
65. Effetti della perfusione melatoninica sulla differenza artero-venosa del compartimento cellulare del sangue circolante nei ratti splenectomizzati. Boll. SIBS, 1972, 48, Com. 118.
66. Differenze artero-venose del compartimento cellulare del sangue circolante dopo scapsulamento. Boll. SIBS, 1972, 48, Com. 119.
67. Alcuni aspetti dei rapporti fra leucopoiesi e piastrinopoiesi. Arch. Fisiol., 1972, 69, 75-76.
68. Dinamica midollare dopo trattamento subacuto e cronico con Melatonina. Arch. Fisiol., 1972, 69, 90-91.
69. Ricerche di dinamica midollare nel Mus Rattus. Arch. Fisiol., 1972, 69, 113-114.
70. Dinamica megacariocitica e piastrinemia dopo trattamento con Melatonina. Arch. Fisiol., 1972, 69, 129-130.
71. Ruolo dei nervi del gusto nell'assunzione di acqua, NaCl e degli alimenti. Arch. Fisiol., 1972, 69, 74-75.
72. Studio di alcuni fattori del ricambio piastrinemico. Boll. SIBS, 1973, 49, Com. 125.
73. Ricambio piastrinemico e tensioattivo alveolare. Boll. SIBS, 1973, 49, Com. 126.
74. Sequestrazione polmonare di leucociti e tensioattivo alveolare. Boll. SIBS, 1973, 49, Com. 127.
75. Variazioni del tasso leucocitario e curve di insufflazione e di desufflazione dei polmoni. Boll. SIBS, 1973, 49, Com. 129.
76. Ripercussioni del tasso piastrinemico sulla dinamica polmonare in vitro. Boll. SIBS, 1973, 42, Com. 128.
77. Orientamenti fisiologici nella terapia delle emopatie. Boll. Sc. Med. 1974, 1-3.
78. Methods for cutting rat's nerve taste fibers. Acta Physiol. Polon., 1974, 83-89.
79. Attività proconvulsigena della carboanidrase. Boll. Soc. Med. Chir. Modena, 1974, 74, 1-12.
80. Probable liver thermoceptors as modulators of food and water intake. XXVI Intern. Congr. Physiol. Sci., Jerusalem, 1974.
81. Nervous control of thrombocytopoiesis. Proc. XXVI Intern. Congr. Physiol. Sci., New Dehli, 1974.
82. La temperatura del fegato e la sensazione di fame e di sete. Boll. SIBS, 1974, Com. 249.
83. Aspetti omeostatici della piastrinemia. Boll. SIBS, 1974, 50, Com. 250.
84. Aspetti funzionali del fattore trombocitico regolatore del tasso piastrinemico. Boll. SIBS, 1974, 50, Com. 251.
85. Intercorrelazione fra piastrinopoiesi ed eritropoiesi. Boll. SIBS, 1974, 50, Com. 252.
86. Tasso leucocitario e trombocitopenia. Boll. SIBS, 1974, 50, Com. 253.
87. Alcuni aspetti del midollo dopo trattamento con il principio trombocitopenizzante. Boll. SIBS, 1974, Com. 254.
88. Taste preference modifications by cerebellar lesions. Proc. Xth Intern. Congr. Nutrit., Kyoto, 1975.
89. Probabile contributo di afferenze da termocettori addominali all'attività consumatoria alimentare. Boll. SIBS, 1975, 51, Com. 13.
90. Alimentazione dei ratti dpo lesioni cerebellari. Boll. SIBS, 1975, 51, Com. 106.

91. Attività appetitiva alimentare nel corso del riscaldamento addominale. Boll. SIBS, 1975, 51, Com. 103.
92. Modificazioni di preferenze gustative dopo lesioni cerebellari. Boll. SIBS, 1975, 51, Com. 104.
93. Contributo alla natura delle interazioni fra nucleotidi e aril-amine nella fisiologia delle piastrine. Boll. SIBS, 1975, 51, Com.20.
94. Numero di elementi e di megacariociti del midollo osseo di ratto. Boll. SIBS, 1975, 51,Com.21.
95. Volume e impacchettamento cellulare del midollo osseo. Boll. SIBS, 1975, 51, Com.22.
96. Influenza della componente cellulare del midollo sopra la pressione osmotica del liquido intercellulare. Boll. SIBS, 1975, 51, Com.23.
97. Sulla pressione osmotica del midollo osseo. Boll. SIBS, 1975, 51, Com.25.
98. Variazioni del 2,3-DPG eritrocitario dopo trattamento acuto con 5metossi-N-acetil-triptamina (Melatonina). Arch. Fisiol., 1976 (Riunione primaverile, Firenze).
99. Physiological Basis for a rational therapy of bone marrow diseases. XVIth Internat. Congr. of Hematol., Kyoto, 1976, 9-45.
100. Mutual relations between thymus and Hypophysis. Symposiuin on Regulation of Pituitary Functions, Strbské-Pleso, 1976, Com.30.
101. Do enterogen mechanoceptive impulses contribute to liberation of GH from adenohypophysis? Symposium on Regulation of Pituitary Functions, Strbské-Pleso, 1976, Com. 31.
102. Indagine scolastica sul consumo del pesce in due province emiliane. Boll. SIBS, 1976, 52, Com. 129.
103. Modificazioni dell'attività consummatoria alimentare per stimolazione di afferenze masticatorie. Boll. SIBS, 1976, 52, Com. 187.
104. Interferenze fra i termocettori addominali e i meccanocettori masticatori nella introduzione del cibo. Boll. SIBS, 1976, 52, Com. 188.
105. Formazione di complessi tra Melatonina (MLT) e basi puriniche e pirimidiniche. Boll. SIBS, 1976, 52, Com. 157.
106. Effetti dell'elettroforesi "in vivo" sul mielogramma di ratto. Boll. SIBS, 1976, 52, Com. 214.
107. Effetti della Melatonina (MLT) sopra il 2,3-DPG degli eritrociti circolanti di ratto. Boll. SIBS, 1976, 52, Com. 24.
108. Ulteriore contributo al meccanismo di produzione delle variazioni del 2,3-DPG intraeritrocitario dopo trattamento con Melatonina (MLT). Boll. SIBS, 1976, 52, Com. 21.
109. Rilievi fisiologici ed effetti della (MLT) Melatonina sulle talassemie. Boll. SIBS, 1976, 52, Com. 221
110. Azione mielotropa della Melatonina (MLT). Boll. SIBS, 1976, 52, Com. 26.
111. Influenza di cataboliti azotati nella funzione del midollo. I. Effetto dell'urea. Boll. SIBS, 1976, 52, Com. 23.
112. Influenza di cataboliti azotati normali sul sangue e midollo. II. Effetto dell'acido urico. Boll. SIBS, 1976, 52 Com. 22.
113. Influenza di plasmaexpander sulla cellularità del midollo. Boll. SIBS, 1976, 52, Com. 215.
114. La pressione osmotica del midollo osseo dopo perfusione con plasmaexpander. Boll. SIBS, 1976, 52, Com. 218.
115. Meccanismi di regolazione della pressione osmotica e funzione del midollo. Boll. SIBS, 1976, 52, Com. 27.
116. Il mielogramma dopo infusione di plasmaexpander. Boll. SIBS, 1976, 52, Com. 216.
117. Il pesce nell'alimentazione. Patròn Edit., Bologna, 1977.
118. Sindromi emorragiche da ipovitaminosi. ASLE Ed., Roma.
119. Effetti della somatostatna sulla funzione del midollo osseo. Boll. SIBS, 1977, 53, Com. 42.
120. Effetti della Melatonina (MLT) sui megacariociti viventi di midollo di ratto. Boll. SIBS, 1977, 53, Com. 44.
121. Food and Fluid Intake and Body Weight Gain after Symmetrical Corticocerebellar lesions. Nutrition & Metabol., 1977, 21, Suppl., 61-63.
122. Convergence of afferences from tongue and mouth structures, and their significance for food acceptance. Nutrition & Metabol., 1977, 21, Suppl., 69-70.
123. Role of proprioceptive masticatory afferences in the rat feeding pattern behaviour. Nutrition & Metabol., 1977, 21, Suppl., 70-72.

124. Cenni di fisiopatologia del naso. - Lezioni al II Corso Internaz. di Chirurgia Funzionale del settore della piramide nasale. - Bologna, 1978.
125. Considerazioni sui metodi di determinazione della soglia gustativa. Comun. alla Riunione Primaverile della Soc. Ital. Fisiologia, Firenze, 1978.
126. Separate taste influence on water and salt equilibria. 3rd ECRO Congress, Pavia, 1978.
127. Aspetti funzionali dei megacariociti in vitro. Boll. SIBS, 1978, 54, Com. 4.
128. Sul meccanismo della piastrinogenesi in vitro. Boll. SIBS, 1978, 54, Com. 5.
129. Ruolo dei recettori gustativi nell'idratazione conseguente alla disidratazione. Boll. SIBS, 1978, 54, Com. 60.
130. Aspetti socio-economici ed evolutivi dei consumi alimentari. Boll. SIBS, 1978, 54, Com. 184.
131. Perspectives in Pineal functions. lst Colloquium of European Pineal Study Group, Amsterdam, 1978.
132. Perspectives in Pineal functions. Progress in Brain Research, vol. 52, Elsevier Publ. Co., Amsterdam, 1979.
133. L'aggregazione piastrinica in presenza di melatonina (MLT). Relazione alla Riunione della Società Italiana di Fisiologia, 25-26 Maggio 1979.
134. Incidence of food shape on food acceptance. VarFoda, 1979, 31, Suppl. 3, Com. 251.
135. Fish meal as a protein source in some italian regions. TarFoda, 1979,31, Suppl. 3, Com. 248.
136. Contributo alle tecniche di studio in vitro dei megacariociti. I. Boll. SIBS, 1979, 55, 318-322.
137. Azione della Melatonina (MLT) sulla piastrinogenesi in vitro. II Boll. SIBS, 1979, 55, 323-326.
138. Azione dell'ADP sulla piastrinogenesi in vitro. III. Boll. SIBS, 1979, 55, 327-330.
139. Effetti dell'azione simultanea della MLT e dell'ADP sui megacariociti in vitro. IV. Boll. SIBS, 1979, 55, 389-393.
140. Sulla determinazione della soglia gustativa. Boll. SIBS, 1979, 55, 394-397.
141. Fattori periferici e centrali atti a modificare la soglia gustativa. Boll. SIBS, 1979, 55, 398-403.
142. Consumo di pesce in una popolazione subalpina. Boll. SIBS, 1979, 55, Com. 162.
143. Ruolo dei meccanocettori orali nelle preferenze gustative. Boll. SIBS, 1979, 55, Com. 131.
144. Effetti della Melatonina (MLT) sulle piastrine in vitro. Boll. SIBS, 1979, 55, Com. 114.
145. Aggregazione con ADP di piastrine pretrattate con Melatonina (MLT). Boll. SIBS, 1979, 55, Com. 54.
146. Sul ruolo fisiologico della Melatonina (MLT) nella regolazione del tasso piastrinemico, Boll. SIBS; 1979, 55, Com. 68.
147. Preferences changes following dehydration. Sour, bitter, and sweet preferences. Boll. SIBS, 1970, 55, 2444-2448.
148. Natrium chloride preference after dehydration of rats. Boll. SIBS, 1979, 55, 2438-2444.
149. Correlation between the food and fluid intake. 7th Intern. Conf. on the Physiology of Food and Fluid Intake "IUPS", Warsaw 1980.
150. Role of mechanoreceptors in food intake. 7th Intern. Conf.on the Physiology of Food and Fluid Intake "IUPS", Warsaw 1980.
151. Taste preferences and appetite following somatostatin injection. Joint Congress on Chemoreception, 1980, Noordwijkerhout, Holland, Abs. pag. 135.
152. Convergence of afferences in drinking and eating integrative centres. Joint Congress on Chemoreception, 1980, Noordwijkerhout, Holland, Abs. pag. 136.
153. Taste preferences and appetite following Somatostatin infusion. Proceedings of the 7th InterSymp.on Olfaction and Taste and of ECRO, 1980, H.van der Starre Ed., IRL Press Ltd, London & Washington DC, Pag. 292.
154. Convergence of afferences in drinking and eating integrative centres. Proceedings of the 7th Intern. Symp.on Olfaction and Taste and of ECRO, 1980, H.van der Starre Ed., IRL Press Ltd, London & Washington DC, pag. 293.
155. Melatonin: an essential factor for the treatment and recovery from leukemia and cancer. International Symposium on Melatonin, 1980, N. Birau & W.Schloot (Eds), pag 161-162.
156. Platelet turnover as influenced by melatonin. International Symposium on Melatonin, 1980, N. Birau & W. Schloot (Eds.), pag. 173-174.

157. Red blood cells generation and melatonin. International Symposium on Melatonin, 1980, N. Birau & W.Schloot (Eds.), pag. 175-176.
158. Fluorescenza di megacariociti di ratto in presenza di Melatonina (MLT). Boll. SIBS, 1980, 56, Com. 192.
159. Effetti di alcune sostanze sulla fluorescenza da Melatonina degli elementi di midollo di ratto. Boll. SIBS, 1980, 56, Com. 193.
160. Effect of liver temperature increase on food intake. Physiol. Behav., 1981, 26 (1), in press.
161. Behavioral pattern proceedings from liver thermoreceptors. Physiol. Behav., 1981, 26 (1), in press.
162. Il sistema megacariociti-piastrine organo bersaglio della melatonina (MLT). Boll. SIBS, Vol. LVII, 1981, fascicolo I.
163. Somatostatin in cancer therapy. 2nd International Symposium of Somatostatin, 1981.
164. Neurotropic action of melatonin. Satellite Meeting of International Society for Neurochemistry, 1981.
165. Molecular mechanism of bone marrow thrombocytogenesis by melatonin. Second Colloquium of the European Study Group, 1981.
166. Alimentary behaviour following pinealectomy. Second Colloquium of the European Pineal Study Group, Giessen, 1981.
167. MSH inhibits human platelets aggregation. Congresso nazionale della SIBS-Società Italiana di Fisiologia-Società Italiana di Nutrizione Umana, 1982.
168. Molecular aspects of platelet production and function, 29° Congress Sydney-Australia, Vol. XV, Proceedings of the International Union of the Physiological Sciences, 1983.
169. Bone marrow platelet production after melatonin i.v. infusion. Third colloquim of the European Pineal Study Group, Pécs, 1984.
170. Some aspects of the neurothropic action of melatonin. Third colloquim of the European Pineal Study Group, Pécs, 1984.
171. Ten years experience on the action of melatonin on humans. Third colloquim of the European Pineal Study Group, Pécs, 1984.
172. Importanza della melatonina per la membrana dei megacariociti. Riunione della SIBS-Società Italiana di Fisiologia-Società Italiana di Nutrizione Umana, 1985.
173. Melatonin in thrombocytogenesis. First Internationa Congress on Melatonin in humans, Vienna, 7 settembre 1985.
174. The bone marrow on the megacariocytes as a substrates of melatonin action. XXX Congress Proceedings of the International Union of Physiological Sciences, Vancouver, July 13th, 1986.
175. 'Melatonin in Thrombocytogenesis', Intern. Workshop, Tubingen, Sept.6-8, (1987), Rossi M.T. Published in The pineal Gland an Cancer Russel J. (Ed.), Reiter.
176. Melatonin in cancer therapy. A satellite symposium of the 8th International Congress of Endocrinology, Hong Kong, Abstract from Symposium on melatonin and the pineal gland, 1988.
177. Cardio-circulatory responses to Melatonin (MLT), Riunione congiunta SIBS-SIF-SINU, Sassari-Alghero, 1988.
178. Photoperiod and rat's peripheral blood, European Pineal Study Group, University of Surrey, 1990.
179. Serotonin-Melatonin Biological Interrelations, 1991, Minuscoli G.C., Com. International Symposium on Pineal Hormones. Bowral, NSW, Australia, July 21-24.
180. Melatonin and platelets/endotelium relationships. Com. on the Satellite Symposium of the International Congress of Endocrinology. Sep. 6-9, 1992, Paris, France.
181. Stabilization of platelet membrane by Melatonin. Com. SIBS LXI Assemblea Generale-Società Italiana di Fisiologia, XLIV Congresso Nazionale Società Italiana di Nutrizione Umana, XXV Riunione Generale. Sept. 23-26, 1992, Roma.
182. Crescita e fattori di crescita, Primo Congresso Nazionale Società Italiana di Citologia, 1993.
183. Influence of neuropeptide Y on bone marrow megacaryocytes blood platelet count and blood glucose level, XXXII Congress of The Intenational union of Physiological Sciences. Glasgow 1993 Aug 1-6.
184. D/L water intake by tumorous racts, Ischia, Riunione congiunta SIBS-SIFS-SINU, 1994.
185. Effect of Melatonin on circadian water intake by normal and tumor-bearing rats, Riunione cong. SIBS-SIF-SINU, Ischia, 1994.

186. Platelet production by megacariocytes, Vol. 68, n°4, Proceedings of the 4th International Congress of Comparative Physiology and Biochemistry, Birmingham, 1995.
187. Cytocalasin B influence on megacaryocyte patch-clamp. Congresso Internazionale di Amburgo, 27 agosto 1998.
188. Melatonin effects on megakaryocyte membrane patch-clamp outward K+ current. Med Sci Monit, 2002; 8(12): BR527-531

Indice delle pubblicazioni

Perspectives in pineal functions.
Contributo alle tecniche di studio *in vitro* dei megacariociti.
Azione della melatonina sulla piastrinogenesi *in vitro*.
Effetti dell'azione simultanea e dell'ADP sui megacariociti *in vitro*.
L'aggregazione piastrinica in presenza di melatonina.
Effetti della melatonina sulle piastrine *in vitro*.
Aggregazione con ADP di piastrine pretrattate con melatonina.
Sul ruolo fisiologico della melatonina nella regolazione del tasso piastrinemico.
Il sistema megacariocito-piastrine, organo bersagliato dalla melatonina.
Melatonin: an essential factor for the treatment and recovery from leukemia and cancer.
Platelet turnover as influenced by melatonin.
Red blood cells generation end melatonin.
Taste preferences and appetit following somatostatin injection.
Somatostatin in cancer therapy.
The neurotropic action of melatonin.
Molecular mechanism of bone marow thrombocytogenesis by melatonin.
Alimentary behaviour following pinealectomy.
α-MSH inhibits human platelets aggregation.
Molecular aspects of platelet production and function.
Bone marrow platelet production after melatonin i.v. infusion.
Some aspects of the neurothropic action of melatonin.
Ten years of experience on the action of melatonin on humans.
Importanza della melatonina per la membrana dei megacariociti.
Melatonin in thrombocytogenesis.
The bone marrow and the megacariocytes as a substrates of melatonin action.
Melatonin in thrombocytogenesis.
Melatonin in cancer therapy.
Cardio-circolatory responses to melatonin.
Photoperiod and rat's peripheral blood.
Serotonin/melatonin biological interrelations.
Melatonin and platelets/endothelium relationships.
Stabilization of platelet membrane by melatonin.
Crescita e fattori di crescita.
Influence of neuropeptide y on bone marrow megacariocytes blood platelet count and blood glucose level.
D/L water intake by tumorous rats.
Effect of melatonin on circadian water intake by normal and tumor-bearing rats.
Platelet production by megacariocytes following intra or extra cytoplasmatic injection of mediators.

Epicrisi

Il 31 dicembre 2002, alle 18, mio padre mi telefonò pregandomi di raggiungerlo subito a Modena per comunicazioni urgenti. Il fatto mi sorprese e mi preoccupò perché non telefonava mai a nessuno e nella mia vita ricordo tre sue telefonate. Mi disse che era amareggiato perché dopo aver subito rifiuti e critiche al suo metodo assisteva a una serie di altisonanti annunci e clamorose scoperte, di quegli stessi principi terapeutici che lui aveva scoperto e applicato da decenni. Mi disse che gli avrebbe fatto piacere che io scrivessi un volume sulla sua terapia chiarendo ed evidenziandone il razionale, gli aspetti scientifici e clinici e le tappe evolutive contrassegnate da sue relazioni e pubblicazioni.
Mio padre non ha mai imposto nulla a nessuno e per me il "mi farebbe piacere" suonava come un imperativo categorico da eseguire immediatamente, non solo per l'affetto, ma per la stima incondizionata e la devozione profonda che mi legavano a lui.
Nell'arco di circa quaranta anni ho progressivamente seguito i suoi studi, l'evoluzione del suo pensiero scientifico, l'intuizione, la formulazione, la ricerca sperimentale e l'applicazione clinica di molecole come la melatonina, la somatostatina, i retinoidi, la vitamina E e D, che altri ricercatori hanno individuato, senza coglierne l'immenso potenziale terapeutico antitumorale. È documentato e incontestabile sul piano legale e scientifico, che il Prof. Di Bella sia stato con anticipo di decenni il primo a intuire e applicare nella terapia oncologica, melatonina, somatostatina, retinoidi, vitamina E e vitamina D3. Ha anche colto un aspetto fondamentale, il sinergismo, il reciproco potenziamento, l'intergioco di queste sostanze biologiche, che applicate in un contesto multiterapico, esercitano un effetto e un potenziamento antitumorale che segue la logica del calcolo fattoriale.
La patologia neoplastica è mutevole nelle sue molteplici catene eziopatogenetiche, nell'evoluzione e nella risposta terapeutica, per questo il Prof. Di Bella ha considerato irrazionali e improponibili terapie protocollate e ripetitive, ingessate nei loro schematismi. Le cellule neoplastiche esprimono una capacità di adattamento, proprietà mutagene, indici proliferativi e attività metaboliche ed endocrine che rendono arduo il compito del medico e impongono un attento e continuo controllo delle condizioni cliniche generali, non dimenticando uno dei concetti basilari della mentalità medico-scientifica del Prof. Di Bella: non è il tumore come entità nosologica, ma l'ammalato nelle sue condizioni cliniche generali da considerare parametro e riferimento di un terapia continuamente aggiornata e adattata all'evolversi della situazione clinica. Il tumore non va mai considerato la localizzazione di una certa massa e volume cellulare topograficamente localizzabile, ma la massima concentrazione distrettuale di una malattia da considerare e trattare sempre come

potenzialmente sistemica. La cellula neoplastica ha una vitalità che non ha eguali nella vita fisiologica, nella biologia, che può essere efficacemente e razionalmente affrontata solo togliendole tutti quei fattori di crescita che costituiscono i componenti essenziali del suo essere, della prorompente e inarrestabile capacità proliferativa e invasiva (*). Pertanto è essenziale più che l'inattuabile ed immaginaria uccisione di tutti gli elementi neoplastici, la realizzazione di tutte le condizioni, note, possibili e non dannose entro determinati limiti, atte a ostacolarne lo sviluppo fino alla morte per apoptosi, soprattutto attraverso l'intergioco fra i numerosi fattori di crescita. L'essenziale sta nell'attivare tutti gli inibitori dei noti fattori di crescita alle dosi e con tempestività e tempi opportuni. Il protocollo MDB è nato in quest'atmosfera, quella della vita e non dell'intossicazione e morte delle cellule, metodo che asseconda o esalta le reazioni vitali, senza ricercare con precisione statistica le dosi più opportune per uccidere. Il tumore è deviazione dalla vita normale, per cui occorre portare le reazioni deviate alla norma, attraverso l'esaltazione di tutti quei mezzi che la fisiologia considera essenziali per la vita normale. Alla molteplicità e mutevolezza delle catene eziopatogenetiche, alle inesauribili capacità di recupero e adattamento delle cellule tumorali, è necessario opporre un assedio ermetico e concentrico multifattoriale, che attraverso l'inibizione dei principali fattori di crescita come il GH, la prolattina, il determinante fattore di crescita vascolare VEGF, e altri come IGF, EGF, FGF, NGF, TGF, PDGF, e fattori endocrini di crescita come estrogeni e androgeni, sensibilizzi progressivamente la cellula tumorale, rendendola sempre meno resistente all'azione proapoptotica della multiterapia MDB. Su una cellula neoplastica già sensibilizzata dalla somatostatina, agiscono con effetto progressivamente e fattorialmente potenziato esoergoni come retinoidi e D3, neurotrasmettitori come la melatonina, inibitori ormonali come bromocriptina e/o cabergolina e dosaggi minimali, pertanto non citotossici e citolitici, ma proapoptotici, di chemioterapici che in questo contesto multiterapeutico esprimono un'efficacia proapoptotica potenziata, come ormai riconosciuto ampiamente nella letteratura. I componenti del MDB, mediante il rilevante potenziale sinergico derivante dall'interazione, sensibilizzano progressivamente la cellula neoplastica secondo il calcolo fattoriale, portandola all'apoptosi. L'effetto antiossidante, antiradicali liberi, neurotrofico, immunomodulante dei componenti esoergonici e neurotrasmettitoriali del MDB, attiva il trofismo di parenchimi e tessuti, potenzia l'omeostasi antiblastica, le naturali fascie di contenimento della disseminazione neoplastica, le strutture osteocartilaginee e connettivali, la matrice extracellulare, gli endoteli, gli epiteli aerodigestivi, ghiandolari, urogenitali, creando quelle condizioni che consentono alla vita fisiologica di opporsi e prevalere su quella tumorale. La recente individuazione di centri di controllo dell'omeostasi immunoneuroendocrina e antiblastica come il DNES e il sistema APUD, fra di loro interagenti, aprono un nuovo capitolo della fisiologia del sistema nervoso centrale (*). La MLT, determinante anello di congiunzione tra i due sistemi, non nella sua staticità molecolare, bensì nel suo dinamismo chimico, esercita un ruolo, che, limitato prevalentemente al sistema serotoninergico, può raggiungere estrema complessità e fine adattamento attraverso il sistema APUD piastrinico, il DNES, e interferire nella funzione antiblastica, nell'etiopatogenesi e nell'evoluzione dei tumori.

(*) Da relazioni del Prof. Di Bella

Giuseppe Di Bella

Legenda

AA:	Ac. Arachidonico (eicosatetraenoico). Acido grasso polinsaturo omega 6.
ACTH:	Corticotropina, ormone ipofisario, inserito nel modulo variabile del MDB nel suo derivato sintetico.
AFP:	Alfa Feto Proteina, marcatore incrementato nelle neoplasie epatiche.
ALA:	Ac Alfa Linoleico, Ac grasso polinsaturo omega 2.
AMPc:	Adenosina 3'-5' monofosfato ciclica, secondo messaggero intracellulare.
AN-238:	Analogo citotossico della SST.
APL:	Leucemia promielotica acuta.
Apoptosi:	Morte fisiologica cellulare a conclusione del ciclo vitale.
APUD:	Amino Precursor Uptake Decarbossilation, molecole che possono dare un gruppo aminico, precedute da una molecola donatrice, per la cui liberazione interviene il gruppo carbossilico di un aminoacido. Sono caratterizzate da elevatissima attività biologica.
ASS51:	Analoghi SST.
ASS52:	Analoghi SST.
bcl2:	Oncogene.
BIM 23014:	Lanreotide, analogo SST.
Binding protein:	Proteine che veicolano altre molecole.
CA:	Aberrazione cromosomica.
CAB:	Blocco Androgeno Completo. Si induce con terapia ormonale inibitrice nei tumori della prostata.
CAM:	Molecole di Adesione Cellulare con funzione antimetastatica.
Caspasi:	Enzimi proteolitici cisteina-proteasi induttori dell'apoptosi.
CCK:	Colecistochinina: ormone colagogo.
CD4:	Glicoproteina transmembrana di 55 kD che viene espressa dalle cellule T helper e dai macrofagi.
CD8:	Omodimero o eterodimero; espresso sulla superficie dalle cellule T (variante citotossica) e facilita il legame con le cellule presentanti l'antigene.
CD34:	Cellule immunosoppressitrice.
Cdk:	Enzimi ad attività chinasica ciclina-dipendenti; attivano le proteine cedendo gruppi fosfato.
Cellule NK:	Natural Killer intervengono in modo aspecifico nella risposta antitumorale.
Chinasi:	Proteine che donano ad altri gruppi fosfato, attivandole.
Cicline:	Cicline A, B D, E, et al. Costituite da proteine intracellulari che regolano la progressione del ciclo cellulare.
Ciclo cellulare:	Comprende 4 fasi: G1 preliminare alla sintesi del DNA, S della duplicazione del DNA, G2 della sintesi di RNA e proteine, M la fase della mitosi.
CLL:	Leucemia Linfoide Cronica.
CM	Terreni di coltura condizionati.
C-myc e c-fos:	Oncogeni.
CS:	Condroidinsolfato, glicosamminiglicano solfatizzato componente della matrice extracellulare.

Deltanoidi:	Analoghi sintetici della vit. D3, ad attività antiblastica con attività calcemica ridotta rispetto alla vitamina D3.
DHA:	Ac Cervonico (docosaesaenoico), acido grasso polinsaturo omega 3.
DL:	Linfoma di Dalton.
DNA:	Acido desossiribonucleico
Dnasi:	Enzimi ad attività litica sul DNA.
DNES:	Sistema diffuso neuroendocrino.
DS:	Dermatansolfato, glicosamminoglicano solfatizzato componente della matrice extracellulare.
DTC:	Carcinomi differenziati della tiroide.
ECM:	Matrice extracellulare.
ECRF:	Endotelium Contracting Releasing Factor, ormone rilasciato dall'endotelio. Attiva la vasocostrizione e limita gli scambi. Viene rilasciato contestualmente alla diminuzione del tasso plasmatico di melatonina.
EDRF:	Endotelium Derived Releasing Factor, ormone rilasciato dall'endotelio sotto effetto della melatonina. Attiva la vasodilatazione e la permeabilità endoteliale. Probabilmente l'EPA e il DHA esercitano sui recettori endoteliali un'azione simile alla melatonina.
EFA:	Essential Fatty Acids (acidi grassi essenziali).
EGF:	Fattore di crescita epidermico originariamente isolato dalle ghiandole salivari di ratti, polipeptide di 6 kD.
EPA:	Ac. timnodonico (eicosapentaenoico). Acido grasso polinsaturo omega 3.
EPO:	Eritropoietina.
Fas:	Mediatore dell'apoptosi, è un recettore di superficie al quale si legano il ligando del Fos ed il TNF alpha.
FGF:	Fattore di crescita fibroblastico prodotto da fibroblasti e cellule mesenchimali.
FMC:	Tecnica che impiega la citometria di flusso.
Fosforilasi:	Enzimi inattivanti le proteine mediante sottrazione di gruppi fosfato.
FSH:	Ormone follicolostimolante.
GABA:	Acido Gamma-Amino-Butirrico neurotrasmettitore attivante l'increzione melatoninica.
GAG:	Glicosamminoglicani componenti essenziali della matrice extracellulare, quando chimicamente coniugati a strutture proteiche, originano i proteoglicani.
GDP:	Guanosina difosfato.
Gene APC:	Nelle poliposi adenomatose familiari. Questo gene, fisiologicamente attivo sull'adesione intercellulare, è inattivato.
GEP:	Tumori gastroenteropatici.
GH:	Somatotropina, maggiore attivatore della crescita.
GI:	Tumori gastrointestinali.
GJIC:	Comunicazione intercellulare degli spazi di giunzione.
GLA:	Ac Gamma Linolenico (ac octadecatrienoico). Acido grasso polinsaturo omega 6.
G-CSF:	Pluripoietina.
GM-CSF:	Fattore glicoproteico prodotto da cellule T, macrofagi, fibroblasti, cellule endoteliali. Attiva la crescita dei granulociti macrofagi e dei precursori delle linee granulocitica e macrofagica, dei trombociti e dei loro precursori megacariocitici e, anche se con minore intensità, della serie eritroide.
GRP:	Peptide prodotto anche al di fuori dell'apparato digerente, induce l'increzione di gastrina.
GTP:	Guanosina trifosfato.
HA:	Ac Ialuronico, prodotto in alta percentuale dalle cellule connettivali, si distingue dagli altri glicosamminoglicani per l'assenza di legami solforici, e rappresenta la struttura portante dei proteoglicani.

HD:	Malattia di Hodgkin.
HIOMT:	Hidrossi-Indolo-Ossigeno-MetilTransferasi, enzima metilante per il passaggio da serotonina a melatonina.
HS:	Heparansolfato, glicosamminoglicano solfatizzato componente della matrice extracellulare.
HSP:	Proteine da heat shock, proteggono la cellula da danni fisici o chimici.
ICAM-3:	Molecole di adesione con funzione antimetastatica.
IGF:	Insuline-like Growth Factor, fattore di crescita similinsulinico indotto nel fegato dal GH.
IGF-1:	Prodotto dall'epatocita su simolazione del GH. È il fattore di crescita insulino-simile i cui recettori sono espressi dalle cellule tumorali. È inibito dalla somatostatina e analoghi.
IHC:	Test immunoistochimico.
Integrins α6 e β6:	Recettori della laminina associati a maggiore migrazione e invasione delle cellule cancerose.
KS:	Keratansolfato, glicosamminoglicano solfatizzato componente della matrice extracellulare.
IL1:	Citochina che induce la sintesi di CSF, prodotta da macrofagi, dagli epiteli aerodigestivi, ghiandolari e urogenitali e dagli endoteli nella varietà alfa e beta: in due varianti (alfa, beta) di 17 kD. Favorisce la sintesi di AMPc intracellulare e per mezzo della proteina chinasi C, regola la trascrizione delle prostaglandine e pertanto agisce sui centri termoregolatori ipotalamici. Promuove la differenziazione e proliferazione di T CD4+ e B. Concorre a indurre stati cachettici.
IL2:	Citochina che incrementa la proliferazione delle cellule B, la produzione di anticorpi, le cellule Natural Killer e induce cellule LAK, stimola la crescite della cellule T e il passaggio G1-S del ciclo cellulare.
IL3:	Citochina che induce la differenziazione dei blasti midollari, è sintetizzata dalle cellule CD4 T helper.
IL4:	Citochina sintetizzata da mastociti attivati e da cellule T CD4 helper, promuove la sintesi di immunoglobuline E, induce attivazione dei macrofagi e delle cellule B.
IL5:	Citochina sintetizzata da mastociti e cellule CD4T, potenzia con IL2 e IL4 la differenziazione, l'indice proliferativo degli eosinofili e cellule B.
IL6:	Citochina prodotta dall'azione di TNF e IL sugli endoteli, cellule mesenchimali, fibroblasti, macrofagi.
IL7:	Citochina secreta da cellule mesenchimali: attiva i precursori midollari di cellule B ed è attiva su quelli timici di cellule T CD4 e T CD8.
KGF:	Fattore di crescita prostatico.
LA:	Ac Linoleico, ac grasso polinsaturo omega 6.
LAN:	Analogo della SST – lanreotide – octapeptide ciclico – beta naphthyl peptide.
LH:	Ormone luteinizzante.
LI:	Test che valuta la proliferazione cellulare.
LH-RH, FSH-RH:	Gonadotropine ipotalamiche.
LMA:	Leucemia Mieloide Acuta.
LT:	Leucotrieni, fanno parte degli eicosanoidi.
LX:	Lipossine, fanno parte degli eicosanoidi.
MIA-PαCα2:	Linee di cancro pancreatico.
MLT:	Melatonina.
MM:	Mieloma Multiplo.
mRNA:	Acido ribonucleico, RNA messaggero.
MTC:	Carcinoma midollare della tiroide.
NAT:	N. acetil transferasi, enzima acetilante che interviene nel passaggio tra serotonina e melatonina.

NET:	Tumori neuroendocrini.
NGF:	Nerve Growth Factor.
p21 e p27:	Geni che esercitano attività antiproliferativa attraverso l'inibizione delle chinasi ciclica-dipendenti.
p53:	Gene oncosoppressore, che svolge un ruolo rilevante nell'omeostasi antiblastica, mappa sul cromosoma 17.
PC:	Carcinoma papillare tiroideo.
PANC-1:	Linee di cancro pancreatico.
PCNA:	Antigene nucleare delle cellule proliferanti – test per valutare l'indice proliferativo cellulare.
PDGF:	Fattore di crescita liberato dalle piastrine nella fase di adesione, aggregazione e lisi, in concomitanza al decremento del tasso ematico di MLT e dopo attivazione con trombina; promuove anche la migrazione delle leiomiocellule dagli strati profondi a quelli sottoendoteliati favorendo l'aterosclerosi.
PG:	Pentagastrina, promuove la crescita di linee cellulari di CA gastrico.
PKC-proteina: Chinasi C	Enzima che catalizza la fosforilazione, è attivato dal calcio, dall'AMPc e dal dia-Cilglicerolo.
PRL:	Prolattina.
PTH:	Paratormone.
$PTP\alpha_{51}$:	Fosfatasi della fosfotirosina.
PUFA:	Polyunsaturated fatty acids (acidi grassi polinsaturi).
RAR:	Recettori dei retinoidi.
RC-160:	Analogo SST.
Retinoidi:	Esoergoni derivati dai carotenoidi, tra cui il Betacarotene, che per mezzo di un enzima si scinde in 2 molecole di axeroftolo. Sostituendo il radicale alcolico del retinolo col carbossilico si ottiene l'Acido retinoico, così sostituendolo con altri radicali si hanno la varietà aldeidica e ammidica. Sono stati sintetizzati oltre un migliaio di retinoidi.
RT-PRC:	Reazione a catena della polimerasi transcriptasi inversa.
RXR:	Recettore nucleare dell'ac retinoico, che ha affinità anche per MLT, vit D3 e analoghi.
SMP1:	Enzima che attiva la fosfatasi della tirosina.
SMS 201-995:	Analogo sintetico della somatostatina 14.
SRS:	Scintigrafia del recettore della SST.
SSTR1-2:	Recettori uno e due per la somatostatina.
TET:	Tomografia di emissione e trasmissione.
TGF alfa:	Fattore di crescita per le cellule epiteliali e mesenchimali.
TGF beta:	Proteina che esercita un ruolo di rilievo nella modulazione immunitaria favorendo la sintesi di IgA, svolge un'azione antiproliferativa su varie popolazioni cellulari come linfociti T, e attiva macrofagi e cellule endoteliali.
TNF:	Fattore di necrosi tumorale, è principalmente sintetizzato da fagociti ed esercita un effetto citostatico su popolazioni neoplastiche e su linfociti, promuove l'increzione di IGA, ed esercita un evidente effetto antiblastico. L'elevata tossicità non ne consente un impiego terapeutico.
TRH:	Tiretropina ipotalamica.
TSH:	Ormone tireotropo.
TX:	Trombossani, fanno parte degli eicosanoidi.
VDR:	Recettore nucleare della vitamina D e analoghi, sinergico con RXR.
VIP:	Polipeptide Vasoattivo Intestinale promuove la proliferazione cellulare, anche di cellule neoplastiche e l'angiogenesi

Finito di stampare negli stabilimenti
tipografici Mattioli 1885 spa di Fidenza (Parma)
>> Marzo 2005
Printed in Italy